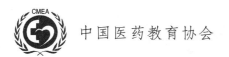
中国医药教育协会

中枢神经系统药物临床合理应用

抗癫痫药物与临床治疗分册

总 主 编　封卫毅　孙　艳
分册主编　周伯庭　王茂义

科 学 出 版 社

北 京

内 容 简 介

本套书分为《抗癫痫药物与临床治疗分册》《镇静催眠药物与临床治疗分册》和《抗帕金森病药物与临床治疗分册》3个分册，各分册分别介绍了疾病的定义、分类、病因与流行病学、临床治疗方法及进展，重点阐述药物治疗原则，包括药物选用原则、调整原则等，收录了代表性的临床案例和用药分析。

适合临床药师和临床医师阅读参考。

图书在版编目 (CIP) 数据

中枢神经系统药物临床合理应用 / 封卫毅，孙艳主编.—北京：科学出版社，2020.6

ISBN 978-7-03-065486-1

Ⅰ. ①中⋯　Ⅱ. ①封⋯　②孙⋯　Ⅲ. ①中枢神经系统疾病－药物疗法　Ⅳ. ①R741.05

中国版本图书馆CIP数据核字（2020）第099823号

责任编辑：高玉婷 / 责任校对：郭瑞芝
责任印制：赵　博 / 封面设计：龙　岩

科 学 出 版 社 出版

北京东黄城根北街 16 号
邮政编码：100717
http://www.sciencep.com

北京画中画印刷有限公司 印刷

科学出版社发行　各地新华书店经销

*

2020 年 6 月第　一　版　　开本：787×1092　1/16
2020 年 6 月第一次印刷　　印张：10 1/4
字数：243 000

定价：**128.00** 元（全套 3 分册）
（如有印装质量问题，我社负责调换）

编 者 名 单

总 主 审	黄正明
总 主 编	封卫毅　孙　艳
总 副 主 编	马满玲　吴新荣
分 册 主 编	周伯庭　王茂义
分册副主编	李春华　余静洁　林芸竹

编　　　者（以姓氏笔画为序）

王　萍（中南大学湘雅医院）

王茂义（西安交通大学第一附属医院）

石　茵（中南大学湘雅医院）

包健安（苏州大学附属第一医院）

刘卫平（中南大学湘雅医院）

李春华（苏州大学附属第一医院）

李厚丽（西安交通大学第一附属医院）

肖　波（中南大学湘雅医院）

余静洁（西安交通大学第二附属医院）

沈红欣（四川大学华西第二医院）

张　莉（西安交通大学第二附属医院）

陈　媛（四川大学华西第二医院）

陈思颖（西安交通大学第一附属医院）

范　特（西安交通大学第一附属医院）

林芸竹（四川大学华西第二医院）

周伯庭（中南大学湘雅医院）

周晓梅（四川大学华西第二医院）

单媛媛（西安交通大学第一附属医院）

练湘红（四川大学华西第二医院）

胡小伟（苏州大学附属第一医院）

胡亚妮（中南大学湘雅医院）

郭远超（四川大学华西第二医院）

黄　蕊（四川大学华西第二医院）

彭麒霖（中南大学湘雅医院）

蒋志美（四川大学华西第二医院）

总　序

随着人们工作和生活节奏的不断加快，社会环境和压力带来的情绪困扰、不健康的生活方式使神经精神系统相关疾病的发病率不断增加。再加上人类寿命逐渐延长，人口老龄化进程加快，使得罹患心脑血管疾病、神经系统疾病和精神疾病的人群急剧扩大，因此，相关疾病治疗药物的种类也迅速增加。

中枢神经系统疾病种类多，发病原因复杂，发病机制有待进一步阐明，研究与治疗难度大，多年来一直是医学难题。药物治疗是此类疾病医学实践和科学探索的最常用、最重要的方法。安全、有效的规范化用药是提高患者治疗效果、保障患者治疗结局良好的重要环节。神经和精神系统疾病就如同人类的进化，发展的脚步越快，神经分化程度就越高。疾病的病因与症状缠绕交织，互为因果。在人体这一庞大的化学集合体中，治疗药物的作用从来都不是表面看起来的样子，不同的药物呈现出不同的生物效应，药物与药物之间、药物与食物之间既有相互协同的关系，也有相互竞争的关系，这使得临床药物选择较为棘手。

在中枢神经系统疾病的用药与用药安全的科学探究中，人类从来没有停止过对根深蒂固的传统医学理论和方法的质疑和挑战。近年来，随着有关神经和精神疾病的基础、临床和新药研究进展，以及基于新理论的治疗理念不断被提出并应用于临床，大量新药也陆续上市。

《中枢神经系统药物临床合理应用》的编者们结合相关疾病和治疗方法的研究进展对中枢神经系统的常见病、多发病涉及的有关新理论、新方法和新的治疗药物，进行了准确、系统的梳理、整合。国内近二十家医院的临床药学专业人员及临床专家参与了本丛书的编写，以期帮助临床医师和药师及时了解相关领域疾病治疗及药物使用的最新进展。

书籍是人类进步的阶梯，希望本书的出版发行能为医疗机构的医务人员和各类药学人员提供理论与实践紧密结合的参考用书。

黄正明

2020年4月

总　前　言

　　中枢神经系统是感觉、运动、学习、记忆、感情、行为与思维活动的基础，中枢神经系统疾病如脑血管病变、神经发育疾病和神经退行性病变等慢性病，由于病情反复，或者迁延不愈，或者不可逆性持续进展特性，往往有很高的致残率，严重影响患者的身心健康和生活质量，给患者、家庭和社会带来沉重的负担。随着分子生物学、基因组学、蛋白质组学及代谢组学等研究技术和方法的广泛应用，有关中枢神经系统疾病发生的病理生理机制逐渐被阐明。在此基础上，中枢神经系统疾病治疗的许多新理论、新方法不断应用于临床，越来越多的中枢神经系统疾病治疗药物被开发上市。本套书编写出版的目的是为医师、药师等临床医务工作者提供一套纳入了中枢神经系统疾病及其药物治疗最新进展的简便实用的参考书。

　　中枢神经系统疾病治疗药物种类繁多，相应的治疗药物作用机制复杂。有些疾病及其治疗药物处在临床研究和摸索阶段。无论是基础理论、临床治疗技术，还是治疗可应用可选择的药物，都具有变化快和更新快的特点。为兼顾各类疾病从基础、临床再到药物治疗现状及研究进展的系统性和完整性，本套书在编排上按照疾病类别收集整理，共分为《抗癫痫药物与临床治疗分册》《镇静催眠药物与临床治疗分册》《抗帕金森病药物与临床治疗分册》3个分册。

　　为便于读者了解各类疾病的发病机制、临床治疗和治疗药物的最新现状，各分册在编排结构上兼顾系统性和实用性，章节设置上力求简洁、易用和系统。各分册首先介绍疾病的定义、分类、病因与流行病学；对疾病的临床治疗方法及进展情况进行概述；然后分类聚焦治疗药物，重点阐述药物治疗原则，包括药物选用原则、调整原则、治疗失败后采取的措施、合并用药注意事项、用药的减药停药原则、特殊人群药物选择。部分章节收录了代表性的临床案例和用药分析，便于临床医师和药学人员对照临床实践进行用药选择和思考。

　　中枢神经系统疾病及其症状往往相互交织、相互影响，治疗药物的作用和选择也存在部分重叠，很多情况下需要联合应用。在以疾病及其治疗药物进行分类的资料整理编撰中，不同分册之间的内容难免有所重复。为了保持每个分册内容的系统性和完整性，在编排上对各分册适度保留了相关的重复性知识点和内容。

　　本套书由中国医药教育协会组织编写，国内一些志同道合的一线中青年药学工作者参与了编写工作。编者们竭尽所能，力求做到内容完整、科学实用、可读性强，但鉴于中枢神经系统疾病及其治疗药物的复杂性，再加上编者的水平和时间所限，书中疏漏之处在所难免，欢迎同行批评指正。

封卫毅　孙　艳

2020年4月

分 册 前 言

癫痫是由多种病因引起的慢性脑部发作性疾病，以脑部神经元过度放电所致的突然、反复和短暂的中枢神经系统功能失常为特征。癫痫的病因复杂，发病确切机制尚不完全明确，临床治疗主要手段以控制症状等方面为主。中国最新流行病学资料显示，我国癫痫总体患病率近7.00‰，其中活动性癫痫患病率为4.60‰，年发病率为28.80/10万。据此估计中国约有900万癫痫患者，其中500万～600万是活动性癫痫患者，同时每年新增癫痫患者约40万。在中国癫痫已成为仅次于头痛的第二大常见神经系统慢性疾病。长期频繁的癫痫发作对患者的身心健康造成严重影响，已成为重要的社会问题。

近年来在癫痫的药物治疗、外科治疗、神经调控等方面的研究都有诸多进展，其中药物治疗仍作为癫痫治疗的首选方法，也是目前最常用、最重要的治疗手段。临床上正确、合理地应用抗癫痫药物，可有效控制约70%癫痫患者的发作。抗癫痫药物的研究经历了百余年的发展，从首个对癫痫治疗有效的药物溴化物发现至今，常用于临床的抗癫痫药物已有十余种。随着分子生物学、基因组学、蛋白质组学及代谢组学等研究技术和方法的广泛应用，中枢神经系统疾病治疗的许多新理论、新方法也陆续应用于临床，新型抗癫痫药物不断涌现。由于癫痫发病机制的复杂性，期待对所有发作类型癫痫有普遍疗效的药物是不现实的。如何选择最佳的药物或最佳的药物配伍仍是临床上的难点和重点。社会的进步带动着医学实践的模式从疾病医学转向健康医学，治疗的焦点从群体治疗向个体治疗发展。综合运用治疗药物监测（TDM）、药物基因组检测等多种手段，为患者制订个体化的给药方案也已成为趋势。

《抗癫痫药物与临床治疗分册》由国内多家医疗机构的医学和药学领域专家及具有丰富实践经验的医师和药师共同编写。全书系统地介绍了癫痫的定义、分类、病因与流行病学；癫痫的临床治疗方法及进展情况；聚焦各类抗癫痫药物；重点阐述抗癫痫药物治疗总原则，包括药物选用原则、调整原则、治疗失败采取措施、合并用药注意事项、减药停药原则、特殊人群药物治疗；对TDM与基因检测的应用及药物研究进展和趋势进行了介绍。在编写过程中，尽可能体现癫痫从基础、临床到药物治疗领域的最新研究进展。囿于篇幅有限，在内容选择和编排上将侧重于介绍与目前癫痫临床治疗和药物应用关系密切的新进展。

中国医药教育协会临床合理用药专业委员会本着促进临床合理用药、与时俱进的宗旨，组织编写《中枢神经系统药物临床合理应用》套书。本分册内容翔实、实用性强，对从事癫痫相关专业的临床医师、临床药师等具有指导作用，亦可作为医疗机构医务人员、高等学校医药相关专业学生等的参考用书，也希望更多的患者能从中获益。

　　尽管编者本着精益求精的态度，力求做到内容严谨、系统实用、科学准确、可读性强，但鉴于癫痫临床治疗及其药物的复杂性，加之编者水平和时间所限，书中难免存在不足之处，敬请广大读者批评指正。

中南大学湘雅医院　　肖　波

2020年4月25日

目　　录

第 1 章

癫痫的定义、分类、病因与流行病学

第一节　癫痫的定义与分类

一、癫痫概论

癫痫是由多种病因引起的慢性脑部疾病，具有脑部神经元过度放电所致的突然、反复和短暂的中枢神经系统功能失常的特征。由于癫痫的病因较复杂，发病的确切机制尚不明确，临床治疗主要手段以控制症状等方面为主。

癫痫发病率较高，在神经系统疾病中发病率仅次于阿尔茨海默病、脑卒中及偏头痛。据不完全统计显示，全球约有7000万癫痫患者，其中90%以上分布于发展中国家。据中国最新流行病学资料显示，国内癫痫的总体患病率为7.00‰，年发病率为28.80/10万，1年内有发作的活动性癫痫患病率为4.60‰。据此估计中国约有900万癫痫患者，其中500万～600万是活动性癫痫患者，同时每年新增加癫痫患者约40万。在中国癫痫已成为仅次于头痛的第二大常见神经系统慢性疾病。

癫痫作为一种慢性疾病，虽然短期内对患者影响较小，但是长期频繁的癫痫发作可对患者的身体、智力方面产生严重影响。其可影响各年龄段人群，尤其是儿童和青壮年。癫痫症状会在任何时间、地点、环境下突然发作，患者容易发生摔伤、烫伤、溺水、交通事故等情况。癫痫患者还有可能时常受到社会歧视，在就业、婚姻、家庭生活等方面遇到困难，导致精神压抑、身心健康受到很大影响。癫痫患者还可能发生认知障碍，主要表现为患者记忆障碍、智力下降、性格改变等，最后逐渐丧失工作能力甚至生活自理能力。癫痫发病率逐年上升，严重影响了人们的健康和生活，不仅给患者及其家属带来躯体和精神上的痛苦，也增加了医疗保健系统的经济负担，已成为重要的社会问题。

二、癫痫的定义

癫痫即俗称的"羊角风"或"羊癫风"，是大脑神经元突发性异常放电，导致短暂的大脑功能障碍的一种慢性疾病状态，以反复癫痫发作为共同特征。但该定义并不适用于临床诊治。2014年国际抗癫痫联盟（International League Against Epilepsy，ILAE）提出了癫痫的临床实用定义，符合如下任何一种情况可确诊为癫痫：①至少2次相隔时间＞24小时的非诱发性（或非反射性）发作。②一次非诱发性（或非反射性）发作，并且在未来10年再发风险与二次非诱发性发作后的再发风险相当（至少＞60%）；规定风险＞60%，是因为这是二次非诱发性癫痫发作再发风险可信区间的下限。③诊断为某种癫痫综合征。增加癫痫发作风险的证据包括脑电图提示癫痫样异常（A级），头颅影像提示结构性损害（B级），先前的脑损伤（A级），夜间发作（B级）。

　　癫痫综合征是癫痫的一种，具有多种病因及复杂的症状、体征。基于病史、癫痫发作类型、脑电图、影像特征等信息，可诊断相应的癫痫综合征。癫痫综合征常有年龄相关性的特点，如起病和缓解、预后等，也可伴有明显的共患病，如认知和精神障碍，且在脑电图（EEG）和影像学上有明确的病灶。常见的癫痫综合征包括儿童失神癫痫、West综合征（婴儿痉挛症）、Dravet综合征（婴儿严重肌阵挛性癫痫）等。

三、癫痫发作的分类

　　癫痫发作是指具备突发突止、短暂一过性、自限性等特点，脑电图存在异常过度同步化放电的临床发作。该定义在2005年由ILAE确定。

　　由于异常放电的起始部位和传递方式不同，癫痫发作的临床表现复杂多样，可表现为发作性运动、感觉、自主神经、意识及精神障碍。引起癫痫的病因复杂多样，癫痫患者经过正规的抗癫痫药物治疗，约70%患者的发作可以得到有效控制，其中50%～60%的患者经2～5年的治疗可以痊愈，和正常人一样工作和生活。

　　对于癫痫发作的分类，目前普遍应用的是ILAE在1981年提出的分类方案。将癫痫发作分为全面性发作、部分性发作和不能分类的发作。根据异常放电的起始部位和传递方式的不同，癫痫发作的临床表现复杂多样，常见的癫痫发作主要有下列类型。

　　1.全身性强直阵挛发作　以突发意识丧失、全身强直和抽搐为特征，典型的发作过程可分为强直期、阵挛期和发作后期。一次发作持续时间一般小于5分钟，常伴有舌咬伤、尿失禁等，并容易造成窒息等伤害。强直阵挛发作可见于任何类型的癫痫和癫痫综合征中。

　　2.失神发作　典型失神表现为突然发生，动作中止，凝视，呼之不应，可有眨眼，但基本不伴有或伴有轻微的运动症状，结束也突然。一次发作持续时间通常为5～20秒，罕见超过1分钟者。主要见于儿童失神癫痫。

　　3.强直发作　表现为发作性全身或者双侧肌肉强烈持续的收缩，肌肉僵直，使肢体和躯体固定为某种紧张姿势，如轴性的躯体伸展背屈或者前屈。常持续数秒至数十秒，但是一般不超过1分钟。强直发作多见于有弥漫性器质性脑损害的癫痫患者，一般为病情严重的标志，主要见于儿童，如肌肉运动性癫痫，即Lennox-Gastaut综合征。

　　4.肌阵挛发作　表现为肌肉突发快速短促地收缩，躯体或者肢体电击样抖动，有时可连续数次，多出现于觉醒后。可为全身动作，也可以为局部动作。肌阵挛在临床常见，既存在生理性肌阵挛，又存在病理性肌阵挛，并不是所有的肌阵挛都是癫痫发作，只有同时伴脑电图多棘慢波综合的肌阵挛属于癫痫发作，但有时脑电图的棘慢波可能记录不到。肌阵挛发作既可见于一些预后较好的原发性癫痫患者（如婴儿良性肌阵挛性癫痫、少年肌阵挛性癫痫），也可见于一些预后较差的、有弥漫性脑损害的癫痫综合征（如早期肌阵挛性脑病、婴儿重症肌阵挛性癫痫、Lennox-Gastaut综合征等）。

　　5.痉挛　指婴儿痉挛，表现为突然、短暂的躯干肌和双侧肢体的强直性屈性或者伸性收缩，多表现为发作性点头，偶有发作性后仰。其肌肉收缩的整个过程为1～3秒，常成簇发作。常见于West综合征，其他婴儿综合征有时也可见到。

　　6.失张力发作　患者双侧部分或者全身肌肉张力突然丧失，导致不能维持原有的姿势，出现猝倒、肢体下坠等表现，发作时间相对短，持续数秒至10余秒多见，发作持续时间短者多不伴有明显的意识障碍。失张力发作多与强直发作、非典型失神发作交替出现于有弥漫性脑损害的癫痫，如Lennox-Gastaut综合征、Doose综合征（肌阵挛-站立不能性癫痫）、亚急性硬化性全脑炎早期等。但也有某些患者仅有失张力发作，其病因不明。

　　7.简单部分性发作　发作时意识清楚，持续时间数秒至20余秒，很少超过1分钟。根据放电起源和累及的部位不同，单纯部分性发作可表现为运动性、感觉性、自主神经性和精神性，后两者较少单独出现，常发展为复杂部分性发作。

8.复杂部分性发作 发作时伴有不同程度的意识障碍。表现为突然动作停止，两眼发直，呼之不应，不跌倒，面色无改变。有些患者可出现自动症，为一些不自主、无意识的动作，如舔唇、咂嘴、咀嚼、吞咽、摸索、擦脸、拍手、无目的走动、自言自语等，发作过后不能回忆。其大多起源于颞叶内侧或者边缘系统，但也可起源于额叶。

9.继发全面性发作 简单或复杂部分性发作均可继发全面性发作，最常见继发全身性强直阵挛发作。部分性发作继发全面性发作仍属于部分性发作的范畴，其与全面性发作在病因、治疗方法及预后等方面明显不同，故两者的鉴别在临床上尤为重要。

10.部分性发作 是指发作起始症状及脑电图改变提示"大脑半球某部分神经元首先被激活"的发作，包括单纯部分性发作、复杂部分性发作、继发全面性发作。

11.全面性发作 是指发作起始症状及脑电图改变提示"双侧大脑半球同时受累"的发作，包括失神发作、肌阵挛发作、强直发作、阵挛发作、强直阵挛发作、失张力发作。

12.不能分类的发作 先前由于资料不充足或不完整而不能分类，或在目前分类标准中无法归类的发作（如痉挛性发作）。

近年新确认的发作类型包括肌阵挛失神发作、负性肌阵挛发作、眼睑肌阵挛发作、痴笑发作等。

2017年ILAE在此基础上提出了最新的实用痫性发作分类，将癫痫发作的类型分为：①局灶性起源发作；②全面性起源发作；③未知起源发作。进一步将局灶性起源癫痫分为伴或不伴意识障碍的运动性/非运动性发作及局灶性继发双侧强直阵挛发作；全面性起源癫痫可以是运动性发作或非运动性发作；未知起源癫痫暂没有归类（图1-1）。

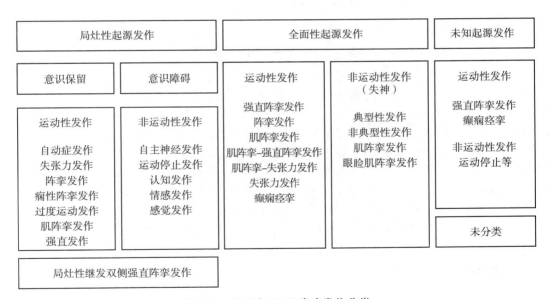

图1-1 2017年ILAE癫痫发作分类

此次修订强调了发作时的意识状态，用局灶性（意识保留/意识障碍）发作替代了（简单/复杂）部分性发作；当不适用意识状态分类或意识状态未知时，可直接根据起病时是运动发作还是非运动发作特征进行分类。用局灶继发双侧强直–阵挛发作替代了继发全面性发作；在全面性发作的细分类中增加了肌阵挛-失张力发作等。更新的分类方法较之前更为全面和完整。

四、癫痫综合征的症状学分类

癫痫综合征可按病因学分为特发性癫痫综合征、症状性癫痫综合征及可能的症状性癫痫综合征。2001年ILAE提出的方案还对一些关键术语进行了定义或规范，包括反射性癫痫综合征、良性癫痫综合征、癫痫性脑病。

1. 特发性癫痫综合征　除了癫痫，未发现大脑结构性损伤和其他神经系统症状与体征的综合征。多在青春期前起病，预后良好。

2. 症状性癫痫综合征　由各种原因造成的中枢神经系统病变或者异常，包括脑结构异常或者影响脑功能的各种因素。随着医学的进步及检查手段的不断发展和丰富，能够寻找到病因的癫痫病例越来越多。

3. 可能的症状性癫痫综合征或隐源性癫痫　认为是症状性癫痫综合征，但目前病因未明。

4. 反射性癫痫综合征　指几乎所有的发作均由特定的感觉或者复杂认知活动诱发的癫痫，如阅读性癫痫、惊吓性癫痫、视觉反射性癫痫、热浴性癫痫、纸牌性癫痫等。去除诱发因素，发作也消失。

5. 良性癫痫综合征　指易于治疗或不需要治疗也能完全缓解、不留后遗症的癫痫综合征。

6. 癫痫性脑病　是由癫痫性异常引起的进行性脑功能障碍。其原因部分或全部由癫痫发作或者发作间歇期频繁的癫痫放电所造成，大多为新生儿、婴幼儿及儿童期发病。表现为脑电图明显异常，药物治疗效果差。包括West综合征、Lennox-Gastaut综合征、Landau-Kleffner综合征（获得性失语性癫痫）及大田原综合征（早期婴儿型癫痫性脑病）、Dravet综合征等。

第二节　癫痫的病因

2017年ILAE癫痫分类提出六大病因：遗传性（genetic）、结构性（structural）、感染性（infectious）、免疫性（immune）、代谢性（metabolic）及未知（unknown）病因。其中遗传性病因主要有四种表现形式：单基因遗传、多基因遗传、遗传性多系统疾病、细胞遗传异常。遗传是导致经典的原发性癫痫的重要原因之一，机制可能是引起离子通道或相关分子结构和功能改变。海马硬化是颞叶癫痫最常见的病因之一，出生前及围生期的脑损伤、中枢系统感染、脑血管病、脑肿瘤等均可导致癫痫的发生。强调从第一次癫痫发作起就应考虑导致癫痫的病因，有些患者可以有单个或多个病因，并且需特别关注可治病因。同时癫痫的共患病越来越受到关注，包括认知、社会关系及精神行为等问题，表现可以从轻微的学习困难到认知障碍，从情绪低落、抑郁到社会适应障碍等。

一、原发性癫痫

癫痫是大脑神经细胞异常放电引起的短暂的发作性大脑功能失调，按病因可分为原发性和继发性两类。原发性癫痫，又称真性癫痫、特发性癫痫、功能性癫痫、隐源性癫痫等，多见于儿童及青少年，绝大多数在30岁前发病。除遗传因素外无其他明显病因。发作形式多为全身性发作，如大发作（全身性强直-阵挛发作）、小发作（失神发作）和肌阵挛发作等。常见病因有遗传代谢障碍、脑畸形、脑瘫、脑积水、胼胝体发育不全、脑皮质发育不全、大脑灰质异位症和染色体畸形等。

原发性癫痫患者脑部虽无明显的器质性病变和代谢性疾病表现，但有一定遗传倾向性。近年来在癫痫遗传学和分子生物学研究中，发现了许多癫痫相关基因，并对突变基因致癫痫机制进行了一定程度的探索。癫痫家系无癫痫发作史的子女，脑电图检查出现过癫痫波形者超过半数，提示癫痫可能具有明显的遗传倾向，一般遗传率为3%～5%，原发性癫痫患者的亲属中血缘关系越近，发病率越高，反之则越低。因此遗传因素是导致癫痫尤其是原发性癫痫的重要原因。分子遗传学研究也发现，一部分遗传性癫痫的分子机制为离子通道或相关分子的结构或功能改变。

在单基因遗传性疾病和染色体疾病中，有不少伴有癫痫，很多的基因改变与癫痫有关，离子通道基因突变而导致的癫痫，被称为"通道病"，如电压依赖性T型钙通道α_{1H}亚基（alpha 1H voltage-dependent T type calcium channel subunit，CACAN1H）基因的突变引起其所表达的T型钙通道异常而导致的小儿失神癫痫。近来发现调控非基因印迹的普拉德-威利/安格尔曼综合征（non imprinted in Prader-Willi/Angelman syndrome，NIPA）的基因位于15q11.2（一个与遗传全身性癫痫有关的区域），大部分在儿童期有失神癫痫的患者存在NIPA2基因的突变型CP、1178F、PN2445和P3445-E335InSD。NIPA2蛋白是NIPA2基因表达的、位于细胞膜和早期核内体的高选择镁离子转运蛋白，它的功能是转运细胞外的镁离子到细胞质。异常的NIPA2蛋白不能有效转运细胞外的镁离子到细胞质而造成细胞内镁离子浓度降低，进而增强了突触N-甲基-D-天冬氨酸（N-methyl-D-asparticacid，NMDA）受体的瞬时电流效应，导致失神癫痫。另外在单基因异常导致癫痫的研究中，也发现了个人基因的多效性表达，如在一个基因家族中，由溶质载体家族2促葡萄糖转运成员1基因（solute carrier family 2 facilitated glucose transporter member 1，SLC2A1）的突变引起1型葡萄糖转运体缺陷综合征而导致的癫痫就有多种发作形式。

离子通道是体内可兴奋性组织兴奋性调节的基础，其编码基因突变可影响离子通道功能，从而导致某些遗传性疾病的发生。目前认为很多人类原发性癫痫是离子通道疾病，即有缺陷的基因编码有缺陷的离子通道蛋白而发病，其中钠通道、钾通道、钙通道与癫痫相关性的研究较为明确。

二、继发性癫痫

继发性癫痫，又称症状性癫痫，指由其他疾病所导致的癫痫发作，可以找到具体的原发病因，癫痫仅是原发病的症状之一，去除原发病，癫痫大多可以根除。继发性癫痫的病因较多，主要是一些导致大脑皮质损伤的因素，如感染、脑血管病及颅脑创伤等。另外脑内某些区域有引发癫痫发作的潜在可能，如大脑新皮质和海马部位。炎症可以促使癫痫发作或引起持续性发作。在原有癫痫的患者中，神经系统炎症可以加剧痫性发作或增加他们的发病频率，与此同时，全身性炎症可以通过离子通道的失活或抑制神经递质的释放等导致痫性放电。尽管炎症可直接影响神经血管和胶质细胞的功能，但全身性炎症则主要是通过破坏血脑屏障的功能而导致发作；血管内皮直接破坏或各种器质性因素使血流中白细胞流动增快，血管通透性增加，进而使血脑屏障受损。血脑屏障的显著特征之一是能够维持大脑和血液之间的离子和渗透梯度。血脑屏障受损可以增加神经元放电，有些学者认为血脑屏障受损导致细胞内外K^+平衡紊乱，亦有学者认为血脑屏障受损导致渗透压异常，内皮细胞渗透压的改变破坏了细胞紧密连接，从而引发了癫痫。

很多炎症性因子参与了癫痫的产生。如白细胞介素-6（interleukin-6，IL-6）、白细胞介素-17A（interleukin-7，IL-17A）、γ-干扰素和其他细胞因子在癫痫患者的外周血液和脑脊液中明显增加，这些因子与癫痫有密切关系。高速泳动族蛋白B（high mobility group boxehromosomal protein，HMGB）是一种免疫催化剂，广泛分布在皮质胶质细胞和神经元的细胞核中，当外界有适当的信号刺激细胞时，HMGB1的赖氨酸残基被乙酰化，然后被释放到细胞外。其在调节免疫和炎症中有多种功能，既可以作为一种核因子，又可以作为一个细胞因子来介导感染引起的炎症免疫损伤等。HMGB1与Toll样受体（Toll-like receptor，TLR）2或TLR4结合通过髓样分化因子88（myeloid differentiation factor

88，MyD88）依赖性信号通路增强促炎细胞因子的转录，目前发现HMGB1和TLR4信号在过度兴奋所导致的癫痫发作发展和维持机制中有重要作用。HMGB1的诱发癫痫作用类似于白细胞介素-1B（interleukin-1B，IL-1B），在一定程度上是由NMDA受体调控的。在局灶性皮质发育不良、结节性硬化症等引起的癫痫患者中TLR4表达显著增加。

癫痫性放电与神经递质关系极为密切，正常情况下兴奋性与抑制性神经递质保持平衡状态，神经元膜稳定。当兴奋性神经递质过多或抑制性神经递质过少时，都能使兴奋与抑制间失衡，使膜不稳定并产生癫痫性放电。神经元微环境的电解质平衡是维持神经元正常兴奋性的基础。神经胶质细胞对维持神经元的生存环境起着重要的作用。当星形胶质细胞对谷氨酸或γ-氨基丁酸（GABA）的摄取能力发生改变时可导致癫痫发作。

卒中是老年癫痫患者的重要风险因素，卒中后2周内发生的癫痫称为早发性癫痫。2周后发生的癫痫称为迟发性癫痫。卒中2年后出现的癫痫发作称为非常迟发型癫痫，目前发现卒中后迟发性癫痫较多见，颅内出血是早发性和迟发性癫痫的一个易发因素，很多迟发性癫痫发生在脑血管病2年后。脑组织的缺损范围、颅内血肿的存在或消失时间及患者的年龄决定了卒中后癫痫的严重程度。

癫痫是原发脑肿瘤的一个常见症状，尤其是低分化的肿瘤。神经胶质瘤占全部脑肿瘤的50%以上，是肿瘤相关性癫痫的一个常见病因。尽管65%～90%低分化肿瘤的患者既往有继发性癫痫发作，但很多与这些患者有相似组织学和位置的脑肿瘤患者无癫痫发作。故癫痫发作不仅与肿瘤和累及部位有关，而且肿瘤基因和微环境之间存在复杂的相互作用。近来发现少突神经胶质瘤和少突星形细胞瘤患者比星形细胞瘤患者更易发生癫痫。这可能意味着胶质瘤的生物学特点与癫痫发生密切相关。

癫痫是由过度的皮质神经元异常放电而导致的一过性脑功能障碍。任何一个人在特定的临床环境下都有可能发生癫痫，如脑膜炎、低血糖症等，说明一个正常的脑部有发生癫痫放电的可能。癫痫是指在皮质和皮质下结构相互作用下，在细胞和亚细胞水平产生了特定的生化过程而造成脑部异常电活动。经头皮脑电图是检测正常和异常电活动的基本临床手段。细胞水平癫痫异常活动的两个特征：神经元对兴奋输入的异常反应和大量相邻神经募集超同步进入一个异常放电模式。癫痫灶内神经元的兴奋性改变是癫痫发生的重要因素，癫痫灶内任何一个神经元产生的刻板的、同步化的电反应称为发作性去极化漂移（paroxysmal depolarization shift，PDS）。用微电极记录一个病灶的神经元可以看到一个高振幅的、长时程的去极化引起的尖峰电位。它可以引起一连串的动作电位，紧随其后的是一种后超级化。目前认为去极化主要由兴奋性递质谷氨酸介导的通道，如NMDA通道和电压门控的钙通道活化所致。而超极化主要与抑制性的K^+电导、γ-氨基丁酸受体有关。后超级化的时程决定着癫痫的持续时间。迅速终止PDS可能导致异常神经元放电的延长而引起癫痫临床发作。此外，扩大的神经元同步化亦是癫痫的重要特征，神经元的超同步化是神经元突破了周围的抑制。目前研究发现，增强突触强度可促发神经元形成同步化峰电位而诱发癫痫样放电。在颞叶癫痫中，突触重组和轴突发芽可导致海马内异常的回返性兴奋，海马结构中同步化机制的具体部分包括CA1区、内嗅皮质、齿状回。齿状回的部分区域与周围颗粒细胞形成单突触联系，颗粒细胞轴突（苔藓状纤维）出芽直接导致兴奋性电活动发生。大脑新皮质也是产生癫痫的主要部位，研究者用多电极阵列的方法记录成年大鼠脑切片癫痫电位的空间分布及其特点，发现大脑浅皮质的放电频率比深皮质略低，幅度比深皮质略小，浅层和深层神经元之间互相耦合是形成尖峰电位的主要机制。对于非化学突触传递，如缝隙连接，电信号在细胞之间单项传递，在某些情况下可能导致海马神经元的放电。缝隙连接蛋白的异常表达是促进癫痫产生的一个重要因素。缝隙连接蛋白（connexin，Cx）是构成细胞间缝隙连接的基本结构以实现其功能的一类膜蛋白，Cx30和Cx43主要表达于星形细胞表面。近来研究发现，在芸香碱诱导癫痫发作后的1周至2个月内，Cx30和Cx43在海马CA1区、CA3区及齿状回高表达。缝隙连接上调导致海马神经元的过度兴奋及神经元的同步化运动而诱发癫痫。而缝隙连接上调可能不是造成海马损害的直接原因，其可能主要通过改变细胞外空间体积和离子浓度而调节神经元的兴奋性。

总体来说，继发性癫痫的主要病因可归纳如表1-1。癫痫病因与年龄的关系较为密切，不同的年龄组往往有不同的病因范围。

表1-1　继发性癫痫的主要病因

脑部疾病

先天性脑发育异常：大脑灰质异位症、脑穿通畸形、结节性硬化、脑面血管瘤病等

颅脑肿瘤：原发性或转移性肿瘤

颅内感染：各种脑炎、脑膜炎、脑脓肿、脑囊虫病、脑弓形虫病等

颅脑外伤：产伤、颅内血肿、脑挫裂伤及各种颅脑复合伤等

脑血管病：脑出血、蛛网膜下腔出血、脑梗死和脑动脉瘤、脑动静脉畸形等

变性疾病：阿尔茨海默病、多发性硬化、皮克病等

全身或系统性疾病

缺氧：窒息、一氧化碳中毒、心肺复苏后等

代谢性疾病：低血糖、低血钙、苯丙酮尿症、尿毒症等

内分泌疾病：甲状旁腺功能减退、胰岛素瘤等

心血管疾病：阿-斯综合征、高血压脑病等

中毒性疾病：有机磷中毒、某些重金属中毒等

其他：血液系统疾病、风湿性疾病、子痫等

第三节　癫痫的流行病学

癫痫是由多种病因引起的慢性脑部疾病，以脑部神经元过度放电所致的突然、反复和短暂的中枢神经系统功能失常为基本特征。癫痫发作不仅给患者和家属带来躯体和精神上的痛苦，也加大了医疗保健的经济负担，已成为重要的社会问题。通过癫痫的流行病学研究，一方面可以了解癫痫的患病率、发病率、治疗缺口，探寻其病因与危险因素；另一方面可以了解人们对癫痫的认识、行为、态度，普及癫痫的相关知识，关注癫痫患者，从而为预防和控制癫痫及制定相关的公共卫生策略提供依据。

癫痫的流行病学调查方法主要分为两种，一种是在某一时间点（或时间段）在某一人群中采用普查或抽样的方法了解该时间点癫痫患病情况，称为横断面研究。通过横断面研究可以获得患病率及其在各亚组人群中的差异如性别、年龄、地区、种族等。另一种是对某一特定人群进行长期随访观察以了解随着时间的推移，该人群新发癫痫病例，称为纵向研究。纵向研究一般可对某一特定人群先行基线调查，了解该人群的相关指标和患病情况，建立档案，此后定期了解新发病情况和原有病例病情进展情况，可以获得癫痫发病率和病死率等资料。流行病学调查的关键是调查设计。在发达国家，由于疾病登记体系较完备，流行病学数据一般源于人群的疾病登记系统。其优点是能够极大地提高调查效率，缺点是可能遗漏未就诊和已接受治疗的患者。在发展中国家，一般采用入户调查方式，其两阶段法的设计方案由于能够节省人力和物力、提高调查效率而被诸多研究机构所采用。在调查第1阶段，需要对研究群体进行筛查以发现可能患病的对象，通过问卷筛查询问癫痫相关症

状、是否诊断过癫痫或是否服用过抗癫痫药物等。第2阶段，对问卷筛查阳性患者进行全面病史和神经系统检查后做出诊断。由于存在社会歧视现象，癫痫患者往往隐瞒患病的事实。因此，入户调查方式尽管能够发现未经治疗的癫痫患者，但也有可能遗漏隐瞒病情的患者。

我国分别于20世纪80年代中期和90年代初进行了两次较大规模的癫痫流行病学调查，前者是对我国6个城市和21个省的农村及少数民族地区进行神经系统调查，调查结果显示城市癫痫患病率为4.40‰，年发病率为0.35‰，农村地区患病率为3.60‰，年发病率为0.26‰。后者是对5个省（区）农村地区进行癫痫流行病学调查，调查范围包括东北黑龙江省、华中河南省、华东江苏省、西北宁夏回族自治区、华北山西省，调查结果显示癫痫患病率为7.00‰（标化患病率6.80‰），年发病率为28.80/10万。从上述调查结果可见我国农村地区的癫痫患病率、年发病率呈上升趋势。

在美国每年有15万人发生癫痫。据汇总分析，国内外癫痫的患病率为0.50%～1.00%。癫痫是一个发作性疾病，据一项对0～16岁活动性癫痫患者的调查，8%的患者每天都有癫痫发作。癫痫的频繁发作可造成神经功能严重障碍，癫痫持续状态可导致死亡。据英国Cockerell等的统计，癫痫相关性神经功能缺失为每年50/10万。据Wu等对15 601例患者的统计，癫痫持续状态患者住院死亡率为10.70%。Chen等统计显示，中国西部癫痫持续状态死亡率为15.90%。因此，加强对癫痫的防治十分必要，流行病学研究可以为癫痫的病因学研究及临床研究提供数据支持。目前在一般人群中的癫痫流行病学研究如下。

一、癫痫的总体患病率和发病率

（一）癫痫患病率

患病率是指特定时间内总人口中某病新旧病例所占的比例。据汇总分析，癫痫总体患病率为7‰。各个国家对于本国癫痫患病率亦做了相关统计。芬兰的Keranen等统计显示，成人活动性癫痫患病率为6.30‰（$n = 1233$）。印度Sridharan等的研究显示癫痫和成人活动性癫痫患病率分别为5.30‰（$n = 3207$）和4.60‰（$n = 1175$）。厄瓜多尔的Placencia等统计的癫痫患病率为6.80‰～8.00‰（$n = 575$）。巴基斯坦Aziz等、意大利Granieri等、智利Lavados等、埃塞俄比亚Tekle-Haimanot等统计的癫痫患病率则分别为10‰（$n = 241$）、6.20‰（$n = 278$）、17.70‰（$n = 314$）、5.20‰（$n = 316$）。中国的吴升平等统计的癫痫患病率为3.31‰。

（二）癫痫发病率

癫痫发病率是指每年每10万人口中有多少新发现的癫痫患者。有关癫痫发病率的统计由于方法学、调查地区、范围、人群构成等方面的差别，国内外不同调查的结果有所不同。欧美国家调查结果显示，其癫痫发病率为（40～73）/10万。美国Hauser等统计显示，其癫痫的年发病率为48/10万（$n = 275$）。法国Loiseau等统计为每年44/10万（$n = 494$）。埃及调查结果显示其癫痫发病率为43.14/10万。印度、智利的年发病率分别为49/10万和113/10万。我国流行病学资料显示癫痫发病率较低，为（22.39～28.80）/10万。

二、癫痫患者的人群分布

1.发病年龄　在欧美等发达国家癫痫发病有两个高峰，分别为儿童期和老年期。0～9岁发病率高，之后下降，60岁以后又逐渐上升，形成另一高峰。阿根廷报道癫痫发病高峰在儿童期和青少年早期。我国多数调查显示癫痫发病高峰在儿童期。吉林省部分农村地区癫痫流行病学调查结果显示发病高峰在0～10岁。上海市金山区农村癫痫流行病学调查结果显示，癫痫的首次发病年龄有两个高峰，第一个高峰在10～30岁，第二个高峰在60岁以后。

2.性别　关于癫痫的患病率及发病率是否有性别差异，国内外报道不尽一致。土耳其城市的一项研究结果显示男性癫痫患病率高于女性，男女患病率之比为1∶（0.50～0.70）。2010年俄罗斯一项调查结果显示男性癫痫患病率为4.50‰，女性为2.52‰，男性患病率高于女性，而部分研究发现女性癫痫患病率高于男性。国内报道结果不尽相同，上海市金山区调查男性癫痫患病率为3.65‰，女性为2.50‰，男性患病率高于女性。中国五省（区）农村人群的调查显示，女性癫痫患病率高于男性，男女之比为1∶1.26。

3.地区差别　癫痫患病率在不同国家、地区及城乡之间有明显差异。非洲国家癫痫患病率较高，其中贝宁农村研究报道癫痫患病率为38.40‰；欧洲的南西班牙报道癫痫患病率为4.79‰。我国五省（区）农村人群癫痫流行病学抽样调查结果显示：以宁夏地区癫痫患病率最高，达8.50‰，黑龙江为8.10‰，江苏为7.80‰，山西为5.80‰，河南最低为4.70‰。2012年湖南岳阳调查显示农村癫痫患病率为6.10‰，城市为2.80‰，农村高于城市。

同时，由于国家经济水平、医疗卫生条件和患者对癫痫认知程度的不同，各个国家的癫痫治疗情况差异较大。发达国家癫痫的治疗情况较发展中国家乐观。我国治疗缺口较大，各项资料显示活动性癫痫的治疗缺口在50.29%～93.40%。癫痫患者中从未接受过抗癫痫药物治疗者占癫痫患者的40.60%～52.20%；在接受过抗癫痫药物治疗的患者中，有24.20%～35.4%未接受正规治疗。

4.民族差异　国内研究报道癫痫的患病率与种族有关。青海省10万人群调查结果显示汉族、回族、土家族癫痫患病率分别为1.23‰、1.56‰和1.66‰。云南基诺族活动性癫痫患病率为2.69‰。

三、不同年龄段和癫痫家族病史人群的癫痫流行病学研究

Hauser等统计的癫痫累积发病率，24岁组为1.20%，74岁组为3%，85岁组为4.40%。瑞典Forsgren等的统计结果：74岁组癫痫累积发病率为4.10%，85岁组为5.80%。冰岛Olafsson等的研究结果：＜15岁组癫痫累积发病率为1%，55岁组为1.90%，75岁组为3.60%。Eriksson等统计显示，0～15岁组的活动性癫痫患病率为3.90‰（n＝329）。爱沙尼亚Beilmann和立陶宛Endziniene等统计显示，0～19岁组和0～15岁组的癫痫患病率分别为3.56‰（n＝560）和4.30‰（n＝378）。美国Cowan等统计显示，0～19岁癫痫组患病率为4.70‰（n＝1159）。据Ghosh等统计，在新确诊的癫痫中，≥65岁者占25%，≥65岁组的癫痫患病率为15‰。据Wallace等统计，80～84岁组的癫痫年发生率为159/10万，65～69岁组为86/10万。据Mauricin等统计，≥65岁组癫痫年发生率为134/10万。

白符武等对210例原发性癫痫大家系进行了汇总分析，结果发现，一级亲属的癫痫患病率为32.11%，远远高于正常人群。

四、不同疾病人群中的癫痫临床流行病学研究

1.卒中患者的发生率　据Olsen等统计，早发性癫痫发生率为16.60%，晚发性癫痫发生率为7.30%。据Burneo等统计，脑卒中相关性癫痫发生率为10.50%。美国康奈尔大学/哥伦比亚大学/纽约长老会医院的Merkle等对2005～2013年因首次卒中就医的620 739例患者进行了平均3.4年的随访，结果发现，在随访期间，卒中幸存人群的癫痫发生率为15.30%，其中缺血性卒中患者占13.50%，出血性卒中患者占24%。据一项回顾性研究分析，脑卒中患者的癫痫发生率为2.76%（9/326）。据Lossius等统计，脑卒中相关性癫痫发生率为2.30%。Camilo等研究显示，脑缺血后癫痫发生率2%～4%；缺血后早期癫痫发生率为2%～33%；缺血后晚期癫痫发生率为3%～67%。

Benbir 等分析显示，卒中发生后2年癫痫发生率为4%，其中缺血性卒中者占3%。据统计，脑卒中1年后和5年后的癫痫发生率分别为4.20%和9.70%。脑血管疾病占继发性癫痫病因的11%。据统计，卒中占新诊断癫痫患者（＞60岁）的30%。Shorvon 等对1000例卒中的调查显示，早发性（2周内）癫痫发生率为44%。

2. 假性卒中患者的发生率　　假性卒中是指由非脑动脉粥样硬化引起的缺血性卒中。据Zinkstok 等统计，在假性卒中人群中的癫痫发生率为81%。Chernyshev 等的研究结果为37.68%（26/69）。Tsivgoulis 等的研究结果为19.64%（11/56）；Forster 等的研究结果为47.62%（20/42）。

3. 颅脑创伤患者的发生率　　Merkle 等对1 911 925例颅脑创伤患者进行了长期追踪，结果发现，颅脑创伤后的癫痫发生率为5.70%。据Annegers 等统计，脑创伤1周后的癫痫发生率为2%（晚期发作）。中、重度脑创伤成人患者，早期发作率为3%，晚期发作率为10%～15%。

4. 脑静脉窦血栓（cerebral venous sinus thrombosis，CVST）患者的发生率　　在CVST患者中，早期并发癫痫发作者占44.30%。

5. 糖尿病患者的发生率　　Schober 等的队列研究显示，1型糖尿病相关癫痫发生率为1.54%（705/45 851）。Huanga 等统计显示，伴或不伴高血糖的糖尿病患者癫痫发生率分别为63%和41.40%。O'Connell 等的汇总分析显示，1型糖尿病相关癫痫发生率为0.87%（12/1384）。

6. 阿尔茨海默病（Alzheimer's disease，AD）患者的发生率　　Pandis 等研究发现，AD相关癫痫发生率为1.50%～64%，其中轻度AD患者为1.50%～16%，中、重度AD患者为9%～64%。有统计显示，在AD人群中，癫痫发生率是正常人群中的10倍。

7. 脑瘤患者的发生率　　据Vecht 等统计，脑瘤相关性癫痫（brain tumor-related epilepsy，BTE）的发生率为40%～60%。据Prayson 等研究，神经胶质瘤患者的BTE发生率为80%～100%。You 等统计显示，在拟行手术的低级别胶质瘤患者中的癫痫发生率为68.90%（350/508）。据Kaloshi 等统计，低级别神经胶质瘤患者的BTE发生率为47%（＞60岁）和85%（≤60岁）。Ibrahim 等对81例儿童脑瘤患儿的统计显示，相关癫痫发生率为12%。

8. 结节性硬化症（tuberous sclerosis complex，TSC）患者的发生率　　Vignoli 等对纳入研究的160例（成年人120例，儿童40例）TSC患者进行了分析，结果显示其癫痫发生率为72.50%（116/160），难治性癫痫发生率为36.88%（59/160）。Chu-Shore 等统计显示，TSC患者癫痫发生率为85.22%（248/291）。

9. 线粒体病患者的发生率　　据统计，线粒体病相关性癫痫发作占全部癫痫发作的60%。Chevallier 等分析显示，线粒体病患者中的癫痫检出率为33.94%（56/165）。Khurana分析显示，线粒体病相关性癫痫发生率为35%～60%。

10. 脑瘫患者的发生率　　Hadjipanayis 等统计，脑瘫相关性癫痫的发生率为42%。Hauser 等统计，脑瘫患者发生癫痫的危险为11%，如合并智力发育迟滞的为48%。Edebol-Tysk 对来自瑞典哥德堡市15个县1959～1978年出生的儿童及青少年痉挛性四肢瘫患者进行了调查，结果显示其癫痫发生率为93.75%（90/96）。

11. 智能发育迟滞患者的发生率　　Forsgren 等研究显示，轻度智能发育迟滞患者癫痫发生率为9%，重度的为43%。Jacobson 等统计发现，智能发育迟滞患者癫痫患病率为1.20‰，活动性癫痫发病率为20%，其中，轻度智能发育迟滞患者癫痫患病率为11%，中度为12%，重度为23%，极重度为59%。Airaksinen 等对芬兰1969～1972年出生的12 882例儿童中筛选出的151例智能发育迟滞患儿进行了调查和长期随访，结果发现，智能发育迟滞儿童的癫痫发生率为19%，其中轻度为7%，重度为35%，患病儿童22岁时癫痫累积概率中5年缓解率为32%。

12. 唐氏综合征患者的发生率　　McVicke 等统计显示，成年人唐氏综合征（Down's syndrome，DS）相关癫痫的发生率为9.40%（$n = 194$），其中＞50岁患者的发生率为46%。DS易合并痴呆，如合并痴呆，则癫痫发生率明显增加。据 Menéndez 等统计，在合并痴呆的 DS 患者中，癫痫的发生率为 84%。

13. 中枢神经系统感染患者的发生率　Annegers 等统计结果显示：中枢神经系统感染后早期癫痫发作的发生率为 19%，20 年内癫痫晚期发作发生率为 7%；病毒性脑炎患者中出现癫痫早期发作的和 5 ～ 10 年晚期发作的发生率分别为 10% 和 22%。Chadha 等研究显示，人类免疫缺陷病毒（HIV）感染患者相关性癫痫发生率为 5.05%（23/455）。有研究发现，未经历过早期发作的病毒性脑炎和细菌性脑炎患者的癫痫晚期发作发生率分别为 10% 和 2%，经历过早期发作的细菌性脑炎患者癫痫晚期发作发生率为 13%。Zoons 等对 696 例荷兰成年人的调查结果显示，细菌性脑膜炎相关癫痫发生率为 1.72%（12/696）。Yaramis 等对 214 例 3 个月至 15 岁患者的调查显示，结核性脑膜炎相关癫痫发生率为 62.15%（133/214）。Sinha 等对 30 例患者调查显示，神经梅毒相关癫痫全身性发作、部分性发作和癫痫持续状态的发生率分别为 56.67%（17/30），26.67%（8/30）和 16.67%（5/30）。

14. 系统性红斑狼疮（systemic lupus erythematosus，SLE）患者的发生率　美国 Ramsey-Goldman 等统计结果表明，SLE 相关性癫痫发生率为 6.18%（80/1295）。Gonzalez-Duarte 等研究发现，SCE 相关性癫痫发生率为 11.83%（142/1200）。

15. 缺血低氧性脑病（hypoxic ischemic encephalopathy，HIE）患者的发生率　Nunes 等对 3659 例 HIE 新生儿进行了统计，惊厥患儿 99 例（2.70%），其中 50 例（50.51%）由 HIE 引起；以上 50 例患者中，有 30 例发展为癫痫，HIE 相关性癫痫发生率为 30.30%（30/99）。据 Keles 等统计，一氧化碳中毒性脑病相关性癫痫发生率为 4.02%（13/323）。据 Liu 等研究，导管操作性缺血性脑病相关性癫痫发生率为 0.27%（10/3648）。

16. 肝性脑病（hepatic encephalopathy，HE）患者的发生率　Bhatia 等调查显示，急性肝衰竭相关性癫痫发生率为 22.50%（18/80）。Cordero 等研究表明，暴发性肝衰竭相关性癫痫的发生率为 37%。

17. 肝移植患者的发生率　Erol 等研究表明，肝移植患者的癫痫发生率为 15.00%（6/40），因肝豆状核变性而行肝移植的儿童中，相关性癫痫发生率为 35.29%（6/17）。

18. 尿毒症脑病患者的发生率　Rufo Campos 等研究统计，急性肾衰竭患者的癫痫发生率为 14.95%（16/107）。Scorza 等研究表明，肾衰竭患者的透析相关性癫痫（hemodialysis-associated seizure，HAS）发生率为 2%。Neto 等对杨桃中毒引起的尿毒症患者进行了统计，结果显示相关性癫痫发生率为 21.88%（7/32）。

五、颅脑疾病在治疗状态下的癫痫临床流行病学研究

1. 手术或化学治疗中的脑肿瘤患者　据 You 等统计，在手术前未有癫痫发作的低级别胶质瘤（LGG）中，术后出现癫痫者占 20%。据 van den Bent 等对参与欧洲癌症研究和治疗的 22 845 例 LGG 患者的统计，手术加化疗组的癫痫发生率为 25%，单纯手术组为 41%。

2. 经颅磁刺激治疗的癫痫患者　Schrader 等对相关文献进行分析后发现，对癫痫患者进行经颅磁刺激（transcranial magnetic stimulation，TMS）诱发的癫痫发生率为 3.60% ～ 4.28%。Bae 等统计癫痫患者 TMS 诱发的癫痫发生率为 1.40%。

六、各类型癫痫的临床流行病学研究

张葆樽等对 3593 例癫痫患者的调查结果显示，全身性强直阵挛发作占 75.20%（2702/3593），复杂部分性发作占 4.79%（172/3592），单纯部分性发作占 2.39%（86/3592），部分性发作发展为全身发作的占 5.12%（184/3592），失神发作占 4.54%（103/3592）。据 Loiseau 等统计，继发性癫痫综合征发

病率为13.60/10万，占全部癫痫综合征的90.60%，19岁患者组原发性癫痫综合征的发病率为1.70/10万，占全部癫痫综合征的11.30%。Lennox-Gastaut综合征发病率为2%。儿童难治型癫痫发病率为10%～20%。在首次诊断为儿童癫痫的18～24个月，有10%转变为难治型癫痫。不能确定类型的癫痫发病率为12%。据Wu等统计，癫痫持续状态的发病率为6.20/10万（$n = 15\ 601$）。

七、中国癫痫的流行病学研究

我国各个地区的患病率及年发病率不尽相同，报道患病率最高地区为西藏拉萨地区，20世纪90年代初一项调查显示其癫痫患病率为8.50‰。报道患病率最低的为1996年华中地区湖南湘乡市（1.70‰）。多地区调查显示农村中癫痫患病率要高于城市、少数民族患病率高于汉族，并且即使处于同一地区，各省市之间的患病率仍有很大差异，这可能与当地的医疗条件、经济、婚配习俗和对癫痫认知程度的不同有关，具体原因还有待今后进一步研究证实。调查显示癫痫的发病率与年龄有关，以1～10岁人群发病率最高，以后均较低，但60岁以后则各家报道不一。中国五省农村流行病学调查也显示癫痫在儿童期发病频率最高，9岁以前发病者接近50%。以后随年龄增长而逐渐下降，未见老年期有明显上升的趋势。这提示关注孕期及婴幼儿健康很有必要。

目前我国进行的癫痫流行病学调查地区分布仍不全面，多集中在华东和西南地区，华南地区较少，且多以农村地区为主。因癫痫的首次发病年龄多在儿童及青少年时期，且长期发作可影响儿童的智力及身体发育，所以应更加关注儿童癫痫患者，但我国以儿童为主的专项调查及研究却并不多，所以今后应积极开展儿童癫痫流行病学的专项调查。经过调查发现我国人群对癫痫这种疾病仍缺乏了解与认知，使有些初患患者没有得到及时、有效的治疗，而一些正在治疗的患者因为没有制订长期、规律的用药规划，而丧失了治愈的机会。因此癫痫流行病学的调查研究不仅应继续开展，更要拓展调查研究范围，目的不仅在于探索癫痫的患病原因及危险因素、寻找有效公共卫生措施，更在于向人民群众宣传、普及癫痫相关知识，使人们关注癫痫患者，降低接触癫痫危险因素的概率，意识到早期、规律治疗的重要性，从而减少我国癫痫的患病率。

癫痫中位终身患病率在高收入国家为5.80‰，低收入国家的城市和农村地区分别为10.30‰和15.40‰。我国的流行病学调查资料显示，癫痫患病率为0.90‰～4.80‰，在中低收入国家中处于较低水平。不同地区之间也存在明显差异，如完成于2002年的我国农村六地区癫痫患病率调查结果显示，癫痫终身患病率为4.70‰～8.50‰，其中宁夏回族自治区、黑龙江省、江苏省活动性癫痫患病率分别为6.40‰、5.32‰和5.22‰，而上海市郊区、河南省、山西省则分别为3.84‰、3.50‰和3.65‰。最近发表的湖南省岳阳市3万余人的流行病学调查结果显示，癫痫终身患病率为4.50‰，1年内活动性癫痫患病率为2.80‰。

关于癫痫中位发病率，一项Meta分析结果表明：高收入国家、中低收入国家和低收入国家癫痫发病率依次升高，分别为（24～83.30）/10万、（35～162）/10万和（25～215）/10万。我国的大规模人群调查资料显示，癫痫年发病率农村和城市分别为25/10万和35/10万，处于中等水平。对我国农村和少数民族地区进行的流行病学调查显示出地区间的差异，高发地区有新疆维吾尔族自治区、陕西省、云南省，年发病率约为60/10万；而福建省、浙江省、贵州省发病率较低，年发病率低于10/10万。

1. 华北地区 山西省在2000年和2004年两次对某县农村地区进行了癫痫流行病学调查，调查结果显示癫痫患病率分别为5.80‰和5.90‰，年患病率分别为6.80/10万和1.90/10万。2000年调查结果显示1年活动性癫痫的患病率为0.32%；2004年调查结果显示1年活动性癫痫患病率为0.46%，与同期全国水平相近。两次调查显示缺乏治疗的活动性癫痫患者分别为66.70%和34.80%。2004年活动性癫痫患病率较2000年有所上升，但缺乏治疗的患者比例下降，说明通过调查使人们对癫痫的了解有所增加，从而使更多的患者意识到积极正规治疗的重要性。

2. 西北地区　青海省于1987年对西宁市民和县进行的癫痫流行病学调查结果显示，人口总患病率为1.43‰，城市人口患病率低于农村人口。此次青海省调查对象包括少数民族（回族、土族等），少数民族的癫痫患病率高于汉族，这与孔凡元等报道的一致。另外，2002年对宁夏吴忠市农村的调查结果显示癫痫患病率为8.51‰，发病率为25.8/10万，与20世纪80年代中期完成的6个城市和21个省的农村地区神经系统疾病流行病学调查显示的3.70‰～4.60‰相比明显偏高，同时也高于全国同期水平的7.00‰，由此可见我国癫痫患病率存在地区差异，但具体原因还需进一步研究证明。

3. 西南地区　曾于1987～2005年分别对贵州、云南、拉萨、攀枝花等地农村进行了癫痫流行病学调查，调查结果显示患病率在1.96‰～3.58‰，较20世纪80年代中期6个城市和21个省的农村地区神经系统疾病流行病学调查结果显示的患病率（3.70‰～4.60‰）偏低。1987～1988年对贵州农村进行癫痫流行病学研究，结果显示患病率为196.59/10万，中国标化率为262.61/10万，低于中国六城市患病率（455.40/10万）；年发病率为9.84/10万（中国标化率为2.66/10万），较中国六城市发病率（38.90/10万）明显偏低。1987年对拉萨30万藏族农民进行了癫痫流行病学调查，结果显示其癫痫患病率为2.42‰，年发病率为30/10万。2005年在云南基诺族进行的癫痫流行病学调查结果显示，其癫痫终身患病率为3.58‰，活动性癫痫患病率2.69‰，发病率为22.39/10万，与中国六城市的调查结果较接近。西南地区的癫痫患病率、年发病率较我国其他地区偏低，但随时间推移有增长的趋势。

4. 华中地区　河南省焦作市武陟县农村人群癫痫流行病学调查结果显示，其癫痫患病率为4.70‰，发病率为32.10/10万。1996年对湖南湘乡市农村地区进行的癫痫流行病学调查结果显示其癫痫患病率为1.70‰，发病率为169.67/10万。湖南湘乡市的癫痫患病率为全国同期的较低水平，但因各地诊断标准、调查方法的不同，也会造成各地区之间癫痫患病率的差异，所以各地区之间癫痫患病率的可比性有待研究。

5. 华东地区　江苏省于1987～1988年在南京市和徐州市对0～14岁儿童进行了癫痫流行病学调查，结果显示其癫痫患病率为5.10‰，年发病率为2.20‰；城市发病率为1.30‰，农村为2.60‰。于2000～2001年对扬州市城市儿童及扬州市头桥镇农村地区进行的癫痫流行病学调查结果显示，扬州市城市儿童患病率为3.90‰，年发病率为65.02/10万；而扬州市头桥村儿童的癫痫患病率为7.83‰，年发病率为53.40/10万。这两组数据均显示农村儿童的癫痫患病率较城市儿童高。

6. 东北地区　2000年在东北黑龙江省农村地区进行癫痫流行病学调查，结果显示其癫痫患病率为7.98‰，年发病率为29.50/10万。东北地区进行的癫痫流行病学调查较少，且癫痫患病率较其他地区偏高，未来东北各省市应积极开展癫痫流行病学调查，探寻癫痫患病的危险因素及患病率较高的原因。

八、癫痫自然复发率研究

美国神经病学学会和美国癫痫学会的一项回顾性分析显示，非诱发性癫痫首次发作后2年，复发率为21%～45%。据统计，老年人癫痫复发率为75%。Annegers等研究显示，癫痫年复发率为1.60%。据Huanga等的统计：血糖控制不佳的和控制良好的糖尿病患者癫痫复发率分别为44.80%和8.30%；伴高血糖和不伴高血糖的患者癫痫复发率分别为78.60%和38.50%。Hesdorffer等10年随访研究显示，癫痫持续状态的复发率为31.70%。Chin等统计，癫痫持续状态1年后的复发率为16%。

九、癫痫治疗状态下的复发率研究

据Krumbolz等统计，抗癫痫药物治疗可使癫痫的复发率降低35%。

1. 单纯外科治疗下的复发率 颞叶癫痫术后5～10年的复发率为15%～20%；术后5年和10年复发率分别为10%～15%和25%～30%；其中，术后10年海马硬化的癫痫复发率为24%，血管畸形、肿瘤、囊肿的癫痫复发率为22%～25%；术后2年复发率为22%；术后长期无发作患者占2%，单次发作的为7%，多次发作的为16%。

2. 外科手术后继续服抗癫痫药物的复发率 Tellez-Zenteno 等的回顾性分析显示，颞叶癫痫切除术后继续药物治疗者术后1年的癫痫复发率为7%～45%。据Rathore 等随访（8±2）年，外科手术后继续药物治疗者癫痫复发率为24.74%（48/194）。

3. 外科手术后逐渐停用抗癫痫药物的复发率 Rathore 等对262例纳入病例平均7.6年（5～12年）的随访显示，外科手术后逐渐停用抗癫痫药物者复发率为27.11%（61/225）。Rathore 等研究显示，术后抗癫痫药减、停组的癫痫复发率为39.26%（64/163）。据Tellez-Zenteno 等综述，外科手术后1年无癫痫发作，减、停抗癫痫药组的癫痫复发率为12%～32%。

十、癫痫死亡率临床研究

大量研究证据表明，癫痫可影响患者预期寿命，其病死率间接反映疾病严重程度。文献报道的癫痫病死率为（1～4.50）/10万，我国为（3～7.90）/10万。由于癫痫不作为单独疾病列入死亡登记表的"死因"中，故上述病死率数据并不可靠。采用标准化死亡率比（standardized mortality ratio，SMR）比较癫痫患者与普通人群的死亡情况，能够更准确地反映疾病严重程度。一项涵盖21项临床研究的Meta 分析结果显示，癫痫患者的死亡风险是普通人群的1.20～9.30倍。癫痫患者的死因主要有癫痫持续状态、意外事故、自杀、癫痫猝死等。对"中国癫痫防治管理示范项目"中的患者平均随访2年发现，主要死因是伤害（30%）和脑卒中（30%），而恶性肿瘤、肺炎和心肌梗死分别占15%、6%和5%；肺炎、伤害、脑卒中和恶性肿瘤的SMR 分别为21.30、12.20、7.00和1.60。对2004年中国人口年龄构成进行标化后，得出总SMR 为3.85，其中15～19岁组、20～24岁组和25～29岁组SMR 分别为23.30、40.20和33.30，表明癫痫死亡在青年人群中极为严重。据三项普查性研究，法国、英国、冰岛的癫痫年死亡率分别为4.10/10万、3.00/10万、1.60/10万。

十一、癫痫猝死临床研究

近20年来，西方国家研究发现，癫痫猝死发生率极高，是癫痫患者早逝风险增加的重要原因。目前癫痫死亡，特别是癫痫猝死已经成为国际上癫痫相关研究的热点之一。癫痫猝死是癫痫患者突发、意外且原因不明的死亡，2012年Nashef 等提出了癫痫猝死的新的统一定义和分类。新提出的定义和分类对既往定义和分类中含糊的内容进行了修订，并将既往定义中可能被忽略的、部分值得研究的病例也纳入"癫痫猝死"的概念中。国际上针对癫痫猝死发生率的报道主要来自欧美发达国家。由于癫痫猝死的定义、诊断标准和研究人群不同，其发生率在各项研究结果中差异较大：在社区人群中的年发生率为0.13‰～1.8‰，＜18岁人群年发生率为0.22‰～4.30‰，医院年就诊患者比例为1.08‰～5.90‰，伴认知损害的患者每年为3.40‰～3.60‰，参加抗癫痫药物临床试验的患者每年有3.50‰～3.80‰，而接受外科手术或迷走神经刺激术治疗的患者每年为2.50‰～7.50‰。

目前我国针对癫痫猝死的研究较少，大样本量的研究仅来自针对农村人群的流行病学调查。在一项对中国六省农村地区2455例癫痫患者进行的平均6.10年的随访中发现，拟诊癫痫猝死2例，占癫痫死因的1%；另一项研究对四川省农村地区4976例癫痫患者平均随访28个月，结果显示，拟诊癫痫猝死15例，占癫痫死因的14.70%。我国报道的癫痫猝死所占比例较发达国家低，可能是由于资料不完整、缺乏尸检结果，部分癫痫猝死可能被归入脑血管病、缺血性心脏病、癫痫持续状态及不明原因导致的死亡，使结果有所偏差。

21世纪以来，国外学者逐渐开始采用队列研究的方法观察暴露因素与癫痫之间的因果联系，以比较不同因素之间的联系强度差异，分析多种因素间的交互作用。欧美国家经过多年的积累，相继建立了大样本队列人群、完成了基线资料收集，并建立了随访机制。而我国近年来虽有不少大规模的人群癫痫流行病学调查，但基本都局限于横断面研究，基于自然人群的大样本队列研究亟待建立和开展。另外，由于国内进行癫痫猝死的相关研究存在相当困难，如果能在癫痫病例数众多、条件相对较好的大型医院建立癫痫患者队列并进行长期随访，必然有利于癫痫猝死的相关研究。

（王茂义　范　特）

参 考 文 献

常琳，2012．中国癫痫流行病学调查研究进展．国际神经病学神经外科杂志，39（2）：161-164.

郭铭花，张敬军，2013．癫痫流行病学调查研究．中华脑科疾病与康复杂志，3（5）：338-340.

洪震，2014．癫痫流行病学研究．中国现代神经疾病杂志，14（11）：919-923.

孟海娇，2002．癫痫的流行病学及其危险因素的研究状况．国外医学神经病学神经外科分册，29（5）：456-459.

涂雪松，2017．癫痫的流行病学研究．脑与神经疾病杂志，25（8）：522-529.

Fisher RS，Cross J H，French J A，et al，2017．Operational classification of seizure types by the International League Against Epilepsy: Position Paper of the ILAE Commission for Classification and Terminology．Epilepsia，58（4）：522-530.

第2章

癫痫治疗概述

目前癫痫的治疗方法较多，近年来在药物治疗、外科治疗、神经调控等方面都有许多进展，现在常用的治疗方法可以分为：①癫痫的药物治疗；②癫痫外科治疗（包括神经调控疗法）；③生酮饮食等。

第一节　手术治疗

癫痫是常见的神经系统发作性疾病，以大脑神经元异常放电所致的神经系统功能失常为特征。难治性癫痫是指经2年以上正规抗癫痫治疗（药物浓度在有效范围内）后，仍无法有效控制发作（每月发作至少4次以上），且对患者日常生活造成较大影响的顽固性癫痫。难治性癫痫经过常规的药物治疗后疗效不佳，研究证明50%～60%难治性癫痫适合手术治疗，术后不仅减少癫痫发作，降低对大脑进一步损害，还可通过减少抗癫痫药物的剂量或种类，从而减轻药物不良反应。手术方式主要由病变侵及范围、癫痫起始部位、功能转移程度和患者年龄等因素综合决定。手术疗效随着检查手段的不断改进也在逐步提高，但影响癫痫手术疗效的因素很多，如发病年龄、癫痫病程、术前评估、癫痫灶的定位、致痫灶的范围、手术方式、病理类型、患者的个体差异等，它们相互联系而又彼此独立。根据术前评估结果和术后病理改变预测手术疗效，将为患者筛查和术后药物调理提供更可靠的理论依据。

致痫灶的定位是影响癫痫手术预后的核心问题。由于大脑神经元局部异常放电可迅速传导至邻近脑叶，导致出现一些病理灶，而临床中常存在病灶与致痫灶部位不一致的情况，如果只单纯切除病灶而未切除致痫灶，则可能出现手术效果不满意，因此致痫灶定位的准确性是影响手术预后的关键。临床上，致痫灶的定位方法越来越多，如磁共振成像（magnetic resonance imaging，MRI）、长程视频脑电图（video-EEG，V-EEG）、正电子发射体层摄影（positron emission tomography，PET）等。

难治性癫痫中50%～60%为颞叶癫痫。难治性颞叶癫痫最常见的病理类型为海马硬化，由于海马硬化，大脑神经元大量丢失，齿状回苔藓纤维增生折返，形成异常传导通路，反复激活自身电活动，最终形成痫样放电；另外，大多数海马硬化出现在单侧，手术切除海马及周边结构后海马硬化患者术后效果一般良好，大部分海马硬化患者可以达到癫痫无发作。对于枕叶癫痫，药物难治性枕叶癫痫手术成功的关键也在于精确定位致痫灶，但是有时详细的病史和头皮脑电图并不足以帮助医生准确定位。

额叶癫痫的发病率在癫痫疾病中相对较高，属于局灶性癫痫。额叶癫痫的发作范围相对广泛，且额叶的结构与功能较为复杂，在癫痫发作时，临床的表现形式较为复杂，并且额叶癫痫在手术治疗前的致痫灶定位较为困难。额叶癫痫致痫灶的切除范围受到限制，主要是由于额叶处在机体的重要功能区域，若要切除病灶，必须要通过重要功能区，增加了致痫灶切除的难度。因此在进行治疗时，需要对额叶癫痫的病灶进行准确定位，进而将病灶彻底切除。研究发现患者的患病史、患病时间等对治疗疗效都有一定影响，患病时间越长，患者的恢复时间越长；反之，患者的恢复时间越短。而且，随着癫痫患病时间的延长，其癫痫发作频率会不断增加。在其研究过程中还发现，不同的手术治疗方式对患者的治疗疗效会造成影响。

枕叶癫痫相对于颞叶和额叶癫痫来说较少见，占继发性癫痫中的2%～13%。枕叶癫痫是一类具有特殊临床表现的局灶性癫痫，典型症状包括视觉先兆和（或）初级视幻觉、发作性盲、眼球运动感、眼睑颤动等。枕叶癫痫手术常见的并发症为视野缺损加重或产生新的视野缺损。但多数患者对日常生活影响不大，如果手术能较好地控制癫痫发作，手术治疗是可以接受的。同时由于多数枕叶癫痫患者术后视野缺损难以避免，术前签署知情同意书时需要坦率地提及这一可能性，尽量取得患者及家属的谅解，以免发生医疗纠纷。

手术治疗是对耐药局灶性癫痫患者最有效的治疗方法。尽管进行了越来越多的术前评估，但成人或混合成人-儿童研究中心的一系列研究报告显示，行手术干预治疗的患者数量有稳定或逐渐减少的趋势。而最近来自儿科患者群体的德国多中心报告的结果相反，行切除手术干预的患者数量有所增加。除此之外，儿童与成人手术治疗情况还存在诸多差异。儿童癫痫手术有稳定的手术量，儿童和青少年的无癫痫发作率似乎更高；而成人癫痫患者中，经认真选择的手术患者有更高的无癫痫发作率。有人认为对某些经选择的患者进行手术治疗是特别有效的治疗方法。有90%以上接受手术治疗的患者可好转或使癫痫发作消失。一项纳入80例难治性颞叶癫痫患者的临床研究，将患者随机分为手术组和药物继续治疗组，1年后的观察结果显示手术组的患者更有可能控制发作。因此对某些特异性癫痫综合征（如Lennox-Gastuat综合征或颞叶中部癫痫）患者，提倡早期手术治疗，有助于防止或减少与癫痫发作类型相关的神经退化和发育迟滞。

第二节 药物治疗

绝大多数癫痫发作采用药物治疗。临床医生对实行药物治疗的患者进行宣教和告知有关抗癫痫药物最佳用法时，对患者进行高质量关怀亦必不可少，正确使用抗癫痫药物（antiepileptic drug，AED）治疗能有效控制60%～95%的癫痫发作。药物的正确使用包括几个重要因素，即选择适当的抗癫痫药物，用药剂量的个体化，以及患者的依从性。

一、抗癫痫药物的用药时机

确诊的癫痫患者何时开始AED治疗较为复杂。临床上会遇到此种情况：就诊时，患者两年前癫痫发作一次；当前癫痫发作一次，根据ILAE关于癫痫的定义：至少出现两次无诱因（或反射性）的发作且两次发作间隔24小时以上，该患者可以确诊为癫痫。该患者是否需要立即开始AED治疗则需要进行判断。有研究显示，对于有些新诊断的癫痫患者（排除那些已知的癫痫综合征及明确的继发性癫痫患者），暂时不用药物应该是安全和合适的选择。已有研究发现70%～80%的患者在第二次发作后会有第三次发作，也就是说还有20%～30%的患者第二次发作后不会再发作。虽然出现第一次无诱因癫痫发作后的患者即刻使用AED治疗，可以减少之后第二次发作的风险，但尽早用药和推迟至第2次或多次发作后用药，不会显著提高或恶化癫痫的长期预后，生活质量也没有明显区别。而且长期服用AED通常会伴随副作用，尤其是发作间隔时间较长、发作次数稀少的全身性强直阵挛发作及各种发作稀少的良性局灶性癫痫综合征患者获益不佳。因此，不是所有的癫痫一经确诊就都需要立即开始药物治疗，癫痫确诊也并不一定意味着治疗的开始。当然，对于有些癫痫综合征应及时治疗，如每天频繁发作的全面性失神综合征，预后不好且容易发展为难治性癫痫的如Landau-Kleffner综合征、脑性盐耗综合征（CSWS）、West综合征、Lennox-Gastaut综合征和Dravet综合征等，需要及早甚至激进的治疗来避免精神运动发育倒退；一次惊厥性发作后呼吸抑制时间过长而接近癫痫猝

17

死（SUDEP）的特殊患者，也需要进行药物治疗以降低再次发作的风险，从而避免发作可能诱发的癫痫猝死。总之，对于那些发作稀少的癫痫发作，治疗应个体化，综合考虑临床、患者的意见，结合社会文化因素等进行判断。

总之，一旦确诊为癫痫，则应根据复发的可能性决定是否采用药物治疗。对首次癫痫发作后是否需要AED治疗虽仍存在争议，但对于全身性强直阵挛，若在第一次发作后就开始AED治疗，将减少其复发的可能性。因此，至少对这种特殊类型的癫痫，应早期进行AED治疗，至于这种情况能否适用于其他类型的癫痫发作仍有争议。临床通常认为"发作带来发作"，因此绝大多数的临床专家提倡在第一次或第二次无缘无故的癫痫发作后早期即开始抗癫痫治疗。

二、抗癫痫药物的选择

目前临床常用的抗癫痫药有传统抗癫痫药和新型抗癫痫药。传统抗癫痫药物主要包括以下7种：卡马西平、氯硝西泮、乙琥胺、苯巴比妥、苯妥英钠、扑米酮、丙戊酸钠。近年来疗效较好而不良反应较少的新型抗癫痫药陆续上市，如氨己烯酸、唑尼沙胺、拉莫三嗪、加巴喷丁、非尔氨酯、托吡酯、奥卡西平、左乙拉西坦等。

目前也有较多患者使用中药治疗癫痫。中医称癫痫为痫病，治疗讲究以辨证论治、预防调护为主。有研究对单味药治疗癫痫频次进行统计，结果显示使用频次最多的是石菖蒲，其他包括全蝎、天麻、半夏、僵蚕、甘草、胆南星、蜈蚣、钩藤、郁金等；按功效进行分类，其中平肝息风药及安神药具有较好的抗癫痫作用。

许多抗癫痫药物的有效治疗谱相对较窄。因此，每名患者都应该根据癫痫发作的准确分类或癫痫综合征的诊断而选择适宜的抗癫痫药物。此外，必须考虑所选用抗癫痫药物的副作用和可能的毒性。癫痫发作特殊类型和常见癫痫综合征的推荐用药参见表2-1和表2-2。以下推荐使用的某种抗癫痫药物，并非对每一位癫痫患者都有效。在治疗达到成功控制病情前，可能需使用几种药物进行尝试治疗。

表2-1　目前抗癫痫药物的抗惊厥有效性、临床应用及作用机制 *

动物模型	发作表型	人类相关	是否预测抗癫痫有效性	是否预测抗癫痫毒性	有效药物	模型验证药物的作用机制
最大电休克发作模型	延长发作	广义的强直阵挛发作	是	否	卡马西平 苯妥英 奥卡西平 丙戊酸 苯巴比妥 加巴喷丁 拉莫三嗪 托吡酯	钠离子通道阻滞剂 增强的缓慢失活 电压门控钠离子通道 钾离子通道活化剂 NMDA受体拮抗剂 AMPA受体拮抗剂 $\alpha_2\delta$配体
皮下戊四唑模型	最小的阵挛性发作	广义的肌阵挛发作	是（除左乙拉西坦外）	否	乙琥胺 丙戊酸 苯巴比妥 苯二氮䓬类	T型钙离子通道阻滞剂 GABA受体变构调节剂 GABA交通阻断剂 GABA氨基转移酶抑制剂 $\alpha_2\delta$配体 mGluR调节剂

续表

动物模型	发作表型	人类相关	是否预测抗癫痫有效性	是否预测抗癫痫毒性	有效药物	模型验证药物的作用机制
棘波癫痫模型	电记录的棘波放电	无癫痫发作	是	否	乙琥胺 丙戊酸 拉莫三嗪 苯二氮䓬类	T型钙离子通道阻滞剂 $GABA_B$受体拮抗剂 SV2A配体
点燃模型	边缘癫痫	部分性发作	是	是	卡马西平 苯妥英 苯巴比妥 丙戊酸 苯二氮䓬类	钠离子通道阻滞剂 增强慢-失活电压门控钠离子通道 钾离子通道活化剂 AMPA受体拮抗剂 GABA受体调节剂 （如巴比妥酸盐和苯二氮䓬类） $\alpha_2\delta$配体 SV2A配体

注：NMDA受体，N-甲基-D-天冬氨酸受体

AMPA受体，α-氨基-3-羟基-5-甲基-4-异噁唑丙酸受体

GABA，γ-氨基丁酸

mGluR，代谢型谷氨酸受体

SV2A，突触囊泡蛋白2A

*摘自：Bialer M，White HS. key factors in the discovery and development of new antipileptic drugs.Nat Rev Drug Discov，2010，9（1）：68-82.

表2-2　用于不同发作类型的抗癫痫药物[a]

原发性全身性强直阵挛发作	继发性全身性强直阵挛发作	简单或复杂部分性发作	失神发作	肌阵挛，失张力/运动不能
最有效，毒性最低				
丙戊酸盐	卡马西平	卡马西平	乙琥胺	丙戊酸盐
苯妥英	奥卡西平	奥卡西平	丙戊酸盐	氯硝西泮
卡马西平	苯妥英	苯妥英		拉莫三嗪
（拉莫三嗪）[b]	丙戊酸盐	丙戊酸盐		（托吡酯）[b]
（奥卡西平）[b]	（加巴喷丁）[b]	拉莫三嗪		
（托吡酯）[b]	（拉莫三嗪）[b]	（加巴喷丁）[b]		
（唑尼沙胺）[b]	（托吡酯）[b]	（左乙拉西坦）[b]		
	（噻加宾）[b]	（托吡酯）[b]		
	（唑尼沙胺）[b]	（噻加宾）[b]		
	（左乙拉西坦）[b]	（唑尼沙胺）[b]		

续表

原发性全身性强直阵挛发作	继发性全身性强直阵挛发作	简单或复杂部分性发作	失神发作	肌阵挛，失张力/运动不能
有效，但经常引起不可接受的毒性作用				
苯巴比妥	苯巴比妥	氯氮䓬	氯硝西泮	（非尔氨酯）[c]
扑米酮	扑米酮	苯巴比妥	三甲双酮	
（非尔氨酯）[c]	（非尔氨酯）[c]	扑米酮		
		（非尔氨酯）[c]		
无效				
乙琥胺	乙琥胺	乙琥胺	苯妥英	
三甲双酮	三甲双酮	三甲双酮	卡马西平	
			苯巴比妥	
			扑米酮	

a 上列药物是每种分类的一般选择顺序。每个专家的建议可能有所不同，特别是一线抗癫痫药物中丙戊酸盐的相对位置和苯妥英的作用。现在许多专家不鼓励使用苯妥英钠和扑米酮。

b 加巴喷丁、拉莫三嗪、奥卡西平、左乙拉西坦、托吡酯、噻加宾和唑尼沙胺的位置仍未定。仅将它们列在表中有效的癫痫类型中。在成为主要的抗癫痫药物之前仍需大量的试验。

c 非尔氨酯的位置仍未定，仅将其列在表中有效的癫痫类型中。在非尔氨酯成为主要的抗癫痫药物之前需要大量的试验

三、传统抗癫痫药物与新型抗癫痫药物的比较

尽管在过去20年中出现了许多不同作用机制的新型抗癫痫药物（AED），但在新诊断的常见青少年和成年癫痫患者中的长期预后一直未得到改善；且每种不成功的抗癫痫治疗方案都将急剧降低达到无癫痫发作的可能性。根据已报道的结果，新一代AED作为单药或联合治疗的疗效与传统AED相似。而新一代AED在耐受性方面有某些改善，可能具有更好的安全性特征。因此，对于新药的出现是否改善了癫痫的总体预后仍存在争论。某些具有新型抗癫痫机制的现代AED，其用量上的增加似乎并不能改善长期总体癫痫发作控制，提示这些新型AED仍缺乏纠正潜在神经病学进程及逆转癫痫发生的能力。

四、单药治疗和多药联合治疗的选择

以往临床多采用多种AED对癫痫进行联合治疗，当使用一种AED不能完全控制发作时，常添加第二种、第三种甚至第四种AED。近年来，对绝大多数患者联合用药治疗的研究表明，这种疗法在疗效上并无优势。高达80%的患者在使用单药治疗达最佳耐受血清浓度时，疗效较好且副作用发生率最低。而添加第二种AED后，仅有10%～20%的患者发作显著减少。对于正在接受多药联合治疗的长期癫痫发作患者，减药或撤药常常可以减轻或消除患者的认知功能损害和其他药物副作用，实际上也可改善对癫痫发作的控制。这也是基于最新中国抗癫痫协会的癫痫诊疗指南和ILAE的指南要求。

1. 如果条件许可，通常提倡使用单药治疗（即单独使用一种 AED）。成功的单药治疗可能会比一般建议使用的抗癫痫剂量大，甚至出现血清浓度高于正常治疗范围上限的情况。对某些患者有必要添加第二种 AED。然而，对于存在多种癫痫发作类型的患者或单用一线 AED 即使在最大耐受剂量依然无法控制发作的患者，应选择联合用药治疗。

2. 进行联合用药治疗时必须比较其利弊。事实上有证据提示，联合用药并不能显著改善癫痫发作，即使对某些患者采用最佳 AED 联合用药进行治疗，仍可能难以控制其癫痫发作。联合用药治疗还可能显著增加患者的药费和实验室检查费用。此外，AED 之间的相互作用可能使对疗效和血药浓度的评定变得复杂。当采用多药治疗时，患者的依从性经常下降，且由于这些药物中的许多不良反应会累积，往往使总的不良反应增加。

3. 虽然推荐 AED 单药治疗，但近期问世的一些新 AED 依然使联合用药治疗的应用增加。由于新药临床试验患者人群的局限（即癫痫患者经以前的抗癫痫治疗不能完全控制），绝大多数新的 AED 仅用于添加治疗。尽管报告新 AED 单药治疗有效，但目前仅有拉莫三嗪、奥卡西平和非尔氨酯经 FDA 批准可被用于单药治疗。对于经单一酶诱导性 AED 治疗的部分性发作成年患者，可转为拉莫三嗪单药治疗；非尔氨酯仅在其他 AED 治疗失败时才考虑使用（单药或联合用药治疗）。毫无疑问，未来将有更多的新 AED 获批单药治疗，但目前有关这些新药作为单药使用的资料尚少。因此，使用这些药物治疗的患者绝大多数常需使用另一种 AED，并需监测可能出现的药物相互作用及累积发生的不良反应。

五、抗癫痫治疗终点

评价抗癫痫治疗的关键点是每个患者对 AED 治疗的反应（即癫痫发作的频率和严重程度，与 AED 剂量有关的不良反应的出现及其严重程度）。通常情况下，AED 治疗的目标是以足够的药物控制癫痫复发，小心调整剂量以达到控制癫痫的最佳治疗效果，同时应避免出现与药物剂量有关的不良反应。事实上既要完全防止癫痫复发，同时又不出现诸多不良反应的目标很难做到，因此每个患者的治疗终点实际上有所不同。AED 的最佳疗效很大程度上取决于患者的生活需求，因此常采取个体化治疗，而很少采用标准或常用 AED 剂量。一味调整剂量以达到所谓的治疗血药浓度水平，而不考虑剂量对实际疗效的影响，或不考虑血药浓度对患者身体和生活质量的影响是不可取的。对于需要长期药物维持治疗的情况，患者参与制订和评定治疗计划非常重要。应当告诉患者正在使用的 AED 治疗的疗效和副作用，鼓励他们与治疗医生联系，描述对正在服用的 AED 的反应。

六、抗癫痫药物的停用

大多数癫痫患者通过正规 AED 治疗达到无发作效果后，可以缓慢减停药物，但至于何时开始停药则比较复杂。脑电图对于减停 AED 具有一定的意义，但是脑电图复查不正常不是绝对不能减停药物的指征，而且脑电图异常与癫痫减药复发之间的相关性缺乏足够的循证医学证据。一些长期研究观察了停药后癫痫患者的预后，在癫痫发作完全控制 2～5 年后，一些患者可以成功地停用 AED。停用 AED 后长达 23 年的随访结果显示，仅有 12%～36% 的患者癫痫复发，因此患者在用药控制癫痫发作至少 2 年后可以停药。

停药在经济、医学及社会心理方面都具有益处，它可以免除就诊、血药浓度监测及药物本身的费用，也可避免长期用药不良反应发生的风险，患者的生活方式也可更少地受到限制。但对于成年无发作患者尚无足够的临床证据来指导其如何减停药物，对于全面性癫痫综合征患者也缺乏足够类似的临床证据，如青少年肌阵挛癫痫即使用药 3 年控制未发作，复查脑电图正常，在减停药物时也需要特别慎重。

在不同研究中对停用AED后癫痫复发的危险因素目前已趋于一致，然而有关本质和特异性危险因素的研究尚存在分歧，对于停药之前控制癫痫发作的最佳疗程期限也有争议，但对于预测癫痫复发的危险因素已经取得一致认同（表2-3）。

表2-3　停用AED后预测癫痫复发的危险因素

停药之前癫痫发作控制＜2年
12岁后出现的癫痫发作
有不典型热性发作
有癫痫发作的家族史
癫痫发作未能控制＞2～6年
在控制前发作次数多（＞30）或总共发作次数＞100
部分性发作（简单或复杂）
有失神发作史
治疗期间脑电图的持续异常
在停药前脑电图慢波化
器质性神经损害
中度到重度的精神发育迟滞
停用丙戊酸盐或苯妥英（比停用其他AED的复发比例更高）

一般情况下，AED停用应缓慢减少剂量直至停药，减药过快有可能引起癫痫持续状态。如果患者接受多药治疗，那么每种药物均应单独减停。停用AED的临床研究一般选择2～3个月的时间减停一种药物。当前尚无资料能够提供停用AED的最佳安全比例。一项研究对比经过6周和9个月的时间停用一种药物后发现，两组癫痫复发率没有差别。另一项研究对卡马西平快速减量（4天以上）与慢速减量（10天以上）的组间癫痫发作频率进行了比较，结果发现卡马西平快速减量时全身性强直阵挛发作复发率显著增加，而复杂部分性发作复发比例不高。因此每种AED至少减量6周以上才比较安全。对半衰期较长或理论上可"自身减量"的药物（如苯巴比妥）建议逐渐减量。依据经验，苯巴比妥等药物逐渐减量可以取得更高的治疗成功率。在减量过程中癫痫复发不是重新进行维持治疗的必要指标。许多患者曾在减药过程中出现癫痫发作，但完全减药后则保持无发作。在减药期间有些癫痫的发作可能是减药过程本身或感染等其他原因所致，与原有的癫痫复发无关。

七、特殊人群使用抗癫痫药物

（一）育龄期妇女

与男性相比，女性存在许多特殊意义的健康问题，如口服避孕药和AED之间的相互作用、致畸性、妊娠期间的药动学变化、母乳喂养、月经周期对癫痫发作的影响（月经性癫痫），AED对骨骼及性功能失调的影响。面对女性癫痫的复杂问题，临床专家和患者有许多问题值得关注。

育龄期妇女在确定发生妊娠时，常会遇到胎儿暴露于AED情况，因此妊娠前计划和咨询极为重要。这一点对因 AED 与口服避孕药相互作用所造成的计划外妊娠尤为重要，应将妊娠的癫痫患者及其胎儿与药物相关的风险降到最小。如果可行，妊娠前应针对母亲的发作类型选择该型癫痫首选的治疗药物，使癫痫的控制达到最佳效果。最小有效剂量的单药治疗是最佳化治疗的目标。妊娠前还应咨询包括补充叶酸和坚持治疗的重要性。应当告诉患者致畸的风险和产前护理的重要性。在妊娠前和胎儿器官形成时期，保持摄入适量的叶酸也很重要。补充叶酸能够减少胎儿发生先天性神经管畸形的风险，但不能明确减少 AED 的致畸作用。尽管如此，仍建议补充叶酸，将叶酸盐保持在一个适宜的水平。由于约 50% 的妊娠没有计划，而且妊娠后数周仍不能察觉，因此处于育龄期的癫痫妇女应常规补充叶酸，目前尚无有关服用 AED 治疗的患者需补充叶酸适宜剂量的研究，临床医生对此多有争议，但临床治疗尚无证据可循。

癫痫患者都需要完全控制发作，尤其是女性在妊娠前控制发作特别有益。由于 AED 联合治疗可极大增加婴儿出生缺陷的风险，因此尽可能选择单药治疗。单药治疗可以改善患者的依从性，更明确 AED 造成出生缺陷的风险。为减少出生缺陷的可能性，AED 应当使用最低的有效剂量。如果女性癫痫发作已经控制 ≥2 年，可以考虑逐渐停用 AED。

妊娠期妇女的生理改变可能影响 AED 的药动学。患者恶心、呕吐可能影响药物吸收。妊娠期间白蛋白结合能力下降，导致与高蛋白结合药物相结合的蛋白减少。随着白蛋白水平的下降，游离的苯巴比妥、苯妥英和丙戊酸盐水平增高。对主要经过肝脏代谢、清除率一定的药物（如卡马西平和丙戊酸盐）而言，结合蛋白减少而内在清除率未发生改变，会导致总体的药物浓度降低；游离药物浓度保持不变。对肝脏代谢加快，蛋白结合减少的药物（如苯妥英和苯巴比妥）而言，总血浆浓度和游离血浆浓度均降低，但不一定成比例。

妊娠期间，应监测 AED 的血药浓度（包括高蛋白结合药物的游离血浓度），约 25% 的妊娠癫痫患者需要调整剂量，防止癫痫发作增多。因为与癫痫发作控制不良有关的跌倒和贫血可以增加宫内胎儿的风险，所以患者应坚持 AED 治疗，防止癫痫进一步发作，这一点极为重要。如果患者的胎儿已经明显暴露于具有致畸作用的 AED 之下，那么对患者而言，最佳化控制癫痫发作是考虑的重点，应小心调整 AED 剂量，避免剂量变化过大而引发癫痫发作。

（二）肝功能损害患者

对肝功能损害患者，除加巴喷丁、普瑞巴林和氨己烯酸外，药品说明书均建议应谨慎使用其他所有 AED（从小剂量开始用药，缓慢加量并谨慎监测），尤其是左乙拉西坦（可能同时存在肾功能损害作用，严重肝功能损害患者宜半量使用）、拉考沙胺和奥卡西平（轻、中度肝功能损害患者仍使用常规剂量，重度肝功能损害患者如何使用尚无依据）、苯妥英（监测血药浓度）、噻加宾（轻度肝功能损害患者减量用药、重度肝功能损害患者避免使用）和唑尼沙胺（尽可能避免使用）。尽管先前或现有的肝病会增加丙戊酸钠和卡马西平治疗导致肝衰竭的风险，但并不影响肝脏对药物的代谢，除非已经发生肝衰竭（此时使用需要谨慎监测）。

（三）肾功能损害患者

对肾功能损害患者，除苯妥英和噻加宾外，药品说明书均建议应谨慎使用其他所有 AED（从小剂量开始用药，缓慢加量并谨慎监测）。对拉考沙胺，如患者肌酐清除率 <30 ml/min，最大使用剂量为 250 mg/d；如患者肌酐清除率 ≥30 ml/min，使用剂量不变。肾功能损害患者使用加巴喷丁、左乙拉西坦和普瑞巴林都需要调整剂量。此外，有使用普瑞巴林后发生肾衰竭、停药后又恢复的病例报告。

八、抗癫痫药物相互作用

（一）卡马西平

卡马西平可诱导丙戊酸钠代谢，使丙戊酸钠清除率加倍、血浆浓度减半，因此必须相应增加丙戊酸钠的用量。大多数情况下，丙戊酸钠并不改变或者只是轻微地降低卡马西平的浓度，但会明显增加环氧化物的浓度。发生机制是丙戊酸钠剂量依赖性地抑制环氧化物水解酶，使卡马西平环氧化物的消除减慢。丙戊酸钠还可将卡马西平及其环氧化物从血浆蛋白中置换出来，使其游离浓度升高。不过这种作用的临床意义不大。使用卡马西平的患者加服丙戊酸钠时，有时可产生卡马西平的神经毒性，可能是由于环氧化物的血浓度升高所致。这种情况下，必须注意临床的严密监视和观察测定卡马西平及其环氧化物的浓度，以明确毒性发生的机制。

（二）奥卡西平

苯巴比妥、苯妥英、卡马西平、非尔氨酯等可增加单羟基奥卡西平的清除，但影响程度较小，临床意义不大。奥卡西平对其他抗癫痫药的代谢诱导作用也较弱，临床上可以忽略。

（三）苯妥英钠

1.苯妥英与苯巴比妥　两者均为诱导剂，故能相互促进对方的代谢转化，同时它们享有相同的代谢酶，因此又可通过竞争机制抑制对方的代谢。长疗程治疗时，竞争性抑制机制占主导地位（因为人体内的代谢酶早已被诱导，仅有限量的药酶可被再诱导），引起血药浓度升高。苯妥英的代谢清除率高且非线性消除，故比苯巴比妥更易受影响。

2.苯妥英与卡马西平　两者相互影响各自的药代动力学过程。苯妥英可能通过增加酶表达量增加卡马西平的清除率（近2倍），降低其血药浓度。大多数情况下卡马西平的活性代谢物10,11-环氧化物的血浆浓度并不改变，但它与母药的浓度之比却从10%增加至40%，因此10,11-环氧化物对总体治疗作用的贡献将上升。两者的相互作用具有临床意义：加入苯妥英后，卡马西平的剂量必须加倍以维持其单一药物治疗时的血药浓度；撤掉苯妥英时卡马西平的用量必须相应减少。卡马西平对苯妥英的影响似乎更复杂，对于大多数患者抑制作用占优势，因此，加入卡马西平后，苯妥英的血浆浓度明显升高，可能产生毒性。这在临床上很可能被误解为卡马西平的毒性反应。测定苯妥英的血药浓度，有助于预计临床后果也有助于阐明毒性原因。

3.苯妥英与丙戊酸钠　苯妥英对丙戊酸钠的各条代谢途径均有影响，可显著增大丙戊酸钠的消除速率（2倍）。丙戊酸钠对苯妥英的影响较复杂，包括分布及代谢过程的相互作用。丙戊酸钠可将苯妥英从血浆蛋白的结合位点上置换出来，使其游离浓度升高；同时又可抑制苯妥英的代谢，降低其固有清除率。两种作用的结果可能使苯妥英总浓度降低、不变或升高。因此在检测苯妥英总浓度的时候，必须考虑其增加的游离浓度部分。对于一些患者，这种游离浓度的升高可能会产生短期的毒性反应。

（四）苯巴比妥

1.苯巴比妥与丙戊酸钠　苯巴比妥可显著加快丙戊酸钠的消除使其血药浓度减半。丙戊酸钠可抑制苯巴比妥的对羟基化和葡糖醛酸化，降低其总体清除率。因此两药合用时，首先应减少苯巴比妥的剂量，然后根据临床症状和血浓监测结果做进一步调整。

2.苯巴比妥与卡马西平　两者均为强诱导剂，但仅仅苯巴比妥对卡马西平的影响具有临床意义。

卡马西平仅引起苯巴比妥清除率的轻微降低甚至有时没有变化。因此一般情况下,加服卡马西平时,苯巴比妥并不需要进行剂量调整。相反,苯巴比妥却能明显增加卡马西平及其环氧化物的清除率,使卡马西平的稳态血药浓度降低一半,环氧化物的浓度不变。因此必须监测卡马西平的浓度,调整其剂量。

(五)扑米酮

扑米酮对其他药物的影响主要由其代谢物苯巴比妥引起。苯妥英对扑米酮的药动学影响最为复杂。它能促使扑米酮转化为苯巴比妥和苯乙基丙二酰胺,并降低苯巴比妥的氧化作用,使得代谢物与扑米酮的比值增大。乙酰唑胺与扑米酮合用,可减少扑米酮的吸收,但其临床影响还不清楚。扑米酮与苯妥英或丙戊酸钠合用时必须降低扑米酮的用量,以避免苯巴比妥中毒;与卡马西平合用时,无须做剂量调整。

(六)乙琥胺

乙琥胺由肝脏广泛代谢,具有酶诱导作用的抗癫痫药,均可提高乙琥胺的总体清除率,如卡马西平、苯巴比妥、扑米酮、苯妥英等。因此多种药物治疗时,乙琥胺的日用量应增加。有关丙戊酸对乙琥胺药动学的影响,文献报道不一。乙琥胺对其他抗癫痫药的药动学没有明显影响。

(七)拉莫三嗪

拉莫三嗪与其他抗癫痫药合用,其药动学会发生显著改变,主要由尿苷二磷酸葡萄糖醛酸转移酶依赖的拉莫三嗪葡糖醛酸化的诱导或抑制作用产生。与单用拉莫三嗪比较,加服苯巴比妥、苯妥英、扑米酮或卡马西平,拉莫三嗪的清除率加倍,血浆消除半衰期从30小时缩短至15小时;加服丙戊酸钠,拉莫三嗪的清除率减半,血浆消除半衰期延长至60小时。所以监测拉莫三嗪的血浓度很重要。拉莫三嗪对其他抗癫痫药的药动学没有明显影响。据报道,拉莫三嗪可使卡马西平的环氧化物增加,但未得到其他报道证实。卡马西平和拉莫三嗪联合治疗时,不良反应发生率增加,其可能是由药效学的相互作用所引起。

(八)托吡酯

具诱导作用的抗癫痫药可使托吡酯的口服清除率增加达2倍以上,并减少其血浆浓度。因此托吡酯的剂量应做相应调整。丙戊酸钠对托吡酯的影响较小,临床上可忽略。托吡酯可减小苯妥英的清除率,可能由于对细胞色素P450 2C19酶(CYP2C19)的抑制作用,这种作用对部分患者有较大影响,应监测苯妥英血浓度,以调整其最终用量。卡马西平、苯巴比妥、扑米酮的消除可能不受托吡酯的影响,但丙戊酸钠的代谢会受到显著影响(虽然总的口服清除率只有轻微改变)。

(九)其他抗癫痫药物

氨己烯酸的药物相互作用少见。据报道,加用氨己烯酸后,苯妥英的血浆浓度减小,且在20%以上的患者中具有临床意义,必须增加苯妥英的剂量以维持相同的治疗效果,但有关作用机制尚不明确。

从噻加宾的药动学特征可以预测,噻加宾易发生代谢和血浆蛋白结合相关的相互作用。临床数据显示,同时使用具诱导作用的抗癫痫药,噻加宾的半衰期缩短,血药浓度降低。噻加宾不改变安替比林的清除率,可能也不会明显诱导其他抗癫痫药的代谢。

卡马西平、苯妥英、苯巴比妥可明显增加唑尼沙胺的清除率,减小在血浆和红细胞中的浓度。唑尼沙胺可改变其他抗癫痫药的消除,但对大部分患者而言,其临床变化可以忽略。

非尔氨酯与大多数抗癫痫药有明显的相互作用,可降低苯巴比妥、苯妥英、丙戊酸钠的代谢清除率，增加卡马西平的代谢清除率。非尔氨酯对苯巴比妥和苯妥英的影响可能由于抑制了CYP2C19，对卡马西平的影响主要是诱导细胞色素P450 3A4酶（CYP3A4），对丙戊酸钠的影响则是抑制了其β氧化作用。

AED的相互作用非常复杂，不仅有AED之间的相互作用，也存在抗癫痫药与其他药物之间的相互作用，既包括药效学的相互作用，也包括药物代谢相互作用，主要是药物代谢相互作用。由于不同个体代谢酶的数量、活性，底物与代谢酶的结合力不同，代谢酶的基因多态性使抗癫痫药的相互作用存在个体化。药物相互作用既要考虑底物之间的竞争作用，还要考虑酶促作用和酶抑作用，以及对血药浓度变化的影响因素，这些均导致患者抗癫痫的疗效和不良反应的多样性。

第三节 癫痫持续状态的治疗

一、癫痫持续状态

（一）定义

癫痫持续状态（SE）是指超过30分钟的持续癫痫发作，或两次或更多次连续的癫痫发作期间意识不能完全恢复。这是目前普遍使用的传统SE定义，因为当癫痫活动持续30分钟后，可能发生不可逆的神经元损伤。而国内外不同版本的教材、文献和临床试验中对于SE的持续时间定义尚不统一。2015年ILAE将SE定义为，是一种导致癫痫终止机制失效或导致癫痫异常延长机制启动（时间点t_1之后）的状态，并将产生长期后果（时间点t_2之后）。根据癫痫发作类型和持续时间的不同，其影响包括神经元死亡、神经元损伤和神经元网络的改变等。ILAE对SE的最新定义中t_1指明了临床治疗开始的时间点，t_2决定应采取怎样的治理措施以防止产生长期后果，但没有明确定义出具体的时间，可根据SE的类型，定义不同的特定t_1、t_2时间点（表2-4）。

表2-4　2015年ILAE对各种癫痫发作类型中t_1、t_2的定义 *

癫痫发作类型	t_1	t_2
强直-阵挛发作	5分钟	30分钟
伴意识障碍的局灶性发作	10分钟	＞60分钟
失神持续状态	10～15分钟	无

注：目前证据有限，未来数据可能会做调整。

t_1，表示应开始临床治疗的时间点。

t_2，表示可能造成长期后果（神经元损伤、神经元死亡、神经网络改变和功能缺陷）的时间点

*摘自 Trinka E，Cock H，Hesdorffer D，et al.A definition and classification of status epilepticus—Report of the ILAE Task Force on Classification of Status Epilepticus.Epilepsia，2015，56（10）：1515-1523

（二）发作类型

全身性惊厥SE，是最常见的发作类型，对身体和神经系统的损害也最大。SE也可表现为持续的意识障碍而无惊厥性发作或不累及意识的部分性发作（运动或感觉）。因此SE 基本上分为全身性和

部分性两大类，又可分为惊厥性和非惊厥性两种发作类型。任何发作类型的癫痫持续时间过长均可以发展为 SE。

未经控制的惊厥性癫痫持续状态可以引起严重的代谢性和血流动力学改变。心动过速、血压增高、呼吸频率加快及体温升高等生命体征是 SE 患者的典型表现。未经控制的癫痫发作放电引起长时间的严重的肌肉收缩和中枢神经系统功能失常，导致体温增高、心肺功能减退、肌红蛋白尿、肾衰竭和神经系统损害。神经系统损害也可以出现于非惊厥性 SE。SE 神经系统后遗症与过度电活动及因此而发生的脑组织代谢改变有关。当癫痫发作持续超过30分钟时，调节脑血流的机制很可能被破坏，这种损害伴有脑部代谢和脑对葡萄糖、氧气需求的急剧增加，引起脑部乳酸盐堆积并出现坏死。外周乳酸盐堆积、血清葡萄糖和电解质发生变化。癫痫发作持续30分钟以后，机体多无法满足代谢高的需要，可出现心血管功能衰竭。由于这些原因，SE 属于临床急症，需要紧急处理，以避免或减少身体和神经系统的损害。成人 SE 的死亡率高达30%，致命原因多为损伤或引起 SE 的原发病（如心肺功能抑制、脑卒中）。据研究，严重 SE 引起的长期神经系统后遗症包括认知功能损伤、记忆丧失及癫痫发作恶化。但是，SE 对认知功能的作用并不十分清楚，认知功能的损伤可能由 SE 时的神经系统功能失调所致，而非来自 SE 本身。

二、一般处理和药物治疗

（一）一般处理措施

为保证气道通畅，应立即采取治疗措施，终止癫痫发作。如果可能，应放置导气管。但是，惊厥正在发作的患者可能无法放置。不能强行将物体（如匙子、压舌板）放入正在发作的患者口中。如果不能放置导气管，应侧卧，保证唾液和黏液从口腔中流出，而不必抽吸。用生理盐水建立静脉通道，并抽血进行血清生化指标（特别是葡萄糖和电解质）、AED 血浓度的测定及毒理学筛查。使用静脉泵推入25 g 葡萄糖（50% 葡萄糖溶液 50 ml），随后静脉注射维生素 B_1 100 mg 或复合维生素 B。这些措施可以纠正低血糖引起的 SE。葡萄糖治疗应在静脉注射维生素 B_1 或复合维生素 B 之前进行，维生素 B_1 或复合维生素 B 可以防止 Wernicke 脑病的发生。

（二）药物治疗原则

SE 的治疗一般采用快速起效和生物利用度高的药物，理想的抗惊厥药物应具备下列性能：①脂溶性高，迅速达到脑内峰值；②作用强而不显著抑制呼吸、降低血压；③半衰期长，不必多次给药；④不仅能静脉给药，紧急时也可以肌内注射或灌肠而迅速止惊；⑤与其他抗惊厥药物之间无不良相互作用；⑥苏醒较快；⑦无矛盾反应，即某药效果不佳需加大剂量或换用同类药物时，惊厥反而加重。

SE 发作时应当立即静脉注射能够迅速终止癫痫发作的有效抗惊厥药物。除对于不能静脉注射者外，在治疗开始阶段不提倡肌内注射或直肠内给药。因为肌内注射无法迅速吸收，达不到终止癫痫持续状态所需的中枢神经系统浓度（咪达唑仑可以肌内注射，效果同地西泮静脉注射，院外及静脉通路建立前可选择）。

（三）常用药物选择

①劳拉西泮、地西泮、苯妥英及磷苯妥英是治疗 SE 早期最常用的静脉治疗药物。虽然现在还可使用静脉注射丙戊酸钠，但不推荐用于 SE 治疗。②目前静脉注射丙戊酸盐仅作为不能使用丙戊酸盐口服剂型患者口服丙戊酸盐的替代药物。生产厂家仅建议静脉缓慢注射丙戊酸钠（≤20 mg/min），

但剂量更高，速度更快时仍较安全。③静脉用苯巴比妥通常在苯二氮䓬类药物和苯妥英无效的SE病例中使用，苯妥英和磷苯妥英可以治疗SE，但由于滴速限制，药物达峰时间延迟，因此，常在劳拉西泮或地西泮开始治疗后使用苯妥英或磷苯妥英。

有研究对4种治疗全身性惊厥性SE的静脉药物进行了比较。该试验评价了地西泮（0.15 mg/kg）继以苯妥英（18 mg/kg），单独使用劳拉西泮（0.1 mg/kg），单独使用苯巴比妥（15 mg/kg）及单独使用苯妥英（18 mg/kg）的疗效。

在明显的全身性SE的开始治疗时，劳拉西泮比苯妥英更有效。另外几种治疗虽同样有效，但劳拉西泮更易使用。

对SE而言，静脉使用地西泮或劳拉西泮通常可以迅速有效地终止癫痫发作。由于地西泮的水溶性更高，在使用后可迅速从中枢神经系统重新分布到周围组织，使作用时间缩短（＜60分钟）。劳拉西泮水溶性低，妨碍了其在体内的迅速重新分布，从而使作用时间更长，其有效时间可达72小时。由于有效时间更长，现在许多医生将劳拉西泮作为快速治疗SE的首选苯二氮䓬类药物。反复使用劳拉西泮，患者可出现快速耐受，因此使用苯二氮䓬类药物长期维持的患者，劳拉西泮的疗效就会降低。在适宜的剂量下，劳拉西泮和地西泮的抗癫痫活性的起始时间和疗效是相关的。

0.1 mg/kg的劳拉西泮以2 mg/min的速度静脉滴注或0.2 mg/kg的地西泮以5 mg/min的速度静脉滴注都可终止SE。劳拉西泮可以引起显著的静脉刺激，说明书建议在静脉注射之前使用相同容积的生理盐水或水稀释。如果癫痫发作不能停止，应在5～10分钟后重复使用劳拉西泮或地西泮。每种药物的疗效取决于达到高血清/中枢神经系统浓度的速度。虽然地西泮和劳拉西泮都可以肌内注射，但这种给药途径不能用于SE的治疗，因为肌内注射给药后药物均无法迅速达到终止癫痫发作所必需的血清浓度。特别是地西泮，从臀部肌内注射点处吸收缓慢而不规则。劳拉西泮和地西泮使用都相当安全，它们最主要的副作用是镇静、低血压和呼吸抑制，这些副作用通常很短暂，采取适宜的设备辅助通气和补充液体时，通常对患者不会有太大的危险。反复使用静脉注射治疗SE的患者最常发生呼吸抑制。

对于出现SE的患者，静脉内注射苯妥英和磷苯妥英，对持续有效地控制癫痫发作非常重要。过去，地西泮作为主要的苯二氮䓬类药物迅速控制SE时，同时常规使用长效AED，如苯妥英，以确保持续抑制癫痫活动。随着劳拉西泮使用的增加，已不再强调常规使用苯妥英。劳拉西泮疗效持续时间明显更长，常规静脉注射苯妥英就显得没有必要。虽然如此，许多医生仍将苯妥英与劳拉西泮和地西泮联合使用。

静脉注射磷苯妥英为苯妥英治疗SE提供了另外一种选择。这种苯妥英的前体可更迅速地静脉注射，使苯妥英达到较大的负荷剂量，而静脉注射部位的并发症和潜在的心血管副作用更少。磷苯妥英自身没有活性，转化为苯妥英后发挥疗效。由于使用磷苯妥英的费用显著增加，加大了临床广泛使用的难度。初步药物经济学研究表明，虽然磷苯妥英治疗初期费用更高昂，但总体上更为经济。因为相比苯妥英，其副作用更少。一般的苯妥英钠注射剂仍在使用，但鉴于磷苯妥英更安全，其可以完全代替胃肠外使用的苯妥英钠注射剂。

绝大多数全身性惊厥性SE患者，可以考虑苯妥英（使用苯妥英钠注射剂或磷苯妥英钠注射剂）作为长效AED。使用静脉内苯妥英负荷剂量的大量临床试验已证明了其疗效和安全性。当苯妥英与静脉内苯二氮䓬类药物联合使用时，苯妥英比某些药物如苯巴比妥引起的镇静和呼吸抑制更少。如果没有明显的诱发因素，如头部外伤、中枢神经系统感染或滥用药物/酒精，一名有癫痫病史的患者出现SE的最常见原因是维持治疗依从性不好。因此，静脉内使用苯妥英或磷苯妥英是重建有效AED治疗的一个选择。SE不是原发性癫痫常见的首发症状。

对于SE患者，虽然其体内卡马西平可能有一定的血清浓度，但还是应当给予其苯妥英或磷苯妥英的静脉负荷剂量。推荐剂量：苯妥英（20 mg/kg，50 mg/min静脉注射）或磷苯妥英（20 mg/kg

PE，150 mg/min 静脉注射）（磷苯妥英钠以苯妥英等效果 PE 表示）。苯妥英血清浓度应保持在 10 μg/ml 以上大约 24 小时，该段时间可测定卡马西平血浓度并估算出口服卡马西平的维持剂量。此种情况下，静脉给予苯妥英/磷苯妥英治疗是一个临时措施。

苯妥英可以直接静脉给药，用药速度宜低于 50 mg/min，以免出现低血压和发生急性心律失常。在治疗期间应密切监测心血管状态（血压、心电图），遇低血压或心电图异常时通常可暂时减慢或停止使用苯妥英，异常多可自动纠正。如果使用磷苯妥英，以适宜的静脉溶液稀释后，既可直接静脉注射，也可以静脉滴注，最快 150 mg PE/min。磷苯妥英无须使用丙二醇作稀释剂，可能引起的心血管副作用比苯妥英少，但目前缺少相关验证研究。建议在静脉内使用这种药物时监测心电图和血压。静脉使用磷苯妥英期间，通常会出现面部和腹股沟瘙痒及感觉异常，这是较常见的副作用。这些症状不是药物的过敏反应，而与注射速度有关，暂时停止或减慢注射速度可好转。这些不良反应与磷苯妥英的磷酸成分有关。

由于苯妥英使用速度慢，直接静脉注射非常困难。在许多医机构必须由医生进行直接静脉注射，而因以更为安全的注射速度给予负荷剂量较为耗时（30～45 分钟），许多医生并未控制注射速度。此外，直接静脉注射的速度亦很难控制，且速度过快存在发生心脏毒性的潜在风险。虽然磷苯妥英给药速度较快，发生并发症的风险也更小，但直接静脉注射给药仍有困难。

对苯妥英注射剂与不同溶媒的兼容性仍有争议。依据苯妥英的化学特性（pK_a 为 8 的弱酸性，低水溶性），需将其溶解在 40% 丙二醇加 10% 乙醇的混合溶剂中，最终用氢氧化钠将产品的 pH 调整到 12 左右。将药物加入到静脉滴注的输液中，稀释了药物的溶媒系统，并使 pH 降低，可能会出现游离苯妥英的沉淀。但是，一些研究表明苯妥英可以用生理盐水，尤其是容积较小的生理盐水稀释。虽然溶液中有结晶形成，但经测定苯妥英浓度仍与预期一致。因此，用于稀释苯妥英注射剂的适宜容积量为 100～500 ml，溶媒选择浓度为 0.45% 或 0.90% 的生理盐水，静脉滴注速度控制在 ≤50 mg/min。用这种方法监测静脉滴注速度，既安全又有效。在静脉滴注期间，可能出现静滴部位烧灼样疼痛、低血压及心律失常，这与静脉滴注速度有关。减慢或暂时停止静脉滴注苯妥英可缓解该症状。静脉使用苯妥英也可以引起静脉炎，药物渗出可以引起化学性蜂窝织炎和局部组织坏死。

静脉内滴注磷苯妥英操作较简单。磷苯妥英的水溶性高，能够与所有的静脉溶液相溶。在静脉滴注磷苯妥英期间，可能出现低血压，应当密切监测心血管状态。磷苯妥英的滴注速度宜小于 150 mg PE/min。用磷苯妥英治疗，不会出现其注射点的明显并发症和静脉炎。

三、难治性癫痫持续状态的疗法选择

难治性癫痫持续状态（refractory status epilepticus，RSE）指恰当选择至少 2 种一、二线足量非肠道 AED，包括苯二氮䓬类治疗后，癫痫持续或反复临床发作及临床上脑电图癫痫发作性放电 >60 分钟。RSE 是 SE 的失代偿表现，意识障碍进行加深和发作频繁不止是重要征兆。

对苯二氮䓬类药物和（或）苯妥英治疗无效，或不能耐受苯妥英或给予适当的苯妥英负荷剂量后仍有癫痫发作的患者，使用苯巴比妥仍有效。对静脉注射苯二氮䓬类药物后使用苯巴比妥的患者，应当密切监测有无呼吸抑制发生，因为这些药物的作用可以相加。必要时可使用仪器和人工辅助呼吸。静脉内使用苯巴比妥可能引起低血压，如果发生则需停止这种药物治疗或使用升压药物。建议初始剂量使用 20 mg/kg，静脉注射速度不超过 100 mg/min。肌内注射苯巴比妥吸收缓慢，不提倡用于 SE 的治疗。

戊巴比妥或其他的麻醉性巴比妥酸盐可以用于治疗对保守措施（包括苯巴比妥）无效的难治性癫痫。这种治疗可以出现明显的呼吸抑制，患者需要气管插管和机械通气。此外，可能需使用升压药物，如多巴胺或多巴酚丁胺，控制低血压，药物效果的评价需要借助长时间的脑电图监测。静脉内给予负荷剂量的戊巴比妥 5 mg/kg，随后以每小时 0.5 ～ 3 mg/kg 的速度静脉滴注。剂量和滴注速度应调整到脑电图出现平坦或爆发－抑制的波形。绝大多数因戊巴比妥致昏迷的案例研究提示在治疗 12 ～ 24 小时后应逐渐减少药物剂量。如果临床或脑电图上有癫痫复发，应再增加剂量直至产生持续的脑电图抑制。有些患者因戊巴比妥导致的昏迷可持续数天。

还有一些药物用于难治性癫痫的治疗，但这些药物的临床经验较少。咪达唑仑是一种用于静脉滴注的短效麻醉性苯二氮䓬类药物，丙戊酸盐也用于 RSE 的治疗。因目前仍无可使用的丙戊酸盐胃肠外剂型，所以可以经直肠内或经鼻饲管使用糖浆剂型。目前，大部分静脉使用丙戊酸盐治疗 SE 的循证依据不足。其他用于难治性癫痫的药物包括利多卡因、普通麻醉剂（氟烷或异氟烷）及丙泊酚。

四、关于新发难治性癫痫持续状态

为了早期识别与管理新发难治性癫痫持续状态（NORSE），促进多中心临床研究，加强临床医师、患者及家属对其的认识，奥地利 NORSE 研究所召集了来自 6 个国家的 9 名学者共同商议 NORSE 定义，在广泛征求专家意见后，于 2018 年 1 月在 *Epilepsia* 发表共识定义。NORSE 的共识定义指出：NORSE 是一种原因不明的临床表现或综合征，而非特异性诊断，是指发生于非活动性癫痫或前期相关神经系统疾病的患者中，出现与急性中毒、急性代谢紊乱或急性脑结构性病变无关的 NORSE。NORSE 的定义纳入了病毒性脑炎、新发自身免疫性脑炎、既往颅脑损伤及已临床治愈的癫痫患者（停用 AED 至少 5 年，10 年无癫痫发作）。

NORSE 按严重程度分为 4 类：①RSE：经至少两种合理且足量的静脉药物（包括苯二氮䓬类）治疗后 SE 仍不能得到控制；②超级难治性癫痫持续状态（super-refractory status epilepticus，SRSE）：经抗癫剂量的麻醉药物治疗 24 小时后仍持续癫痫发作或复发，包括在麻醉药物减量及撤药过程中复发；③持久性 RSE（PRSE）：达到 RSE 的标准，持续至少 7 天；④持久性 SRSE（PSRSE）：SRSE 持续至少 7 天。约 60% 的 NORSE 患者在 SE 前可有前驱症状，一般出现在 NORSE 发病前 1 ～ 14 天，主要表现为思维混乱、发热、疲劳、头痛、胃肠道或上呼吸道感染症状和行为改变。既往研究发现，NORSE 患者癫痫发作形式多样，大部分患者表现为全身性强直阵挛发作，也可表现为单纯部分性发作、复杂部分性发作及非惊厥性痫性发作等。NORSE 患者脑电图放电形式多样，可表现为单侧痫性放电、双侧独立放电、全面性放电、多灶性放电。通过对 NORSE 患者行连续脑电监测。大部分 NORSE 患者脑脊液检查存在轻微异常，如细胞数增多和（或）蛋白增高，但这些异常都无特异性。约 60% 的 NORSE 患者脑部 MRI 检查存在异常，脑液体衰减反转恢复序列（fluid-attenuated inversion-recovery，FLAIR）可发现更多可疑病灶，但这些异常病灶缺乏特异性，对明确 NORSE 病因意义不大。

约 50% 的 NORSE 患者可找到明确病因，其中自身免疫性脑炎约占 2/3，最多见于抗 *N*-甲基-D-天冬氨酸受体（NMDAR）脑炎，也可见于抗电压门控钾通道复合物（VGKCC）抗体脑病、狼疮脑病、自身免疫性甲状腺炎相关的类固醇反应性脑病（SREAT）、抗谷氨酸脱羧酶 65 kDa（anti-GAD65）脑病、抗-Hu 脑病，还有少部分病因为病原体感染，如 EB 病毒、巨细胞病毒、水痘－带状疱疹病毒、肺炎支原体、梅毒、弓形虫感染等，其余更少见的病因有软脑膜转移瘤、克雅病。

对于明确病因的 NORSE 患者，主要针对其病因进行治疗，同时可以参照《中国惊厥和非惊厥性癫痫持续状态的治疗专家共识》管理 NORSE 患者的 SE 治疗。对于隐源性 NORSE 的治疗，目前尚无特异性治疗方案，同时传统 AED 的治疗效果不显著。由于既往报道的文献中患者接受的治疗方案不同，不同研究者对不良预后的定义不完全一致，且病例数量相差较大，导致不同研究所报道的 NORSE 预后有明显差异，但其总体预后较差。

第四节　其他治疗方法

一、生酮饮食

饮食调整可用于不能耐受抗癫痫药物（AED）或抗癫痫药物治疗效果欠佳的患者。在绝大多数情况下，饮食调整包括使用生酮饮食（ketogenic diet，KD）。这种低碳水化合物、高脂肪食物可以产生持续性酮症，这一点在治疗上发挥主要的作用。生酮饮食最多用于儿童，且疗效最好，也可用于正在进行的抗癫痫药物治疗的辅助治疗。

生酮饮食属于饮食行为治疗，这个概念最早起源1920年，起初用来治疗儿童难治性癫痫，近20年来发展迅速，甚至在整容、减肥、肿瘤治疗等领域风靡一时。生酮饮食是由高脂肪、低糖类（低碳水化合物）、适量蛋白质搭配的一种饮食方法，一般被用来治疗难治性癫痫，尤其是儿童耐药性癫痫，可降低患者癫痫发作频率，提高患者生活质量。生酮饮食疗法被认为是一种安全有效的非药物治疗方式。经典生酮饮食配方中包括90%的长链脂肪、10%的蛋白质和碳水化合物。根据年龄，一日热量减少至标准需要的80%～90%，然后根据体重增长再缓慢递增，在这个过程中，需补充充足的水分。根据生酮饮食配方，现在已经有按比例配比的供商业出售的生酮类食物，甚至有流质类生酮食物供长期鼻饲的患者或低于12月龄的患儿选择。

酮体主要通过脂肪动员在肝脏内生成，主要包括乙酰乙酸、丙酮、β-羟丁酸，酮体是肝脏输出能源物质的一种形式，可作为肝外组织（如心、脑、肾、肌肉）的能量来源。酮体极性大，分子质量小，易溶于水，能通过血-脑脊液屏障，是大脑无氧代谢的能量来源。尽管生酮饮食疗法可有效减少癫痫发作频率，但其发挥作用的机制仍不明确，目前关于其作用机制假说都基于脑细胞生物能量代谢研究。机制包括：①生酮饮食通过影响ATP敏感性钾离子通道（KATP）发挥作用；②生酮饮食通过影响腺苷等发挥神经保护作用；③生酮饮食对mTOR信号通路的影响；④生酮饮食对神经递质的影响；⑤生酮饮食对能量代谢的影响。启动生酮饮食治疗的过程中，应逐渐减少抗癫痫药物的用量及碳水化合物的摄入量。最近一项研究显示，间断禁食的不完全性生酮饮食治疗也可以降低儿童癫痫复发率。由于每个人对生酮饮食治疗的反应不同，其停药时机并没有统一规定。一般来说，对那些使用生酮饮食疗法超过2年，且癫痫控制率达到50%以上的患者，在权衡利弊及风险收益后，可选择停用生酮饮食。停用过程一般需持续2～3个月，在这个过程中应逐渐减少生酮物质的摄入，增加食物中碳水化合物的含量。

生酮饮食疗法虽然作为一种行之有效的治疗方法在临床推广，但同时也有局限性、多面性及不容忽视的副作用。主要表现：①生酮饮食因为脂肪含量高，口感差，小儿癫痫患者常出现拒食，或者出现其他胃肠道反应，如厌食、恶心、呕吐、全身乏力、便秘；②代谢方面，会出现与高脂饮食相关的疾病，如高脂血症、酸中毒、氮质血症等；③生酮饮食也会对泌尿系统产生影响，生酮饮食治疗后期，患者肾结石发生率为3%～7%；④长期使用生酮饮食，会影响脂蛋白的大小和表型，增加体内低密度脂蛋白及三酰甘油水平，促进动脉粥样硬化进程，增加心脑血管疾病发生风险，对中老年人尤其不利，但目前缺少长期生酮饮食的大样本儿童临床资料。鉴于以上副作用，如患者属于难治性癫痫，且两种以上药物治疗无效后，可在筛选有无脂肪代谢疾病或氧化障碍系统疾病（如肉碱缺乏症、β氧化缺陷、丙酮酸羧化酶缺乏症、卟啉病等）之后，慎重决定是否接受生酮饮食治疗。

二、迷走神经刺激治疗

迷走神经刺激（vagus nerve stimulation，VNS）是一项神经调控治疗方法，通过程序化的脉冲发生器，对迷走神经进行长期间断性电刺激。一般在全麻下安放 VNS 装置，选择左侧迷走神经手术，植入左侧胸部皮下。VNS 装置每天在规律的时间间隔下刺激迷走神经，患者一般感受不到。其可调整的刺激参数包括刺激电流 1.00～3.00 mA，刺激频率 20～30 Hz，脉宽 130～500 毫秒。开始阶段，迷走神经刺激参数为每 5 分钟刺激 30 秒。每个 30 秒的刺激过程中，装置会产生频率为 30 Hz 的脉宽为 500 毫秒的刺激。VNS 装置首次启动时，一般只能耐受低强度刺激（0.25～0.75 mA）。刺激参数逐渐提高，当超过最大耐受限度时，患者反应会比较明显，如出现疼痛或咳嗽发作。此时，应将刺激参数调整到能耐受的最高参数。刺激器的电池寿命为 5～10 年，取决于刺激参数。

美国食品药品监督管理局（FDA）批准迷走神经刺激器用于治疗难治性部分性癫痫。这一装置将电极贴在迷走神经左侧分支后，电极与一个可编程的刺激器相连，该刺激器可以一个规则而循环的频率发放刺激；在癫痫发作初起时，患者通过一个放置在移植刺激器邻近皮下的磁体使用"应答"刺激，30%～40% 接受治疗的患者疗效较好（50% 或以上的患者发作次数减少）。VNS 治疗局灶性癫痫的作用机制尚未完全阐明，但可推断与脑干核团相关。孤束核作为迷走神经传入纤维主要的直接终止点，直接或间接发出投射纤维至蓝斑核、中缝核、网状结构和其他脑干核团。研究发现这些核团可以影响大脑放电易感性，通过迷走神经调控一个或多个核团，可能代表了 VNS 抑制癫痫发作的机制。

VNS 可作为多种神经系统疾病的潜在治疗方法，包括复杂部分性癫痫和全面性癫痫、不自主运动性疾病、抑郁和焦虑、难治性偏头痛、丛集性头痛和阿尔茨海默病等。VNS 可作为任何年龄的部分性癫痫患者的有效治疗手段，适用于难治性癫痫、不适合手术或手术后无效的患者。

手术并发症包括感染（3%～6% 患者）、声带麻痹、下面部瘫痪，不常见的包括心动过缓或心搏骤停。声带麻痹和面部瘫痪各发生于 1% 的患者。随着外科技术的进步，永久性的声带损伤和面部瘫痪越来越少见。电刺激相关不良反应，最常见的是频率相关反应，包括声音变化、咳嗽、呼吸困难、感觉异常、头痛和疼痛。儿童患者比成人更易发生切口感染。多数不良反应会随着治疗时间的延长而缓解。

三、立体定向放射外科治疗

1959 年，Talairach 提出了药物难治性癫痫的立体定向放射外科治疗（SRS）这一概念，他应用立体定向技术将铱 -90 植入杏仁核及海马复合体进行放射性毁损治疗药物难治性癫痫，对 15 例致痫灶位于优势侧海马复合体的患者，经过颞中回植入 12～18 颗铱 -90 球粒，放射总剂量 25 Gy，其目的是在致痫灶区制造 2～2.5 cm 的毁损区。研究中对 9 例患者随访 7～14 个月，其中 3 例药物难治性癫痫发作停止；2 例发作减轻，4 例无改变。当时这一操作技术比较复杂，而且存在放射性核素的危害，未能广泛应用于临床。但后来有关药物难治性癫痫放射治疗的报道越来越多，证明 SRS（伽马刀、X- 刀）治疗药物难治性癫痫是有效的治疗方法。

SRS 治疗药物难治性癫痫的确切机制目前还不十分清楚，目前形成了几种假说。包括：①射线对致痫神经的传导阻滞；②致痫神经元对放射度敏感学说；③癫痫神经元兴奋性降低；④癫痫神经元的直接破坏作用；⑤射线影响神经元或神经胶质细胞膜离子通道的功能。

SRS 治疗药物难治性癫痫的适应证可归纳为以下三方面：①伴有病变的药物难治性癫痫，如动静脉畸形（arterio venous malformation，AVM）、海绵状血管瘤（angioma cavernosum，CA）、下丘脑错构瘤、海马萎缩和硬化伴发的颞叶内侧型癫痫（medial temporal lobe epilepsy，MTLE）、脑肿瘤、脑灰质异位等；②慢性药物难治性癫痫、致痫灶定位明确，并经EEG、CT、MRI、PET、脑磁图（magnetoencephalography，MEG）及颅内植入电极记录等证实；③某些致痫灶广泛的药物难治性癫痫，可试用放射外科破坏癫痫放电传导通路，减少癫痫发作的频率。

SRS控制药物难治性癫痫发作，通常存在作用延迟，即SRS治疗后，随时间延长，药物难治性癫痫的发作频率、程度和发作时间逐步减少。在AVM和颞叶内侧型癫痫中，作用一般延迟9（8.5～15）个月，CA的作用延搁6（0～9）个月，下丘脑错构瘤的作用延搁在28个月以上。文献报道少部分患者在治疗后有放射诱发的水肿，可出现偏瘫及言语损伤，但均能完全恢复。治疗后近期内有一过性癫痫发作频率升高的情况；无治疗所致的永久神经功能障碍症状，无致残和死亡现象发生。药物难治性癫痫放射治疗后至少应继续服药6个月以上，若无发作可减药后停药。SRS治疗药物难治性癫痫无严重副作用，可以作为手术治疗药物难治性癫痫无效的一个补充治疗措施。

四、地西泮凝胶灌肠

直肠内使用地西泮凝胶（Diastat）可用于急性反复癫痫发作的患者的家庭治疗。近年来，已有许多临床医生对急性反复癫痫发作的患者使用直肠内地西泮注射液进行治疗。直肠内使用地西泮凝胶吸收相当迅速（血浆峰浓度大约出现在1.5小时），而且常能够在15分钟或更短的时间内终止密集发作。直肠内使用地西泮凝胶仅用于监护者发现与患者通常的癫痫发作不同的密集发作开始时，且监护者应能够安全使用这种剂型，并在用药后能够监护患者的反应（如呼吸状态）。应告知监护者此剂型仅用于可辨认出的密集发作或长时间持续的癫痫发作，并非每次发作均使用。直肠内使用地西泮作为家庭治疗可显著减少治疗费用，降低急诊次数。直肠内使用地西泮最常见的不良反应为嗜睡，偶见眩晕和共济失调，呼吸抑制非常少见。

第五节　TDM与基因检测在抗癫痫药物治疗中的应用

一、TDM在抗癫痫药物治疗中的应用

血药浓度是反映药物有效性和安全性的重要指标。监测血药浓度有助于医生调整患者的用药剂量、及时停药换药、优化给药方案，从而提高疗效，减少不良反应。目前，常用的抗癫痫药物（AED）如卡马西平、奥卡西平、苯巴比妥、苯妥英钠、拉莫三嗪等存在的普遍问题是有效治疗范围小，不良反应多，个别不良反应（如卡马西平）所引起的综合征较严重，可能危及生命。所以监测血药浓度非常重要。AED血浓度测定的广泛应用对癫痫治疗具有显著的影响。某些AED维持剂量与其达到的稳态血药浓度之间的关系不明确。即便是根据体重计算出来的常规治疗剂量，也可能未达到有效的血药浓度或可能的中毒血药浓度。绝大多数变异很可能是个体间肝脏代谢能力的差异造成。某些AEDs的血药浓度与疗效和中毒症状之间的关联较明确。

（一）与临床反应的关系

正确使用与分析AED的血药浓度，对癫痫患者采取最适宜的治疗是很重要的。AED治疗的评定主要依据患者对AED的临床反应（即癫痫发作频率和严重程度、与剂量有关的毒性症状）。治疗效果和毒性症状都不是"全或无"；绝大多数情况下疗效和毒性症状是可以分级的。增加药物剂量，将AED血药浓度调整在有效治疗范围，或偶尔高于有效治疗范围的水平，可显著提高疗效且不出现明

显的中毒症状。每名患者对某一特定的血药浓度常表现出不同的反应。因此，应将有效治疗血药浓度仅作为一个治疗的指标来看待。癫痫发作类型和其他的临床差异（如在控制之前的癫痫发作次数）可对控制癫痫所需的血药浓度产生显著影响。例如，使用卡马西平完全控制简单或复杂部分性发作所需的血药浓度要比完全控制全身性强直阵挛发作所需的血药浓度高27%；使用苯妥英和苯巴比妥结果相似，分别高出64%和11%。同样，许多患者能在血药浓度低于通常的"有效治疗浓度"范围时控制癫痫发作。对这些患者没有必要调整剂量来增加血药浓度。

（二）使用指征

血药浓度的测定经常在以下一些方面为临床提供有用的信息。①虽然药物剂量超过目标剂量，但仍不能控制癫痫发作：AED的血药浓度监测有助于区分药物无效还是因患者吸收不良、依从性不好，或代谢过快所导致的血药浓度低于治疗血药浓度。②以前癫痫发作已控制的患者复发：多为患者未能按照医嘱服药所致。③药物中毒的证据：在患者出现与AED剂量有关的毒性症状或体征时，服药剂量和血药浓度的记录对比有帮助。④患者依从性的评价：虽然血药浓度的监测可以评定患者对治疗的依从性，但必须与以前某一给定剂量的稳态血药浓度相比较才能得出结论。⑤改变剂量或其他的治疗方法的依据（如负荷剂量治疗）：患者接受多种AED治疗时，改变其中一种AED的剂量，所有正在使用的药物均应进行血药浓度检测，因为一种药物的血药浓度改变通常会改变其他药物的动力学过程。⑥精确改变药物剂量的需要：有时较小药物剂量的改变（如苯妥英）也可以对血药浓度和临床疗效产生较大的影响。此外，小心调整药物剂量和血药浓度为避免毒性作用所必需。在改变药物剂量之前，对该药的血药浓度有了解，有助于临床医生选择新的适宜的维持剂量。

（三）血药浓度的说明

某些因素可以改变AED血药浓度与药物疗效之间的关系。在决定调整AED剂量之前，血药浓度发生明显的变化，均应考虑（伴随患者临床状态的）药动学因素（表2-5）。实验室的差异性可能会导致AED血浓度报告的细微波动，在准确的实验条件下，血药浓度报告的结果应当在"真实值"结果±10%的范围之内。因此，必须考虑变化的幅度。不同医院采用的检测设备和方法可能不尽相同，如何把握其检测结果的可信度做进一步研究非常重要。对于血药浓度参考范围较大的AED，没有必要每次都进行血药浓度的监测，除非出现一些不良反应或者女性妊娠期间需要监测血药浓度。

表2-5　抗癫痫药物的药动学特征

药物	口服吸收	半衰期	达到稳定浓度的时间[a]	服药方法	常规治疗血浓度	血浆蛋白结合率	分布容积（L/kg）
卡马西平	90%～100%	缓慢：5～25小时	2～4天	bid～tid	4～12 µg/ml	75%（50～90）%	0.80～1.60
乙琥胺	90%～100%	儿童：30小时 成人：60小时	5～10天	qd（bid）	40～100 µg/ml	0	0.70
加巴喷丁	40%～60% 随剂量增加而减少	肾功能正常：5～9小时 随肾功能降低而延长	肾功能正常 1～1.5天	tid～qid（6～8小时）	>2 µg/ml（建议）	0	约0.80

药物	口服吸收	半衰期	达到稳定浓度的时间[a]	服药方法	常规治疗血浓度	血浆蛋白结合率	分布容积（L/kg）
拉莫三嗪	90%～100%	单药治疗：24～29小时 酶诱导剂：15小时 酶抑制剂（VPA）：59小时	4～9天	bid	4～18 μg/ml（建议）	55%	0.90～1.20
左乙拉西坦	100%	肾功能正常：6～8小时 随肾功能降低而延长	肾功能正常：1～1.5天	bid	未定	＜10%	约0.70
奥卡西平	100%	8～13小时	2～3天	bid～tid	未定	40%	—
苯巴比妥	90%～100%	2～4天	8～16天	qd	15～40 μg/ml	50%	0.50～0.60
苯妥英	90%～100%	随剂量而不同	5～30天	qd（bid）	10～20 μg/ml	95%	0.50～0.70
扑米酮	90%～100%	3～12小时	12～48小时	bid～tid	5～15 μg/ml（15～40 μg/ml来自苯巴比妥）	＜50%	0.40～1.10
噻加宾	90%	单药治疗：7～9小时 酶诱导剂：4～7小时	1～2天	bid～qid	未定	96%	1.10
托吡酯	≥80%	12～24小时	3～4天	bid	未定	10%～15%	0.70
丙戊酸盐	100%	10～16小时	2～3天	bid～qid	50～150⁺μg/ml	90⁺%	0.09～0.17
唑尼沙胺	约80%	单药治疗：约60小时 酶诱导剂：27～36小时	2周	qd～bid	未定	50%～60%	1.30

a 按照4个半衰期，这一时间测定的稳态血清浓度在大多数测定法的敏感性范围内。bid，一日2次；tid，一日3次；qd，一日1次；qid，一日4次

有些药物还没有建立良好的有效治疗范围，而已经建立的有效治疗范围可能是由少量患者检查的结果所确定，或体现了常规剂量下的平均血药浓度。例如，许多临床医生认为将丙戊酸盐血药浓度提高到150～200 μg/ml对某些患者更有效，且这一较高的血药浓度与特异性中毒症状的发生并无必然联系。尽管如此，绝大多数实验室仍认为50～100 μg/ml是丙戊酸盐的有效治疗浓度范围。血药浓度测定时间的错误可造成AED血药浓度不准确及无临床意义的浓度改变。一般来说，AED的血药浓度测定应在治疗开始或改变剂量最少4～5个半衰期以后进行。在早晨服用所有的AED之前抽血，这一做法可以获得可重复的谷浓度。药物与其活性代谢产物相对比例的变化可引起药物浓度和患者反应之间的明显变化。某些AED（如苯妥英、丙戊酸盐）与血清蛋白结合较显著。药物间的相互作用、肾衰竭、妊娠或营养状态的改变可引起蛋白结合的改变。这些变化可改变总的药物浓度（与血

浆蛋白结合和不结合的）与游离的（有药动学活性的）药物浓度之间的关系。仅测定总的血药浓度时，这一变化并不明显。若怀疑蛋白结合发生显著改变，进行AED游离血药浓度测定有助于调整剂量或解释患者症状。

二、基因检测在抗癫痫药物治疗中的应用

近年来，随着药物基因组学的出现与分子生物学技术（包括高通量的单核苷酸多态性检测技术、脱氧核糖核酸列阵及芯片技术等）的迅猛发展，药物基因组学在AED研究中应用广泛。卡马西平、丙戊酸钠、苯巴比妥、苯妥英钠等是目前广泛应用的一线AED，是医院血药浓度监测的重点。目前对基因多态性的研究也较多，基因多态性是AED在治疗过程中出现药效和不良反应个体差异的重要原因。

随着AED血药浓度与代谢酶基因多态性相关性研究的不断深入，研究发现一种AED血药浓度个体差异可能是多种代谢酶基因多态性共同作用的结果，同样一种药物代谢酶也可参与多种AED的代谢，有些药物血药浓度个体差异可能与某种代谢酶基因多态性有关，而同时一些酶虽然参与某种AED的代谢，但因其个体突变率较低，未能得出血药浓度与基因多态性的相关性。目前研究有些结论尚不一致，这可能与不同地域种族基因多态性分布差异、研究样本过少、联合用药等影响因素有关。

（一）基因多态性对抗癫痫药物的作用

AED大多通过和靶点蛋白进行结合而产生药理作用。靶点蛋白多为细胞生理机制中的受体或者酶。由于AED的药物结合位点不同，导致药效存在个体差异，也就出现了个体对药物不同的敏感性。最近有关研究证实，部分靶点蛋白发生的基因变异有可能与患者对AED的敏感性之间存在相关性。最近研究发现，苯妥英和奥卡西平能够阻滞钠通道，减少钠内流，进而发挥抗癫痫的作用，它们的结合位点是神经细胞膜表面上电压门控钠通道的α亚基，且α亚基基因的变异与癫痫的发病有着较大的关联，癫痫患者体内携带的α亚基明显多于普通人。对于携带等位基因的患者来说，其对药物的敏感程度存在着较大的差别，因此，对于携带等位基因的患者，就需要根据个体的差异来进行剂量调整。

AED在体内的代谢主要是由细胞色素P450（CYP450）酶系和尿苷二磷酸（UDP）葡萄糖醛酸转移酶介导的。影响AED在体内代谢的一个重要因素就是CYP450的基因多态性。现在，同具体的酶代谢相关基因的多态性位点目前已基本确定。通过进行基因分型，便可知道相应酶代谢的代谢能力。在AED尤其是苯巴比妥、奥卡西平、拉莫三嗪、加巴喷丁、苯妥英钠及丙戊酸钠的体内代谢的过程中，CYP2C19和CYP2C9发挥着很大作用。70%～90%苯妥英钠多由CYP2C9代谢，CYP2C19在代谢过程中发挥次级代谢酶的作用，而且CYP2C19的作用随着药物浓度的变化而变化。奥卡西平80%由CYP3A4代谢，CYP1A2、CYP2A6等也参与代谢的过程。代谢酶基因多态性对于AED体内代谢有一定影响。多药耐药（MDR）基因编码的在膜转运体蛋白对AED在人体内的分布与肠内吸收过程发挥一定的作用。其中，P-糖蛋白（P-gp）对于AED的影响具体表现在药物体内分布过程。此外，除基因多态性因素外，MDR1基因的表达同癫痫发作、AED的使用有着较大关联。

（二）与抗癫痫药物相关的基因多态性

CYP3A4是酶系含量最多的代谢酶，参与了目前治疗药物如卡马西平、环孢素、利多卡因等的体内代谢过程。CYP3A4的活性受年龄、性别、饮食及遗传因素的影响，其中遗传因素是个体间差异的主导因素。CYP3A4基因位于7号染色体上，全长约27.2 kb，有13个外显子和12个内含子，中国人群中该基

因多态性位点突变频率普遍较低（MAF ＜ 1%）。

CYP3A5 也是 CYP450 酶系的重要代谢酶，*CYP3A5* 基因也位于 7 号染色体上，全长约 31.8 kb，有 13 个外显子，该基因的单核苷酸多态性（SNP）是影响 CYP3A5 活性的重要因素，目前已发现的众多外显子上的位点突变频率较低，而 MAF 值高的位点大多位于内含子和调控区。最受关注的位点是 *CYP3A5*3*（rs776746），它也是中国人群 *CYP3A5* 基因上最常见的突变点。*CYP3A5*3* 位于 3 号内含子，由第 6986 位的 A 突变成 G，产生了剪接变异体 mRNA，使终止密码子提前，蛋白质变短，CYP3A5 的活性降低或消失，可以推断突变型携带者服用经该酶代谢的药物时应减少剂量。这个推断已经在不同人群和不同临床用药中得到证实，有研究报道苏浙沪地区的汉族癫痫患者服用卡马西平后监测血药浓度发现，表达者的剂量校正浓度和标准化血药浓度要显著低于不表达的患者相应的浓度（*P* ＜ 0.001）。

P- 糖蛋白 P-gp 作为一种能量依赖性的转运体，分布在消化道、血脑屏障、胎盘等部位，能够将细胞代谢物、药物分子转运到细胞外，降低细胞内药物的浓度。P-gp 参与了很多 AED（如卡马西平、10，11 环氧卡马西平、奥卡西平及利卡西平等）在消化道和血脑屏障的转运，过表达时会降低消化道对药物的吸收、抑制药物进入脑组织，从而影响药物靶浓度。P-gp 在个体间的表达存在较大的差异，可能与其编码基因 ABCB1 的单核苷酸多态性有关。*ABCB1* 基因又称为多药耐药基因，位于 7 号染色体上，全长约 209.6 kb，有 29 个外显子。在 *ABCB1* 基因的诸多 SNP 中，C3435T（rs1045642）、C1236T（rs1128503）、G2677T/A（rs2032582）是研究最多的位点，但 rs10234411 尚无相关报道。C3435T 位于 26 号外显子上，为同义突变；C1236T 位于 12 号外显子上，也是同义突变；而位于 21 号外显子上的 G2677T/A 是错义突变，由丙氨酸变为丝氨酸或苏氨酸，三者存在连锁不平衡；C3435T、C1236T、G2677T/A 的基因型和它们构成的单体型可能会影响 P-gp 的表达，引起癫痫患者的多药耐药现象，但目前 *ABCB1* 基因多态性与癫痫耐药相关性的结论尚不一致。有研究发现服用卡马西平单药治疗的癫痫患者中，*ABCB1* 基因的 C3435 T、C1236 T、G2677T/A 三个位点基因型及单体型与卡马西平血药浓度、耐药率的关系均是阴性，但 C3435T 型患者的血药浓度最低。然而，也有研究发现癫痫患者中 C3435 TT 型、G2677T/A TT 型及 C3435T、C1236T、G2677T/A 构成单体型的 TTT 型是发生癫痫耐药的危险因素。所以 *ABCB1* 基因多态性与血药浓度、癫痫耐药的关系还需在不同人群、大样本中验证。

GABA 通过结合到 GABA 受体位点发挥抑制神经元放电的作用，而 AED 也可与 GABA 受体结合位点结合，减少谷氨酸释放，增强受体功能，以控制癫痫发作。GABA 受体基因突变会导致 GABA 受体功能异常，不仅能诱发癫痫，还会影响 AED 的有效性和耐受性。因此 GABA 受体基因的研究很重要。

人类白细胞抗原（HLA）基因位于 6 号染色体的短臂上，很多学者探究了服用卡马西平引起的严重皮肤反应与 *HLA-B*1502* 之间的关系，发现结果呈现明显的种族差异。对高加索癫痫患者进行 *HLA-B*1502* 基因多态性的研究发现，入选的服用卡马西平引起超敏反应的 56 例癫痫患者中，无 1 例表达 *HLA-B*1502*，说明 *HLA-B*1502* 并不是高加索人群发生此类不良反应的遗传标记，但有研究分析了 8 例卡马西平诱发 Stevens-Johnson 综合征（SJS）/中毒性表皮坏死松解症（TEN）的我国四川汉族癫痫患者的 *HLA-B*1502* 多态性，结果显示 *HLA-B*1502* 阳性率 100%，而卡马西平耐受的对照组是 8%，差异具有显著性。同样新加坡汉族癫痫患者服用卡马西平引起的重型药疹（包括 SJS 和 TEN）与 *HLA-B*1502* 之间相关性的研究结果显示，*HLA-B*1502* 阳性患者与重型药疹高度相关。有 Meta 分析也得出，中国人 *HLA-B*1502* 基因多态性和卡马西平引起的 SJS/TEN 显著相关（*P* = 0.01）。这些研究均印证了美国食品药品监督管理局（FDA）的建议，即亚裔人群在接受卡马西平治疗前应先进行 *HLA-B*1502* 基因检测。

（三）常见抗癫痫药物的基因多态性

1.卡马西平（carbamazepine） 是脂溶性药物，在CYP450的作用下完成稀烃的环氧化，生成10，11-环氧化物。由环氧化酶水解生成两个羧基，利于从肾脏排出体外。诸多研究证实影响卡马西平血药浓度的因素有年龄、体重、剂量等临床因素，也有基因多态性等遗传因素，如*CYP3A4*、*CYP3A5*基因的多态性位点。

*CYP3A4*基因和*CYP3A5*基因是7号染色体上相邻的2个基因，两基因编码的CYP3A4和CYP3A5虽是同工酶，但分别独立表达。*CYP3A4*的基因多态性尚不能解释影响CYP3A4酶活性和功能的机制，但在*CYP3A5*基因上发现了能引起CYP3A5活性降低甚至消失的位点，即CYP3A5*3。对35例服用卡马西平的韩国癫痫患者*CYP3A5*3*位点多态性的研究发现，*CYP3A5*3*表达的患者服用卡马西平的清除率显著高于非表达的患者（$P < 0.01$），同时剂量校正血药浓度低于非表达患者。中国汉族癫痫患者服用卡马西平后也有类似的现象，*CYP3A5*3*三种基因型间的剂量校正浓度和标准化血药浓度都有显著性差异。

此外，还有与卡马西平血药浓度相关的其他基因多态性的报道。例如，对8例卡马西平单药治疗的癫痫患者的研究表明，环氧化物水解酶基因EPHX1 C416A＞G突变型携带者的血药浓度要显著高于野生型携带者。在*ABCB1*基因多态性对卡马西平血药浓度影响的研究中发现，C3435 TT型患者的校正血药浓度显著低于CC型患者（$P = 0.026$），但三种基因型间无显著性差异。一方面可能与样本量小有关，TT型只有15例患者，有待于在大样本中进一步验证；另一方面也可能是*ABCB1*基因的C3435位点确实与卡马西平血药浓度没有直接的关系。

2.奥卡西平（oxcarbazepine） 是卡马西平的酮基类似物，主要用于癫痫部分性发作的单药或辅助治疗。口服给药后，96%～98%的奥卡西平在肝脏内会快速转化为活性产物利卡西平，极小部分的奥卡西平以原药的形式存在。奥卡西平虽然与卡马西平结构、疗效相近，但药动学有很大区别，奥卡西平口服吸收快而完全，能迅速代谢成利卡西平，消除半衰期是1.3～3.8小时，达峰时间为4～6小时，2～3天即可达到稳态血药浓度。

奥卡西平由细胞质酶代谢，能诱导CYP3A4、CYP3A5，目前尚未见其代谢酶编码基因的多态性及其与奥卡西平、利卡西平血药浓度相关的报道。诸多研究表明奥卡西平、利卡西平可能是*ABCB1*基因编码作用底物，基因突变后可能通过影响蛋白的表达而使药物在消化道的转运减少、血脑屏障的外排增加，引起血药浓度的下降。中国汉族癫痫患者奥卡西平、利卡西平血药浓度与*CYP3A4/5*基因多态性的关联分析研究并未得到阳性结果，进一步说明虽然奥卡西平能抑制CYP3A4、CYP3A5，但影响的是其他药物的代谢，自身不受这些酶的作用。

3.苯妥英钠（phenytoin sodium） 苯妥英钠呈典型的零级消除，同时交叉出现一级消除过程。目前研究结果发现，药物代谢酶的基因多态性是导致苯妥英钠个体差异的重要因素，CYP2C9和CYP2C19是参与苯妥英钠Ⅰ相反应的重要代谢酶。苯妥英钠的70%～90%由CYP2C9代谢，CYP2C19也参与其代谢。CYP2C19在苯妥英钠代谢中的作用随其浓度的升高而增加，特别是在CYP2C9饱和后其作用更重要，同时研究认为CYP2C19是苯妥英钠最重要的次级代谢酶。对中国汉族癫痫患者*CYP2C9*和*CYP2C19*等位基因多态性的研究发现，*CYP2C9*3*、*CYP2C19*2*及*CYP2C19*3*等位基因频率分别为7.30%、33.50%和3.70%，根据*CYP2C9*和*CYP2C19*基因多态性，将患者分为强代谢组（EM）、中间代谢组（M）与弱代谢组（PM），并应用荧光偏振免疫法测定患者苯妥英钠的血药浓度发现，EM组、M组和PM组的血药浓度分别为（4.96±3.32）μg/ml、（85±8.62）μg/ml、（16.62±11.26）μg/ml，三组之间的差异有统计学意义。最终得到结论：基因突变导致苯妥英钠血药浓度升高，且与突变位点的数量有关，突变多的患者，应给予较少的药物剂量。

4.丙戊酸钠（sodium valproate） 有尿苷二磷酸葡萄糖醛酸转移酶途径、线粒体β-氧化途径及

CYP途径3个主要代谢途径清除丙戊酸钠，其分别参与50%、40%和10%的代谢清除。尿苷二磷酸葡萄糖醛酸转移酶是丙戊酸肝内代谢Ⅱ相结合的反应酶。对97例汉族癫痫患者的UGT1 A6541位点基因多态性和丙戊酸钠血药浓度相关性进行分析，结果发现AA基因型（野生纯合子）的患者血药浓度为（3.06±0.80）μg/ml，明显高于AG基因型（突变杂合子）的患者［（2.21±0.66）μg/ml］，表明野生型患者大部分为正常或者慢代谢型，突变型患者大部分为快代谢型，因此临床上具有突变型基因的患者应该增加丙戊酸钠的用量。在对165例服用丙戊酸钠单药治疗且无肝、肾功能异常的癫痫患者的研究中，分别进行 *CYP2A6*、*CYP2B6* 等位基因多态性频率分析及丙戊酸钠血药浓度监测，发现 *CYP2A6*4* 和 *CYP2B6*6* 等位基因携带者丙戊酸钠的用量应低于常规剂量。在 *CYP2C9* 和 *CYP2C19* 基因型对癫痫患者丙戊酸钠血药浓度影响的研究中发现，检测患者 *CYP2C9* 和 *CYP2C19* 基因型可以预测患者药物浓度，有利于临床选择适宜的丙戊酸钠初始剂量。

5.苯巴比妥（phenobarbital）　大部分苯巴比妥通过CYP450同工酶的芳香羟化作用形成对羟基苯巴比妥，此代谢过程中CYP2C9起主要作用，CYP2C19也发挥重要作用。在宁夏地区回族、汉族185例癫痫患者 *CYP2C9*3* 和 *CYP2C19*2* 基因型的研究中，将113例单用苯巴比妥患者的血药浓度标准化后，得出中间代谢和弱代谢组苯巴比妥的血药浓度明显高于强代谢组，且突变基因携带数量与血药浓度呈正相关，由此可根据患者 *CYP2C9* 和 *CYP2C19* 基因型预测患者药物浓度。也有研究发现，苯巴比妥主要通过 *CYP2C9* 和 *CYP2C19* 的芳香羟化作用形成 *p*- 羟化苯巴比妥，在健康志愿者中应用CYP2C19阻滞剂，可使苯巴比妥的最大血药浓度增加24%。

（王　萍　石　茵　刘卫平　胡亚妮　周伯庭　彭麒霖）

参 考 文 献

董军，张鹏，陈阳美，2019．新发难治性癫痫持续状态研究进展．癫痫杂志，5（01）：30-33．

高森，2014．抗癫痫药基因多态性研究进展．中国医药科学，4（05）：59-61．

郭韬，郭非，2008．立体定向放射外科治疗药物难治性癫痫．中华神经外科疾病研究杂志，（02）：183-184．

赖其伦，丁美萍，2017．迷走神经刺激治疗难治性癫痫的研究进展．现代实用医学，29（04）：423-424．

林巧，杨朋范，梅珍，等，2017．难治性枕叶癫痫的定位诊断和手术治疗研究．局解手术学杂志，26（08）：597-601．

罗雯媛，关幸求，尹超燕，等，2019．难治性癫痫患者语言功能与记忆功能评估．现代诊断与治疗，30（15）：2661-2663．

乔向华，张晓玲，吴克俭，等，2018．难治性颞叶癫痫手术预后的影响因素分析．广东医科大学学报，36（04）：476-478．

单树崇，黄红莉，周昊，2016．生酮饮食对控制癫痫的疗效评价．临床医药文献电子杂志，3（56）：11186-11187．

沈文静，曾可斌，2015．难治性癫痫持续状态治疗研究进展．现代医药卫生，31（11）：1664-1666．

王柳清，赵伟伟，张守成，2017．生酮饮食治疗癫痫的研究概况．中国临床新医学，10（11）：1121-1124．

王敏，高微，胡小伟，等，2018．多病灶难治性癫痫的术前定位和手术疗效分析．临床荟萃，33（12）：1031-1035．

杨继学，简国庆，杨军，等，2016．手术治疗难治性额叶癫痫的疗效观察．临床医药文献电子杂志，3（33）：6577．

袁红英，张辉，刘卫，2016．抗癫痫药的相关代谢酶基因多态性研究进展．中国医院用药评价与分析，16（01）：136-138．

袁凌，2016．癫痫持续状态药物治疗与临床预防分析．中西医结合心血管病电子杂志，4（20）：27-28．

张杰，吴建兵，杜春富，等，2018．影响颞叶癫痫再次手术疗效的相关分析．西南军医，20（01）：19-23．

Bialer M，White H S，2010．Key factors in the discovery and development of new antiepileptic drugs．Nat Rev Drug

Discov，9（1）：68-82.

Chen Z，Brodie M J，Liew D，et al，2018. Treatment outcomes in patients with newly diagnosed epilepsy treated with established and new antiepileptic drugs：a 30-year longitudinal cohort study. JAMA Neurol，75（3）：279-286.

Cloppenborg T，May T W，Blumcke I，et al，2019. Differences in pediatric and adult epilepsy surgery：A comparison at one center from 1990 to 2014. Epilepsia，60（2）：233-245.

Del B C，Placidi F，Liguori C，et al，2019. Long-term efficacy and safety of lacosamide and levetiracetam monotherapy in elderly patients with focal epilepsy：a retrospective study. Epilepsy Behav，94：178-182.

Hirsch L J，Gaspard N，2013. Status epilepticus. Continum（Minneap Minn），19（3 Epilepsy）：767-794.

Koda-Kimble M A，Young L Y，Kradjan W A，et al，2007. 临床药物治疗学. 8版. 王秀兰，张淑文，主译. 北京：人民卫生出版社.

Shorvon S，2011. Super-refractory status epilepticus：an approach to therapy in this difficult clinical situation. Epilepsia，52（Suppl 80）：S53-56.

Trinka E，Cock H，Hesdorffer D，et al，2015. A definition and classification of status epilepticus--Report of the ILAE Task Force on Classification of Status Epilepticus. Epilepsia，56（10）：1515-1523.

第3章

抗癫痫药物

第一节 概　　述

药物治疗是癫痫治疗的首选方法，也是目前最常用、最重要的手段。抗癫痫药物（antiepileptic drug，AED）可作用于神经细胞膜，调节其离子通道，从而改变神经递质的传导，进而加强突触递质或降低突触的兴奋性。临床上正确、合理地应用AED，可有效控制约80%癫痫患者的发作。

AED的研究经历了百余年的发展，溴化物是首个被发现对癫痫有效的药物，但现已被淘汰。1912年开始使用苯巴比妥治疗癫痫，它能够有效控制对溴化物耐受患者的症状。直到1938年发现苯妥英钠，其结构与巴比妥类有共同之处，但是苯妥英钠的治疗窗较窄，同时又是非线性代谢药物、肝药酶诱导剂，在临床治疗时会给患者带来严重的不良反应，现已退出临床的一线治疗。1964年发现了丙戊酸钠可用于癫痫的治疗，但长期服用对患者肝脏的损伤较大，可引发一系列不良反应。

虽然临床上已有多种治疗癫痫的药物，但随着进一步的研究，近年来相继合成了一些疗效更好、不良反应更少、广谱的AED，如拉莫三嗪、奥卡西平、托吡酯、左乙拉西坦、加巴喷丁、氨己烯酸、普加巴林、唑尼沙胺、非尔氨酯、噻加宾等，这些药物为癫痫患者的治疗带来了新的福音。新型AED具有较好的药动学特征，且不良反应较少，特别是药物之间的相互影响较少，所以在药物联合应用时，其限制因素也较少。目前，新型AED在临床上的应用，为那些传统AED控制不佳的癫痫患者带来了曙光。当然，新型AED的出现时间较短，还需更多的临床研究为其有效应用提供支持。总之，临床医务工作者应立足于现有药物，合理选用，综合考虑其疗效和安全性，为临床癫痫患者的治疗提供有力的保障。

一、抗癫痫药物的作用机制

AED的种类较多，且具有不同的化学结构和作用机制，AED一般作用机制模式如图3-1所示，包括兴奋性突触和抑制性突触。目前，人们对AED的临床疗效和作用机制之间的相互关系并未完全了解，一些作用机制相似的AED，其临床疗效却存在着较大的差异。然而，有些AED是单一的作用机制，而有些AED可能也存在着多重的作用机制。此外，一些AED的作用机制虽然可增强其临床疗效，但同时也很可能增加了药物不良反应的发生率。因此，在临床应用时选择正确的AED，除了要按照发作类型和综合征选择以外，还要充分考虑AED的作用机制。

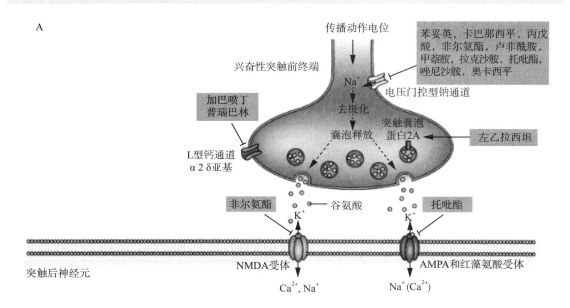

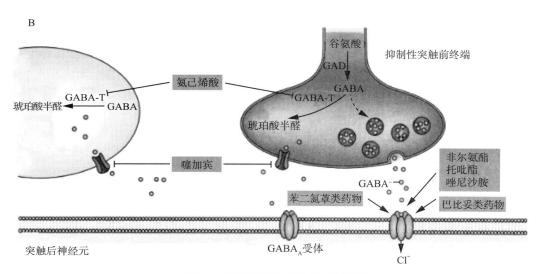

图3-1 抗癫痫药物的作用机制模式

A.兴奋性突触；B.抑制性突触

摘 自Bialer M，White H S. Key factors in the discovery and development of new antiepileptic drugs. Nat Rev Drug Discov，2010，9（1）：68-82

（一）钠通道机制

钠通道的关闭—激活—失活—再关闭，这几种状态的反复循环转换，维持着神经元的正常功能。在此循环中，钠通道呈现出两种活性状态：即激活和失活状态，只有当两种通道都开放时Na⁺才能通过。一些AED对钠通道有电压依赖性的阻滞作用，并以电压依赖性模式稳定Na⁺的失活电流，抑制钠通道失活电流的恢复，从而减少神经元持续放电的频率，降低高频点燃的能力。此类药物包括苯妥英钠、卡马西平、拉莫三嗪、唑尼沙胺、雷利托林、氟桂利嗪、利鲁唑、丙戊酸钠和托吡酯、奥卡西平、萘咪酮等。这些药物与失活的钠通道有较高的亲和力，阻滞 Na^+ 依赖性动作电位的快速释放，调节电压依赖性的钠通道，但是它并不影响超极化膜电压。此外，这些药物还可阻滞钙通道，调节 Na^+、K^+-ATP 酶的活性，最终起到抗惊厥的作用。

（二）钙通道机制

Ca^{2+} 与膜兴奋性、肌肉收缩等有关，更主要的是它作为细胞内的第二信使参与多种细胞功能活动，如递质的合成和释放、蛋白的磷酸化及突触前调控等。一些资料证明癫痫神经元细胞膜对 Ca^{2+} 的通透性显著增加，使大量的 Ca^{2+} 内流，促进 Ca^{2+} 浓度的升高，进而引发一系列反应，最终导致惊厥的发生。Ca^{2+} 带正电荷，进入细胞使细胞膜的极化程度降低。目前，有6种钙通道已被克隆和鉴定，即L型、T型、N型、P型、R型和Q型，且每种类型的钙通道都有不同的亚型。这些钙通道具有不同的活化、灭活电压及频率范围。T型钙电流为低电压且迅速失活的电流，其作用类似正常节律性大脑活性的起搏器。T型钙电流在失神发作的 3 Hz 棘慢复合波活动的起搏中起到重要作用，能够有效抑制T型钙电流诱导失身发作的药物有乙琥胺、丙戊酸等。L型、N型、P型、R型及Q型钙通道与低电压T型钙电流不同，它们均为高电压激活通道。这种高电压通道受某些 AED 的影响，如卡马西平、非尔氨酯、加巴喷丁、拉莫三嗪、左乙拉西坦、奥卡西平、托吡酯等。

（三）γ-氨基丁酸的抑制机制

γ-氨基丁酸（GABA）是中枢神经系统的抑制性传递递质，GABA 与 $GABA_A$ 受体结合可使 Cl^- 易于通过氯通道而进入细胞。Cl^- 带负电荷，其进入细胞后使细胞内的静息膜电位负值增大，导致细胞的去极化更加困难，从而促进细胞膜的超极化更加稳定。凡能增加 GABA 含量、延长其作用或增加敏感性者均有抗癫痫作用。因此，AED 可通过以下途径发挥作用。

1. 增强 GABA 合成 如丙戊酸钠可增加 GABA 合成，减少 GABA 降解，进而升高抑制性神经递质 GABA 的浓度，降低神经元的兴奋性，进一步抑制其发作；加巴喷丁可通过增强谷氨酸脱羧酶的活性而使 GABA 合成增加，从而降低 GABA 脱羧酶对 GABA 的降解，导致大脑某些区域 GABA 的细胞外浓度增加。

2. GABA 激动剂或前体 如 $GABA_A$ 受体有苯二氮䓬类和苯巴比妥类的受体位点，激活苯二氮䓬类受体可增加 $GABA_A$ 受体的开放频率；激活苯巴比妥类受体可增加 $GABA_A$ 受体的开放时间。

3. GABA 代谢抑制剂 如氨己烯酸可与脑内神经元的 GABA 氨基转移酶以共价键形成不可逆结合，然后通过直接抑制氨己烯酸 GABA 氨基转移酶来阻断 GABA 分解，从而导致脑内神经末梢 GABA 浓度增加；丙戊酸还可抑制 GABA 氨基转移酶和琥珀半醛脱氢酶，从而减少 GABA 代谢。

4. GABA 受体增强剂 如托吡酯可增加 GABA 激活 $GABA_A$ 受体的频率，加强 Cl^- 内流，从而达到增强抑制性中枢神经递质作用。此外，拉莫三嗪可提高脑内 GABA 浓度；噻加宾阻滞神经元及胶质细胞重吸收 GABA，导致突触后受体处 GABA 浓度的增加。

（四）兴奋性氨基酸受体拮抗和释放的调节机制

人类神经系统的兴奋性主要来源于兴奋性氨基酸谷氨酸与三种离子型谷氨酸受体的结合。三种离子型谷氨酸受体分别为 N-甲基-D-天冬氨酸受体（NMDA 受体）、α-氨基-3-羟基-5-甲基-4-异噁唑受体（AMPA 受体）和红藻氨酸受体。谷氨酸与这些受体的结合有助于钙和钠进入细胞及钾流出细胞，最终导致负性静息膜电位的降低，使细胞的稳定性下降。一些 AED 对一种或多种类型的谷氨酸受体起拮抗作用，如拉莫三嗪，可通过调节钠通道，阻断谷氨酸的释放；托吡酯可降低谷氨酸 AMPA 受体的活性，从而起到降低兴奋性中枢神经递质的作用。

（五）其他机制

其他可能的作用机制还包括 5- 羟色胺作用的变化、腺苷 A_1 受体的阻滞、钾电导的激活及碳酸酐酶的抑制。

二、抗癫痫药物的选择

癫痫的药物治疗是要保证在控制发作的同时，使患者的身心不受影响，且最大限度地提高癫痫患者的生活质量。虽然癫痫的定义在不断修正和完善之中，但研究表明，除少数与年龄和遗传因素密切相关外，大多数癫痫疾病的长期预后与及时、早期及正规治疗密切相关。因此，早期治疗及药物的合理选择在抗癫痫的治疗过程中起到至关重要的作用。下面将依据 AED 的作用机制介绍抗癫痫单药和联合治疗的选择原则。

（一）第一种单药治疗

对于新诊断的癫痫患者，应按照发作类型或癫痫综合征，选择一种 AED 进行治疗。

1. 主要作用于电压依赖性钠通道或具有 GABA 抑制作用的 AED　对全身性强直阵挛发作和部分性发作有效，包括苯妥英钠、苯巴比妥、丙戊酸、卡马西平、拉莫三嗪、奥卡西平、托吡酯、加巴喷丁等。

2. 具有增加 GABA 抑制作用的 AED　对肌阵挛和全身性的失神发作均有效，包括丙戊酸、苯二氮䓬类及托吡酯等。

3. 主要阻滞丘脑神经元的 T 型钙通道的 AED　对全身性失神发作有效，包括丙戊酸、乙琥胺等。

4. 主要作用于电压依赖性钠通道的 AED　有时可导致肌阵挛和全身性失神发作恶化，如苯妥英钠、卡马西平、奥卡西平及拉莫三嗪可使肌阵挛发作恶化。

（二）第二种单药治疗或两种药物联合治疗

当第一种单药治疗效果不佳，需要换药时，可换用第二种单药进行治疗，或添加另一种药物应用两种药物联合治疗时，应考虑以下作用机制。

1. 当第一种药物的作用机制为主要作用在电压依赖性钠通道时　如苯妥英钠、卡马西平、奥卡西平、拉莫三嗪等，如需加用另一种药物时，应该选择能够主要增加 GABA 抑制机制的药物，如苯巴比妥、苯二氮䓬类、丙戊酸、托吡酯、氨己烯酸和唑尼沙胺等。

2. 当第一种药物的作用机制为主要增加 GABA 抑制机制的药物时　如苯巴比妥、丙戊酸、托吡酯和氨己烯酸等，如需加用另一种药物时，首先可考虑增加小剂量苯二氮䓬类药物，如丙戊酸＋（氯）硝西泮或托吡酯＋（氯）硝西泮，因为（氯）硝西泮能够增强丙戊酸和托吡酯对 GABA 突触后膜的抑制效应，从而增强药物的疗效。具体的作用机制为苯二氮䓬类药物可通过受体复合物起作用，地西泮受体（DZP-R）、GABA 受体（GABA-R）和氯离子载体（包括氯通道）组成了一个超大型的分子功能单位。GABA-R 上存在两种亲和力不同的部位，一种对 GABA 的亲和力较高，另一种则对其亲和力较低，通常情况下，高亲和力部位会被一种内源性抑制蛋白质（GABA 调控蛋白）掩盖，阻碍了高亲和力部位的暴露与激活，抑制其与 GABA 结合的能力。然而，苯二氮䓬类药物与DZP-R 结合后，则会改变调控蛋白的构象，解除它对 GABA-R 高亲和力部位的抑制作用，加强受体与 GABA 的亲和力，最终达到对抗癫痫放电的作用。如果加用苯二氮䓬类药物后，患者的发作得到了控制，说明丙戊酸或托吡酯对该患者有效，只是因为 GABA-R 的高亲和力部位被 GABA 调控蛋白所掩盖，阻碍了 GABA 与 GABA-R 高亲和力部位的结合，抑制了其对抗癫痫放电的作用，此时可与小剂量的苯二氮䓬类药物联合应用。苯二氮䓬类药物的剂量应为其治疗量的1/4 ～ 1/3，并且在整个治疗过程中不变。若加用苯二氮䓬类药物后疗效并不显著，则说明GABA抑制机制的AED不适合该患者的发病机制，这时应改用主要作用在电压依赖性钠通道的AED，如苯妥英钠、卡马西平、奥卡西平、拉莫三嗪，或者加用左乙拉西坦。左乙拉西坦的作用机制完全不同于其他各种AED，可以与各种AED搭配使用，使其抗癫痫机制增多，增强临床的抗癫痫作用。

（三）多种药物联合治疗

当患者已经使用两种或两种以上的AED治疗无效，需要换药或者再增加另一种药物进行治疗时，应充分考虑已使用药物的作用机制，再增加药物的作用机制需与前者形成互补。

如果患者已经使用三种或三种以上的AED治疗无效，最好暂不加用其他药物。如果已使用的药物剂量均在有效范围内，则应该进行用药调整。首先减去一个已使用的药物，因为多种AED联用时，由于药物之间存在相互作用，并不一定是起到协同增效的作用，相反可能会造成疗效下降。有时为了达到临床期望的疗效，不得不增加给药剂量，但这样既不安全，又不经济。所以，减去哪个药物，应该认真分析。

1.将原来的药物按使用的先后进行排序　首先看最后增加药物的疗效，如果效果不佳，可以考虑先减去这个药物。

2.作用机制重复的药物，优先减去窄谱的药物，保留作用广谱的药物　在减药过程中，应密切观察患者的发作情况，一般2 ～ 4周减完一个药物。若减药后患者的发作明显减少，应该分析减去药物和保留药物的作用机制，为临床进一步治疗提供参考。如果减药后患者的发作无明显变化，可考虑再减去一个药物，方法同上。若减药后患者的发作明显增多，应该停止减药，恢复药物的原有剂量，考虑更换另一种药物进行减量或者直接加用另一种AED进行治疗。

3.对于多药治疗无效的患者　如果诊断无误，可判断其为难治性癫痫，其发病机制较为复杂多样。如需要再增加另一药物治疗时，更应该注意药物的作用机制，仔细判断究竟在哪个作用机制上加强或者减弱，应尽量选择广谱AED。

总之，合理选择AED进行治疗时，首先根据癫痫的不同发作类型或综合征，同时应考虑药物本身的特征，权衡药物的药动学特征与其不良反应之间的利弊，然后评估患者的个体化因素，如年龄、性别、疾病状态及治疗成功的可能性等，最后还应兼顾患者的经济因素。

随着对癫痫发生与神经元过度兴奋的病理生理学机制的不断研究，更多有效的新型AED即将问世。未来的新型AED将会向着疗效更好、药物作用谱更广、不良反应更少和药物之间相互作用更小的方向发展。期望在将来，医务工作者可以根据患者的临床特征及基因型选择最有效、最适合的特异性药物，给予合理的给药剂量，同时将患者自身的各种特征融入抗癫痫治疗中，最终提高临床AED的治疗疗效。

三、药物副作用

目前临床上应用的大部分AED存在着不同程度的不良反应，但患者若能在专业医师和药师的指导下科学、正确地使用AED，其产生的不良反应可得到很好的控制和解决。AED在常规用量时一般无明显毒副作用，但是由于个体差异、用药时间的长期累积，以及联合用药或增加剂量等，可导致少数患者出现一些毒副作用。一部分与个人体质相关的毒副作用通常出现在患者开始服药的前几个月，多数会严重到必须即刻停药，如出现红疹、造血功能受阻或肝功能损害等。另一部分药物的不良反应与药物之间的相互作用有关，主要是两种或多种AED间相互作用引起，当然也存在与其他药物或食物之间出现的相互作用，最终诱导不良反应发生。因此，临床上应密切关注长期应用大剂量

AED、同时存在联合用药的患者，定期检查该患者的血常规、尿常规、凝血功能及肝、肾功能等，积极预防不良反应发生。下面将介绍 AED 的几种常见不良反应。

（一）皮肤和结缔组织副作用

1. 良性皮疹　通常发生在服药后 3～8 周，在 AED 加量过快时更容易出现，对皮肤的损害类似于麻疹。轻微的皮肤损害一般是短暂的，减药或停药后即可消失。皮肤损害的副作用多见于芳香类 AED，如苯妥英钠、苯巴比妥、卡马西平和拉莫三嗪。

2. 超敏综合征　一般在用药 2～6 周时出现，表现为少见的斑疹样损害，逐渐加重后可出现紫癜或剥脱性皮炎。同时会伴有发热、面部水肿、淋巴结肿大、肝肾功能损害及嗜酸性粒细胞增多等病变，多见于苯妥英钠、苯巴比妥、卡马西平及拉莫三嗪等药物。该副作用属于特异质反应，可能与遗传缺陷相关，其会导致肝细胞氧化物羟化酶缺乏，引起中间代谢产物蓄积，从而启动患者的自体免疫机制。

3. Stevens-Johnson 综合征（SJS）　一种累及皮肤和黏膜的急性水疱病变，多数在服药后 1～3 周出现，其前驱症状会有发热、寒战、咽痛及全身不适等，最终可导致靶器官的损伤。SJS 会造成患者的黏膜损伤，通常为多发性水疱，但可发展为大疱、破裂及感染。一般的皮损占体表 10% 以下。此外，角膜瘢痕形成是 SJS 常见的合并症，而且呼吸道及消化道黏膜可同时受累。

4. 中毒性表皮坏死松解症（TEN）　一种威胁生命的皮肤病，表现为表皮大片脱落，留下广泛的裸露区域。通常出现在用药后的 1～3 周，为严重的皮肤损害，该副作用可涉及体表 30% 以上的表皮剥脱。以苯妥英钠、巴比妥类药物等最为常见。TEN 典型发病开始表现为疼痛性局部红斑，加速蔓延，在红斑上发生松弛性大疱或出现表皮剥离。若轻度触碰或牵拉可造成大面积的剥离。发生大面积裸露时伴有疲乏、寒战、发热和肌痛。通常患者在 24～72 小时会出现广泛的糜烂，包括所有黏膜（口、眼和外生殖器）。此时病情极为严重，受累的皮肤类似于 II 度烫伤。最终患者可因液体和电解质失衡及多脏器合并症（如肺炎、胃肠道出血、肾小球肾炎、肝炎及感染）而死亡。

5. 结缔组织损害　长期服用药物后可发生口唇变厚、齿龈增生、鼻尖肥大、面部粗糙、头皮及颜面下组织增厚及颅骨增厚等，以苯妥英钠较为多见。极少数情况下可见到狼疮样反应，相关的药物包括苯妥英钠、乙琥胺、卡马西平、扑米酮及丙戊酸钠。

（二）神经系统副作用

常见的不良反应包括头晕、头痛、乏力、疲劳、注意力不集中等，但多为一过性的，对正常的生活和学习无明显影响。这些症状一般会在用药初期出现，且常与 AED 的血药浓度有关，但是随着用药时间的延长或者减量后，该症状会逐渐缓解，停药后则消失。如果短期内大量使用 AED 可导致急性中毒，其主要表现为前庭、小脑、锥体外系及大脑皮质功能的损伤，如行走不稳、眼球震颤、共济失调等。若长期大量或长期联合使用 AED 可引发慢性中毒，严重者表现为小脑弥漫性萎缩与软化，多留有严重的后遗症。在 AED 的临床应用中，服用苯妥英钠会出现小脑共济失调的症状，当其血药浓度大于 30～40 μg/ml 时，则会出现精神错乱、谵妄、痴呆等急性器质性脑损害综合征。而临床应用卡马西平可引起眩晕、行走不稳、复视等副作用。如果苯妥英钠与卡马西平合用，可使苯妥英钠的血药浓度下降，但脑内浓度却大幅度升高，因此会产生血药浓度在治疗范围内的神经系统毒性反应。此外，硝西泮引起的神经症状主要表现为嗜睡、眩晕等；而血药浓度处于有效范围内的丙戊酸钠也能引起可逆性的听力下降。

AED 对高级神经功能，如认知功能、情绪及行为也有一定的影响，而联合用药对行为及心理方面的影响要大于单药治疗，可累及运动速度、注意力集中情况等。对于儿童患者，服用 3 个月 AED

即可出现对智能的影响，且该症状会随着用药时间的延长而加重。在单药治疗中，苯妥英钠的影响最大，即使在常规剂量及正常血药浓度范围内，也会损害患者的记忆、思考及运动速度。其次是苯巴比妥及苯二氮䓬类药物，丙戊酸钠和卡马西平的症状相对较轻。

对于服用 AED 的患者应加强临床观察。定期监测血液中药物浓度，进行神经心理学的评价，可以帮助选择药物，制订合理的治疗方案，指导患者个体化用药。考虑到儿童智能发展的重要性，选用丙戊酸钠和卡马西平较为合适。

（三）消化系统副作用

AED 常见的副作用有恶心、呕吐及消化不良，该症状与药物的剂量相关，通常在用药初期出现，临床上可采用低剂量合并缓慢加量的方法以减轻或避免这些毒副作用的产生。除上述症状外，AED 还可导致严重的肝脏毒性、胰腺炎等消化系统的不良反应。

1. 胰腺炎　发生较少，但多数发生在治疗的初始阶段或增加剂量后，此时血药浓度常在正常范围内，易造成误诊而导致患者死亡。在服药期间常表现为剧烈的腹痛或呕吐，应立即停药并做相应的处理。该副作用可发生于任何年龄，但 20 岁以下的患者居多。约 70% 的患者发生于治疗后的第一年，76% 的患者是由于联合用药，41% 的患者与慢性脑病有关。

2. 肝脏毒性　卡马西平和丙戊酸钠可导致肝细胞毒性反应，严重时可见肝功能损害，且多数发生在治疗的第一个月，临床表现类似于病毒性肝炎。常见的症状有呕吐、厌食、黄疸、水肿、出血和癫痫发作增加，其发生的危险因素包括年龄小、多种治疗、发育延迟及并发代谢性疾病。2 岁以下的患儿服用丙戊酸钠后发生肝损害的危险最大（1∶600），毒性反应通常发生在治疗后 6 个月。此外，丙戊酸钠还可引发血氨升高，但这些患者通常并无肝酶升高和其他中毒的症状。苯妥英钠也可引发肝脏的过敏性肉芽肿样反应。因此，在 AED 开始治疗后的 2 ～ 4 周，应检查患者的氨基转移酶、胆红素等指标，老年人和幼儿的反应更为敏感，应密切观察。同时，有肝病史者选用药物更应慎重，且尽可能使用单一药物进行治疗。

3. 牙龈增生　该症状属于慢性毒副反应，以苯妥英钠最为常见，随着用药剂量的增加和服药时间的延长，其发生率有进行性增多的趋势，约占用药者的 40%，青少年可高达 70%。该症状常出现在用药后的 2 ～ 3 个月，9 ～ 12 个月较为明显，停药后 3 ～ 6 个月可消退。用药时应注意口腔卫生，可进行牙龈按摩，用牙刷柄压迫齿龈，可预防过度增生。

（四）心血管系统副作用

AED 可引发心律失常，如窦性心动过缓、窦性停搏及频发性室性期前收缩等。临床应用卡马西平进行治疗可引起可逆性心脏传导障碍和心动过缓，低剂量或治疗量的卡马西平能使房室阻滞加重，高血浆浓度的卡马西平能使正常人出现房室传导延迟。因此，患者在用药前应检查心电图，若有心脏阻滞或房室传导缺陷的患者，应更换药物进行治疗；任何年龄伴有内源性心脏病的患者，服用卡马西平时应监测心脏功能，在治疗期间发生晕厥或癫痫发作类型有改变的患者，应检查房室传导系统。苯妥英钠属于 Ib 类抗心律失常药物，可轻度阻滞钠通道，高浓度时可抑制窦房结的自律性，减慢心肌细胞的传导速度，从而引起窦性心动过缓、窦性停搏、室性期前收缩，偶尔也可发生心室颤动。

（五）血液系统副作用

AED 几乎对血液系统的各种细胞成分都有影响，可导致患者白细胞减少、血小板减少、血小板黏附或聚集障碍、淋巴细胞改变、淋巴瘤样改变、再生障碍性贫血、类白血病反应、溶血性贫血、大红细胞症、凝血因子减少及凝血时间延长等。不同患者的不良反应发生时间和严重程度均不相同，可能是一过性、复发性或持久性存在，也可能在用药后立即出现，也可能在治疗后几年才出现。婴幼儿和儿童的不良反应发生率较高，可能与其肝、肾功能尚未发育完全相关。

丙戊酸钠可引起血小板减少症，抑制血小板聚集，可进一步导致凝血因子异常。卡马西平可引发白细胞减少、再生障碍性贫血及严重的粒细胞减少症。因此，应用AED的患者应定期检查血常规，如果出现皮肤青紫、血肿或鼻血，应进行血小板计数、出血时间和血小板弹性强度检查，尤其是在进行任何手术之前，患者需向医生说明服用药物的情况。并不是所有的外科医生都能确切地了解AED对凝血功能的影响，所以有必要提醒医生，在非急诊但必须进行手术时，一定需要在术前明确患者的凝血功能。

女性在妊娠期间服用AED，之后生产的新生儿有出血的现象，其原因可能是胎儿暴露于AED中导致凝血因子缺乏，建议孕妇在分娩前一个月服用维生素K_1，分娩时静脉给予维生素K_1或婴儿出生时立即静脉给予维生素K_1，然后取脐血标本送血凝固性检查，如果发现维生素K依赖因子缺乏，应按照20 ml/kg给予新鲜冻干血浆，1～2小时输注，以保证胎儿无严重出血。

（六）内分泌系统副作用

1.对甲状腺激素的影响　长期应用肝药酶诱导剂，如服用丙戊酸钠、卡马西平、苯巴比妥的癫痫患儿均会出现甲状腺素（T_4）和游离T_4水平下降；服用丙戊酸钠和卡马西平的患儿同时会有三碘甲腺原氨酸（T_3）及甲状腺球蛋白水平下降，促甲状腺激素（thyroid stimulating hormone，TSH）水平升高。它们对甲状腺功能的影响如下：①药物直接影响甲状腺功能；②通过肝药酶诱导作用加快肝内TSH的代谢；③加快外周血中T_4转化为T_3的速度；④药物可能与甲状腺结合球蛋白发生竞争性结合；⑤TSH降解的增加。肝药酶抑制剂对甲状腺功能的影响较小，因为其无肝药酶诱导作用，很少影响TSH在肝内的代谢。

2.对性激素的影响　AED可引起性激素水平的变化，特别是酶诱导的AED可降低睾酮水平，引起性功能障碍及生殖能力下降。其可能的作用机制如下：①诱导肝微粒体酶加速激素代谢；②下丘脑或腺垂体功能受影响；③AED对内分泌腺的直接作用。长期应用卡马西平进行治疗，可升高血清性激素结合球蛋白水平，降低雌激素水平，使女性患者发生频繁的月经紊乱。AED可降低血清T_4水平，使口服避孕药的性激素水平降低，从而增加癫痫女性计划外妊娠的可能性。

（七）代谢系统副作用

1.对骨代谢的影响　长期使用AED会引发不同程度的骨代谢改变，主要表现为骨密度（bone mineral density，BMD）下降、骨生化指标异常，临床多表现为佝偻病、骨软化、骨质疏松、骨折等。肝药酶诱导剂如苯妥英钠、卡马西平、苯巴比妥等药物可造成维生素D缺乏，导致肌无力、破骨增多或成骨受损，轻者可引起代偿性甲状旁腺功能亢进，重者可出现佝偻病和骨软化。其可能的作用机制是该类药物诱导肝脏细胞色素P450上调，引发维生素D及其活性代谢产物分解增加，最终导致维生素D缺乏。肝药酶抑制剂丙戊酸钠同样也可引起BMD下降，增加骨折风险。其作用机制与钙、维生素D的相关性较小，但可能会引起骨吸收及骨形成增加，最终导致BMD下降。导致骨质疏松最明显的药物是苯妥英钠，其次为卡马西平，丙戊酸钠的影响较小。但长期使用加巴喷丁、拉莫三嗪、托吡酯等新型AED，也会引起血中25-羟维生素D水平的降低。因此，联合用药比单药治疗癫痫更容易发生骨代谢异常。

2.低钠血症　卡马西平引发低钠血症的发生率为5%～40%，与药物的剂量无关，其抗利尿作用可能是由于下丘脑渗透压感受器的敏感性发生改变。临床可通过限制液体量来治疗低钠血症，严重的患者需要停药治疗。奥卡西平也可引发低钠血症。

3.对体重的影响　大多数AED，如苯妥英钠、丙戊酸钠、卡马西平、加巴喷丁、氨己烯酸等会导致患者体重增加，其中以丙戊酸钠最常见。相反，托吡酯、非尔氨酯则导致患者体重减轻。AED诱导患者体重增加的发生机制如下。

（1）低血糖、高胰岛素：胰岛素浓度升高或糖异生受损，可引发患者血糖降低，通过作用于下丘脑中部的葡萄糖反应性神经元，刺激患者食欲增加。

（2）肉碱：应用丙戊酸钠治疗的癫痫患者，其血中肉碱水平下降，可导致脂肪酸代谢（脂肪酸β氧化受损）和糖异生受损，葡萄糖消耗增加，低血糖刺激下丘脑中部的神经元，能够引起摄食增加。

（3）氨基丁酸介导的抑制作用：高浓度的丙戊酸钠能够通过增强下丘脑中部介导的抑制作用来增加食欲，降低能量消耗。

（4）瘦素：应用丙戊酸钠后体重增加的癫痫患者，往往会出现血清瘦素增加。瘦素是脂肪组织分泌的一种激素，在能量平衡与体脂稳定中起重要作用。对瘦素的抵抗和其作用的逃逸可导致肥胖。

（八）致畸

几乎所有AED都存在潜在的致畸作用，联合用药的风险更大。AED可作用于胚胎发育的不同时期，造成胎儿多种缺陷，包括心血管畸形、尿道下裂、唇腭裂、多指（趾）、指甲发育不良、远端指骨发育不良、眼眶浅、眼距增宽、低耳、小鼻、踚鼻、小口；还可造成身短、小头围、低体重、生长发育迟缓、认知功能障碍及骨骼畸形。AED致畸的作用机制如下。

1.叶酸缺乏　苯妥英钠、苯巴比妥和卡马西平可降低胚胎甲酰四氢叶酸水平，进而导致后代畸形；丙戊酸钠能抑制谷氨酸甲酰基转移酶，改变叶酸代谢相关基因表达。

2.氧化代谢产物　几种AED相互作用后可导致一种和几种中间氧化代谢产物的增加，如环氧化物、儿茶酚类、醌类浓度升高。这些毒性氧化代谢物可结合于胚胎的核酸，或通过增加淋巴细胞毒性与肝微粒体酶结合，影响胚胎的分化和发育。

3.遗传　AED致畸作用具有遗传易感性，畸形儿可能在毒性代谢产物解毒方面存在缺陷。

苯巴比妥类药物致畸的主要表现为先天性心脏缺陷、兔唇和腭裂，丙戊酸钠和卡马西平致畸的主要表现为神经管缺陷、脊柱裂及尿道下裂。当然，也有发现应用丙戊酸钠治疗的患者，其宫内畸形率显著增高，而患者子女轻度异常率亦比用其他药物者明显增高。因此，建议在妊娠前服用叶酸，妊娠期间服用的AED种类要单一，并减至最低的有效剂量。需定期做胎儿的超声检查，尤其应注意其中枢神经系统、心脏和胃肠器官有无畸形。

（九）加重癫痫发作的副作用

AED可减少癫痫发作，也可增加癫痫发作，甚至是改变癫痫发作的类型。能够升高γ-氨基丁酸水平的AED可能会加重全身性发作，如氨己烯酸可加重肌阵挛发作和失神发作；拉莫三嗪及加巴喷丁可加重肌阵挛发作；苯妥英钠、卡马西平及加巴喷丁可加重失神发作。在控制部分性发作继发的全身性发作时，氨己烯酸可使局灶性的发作增多。而卡马西平还可加重强直-失张力的发作。苯妥英钠的中毒浓度可加重已经控制的癫痫发作。此外，在抗癫痫治疗的减药过程中，尤其是停药时，可引发短暂性发作的增多，甚至会出现癫痫持续状态。

综上所述，AED的毒副作用较多，其生理机制较复杂，涉及多个系统，部分停药后可痊愈，但有些却能给患者造成不可逆的损伤。因此，在临床应用AED治疗的过程中，应为患者做好防治工作。用药前应咨询患者的家族病史和药物过敏史；应用AED治疗时，用药剂量应遵循正规化、合理化原则；并且用药期间应密切观察患者用药后的情况，定期监测患者的各项生理指标；条件具备时还应定期监测患者的血药浓度。由于AED之间或与其他治疗药物之间存在较多的相互作用，所以应尽量减少合并用药；一旦患者出现不良反应，应积极采取相应的措施及时治疗。

第二节　临床常用抗癫痫药物

一、丙戊酸钠

【性状】　白色结晶型粉末或颗粒，极易溶于水，吸湿性强。

【药理学】

1.药效学　本药不含氮，为广谱抗癫痫药。动物实验、临床研究显示其对多种类型的癫痫有抑制作用。本药抗癫痫机制尚未完全阐明，但试验表明本药能增加脑内抑制性神经递质γ-氨基丁酸（GABA）的合成并减少其降解，从而使GABA浓度升高，降低神经元的兴奋性而抑制发作。另外丙戊酸可能对神经细胞膜上的钠通道有抑制作用。

2.药动学　本药口服吸收迅速而完全，进食可延缓其吸收。口服胶囊与普通片剂后，1～4小时达血药峰浓度（C_{max}），肠溶片则需要3～4小时。缓释片在胃内可有少量释放，在肠道亦缓慢吸收，因此达峰时间较长，峰浓度较低，可以避免一天内血浓度的波动过大。静脉注射后数分钟达到稳定的血浆浓度，之后通过静脉滴注维持。各种剂型生物利用度近100%。本药有效血药浓度为50～100 mg/L（350～700 μmol/L）。血药浓度约为50 mg/L，血浆蛋白结合率约为94%；血药浓度约为100 mg/L时，血浆蛋白结合率为80%～85%。主要分布在细胞外液和肝、肾、肠和脑组织等。可通过胎盘屏障和血脑屏障。随着血药浓度增高，游离部分增加，从而增加进入脑组织的梯度（脑液内的浓度为血浆中浓度的10%～20%，脑脊液中丙戊酸盐的浓度与血浆中游离药物浓度接近）。本药在体内通过葡萄糖醛酸化和β氧化等转化后主要通过尿液排泄，少量随粪便排出及呼出。本药半衰期（$t_{1/2}$）为12～15小时（成人），14～17小时（老年），30～40小时（新生儿）。

3.毒理学　本药可产生致畸作用，如神经管缺陷（如脊柱裂）。尚不清楚本药对人类致癌相关性。

【适应证】

1.癫痫　本药适用于几乎全部类型的癫痫，是Dravet综合征、睡眠期持续棘慢波癫痫和非典型良性局灶性癫痫的一线药物，为癫痫全面性发作的首选药物。适用于青少年肌阵挛癫痫。可用于癫痫持续状态。

2.躁狂症　用于治疗与双相情感障碍相关的躁狂发作。

【用法用量】

1.成人口服给药方案（表3-1）

表3-1　不同类型癫痫成人口服给药方案

癫痫类型	起始剂量	维持剂量	加量方法
简单性和复杂性失神发作	15 mg/（kg·d）	60 mg/（kg·d）或更低	每隔一周增加 5 mg/kg
复杂部分性发作	10～15 mg/（kg·d）	60 mg/（kg·d）或更低	每隔一周剂量增加 5～10 mg/kg
青少年肌阵挛癫痫	100 mg/d	1200 mg/d	每两周滴定调整一次剂量，第8周时调整剂量至目标剂量1200 mg；必要时额外滴定至最大剂量2400 mg/d
全身性强直阵挛发作	250 mg/d	1000 mg/d	在患者能耐受的情况下持续滴定2～4周，最后达到1000 mg/d的剂量

2.成人静脉注射

（1）用于临时替代时：本药静脉注射剂溶于0.90%生理盐水，按照之前接受的治疗剂量，末次口服给药4～6小时后静脉给药，或持续静脉滴注24小时，或一日分4次静脉滴注，每次时间约1小时。

（2）需要快速达到有效血药浓度并维持时：以15 mg/kg剂量缓慢静脉注射，持续至少5分钟；然后以1 mg/（kg·h）的速度静脉滴注，使血浆丙戊酸浓度达到75 mg/L，并根据临床情况调整静脉滴注速度。

3.儿童口服给药

（1）简单性和复杂性失神发作：①≥10岁，起始剂量为15 mg/（kg·d），如果一日总剂量超过250 mg，则分2～3次给药（FDA推荐用法），维持剂量为每间隔一周增加5～10 mg/（kg·d），直到癫痫发作得到控制，或因不良反应而不能进一步增加剂量，最大日剂量为60 mg/kg。②5～13岁：10 mg/（kg·d），连用2周，第3周和第4周为15 mg/（kg·d），第5周和第6周为20 mg/（kg·d），第7周和第8周为30 mg/（kg·d），第9周和第10周为40 mg/（kg·d），第11周和第12周为50 mg/（kg·d），第13～16周为60 mg/（kg·d）。最大目标剂量为60 mg/（kg·d）或3000 mg/d，以两者较低者为准；平均剂量为34.9 mg/（kg·d）。研究方案允许根据临床反应调整剂量，而不是强制进行滴定。

（2）复杂部分性发作（≥10岁）：①单药治疗。起始剂量10～15 mg/（kg·d）口服，如果日剂量超过250 mg，则分2～3次给药，每隔一周剂量增加5～10 mg/kg，直至癫痫发作控制，维持剂量最大为60 mg/（kg·d）。②转换为单药治疗。起始剂量10～15 mg/（kg·d），如果日剂量超过250 mg，则分2～3次给药，每隔一周剂量增加5～10 mg/kg，直至癫痫发作控制，维持剂量最大为60 mg/（kg·d）。联用的抗癫痫药物应每2周减少约25%（如果认为癫痫发作可能减少，可在治疗起始时或推迟1～2周后即开始减量）。③辅助治疗。在原有治疗方案基础上，可加用10～15 mg/（kg·d）起始剂量口服，如果日剂量超过250 mg，则分2～3次给药，每隔一周剂量增加5～10 mg/kg，直至癫痫发作控制，维持剂量最大为60 mg/（kg·d）。

（3）青少年肌阵挛癫痫：①≥13岁300 mg/d，每两周滴定调整一次剂量，第8周时调整至目标剂量1200 mg；必要时额外滴定至最大剂量2400 mg/d。中位剂量为1200 mg/d（超说明书用药）。②≥15岁平均剂量为1570 mg/d（900～3000 mg/d），分次给药（超说明书用药）。

（4）全身性强直阵挛发作：3～16岁起始15 mg/（kg·d），分2次口服；如果癫痫发作未得到充分控制，则按5 mg/（kg·d）的剂量增加剂量，中位维持剂量为600 mg/d（300～1200 mg/d）。

4.肾功能不全者 肾功能不全者需减少剂量，具体根据患者情况调整。

5.老年人 老年人药动学改变，需根据具体情况调整。

【注意事项】

1.本药能透过胎盘屏障，孕妇慎用。妊娠最初3个月服用丙戊酸，胎儿脊柱裂发生率为1%～2%。

2.丙戊酸可分泌进入乳汁，浓度为母体血药浓度的1%～10%，哺乳期妇女应注意。

3.本药可引起嗜睡，可能影响驾驶和机械操作，应避免驾驶或机械操作。

4.本药停药时需缓慢减量，防止癫痫再次发作。

5.本药可引起出血时间延长，并增加中枢神经抑制药物的作用。手术前发生自发性出血或血肿时，应密切检查血液功能。

6.体重增加是多囊卵巢综合征的危险因素，应密切监测。

7.丙戊酸有导致高血氨的风险，当怀疑患者有尿素循环酶缺陷时，应检查代谢功能。

8.最佳给药剂量取决于癫痫控制情况，无须常规监测血药浓度，只在控制不佳或出现不良反应时监测血药浓度。

9.本药一旦停止静脉滴注，需立刻口服给药，以补充有效成分。口服剂量可用以前的剂量或调整后的剂量。

10.本药禁止与圣·约翰草提取物合用。

11.体外研究表明，本药可促进人类免疫缺陷病毒和巨细胞病毒的复制，其临床效应尚不明确，但应考虑密切监护已感染以上病毒的患者。

12.对其他临床试验的干扰：尿酮试验可以由于酮性代谢物随尿排出，出现假阳性。甲状腺功能试验可能受影响。乳酸脱氢酶、丙氨酸转氨酶、天冬氨酸转氨酶可能轻度升高，提示无症状性肝脏中毒。血清胆红素可能升高提示潜在的严重肝脏中毒。

13.3岁以下且严重癫痫发作的婴幼儿（尤其是伴有脑损害、智力缺陷和先天代谢性或退行性疾病的患者），出现严重肝损害的危险更高。3岁以下的儿童应权衡利弊，推荐单药治疗，且避免合用阿司匹林。

14.本药可蓄积在发育的骨骼内，儿童用药需谨慎。

15.本药用于妊娠期妇女预防癫痫大发作时，不得突然停药，因突然停药可引起癫痫状态持续，导致母体与胎儿供氧不足而危及生命。

16.系统性红斑狼疮患者用药过程中极少出现免疫异常，但其用药时仍应权衡利弊。

17.老年患者的药物分布容积增大，且血清白蛋白结合率降低，故游离药物的比例增加。老年患者使用本药的不良反应发生率升高。

18.避免用于有跌倒史或骨折史的老年患者（除非用于癫痫发作或心境障碍），因为有可能出现晕厥，精神运动功能受损或共济失调。

【禁忌证和禁忌人群】

1.禁用　①对本药过敏者；②急慢性肝炎，严重肝功能损伤者；③尿素循环障碍者；④肝卟啉病患者。

2.慎用　①血液疾病（除肝卟啉病外）患者；②肾衰竭患者；③妊娠期妇女；④哺乳期妇女；⑤器质性脑病患者；⑥儿童；⑦老年人。

【药物不良反应】

1.心血管系统　可见脉管炎，血管舒张。

2.消化系统　常见腹泻、消化不良、恶心、呕吐、胃肠道痉挛、食欲缺乏。可见味觉反常（1.90%），较少见便秘。极罕见胰腺炎。

3.神经系统　可见头痛、头晕、嗜睡、激惹、疲乏、感觉异常、感觉减退、单纯可逆的帕金森综合征、一过性和（或）剂量相关的短暂细微的姿势性震颤。少见共济失调。极罕见可逆性痴呆伴可逆性脑萎缩。有意识模糊、高氨血症伴发神经症状的报道。

4.内分泌系统　常见不伴有肝功能检测结果变化的中度高氨血症，无须中止治疗，但在新生儿中使用本药应谨慎使用，并且临床监测剂量。可见抗利尿激素分泌失调综合征（SIADH）、体重增加，极罕见低钠血症。

5.肝功能　可见肝功能损害（血清胆红素、氨基转移酶升高）。罕见肝功能不全。

6.血液　多见血小板减少。罕见全血细胞减少，贫血、白细胞减少。可见骨髓衰竭、粒细胞缺乏。有纤维蛋白减少或出血时间增加的报道，尤其在使用高剂量时。

7.泌尿生殖系统　可见痛经、月经周期不规律。极少见肾功能紊乱。极罕见遗尿。有可逆性Fanconi综合征的报道，但作用机制尚不明确。

8.皮肤　常见一过性和（或）剂量相关性脱发。可见出汗。极罕见中毒性表皮坏死松解症、Stevens-Johnson综合征、多形性红斑、皮疹。

9.其他　偶见听力下降。罕见可逆或不可逆耳聋。可见非严重性外周水肿、胸痛、疼痛、注射部位反应（包括疼痛、发炎）。同一部位重复注射可能发生局部组织坏死。

【**药物过量与救治**】 急性过量的表现为肌张力低下的昏迷，反射减弱，瞳孔缩小，呼吸功能障碍，代谢性酸中毒，血药浓度过高时出现癫痫发作，也有与脑水肿有关的颅内高压的报道。救治：洗胃，心肺监测，有效利尿，并可使用纳洛酮，严重患者需要进行血液透析。

【**相互作用**】 与本药合用可发生的相互作用类型及代表药物见表3-2。

表3-2 与丙戊酸钠合用可发生的相互作用类型及代表药物

相互作用类型	药 物
合用时需检测血药浓度的药物	苯巴比妥、卡马西平、碳青霉烯类、单杆菌类
合用时可能发生不良反应的药物	拉莫三嗪、托吡酯、抗凝药、溶栓药、阿司匹林、氯硝西泮、双嘧达莫
合用时改变其他药物疗效的药物	利福平、尼莫地平、全麻药、中枢神经抑制药

1.苯巴比妥 为肝药酶诱导剂。合用会降低本药血药浓度，还可以增加以上药物血药浓度，出现药物过量症状。处理：合用时监测血药浓度，以决定是否调整剂量。

2.拉莫三嗪 为肝药酶抑制剂，降低肝脏代谢。合用时可升高拉莫三嗪浓度，可增加严重皮肤反应（中毒性表皮坏死松解症）的危险性。处理：不建议合用。如必须合用，应密切监测患者临床症状，必要时调整剂量。

3.卡马西平 有肝药酶诱导作用。合用时两者的血药浓度和半衰期均降低。处理：监测两药的血药浓度，适时调整剂量。

4.托吡酯 合用可发生高氨血症和脑病。处理：合用时需密切监测临床症状。

5.血浆蛋白结合率高的药物 如阿司匹林、丙泊酚，合用时可使游离丙戊酸的血浆浓度上升。

6.抗凝药、溶栓药 合用可增加出血的危险性。本药与依赖维生素K的抗凝药合用时，应密切监测国际标准化比值（INR）值。

7.碳青霉烯类、单杆菌类 合用时降低本药血药浓度，导致癫痫发作危险性增加。处理：合用时应密切监测。抗感染治疗时及随后应监测本药在血浆中浓度，适时调整剂量。

8.氯硝西泮 与本药合用时，可诱发失神状态。

9.全麻药、中枢神经抑制药 合用可使上述药物的临床效应更明显。

10.利福平 合用可降低本药的血药浓度，使疗效降低。

11.尼莫地平 丙戊酸可减缓尼莫地平代谢，合用时可增加尼莫地平血浆浓度，使其作用增强。

12.阿司匹林、双嘧达莫 合用可减少血小板凝聚，延长出血时间。

【**制剂与规格**】 见表3-3。

表3-3 丙戊酸钠不同制剂与规格

制 剂	规 格
丙戊酸钠缓释片	500 mg；200 mg
丙戊酸钠口服溶液	300 ml：12g
注射用丙戊酸钠	400 mg
丙戊酸钠片	200 mg
丙戊酸钠糖浆	5 ml：200 mg；5 ml：500 mg；100 ml：5000 mg
丙戊酸镁缓释片	250 mg

【**药物储藏与保护**】 丙戊酸钠（镁）片（缓释片）与注射用丙戊酸钠需密封，在25 ℃以下干燥处保存。丙戊酸钠糖浆需密封保存。丙戊酸钠口服溶液需于密闭阴凉处保存（不超过20 ℃）。远离儿童放置。

【**药学监护**】

1.对服用丙戊酸钠的患者进行疗效监护，观察患者癫痫控制情况。从临床症状与脑电图方面确定癫痫是否被控制，若未被控制，可适当增加剂量，直至患者达到癫痫控制状态。若患者症状减轻，可维持用药，观察后续状态。

2.通过血药浓度监测对患者用药剂量及用药依从性进行监护，丙戊酸的血药浓度治疗窗为50 ～ 100 mg/L，若低于治疗窗，患者控制情况不佳，则可适当加量，若高于治疗窗，可适当减量，避免出现不良反应。

3.本药禁用于肝功能障碍患者，应在治疗前测定肝功能。

4.在初始药物治疗时应注意氨基转移酶水平的轻微升高，但通常是一过性和中度的，无临床意义。

5.对于即将进行手术的患者，应进行血液功能监测（如凝血酶原时间）。

6.肾功能不全患者需减少剂量，应进行血药浓度监测、肾功能监测及临床监测。

7.用药前后及用药时应检查全血细胞计数、出血时间及凝集试验，治疗前及开始治疗的前6个月内定期监测肝、肾功能。

8.临床应避免合用美罗培南和丙戊酸钠，两者间的不良反应不能通过调整丙戊酸钠的剂量而减轻。

9.丙戊酸钠鼻饲给药严重影响血浆药物浓度，其血药浓度均达不到有效参考范围，若条件不允许口服，应使用静脉注射。

10.如果出现意识模糊，中止治疗或降低剂量可减轻症状。

11.在药物作用完全消失之前，应避免患者驾驶和从事需要精神警觉性的活动。

12.患者应报告肝毒性的体征和症状。需要报告的重要非特异性症状为不适、虚弱、嗜睡、面部水肿、厌食和呕吐。患者应报告胰腺炎和血小板减少的症状及体征。其他常见的副作用包括脱发、体重增加或减少、腹痛、腹泻、食欲缺乏、恶心、呕吐、虚弱（虚弱感）、共济失调（步态紊乱）、头晕、头痛、眼球震颤、嗜睡、震颤、复视和思维受干扰。患者应与食物一起服用，以尽量减少对胃的刺激。建议患者不要突然停药，因为这可能导致癫痫持续状态。患者服用此药时不应饮酒。

13.由于服用本药后，药物在体内被转化为丙戊酸，因此在服用本药时不应联合服用其他含有可转化为相同化合物的活性成分的药品，以防止体内丙戊酸过量。

14.应告知患者或其监护人，一旦出现黄疸，应立即报告医生。应马上进行临床体检和肝功能的生物学测定。

15.曾报道过有极少数患者出现严重的甚至致命的胰腺炎。该反应与患者的年龄和治疗周期有关，儿童出现反应可能存在一定的风险。在幼童或严重癫痫发作、大脑损伤或服用多种抗癫痫药物治疗的患者中通常可观察到导致不良反应的胰腺炎。如果胰腺炎伴发的肝功能不全，则增加了致死危险。应警告患者及其监护人，腹痛、恶心、呕吐和食欲缺乏可能是胰腺炎的症状，需要立刻进行医学评估。如果已经诊断为胰腺炎，正常情况下应该停止应用本品。根据临床指征，对于潜在的医学状态，应该进行其他的治疗。

16.丙戊酸可能对在妊娠期间应用该药物的妇女的后代产生致畸效应。在妊娠的前3个月，其胎儿出现神经管缺陷的发生率可能会增高。因此，医生应在治疗的受益性和危险性之间进行权衡，如果本药将在妊娠期间应用，或者在应用本药期间患者计划妊娠，那么应该将本药治疗对胎儿的潜在危险性告知患者。对于一些癫痫的严重程度和发作频率较轻、以至于停止药物治疗不会对患者产生严重威胁的患者，在妊娠之前和妊娠期间，可以考虑停用药物治疗，但不能保证癫痫小发作不会对胚胎或胎儿的发育产生一些危险性。

二、卡马西平

【性状】 本药为白色片剂。

【药理学】

1. 药效学　本药具有抗惊厥、抗癫痫、抗神经疼痛等多种作用。①抗惊厥作用：阻滞电压依赖性钠通道，抑制突触后神经元高频动作电位的发放，以及通过阻断突触前钠通道和动作电位发放，阻断神经递质的释放，从而调节神经兴奋性，产生抗惊厥作用；②抗神经疼痛：该作用机制不太清楚，可能通过$GABA_B$受体产生镇痛效应，并和钙通道调节有关；③抗精神病和躁狂症：可能与抗惊厥机制有关；④抗利尿作用：可能与促进抗利尿激素（ADH）分泌或提高效应器对ADH敏感性有关。

2. 药动学　本药口服吸收缓慢且不规则，因人而异。口服混悬液和常规片剂达C_{max}时间分别为1～2小时和4～5小时。本药生物利用度为58%～85%。可迅速分布至全身组织，能通过胎盘，可进入乳汁。血浆蛋白结合率为75%～80%。经肝脏代谢，能诱发自身代谢，主要代谢产物10，11-环氧化卡马西平的药理活性与原型药相似，其在血浆和脑内的浓度可达原型药的50%。单次给药的半衰期为25～65小时，长期服药导致自身诱导的代谢，$t_{1/2}$降为10～20小时。1～2周达稳态血药浓度（C_{ss}），成人的有效治疗血药浓度为4～12 μg/ml。当血药浓度达稳态后，经过一段时间，可能会有所下降。其表观分布容积为0.8～2.2 L/kg。给药量的72%经肾脏排出，28%随粪便排出。

【适应证】

1. 单纯或复杂部分性发作、继发性全身性强直阵挛发作、其他部分性或全身性发作，亦有用于全面性发作中的全身性强直阵挛发作者；对典型或不典型性失神发作、肌阵挛或失张力发作无效。

2. 治疗三叉神经痛和舌咽神经痛，预防三叉神经痛。可用于脊髓痨、多发性硬化、糖尿病性周围神经痛、幻肢痛和外伤后神经痛及疱疹后神经痛。

3. 用于预防或治疗躁狂、抑郁症：对锂或抗精神病药或抗抑郁剂无效或者不能耐受的躁狂、抑郁症，可单用本药或与锂和其他抗抑郁剂合用。

4. 治疗中枢性部分性尿崩症，可单用或与氯磺丙脲、氯贝丁酯等合用。

5. 精神分裂症性情感性疾病、顽固性精神分裂症及与边缘系统功能障碍有关的失控综合征。

6. 不宁腿综合征、偏侧面肌痉挛。

7. 酒精戒断综合征。

8. 室性、室上性期前收缩等心律失常。

9. 创伤后应激障碍（post-traumatic stress disorder，PTSD）。

【用法用量】 口服给药，餐后立即服药，可减少胃肠道反应。

1. 成人常规剂量　口服给药，起始剂量为100～200 mg，1～2次/日。第二日后逐渐增加剂量，直至最佳疗效。通常一次400 mg，2～3次/日。维持时应该根据情况调整至最低的有效量，分次服用。要注意剂量个体化，一日总量不宜超过1200 mg。某些患者罕有需加至每天1600 mg。

2. 儿童用法用量

（1）儿童常规口服给药剂量（表3-4）

（2）儿童维持剂量：12个月以下儿童，100～200 mg/d；1～5岁儿童，200～400 mg/d；6～10岁儿童，400～600 mg/d；11～15岁儿童，600～1000 mg/d，分次服用。

（3）儿童其他口服给药剂量（表3-5）

表3-4 儿童常规口服剂量

年龄	起始剂量	加量方法
≤4岁	20～60 mg/d	隔日增加20～60 mg
>4岁	100 mg/d	每周增加100 mg

表3-5 儿童其他口服给药剂量

年龄	起始剂量	加量方法
<6岁	5 mg/kg	每隔5～7天增加10～20 mg/（kg·d）
6～12岁	100 mg，一日2次	每隔1周增加100 mg

其中维持剂量应调整至最小有效量，常用量为400～800 mg/d，一日不超过1000 mg，分3～4次服用。

3.肾功能不全者 无须减少剂量。

4.老年人 老年患者对本药敏感者多，常可引起认知功能障碍、激越、不安、焦虑、精神错乱、房室传导阻滞或心动过缓，也可引起再生障碍性贫血，应慎重选择本药剂量。

5.透析时剂量 血液透析后无须补充剂量。

【注意事项】

1.服用本药前，必须事先经过严格的效益/风险评估，并且对既往有过心脏、肝脏、肾脏损害，对其他药物出现过血液系统不良反应及曾经中断过本药治疗的患者进行监测。

2.本药与再生障碍性贫血和粒细胞缺乏有关。短暂或持续的血小板及白细胞计数减少偶见或常见于本药治疗中，但大多数是一过性的，未必是再生障碍性贫血和粒细胞缺乏症。在服用本药前，应进行全血细胞计数，包括血小板计数，可能时检测网织红细胞和血清铁，以此作为参考基线。

3.本药与三环类抗抑郁药、奥卡西平、苯妥英钠等可能存在交叉过敏反应。对三环类抗抑郁药不能耐受的患者，对本药也不能耐受。

4.本药能通过胎盘，孕妇用药的胎儿致畸作用低于苯妥英钠及扑米酮，脊柱裂的发生率为0.50%。

5.本药能随乳汁分泌，约为血药浓度的60%，哺乳期妇女不宜服用。

6.老年患者对本药敏感者多，可引起精神错乱或激动不安、焦虑、房室传导阻滞或心动过缓。

7.本药可干扰血尿素氮、丙氨酸转氨酶、天冬氨酸转氨酶、碱性磷酸酶、血清胆红素、尿糖、尿蛋白含量测试值，使其升高。使甲状腺功能试验值、血钙浓度降低。

8.轻微的、一般性疼痛不用本药。

9.餐后立即服药，可减少胃肠道反应。漏服时应尽快补服，不得一次服双倍量，可在一日内分次补足剂量。如已漏服一日以上，有可能复发。

10.开始时应用小量，然后逐渐增加，到获得良好疗效为止，每天分3次餐后口服。加用或已用其他抗癫痫药治疗的患者，用量也应逐渐递增。在开始治疗后4周左右可能需要增加剂量，以避免由于自身诱导所致的血药浓度降低。

11.癫痫患者突然停药可引起惊厥或癫痫持续状态。如发生嗜睡、眩晕、头晕、软弱或肢体乏力、共济失调，须注意可能为中毒症状。服药过程中可能有口干症状，糖尿病患者可能发生尿糖增加，急诊或需要手术时务必说明。

12.用作特异性疼痛综合征的镇痛药时，如果疼痛完全缓解，应逐渐减量或停药。

13.本药可引起眩晕、嗜睡，特别是用药初期或剂量调整期，故驾驶或操作机器时应谨慎。

【禁忌证和禁忌人群】

1.禁忌 ①对本药及其他结构相关药物（如三环类抗抑郁药）过敏者；②心脏房室传导阻滞者；③血常规严重异常、血清铁严重异常或有卟啉病史者；④有骨髓抑制病史者；⑤严重肝功能不全者。

2.慎用 ①酒精中毒者；②冠状动脉硬化等心脏病患者；③肝脏疾病者；④肾脏疾病或尿潴留者；⑤糖尿病患者（可引起尿糖增加）；⑥青光眼患者；⑦使用其他药物有血液系统不良反应史者（本药诱发骨髓抑制的危险性增加）；⑧ADH分泌异常或有其他内分泌紊乱者（如垂体功能低下或肾上腺皮质功能减退）；⑨典型或非典型失神发作的混合发作患者；⑩*HLA-B*1502*等位基因或*HLA-A*1301*等位基因阳性者；⑪妊娠早期妇女；⑫甲状腺功能低下引起的低钠血症加剧；⑬老年患者。

【药物不良反应】

1.血液和淋巴系统 极常见白细胞减少。常见嗜酸性粒细胞增多、血小板减少。罕见白细胞增多，淋巴结病、叶酸缺乏。极罕见粒细胞缺乏症、再生障碍性贫血、全血细胞减少等。

2.代谢/内分泌系统 10%～15%的有水潴留、低钠血症（表现为失水、无力、恶心、呕吐、精神错乱、神经系统异常、昏睡及癫痫样发作增多）、水中毒［表现为精神错乱、易激怒或敌对行为（特别是老年人中为多）、持续性头痛、癫痫发作频率增加］。常见体重增加。罕见低钙血症、急性间接性卟啉病、甲状腺功能减退。极罕见变异性卟啉病、迟发性皮肤卟啉病，血催乳素水平升高（如男子乳房发育、溢乳）、促甲状腺素水平升高、胆固醇水平升高（包括高密度脂蛋白胆固醇和三酰甘油水平升高）。

3.呼吸系统 罕见肺过敏反应，主要表现为发热、呼吸困难、肺炎（如局限性肺炎）。

4.肌肉骨骼系统 罕见肌无力、骨质疏松。极罕见关节痛、肌痛、肌痉挛、骨软化症。

5.泌尿生殖系统 可使血尿素氮、尿糖、尿蛋白水平升高。罕见肾毒性、肾中毒和急性肾衰竭。极罕见间质性肾炎、肾衰竭、血尿、尿频、尿潴留。极罕见性功能障碍、阳痿、精子产生异常（精子数量、活动力下降）。

6.免疫系统 少见超敏反应。罕见淋巴结病。极罕见低丙种球蛋白血症。

7.神经系统 常见头痛、头晕、共济失调、嗜睡、疲乏、视物模糊、复视、眼球震颤。少见儿童行为障碍。罕见周围神经炎，中枢神经系统中毒（表现为语言困难、精神不安、耳鸣、震颤、幻觉、抑郁、不自主的躯体运动）、感觉异常。极罕见神经阻滞药恶性综合征。有一例合并无菌性脑膜炎的肌阵挛性癫痫患者，接受本药治疗后引起脑膜炎的复发。本药有可能诱发脑膜炎。中枢神经系统的不良反应发生率随着血药浓度增高（>8.5～10 μg/ml）而升高。

8.精神 常见精神错乱。极罕见精神病发作。本药还有引起自杀想法和行为的风险。

9.肝 少见肝功能异常（如氨基转移酶、血清胆红素、碱性磷酸酶升高）、胆汁淤积、肝细胞性黄疸。偶见中毒性肝炎。罕见过敏性肝炎（表现为黄尿、大便变白、皮肤眼睛发黄）、胆管消失综合征，极罕见肉芽肿性肝炎、肝衰竭。

10.胃肠道系统 极常见恶心、呕吐。常见口干。少见严重腹泻、便秘。罕见腹痛。极罕见味觉异常、舌炎、口腔炎、胰腺炎。

11.血液 常见嗜酸性粒细胞增多。偶见粒细胞减少、可逆性血小板减少、再生障碍性贫血。罕见白细胞增多或减少、全血细胞减少、叶酸缺乏、骨髓抑制。极罕见粒细胞缺乏、巨幼细胞贫血、网状红细胞增多、溶血性贫血。

12.皮肤 可见剥脱性皮炎。少见Stevens-Johnson综合征（SJS）、中毒性表皮坏死松解症（TEN）、红斑狼疮样综合征（表现为荨麻疹、瘙痒、皮疹、发热、咽喉痛、骨或关节痛、乏力）。极罕见光敏感、多形性红斑及结节性红斑、皮肤颜色改变、紫癜、痤疮、多汗、脱发、多毛。有急性泛发性发疹型脓疱病的报道。

13. 眼　极罕见晶体混浊、结膜炎、眼压升高。

14. 耳　极罕见听觉障碍，如耳鸣、听觉过敏、听觉减退、高音知觉改变。

15. 其他　罕见血管神经性水肿、腺体瘤、淋巴瘤。有药疹伴有嗜酸性粒细胞增多症和全身症状的报道。有儿童药疹伴有粒细胞缺乏症的报道。

处理措施见药学监护。

【药物过量与救治】　本药血药浓度治疗范围为 4 ～ 12 μg/ml（17 ～ 51 μmol/L），中毒浓度为 > 15 μg/ml。

如发生嗜睡、眩晕、头晕、肌无力或共济失调，需注意是否为中毒先兆。药物过量产生的症状：无尿、少尿或尿潴留、水中毒；心血管影响（包括伴有 QRS 波增宽的传导阻滞、心律失常、心动过速）；高血压、低血压；休克；恶心、呕吐、胃排空迟缓、肠蠕动减少；共济失调、手足徐动或偏侧投掷运动；抽搐等；反射亢进；运动减少、瞳孔散大；震颤、呼吸抑制、中枢抑制、定向障碍、嗜睡、激越、幻觉、昏迷、视物模糊、发音含糊、构音障碍、眼球震颤、初期反射亢进、后期反射减弱、惊厥、精神运动性障碍、肌阵挛、体温过低、肺水肿、心搏骤停引起晕厥；实验室检查可见低钠血症、代谢性酸中毒、高血糖、肌肉肌酸激酶水平升高。上述过量症状可在过量服药后 1 ～ 3 小时出现。

出现上述症状后，需立即治疗：①催吐或洗胃，给予活性炭或轻泻药减少吸收，并采取加速排泄的措施，如利尿。仅在严重中毒并有肾衰竭时才进行透析。②小儿严重中毒时可能需要换血，并需持续观察呼吸、心功能、血压、体温、瞳孔反射、肾及膀胱功能。③如有呼吸抑制，应给氧或机械辅助呼吸，必要时气管插管。④血压下降和休克时，可抬高双下肢、使用血容量扩张药及升压药。⑤出现惊厥时需用地西泮或巴比妥类药，但这两类药可能加重呼吸抑制、低血压、昏迷。患者如在过去 1 周内用过单胺氧化酶抑制药，则不宜用苯巴比妥。⑥出现低钠血症时应限制液体摄入，并缓慢静脉滴注生理盐水，以防止大脑损害。⑦血液异常时，如有骨髓抑制的证据，则应立即停用本药。每天做全血、血小板与网织细胞计数，做骨髓穿刺以观察恢复情况，如有再生不良性贫血发生，则应采取相应的措施。

【相互作用】

1. 药物与药物相互作用

（1）禁止合用药物：艾维雷伟、丙酸红霉素、丙酸红霉素十二烷基硫酸酯、葡庚糖酸红霉素、十二烷基硫酸红霉素、苯乙肼、泊沙康唑、吡喹酮、地拉韦啶、反苯环丙胺、伏立康唑、氟康唑、酮康唑、红霉素、戈洛帕米、兰索拉唑、雷诺嗪、氯氮平、利匹韦林、咪康唑、托洛沙酮、维拉帕米、依非韦仑、异卡波肼、伊曲康唑、萘法唑酮（合用时降低萘法唑酮的血药浓度，减弱其疗效）。

（2）合用时可使本药血药浓度升高，导致不良反应，应监测本药血药浓度并调整相应剂量：右丙氧芬、布洛芬、达那唑、大环内酯类抗生素（如红霉素、醋竹桃霉素、交沙霉素、克拉霉素）、抗抑郁药（如地西帕明、氟西汀、氟伏沙明、曲唑酮、维洛沙嗪）、司替戊醇、氨己烯酸、唑类抗真菌药（伊曲康唑、酮康唑、氟康唑、伏立康唑）、氯雷他定、特非那定、奥氮平、异烟肼、HIV 蛋白酶抑制药（如利托那韦）、乙酰唑胺、地尔硫䓬、维拉帕米、西咪替丁、奥美拉唑、奥昔布宁、丹曲林钠、噻氯匹定、烟酰胺（仅高剂量时）。

（3）合用可增强抗利尿作用，合用时各药均需减量：氯磺丙脲、氯贝丁酯、去氨加压素、赖氨加压素、垂体后叶素。

（4）合用时使下列药物药效减弱，需注意调整剂量：环孢素、洋地黄类（地高辛除外）、乙琥胺、茶碱、扑米酮、苯二氮䓬类、丙戊酸、多西环素、皮质类固醇、左甲状腺素、奎尼丁。

（5）与对乙酰氨基酚合用可增加肝脏中毒的风险，并减弱对乙酰氨基酚疗效。

（6）与腺苷合用可增加心脏传导阻滞的危险性。

（7）与锂剂、甲氧氯普胺、精神安定药（如氟哌啶醇、硫利达嗪）合用能增加中枢神经系统的不良反应。此外锂剂还可减弱本药的抗利尿作用。

（8）与诺米芬辛合用可降低其吸收并加快其消除。

（9）与利尿药合用可引起低钠血症。

（10）与单胺氧化酶抑制药合用可引起高热或高血压危象、严重惊厥甚至死亡，当本药用于抗惊厥时，单胺氧化酶抑制药可能改变癫痫发作的类型，两药合用时应至少间隔 14 日。

（11）与雌激素、含雌激素的避孕药合用可使其药效减弱，可能出现阴道大出血，可改用只含孕激素的口服避孕药。

（12）与香豆素类抗凝药合用时可使抗凝药的血药浓度降低，半衰期缩短，抗凝作用减弱，应测定凝血酶原时间而调整药量。

（13）与苯巴比妥、苯妥英合用时可加速本药代谢，使本药半衰期缩短。

（14）利福平可降低本药血药浓度，需调整剂量。

2. 药物与乙醇相互作用　本药可降低患者对乙醇的耐受性，用药期间应避免饮酒。

3. 药物与食物相互作用　葡萄柚汁可使本药的血药浓度升高，导致不良反应，合用时应监测本药血药浓度并相应调整剂量。

【制剂与规格】　见表 3-6。

表 3-6　卡马西平制剂与规格

制　　剂	规　　格
卡马西平片	100 mg；200 mg
卡马西平胶囊	200 mg
卡马西平缓释胶囊	100 mg
卡马西平混悬液	100 mg/5 ml
卡马西平栓	125 mg；250 mg

【药物储藏和保存】　遮光，密闭保存。

【药学监护】

1. 本药治疗过程中偶见或常见短暂或持续的血小板及白细胞计数减少，但大多数是一过性的。因此，在服用本药前应进行全血细胞计数，包括血小板计数，可能时检测网织红细胞和血清铁，以此作为参考基线。建议在服药的第一个月，每周进行血液学检查；此后 5 个月之内每月检查一次，以后每年检查 2～4 次。治疗期间若发现白细胞或血小板明显减少，应严密监护患者，并监测全血细胞计数，若出现明显的骨髓移植，应立即停止服用本药。应使患者清楚潜在血液学问题出现的早期体征和症状，以及可能出现的皮肤或肝脏反应。如果出现发热、咽喉痛、皮疹、口腔溃疡、易擦伤、瘀点或紫癜性出血等反应，则应告知患者立即咨询其治疗医生。

2. 遇到下列情况应停药：①肝脏中毒症状或活动性肝病；②有明显的骨髓抑制证据，如红细胞 $< 35 \times 10^9/L$，血细胞比容 $< 32\%$，血红蛋白 < 11 g，白细胞 $< 4 \times 10^6/L$，血小板 $< 10^7/L$，网织红细胞 < 2 万，血清铁 > 150 μg 时；③有心血管方面不良反应或皮疹出现；④典型或非典型失神发作的混合型发作加重时。

3. 用药前后及用药时应当检查或监测项目如下：①全血细胞计数（包括血小板、网织红细胞）及血清铁检查。在给药前检查一次，治疗开始后经常复查达2～3年；②尿常规；③血尿素氮；④肝功能检查；⑤血药浓度监测；⑥眼科检查（包括裂隙灯、检眼镜和眼压检查）；⑦*HLA-B*1502*等位基因检测；⑧*HLA-A*3101*等位基因检测。

4. 妊娠期用药：本药与其他大部分抗癫痫药物一样，可能增加癫痫母体后代的发育障碍、畸形发生率，包括脊柱裂和其他先天性异常，如颅面缺损、心血管畸形、尿道下裂和各种机体系统异常。因此女性患者如果在接受本药期间妊娠或计划妊娠，或在妊娠期开始服用本药，应仔细权衡利弊，特别是妊娠初期3个月。对育龄期妇女，本药应尽量作为单药治疗用药。因为合并使用多种抗癫痫药的妇女分娩的婴儿先天异常的发生率比单药治疗的高。推荐给予最低有效剂量，并建议监测血药浓度。应告知患者有增加畸形的可能风险，需及时做产前检查。妊娠期间，疾病的恶化会对母亲和胎儿同时产生伤害，因此切不可中断有效的抗癫痫治疗。

妊娠期间可出现叶酸缺乏。抗癫痫药物可能会加重叶酸缺乏，使婴儿的先天性缺陷发病率升高，因此，建议妊娠前或妊娠期间的妇女补充叶酸。

5. 哺乳期用药：血浆浓度25%～60%的本药可进入乳汁，应仔细权衡母乳喂养的好处及可能对婴儿产生的远期不良反应。在监测婴儿可能发生的不良反应（如过度嗜睡、皮肤过敏反应）的条件下，服用本药的母亲才可用母乳哺育婴儿。

6. 严重皮肤反应非常罕见，若出现严重皮肤反应，应入院治疗。大多数SJS/TEN病例发生在本药治疗的前几个月，应立刻停止服药并考虑采用替代疗法。对于遗传上属于日本人、高加索人、美洲土著人群、西班牙人、南印度及阿拉伯后裔的患者，在治疗前，应检测是否存在*HLA-A*3101*等位基因。若显示阳性，应避免使用本药。对已经在使用本药的患者，不建议做筛查。

在首次使用本药前，应考虑检查*HLA-B*1502*等位基因，对携带该等位基因的患者，应使用其他治疗方案，避免使用其他SJS/TEN相关药物。

7. 本药可激发过敏反应，包括多器官过敏反应，可能影响到皮肤、肝脏、造血器官和淋巴系统或其他器官，应告诉对本药存在过敏反应的患者：服用奥卡西平后25%～30%的患者会出现过敏反应。

8. 对伴有典型或非典型失神发作的混合型发作患者要慎用。因为在这些情况下，本药可能会加重发作。若发作加剧，应停止服用本药。

9. 服用卡马西平前应检查肝功能，服药期间应定期检查肝功能，特别是对有肝病史者和老年患者。服药期间若发生肝功能损害加剧或活动性肝病，立即停服本药。有肝性卟啉病史患者应避免使用。

10. 建议在服药前及服药期间定期进行完整的尿液分析和尿氮检查。

11. 本药有轻度的抗胆碱能作用，眼压升高的患者，应在严密监护下治疗。

12. 抗癫痫药会少量增加自杀的风险，导致该风险的机制尚不明确。因此，应注意监测患者的自杀观念及行为，如果必要，则需要给予适当的治疗。应当建议患者及患者家属寻求医学建议，以观察患者出现的自杀观念及行为。

13. 使用口服激素类避孕药的妇女有可能会发生突破性出血，本药可能会影响口服激素类避孕药的可靠性，因此应建议育龄期妇女在服用本药时采用其他的避孕方式。

14. 虽然本药剂量与血药浓度之间、血药浓度与临床疗效或耐受性之间的关系不确切，但是监测血药浓度对下列情况可能会有帮助：当发作频率突然增加时或检查患者是否遵嘱服药时；妊娠期；儿童及青少年服药期间；怀疑吸收障碍时；怀疑合并用药引起中毒时。

15. 癫痫患者不能突然停药。本药突然停药可能导致癫痫发作。如果癫痫患者必须停止本药治疗，应当在合适的抗癫痫药发挥作用的情况下换用另一种新的抗癫痫药。

16.本药可引起眩晕、嗜睡，影响患者的反应能力，特别是服药初期或剂量调整期。因此，患者驾驶车辆或操纵机器时应小心。本药应妥善保存，避免儿童误取。

三、奥卡西平

【性状】 白色至灰白色结晶粉末，可溶于水。

【药理学】

1.药效学 本品为卡马西平的10-酮基结构类似物。本品及其代谢物10,11-二氢-10-羟基卡马西平（MHD）同卡马西平一样对癫痫有抗惊厥作用，但与卡马西平相比，由于肝药酶诱导及自身诱导少，具有完全不同的代谢特点，临床上具有较好的耐受性和较少的不良反应。作为一种前体药物，本药在体内约70%被迅速被还原成MHD，通过抑制由电诱导的后肢僵直蔓延，从而对全身僵直痉挛和部分性发作起效。同时，本品体内代谢物可通过减少中枢神经元钠依赖性动作电位的放电频率，阻滞电压敏感性钠通道，稳定异常兴奋的神经细胞膜，从而抑制神经元重复放电，减少神经突触的传递。本品也通过促进钾离子内流，调节钙通道，抑制异常动作电位。此外，MHD的两个立体异构体也被证明有抗癫痫活性。本品通过以上机制发挥其抗惊厥疗效。

2.药动学 本品口服后在消化道内吸收充分，本品与食物同服，将显著改变其吸收滞留时间与吸收率。在一日给药两次的情况下，生物利用度约为99%。吸收后在体内迅速被还原成为具有抗惊厥活性的代谢产物MHD。患者体内本品代谢物MHD与本品C_{ss}均与服用本品剂量明显相关。在血液中，MHD主要与白蛋白结合，结合率约为40%，且相对稳定，不随其血清浓度改变而发生显著变化。健康受试者单次口服本品600 mg时，本品血药浓度的达峰时间（T_{max}）约1小时，峰值浓度约为1 mg/L，消除时间约为3小时。MHD的达峰时间约为7小时，峰值浓度约为7.40 mg/L，一日规律服用两次，活性代谢物MHD在2～3天达稳态。MHD在体内分布容积为0.7～0.8 L/kg。可通过血脑屏障及胎盘，也可进入乳汁。MHD在代谢时，除少量被氧化成无活性的反式异构体外，大部分在肝微粒体酶催化下，在体内与葡萄糖醛酸结合。口服本品的96%经肾脏排泄，仅1%以原型药从尿液中排出，其余以粪便形式从体内清除。在患者体内，本品及MHD在患者体内的消除半衰期分别为1～2.5小时和8小时，在健康志愿者体内的消除半衰期则分别为2.5～5小时和14～26.5小时。本药清除率与性别、肝功能无关，但老年人中药物峰浓度及药时曲线下面积（AUC）较青年人高，需适当调整剂量。同时，肾功能受损（肌酐清除率＜30 ml/min）的患者服用本品时也需调整剂量。

【适应证】

1.主要用于治疗原发性全身性强直阵挛发作和部分性发作及伴有或不伴有继发性全面性发作的癫痫，也可用于难治性癫痫的辅助治疗。

2.在不耐受卡马西平或其治疗无效的三叉神经痛时作为代替。

3.也可用于治疗双相情感障碍。

【用法用量】 适用于单独或与其他抗癫痫药物联合用药。从初始临床有效剂量开始，每日2次进行口服给药。结合患者临床表现逐渐增加剂量。

1.成人常规剂量

（1）单药治疗（表3-7）

（2）联合治疗：本品与其他抗癫痫药物联合用药时，由于总剂量增加，需要更缓慢地增加本品的剂量或减少其他抗癫痫药的剂量。

2.肾功能不全者 肾功能受损（肌酐清除率＜30 ml/min）患者推荐本品初始剂量为300 mg/d，且需更缓慢增加剂量（间隔不少于1周）。

表3-7　奥卡西平单药治疗推荐用法

阶段	推荐剂量	备注
初始	600 mg［8～11 mg/（kg·d）］	分2次给药
调整	每周增加剂量 单次增量＜600 mg	结合患者发作情况
维持	600～2400 mg	普遍在900 mg时效果较理想

3.老年人　对该人群，本品多用于治疗三叉神经痛及癫痫（由于其药动学改变）。应注意初始剂量较健康成人的推荐初始剂量适当降低，并根据不良反应及疗效缓慢增加剂量。

4.儿童　用于4岁以上儿童部分癫痫发作的单药和辅助治疗，初始剂量应为8～10 mg/（kg·d），分2次给药。

5.孕妇　本品为C类药物。在妊娠早期使用可能增加胎儿中枢神经系统畸形的风险，如神经管缺陷。孕妇开始或维持本品的使用前，必须对其风险和效益进行评估。如果确定在妊娠期间需服用奥卡西平，须遵医嘱补充适量的叶酸以及维生素K_1以减少神经管缺陷发生风险。

【注意事项】

1.使用本品时应当从推荐初始剂量缓慢增加药量，以期预防不良反应，且停药时应逐渐降低剂量，避免突然停药，以免癫痫复发。

2.本品不宜与单胺氧化酶抑制药同用。

3.本品可引起中枢神经系统不良反应，可能造成嗜睡、眩晕等，可能影响驾驶和机械操作，应避免驾驶或机械操作。

4.本品是CYP3A4的弱诱导剂，由于CYP3A4在雌激素代谢中起作用，故本品与口服避孕药同服时，将降低其疗效，且本品本身不受CYP3A4抑制剂（如卡马西平）的影响。部分患者在使用本品治疗时，血清钠浓度会低于正常值，在没有临床症状时不需改变治疗。在减/停用本品或减少液体摄入时，低血清钠症状将得到缓解，但应注意特殊患者，包括需摄入大量液体的肾病患者、联合用药中有降低血钠水平的药物（如5-羟色胺摄取抑制剂）及低钠血症患者，在使用本品前及治疗中均应测定血清钠水平。

5.心力衰竭患者应定期进行体重监测，以确定体内是否有液体滞留。

6.对卡马西平过敏的患者，在使用本品时，也有25%～30%将发生过敏反应。当过敏反应严重时，可停药并改用其他药物。

【禁忌证和禁忌人群】　避免突然停用本品。

1.慎用　①儿童；②老年人；③孕妇；④肾功能损害者；⑤卡马西平过敏者。

2.禁用　房室传导阻滞者。

【药物不良反应】

本品大多数的不良反应为轻到中度，且为一过性的，主要发生在治疗的初始阶段。

1.心血管系统　血管性水肿及非常罕见的心律失常。

2.消化系统　常见恶心、呕吐、便秘、腹泻和腹痛。

3.神经系统　常见轻微头痛（22.60%），头痛（14.60%）、嗜睡（22.50%）及不安，记忆力受损，定向障碍，情绪易变（神经质），眼球震颤，震颤。

4.内分泌系统　常见低钠血症及非常罕见的代谢和营养障碍（多发于老年人）。

5.血液系统　包括不常见的血细胞减少症及非常罕见的血小板减少症。

6.肝脏　少见的氨基转移酶和碱性磷酸酶水平升高，极罕见肝炎。

7.皮肤　常见：痤疮、脱发、皮疹。不常见：荨麻疹。非常罕见：严重的过敏反应。

8.感觉器官　很常见：复视（13.90%）。常见：眩晕、视觉障碍。

9.过敏反应　本品有严重的皮肤过敏反应，包括SJS及TEN，新报道本品有多器官过敏（征兆包括发热、出疹、肝炎、肝功能异常、血液学异常、瘙痒、肾炎、少尿、肝肾综合征、关节痛和虚弱）时应当引起重视。

10.其他　常见有疲劳（12%）和无力。

【药物过量与救治】　本品过量中毒主要表现为呕吐和腹痛等胃肠道反应。呼吸抑制和嗜睡症状均不明显。也有报道出现定向障碍和共济失调的药物过量病例。在药物过量时应立即停药，并采取洗胃、利尿、液体疗法等对症支持治疗。

【相互作用】

1.卡马西平和拉莫三嗪等　由于本药的活性代谢物MHD对CYP3A4/CYP3A5的轻微诱导作用，将降低联合用药的血药浓度，本品的浓度也将略微降低。

2.丙戊酸　合用时将抑制丙戊酸的代谢，使其半衰期延长至60小时左右。

3.苯巴比妥和苯妥英钠等　由于本品及MHD抑制了CYP450，使需通过CYP2C19代谢的药物受抑制，升高苯巴比妥和苯妥英钠等的血清水平，同时MHD的浓度也将降低30%～40%。

4.非洛地平等钙通道阻滞剂　长期与本品一起服用时，将降低非洛地平的AUC，但血清浓度仍维持在推荐治疗范围内。

5.锂剂　与本品合用时将导致神经毒性反应增加。

6.炔雌醇和左炔诺孕酮　与激素类短期避孕药联用时，将降低避孕药物的AUC，可能会导致药物避孕作用失效。

7.食物　与食物同服将延长本品的吸收时间和降低吸收率。

【制剂与规格】

1.奥卡西平片　每片0.15 g；0.3 g；0.6 g。

2.奥卡西平口服液　每瓶100 ml/60 g。

【药物储藏和保存】　30 ℃以下密封保存。

【药学监护】

1.乙醇将增加本品镇静作用，故使用本品时应避免饮酒。

2.肾功能障碍的患者应当慎用本品，在使用前应测定患者肾功能。

3.对首次使用本品的患者，用药前药师应详细询问：是否有过敏体质或有无药物过敏史，对于抗癫痫药物尤其是卡马西平过敏史的患者，建议尽量避免选择本品，以免增加用药后的风险。在用药期间密切观察，注意药疹的前期表现，如发热、瘙痒、面部或身上的轻度红斑、胸闷及全身不适等，应尽早发现及时停药，避免严重不良反应的发生。所致的皮疹，临床表型多以非水疱型皮肤损伤的斑丘疹为主，部分可发展为SJS甚至TEN。如若患儿用药后发生皮疹后，病情变化快，因此诊治要及时，防止演变为罕见的重症药疹。

4.用药期间定期密切观察患者用药后的反应情况，监测患者各项生理指标，有条件的患者进行本品血药浓度监测。

5.在使用本品时，一定要注意由推荐初始剂量缓慢加量，并密切监测不良反应，直至有效控制疾病发作。减量或停药时也应当缓慢进行，不能骤加骤停。因为抗癫痫药在预防癫痫发作的同时，也可诱发癫痫的发作。

6. HLA基因和本品等芳香族抗癫痫药物致SJS/TEN与汉族华人、泰国及东南亚后裔有强相关性。有条件的患者在使用前最好进行*HLA*B1502*基因检测。如果*HLA*B1502*基因结果为阳性，提示发生皮疹的风险增高，建议最好选择其他类的抗癫痫药物或密切监测用药后的不良反应。

7.妊娠期妇女正在或预备服用本品进行治疗的，须在医生的建议下权衡利弊（本品可能影响神经系统）。如果确定服用本品，应当注意适量补充叶酸、维生素K_1，以防范胎儿神经系统发育缺陷。

四、拉莫三嗪

【性状】　白色或乳白色粉末。微溶于盐酸，难溶于水。熔点为167～169 ℃。

【药理学】　为苯基三嗪类化合物。它是一种电压依赖性钠通道阻滞剂。稳定神经细胞膜的作用是通过减少钠内流实现的。体外实验中，通过培养的神经元发现谷氨酸诱发的爆发性放电可被拉莫三嗪抑制；病灶的异常高频放电和神经细胞膜去极化被阻滞，正常神经细胞不受影响。通过动物实验，发现超强电刺激引起的强直性惊厥可被本品对抗，此作用强于苯妥英钠。

本品生物利用度高达98%。口服吸收迅速、完全，没有明显的肝脏首过效应。健康人和癫痫患者单剂量服用后，T_{max}为0.5～5.0小时，平均T_{max} 1.0～3.0小时，儿童T_{max}为1.0～6.0小时。进食后的T_{max}稍延迟，但吸收的程度不受影响。本品体内分布广，可以从乳汁中分泌，从血浆蛋白置换出来引起毒性的可能性极低，表观分布容积（V_d）为0.9～1.3 L/kg。血浆蛋白结合率为55%。在肝内进行结合代谢，生成失活代谢产物。本品的清除主要是代谢为葡萄糖醛酸结合物，其中94%通过肾脏排泄。尿中排出的原型药不足10%。粪便中所排出的与药物有关的物质仅约为2%。健康成人平均稳态清除率为（39±14）ml/min。清除率和半衰期与剂量无关。健康成人的平均消除半衰期是6.40～30.40小时，平均12.60小时。尿苷二磷酸葡萄糖醛酸转移酶已被证实是本品的代谢酶。在一项Gilbert综合征的受试者研究中，药物的平均表观清除率比正常对照者下降32%，但其数值仍在一般人群的范围内。

本品轻度诱导自身代谢（取决于药物的剂量），但无本品影响其他抗癫痫药物药动学作用的证据。本品与由CYP450酶代谢的药物之间的相互作用也不大可能发生。

本品的半衰期明显受到合用药物的影响，当与葡萄糖醛酸化诱导剂如卡马西平和苯妥英合用时，平均半衰期缩短到14小时左右；当单独与丙戊酸钠合用时，半衰期可延长至11.20～51.60小时（平均半衰期27小时）。其有效血药浓度为1～1.5 μg/ml。

【适应证】　主要用于癫痫的治疗。适用于12岁以上儿童和成人单药治疗原发性全身性强直阵挛发作、简单部分性发作、继发性全身性强直阵挛发作、复杂部分性发作。目前暂时不推荐用于12岁以下儿童进行单药治疗，可用于成人和2岁以上儿童的添加疗法；也可以用于治疗合并有Lennox-Gastaut综合征的癫痫发作。

【用法用量】　给药剂量需根据患者体重进行调整。当监测出患者体重有变化时，应调整给药剂量。对于儿童和肝功能受损患者，计算出来的给药剂量如果不是整粒数，则应该选择给药剂量低限的整粒数。

12岁以上儿童和成人采用单药治疗给药剂量调整方案：起始剂量每天1次，每次25 mg，连续给药2周；接下来的2周每天1次，每次50 mg。接着每1～2周增加剂量，每次增加50～100 mg，直到癫痫发作得到控制。维持剂量一般每天给药总量为100～200 mg，给药频率为每天1次或2次。也有些患者如要达到最佳疗效，每日给药剂量需达到500 mg。为降低发生皮疹的风险，起始剂量和增加剂量不得大于上述剂量。调整方案详见图3-2。

12岁以上儿童和成人采用添加疗法给药剂量调整方案：与丙戊酸钠联合用药的患者，不论是否联合使用其他抗癫痫药，起始剂量为25 mg，隔日服用，连服2周；接着的2周每天给药1次，每次25 mg。此后，应每1～2周增加剂量，最大增加量为25～50 mg，直至达到最佳的疗效。通常达到最佳疗效的维持量为每日100～200 mg，每日1次或分2次口服。

与有酶诱导作用的抗癫痫药联合用药，不论是否联合服用除丙戊酸钠以外的其他抗癫痫药，本品起始剂量为50 mg，每天给药1次，连着服用2周；接着的2周每天给药剂量为100 mg，分2次服用。此

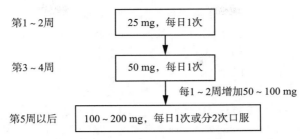

第1～2周 ┃ 25 mg，每日1次 ┃

第3～4周 ┃ 50 mg，每日1次 ┃

每1～2周增加50～100 mg

第5周以后 ┃ 100～200 mg，每日1次或分2次口服 ┃

图3-2 成人及12岁以上儿童单药治疗时所推荐的剂量递增方法

后，每1～2周增加一次剂量，最大增加量为100 mg，直至达到最佳疗效。通常达到最佳疗效的维持量为每日200～400 mg，分2次服用。也有些患者如要达到最佳疗效，每日给药剂量需达到700 mg。

与不明显抑制或诱导本品葡萄糖醛酸化的药物联合使用，患者给药起始剂量为25 mg，每日1次，连续服用2周；接着的2周给药剂量每日50 mg，每日1次。此后每1～2周增加一次剂量，增加幅度为50～100 mg/d，随后剂量应增加至达到最佳疗效。一般情况下维持剂量为100～200 mg/d，给药频次为每日1次或分2次服用，能达到最佳疗效。调整方案详见图3-3。

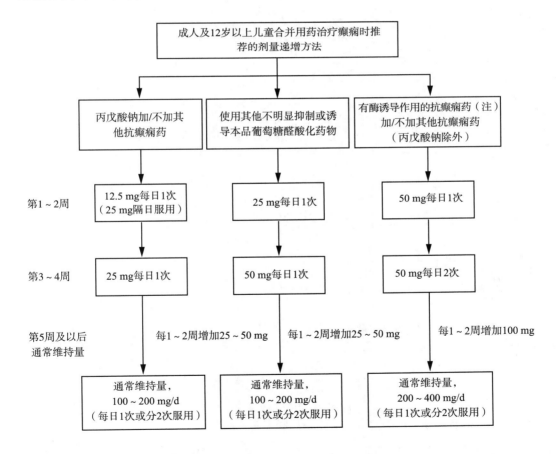

图3-3 成人及12岁以上儿童联合用药治疗时推荐的给药剂量及递增方法

如果患者联合使用的抗癫痫药与拉莫三嗪相互作用暂时还不清楚，则应采用与丙戊酸钠联合用药的推荐剂量，接着逐渐增加剂量至达到最佳疗效

2～12岁儿童给药剂量：联合使用丙戊酸钠加或不加任何其他抗癫痫药的患者，起始给药剂量为0.15 mg/kg，每日1次，连续服用2周，接着的2周给药剂量每次0.3 mg/kg，每日1次，此后应每1～2周增加剂量，最大增加量为0.3 mg/kg，直至达到最佳的疗效。通常达到最佳疗效的维持量为1～5 mg/（kg·d），每日1次或分2次服用。

联合应用抗癫痫药或其他诱导本品葡萄糖醛酸化的药物的患者，不论加或不加其他除丙戊酸钠以外的抗癫痫药，起始给药剂量为每日0.6 mg/kg，分2次给药，连续服用2周；接着的2周每日剂量为1.2 mg/kg，分2次给药。此后，应每1～2周增加一次剂量，最大增加量为1.2 mg/kg，直至达到最佳的疗效。通常达到最佳疗效的维持量是5～15 mg/（kg·d），分2次服用。为获得有效的维持治疗剂量，须监测儿童的体重，并根据体重的变化，对用药剂量重新进行调整。

在使用其他不明显抑制或诱导本品葡萄糖醛酸化药物的患者中，本品的初始剂量为0.3 mg/（kg·d），每日1次或分2次服用，连服2周，接着0.6 mg/（kg·d），每日1次或分2次服用，连服2周。此后每1～2周增加一次剂量，每日最大增加量为0.6 mg/（kg·d），直至达到最佳疗效。通常达到最佳疗效的维持量为1～10 mg/（kg·d），每日1次或分2次服用，每日最大剂量为200 mg。调整方案详见图3-4。

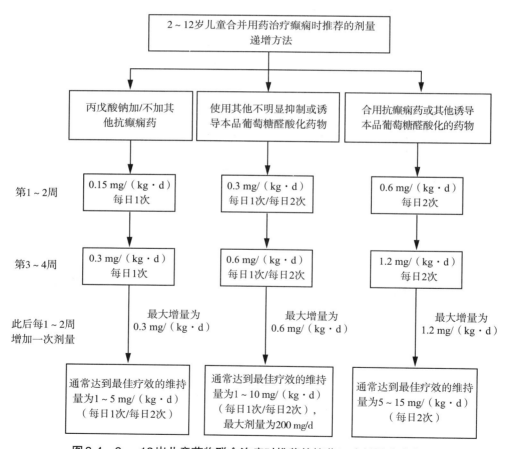

图3-4 2～12岁儿童药物联合治疗时推荐的拉莫三嗪剂量递增方法

如果根据体重计算出每日给药剂量为1～2 mg时，前两周给药剂量为2 mg，给药频次为隔日一次。如果根据体重计算出每日给药剂量小于1 mg，则不应给患者服用此药

2～6岁的患者：所需的维持量可在推荐剂量范围的高限。本品不推荐用于年龄小于2岁的儿童。

肝功能损害患者给药剂量：起始、递增和维持剂量用于中度（Child-Pugh B级）和重度（Child-Pugh C级）肝功能受损患者一般应分别减少约50%和75%。宜根据个体化给药方案进行调整。

肾功能损害患者给药剂量：肾功能受损的患者应慎用本品。对于晚期肾衰竭患者，本品的初始剂量应遵循与其他抗癫痫药物合用时的用药方案，对于肾功能明显受损的患者需减少维持剂量。

【注意事项】

1.可能出现严重的、致命的皮肤不良反应。当与丙戊酸类联合用药时，可增加发生皮肤不良反应的概率。本品引起的致命性皮肤不良反应一般发生于服药开始后的2～8周。所发生的皮疹大多数是轻微的且具有自限性。有发生严重皮疹的报道。发生SJS和TEN时，需及时停用本品，并接受住院治疗。儿童用药初期（前8周），如果有发热现象和发生皮疹，可能是药物不良反应，可能会被医师误判为感染。用药期间发生皮肤不良反应，宜停药，且接下来的治疗中不选择本品。只有当获益大于风险时，才选择该药。

2.可能导致致命的过敏反应，还可能引起弥散性血管内凝血和肝功能异常等多器官衰竭/功能障碍。应预防淋巴结病、发热等过敏反应的早期表现。如果可以排除其他诱发因素，应停药。告知患者出现严重皮疹或过敏反应时应及时向医生报告。

3.可能引起急性多器官衰竭，甚至是不可逆或致命的。

4.可能引起肾衰竭，因此肾衰竭患者慎用。

5.可能引起肝衰竭，因此严重肝功能受损患者应慎用。如果使用，应调整剂量，初始给药剂量和维持剂量应减至正常给药剂量的25%。

6.可能引起血液系统功能障碍，如白细胞减少、中性粒细胞减少症、血小板减少症、贫血、再生障碍性贫血和全血细胞减少症等。

7.增加自杀风险。

8.可能引起非细菌性脑膜炎。

9.与口服避孕药合用：有些含雌激素的口服避孕药会降低本品的血清浓度。对于多数服用本品的患者，开始或停止使用含雌激素的口服避孕药时需调整本品的剂量，本品血浆水平增加会引起患者额外的不良反应，如头晕、共济失调和复视。

10.将本品添加至包含丙戊酸盐的多药治疗方案中：由于丙戊酸盐可降低本品的清除率，含有丙戊酸盐时，本品的剂量要比无丙戊酸盐时减少一半。

11.哺乳期妇女使用本品可能对乳儿有危害。

12.2～16岁的儿科患者使用本品，严重皮疹的发生率较高。

13.对其他抗惊厥药过敏的患者使用本品，出现非严重皮疹的风险增加。

14.避免突然停药，防止癫痫发作增加的可能。

15.肝、肾功能损害者，给药剂量应减少，因为$t_{1/2}$将明显延长。血液透析者$t_{1/2}$亦可延长至58小时。

16.年老、体弱者由剂量减半开始用药。

17.本品能与眼及全身其他色素组织结合，使眼和皮肤组织中毒。

【禁忌证和禁忌人群】

1.对本品或本品中的任一成分过敏者。

2.美国FDA妊娠期药物安全性分级为口服给药C级。

【药物不良反应】

1.最常见的不良反应　头痛、头晕、嗜睡、失眠、眩晕、视物模糊、复视、震颤、共济失调、恶心、呕吐、腹痛、腹泻、消化不良、虚弱、焦虑、抑郁、痛经、攻击行为、易激惹、鼻炎和皮疹

（发生率5%～10%），其中以头痛（29%）、头晕（19%）最为多见。

2.较少见的不良反应 超敏反应、面部皮肤水肿、肢体坏死、腹胀、光敏性皮炎等。此外，还有食欲缺乏、体重减轻等。

3.严重的不良反应 多形性红斑（罕见），SJS（儿童发生率1%，成人为1‰）、TEN、贫血、弥散性血管内凝血、嗜酸性粒细胞计数上升、白细胞减少、血小板减少、再生障碍性贫血、单纯红细胞再生障碍、肝衰竭、血管性水肿（罕见）、多器官衰竭、癫痫持续状态。

4.罕见的不良反应 站立不稳、幻觉、精神错乱、站立不稳、幻觉、结膜炎。

5.极罕见的不良反应 非细菌性脑膜炎、兴奋、不安、运动紊乱、帕金森病加重、锥体外系作用、舞蹈徐动症、癫痫发作频率增加。肝功能相关指标水平升高、肝功能异常、肝衰竭、狼疮样反应。

6.与剂量相关的不良反应 共济失调、视物模糊、复视、头晕、恶心和呕吐等。

7.其他 剂量过大时，出现严重嗜睡、头痛甚至昏迷。

【药物过量与救治】 有报道患者曾急性服用超过最大治疗剂量10～20倍的本品。药物过量表现为眼球震颤、共济失调、头晕、嗜睡、头痛、呕吐、意识受损和昏迷等症状。一旦发生药物过量，患者应住院治疗，并给予适当的支持疗法；必要时应进行洗胃。

【相互作用】

1.在服用丙戊酸钠的患者加服本品后，两药对肝脏代谢的竞争，引起丙戊酸钠浓度降低。而本品的代谢减慢，半衰期大幅延长，患者发生不良反应的风险增加。

2.与苯妥英钠、卡马西平、苯巴比妥、利福平、洛匹那韦/利托那韦、阿扎那韦/利托那韦、炔雌醇/左炔诺孕酮合剂和扑米酮联合用药，本品代谢加快，血药浓度降低。

3.对本品葡萄糖醛酸化无明显抑制或诱导作用的药物包括锂剂、安非他酮、奥氮平、奥卡西平、非尔氨酯、加巴喷丁、左乙拉西坦、普瑞巴林、托吡酯、唑尼沙胺、阿立哌唑。

4.与口服避孕药联合用药：有些口服避孕药会降低本品的血药浓度，宜调整剂量。还有可能降低避孕效果。应当告知患者如果出现月经周期改变，应及时报告医生。

5.对二氢叶酸还原酶的影响：本品是弱的二氢叶酸还原酶的抑制剂，长期服用本品有可能干扰叶酸的代谢。

6.与对乙酰氨基酚联合用药：能加快本品的消除，从而降低本品的血药浓度，进而减弱抗癫痫的作用。

【制剂与规格】

1.拉莫三嗪片 25 mg；50 mg；100 mg。

2.拉莫三嗪分散片 25 mg；50 mg。

【药物储藏和保存】 30 ℃以下，干燥处保存。

【药学监护】

1.长期用药，服药期间请勿擅自停药。在医生的指导下停药时应逐渐减量。

2.用药期间避免驾驶及从事精密机械操作。

3.不建议进行高空或水下作业等。

4.如出现过敏反应应立即停药。

五、托吡酯

【性状】 白色结晶性粉末，味苦。极易溶于磷酸钠、氢氧化钠等pH为9～10的碱性溶液中，易溶于乙醇、丙酮、氯仿和二甲基亚砜。

【药理学】

1. 药效学　本品为天然单糖基右旋果糖的硫化物。本品可阻断神经元持续去极化导致的反复电位发放，可阻滞电压依赖性钠通道，从而减少Na^+内流；可以提高GABA激活$GABA_A$受体的频率，加强Cl^-内流，说明本品可增强抑制性中枢神经递质的作用；可降低谷氨酸AMPA受体的活性，说明本品可降低兴奋性中枢神经递质的作用。上述作用不被苯二氮䓬类拮抗剂氟马西尼阻断，本品也不增加通道开放的持续时间，因此，本品与苯巴比妥调节$GABA_A$受体的方式不同。此外，本品还是一种弱的碳酸酐酶抑制药，可使大脑皮质癫痫样放电持续时间和动作电位数量减少。动物实验中，亦可抑制各类癫痫模型（大鼠的强直、失神发作，小鼠的听觉强直发作，大鼠杏仁核点燃发作和外伤癫痫，以及其他动物由戊四氮诱导的抽搐发作等）。

2. 药动学　口服易吸收，食物不影响药物吸收，药动学呈线性，主要经肾清除，半衰期长，蛋白结合率低，无活性代谢物。本品对肝药酶的诱导作用弱，不需要进行定期的血药浓度监测。在临床研究中发现，本品的血药浓度与疗效或不良反应之间无相关性。生物利用度近100%。T_{max}为2小时。单次口服100 mg、200 mg和400 mg时，C_{max}分别为（4.68±0.85）μg/ml、（8.18±1.23）μg/ml和（16.41±1.74）μg/ml，血药浓度高低与剂量呈线性相关。血浆蛋白结合率仅为9%～17%。约有50%的药物在肝脏代谢，主要以原型药物和代谢产物由肾脏排出，原型药物约占80%。正常肾功能者表观分布容积（V_d）为0.6～1.0 L/kg，$t_{1/2}$为19～25小时。恒量多次给药，4～8天达C_{ss}。肝、肾功能不良者清除减慢，肾功能损伤者恒量多次给药，10～15天后仍未达到C_{ss}。在儿童中$t_{1/2}$较成年人中短。有效血浓度为9～12 mg/L。

【适应证】　本品用于初诊为癫痫的患者的单药治疗或曾经合并用药现转为单药治疗的癫痫患者，也用于2～16岁儿童或成人部分性癫痫发作的加用治疗。

【用法用量】　成人和儿童给药剂量均宜从低剂量开始，接着逐渐增加剂量，调整至有效剂量。片剂最好整粒吞服，不要咀嚼。托吡酯胶囊可以整粒吞服，也可以小心地打开胶囊将全部内容物撒在少量的软性食物上服用，但切忌在口中咀嚼，该药与食物混合后应立即吞服，不应放置后再服用。采用本品治疗时，不需要监测血药浓度。当和苯妥英钠联合用药时，为达到最佳疗效，只有极少数患者需要调整苯妥英钠的用量。在本品用药期间，加用或停用苯妥英和卡马西平可能需要调整本品的剂量。患者无论进食与否均可服用本品。

加用治疗：17岁及以上的成年患者作为加用治疗，给药日总剂量400 mg，分2次服用。调整方案详见表3-8。

表3-8　托吡酯剂量调整速度

时间	第1周	第2周	第3周	第4周	第5周	第6周	第7周	第8周
早晨	无	50 mg	50 mg	100 mg	100 mg	150 mg	150 mg	200 mg
晚上	50 mg	50 mg	100 mg	100 mg	150 mg	150 mg	200 mg	20 mmg

2～16岁儿童患者：作为加用治疗，推荐本品日总量为5～9 mg/kg，分2次服用。剂量调整应在第1周从25 mg开始〔或更少，剂量为1～3 mg/（kg·d）〕，在晚间服用。然后每隔1周或2周加量1～3 mg/（kg·d）（分2次给药）直至达到最佳的临床效果。应根据临床效果调整剂量。

成人（17岁及以上）剂量调整应从每晚25 mg开始，服用1周。随后每周或每2周增加剂量25～50 mg，分2次服用。如患者不能耐受，应调整剂量，或减少剂量增加量，或延长剂量调整时间间隔。应根据临床疗效进行调整剂量。

成人采用本品单药治疗，推荐日总量为100 mg，最高为500 mg。部分难治型癫痫患者可以耐受每日 1000 mg 剂量。上述推荐剂量适合所有成人包括老年人和无肾脏疾病的患者。

2～16 岁儿童患者剂量调整应从每晚 0.5～1 mg/kg 给药开始，服用 1 周后，每间隔 1～2 周递增 0.5～1 mg/（kg·d）（分 2 次服用）。如果儿童不耐受，应调整剂量方案，或减少剂量增加量，或延长剂量调整时间间隔。应根据临床疗效调整剂量。

本品单药治疗，推荐日总量为 3～6 mg/kg。近期诊断为部分性癫痫发作的儿童患者，日剂量曾达到 500 mg/d。

肾功能受损患者：推荐肾功能受损的患者［肌酐清除率＜70 ml/（min·1.73 m^2）］服用成人常用剂量的 1/2。这些患者可能需要稍长时间达到每个剂量的稳态。

对于进行血液透析的患者，本品以正常人 4～6 倍的速度经血液透析清除，因此，延长透析时间可能会导致本品浓度降至维持其抗癫痫疗效所需的浓度以下。为避免血液透析时本品血浆浓度迅速下降，可能需增加本品剂量。实际上，剂量调整应考虑透析时间、透析系统的清除速度及透析患者肾脏对本品的有效清除率。

肝病患者：本品在肝受损患者体内的清除可能减少，此类患者应慎用。

【注意事项】

1. 哺乳期妇女使用本品可能对乳儿有危害。

2. 服用托吡酯时应保持足够的饮水量。足够的饮水可以减少肾结石发生的风险。在运动前或运动中或处于较高温度环境中时，保持适当的饮水量可以减少与高温有关的不良事件。

3. 本品在 2 岁以下的儿科患者中治疗癫痫的有效性未知。

4. 中度或重度肾损害，出现药物中毒的风险增加，可能需要调整剂量。

5. 有酸中毒易患因素（如肾病、严重呼吸疾病、癫痫持续状态、腹泻、手术等）者，使用本品引起代谢性酸中毒的风险增加。

6. 与丙戊酸合用时，先天性代谢异常患者出现高氨血症的风险增加。

7. 使用本品可引起急性近视和继发性青光眼，一旦出现，应停药。

8. 可伴随少汗和无汗。尤其是在暴露于高温环境的青少年儿童中，可能会发生出汗减少和体温过高（体温升高）。

9. 可增加自杀的发生风险。

10. 为避免癫痫发作，不宜突然停药。

11. 儿科患者可出现共济失调、注意力受损、意识模糊、头晕、疲劳、感觉异常、嗜睡和思维异常。

12. 对肝功能损害者，本品的清除下降，故应慎用。

13. 可引起嗜睡、头晕或其他相关症状，也可能导致视觉障碍和（或）视物模糊。这些不良事件均可能使患者在驾驶汽车或操纵机器时发生危险，特别是处于用药早期的患者。

【禁忌证和禁忌人群】

1. 对本品及本制剂中的任一成分过敏者。

2. 美国 FDA 妊娠期药物安全性分级为口服给药 C 级。

【药物不良反应】 用药后不良反应发生率约 20%，一般出现在迅速加药过程中，多见中轻度症状，持续时间常常不超过 4 个月。按照症状的频度，依次为头晕、疲乏、体重下降、复视、眼球震颤、嗜睡、精神异常、思维紊乱、找词困难、共济失调、食欲缺乏、注意力不集中等。国内报道约 10% 的儿童出现少汗或无汗。头痛亦相当常见。其他常见的不良反应有味觉改变、恶心、腹泻、头痛、紧张、认知与操作能力减弱、记忆损害、感觉异常、嗜睡、视力异常。

严重的不良反应有多形性红斑、SJS 综合征、TEN；体温升高、高氨血症、代谢性酸中毒、肝衰竭、肾结石、近视、青光眼、抑郁、心境不稳、自杀意念。

【药物过量与救治】 药物过量的症状主要表现为惊厥、困倦、言语障碍、视物模糊、复视、精神损害、昏睡、共济失调、木僵、低血压、腹痛、激越、眩晕和抑郁。多数患者的临床后果并不严重，但有患者使用包括本品的多种药物过量后死亡的报道。本品过量可能导致严重的代谢性酸中毒。已报道本品的最高过量剂量在 96 ～ 110 g 且导致患者 20 ～ 24 小时昏迷，3 ～ 4 天后痊愈。

本品急性中毒时，如刚刚摄入，应立即通过洗胃或催吐清除胃内尚未吸收的药物。体外实验显示活性炭可以吸收本品，还可以采取适当的支持性治疗。血液透析是清除体内本品的一种有效方法。患者应大量补水。

【相互作用】

1.避免与乙酰唑胺等其他碳酸酐酶抑制药联合使用。

2.与丙戊酸联合用药，患者发生高氨血症的风险增加。

3.苯妥英钠和卡马西平可使本品的血浆浓度降低 50%。在使用本品治疗时加用或停用苯妥英或卡马西平时可能需要调整本品的剂量。应根据临床疗效来进行调整。加用或停用丙戊酸不会引起临床上明显的本品血浆浓度的改变，因此不需调整托吡酯剂量。

4.托吡酯与其他抗癫痫药物（苯妥英、卡马西平、丙戊酸、苯巴比妥、扑米酮）合用时，除在极少数患者中发现与苯妥英合用时可导致苯妥英血浆浓度增高外，本品对其他药物的稳态血浆浓度无影响。

5.本品可降低雌激素的血浓度，可影响含雌激素口服避孕药的避孕效果。

6.服用地高辛治疗的患者加用或停用本品时都应注意监测地高辛的血清浓度。

7.同时服用含雌激素成分避孕药的患者，应随时向医生报告阴道出血的任何改变特征，即使未发生阴道非正常出血，仍然有避孕药效力降低的可能性。

8.在使用托吡酯时加用氢氯噻嗪，会使托吡酯的 C_{max} 升高 27%，AUC 增加 29%。因此，在使用托吡酯时加入氢氯噻嗪，可能需要调整托吡酯的用药剂量。

9.建议本品不要与乙醇或其他中枢神经抑制剂同服。

10.与格列本脲联合用药，应定期监测患者血糖。

【制剂与规格】

1.托吡酯片　25 mg；100 mg。

2.托吡酯胶囊　15 mg；25 mg。

【药物储藏和保存】　避光，干燥，室温，密闭。

【药学监护】

1.长期用药的患者，在服药期间请勿擅自停药。在医生的指导下停药时应逐渐减量。

2.用药期间避免驾驶或操作机器。

3.不建议进行高空或水下作业等。

4.本品增加了形成肾结石的风险，服药期间宜大量饮水，减少肾结石发生的可能。

六、左乙拉西坦

【性状】　白色结晶，从乙酸乙酯结晶而得。熔点：112 ～ 115 ℃。

【药理学】

1.药效学　化学结构是吡咯烷酮衍生物，与目前市面上的抗癫痫药物结构均不相同。本品作用机制目前还不清楚。本品具有的抗癫痫作用在动物模型中得到了评估。通过实验证明了本品对电流或多种致惊剂最大刺激诱导的单纯癫痫发作没有抑制作用，且在亚最大刺激和阈值试验中仅仅只有微弱活性。本品对毛果芸香碱和红藻氨酸诱导的局灶性发作继发的全身性发作有效。毛果芸香碱和红藻氨酸这两种致惊厥剂能模仿一些人伴有继发性全身发作的复杂部分性发作的特性。本品还可以抑制复杂部分性发作的大鼠点燃模型的点燃过程和点燃状态。

体内、外试验证明本品能抑制海马癫痫样突发放电，但不影响正常的神经元兴奋性。本品可能选择性地抑制癫痫样突发放电超同步性和癫痫发作的传播。本品在浓度增加时，对多种已知受体无亲和力，如苯并二氮䓬类、GABA、甘氨酸、NMDA、再摄取位点和第二信使系统。体外实验显示本品对神经元电压门控的钠通道或T型钙电流无影响。本品并不直接易化GABA能神经传递，但研究显示其对培养的神经元GABA和甘氨酸门控电流负调节子活性有对抗作用。

2.药动学　口服吸收快而完全（＞90%），饮食对吸收无影响，生物利用度近100%。T_{max}为0.3～1.6小时。在肝脏仅有少量代谢，66%以原型药物从尿排出。V_d0.5～0.7 L/kg。$t_{1/2}$在成人中为6～8小时，在儿童中为＜6小时。不与血浆蛋白结合。

【适应证】　主要加用于成人及4岁以上儿童癫痫患者部分性发作的治疗。

【用法用量】

1.给药途径　口服。需要用适量的水吞服，饮食不影响本品的吸收。

2.给药剂量　对于成人（年龄≥18岁）和青少年（年龄：12～17岁，而且体重≥50 kg者），初始治疗剂量为每天2次，每次500 mg。可根据患者病情制订个体化给药方案，主要根据治疗效果及患者对该药的耐受性，逐步调整至每天2次，每次1500 mg。宜每2～4周增加或减少500 mg，每日2次。对于儿童（年龄：4～11岁）和体重≤50 kg的青少年（年龄：12～17岁），起始治疗方案是每天2次，每次10 mg/kg。可根据患者病情制订个体化给药方案，主要根据治疗效果及患者对该药的耐受性，可以逐步调整至每天2次，每次30 mg/kg。宜每2周增加或减少10 mg/kg，每天2次。尽可能给予最低有效剂量（表3-9）。对于老年人（年龄≥65岁），可以根据肾功能（肌酐清除率）具体情况，适当调整给药剂量（表3-10）。应针对儿童和体重＜50 kg的青少年患者的肾功能损害状况进行剂量调整（表3-11）。

表3-9　青少年和儿童本品推荐剂量

体重	起始剂量（10 mg/kg，每天2次）	最大剂量（30 mg/kg，每天2次）
15 kg	每次150 mg，每天2次	每次450 mg，每天2次
20 kg	每次200 mg，每天2次	每次600 mg，每天2次
25 kg	每次250 mg，每天2次	每次750 mg，每天2次
50 kg起	每次500 mg，每天2次	每次1500 mg，每天2次

注：摘自说明书。25 kg以下的儿童，为精确调整剂量，起始治疗应使用口服溶液

表3-10　肾功能受损患者本品推荐剂量

分组	肌酐清除率 ml/min	剂量和服用次数
正常患者	＞80	每次500～1500 mg，每天2次
轻度异常患者	50～79	每次500～1000 mg，每天2次
中度异常患者	30～49	每次250～750 mg，每天2次
严重异常患者	＜30	每次250～500 mg，每天2次
正在进行透析的晚期肾病患者[a]	—	每次500～1000 mg，每天1次[b]

注：摘自说明书。

a 服用第一天推荐负荷剂量为750 mg。

b 透析后推荐给予250～500 mg附加剂量

表 3-11 肾功能受损的儿童和体重＜50 kg 的青少年患者的本品推荐剂量

分组	肌酐清除率 ml/min	剂量和服用次数[a]
正常患者	＞80	10～30 mg/kg，每天2次
轻度异常患者	50～79	10～20 mg/kg，每天2次
中度异常患者	30～49	5～15 mg/kg，每天2次
严重异常患者	＜30	5～10 mg/kg，每天2次
正在进行透析的晚期肾病患者	—	10～20 mg/kg，每天2次[bc]

注：摘自说明书。

a 左乙拉西坦口服溶液用于不能吞咽片剂的患者和使用剂量在250 mg 以下的患者。

b 服用第一天推荐负荷剂量为15 mg/kg（0.15 ml/kg）。

c 在透析后，推荐给予5～10 mg/kg（0.05～0.1 ml/kg）的追加剂量

对于肝病患者，轻、中度肝功能受损的患者，给药剂量不需要调整。对于严重肝功能受损的患者，患者肌酐清除率如果＜60 ml/min，每日给药剂量应减小一半。

【注意事项】

1.哺乳期妇女使用本品有可能危害幼儿健康。

2.本品缺乏4岁以下儿童给药的有效性及安全性数据。

3.当患者发生肾功能损害时，可降低本品的清除率，宜根据具体情况减少给药剂量。

4.对于血液透析患者，给药剂量需要调整。

5.服用本品，可增加自杀风险。

6.突然停止使用本品，可导致癫痫发作频率增大。

7.对于儿童患者，兴奋、消化道不适、行为异常等现象有可能出现。肾功能不全患者需慎用。

【禁忌证和禁忌人群】

1.对该药过敏者禁用。

2.美国FDA妊娠期药物安全性分级为口服给药C级。

【药物不良反应】

1.全身反应和给药部位异常 非常常见的症状为乏力或疲劳。

2.神经系统异常 非常常见的症状为嗜睡。常见的症状为健忘、共济失调、惊厥、头晕、头痛、运动过度、震颤、平衡失调、注意力障碍、记忆力损害等。上市后有报道可能出现感觉异常、舞蹈徐动症、运动障碍、昏睡。

3.精神异常 常见的症状有攻击性、焦虑、抑郁、情绪不稳或心情波动、敌意、失眠、神经质、易激惹、人格改变、思维异常。上市后有报道可能出现行为异常、易怒、惊恐发作、焦虑、错乱、幻觉、精神异常、自杀、自杀未遂、自杀意念。

4.消化道异常 常见的症状为腹痛、腹泻、消化不良、恶心、呕吐；上市后有报道可能发生胰腺炎。

5.肝胆管系统异常 上市后有报道可能出现肝衰竭、肝炎。

6.代谢和营养异常 常见的症状为食欲缺乏、体重增加。

7.检查 上市后有报道可能出现肝功能检查异常、体重减轻。

8.耳及迷路系统异常 常见的症状为眩晕。

9.眼部异常 常见的症状为复视、视物模糊。

10.肌肉骨骼和结缔组织异常 常见的症状为肌痛；上市后有报道可能出现肌无力。

11. 损伤、中毒及操作并发症　常见的症状为受伤。

12. 感染和传染　常见的症状为感染、鼻咽炎。

13. 呼吸、胸部及纵隔异常　常见的症状为咳嗽。

14. 皮肤和皮下组织异常变化　常见的症状为皮疹、湿疹、瘙痒。上市后有报道可能出现中毒性表皮坏死松解、Stevens-Johnson综合征、多形性红斑、脱发症。有个案报道患者服用本品后发生脱发，停药后自行恢复。

15. 血液系统和淋巴系统异常变化　常见的症状为血小板减少；上市后有报道可能出现全血细胞减少、粒细胞缺乏症。白细胞减少、中性粒细胞减少。

16. 免疫系统异常　上市后有报道可能出现药疹伴嗜酸性粒细胞增多和系统症状。

【药物过量与救治】

1. 药物过量症状　服药过量可能出现意识下降、激动、嗜睡、攻击性、呼吸抑制甚至昏迷。

2. 药物过量急救措施　服用该药过量后，宜采用催吐或者洗胃的方法，促进胃排空。目前暂时没有针对本品的解毒剂。对症治疗处理药物过量症状，必要时可以选择血液透析。有研究表明透析的体外排出率为本品60%，主代谢产物74%。

【相互作用】　本品及其主要代谢物既不是环氧化水解酶、人体肝脏细胞色素P450或尿苷二磷酸葡萄糖苷酶的抑制药，也不是它们具有高亲和力的底物。本品与其他药之间无药动学方面的相互作用；血浆蛋白结合率低（＜10%），与其他药之间没有明显的药效学相互作用。当与卡马西平联合用药时，增加了卡马西平发生毒性反应的风险。应当密切关注，可加强监测卡马西平浓度，必要时可减小卡马西平给药剂量。

【制剂与规格】　左乙拉西坦片：0.25 g；0.5 g；1 g。

【药物储藏和保存】　室温（25 ℃或以下）贮存。

【药学监护】

1. 长期用药，服药期间请勿擅自停药。在医生的指导下停药时应逐渐减量。

2. 用药期间应避免驾驶或操作机器。

3. 不建议进行高空或水下作业等。

七、唑尼沙胺

【性状】　白色至微黄色结晶或结晶性粉末，无臭，味苦。极易溶于丙酮，溶于甲醇、乙醇、乙酸乙酯或乙酸，微溶于水、正己烷、乙醚或氯仿。

【药理学】　本品为苯并异噁唑衍生物，能抑制癫痫病灶，阻滞癫痫发作放电的扩散速度。用于治疗对其他药物治疗无效的癫痫，特别是部分性发作。对原发性全身发作、混合型癫痫、肌阵挛发作及癫痫综合征如Lennox-Gastaut综合征和West综合征有效。但通常用作其他第一线药物的辅助治疗。

本品口服易吸收，血药浓度T_{max}为5～6小时，红细胞中药物浓度为血浆浓度的4～9倍，$t_{1/2}$为60小时。经肝脏代谢，随尿排出。

【适应证】　治疗癫痫全身性强直阵挛发作（大发作）、癫痫失神发作（小发作）、局限性发作、精神运动性发作及癫痫持续状态。

【用法用量】　成年人常用量：初始剂量为100 mg/d，2周后可增加至200 mg/d，每天1次或2次给药，持续至少2周；然后可以增加到300 mg/d，维持剂量为400 mg/d，最大给药剂量为600 mg/d。小儿常用量：初始剂量为2～4 mg/kg，每天2次；每2周增加0.5～1 mg/（kg·d）的剂量，维持剂量为5～8 mg/kg，最大给药剂量为12 mg/kg。

【注意事项】

1.本品可能引起镇静，损害身体或精神能力；高空作业者、驾驶员、精细和危险工种作业者需引起注意。

2.本品可能引起代谢性酸中毒的恶化，诱发条件包括肾病、严重呼吸道疾病、腹泻、癫痫持续状态、生酮饮食和其他药物。

3.本品存在潜在的、严重的甚至致命的，伴有嗜酸性粒细胞增多和全身症状的不良反应，也称为多器官过敏反应。应监测与其他器官系统受累相关的体征和症状。如果出现体征或症状，立即进行评估。无法确定原因时，应停止治疗。

4.可导致肌酐和血尿素氮（BUN）水平升高，可引起肾结石；如果发生急性肾衰竭或肌酐/尿素氮浓度显著持续升高，则应监测肾功能。

5.服用本品，患者自杀倾向风险增加，需要监测所有患者在行为上的显著变化，如果这些变化可能表明有自杀想法或抑郁时，应立即进行干预。

6.对磺胺类药物过敏者，对本品也可能过敏。

7.停药时应逐步减量，以尽量减少癫痫发作的可能性。除非出于安全考虑可迅速减量至停药。

8.肝肾功能不全者慎用，用药期间应定期监测肝功能。

【禁忌证和禁忌人群】 孕妇、哺乳者及对磺胺类药物或本品过敏的患者禁用。

【特殊人群用药】

1.孕妇 妊娠危险分级为C。母亲使用抗癫痫药物进行综合治疗可能会增加胎儿畸形的风险；建议使用最低有效剂量的单一疗法。服用抗癫痫药物的女性新生儿发生不良事件的风险可能增加。药物的清除可能在妊娠期间增加，需要调整剂量。

2.哺乳期妇女 本品可于乳汁中分泌，其浓度与血浆浓度相似。且由于本品在体内的滞留时间较长，应在治疗结束1个月后再恢复母乳喂养。

3.儿童 小儿代谢性酸中毒的风险更高，病情也更严重。未经治疗的代谢性酸中毒可能增加患肾结石和（或）肾钙质沉着症、骨质疏松症和（或）骨软化症（可能导致佝偻病）的风险，并可能降低生长速度。

4.肾病或肝病患者 由于本品在肝脏中代谢并被肾脏排泄，因此应谨慎治疗患有肾脏或肝脏疾病的患者，并且可能需要更慢的滴定和更频繁的监测。对于急性肾衰竭患者或血清肌酐临床显著持续升高的患者，应停止治疗。

5.65岁以上老年人 应从低剂量开始给药。

【药物不良反应】 常见嗜睡、厌食、头晕、共济失调、激动/烦躁、记忆和（或）注意力不集中。较少见躁动、妄想、幻觉、皮疹及皮肤出现大而扁平的紫色/蓝色斑块。一旦出现症状可调整剂量或停药，并采取相应措施。

【药物过量与救治】 药物过量可影响中枢神经系统症状，出现昏迷、心动过缓、低血压和呼吸抑制等症状。目前尚没有针对本品过量的特效解毒剂。在怀疑服用过量后，应诱导呕吐，洗胃，保护呼吸道，并密切观察患者和监测生命体征。本品半衰期很长，但是由于蛋白结合率低（40%），肾透析可能是有效的治疗方案，但肾透析治疗药物过量的有效性尚未得到实验证实。

【相互作用】

1.本品可能导致中枢神经系统抑郁及其他认知和（或）神经、精神方面的不良事件，如果与乙醇或其他中枢神经系统抑制药联合时，应谨慎使用。

2.在癫痫患者中，稳定剂量的本品对卡马西平、拉莫三嗪、苯妥英钠或丙戊酸钠未发现有临床相关的药动学影响。

3.在健康受试者中，稳定剂量的本品并不影响联合口服避孕药中乙炔雌醇或炔诺酮的血清浓度。

4.本品是多药耐药基因（MDR1）的弱抑制剂，接受P-gp底物（如地高辛、奎尼丁）治疗的患者，在开始或停止使用本品或改变本品剂量时，应谨慎。

5.同时使用CYP3A4诱导型抗癫痫药或其他药物，可能会使本品浓度发生变化，需要调整本品的剂量。如果需要与强效CYP3A4诱导剂（如利福平）联合用药，则应密切监测患者，并需要调整本品和其他CYP3A4底物药物的剂量。

6.本品结构中有磺酰胺基，对碳酸酐酶有抑制作用，可能引起代谢性酸中毒，与任何其他碳酸酐酶抑制药（如托吡酯、乙酰唑胺或二氯苯胺）一起使用，可能会加重代谢性酸中毒的严重程度，还可能增加肾结石形成的风险。

【制剂与规格】

1.唑尼沙胺片　100 mg。

2.唑尼沙胺胶囊　25 mg；50 mg；100 mg。

【药物储藏和保存】　于25 ℃，密封，干燥避光处保存，允许于15 ～ 30 ℃短期暴露，有效期24个月。

【药学监护】　长期用药，服药期间请勿擅自停药；避免喝酒或服用其他会导致嗜睡或头晕的药物；避免驾驶、操作重型机械或从事其他危险的活动。按时复诊，复查肝肾功能、血常规等指标。

八、氨己烯酸

【性状】　白色至无色结晶。极易溶于水，微溶于乙醇和甲醇。

【药理学】

1.药效学　GABA是人中枢神经的主要递质，作用于GABA受体后可诱发Cl^-内流或K^+外流，从而导致膜电位超极化、神经元功能短暂抑制。而本品为GABA的合成衍生物。实验证实本品能与神经元内的GABA转氨酶（GABA-T）以共价键形式产生不可逆的结合，导致突触间隙内GABA虽仍正常地被重新摄入神经元及胶质细胞内，但由于GABA-T的受阻，无法在磷酸吡哆醛和α-酮戊二酸的参与下被分解成琥珀酸半醛和谷氨酸。在这种情况下，GABA的分解途径受阻，导致脑内的GABA浓度升高。本品对胶质细胞的影响并不显著，因为其不易进入胶质细胞，但并不影响GABA的重新摄入。在停用本品后，药物仍维持一段时间（为4 ～ 5天）的药效，原因在于在其与GABA-T不可逆结合后，GABA-T需4 ～ 5天合成新酶，从而分解GABA。此外，本品是S（＋）型异构体与R（－）型异构体1:1的混合物，其中仅S（＋）型异构体具有药理活性，且服用本品的剂量与人脑脊液中GABA增加有明显的量效关系。

2.药动学　本品口服后吸收迅速，食物对吸收速率和程度影响轻微，达峰时间在1 ～ 3小时，且生物利用度为60% ～ 80%。本品几乎不与蛋白结合且不会发生药物置换反应，无酶诱导作用。其表观分布容积为0.8 L/kg，本品在健康人中的消除半衰期为5 ～ 7小时，主要经肾排泄，24小时内约口服剂量的79%以药物原型排出体外。其肾清除率为1.3 ml/（min·kg）。至今尚未从血液和尿中鉴定出任何代谢产物。老年人和肾功能不全的患者对本品消除相将延长。血液透析也可清除本品。

【适应证】

1.本品主要用于部分性癫痫发作。

2.可与其他种类的抗癫痫药物合用治疗难治性癫痫。

3.还可用于儿童Lennox-Gastaut综合征和West综合征。

4.需注意，本品对癫痫小发作、肌痉挛性发作无效。

【用法用量】

1.成人及儿童用药（表3-12）

表3-12　氨己烯酸成人和儿童推荐用法及用量

人群	成人	儿童	
		癫痫疗法	West综合征
初始剂量	1.0 g（每日1次或2次）	40 mg/kg（每日1次或2次）	100 mg/kg（每日1次或2次）
调整剂量	每周增加0.5～1.0 g	缓慢增加	不需增量
维持剂量	1.0～3.0 g	80～100 mg/（kg·d）	100 mg/kg（每日1次或2次）
最大剂量	≤4 g/d	100 mg/（kg·d）	

2.特殊人群用药　肾功能不全患者及老年人：肾功能不全患者（肌酐清除率＜60 ml/min）和老年人的初始用药剂量为0.5 g/d，频率为每日1或多次。此后根据肾功能及临床表现缓慢增加药量。

【注意事项】

1.本品主要通过肾脏代谢，故肾功能不全者及老年人在使用本品时可能导致代谢受阻而发生药物过量等情况，该类患者使用本品时需密切观察。

2.对本品及其辅料过敏时应停用本品并更换为其他抗癫痫药物。

3.本品主要用于治疗部分性癫痫发作，并不适用于全身性癫痫发作患者。

4.妊娠期及哺乳期妇女：由于本品在动物毒理试验时观察到胎儿畸形，虽在人类中还未明确本品的致畸性，但孕妇不宜使用。且本品可随乳汁分泌途径排泄，故哺乳期妇女也不宜使用。

5.患者使用本品可能引起视野缺损发病。故在用药期间，应定期进行视野检查。对于先前已经患有明显视野缺损的患者不推荐使用本品。

6.本品不良反应包括嗜睡、镇静和疲劳。故患者在用药期间不得驾驶、操作机器或从事任何危险的工作。

7.本品不良反应有精神系统失调，故精神病患者不宜使用本药。

8.忽然停药可能引发惊厥发作，所以停药时应尽量遵医嘱缓慢减药直至停药。

【禁忌证和禁忌人群】

1.禁忌证　①对本品过敏者；②全身发作的癫痫患者；③有精神病史者。

2.慎用　①老年人；②肾功能不全患者；③妊娠期妇女；④哺乳期妇女；⑤患有明显视野缺损的患者。

【药物不良反应】

1.神经系统　可见嗜睡、头晕、头痛、疲乏和易怒及神经质。并偶见失眠、抑郁和行为异常、精神错乱及焦虑、攻击行为等。

2.消化系统　偶见恶心、呕吐、上腹痛、便秘、口干等。

3.代谢　可出现体重增加。

4.视力　服用本品2年以上患者，有40%发生视野缺损，并可出现复视、色觉异常、视网膜色素缺损。极罕见视神经萎缩。

5.肝脏　极罕见肝衰竭情况。

6.皮肤　可出现皮肤和面部潮红、皮疹等。

【药物过量与救治】　本品过量时，一般会出现瞌睡或者昏迷症状，也可能会出现眩晕、头痛、精神失常、呼吸困难或窒息、心跳变缓、血压过低、情绪激动、烦躁、意识模糊、异常行为及言语错乱。不过通常不会引起死亡。

在使用过量本品时，首先应采用洗胃措施，去除尚未消化吸收的药物。同时采取利尿、液体化法加速药物排泄。研究表明，活性炭并不具备明显的吸附本品的作用。对于肾衰竭的患者，采取血液透析的方法，血液中本品的量能降低40%～60%。

【相互作用】

1. 食物几乎不影响本品的药动学。

2. 本品可降低苯巴比妥、苯妥英钠和扑米酮的血药浓度，分别降低7%、20%和11%。上述三种药物与本品合用时应注意调整剂量以确保达到预期疗效。

3. 卡马西平与本品联用时，卡马西平浓度将升高，可能引起中毒，包括共济失调、眼球震颤、复视、头痛、呕吐、呼吸暂停和惊厥、昏迷等。

4. 与月见草油合用，可降低惊厥的阈位，使惊厥发生的风险增加。

【制剂与规格】 氨己烯酸片500 mg。

【药物储藏和保存】 避光，密封保存，贮藏温度应低于30 ℃。

【药学监护】

1. 由于本品主要通过肾脏代谢，故用于老年人和肾功能不全患者时需谨慎，在增加剂量时要密切观察此类患者的临床表现，谨防出现异常镇静和精神错乱的症状。

2. 本品片剂较大，＜6岁的患儿吞咽时可能噎住，需提高警惕。

3. 长期使用本品并需要停药时，为避免出现撤药反应，引起惊厥和癫痫复发。应当缓慢减少本品的剂量，直至停药。其间至少需2～4周。

4. 患者在长时间服用本品时，视野缺损的发病率较高，但大多数视野缺损的患者起初并没有明显的症状，这一不良反应需通过系统检查确定。而目前对于系统检查一般限于9岁以上有自述能力的患者。对此类患者可采取喜保宁（氨己烯片）公司（赛诺菲）的检验方法，这是一种基于实际具体视觉诱发电位的方法对3岁及以上儿童进行视力缺损的检验。此外，视网膜电图法是一种有效的测试视野缺损的办法，但是其只适用于不能进行视野检查的成年人或者非常小的婴儿。所以在使用本品前，需要权衡药品的利弊再谨慎使用。对于本身具有视野缺陷的患者，不建议采用本品进行治疗。如果患者感觉的视觉症状较严重，则应该就诊眼科医生，并且应该考虑逐渐停止使用本品。如果决定继续本品治疗，应该进行更加频繁的后续视觉检查，以确定病情进展或视野缺损威胁。除此，值得注意的是，本品不能与其他对视网膜有害的药物同时使用。

5. 本品可能导致测定血浆丙氨酸转氨酶（ALT）的活性降低。ALT的抑制程度为30%～100%。因此，对于服用本品的患者，这些肝脏测试数据是不可靠的。另外，本品可能增加尿液中氨基酸的含量，导致某些极为罕见的遗传代谢紊乱的假阳性测试结果（如α氨基己二酸尿症）。

6. 目前对于妊娠期患者服用氨己烯酸的研究数量有限。由于患者本身具有癫痫，并且在同时使用抗癫痫药物的临床报告数据有限，目前尚不能明确本品是否会增加妊娠期间产生畸形的风险。暂没有资料显示在服用本品时子宫内的胎儿可能发生视野缺损。但在本品临床前安全资料中，在动物体的实验研究中出现了生殖毒性。而本品在哺乳期患者中会随乳汁排泄。所以，对于妊娠期和哺乳期的患者而言，谨慎地在医师和药师的建议下，评价本品带来的风险和益处十分必要。

7. 在服用本品时，患者偶见嗜睡、头晕、头痛、疲乏等不良反应，药师和医师应提醒患者在服用本品期间禁止从事危险工作，如驾驶、进行高空作业和操纵需精力集中的机器等，避免因本品神经系统不良反应而导致各种事故。

8. 患者在使用本品时可能有精神上的不良反应，包括易怒、神经质、抑郁和行为异常、精神错乱及焦虑、攻击行为等。这些行为在减药和停药后将逐渐减轻并消失，但医师及药师应预先告知患者家属可能出现的各种精神问题。在出现严重的此类不良反应时考虑换药，但权衡后仍需继续服用本品的患者在必要情况下应借助精神科医师的帮助。因此，本身具有精神疾病等的患者服用本品后可能加重其精神异常，故有精神病史者禁用本品。

九、加巴喷丁

【性状】　白色或类白色结晶性固体，化学名称为1-（氨甲基）环己烷乙酸，分子式为$C_9H_{17}NO_2$，分子量为171.237 00，在水、酸性和碱性溶液中易溶解。2%本品水溶液的pH为6.5～8。

【药理学】　为抗癫痫药，是一种人工合成的氨基酸，与GABA结构相似，但与GABA受体无相互作用，不代谢为GABA或GABA激动药，亦不抑制GABA的摄取与降解。经放射性配体结合试验发现，当浓度达到100 μm时，本品对许多常见受体位点无亲和力，包括苯二氮䓬受体、谷氨酸受体、NMDA受体、使君子酸受体、红藻氨酸受体、士的宁不敏感性或敏感性的甘氨酸受体、α_1受体、α_2受体或β受体、腺苷A_1或A_2受体、M或N受体、多巴胺D_1或D_2受体、H_1受体、5-羟色胺S1或S2受体、阿片μ受体、δ受体或κ受体、尼群地平或地尔硫䓬标记的电压敏感钙通道位点、蛙毒素A20-α-苯甲酸盐标记的电压敏感的钠通道位点。由于在评价药物对NMDA受体作用的几个常用试验中所得出的结果是相反的，故目前尚无任何关于本品对NMDA受体作用的统一认识。体外研究显示，本品在大鼠脑内的结合位点分布于新皮质和海马，其高亲和力的结合蛋白被证实为电压激活钙通道的辅助亚单位，相关功能尚未阐明。故目前认为本品可能是经钠通道通过肠黏膜和血-脑脊液屏障，结合于谷氨酸占优势的大脑皮质、海马树状突及小脑，影响神经细胞膜的氨基酸转运而发挥抗癫痫作用。

本品口服吸收迅速，多次给药后，通常2～3小时可达C_{max}（2～7 μg/ml），1～2天可达C_{ss}，通常有效浓度大于2 μg/ml。生物利用度与剂量不成比例，一般随剂量的增加，生物利用度下降，在每天3次给予剂量为900 mg、1200 mg、2400 mg、3600 mg和4800 mg时，本品生物利用度分别约为60%、47%、34%、33%和27%。食物对本品的吸收速度和程度只有轻微的影响（AUC和C_{max}增加14%）。吸收后广泛分布于全身，在胰腺、肾脏分布尤多，也可分布于乳汁中，癫痫患者脑脊液中的稳态谷浓度约为相应血药浓度的20%。血浆蛋白结合率极低（<3%），静脉注射本品150 mg后的表观分布容积为（58±6）L。本品几乎不在体内代谢，主要以原型随尿液排出，其排泄率与肌酐清除率成正比。$t_{1/2}$为5～7小时，并且不随剂量或多次给药而改变。

肾功能损害（平均肌酐清除率为13～114 ml/min）者口服单剂量本品400 mg，平均血浆清除率为20～190 ml/min，平均肾清除率为10～90 ml/min，平均$t_{1/2}$为6.5～52小时。而在无尿的血液透析患者的研究中（$n=11$），本品在未透析时的表观$t_{1/2}$大约为132小时；一周透析3次（每次约持续4小时），加巴喷丁的表观$t_{1/2}$从132小时减少到51小时，减少了约60%。由此可见，血液透析对无尿症患者体内本品的消除影响很大。

在20～80岁的受试者中进行年龄影响的研究结果显示，本品的表观口服清除率（CL/F）随着年龄增长而下降，从约225 ml/min（30岁以内）下降至125 ml/min（70岁以上）。肾脏清除率和根据体表调整过的肾脏清除率也随着年龄增长而降低；本品的肾脏清除率随着年龄增长而下降在很大程度上能解释为肾脏功能的下降。故针对年龄相关的肾脏功能疾病患者，应减少加巴喷丁剂量。

另有关于儿童口服本品的药动学研究。一项在1月龄至12岁健康儿童中进行的本品单剂量药动学研究结果显示，不同年龄组服药后均在2～3小时达到峰浓度，但5岁以上患者组的平均峰浓度较高，较年龄小的组高出约30%。因此单位体重的口服清除率年龄越小而越高。本品的CL/F与肌酐清除率成比例，平均$t_{1/2}$为4.7小时，并且整个年龄组的研究结果基本相似。在一项对1月龄至13岁儿童患者（$n=253$）进行的药动学分析中，剂量为10～65 mg/（kg·d），每日3次口服给药。CL/F与肌酐清除率成比例，该结果在单剂量和在稳态时相似。当按千克体重标准化后，在年龄小的儿童组（<5岁）中可观察到比年龄大的组（≥5岁）中更高的口服清除率。1岁以内婴儿的清除率不稳定，5岁以上儿童患者的口服清除率与成人基本一致。标准化每千克体重的口服分布体积在整个年龄范围内不变。然而另一项对癫痫儿童患者（3～15岁）的药动学研究发现，与成人相比，儿童口服

加巴喷丁的平均清除率高于成人。药动学资料表明，在3～4岁癫痫儿童患者中的一日有效剂量可为40 mg/kg，而5岁及5岁以上患儿的一日有效剂量为30 mg/kg，二者可达到相似的血药浓度。

一项对6名妊娠、分娩和哺乳期间服用本品的妇女及其子女的药动学研究结果提示，本品可通过胎盘并沉积在胎儿体内，但影响尚不清楚。除1名新生儿在出生后8小时出现发绀和轻度肌张力减退外，所有新生儿包括早产儿都平安无事，而且所有新生儿均健康。本品可广泛分布到乳汁中，且新生儿比成人的清除率低，$t_{1/2}$为14小时。然而，母乳喂养婴儿的血药浓度低，相关新生儿剂量约为其母亲（依照体重调整的剂量）的1.3%～3.8%，即0.2～1.3 mg/（kg·d），未见新生儿中有不良反应的报道。故认为哺乳期服用本品较为安全。但因母乳中确有药物分泌，故尚不能排除本品可致婴儿不良事件的可能。

本品遗传毒性通过Ames实验、体外中国仓鼠肺细胞次黄嘌呤-鸟嘌呤磷酸核糖基转移酶（HGPRT）正向突变实验、体外中国仓鼠肺细胞染色体畸变实验、中国仓鼠体内骨髓染色体畸变实验和微核实验、小鼠体内微核实验、大鼠肝细胞程序外DNA合成实验结果均为阴性。

本品生殖毒性的研究如下：①给予大鼠本品最高达一日2000 mg/kg［以AUC计，约为人类推荐最大剂量（MRHD）3600 mg/（kg·d）的8倍］，未见对生育力有不良影响；②于器官形成期经口给予妊娠小鼠本品一日500 mg/kg（以mg/m²计，约为MRHD的1/2）、1000 mg/kg、3000 mg/kg，中、高剂量组可见胚胎-胎仔毒性（骨骼变异发生率增加），无胚胎-胎仔发育毒性剂量为一日500 mg/kg；③于妊娠期经口给予大鼠本品一日500 mg/kg（以mg/m²计，约为MRHD）至2000 mg/kg，所有剂量组均可见子代发育受不良影响［输尿管积水和（或）肾积水发生率增加］；④于器官形成期经口给予妊娠家兔本药一日60 mg/kg（以mg/m²计，小于MRHD）、300 mg/kg、1500 mg/kg，所有剂量组均可见胚胎-胎仔死亡率增加的现象；⑤于产后第1周（啮齿类动物的突触发育期，对应为人类妊娠晚期）腹膜注射给予新生小鼠本品一日400 mg/kg，可见完整小鼠脑内神经元突触形成显著减少，突触修复小鼠模型脑内异常神经元突触形成。体外研究显示，本品可干扰电压门控钙通道$\alpha_2\delta$亚基（为一种参与神经元突触发育的受体）的活性，但其临床意义尚不明确。

学者对本品致癌性也做了相关研究，包括动物体内实验：①经口给予小鼠本品最高达2000 mg/（kg·d）（以AUC计，约为MRHD的2倍），为期2年，未见药物相关的致癌性；②经口给予大鼠本品一日250 mg/kg、1000 mg/kg（以AUC计，约为MRHD的5倍）、2000 mg/kg，为期2年，2000 mg/kg剂量组可见雄性大鼠胰腺腺泡细胞腺瘤和胰腺腺泡细胞癌的发生率增加。体外细胞学研究表明，加巴喷丁在体外可促进大鼠胰腺腺泡细胞的DNA合成，因此，其可能为一种增强有丝分裂活性的促癌剂。但本品对其他细胞和种属（包括人类）是否具有促细胞增殖作用尚不明确。本品上市前临床研究对于预测其诱发人体肿瘤的潜在可能性尚不明确。临床研究包括2085名长期服药的患者，在停止服用本品后2年内其中10名患者出现了新的肿瘤（2例乳腺癌、3例脑瘤、2例肺癌、1例肾上腺癌、1例非霍奇金淋巴瘤和1例子宫内膜癌），11名患者出现肿瘤恶化（其中9例脑瘤、1例乳腺癌、1例前列腺癌）。由于没有未经过本品治疗的相似人群在肿瘤发生和复发率上的背景资料，因此不可能知道该研究中治疗是否会影响发生率。

【适应证】 用于成人和12岁以上儿童伴或不伴继发性全身发作的部分性发作的辅助治疗，也可用于3～12岁儿童的部分性发作的辅助治疗。可以单药治疗或联合治疗，但一般认为本品对失神发作无效。

【用法用量】

1.成人服用本品用于癫痫部分性发作的辅助治疗的剂量：口服给药，第1日给予一日1次，一次300 mg；第2日给予一日2次，一次300 mg；从第3日起，一日3次，一次300 mg，之后维持此剂量服用。据国外研究文献报道，本品的用药剂量可增至一日1800 mg，还有部分患者在用药剂量达2400 mg/d仍能耐受。2400 mg/d以后剂量的安全性尚不确定。

2.肾功能不全或接受血液透析的患者在服用本品时需要减量，应根据肌酐清除率（Ccr）进行剂量调整，门诊患者很难测量肌酐清除率。肾功能稳定患者的肌酐清除率可以根据Cockcroft和Gault的方程式合理估计：

女性：Ccr ＝ ［0.85×（140 － 年龄）× 体重］/（72×Scr）

男性：Ccr ＝ ［（140 － 年龄）× 体重］/（72×Scr）

式中，年龄单位为年，体重单位为kg，血清肌酐（Scr）单位是mg/dl，Ccr单位为ml/min。

对12岁以上肾功能损伤或正在进行血液透析的患者，推荐进行如下剂量调整（12岁以下肾功能损伤患者尚未进行本品使用的研究），见表3-13。

表3-13　12岁以上肾功能不全患者加巴喷丁剂量表

Ccr（ml/min）	剂量调整方案
＞ 60	一日3次，每次400 mg
30 ～ 60	一日2次，每次300 mg
15 ～ 30	一日1次，每次300 mg
＜ 15	隔日1次，每次300 mg

接受血液透析者的初始剂量为300 ～ 400 mg，并于4小时血液透析后追加本品200 ～ 300 mg。不透析时不给予本品。

服用本品时还应注意总剂量要分成3次等剂量，最大的给药间隔不超过12小时。为减少头晕、嗜睡等不良反应的发生，第一天用药可在睡前服用。在本品用药过程中无须监测其血药浓度。而且，由于本品在药动学方面与其他常规抗癫痫药物之间无明显的相互作用，所以与本品联合治疗不会改变这些常规抗癫痫药物的血浆浓度。当与其他抗癫痫药物合用时，不管是停用本品还是调整剂量，都应当逐渐少量进行，时间最少为1周，以避免增加癫痫发作的危险性。

1.用于儿童的剂量：①12岁以上儿童用法用量同成人；②3 ～ 12岁儿童初始剂量为10 ～ 15 mg/（kg·d），分3次口服。约3日内增量至有效剂量一日40 mg/kg（3 ～ 4岁儿童）或25 ～ 35 mg/kg（5 ～ 12岁儿童），分3次口服。如有必要可增量至50 mg/（kg·d）。在长期临床研究中，剂量高达50 mg/（kg·d）时耐受良好。

2.老年患者很可能肾功能下降，在剂量选择上应当慎重，对这些患者应该根据肌酐清除率调整给药剂量。

【注意事项】

1.如减量、停药或使用其他药物替代本品治疗，本品应于至少1周内逐渐减量。有国外研究报道，撤药可促使癫痫发作及癫痫持续状态，抗癫痫药物不应该突然停止服用，因为可能增加癫痫发作的频率。在安慰剂对照研究中，本品治疗组患者癫痫持续状态的发生率为0.55%（3/543），而安慰剂组为0.53%（2/378）。在所有研究（包括对照和非对照的）中使用本品治疗的2074名患者中，有31名（1.50%）出现癫痫持续状态，其中14名患者在以前的治疗过程或服用其他药物时未出现过癫痫持续状态。由于没有足够的病史资料，所以不能说明使用本品与癫痫持续状态发生率有关系。

2.本品可增加自杀意念或行为的发生风险，用药期间应监测抑郁、自杀意念或行为、情绪或行为异常的发生或恶化。

3.用药期间不应驾驶或操作复杂机械。本品作用于中枢神经系统，可引起镇静、眩晕或类似症状。因此即便按照规定剂量服用，也可降低反应速度，使驾驶能力、操纵复杂机器的能力和在暴露环境中工作的能力受到损害，特别在治疗初期、药物加量、更换药物时或者同时饮酒时。

4.可能影响血糖浓度。临床对照研究中，16%的患者出现了可能有临床意义的血糖波动（＜3.30 mmol/L 或者≥7.80 mmol/L，正常值3.50～5.50 mmol/L）。因此糖尿病患者需经常监测血糖，必要时调整降血糖药剂量。

5.特殊疾病患者在使用本品时需要注意：肾功能不全及血液透析的患者，服药必须减量（见用法用量），有报道服用加巴喷丁的患者出现尿蛋白试验假阳性的结果。此外，曾有服用药物发生出血性胰腺炎的报道。因此，如出现胰腺炎的临床症状（持续性腹痛、恶心、反复呕吐），应立即停药，并进行全面体检，临床和实验室检查以期尽早诊断胰腺炎。对慢性胰腺炎的患者，尚无充分的使用本品的经验，应由医生决定本品的使用。

6.应警惕本品服用期间突然的和不能解释的死亡：在本品的上市前研究过程中，2203名治疗者（其中2103名患者为长期治疗）中有8人出现了突然的和不能解释的死亡。这些死亡者中有一些可解释为癫痫发作导致的死亡，如在晚上癫痫发作未被察觉。该情况的年发生率为0.38%。尽管该发生率已经超过了相同年龄和性别健康者的发生率，但却在未服用本品的癫痫患者突然死亡发生率的范围内（从普通者的0.05%至与该试验相似的临床试验人群的0.3%，或至难治患者的0.5%）。因此，结果是否可信取决于接受本品治疗人群的可比性和统计的精确性。

【禁忌证和禁忌人群】 已知对本品过敏的人群、急性胰腺炎的患者禁服。

【药物不良反应】

1.最常见的不良事件（≥10%） 全身：体重增加；消化系统：恶心、呕吐、食欲丧失（厌食）；神经系统：嗜睡、疲劳、眩晕、头痛、紧张、失眠、步态不稳（共济失调）；特殊感觉：眼震颤（眼球震颤）；皮肤及附属组织：不适感觉如痒感（感觉异常）。

2.常见的不良事件（1%～10%） 全身：感觉虚弱；消化系统：腹泻、口干；骨骼肌肉系统：关节痛；神经系统：疼痛、反射增强、减弱或缺失、言语含混（构音障碍）、异常思维、失忆（健忘）、抑郁、精神错乱及情绪化倾向；特殊感觉：视觉障碍（弱视、复视）。

3.罕见（≤0.1%）的不良事件 全身：过敏反应（如皮疹）；心血管系统：心悸、突然停止治疗的副作用（大多数为胸痛）；消化系统：胰腺炎、突然停止治疗的副作用（大多数为恶心）、肝功能值升高；血液及淋巴系统：血小板减少症；特殊感觉：耳鸣；皮肤及附属组织：出汗、血管水肿、脱发；神经系统：幻觉、突然停止治疗的副作用（大多数为焦虑、失眠、疼痛）、运动异常（如手足徐动症、运动障碍、肌张力异常）；泌尿生殖系统：急性肾衰竭。

在临床研究中常见的不良事件（1%～10%）还包括以下情况：消化不良，便秘，腹痛，尿失禁，食欲增加，流涕（鼻炎），喉咙发炎（咽炎），咳嗽，肌肉疼痛（肌痛），背痛、面部、四肢或全身水肿，阳痿，牙齿异常，牙龈炎，瘙痒（瘙痒症），白细胞减少，骨折，血管扩张及高血压，咽干，发热，痤疮，皮疹，胃肠胀气，感觉迟钝，呼吸困难等。

另外，在3～12岁儿童的临床试验中常见（1%～10%）：攻击性行为，呼吸道感染，支气管炎，过多的、部分不能控制的运动（运动亢进）。本品治疗的患者中有发生出血性胰腺炎的报道。有个别病例报道，用本品治疗时发生过敏反应（Stevens-Johnson综合征、多形性红斑）。上市后的使用经验中有肝炎和黄疸的报道。实验室检查与其他抗癫痫药物合用时有肝功能检查结果升高的报道。

但有研究报道，患者服用本品300 mg，每日3次用于治疗糖尿病性神经病变，2周后出现了阻塞性黄疸，在停药后患者临床症状和肝功能试验结果都有所改善。另一例报道中，1名糖尿病患者使用本品导致横纹肌溶解，伴血尿和急性肾衰竭，停药后，症状逐渐消失。此外，美国FDA曾发出警告，应用本品可能引起自杀行为，应对患者予以严密监测。英国药品与健康产品管理局（Medicines and Healthcare Products Regulatory Agency, MHRA）发布信息警示本品即使没有合并使用阿片类药物，也存在罕见的、严重的呼吸抑制风险。

服药期间发生不良反应的具体处理措施如下：①如出现过敏反应或血管神经性水肿的体征或症状，应停药，一般患者在停用后可自行恢复，其他较严重者可用肾上腺素、激素、抗组胺药等药物进行治疗；②如出现发热或淋巴结肿大，应注意其可能为伴嗜酸性粒细胞增多和系统症状的药疹早期体征或症状，应立即进行评估，如不能确定体征或症状是由其他病因所致，应停药；③如出现胰腺炎临床症状（如持续性腹痛、恶心、反复呕吐），应立即停药，并进行确诊检查。

【药物过量与救治】 本品过量时，特别是与其他中枢神经抑制药物合用时，可能导致昏迷，曾有患者摄入本品用药剂量高达 49 g 后，6 小时内出现头晕症状，接下来的 2 小时出现嗜睡但可被唤醒。服药 8.5 小时后其血浆本品浓度为 62 μg/ml。18 小时时患者恢复了警觉且未见嗜睡和头晕。另有病例报道，给予 1 名肾衰竭患者 3 周高剂量的本品，血药浓度高达 85 μg/ml，但无严重的不良反应发生。然而，1 名晚期肾病患者在血液透析阶段两次超量服用本品，出现了明显的嗜睡和缺氧（严重到需要插管）。一项加巴喷丁暴露的前瞻性观察研究，描述了 20 名患者的病例，这些患者服用加巴喷丁的剂量为 35～50 g。在这些患者中，12 人出现了临床症状，包括困倦、头晕、消化功能紊乱、低血压和轻微心动过速。这些症状在服药的 5 小时内出现，持续时间不超过 24 小时；未见致命性中毒病例报告。本品过量时可经血液透析清除以改善症状。

【相互作用】

1. 与吗啡合用可降低本品的清除率，从而升高本品的血药浓度。据文献报道，给予 60 mg 控释吗啡胶囊 2 小时后再给予 600 mg 加巴喷丁胶囊（$n=12$），加巴喷丁的平均 AUC 比未用吗啡时增加了 44%。服用加巴喷丁后吗啡的药动学参数没有变化。与其他剂量的相互作用尚不清楚。二者合用时应观察是否出现中枢神经系统（CNS）抑制体征（如嗜睡、镇静及呼吸抑制），且可能需进行剂量调整。

2. 与其他具有镇静作用的药物合用具有潜在的协同镇静作用。因此合用时应密切观察是否出现中枢神经系统抑制体征（如嗜睡、镇静）。

3. 与含氢氧化铝和氢氧化镁的抗酸药合用可减少本品从胃肠道的吸收，从而导致本品生物利用度降低，一般可降低的生物利用度约为 20%。服用氢氧化铝 2 小时后服用本品，生物利用度下降约 5%。故一般推荐给予抗酸药至少 2 小时后再使用本品。

4. 与氢可酮（10 mg，$n=50$）合用本品（125～500 mg；$n=48$）后氢可酮的 C_{max} 和 AUC 降低，与所给氢可酮的剂量呈依赖关系；合用本品（125 mg）使氢可酮（10 mg，$n=50$）的 C_{max} 和 AUC 降低 3%～4%，合用本品（500 mg）使氢可酮（10 mg，$n=50$）的 C_{max} 和 AUC 降低 21%～22%。这种相互作用机制尚不明确。氢可酮能使本品的 AUC 增加约 14%，其他剂量的相互作用情况还不明确。开始或停止合用时应考虑氢可酮暴露量及疗效的改变。

5. 与西咪替丁合用时可降低本品的肾脏清除率，但对临床治疗未见重要影响。

6. 与其他抗癫痫药合用时，一般不干扰其他抗癫痫药物的代谢。这部分描述的药物相互作用数据是从相关健康成人和癫痫患者的研究中得到的。包括已服用苯妥英治疗维持至少 2 个月的癫痫患者（$n=8$）进行本品（每次 400 mg，每日 3 次）单次和多次给药的研究，结果表明本品对苯妥英的 C_{ss} 没有影响，并且苯妥英对本品的药动学也没有影响。服用本品（每次 400 mg，每日 3 次；$n=12$）不影响卡马西平和卡马西平 10，11-环氧化物的 C_{ss}。服用卡马西平同样也不会改变本品的药动学。在同时服用本品（每次 400 mg，每日 3 次；$n=17$）前和服用期间，丙戊酸 C_{ss} 无差异，本品的药动学数据也不受丙戊酸的影响。不管是单独服用还是联合用药，镇静催眠剂或本品（每次 300 mg，每日 3 次；$n=12$）稳态药动学数据评估是一样的。但仍有报道发现了合用中毒病例，如 1 名患者在使用苯妥英、卡马西平和氯巴占（clobazam）后加用本品，苯妥英的血药浓度升高并出现中毒症状。

7. 与萘普生合用时，本品的吸收增加 12%～15%。本品对萘普生的药动学参数没有影响。两者所给的剂量均低于各自的治疗剂量，在推荐剂量范围时其相互作用情况尚不清楚。

8.合用西咪替丁每次300 mg，每日4次（$n=12$），本品平均CL/F下降14%，肌酐清除率下降10%。因而，西咪替丁可能会改变本品肌酐的肾排泄。由西咪替丁引起的本品排泄的小幅度下降没有重要的临床意义。本品对西咪替丁的影响没有评价。

9.口服避孕药：如服用含有2.5 mg乙酸炔诺酮和50 μg炔雌醇的AUC和半衰期是类似的。和本品联合用药时，炔诺酮的C_{max}升高13%；这一相互作用没有重要的临床意义。

10.丙磺舒：是一种肾小管分泌阻滞剂，将本品结合或不结合丙磺舒试验的药动学参数进行比较，结果证实本品不能流经被丙磺舒阻滞的肾小管路径。

11.与乙醇相互作用时可加重嗜睡、头晕，故用药期间不应饮酒。

【制剂与规格】

1.加巴喷丁片　300 mg；600 mg；800 mg。

2.加巴喷丁胶囊　100 mg；300 mg；400 mg。

3.加巴喷丁口服溶液　50 mg/ml。

【药物储藏和保存】　片剂：密封，常温（10～30℃）保存。胶囊：密封，避免高温保存。口服溶液：2～8℃保存。

【药学监护】

1.长期用药，服药期间请勿擅自停药。如减量、停药或使用其他药物替代本品治疗，本品应于至少1周内逐渐减量。

2.用药前监测肾功能，若肾功能不全，需调整剂量（见用法用量）。

3.用药前排除患有急性胰腺炎，患有急性胰腺炎的患者禁用，患有慢性胰腺炎患者由医师评估具体情况。

4.服用药物期间，可能对血糖有影响，需要定期监测血糖，必要时应调整降糖药剂量。

5.服药期间可能会出现自杀的想法或行为，用药期间应监测抑郁、自杀意念或行为、情绪或行为异常的发生或恶化。

十、普瑞巴林

【性状】　白色或近乎白色结晶粉末。

【药理学】　本品对中枢神经系统中的$\alpha_2\delta$位点（电压门控钙通道的一个辅助性亚基）具有高度亲和力。作用机制尚不明确，但结构相关化合物（如加巴喷丁）用于转基因小鼠的研究结果提示，动物模型中的镇痛及抗惊厥作用可能与本品和$\alpha_2\delta$亚基的结合相关。体外研究显示，本品可能通过调节钙通道功能而减少某些神经递质的钙依赖性释放。

本品为抑制性神经递质GABA的结构衍生物，但不与$GABA_A$、$GABA_B$或苯二氮䓬类受体直接结合，不增加体外培养神经元的$GABA_A$反应，不改变大鼠脑中GABA浓度，对GABA摄取或降解无急性作用。但研究发现，体外培养的神经元长时间暴露于本品时，GABA转运蛋白密度和功能性GABA转运速率增加。本品对钠通道无阻滞作用，对阿片类受体无活性，不改变环加氧酶活性，对多巴胺及5-羟色胺受体无活性，不抑制多巴胺、5-羟色胺或去甲肾上腺素的再摄取。

健康志愿者、慢性疼痛患者及癫痫患者用药后的稳态药动学参数相似。按推荐剂量一日给药，本品的药动学呈线性。空腹服用本品，吸收迅速，单剂或多剂给药后1小时达C_{max}。估计本品的口服生物利用度≥90%，且无剂量依赖性。多剂给药后，24～48小时达稳态。临床前研究显示，本品可透过小鼠、大鼠和猴的血-脑脊液屏障，可透过大鼠胎盘，亦可随大鼠和人类乳汁排泄。本品的口服表观分布容积约为0.56 L/kg。不与血浆蛋白结合。在人体内的代谢可忽略不计。给予放射标记的本药后，约98%的给药量以原型药物的形式随尿液排泄。主要代谢产物为 *N*-甲基化衍生物，亦随尿液排泄，占给药量的0.9%。本品主要从体循环清除，并以原型药物的形式经肾脏排泄。血浆清除率和肾脏清除率均与肌酐清除率（Ccr）有直接比例关系。平均 $t_{1/2}$ 为6.3小时，本品可经血液透析清除。个体间本品的药动学变异性较小（<20%）。多次给药的药动学可根据单次给药的数据推测。因此，无须常规监测血浆浓度。

【适应证】　用于辅助治疗部分性癫痫发作（无论是否伴有继发性全身发作）。

【用法用量】　本品可与食物同时服用，也可单独服用。

1.成人常用量：初始剂量为150 mg/d，根据患者的反应1周后增加到300 mg/d，2周后增加到600 mg/d。一日分2～3次口服。

2.用于肾功能不全时，应调整剂量，因为不良反应呈剂量依赖性，且本品主要经肾脏排泄清除。常规推荐剂量仅用于Ccr≥60 ml/min者。肾功能损伤患者应根据Ccr调整剂量，详见表3-14。应用该表时，需要估计患者的Ccr（单位为ml/min）。Ccr可通过测定血浆肌酐水平（mg/dl）代入Cockcroft方程和Gault方程进行计算。

$$Ccr = [1.23 \times (140 - 年龄) \times 体重] / Scr$$

$$或 Ccr = [(140 - 年龄) \times 体重] / (72 \times Scr)$$

式中，年龄单位是年，体重单位是kg，Scr单位是μmol/L，Ccr单位是ml/min。计算女性患者Ccr时，需在上述公式基础上 ×0.85。

表3-14　肾功能损害患者推荐剂量表

Ccr（ml/min）	开始日剂量（mg/d）	最大日剂量（mg/d）	给药频率
30～60	75	300	一日2～3次
15～30	25～50	150	一日1～2次
<15	25	75	一日1次

用于肝功能不全时，无须调整剂量。用于老年人时，因肾功能减退，可能需减量。用于正在接受血液透析治疗的患者，应根据患者的肾功能来调整本品的日剂量。此外，每进行4小时血液透析治疗，应立即补充一次本品。血液透析者剂量调整详见表3-15。

表3-15　血液透析患者普瑞巴林的剂量调整表

原给药方案	补充剂量
一次25 mg，一日1次	25 mg 或 50 mg
一次25～50 mg，一日1次	50 mg 或 75 mg
一次50～75 mg，一日1次	75 mg 或 100 mg
一次75 mg，一日1次	100 mg 或 150 mg

【注意事项】

1.停药或药物调整　应逐渐进行，以免增加癫痫发作的频率。如果停止用药，应该至少以1周的时间逐渐停药，无论是否出现相关的指征。

2.生殖影响　育龄期妇女用药期间应采取有效的避孕措施。研究显示，本品可降低男性的平均精子浓度。尚无妊娠期妇女用药充分、严格的对照研究数据，妊娠期妇女仅在利大于弊的情况下方可使用。

3.对驾驶和操作机器能力的影响 对驾驶和操作机器的能力可能具有轻度或中度影响。本品可能导致头晕和嗜睡，这可能增加老年人发生意外伤害（跌倒）的风险，可能会影响驾驶或操作机器的能力。建议患者在明确本品是否会影响从事这些活动的能力前，不要驾驶、操作复杂的机器或从事其他有潜在危险的活动。

4.自杀想法和行为 用药期间，应监测患者是否出现下述症状或症状恶化：抑郁、自杀想法或行为和（或）情绪或行为的任何异常变化。对因任何适应证而接受抗癫痫药治疗的患者，抗癫痫药物（包括本品）会增加患者自杀想法或行为的风险。在考虑处方本品或其他任何抗癫痫药时，必须权衡自杀想法或行为风险与不治疗疾病的风险。如果治疗期间发生自杀想法和行为，需要考虑出现这些症状的患者是否与其正在治疗的疾病相关。应告知患者、看护者和其家庭成员，本品及其他抗癫痫药有增加自杀想法和行为的风险。并建议他们注意观察抑郁症状及体征的发生或恶化、任何异常情绪或行为变化，或自杀想法及行为的发生，或自残想法的出现。如有可疑行为，应立即报告医务人员。

5.糖尿病患者 根据当前的临床实践，有些糖尿病患者因接受本品治疗而致体重增加时，需要调整降糖药物。

6.血管性水肿 上市后报告中，一些患者在开始使用或长期使用本品后出现血管性水肿。特异性症状包括面、口（舌、唇和牙龈）及颈部（咽和喉）肿胀。有血管性水肿导致呼吸系统损伤危及生命，需紧急处理的个例报告。如果患者出现这些症状应立即停用本品。既往发生过血管性水肿的患者服用本品时应注意相关症状。此外，同时服用其他引起血管性水肿的药物［如血管紧张素转化酶抑制剂（ACEI）］时，血管性水肿的发生风险可能增加。

7.超敏反应 上市后报告中，一些患者开始使用本品短时间内出现超敏反应。不良反应包括皮肤发红、水疱、荨麻疹、皮疹、呼吸困难及喘息。如果患者出现这些症状应立即停用本品。

8.外周水肿 本品可能引起外周水肿。纽约心脏病学会（NYHA）心功能Ⅲ级或Ⅳ级的充血性心力衰竭患者应谨慎使用本品。

9.体重增加 本品可能引起体重增加。普瑞巴林组出现的体重增加与剂量和持续暴露时间有关，与基线体重指数（BMI）、性别或年龄无关。体重增加并非仅限于水肿患者。

10.戒断症状 接受短期和长期本品治疗后，部分患者可出现停药戒断症状。曾报告以下事件：失眠、头痛、恶心、焦虑、腹泻、流感样综合征、惊厥、神经过敏、抑郁、疼痛、多汗和头晕。治疗开始时应告知患者这些情况。本品使用期间或停用后不久可能会出现惊厥，包括癫痫持续状态和癫痫大发作惊厥。对于停止本品长期治疗，数据表明戒断症状的发生率和严重程度可能与本品的剂量有关。

11.眼科影响 应告知患者如果出现视觉改变，应通知医生。如果视觉失调持续存在，应考虑进一步评估。已经定期进行眼科检查的患者应增加检查频率。上市后经验中，已有报告某些患者出现视觉不良反应，包括失明、视物模糊或其他视力变化，其中许多都是暂时性的。停用本品后这些视觉症状可能会改善或消失。

12.肌酸激酶水平升高 服用本品后可出现肌酸激酶水平升高。医生应告知患者如出现难以解释的肌肉疼痛、触痛或无力，特别是这些肌肉症状伴有全身不适或发热时，应迅速报告。如疑似或确诊为肌病或肌酸激酶水平显著升高时，应停用本品。

13.血小板计数减少 服用本品后可出现血小板计数减少。随机对照试验中，未观察到服用本品后与出血相关的不良反应增加。

14.PR间期延长 服用本品后可出现PR间期延长。临床试验的心电图数据分析显示，本品剂量

≥300 mg/d时PR间期平均延长3～6毫秒，不增加PR间期延长超过基线25%的风险，不增加PR间期超过200毫秒者比例，不增加二、三度房室传导阻滞风险。对基线PR间期延长及服用其他导致PR间期延长药物的患者进行亚组分析，未发现PR间期延长的风险增加。然而由于该类患者数量有限，该分析结果并非定论。

15.肾衰竭　已有肾衰竭病例报告，在某些病例中，停用本品后，此不良反应可逆转。

16.哺乳期妇女　本品可分泌到乳汁中，乳汁中的平均稳态浓度约为母亲血浆中平均稳态浓度的76%。对于接受剂量为300 mg/d或最大剂量600 mg/d的妇女，其婴儿从乳汁中获取的本品剂量估计分别为0.31 mg/（kg·d）或0.62 mg/（kg·d）［假设平均母乳消耗量为150 ml/（kg·d）］。按mg/kg计算，这些估计剂量约为母亲一日总剂量的7%。基于动物研究数据，暴露于本品的乳儿有出现肿瘤的风险。哺乳期妇女用药应权衡利弊。

17.充血性心力衰竭　本品上市后，已有某些接受本品治疗的患者发生充血性心力衰竭的报道。这些反应多见于老年心血管损害患者使用本品治疗神经性适应证期间。这些患者应慎用。停用本品后，这些反应可消失。

18.下消化道功能减弱　根据上市后报告，当与可能导致便秘的药物（如阿片样镇痛药）联合使用时，本品可能导致与下消化道功能减弱有关的事件（如肠梗阻、麻痹性肠梗阻及便秘等）。当本品与阿片类药物合用时，可能需要考虑防止便秘的措施（尤其对于女性患者和老年患者）。

19.脑病　曾有脑病病例报告，多见于患有可引起脑病的潜在疾病的患者中。

20.乳糖不耐受　本品含有乳糖一水合物。患有半乳糖不耐受、原发性乳糖酶缺乏症或葡萄糖－半乳糖吸收不良等罕见遗传性疾病的患者不应使用本品。

21.药物滥用和依赖　与任何一种中枢神经系统活性药物一样，医生应仔细评估患者药物滥用史并观测是否存在本品误用或滥用征象（如出现耐受、剂量提高、觅药行为）。临床研究中快速或突然停用本品，一些患者报告失眠、恶心、头痛和腹泻等症状，提示躯体依赖性。

【禁忌证和禁忌人群】　对本品过敏者禁用；充血性心力衰竭（NYHA分级为Ⅲ级或Ⅳ级）患者慎用；有血管神经性水肿病史者（国外资料）慎用。儿童用药的安全性和有效性尚不明确，不推荐使用本品。

【药物不良反应】

1.常见的不良事件（≥1%）　全身：腹痛、过敏反应、发热；消化系统：胃肠炎、食欲增加；血液及淋巴系统：瘀斑；骨骼肌肉系统：关节痛、腿部痛性痉挛、肌痛、肌无力；神经系统：焦虑、人格解体、肌张力增强、感觉减退、性欲减退、眼震、感觉异常、木僵、颤搐；皮肤及附属组织：瘙痒；泌尿生殖系统：性快感缺失、勃起功能障碍、尿频、尿失禁。

2.少见的不良事件（0.1%～1%）　全身：脓肿、蜂窝织炎、寒战、不适、颈强直、药物过量、骨盆痛、光敏反应、自杀企图；心血管系统：深部血栓性静脉炎、心力衰竭、低血压、直立性低血压、视网膜血管异常、晕厥；消化系统：胆囊炎、胆石症、结肠炎、吞咽困难、食管炎、胃炎、胃肠道出血、黑粪、口腔溃疡形成、胰腺炎、直肠出血、舌部肿胀；血液及淋巴系统：贫血、嗜酸性粒细胞增多、低色素性贫血、白细胞增多、白细胞减少、淋巴结病、血小板减少；骨骼肌肉系统：关节病；神经系统：异常梦境、激越、情感淡漠、失语、口周感觉异常、构音障碍、幻觉、敌意、痛觉过敏、感觉过敏、运动增加、运动功能减退、肌张力降低、性欲增加、肌阵挛、神经痛；特殊感觉：调节异常、睑缘炎、眼干、眼部出血、听觉过敏、畏光、视网膜水肿、味觉丧失、味觉异常；皮肤及附属组织：脱发、皮肤干燥、湿疹、多毛、皮肤溃疡、荨麻疹、水疱大疱疹；特殊感觉：结膜炎、复视、中耳炎、耳鸣；泌尿生殖系统：异常射精、蛋白尿、闭经、痛经、排尿困难、血尿、肾结石、白带改变、月经过多、子宫不规则出血、肾炎、少尿、尿潴留、小便异常。

3.罕见的不良事件（≤0.1%）　全身：过敏样反应、腹水、肉芽肿、宿醉效应、故意伤害、腹膜后纤维变性、休克、自杀；心血管系统：ST段降低、心室颤动；消化系统：口疮性口炎、食管溃疡、牙周脓肿；血液及淋巴系统：骨髓纤维化、红细胞增多、凝血酶原减少、紫癜、血小板增多；代谢及营养异常：糖耐量减低、尿酸结晶尿；骨骼肌肉系统：软骨营养障碍、全身痉挛；神经系统：成瘾、小脑综合征、齿轮样强直、昏迷、谵妄、妄想、自主神经功能障碍、运动障碍、肌张力障碍、脑病、锥体外系综合征、吉兰-巴雷综合征、痛觉减退、颅内压增高、躁狂表现、偏执表现、周围神经炎、人格障碍、精神病性抑郁、精神分裂症表现、睡眠障碍、斜颈、牙关紧闭；呼吸系统：呼吸暂停、肺不张、细支气管炎、呃逆、喉痉挛、肺水肿、肺纤维化、打哈欠；皮肤及附属组织：血管性水肿、剥脱性皮炎、苔藓样皮炎、黑变病、指甲异常、瘀点、紫癜、脓疱疹、皮肤萎缩、皮肤坏死、皮肤结节、Stevens-Johnson综合征、皮下结节；特殊感觉：瞳孔不等大、失明、角膜溃疡、突眼、眼外肌麻痹、虹膜炎、角膜炎、角膜结膜炎、瞳孔缩小、瞳孔放大、夜盲、眼肌麻痹、视神经萎缩、视盘水肿、嗅觉倒错、上睑下垂、葡萄膜炎；泌尿生殖系统：急性肾衰竭、龟头炎、膀胱新生物、宫颈炎、性交困难、附睾炎、女性泌乳、肾小球炎、卵巢疾病、肾盂肾炎。

处理措施如下：①若出现血管神经性水肿的症状 [如面部、口部（舌、唇、牙龈）、颈部（咽、喉）肿胀]，应立即停用本药。一般患者在停用后可自行恢复，其他较严重者可用肾上腺素、激素、抗组胺药等药物治疗。②若出现过敏反应的症状（包括皮肤发红、水疱、荨麻疹、皮疹、呼吸困难、喘鸣），应立即停用本品。③若出现持续性的视力障碍，考虑进行进一步评估；对已定期接受眼科检查的患者，考虑增加评估频率。④若疑似或诊断为肌病，或出现肌酸激酶水平显著升高，应停用本品。

【药物过量与救治】 上市后，本品药物过量引起的最常见不良反应包括嗜睡、意识模糊状态、激动和坐立不安，曾有癫痫报告。在罕见情况下，曾有昏迷病例报告。

本品过量使用的经验有限。临床研究项目中，报告偶然药物过量的最高剂量为8000 mg，未产生明显临床后果。临床研究中，一些患者过量服药高达2400 mg/d。高剂量组（＞900 mg）患者的不良反应类型与推荐剂量组没有临床差异。

本品过量没有特异性解毒药物。用药过时可进行洗胃或催吐以清除未吸收的药物，通常应保持气道通畅。常规支持治疗包括监测生命体征和观察临床症状。虽然少数已知的本品过量病例未应用血液透析，但可能要根据患者的临床状况或肾功能损伤程度决定是否进行血液透析，标准血液透析可显著清除本品（4小时约清除50%）。

【相互作用】 本品的药物和食物相互作用见表3-16。

表3-16 普瑞巴林药物、食物相互作用

药物或食物	相互作用
食物	可使本品的血药峰浓度（C_{max}）降低25%～30%，达峰时间（T_{max}）延长至约3小时
其他可引起血管神经性水肿的药物	可增加发生血管神经性水肿的风险
噻唑烷二酮类抗糖尿病药	引起体重增加和（或）体液潴留，可能引起或加重心力衰竭，应慎用
中枢神经抑制药	引起呼吸衰竭和昏迷
羟考酮、劳拉西泮	对认知和总运动功能的影响有叠加作用
乙醇	对认知和总运动功能的影响有叠加作用

1.药动学相互作用：本品主要以原型排泄于尿中，在人体代谢极少（尿中代谢物约占回收剂量

的2%以下），不与血浆蛋白结合，因此本品药动学不大可能受其他药物（通过代谢的相互作用或蛋白结合的置换方式）影响。体外和体内研究表明，本品不大可能涉及显著的药动学的药物相互作用，特别是本品和下列抗癫痫药物：卡马西平（carbamazepine）、丙戊酸（valproic acid）、拉莫三嗪（lamotrigine）、苯妥英（phenytoin）、苯巴比妥（phenobarbital）和托吡酯（topiramate）之间没有药动学相互作用。在本品和通常使用的抗癫痫药物之间也不会发生预期的重要药动学相互作用。

2.药效学相互作用：口服本品多次与羟考酮、拉莫三嗪或乙醇合用，虽然没有出现药动学的相互作用，但是当本品与这些药物合用时，会对认知和运动功能产生影响。临床上没有观察到对呼吸有重要影响。

3.离体研究：当本品剂量为临床试验剂量的10倍时，对CYP1A2、CYP2A6、CYP2C9、CYP2C19、CYP2D6、CYP2E1和CYP3A4酶系统无抑制作用。离体试验研究表明本品不会诱导CYP1A2、CYP3A4的活性。因此联合使用CYP1A2（如茶碱、咖啡因）或CYP3A4（如咪达唑仑、睾丸激素）药物时，代谢产物不会增加。

4.口服避孕药：本品与口服避孕药炔诺酮和（或）炔雌醇一起服用时，两种物质的稳态药动学均不受影响。

5.食物：本品与食物同服可使本品的C_{max}降低25%～30%，T_{max}延长至约3小时，但未对本品的总吸收造成有临床意义的影响。

6.本品与其他可引起血管神经性水肿的药物（如ACEI）合用可增加发生血管神经性水肿的风险。

7.本品与噻唑烷二酮类抗糖尿病药合用可引起体重增加和（或）体液潴留，可能引起或加重心力衰竭，应慎用。与格列本脲、胰岛素或二甲双胍等治疗糖尿病药物联用不影响代谢。

8.本品与中枢神经抑制药合用有报告引起呼吸衰竭和昏迷。

9.本品与羟考酮、劳拉西泮合用，对认知和总运动功能的影响有叠加作用，但对呼吸不存在具有临床意义的影响，且未见药动学相互作用。

10.本品与乙醇合用对认知和总运动功能的影响有叠加作用，但对呼吸不存在具有临床意义的影响，且未见药动学相互作用。

11.药物相互作用的研究仅在成人中进行，而没有特别在老年志愿者中进行。

【制剂与规格】 普瑞巴林胶囊：25 mg；50 mg；75 mg；100 mg；150 mg；200 mg；300 mg。

【药物储藏和保存】 密封保存。

【药学监护】

1.长期用药，服药期间请勿擅自停药。突然或过快停药可能引起失眠、恶心、头痛和腹泻等症状，若要停用本品，应该用1周以上的时间逐渐减小剂量至停止。

2.不建议进行高空或水下作业、驾驶机动车、机械操作等。

3.用药前监测肾功能，肾功能不全应调整剂量。

4.根据临床指征监测肌酸激酶、血小板计数。

5.糖尿病患者服药后可能出现体重增加，故需监测体重，并调整治疗方案。

6.对于接受本品治疗（包括超适应证治疗）的患者，应监测是否出现抑郁、自杀意念、情绪或行为异常改变，或上述症状是否恶化。应将自杀风险告知患者和其护理人员，让他们了解相关症状，在出现上述任何一种症状时及时与医生联系。如发现自杀意念或者自杀行为相关症状，应考虑这些症状和本品或疾病本身的相关性，权衡接受本品治疗与不接受本品治疗的风险。

十一、苯妥英钠

【性状】 白色粉末；无臭，味苦；微有引湿性；在空气中渐渐吸收二氧化碳，分解成苯妥英；

水溶液显碱性反应，常因部分水解而发生混浊。本品在水中易溶，在乙醇中溶解，在三氯甲烷或乙醚中几乎不溶。

【药理学】 本品为乙内酰脲类抗癫痫药、抗心律失常药，治疗剂量不引起镇静催眠作用。动物实验证明，本品对超强电休克、惊厥的强直相有选择性对抗作用，而对阵挛相无效或反而加剧，故其对癫痫大发作有良效，而对失神性发作无效。其抗癫痫作用机制尚未阐明，一般认为是增加细胞 Na^+ 外流，减少 Na^+ 内流，而使神经细胞膜稳定，提高兴奋阈，减少病灶高频放电的扩散；另外本品缩短动作电位时程及有效不应期，还可抑制 Ca^{2+} 内流，降低心肌自律性，抑制交感中枢，对心房、心室的异位节律点有抑制作用，提高心房颤动与心室颤动阈值；有稳定细胞膜及降低突触传递的作用，具有抗神经痛及骨骼肌松弛作用；还可抑制皮肤成纤维细胞合成或分泌胶原酶。本品可加速维生素D代谢，引起淋巴结肿大，有抗叶酸作用，对造血系统有抑制作用，可引起过敏反应，有酶诱导作用，静脉用药可扩张周围血管。

口服吸收比较慢，85% ～ 90%由小肠吸收，吸收率个体差异大，受食物影响。新生儿吸收甚差。口服生物利用度约为79%，分布于细胞内外液，细胞内可能多于细胞外，表观分布容积为0.6 L/kg。血浆蛋白结合率为88% ～ 92%，主要与白蛋白结合，在脑组织内蛋白结合率可能还高。口服后4 ～ 12小时血药浓度达峰值。主要在肝脏代谢，代谢物无药理活性，其中主要为羟基苯妥英（占50% ～ 70%），此代谢存在遗传多态性和人种差异。存在肠肝循环，主要经肾排泄，碱性尿排泄较快。$t_{1/2}$ 为7 ～ 42小时，长期服用本品的患者，$t_{1/2}$ 可为15 ～ 95小时，甚至更长时间。应用一定剂量药物后肝代谢（羟化）能力达饱和，此时即使增加很小剂量，血药浓度非线性急剧增加，有中毒危险，要监测血药浓度。有效血药浓度为10 ～ 20 mg·L，口服300 mg/d，7 ～ 10天可达稳态浓度。

【适应证】 适用于治疗全身性强直阵挛发作、复杂部分性发作（精神运动性发作、颞叶癫痫）、单纯部分性发作（局限性发作）和癫痫持续状态。也可用于治疗三叉神经痛、隐性营养不良性大疱性表皮松解、发作性舞蹈徐动症、发作性控制障碍（包括发怒、焦虑和失眠的兴奋过度等行为障碍疾病）、肌强直症及三环类抗抑郁药过量时心脏传导障碍等。本品也适用于洋地黄中毒所致的室性及室上性心律失常，对其他各种原因引起的心律失常疗效较差。

【用法用量】 口服给药。

1.抗癫痫 ①成人常用量：250 ～ 300 mg/d（2.5 ～ 3片），开始时100 mg（1片），一日2次，1 ～ 3周增加至250 ～ 300 mg（2.5 ～ 3片），分3次口服，极量一次300 mg（3片）或500 mg/d（5片）。由于个体差异及饱和药动学特点，用药需个体化。应用达到控制发作和血药浓度达稳态后，可改用长效（控释）制剂，一次顿服。如发作频繁，可按体重12 ～ 15 mg/kg，分2 ～ 3次服用，每6小时1次，第二天开始给予100 mg（或按体重1.5 ～ 2 mg/kg），一日3次直到调整至恰当剂量为止。②小儿常用量：开始5 mg/（kg·d），分2 ～ 3次服用，按需调整，以一日不超过250 mg为度。维持量为4 ～ 8 mg/kg或按体表面积250 mg/m²，分2 ～ 3次服用，如有条件可进行血药浓度监测。

2.抗心律失常 ①成人常用：100 ～ 300 mg（1 ～ 3片），一次服或分2 ～ 3次服用，或第一日10 ～ 15 mg/kg，第2 ～ 4日7.5 ～ 10 mg/kg，维持量2 ～ 6 mg/kg。②小儿常用量：开始按体重5 mg/kg，分2 ～ 3次口服，根据病情调整一日量不超过300 mg，维持量4 ～ 8 mg/kg，或按体表面积250 mg/m²，分2 ～ 3次口服。

3.胶原酶合成抑制剂 成人常用量开始2 ～ 3 mg/（kg·d），分2次服用，2 ～ 3周增加到患者能够耐受的用量，血药浓度至少达8 μg/ml。一般100 ～ 300 mg/d（1 ～ 3片）。

【注意事项】

1.对乙丙酰脲类药物过敏者，对本品也可能过敏。

2.本品对失神发作效果差，且个体差异很大，需要个体化用药。

3.为减轻胃肠道反应，应在餐后立即服用或与牛奶同服。

4.应按时服用，如果漏服，应在下次服药前4小时立即补服，不能把两次用量一次服下。

5.注射用苯妥英钠的局部刺激性大，吸收不良，在肌肉中可形成结晶，故不能用作肌内或皮下注射，静脉注射时，操作应审慎，避免药物漏至皮下。注射结束时，应用盐水冲洗残留在输液器中的药物。

6.停药时要逐渐减量，以免癫痫加重，甚至出现癫痫持续状态。

7.在开始应用后需要观察9～14天，如果患者出现荨麻疹或猩红热样皮疹，在皮疹消退后可以再次试用；如皮疹反复，则停用；如果皮疹为片状、紫癜状、大疱性、红斑狼疮样或为Stevens-Johnson综合征，则不能再次试用。

8.有酶诱导作用，可对某些诊断产生干扰，如地塞米松试验，甲状腺功能试验，使血清碱性磷酸酶、ALT、血糖浓度升高。

9.用药期间需检查血常规、肝功能、血钙、口腔、脑电图、甲状腺功能并经常随访血药浓度，防止毒性反应；其妊娠期每月测定一次、产后每周测定一次血药浓度以确定是否需要调整剂量。

10.下列情况应慎用：嗜酒，使本品的血药浓度降低；贫血，增加严重感染的危险性；心血管病（尤其老年人）；糖尿病，可能升高血糖；肝肾功能损害，可改变本品的代谢和排泄；甲状腺功能异常者。

11.快速注射苯妥英［＞50 mg/min（成人）或1 mg/（kg·min）（儿童）］可能产生低血压、房室传导阻滞等问题。

12.苯妥英外渗可能导致局部组织坏死和脱落。周围静脉注射苯妥英后可能会引起紫色手套（purple-glove）综合征，可能在注射后几小时发生，外渗可导致缺血和坏死，引起骨筋膜间室综合征。

【禁忌证和禁忌人群】　对本品及其酰胺类药物过敏者、低血压患者、阿-斯综合征患者及二度或三度房室阻滞、窦房结阻滞、窦性心动过缓等患者禁用。

【特殊人群用药】

1.对于FDA未分类癫痫人群，可能致畸，但有研究认为癫痫发作控制不佳致畸的危险性大于用药的危险性，应权衡利弊。凡用本品能控制发作的患者，妊娠期应继续服用，并保持有效血浓，分娩后再重新调整。产前一个月应补充维生素K，产后立即给新生儿注射维生素K减少出血危险。本品可经乳汁分泌，一般主张服用苯妥英的母亲避免母乳喂养。

2.小儿由于分布容积与消除半衰期随年龄而变化，因此应经常进行血药浓度测定。新生儿或婴儿期对本品的药动学较特殊，临床对中毒症状评定有困难，一般不首先采用。学龄前儿童肝脏代谢强，需多次监测血药浓度以决定用药次数和用量。

3.老年人慢性低蛋白血症的发生率高，治疗上合并用药又较多，药物相互作用复杂，应用本品时须慎重，用量应偏低，并经常监测血药浓度。

【药物不良反应】

1.本品副作用小，常见齿龈增生，儿童发生率高，应加强口腔卫生和按摩齿龈。

2.长期服用后或血药浓度达30 μg/ml可能引起恶心、呕吐甚至胃炎，餐后服用可减轻。

3.神经系统不良反应与剂量相关，常见眩晕、头痛，严重时可引起眼球震颤、共济失调、语言不清和意识模糊，调整剂量或停药可消失；较少见的神经系统不良反应有头晕、失眠、一过性神经质、颤搐、舞蹈症、肌张力不全、震颤、扑翼样震颤等。

4.可影响造血系统，致粒细胞和血小板减少，罕见再生障碍性贫血；常见巨幼细胞贫血，可用叶酸加维生素B$_{12}$防治。

5.可引起过敏反应，常见皮疹伴高热，罕见严重皮肤反应（如剥脱性皮炎、多形糜烂性红斑）、系统性红斑狼疮和致死性肝坏死、淋巴系统霍奇金病等。一旦出现症状，应立即停药并采取相应措施。

6.小儿长期服用可加速维生素D代谢造成软骨病或骨质异常；孕妇服用偶致畸胎；可抑制抗利尿激素和胰岛素分泌使血糖升高，有致癌的报道。

【药物过量与救治】 药物过量可出现视物模糊或复视、笨拙或行走不稳和步态蹒跚、精神紊乱、严重的眩晕或嗜睡、幻觉、恶心、语言不清。血药浓度超过20 mg/L时易产生毒性反应，出现眼球震颤；超过30 mg/L时，出现共济失调；超过40 mg/L时，可出现严重毒性反应。

治疗：无解毒药，仅采取对症治疗和支持疗法，催吐，洗胃，给氧，升压，辅助呼吸，血液透析。恢复后注意造血器官的功能。

【相互作用】

1.长期饮酒可降低本品的血药浓度和疗效，但服药的同时大量饮酒则可增加本品的血药浓度。

2.本品可加快味精（谷氨酸钠）的吸收，引起乏力、心悸、颈后麻木等。

3.长期应用对乙酰氨基酚的患者应用本品可增加肝脏中毒的危险，并且使疗效降低。长期应用对乙酰氨基酚患者应用本品可增加肝脏中毒的危险，并且使疗效降低。

4.本品为肝药酶诱导剂，与皮质激素、洋地黄类（包括地高辛）、口服避孕药、环孢素、雌激素、左旋多巴、奎尼丁、土霉素或三环抗抑郁药合用时，可降低这些药物的效应。

5.与异烟肼、磺胺类合用可能降低本品代谢，使血药浓度增加，增加本品的毒性；与抗凝药合用，开始增加抗凝效应，持续应用则降低抗凝效应。

6.与含镁、铝或碳酸钙等药物合用时可能降低本品的生物利用度，两者应相隔2～3小时服用。

7.苯巴比妥或扑米酮对本品的影响变化很大，应经常监测血药浓度；与丙戊酸类合用有蛋白结合竞争作用，应经常监测血药浓度，调整本品用量。

8.与卡马西平合用，可使卡马西平血药浓度降低。如合并大量抗精神病药或三环类抗抑郁药可能导致癫痫发作，需调整本品用量。

【制剂与规格】

1.苯妥英钠片 50 mg；100 mg。

2.注射用苯妥英钠 100 mg；250 mg。

【药物储藏和保存】 片剂密封，在干燥处保存，有效期24个月；注射用苯巴比妥需避光、密封保存。

【药师建议】 长期用药者服药期间请勿擅自停药；不建议服药期间进行高空或水下作业、驾驶机动车、机械操作等；按时复诊，复查肝肾功能、血常规、血药浓度等指标，儿童患者可考虑行甲状腺功能检查和骨密度检测；在开始治疗10日内加强口腔清洁，可以减低齿龈增生的速度及程度。

十二、苯巴比妥

【性状】 白色有光泽的结晶性粉末；无臭，味微苦。饱和水溶液呈酸性反应。在乙醇或乙醚中溶解，在氯仿中略溶，在水中极微溶解，在氢氧化钠或碳酸溶液中溶解。

【药理学】 本品为镇静催眠药、抗惊厥药，是长效巴比妥类的典型代表。对中枢神经的抑制作用随着剂量加大，表现为镇静、催眠、抗惊厥及抗癫痫。大剂量对心血管系统、呼吸系统有明显的抑制。过量可麻痹延髓呼吸中枢致死。体外电生理实验见本品使神经细胞的氯通道开放、细胞过极化，有拟GABA的作用。治疗浓度的本品可降低谷氨酸的兴奋作用、加强GABA的抑制作用，抑制中枢神经系统单突触和多突触传递，抑制病灶的高频放电及其向周围扩散。可减少胃液分泌，降低胃张力。通过诱导葡萄糖醛酸转移酶结合胆红素来降低胆红素的浓度。本品可导致依赖性，包括精神依赖和身体依赖。

片剂口服后在消化道吸收完全但较缓慢，0.5～1小时起效，一般2～18小时血药浓度达到峰值；注射剂给药后0.5～1小时起效，2～18小时血药浓度达峰值。吸收后分布于体内各组织，血浆蛋白结合率为40%（20%～45%），表观分布容积为0.50～0.90 L/kg，脑组织内浓度最高，骨骼肌内药量最大，并能透过胎盘。有效血药浓度为10～40 μg/ml，超过40 μg/ml即可出现毒性反应。成人$t_{1/2}$为50～144小时，小儿为40～70小时，肝肾功能不全时$t_{1/2}$延长。48%～65%的本品在肝脏代谢，转化为羟基苯巴比妥。本品为肝药酶诱导剂，提高肝药酶活性，不但加速自身代谢，还可加速其他药物代谢。大部分与葡萄糖醛酸或硫酸盐结合，由肾脏排出，有27%～50%以原型从肾脏排出。可透过胎盘和分泌入乳汁。

【适应证】 治疗癫痫，对全身性及部分性发作均有效，一般在苯妥英钠、卡马西平、丙戊酸钠无效时选用。也可用于其他疾病引起的惊厥及麻醉前给药。

【用法用量】

1.片剂

（1）成人常用量：催眠，30～100 mg，晚上一次顿服；镇静，一次15～30 mg，一日2～3次；抗惊厥，90～180 mg/d，可在晚上一次顿服，或每次30～60 mg，一日3次；极量一次250 mg，500 mg/d；抗高胆红素血症，一次30～60 mg，一日3次。

（2）小儿常用量：用药应个体化。镇静，每次按体重2 mg/kg，或按体表面积60 mg/m²，一日2～3次；抗惊厥，每次按体重3～5 mg/kg；抗高胆红素血症，每次按体重5～8 mg/kg，分次口服，3～7天见效。

2.注射剂 肌内注射。抗惊厥与癫痫持续状态，成人一次100～200 mg，必要时可4～6小时重复1次。麻醉前给药，术前0.5～1小时肌内注射100～200 mg。

【注意事项】

1.对一种巴比妥过敏者，可能对本品过敏。

2.作抗癫痫药应用时，可能需10～30天才能达到最大效果，需按体重计算药量，如有可能应定期测定血药浓度，以达最大疗效。

3.肝功能不全者，应减少初始剂量。

4.长期用药可产生精神或躯体的药物依赖性，停药需逐渐减量，以免引起撤药症状。

5.与其他中枢神经抑制药合用，对中枢产生协同抑制作用，应注意。

6.下列情况慎用：轻微脑功能障碍（MBD）症、低血压、高血压、贫血、甲状腺功能低下、肾上腺功能减退、心肝肾功能损害及驾驶员、进行高空作业者、精细和危险工种作业者。

7.快速静脉滴注可能会导致低血压，可以通过限制给药速率［＜50 mg/min，儿童为1 mg/（kg·min）］预防。

8.注射液是强碱性的，要警惕以避免引起药物外渗。动脉注射可能会导致血管痉挛和坏疽。皮下注射可能会导致皮肤坏死，不推荐。

【禁忌证和禁忌人群】 禁用于以下情况：过敏者、有血卟啉病及既往病史者、贫血、有哮喘史、未控制的糖尿病、严重肺功能不全、支气管哮喘、呼吸抑制疾病患者、严重肝肾功能不全者。

【特殊人群用药】

1.本品对胎儿的危害性被FDA归为D类，且易透过胎盘屏障，长期使用容易导致新生儿出血性疾病（维生素K缺乏）和新生儿依赖及戒断综合征。但是这些潜在的风险并不影响其在紧急情况下使用或短期使用。

2.本品能分泌到乳汁，哺乳期用药可引起婴儿中枢神经系统抑制，哺乳期妇女应慎用。

3.本品常用量可引起老年患者兴奋、精神紊乱或抑郁，老年患者应慎用。

4. 某些儿童用药后可能出现反常的兴奋。

【药物不良反应】

1. 用于抗癫痫时最常见的不良反应为镇静，但随着疗程的持续，其镇静作用逐渐变得不明显。

2. 可能引起微妙的情感变化，出现认知和记忆的缺损。

3. 长期用药，偶见叶酸缺乏和低钙血症，建议定期监测叶酸、血钙水平。

4. 罕见巨幼细胞贫血和骨软化。

5. 大剂量时可导致眼球震颤、共济失调和严重的呼吸抑制。

6. 用本品的患者中1%～3%的人出现皮肤反应，多为各种皮疹，严重者可出现剥脱性皮炎和多形性红斑（或Stevens-Johnson综合征），中毒性表皮坏死极为罕见。如果出现过敏反应，则立即停药并予以治疗。

7. 有报道用药者出现肝炎和肝功能紊乱。

8. 长时间使用可引起药物依赖，停药后易导致停药综合征，建议逐渐减量并停药。

【药物过量与救治】 为镇静催眠剂量的5～10倍时，可能会出现中毒，10～15倍时出现重度中毒，血药浓度达到80～100 µg/ml时有生命危险。急性中毒表现为昏睡，进而出现呼吸浅表、通气量大减，最后因呼吸衰竭而死亡。

中毒的急救：①口服未超过3小时，可用大量生理盐水或1：2000的高锰酸钾溶液洗胃（注意防止液体流入气管内，以免引起吸入性肺炎）。洗毕，再以10～15 g硫酸钠（忌用硫酸镁）导泻。②使用碳酸氢钠或乳酸钠碱化尿液，减少本品在肾小管中的重吸收，加速排泄。也可用甘露醇等利尿药增加尿量，促进药物排泄，严重者可透析。③由于换气不良所致的呼吸性碱中毒可促进本品透过血脑屏障，加重中毒反应，因此必须保障呼吸道通畅。必要时行气管切开或气管插管，输氧或进行人工呼吸，可以适当使用中枢兴奋药。④血压偏低时，可静脉滴注葡萄糖氯化钠注射液或低分子右旋糖酐。⑤极度过量时，脑电图变为一条平线，并不一定代表临床死亡，若不并发缺氧性损害，尚有挽救的希望。

【相互作用】

1. 饮酒可加重镇静作用。

2. 全麻药或中枢神经抑制药与本品合用，可相互增强作用。

3. 与解热镇痛药合用，可使本品血药浓度升高，解热镇痛药的半衰期缩短，作用强度减少，肝毒性增加。

4. 肝功能正常时，本品可使苯妥英钠的代谢加快、药效降低；肝功能不全时，本品可使苯妥英钠的代谢减慢、血药浓度升高、药效增强。两药合用要定期测定血药浓度以调整剂量。

5. 本品为肝药酶诱导剂，可使糖皮质激素、环孢素、多西环素、米非司酮、口服抗凝药、口服避孕药等代谢加快、作用减弱。

【制剂与规格】

1. 苯巴比妥片 10 mg；15 mg；30 mg；100 mg。

2. 注射用苯巴比妥 50 mg；100 mg；200 mg。

3. 苯巴比妥钠注射液 1 ml：100 mg；2 ml：200 mg。

【药物储藏和保存】 片剂密封，在干燥处保存，有效期24个月；注射用苯巴比妥需避光、密封保存。

【药师建议】 长期用药，服药期间请勿擅自停药；不建议服药期间进行高空或水下作业、驾驶机动车、机械操作等；按时复诊，复查肝肾功能、血常规、血药浓度等指标，儿童患者可考虑行甲状腺功能检查和骨密度检测；日常生活中若出现严重的头晕、食欲缺乏、厌油或皮下出血，请及时复诊。

十三、地西泮

【性状】 片剂：白色片。注射液：几乎无色至黄绿色的澄明液体。

【药理学】

1. 药效学 本品属长效苯二氮䓬类中枢神经抑制药，为苯二氮䓬受体激动药。作用部位与机制尚未完全阐明，目前认为可强化或促进抑制性神经递质GABA的作用，主要在中枢神经各个部位起突触前和突触后抑制作用。亦可作用于GABA依赖性受体。临床表现可随用量加大出现轻度的镇静、催眠甚至昏迷。

（1）镇静催眠、抗焦虑作用：通过刺激上行性网状激活系统内的GABA受体，增强GABA对中枢神经系统的抑制作用，增强脑干网状结构受刺激后的皮质抑制和阻断边缘性觉醒反应。分子药理学研究提示，减少或拮抗GABA的合成，本品的镇静催眠作用可减弱；增加其浓度，本品的催眠作用则增强。

（2）抗惊厥作用：可能由于增强突触前抑制，抑制皮质-丘脑和边缘系统的致痫灶引起的癫痫活动的扩散，但不能消除病灶的异常活动。

（3）骨骼肌松弛作用：主要抑制脊髓多突触传出通路和单突触传出通路。也可能直接抑制运动神经和肌肉功能。

（4）遗忘作用：治疗剂量时可干扰记忆通路的建立，从而影响近事记忆。

2. 药动学 本品口服后吸收迅速而完全，0.5～2小时达血药峰浓度，生物利用度约为76%。肌内注射后吸收慢而不规则，亦不完全。肌内注射后20分钟内起效，0.5～1.5小时达血药峰浓度；静脉注射后1～3分钟起效，0.25小时达血药峰浓度。静脉注射后迅速进入中枢神经发挥作用，亦迅速转移进入其他组织且作用消失。4～10天血药浓度达稳态。本品及其代谢物脂溶性高，易穿透血-脑脊液屏障。血浆蛋白结合率高达99%。主要在肝脏代谢，代谢产物为去甲地西泮和去甲羟地西泮等，均有不同程度的药理活性。存在肠肝循环，长期用药有蓄积作用。代谢产物可滞留在血液中数日甚至数周，停药后消除较慢。主要以代谢物的游离或结合形式经肾脏排泄，半衰期为20～70小时，去甲地西泮的半衰期可达30～100小时。

【适应证】

1. 用于镇静催眠、抗焦虑、抗癫痫、抗惊厥。

2. 用于缓解炎症引起的反射性肌肉痉挛等。

3. 用于治疗惊恐症。

4. 用于肌紧张性头痛。

5. 用于治疗家族性、老年性和特发性震颤。

6. 用于麻醉前给药。

【用法用量】

1. 成人

（1）镇静：①口服给药，一次2.5～5 mg，一日3次；②静脉注射，初始剂量为10 mg，随后按需每3～4小时加量5～10 mg，24小时总量为40～50 mg；③肌内注射，同"静脉注射"用量。

（2）催眠：①口服给药，一次5～10 mg，睡前服；②静脉注射，初始剂量为10 mg，随后按需每3～4小时加量5～10 mg，24小时总量为40～50 mg；③肌内注射：同"静脉注射"用量。

（3）焦虑：口服给药：一次2.5～10 mg，一日2～4次。

（4）癫痫持续状态、严重频发性癫痫：静脉注射，初始剂量为10 mg，每10～15分钟可按需增加剂量，直至最大限用量。

（5）惊厥：静脉注射。用于破伤风轻度阵发性惊厥，缓慢静脉注射，每分钟 2 ～ 5 mg。

（6）急性酒精戒断：①口服给药，首日一次 10 mg，一日 3 ～ 4 次，随后按需减至一次 5 mg，一日 3 ～ 4 次；②静脉注射，初始剂量为 10 mg，随后按需每 3 ～ 4 小时加量 5 ～ 10 mg，24 小时总量为 40 ～ 50 mg；③肌内注射，同"静脉注射"用量。

（7）麻醉前给药：静脉注射，用于基础麻醉或静脉全麻，一次 10 ～ 30 mg。

2. 老年人　用药应酌情减量。

3. 其他疾病时　对本品耐受量小者初始剂量宜小。

4. 儿童　一般用法：口服给药。6 个月以上儿童：一次 1 ～ 2.5 mg 或 40 ～ 200 μg/kg 或 1.17 ～ 6 mg/m²，一日 3 ～ 4 次。剂量酌情调整，最大剂量为 10 mg。重症破伤风解除痉：静脉注射。①出生 30 日至 5 岁的儿童：一次 1 ～ 2 mg，如需要可 3 ～ 4 小时后重复注射；②5 岁以上儿童：一次 5 ～ 10 mg。注射宜缓慢，3 分钟内用量不超过 0.25 mg/kg，间隔 15 ～ 30 分钟后可重复。

【注意事项】

1. 避免长期大量使用本品而成瘾。如长期使用应逐渐减量，不宜骤停。

2. 对其他苯二氮䓬类药过敏者，也可能对本品过敏。

3. 本品注射液含苯甲醇，禁用于儿童肌内注射。

【禁忌证和禁忌人群】　新生儿；妊娠期妇女。

【药物不良反应】　神经系统：嗜睡、头晕、睡眠障碍，大剂量使用可见共济失调、震颤；精神：兴奋、多语、幻觉；血液：白细胞减少；皮肤：皮疹；其他：乏力。

长期连续用药可产生依赖性和成瘾性，停药后可能发生撤药症状，表现为激动或抑郁。

【药物过量与救治】　过量时可出现持续精神错乱、严重嗜睡、颤抖、语言不清、蹒跚、心率异常减慢、呼吸短促或困难、严重乏力。过量或中毒宜及早进行对症处理，包括呼吸和循环方面的支持治疗，口服过量时可给予催吐、洗胃。如出现兴奋异常，不可使用巴比妥类药。苯二氮䓬受体拮抗药氟马西尼可用于本品过量中毒的解救和诊断。

【相互作用】

1. 全麻药、镇痛药、吩噻嗪类药、单胺氧化酶 A（MAO-A）抑制药、三环类抗抑郁药、可乐定　合用可相互增效，处理：合用时应调整剂量。

2. 异烟肼　合用可升高本品的血药浓度。机制：异烟肼可抑制本品的清除。

3. 西咪替丁、普萘洛尔　合用可增强本品的中枢神经系统抑制作用。

4. 地高辛　合用可升高地高辛的血药浓度而致中毒。

5. 扑米酮　合用可减慢扑米酮的代谢。处理：合用时需调整扑米酮的剂量。

6. 抗高血压药、利尿降压药　合用可增强降压作用。

7. 其他易成瘾或可能成瘾的药物　合用可使成瘾的风险增加。

8. 利福平　合用可使本品的血药浓度降低。机制：利福平可增加本品的消除。

9. 左旋多巴　本品可减弱左旋多巴的疗效。

10. 乙醇/尼古丁　合用可增强本品的中枢神经系统抑制作用。

【制剂与规格】　地西泮片 2.5 mg；地西泮注射液 2 ml：10 mg。

【药物储藏和保存】　片剂：密闭保存；注射液：遮光、密闭保存。

【药学监护】　地西泮注射液静脉应用时应静脉注射，注射时间 > 3 分钟，给药速度不超过 5 mg/min。地西泮注射液微溶于水，溶解度为 1：400，其注射液中含有丙二醇、乙醇、苯甲酸和苯甲醇等有机溶剂，以及少量注射用水。由于地西泮注射液中含有有机溶剂，刺激性较大，静脉注射时应防止药液漏出静脉外。同时，静脉注射部位有静脉炎和血栓形成风险，应予以注意。必要时考虑静脉注射后，立即输入生理盐水强烈冲洗，以减少血栓的发生率。对于癫痫持续状态的治疗，临床存在持续静脉滴注的用法。地西泮溶于0.9%氯化钠注射液、5%葡萄糖注射液及林格液时易产生沉淀。有文献推荐持续静脉滴注时采用如下方法：①不需要紧急控制症状且可以耐受50 ml以上液体量时，推荐使用0.9%氯化钠注射液进行25倍稀释后进行静脉滴注。稀释过程中注意振摇均匀，室温放置不宜超过4小时。同时，地西泮溶液应放置在玻璃或聚乙烯材质的输液容器中。②需要紧急控制症状时，推荐使用原液缓慢静脉注射的方式给药，但速度过快时可引起心血管抑制和呼吸骤停，需严格控制速度，并严密观察患者的呼吸情况。

十四、氯硝西泮

【性状】 片剂：白色或类白色片。注射液：无色或微黄绿色的澄明液体。

【药理学】

1.药效学 本品为苯二氮䓬类抗癫痫药。通过作用域中枢神经系统的苯二氮䓬受体（BZR），加强中枢抑制性神经递质GABA与$GABA_A$受体结合，促进氯通道开放和细胞超极化，增强GABA能神经元所介导的突触抑制，使神经元的兴奋性降低。本品既抑制癫痫病灶的发作性放电，也抑制放电活动向周围组织扩散。

2.药动学 本品口服吸收迅速而完全，12小时达C_{max}，绝对生物利用度约为90%。口服30～60分钟后起效，作用持续6～8小时。蛋白结合率约为80%，V_d为1.5～4.4 L/kg。脂溶性高，易通过血-脑脊液屏障。本品几乎全部在肝脏代谢，主要以代谢产物形式经肾排泄，24小时内随尿排出的药物原型小于口服量的0.5%。$t_{1/2}$为26～49小时。

【适应证】 用于控制各型癫痫，尤其适用于失神发作、婴儿痉挛症、肌阵挛性发作、运动不能性发作及Lennox-Gastaut综合征。

【用法用量】

1.成人癫痫 ①口服给药：起始剂量为一次0.5 mg，一日3次，每3日增加0.5～1 mg，直至发作被控制或出现不良反应。用量应个体化，最大日剂量为20 mg，疗程不应超过3～6个月。②静脉注射：癫痫持续状态，用量应个体化，常用量为一次1～4 mg，注射时间约为30秒。如持续状态未能控制，每隔20分钟后可重复原剂量1～2次。最大日剂量为20 mg。

2.儿童癫痫 口服给药：10岁以下或体重低于30 kg的儿童，起始剂量为0.01～0.03 mg/（kg·d），分2～3次服用，每3日增加0.25～0.5 mg，直至0.1～0.2 mg/（kg·d）或出现不良反应；疗程不应超过3～6个月。

【注意事项】

1.癫痫患者（尤其是长期、大剂量使用本品的患者）突然停药可引起癫痫持续状态，故停药时应逐渐减量。

2.由于本品可抑制中枢神经系统，故接受本品治疗的患者在从事需精神警觉的危险职业（如操作机械或驾驶）时应谨慎，不宜饮酒或合用其他中枢神经抑制药。

3.抗癫痫药（包括本品）可增加出现自杀想法或行为的风险，用药期间应监测患者是否出现抑郁或抑郁恶化、自杀想法或行为、情绪或行为的异常改变。

4.本品代谢涉及CYP3A，故接受本品治疗的患者应慎用CYP3A抑制剂，尤其是口服抗真菌药。

5.本品与其他苯二氮䓬类药可能存在交叉过敏。

6.仔细监测正在使用本品的易成瘾患者（如吸毒者或酗酒者）是否出现躯体和心理依赖。长期用药时定期监测血常规、肝功能、肾功能。

【禁忌证和禁忌人群】

1.有苯二氮䓬类药过敏史者（国外资料）。

2.重度肝病患者（国外资料）。

3.新生儿。

4.妊娠期妇女。

5.哺乳期妇女。

【药物不良反应】

1.心血管系统　直立性低血压、心悸、腿部血栓性静脉炎。服药期间改变体位时动作应缓慢、防止跌倒。

2.代谢/内分泌系统　体重增加或减轻、痛风。

3.呼吸系统　气管分泌物增多、咽痛、呼吸急促、胸闷、鼻溢、上呼吸道分泌物增多、上呼吸道感染、鼻窦炎、鼻炎、咳嗽、咽炎、支气管炎、过度打喷嚏、哮喘发作、呼吸困难、鼻出血、肺炎、胸膜炎。

4.肌肉骨骼系统　肌无力、背痛、骨折创伤、扭伤、拉伤、腿痛、颈背痛、肌肉痛性痉挛、腿痛性痉挛、足踝痛、肩痛、肌腱炎、关节痛、肌张力过高、腰痛、足痛、颌痛、膝盖痛、膝盖肿胀。

5.泌尿生殖系统　排尿困难、遗尿症、夜尿、尿潴留、尿频、泌尿道感染、膀胱炎、多尿、尿失禁、膀胱功能障碍、尿路出血、尿液变色、痛经、阴道炎、乳房疼痛、月经不规则、射精延迟、阳痿、射精减少。

6.免疫系统　淋巴结病、过敏反应。

7.神经系统　行动不灵活、行走不稳、嗜睡、失声、舞蹈症样运动、昏迷、构音障碍、轮替运动障碍、目光呆滞、头痛（包括偏头痛）、轻偏瘫、张力减退、言语不清、震颤、眩晕、头晕、共济失调、协调异常、感觉异常、醉酒感、轻瘫、跌倒、头胀、声音嘶哑、多动症、感觉减退、颤搐、注意力缺乏、反应减少、智力减退。

8.精神　行为障碍、异常兴奋、易怒（儿童多见）、神经过敏、易激惹、抑郁、遗忘、幻觉、癔症、性欲增强或减退、精神错乱、攻击行为、激越、敌意、焦虑、睡眠障碍（包括失眠、梦魇、梦境逼真、做梦过度）、情绪不稳、人格解体、情感淡漠、异常饥饿、自杀意念、打哈欠。

9.胃肠道　厌食、舌苔增厚、便秘、腹泻、口干、大便失禁、恶心、牙龈疼痛、食欲增加或减退、腹痛、腹部不适、胃肠道炎症（包括胃炎）、牙痛、胃肠胀气、胃灼热、唾液增多、牙齿疾病、排便频繁、盆腔疼痛、消化不良、痔疮、口渴、味觉丧失。

10.血液　异常出血、贫血、白细胞减少、血小板减少、嗜酸性粒细胞增多。

11.皮肤　皮疹、瘀斑、脱发、多毛症、蜂窝织炎、皮肤烧灼感、痤疮爆发、干皮病、接触性皮炎、面红、瘙痒、脓疱病。

12.眼　眼球运动异常、复视、眼球震颤、眼刺激、视觉障碍、眼部颤搐、眼腺炎、视野缺损、眼干燥症病。

13.耳　耳炎、耳痛、晕动病。

14.其他　脱水、发热、疲乏、流感、创伤、胸痛、水肿（包括足踝、足、面部、眶周水肿）、寒战、擦伤、局部炎症、真菌感染、病毒感染、链球菌感染、单纯疱疹、传染性单核细胞增多症、念珠菌病。

服用本品出现不良反应时的处理多采取停药、对症处理的方法。除说明提及的不良反应外，有文章报道了本品的新发不良反应：①可引起体温不升。患者在使用氯硝西泮注射液后出现体温不成，经补液、保暖等处理后，体温在8～16小时恢复正常。体温持续不升可能与药物对体温调节中枢过度抑制有关。②急性肺水肿。患者服用本品8 mg，一日1次，2～3天后出现急性肺水肿，表现为呼吸急促、面色苍白、口唇发绀、大汗淋漓，口腔和鼻腔涌出大量粉红色泡沫样痰，双肺闻及大量水泡音，经吸氧，应用强心剂、利尿剂、氨茶碱、激素和支持治疗后恢复。③睡行症。患者服用本品每晚 1 mg 后，从第 2 晚起连续 3 天凌晨起床，无目的地活动，无言语，来回走动，神志模糊，持续 20 ～ 30 分钟后上床睡觉，早晨醒后对夜间发生的事情均无回忆，停药后未再出现该样表现。④药物性肌病。1 例 15 岁男性患者服用本品一次 1 mg，一日 3 次，1 天后出现焦虑、烦躁、共济失调、呕吐，伴肌酶升高，停用本品 1 个月后，上述症状逐渐消失。⑤失明。患者使用本品 1 mg，一日 2 次，肌内注射，第 6 天出现失明，查对光及调节反应迟钝，瞳孔 1.5 mm，眼底无明显异常，视力为"0"，停药后视力逐渐恢复。⑥视网膜病变。1 例长期服用本品的患者出现视力障碍，经眼底检查荧光素血管造影示视网膜色素上皮细胞轻度脱色，患者无遗传性视网膜变性疾病史，未应用其他视网膜毒性药物，认为视网膜病变与长期应用本品有关。

【药物过量与救治】 用药过量可出现持续的精神错乱、严重嗜睡、震颤、言语不清、蹒跚、心率异常减慢、呼吸短促或困难、严重乏力。用药过量时宜及早给予对症处理及呼吸循环方面的支持治疗。可催吐、洗胃，监测呼吸、脉搏、血压，可用去甲肾上腺素或间羟胺治疗低血压。苯二氮䓬受体拮抗药氟马西尼可用于本品过量中毒的解救。出现兴奋异常时，不能用巴比妥类药。

【相互作用】

1.西咪替丁、普萘洛尔 合用可使本品清除减慢、血浆半衰期延长。

2.异烟肼 合用可升高本品的血药浓度。机制：异烟肼可抑制本品的清除。

3.麻醉药、巴比妥类药、非巴比妥类催眠药、抗焦虑药、抗精神病药（包括吩噻嗪类、硫杂蒽类、丁酰苯类）、单胺氧化酶抑制药、三环类抗抑郁药、其他抗惊厥药 合用可增强本品的中枢神经系统抑制作用。

4.地高辛 合用可升高地高辛的血药浓度而致中毒。

5.扑米酮 合用可减慢扑米酮的代谢。处理：合用时需调整扑米酮的剂量。

6.左旋多巴 本品可减弱左旋多巴的作用。

7.雷尼替丁 合用不显著改变本品的药动学。

8.氟西汀 合用不影响本品的药动学。

9.乙醇/尼古丁合用 可增强本品的中枢神经系统抑制作用。

【制剂与规格】

1.氯硝西泮片 0.5 mg；2 mg。

2.氯硝西泮注射液 1 ml：1 mg；2 ml：2 mg。

【药物储藏和保存】 片剂：遮光、密闭保存；注射液：遮光、密闭保存。

【药学监护】 对苯二氮䓬药物过敏者，可能对本品过敏；本品可通过胎盘及分泌入乳汁，由于乳儿代谢较慢，通过乳汁摄入药物后不易排出体外，可能引起嗜睡、吮乳困难、体重下降等情况，哺乳期妇女如需使用应停止哺乳；新生儿（出生 0 ～ 28 天）使用本品可能引起持续性中枢神经系统抑制，如呼吸抑制，新生儿禁用本品；幼儿中枢神经系统对本品异常敏感，应谨慎从小剂量开始；老年人中枢神经系统对本品敏感，用药后容易出现呼吸困难、低血压、心动过缓甚至心搏骤停等副作用；肝肾功能损害者能延长本品的清除半衰期；癫痫患者突然停药可引起癫痫持续状态；严重的精神抑郁可使病情加重，甚至产生自杀倾向，应采取预防措施；避免长期大量使用而成瘾，如长期使用应逐渐减量，不宜骤停；对本类药耐受量小的患者初始量宜小。对于长期服药的患者应定期监测血常规、肝功能、肾功能。定期评估患者的中枢神经系统体征和成瘾史。长期使用可导致依赖、滥用或耐受性，应定期评估是否继续使用。对于住院患者，应建立安全措施以防跌倒。

用药后如出现胃部不适，可在进餐时服用。突然停药可能导致癫痫发作增多或癫痫持续发作，如需停药，应缓慢停药，不可突然停药。乙醇可增加本品的呼吸抑制作用，服药期间避免饮酒或饮用含有乙醇的饮料。本品可能延缓患者的思考和行为能力，用药期间应尽量避免驾驶或操作机器。严重抑郁症患者使用本品可能加重病情，甚至产生自杀想法，这类患者用药前应采取预防措施，同时密切观察患者是否出现抑郁或抑郁恶化、自杀想法或行为、情绪或行为的异常改变。长期使用本品会成瘾，且用药 3 个月后药效可能降低，需定期就诊，由医生评估病情变化，调整药物剂量或治疗方案。

十五、劳拉西泮

【性状】　口服剂型为圆形片，0.5 mg 规格为蓝色，1.0 mg 规格为白色，2.0 mg 规格为淡红色。

【药理学】

1.药效学　为中效苯二氮䓬类中枢神经抑制药，可引起中枢神经系统不同部位的抑制，随着用量增加，可引起轻度的镇静到催眠甚至昏迷。本品通过增强突触前抑制，抑制皮质-背侧丘脑和边缘系统致病灶引起的癫痫活动扩散，但不能消除病灶的异常活动。

2.药动学　口服吸收良好、迅速，绝对生物利用度为 90%，血浆蛋白结合率约为 85%。口服给药血药浓度达峰时间约为 2 小时，口服 2 mg 后血浆药物峰浓度约为 20 ng/ml，口服 5 mg 后 1～6 小时血浆中含原型药 4.5 μg。本品的血浆浓度水平与给药剂量成比例，在血浆中及脑中有效浓度可维持数小时，作用较地西泮持久，且可以通过胎盘屏障。血药浓度达稳态时间为 2～3 小时。本品经肝脏代谢，在 3-羟基位迅速与葡萄糖醛酸结合形成葡萄糖醛酸盐，主要代谢物为 6-氯-4-（邻氯苯基）-2-1H-喹唑啉和羟基化物。代谢产物无药理活性，与葡萄糖醛酸结合后经过肾脏由尿排泄（66% 在 4 天内排出）。人体血浆中游离劳拉西泮的平均消除半衰期大约为 12 小时，主要代谢产物葡萄糖醛酸劳拉西泮约为 18 小时，治疗浓度为 50～240 ng/ml。

【适应证】

1.国内批准适应证　用于治疗焦虑障碍或缓解焦虑症状，亦可用于与抑郁症状相关的焦虑的短期治疗。

2.FDA 说明书适应证　用于成人及儿童焦虑，由焦虑或情境压力引起的失眠，也可用于成人及儿童麻醉前预处理和癫痫持续状态的治疗。

【用法用量】

1.成人　癫痫持续状态：①肌内注射，一次 1～4 mg。②静脉注射，一次 0.05 mg/kg，最大剂量为一次 4 mg；如果癫痫持续发作或复发，10～15 分钟之后可按相同剂量重复注射；如再经 10～15 分钟后仍无效，须采用其他措施。12 小时内用量通常不超过 8 mg。静脉注射时注射速度应低于 2 mg/min。③口服，为达到最佳疗效，应根据患者的反应对给药剂量、频度及治疗期限进行个体化调整。方便起见，有 0.5 mg、1.0 mg 和 2.0 mg 片剂备选。常规的剂量是 2～6 mg/d，分次服用，最大剂量为睡前给予，一日剂量可在 1～10 mg 变动调整。必要时可逐渐增加本品的给药剂量，加量时应首选增加晚上的用药剂量。

2.儿童　儿童的中枢神经系统对本品敏感，可能产生中枢神经持久抑制。12 岁以下儿童使用本品片剂的安全性与有效性尚未确立。国外尚无 18 岁以下儿童使用本品注射液的安全性和有效性数据。

3.老年患者　老年人对本品较敏感，静脉注射后可出现呼吸暂停、低血压、心动过缓甚至心脏停搏，用药应谨慎。对于老年患者或体弱患者，口服推荐初始剂量为 1～2 mg/d，分次服用，可根据需要及患者的耐受性调整用药剂量。

4.妊娠及哺乳期妇女　本品及其葡萄糖醛酸结合物可以透过胎盘屏障。妊娠早期用药，有致畸胎的危险；有妊娠晚期或在生产过程中母体使用本品引起新生儿出现活动减退、张力减低、低温、呼吸抑制、窒息、喂养困难和对冷刺激的代谢反应损害的症状报道。人乳汁中可检测到本品，因此除非对于妇女的可预期利益超过对于婴儿的潜在危险，否则哺乳期妇女不应服用本品。

5.肝肾功能不全者　轻至中度肝、肾功能不全者无须调整剂量。在短期内若需频繁用药，推荐给予最低的有效剂量。

【注意事项】

1.警告：包括本品在内的苯二氮䓬类药物不论单独应用或与其他中枢神经抑制药联合应用均有导致致命性呼吸抑制的潜在危险性。应用包括本品在内的苯二氮䓬类药物可能导致生理和心理依赖性。

2.本品按第二类精神药品管理。

3.服用本品者不能驾车或操纵重要机器。

4.服用本品者对酒精和其他中枢神经抑制药的耐受性会降低。

5.通常要求苯二氮䓬类药物的处方量仅为短期应用，如需延长治疗时间应重新评价持续治疗的必要性。不推荐本品长期持续性应用。

6.本品严禁动脉注射，否则可引起动脉痉挛而导致坏疽。

7.本品部分剂型含有苯甲醇，与新生儿喘息综合征有关；部分胃肠外剂型含有聚乙二醇，可能与高剂量和（或）长时间治疗时的药物毒性有关；部分胃肠外剂型含有丙二醇，可能与剂量相关性毒性有关，并可在初次使用本品48小时后发生。

8.有报道母亲在胎儿出生前几周连续摄入苯二氮䓬类药物，婴儿在出生后一段时间内有戒断症状。已有哺乳母亲服用苯二氮䓬类药物而出现新生儿镇静和哺乳不能的现象。

【禁忌证和禁忌人群】

1.禁用人群　对苯二氮䓬类药物过敏者；重症肌无力患者；急性闭角型青光眼患者。

2.慎用人群　中枢神经系统处于抑制状态的急性酒精中毒或有酒精中毒史者；有药物滥用、药物滥用史、酒精中毒史、严重人格障碍或成瘾史者；癫痫患者（骤然停药可导致癫痫发作）；运动过多症患者；低蛋白血症患者（可导致患者嗜睡）；严重精神抑郁者（尤其是存在自杀风险的患者）；肝肾功能不全者（本品的消除半衰期可延长）；肺功能不全（如慢性阻塞性肺疾病、睡眠呼吸暂停综合征）者；肝性脑病患者；老年患者。

【药物不良反应】　苯二氮䓬类药物的大多数不良反应，包括中枢神经系统作用和呼吸系统抑制作用在内，呈剂量依赖性，更严重的不良反应发生于高剂量应用时。本品最常见的不良反应是镇静（15.90%），其次是眩晕（6.90%）、乏力（4.20%）和步态不稳（3.40%）。镇静和步态不稳的发生率随着年龄的增长而增加。包括本品在内的苯二氮䓬类药物的其他不良反应为疲劳、瞌睡、遗忘、记忆力损伤、精神错乱、定向障碍、抑郁、抑郁暴露、脱抑制、欣快感、自杀意念/企图、共济失调、虚弱、锥体外系反应、惊厥/癫痫发作、震颤、眩晕、眼功能/视力障碍（包括复视和视物模糊）、构音障碍、发音不清、性欲改变、阳痿、性欲高潮降低；头痛、昏迷、呼吸抑制、呼吸暂停、睡眠呼吸暂停恶化、阻塞性肺病恶化；胃肠道症状包括恶心、食欲改变、便秘、黄疸、胆红素升高、肝脏氨基转移酶升高、碱性磷酸酯酶升高；高敏反应、过敏性/过敏样反应；皮肤症状、过敏性皮肤反应、脱发；SIADH、低钠血症；血小板减少症、粒细胞缺乏症、各类血细胞减少；低温症；自主神经系统表现。可能发生自相矛盾的反应包括焦虑、激动、激越、敌意、攻击性、暴怒、睡眠障碍/失眠、性唤起和幻觉。可能使血压小幅降低或发生低血压症，但通常无临床显著性，可能与应用本品产生的抗焦虑作用相关。

【药物过量与救治】

1.药物过量　在药品上市后的应用中，本品的过量应用主要发生在与酒精和（或）其他药物的联合用药情况。因此，在处理药物过量时应始终谨记患者可能在同时服用多种药物。苯二氮䓬类药物的过量症状通常表现在对中枢神经系统不同程度的抑制上，从嗜睡到昏迷。轻度症状包括嗜睡，思维混乱和自相矛盾的反应、构音障碍和昏睡。更严重的症状特别是与其他的药品或酒精同时服用时，症状可能包含运动失调，张力减退，低血压，心血管系统抑制、呼吸抑制、催眠状态，1～3度昏迷和死亡。深度昏迷或脑干生命功能受严重抑制的其他表现十分少见，较为常见的为睡眠样状态，这种情况下患者可被适当刺激短暂唤起。呼吸抑制极少见或不出现，在不出现缺氧或严重低血压的情况下心率与心律维持正常。

2.过量救治　对过量的处理推荐常规的支持疗法和对症治疗；监测患者的生命体征和对患者进行密切观察。当有抽吸危险时，不推荐应用催吐治疗。如果给药后不久或有症状的患者，可采用洗胃疗法。服用活性炭也可能减少药物的吸收。低血压较少见，出现后通常用酒石酸去甲肾上腺素注射剂进行治疗。本品的可透析性差，而其非活性代谢产物葡萄糖醛酸劳拉西泮可能具有较高的可透析性。苯二氮䓬拮抗剂氟马西尼可以作为住院患者苯二氮䓬类药物过量治疗时的辅助措施，而非替代。应该考虑到氟马西尼治疗相关的癫痫发作的危险性，特别是对于长期使用苯二氮䓬类药物的患者和环类抗抑郁药过量使用时。应用氟马西尼前应参考完整的氟马西尼说明书。

【相互作用】　和其他苯二氮䓬类药物一样，本品与其他中枢神经抑制剂如乙醇、巴比妥类、抗精神病药、镇静/催眠药、抗焦虑药、抗抑郁药、麻醉性镇痛药、镇静性抗组胺药、抗惊厥药和麻醉剂联合应用时可使中枢神经抑制剂的作用增强。本品与氯氮平合用可能产生显著的镇静、过量唾液分泌和运动失调作用。与丙戊酸盐合用可能导致本品的血浆药物浓度增加，清除率降低。当与丙戊酸盐合用时，应将本品的给药剂量降低至原来剂量的约50%。与丙磺舒联合应用时，由于半衰期的延长和总清除率的降低，可能导致本品起效更迅速或作用时间延长。当与丙磺舒合用时，需要将本品的给药剂量降低至原来剂量的约50%。应用茶碱或氨茶碱可能降低包括本品在内的苯二氮䓬类药物的镇静作用。

【制剂与规格】

1.片剂　0.5 mg；1.0 mg；2.0 mg。

2.注射剂　1 ml：2 mg；1 ml：4 mg；2 ml：2 mg；2 ml：4 mg。

【药物储藏和保存】

1.片剂　25 ℃以下避光保存。

2.注射液　冷藏避光保存。

【药学监护】

1.通常要求苯二氮䓬类药物的处方量仅为短期应用（如2～4周）。应该在延长治疗时间前重新评价持续治疗的必要性。不推荐本品的长期持续性应用，应定期重新评估对患者个体的有效性。戒断症状（如反跳性失眠）在短至1周的推荐剂量治疗停药后即可出现。应避免本品的突然停药，长期治疗后应逐渐减少用药量。

2.为达最佳疗效，应根据患者的反应对给药剂量、频率及治疗期限进行个体化调整，必要时应逐渐增加剂量，应先增加晚间的剂量，切勿突然调整，以免发生不良反应。

3.部分患者可出现白细胞减少，或乳酸脱氢酶水平升高，推荐长期用药的患者定期进行血细胞计数检查和肝功能检查。

4.如果已被确诊为重症肌无力、急性闭角型青光眼、严重肝功能不全，需提前告知医生，避免使用本品。

第三节　其他抗癫痫药物

一、扑米酮

【性状】　白色结晶性粉末，无臭，味微苦。微溶于乙醇，不溶于水或丙酮。熔点280～284 ℃。

【药理学】

1. 药效学　为广谱抗癫痫药。本品及其两个活性代谢产物均有抗癫痫作用。其抗癫痫作用的有效血药浓度为 3 ～ 8 μg/ml（代谢产物苯巴比妥为 15 ～ 40 μg/ml）。本品可以增强 $GABA_A$ 受体活性，抑制谷氨酸的兴奋性及作用于钠通道、钾通道和钙通道。

2. 药动学　口服胃肠道吸收较快，但慢于苯巴比妥。T_{max}2.7 ～ 5.2 小时（成人），4 ～ 6 小时（儿童）。生物利用度（F）高达 92%。体内分布广。可通过胎盘，在乳汁中分泌。小儿的生物利用度约92%。口服 3 ～ 4 小时血药浓度达峰值（0.5 ～ 9 小时），血浆蛋白结合率较低，约为 20%，表观分布容积一般为 0.6 L/kg，$t_{1/2}$ 为 10 ～ 15 小时。由肝脏代谢为活性产物苯乙基二酰胺和苯巴比妥，二者都有抗癫痫作用。前者 $t_{1/2}$ 为 24 ～ 48 小时，后者成人 $t_{1/2}$ 为 50 ～ 144 小时，小儿为 40 ～ 70 小时。成人被吸收的本品 15% ～ 25% 转化为苯巴比妥，服药 1 周血药浓度达稳态，血浆有效浓度为 10 ～ 20 μg/ml。给药后 20% ～ 40% 以原型、30% 以苯乙基二酰胺、25% 以苯巴比妥的形式由肾排泄。

服药后 5 ～ 7 天，苯巴比妥的浓度往往不易检出，而苯乙基二酰胺在服用后 2 小时就可测出，7 ～ 8 小时达峰值。单独用本品时，代谢产物苯巴比妥与本品的比例约为 1∶1。与苯妥英钠合用时，这个比例明显加大，提示本品的代谢在加快。原型药物（40%）、苯乙基二酰胺（30%）和苯巴比妥（25%）从尿排泄。

【适应证】　用于癫痫全身性强直阵挛发作（大发作）、单纯部分性发作和复杂部分性发作的单药或联合用药治疗。也用于特发性震颤和老年性震颤的治疗。

【用法用量】　口服。

1. 成人常用量　50 mg 开始，睡前服用，3 日后改为一日 2 次，1 周后改为一日 3 次，第 10 天开始改为 0.25 g（1 片），一日 3 次，总量不超过 1.5 g/d（6 片）；维持量一般为 0.25 g（1 片），一日 3 次。

2. 小儿常用量　8 岁以下，第 1 日睡前服 50 mg；3 日后增加为每次 50 mg，一日 2 次；1 周后改为 0.1 g，一日 2 次；10 日后根据情况可以增加至 0.125 ～ 0.25 g（半片至 1 片），一日 3 次；或按体重 10 ～ 25 mg/（kg·d）分 2 ～ 3 次服（从小量开始渐增量，直至发作控制）。8 岁以上同成人用量。

【注意事项】

1. 对巴比妥类过敏者，对本品也可能过敏。

2. 本品能通过胎盘，可能致畸。但因往往与其他抗癫痫药联合用药而难以肯定，联合用药有胎儿发生畸形（生长迟缓、颅面部及心脏异常、指甲及指节发育不良）的报道。因此癫痫患者妊娠后应尽量减少合并用药，否则胎儿致畸的可能性增大。通过对胎儿肝药酶的诱导作用，本品可导致维生素 K 缺乏，在妊娠最后一个月应补充维生素 K，防止新生儿出血。

3. 本品可从乳汁分泌，哺乳期妇女用药可能对乳儿有危害，可致乳儿中枢神经受到抑制或嗜睡。

4. 少数老年患者及小儿可出现反应异常，如烦躁不安和兴奋。

5. 对其他临床试验的干扰：血清胆红素可能降低。酚妥拉明试验可出现假阳性。如果需做此试验，则需停药至少 24 小时，最好 48 ～ 72 小时。

6. 下列情况应慎用：①肝、肾功能损害（可能引起本品在体内的积蓄）；②可引起多动症的病情加重；③哮喘、肺气肿或其他可能加重呼吸困难或气道不畅等的呼吸系统疾病；④有卟啉病者（可引起新的发作）；⑤可引起轻微脑功能障碍的病情加重。

7. 用药期间应注意检查全血细胞计数，定期测定本品及其代谢产物苯巴比妥的血药浓度。

8. 有增加自杀风险的报道，宜加强监护。

9. 可引起呕吐。

10. 宜从小剂量开始逐渐增量。

11. 血药浓度差异很大，用药需个体化。

12.停药时用量应递减，防止癫痫复发。

13.治疗期间需按时服药，发现漏服应尽快补服，但距下次给药前1小时内则不必补服，勿一次服用双倍剂量。

【禁忌证和禁忌人群】

1.对本品或苯巴比妥过敏者。

2.卟啉病患者。

3.美国FDA妊娠期药物安全性分级为口服给药D级。

【药物不良反应】

1.患者不能耐受或服用过量可产生视力改变、复视、眼球震颤、共济失调、认识迟钝、情感障碍、精神错乱、呼吸短促或障碍。

2.少见儿童和老年人出现异常的兴奋或不安等反常反应。

3.偶见过敏反应（呼吸困难、眼睑肿胀、喘鸣或胸部紧迫感）、粒细胞减少、再生障碍性贫血、红细胞发育不良、巨细胞贫血。

4.发生手及足不灵活或行走不稳、关节挛缩、眩晕、嗜睡。少数患者出现性功能减退、头痛、食欲缺乏、疲劳感、恶心或呕吐，但继续服用往往会减轻或消失。可出现中毒性表皮坏死。

【药物过量与救治】 过量可出现视力改变、复视、眼球震颤、共济失调、迟钝、情感障碍、精神错乱、呼吸短促或障碍等。

【相互作用】

1.饮酒、麻醉药、主要作用于中枢部位的抗高血压药、其他中枢神经抑制药、注射用硫酸镁与本品联合用药时，中枢抑制作用增强，可出现呼吸抑制，需调整剂量。

2.与抗凝药、肾上腺皮质激素、地高辛、多西环素或三环类抗抑郁药联合用药时，由于苯巴比妥对肝药酶的诱导作用，使这些药物代谢增快，而疗效降低。

3.与单胺氧化酶抑制药联合用药时，本品代谢受抑制，血药浓度升高，可引起不良反应。

4.与灰黄霉素联合用药，会使灰黄霉素的吸收发生障碍，疗效降低。

5.本品可减少维生素B_{12}的肠道吸收，增加维生素C由肾排出，由于本品对肝药酶的诱导作用，可使维生素D代谢加快。

6.与垂体后叶素联合用药，有增加心律失常或冠状动脉供血不足的危险。

7.与卡马西平联合用药，由于本品对肝药酶的诱导作用，可使卡马西平的疗效降低，反之亦然。因此联合用药时应监测两药的血药浓度。

8.与其他抗癫痫药联合用药，由于代谢的变化可能引起癫痫发作的形式改变，需及时调整剂量。

9.与丙戊酸钠联合用药，本品的代谢物苯巴比妥清除减慢，血药浓度增加，同时丙戊酸半衰期缩短，应调整用量，避免引起中毒。

10.与喹硫平联合用药，CYP450酶调节的喹硫平的代谢被诱导，使喹硫平的血药浓度下降，需调整剂量以维持精神病的症状控制。

11.与苯妥英钠联合用药时，本品代谢加快。

12.与避孕药联合用药时，可致避孕失败。

【制剂与规格】 扑米酮片：50 mg；100 mg；250 mg。

【药物储藏和保存】 避光、密封保存。

【药学监护】

1.对巴比妥类过敏者，对本品也可能过敏。

2.个体间血药浓度差异很大，用药需个体化。

3.停药时应在医生的指导下逐渐减少给药剂量，防止再次发作。

4.用药期间应注意检查血细胞计数，定期测定本品及其代谢产物苯巴比妥的血药浓度。

二、乙琥胺

【性状】　白色或近白色粉末或蜡状固体，几乎无臭，味微苦。有吸湿性。溶于水，极易溶于乙醚、氯仿和乙醇。熔点43～47℃。

【药理学】

1.药效学　本品为琥珀酰亚胺衍生物，仅对失神发作有效，对其他类型的发作无效。通过提高癫痫发作阈值，抑制皮质每秒3次的棘慢复合波发放，可有效阻断T型钙通道，调节细胞膜兴奋功能，抑制运动皮质的神经传递。

2.药动学　口服易吸收，T_{max}为2～4小时（成年人），3～7小时（儿童）。生物利用度近100%。血浆蛋白结合率低（<10%），广泛分布到除脂肪以外的全身各组织，可通过血脑屏障。成年人V_d为0.65 L/kg。有效治疗血药浓度为40～100 μg/ml（350～700 μmol/L）。在肝内代谢，生成失活代谢产物。主要以代谢产物形式从尿中排泄，尿中原型药物为20%。$t_{1/2}$在成人为50～60小时，在儿童为30～36小时。

【适应证】　典型失神发作。

【用法用量】　口服。

成人和6岁以上儿童开始一次0.25 g，一日2次，4～7天后增加0.25 g，直至控制发作。最大剂量不超过1.5 g/d。

小儿口服5～10 mg/（kg·d），分3次服（从小量开始渐增量，直至发作控制）。3～6岁儿童一日1次，6岁以上患者一日2次。以后可酌情渐增剂量，6岁以下儿童达1 g/d，6岁以上患者达1.5 g/d。

【注意事项】

1.哺乳期妇女用药可能对乳儿有危害。

2.贫血、肝功能损害和肾功能不全者，用药应慎重。

3.服药期间应定期随访全血细胞和肝、肾功能。

4.如果存在多种癫痫发作类型，单用本品治疗，强直阵挛发作的次数可能更多。

5.有报道可增加自杀的风险，宜加强监护。

6.与丙戊酸钠联合用药时，可使本品的血药浓度升高。

7.与卡马西平联合用药时，可使本品的血药浓度降低。

8.与异烟肼联合用药时，可使本品的血药浓度升高，必要时降低剂量。

【禁忌证和禁忌人群】

1.对本品及其他琥珀酰亚胺类药物过敏者。

2.美国FDA妊娠期药物安全性分级为口服给药C级。

【药物不良反应】　常见恶心、呕吐、上腹部不适、食欲缺乏等胃肠道反应；其次是眩晕、头痛、嗜睡、幻觉及呃逆；偶见粒细胞减少、白细胞减少、再生障碍性贫血；有时可引起肝、肾功能损害。个别患者可出现荨麻疹、红斑狼疮等过敏反应，应立即停药。

【药物过量与救治】　无。

【相互作用】

1.为减少胃部刺激，可与食物或牛奶同服。

2.停药时须逐步减量，以免出现失神发作持续状态。

3.当用于代替其他抗癫痫药时应逐步增量。合并用药时亦应逐步增加药量，以便达到所需的血药浓度。当与静脉注射地西泮合用时，初次剂量可以增大，以求迅速达到有效血药浓度40～

100 μg/ml。

4. 当成人剂量一日超过1.5 g，6岁以下儿童剂量一日超过1.0 g时，应密切注意毒性反应。

5. 与氟哌啶醇合用时可改变癫痫发作形式和频率，同时使氟哌啶醇血药浓度降低。

6. 与三环类抗抑郁药及吩噻嗪类抗精神病药合用时，抗癫痫作用减弱。

7. 与其他抗癫痫药合用时，药物相互作用不明显。偶有使苯妥英钠血药浓度增高的报道。与卡马西平合用时，两者代谢均可增快而使血药浓度降低。

8. 用药时需注意检查血常规及肝、肾功能。

9. 孕妇及哺乳期妇女应慎用。

10. 与碱性药物（如碳酸氢钠、氨茶碱、乳酸钠）合用时，本品的作用增强。与酸性药物（如阿司匹林、吲哚美辛、青霉素、头孢菌素）合用时，疗效降低。

11. 对大、小发作混合型癫痫，应合用苯巴比妥或苯妥英钠。

12. 与异烟肼合用时，可抑制本品的代谢，使本品血药浓度升高，不良反应增加。

【制剂与规格】

1. 乙琥胺胶囊　0.25 g。

2. 乙琥胺糖浆　100 ml：5 g。

【药物储藏和保存】 密闭、避光保存。

三、三甲双酮

【性状】 白色结晶性颗粒或粉末。微带樟脑臭，味微苦。易溶于乙醇、乙醚和氯仿，溶于水，不溶于石油醚。熔点46 ~ 46.5 ℃。

【药理学】 本品能降低大脑皮质和间脑的兴奋性，缩短其后放电活动，使小发作患者脑电活动恢复正常。本品起效较慢，服药后3 ~ 4天才出现明显疗效，能使发作完全停止或显著减少，当发作完全消除后可减低用量。

【适应证】 临床用于预防癫痫小发作，其疗效优于其他抗癫痫药，尤其对儿童效果显著。对癫痫大发作疗效差，常与苯妥英钠合用，治疗伴有小发作的大发作患者。

【用法用量】 口服。成人：每次0.15 ~ 0.3 g，一日2 ~ 3次，极量：每次0.5 g，2 g/d；儿童：20 ~ 40 mg/（kg·d），分2 ~ 3次服用。

【注意事项】

1. 严重者可出现肝肾功能损害、再生障碍性贫血和过敏反应。

2. 妊娠期应用此药可能发生三甲双酮胎儿综合征。

3. 用药期间应定期检查血常规和尿常规。

4. 停用本品时应逐渐减量。

【禁忌证和禁忌人群】

1. 肝、肾及造血功能严重减退者忌用。

2. 孕妇慎用。

【药物不良反应与处理措施】 本品不良反应较大，常见恶心、呃逆、嗜睡、头痛、眩晕、皮疹、脱发、畏光、可逆性视力障碍、全身性红斑狼疮、假性淋巴瘤、肌无力样状态及白细胞减少等。严重者可出现肝肾功能损害、再生障碍性贫血和过敏反应。妊娠期应用此药可能发生三甲双酮胎儿综合征。

【药物过量与救治】 无。

【相互作用】 无。

【制剂与规格】

1.三甲双酮片　0.15 g。

2.三甲双酮胶囊　0.3 g。

【药物储藏和保存】　密闭、遮光保存。

【药学监护】

1.孕妇慎用。

2.用药期间应定期检查血常规和尿常规。

3.肝、肾功能及造血功能严重减退者忌用。

4.长期用药，服药期间请勿擅自停药。停药时应在医生的指导下逐渐减量。

5.用药期间避免驾驶及从事精密机械操作。

6.不建议进行高空或水下作业等。

四、非尔氨酯

【性状】　白色结晶性粉末。易溶于二甲基砜，少量溶于甲醇，微溶于乙醇，难溶于水，熔点 151～152 ℃。

【药理学】

1.药效学　可拮抗谷氨酸 NMDA 受体（甘氨酸识别部位）的活性，易化 GABA 的传递及阻滞钠通道。对多种癫痫模型均有保护作用。对缺氧缺血动物模型大脑有保护作用。

2.药动学　口服吸收良好，食物对吸收无影响，生物利用度为 90%。t_{max} 为 1～4 小时。血浆蛋白结合率为 22%～25%。部分药物在肝脏进行羟化和结合反应，生成失活代谢产物，原型药物（40%～50%）和代谢产物从尿中排出。表观 V_d 为 0.75 L/kg，$t_{1/2}$ 为 20 小时（13～30 小时）。有效血浓度为 30～100 μg/ml。

【适应证】

1.难治性部分性及继发性全面发作。

2.Lennox-Gastaut 综合征。

【用法用量】　口服。成人：起始剂量为 400 mg/d，分 3 次服用，每 1～2 周增加 600～1200 mg/d，一日最高可达 3600 mg。儿童：起始剂量为 15 mg/（kg·d），分 3～4 次口服，隔周增加剂量 15 mg/kg，可逐渐增加剂量达 45 mg/（kg·d）。

【注意事项】

1.仅用于治疗的受益超过潜在的再生障碍性贫血的风险的严重的、难治性的癫痫。在全面考虑对血液学的影响之前，不应用药。

2.本品的使用与再生障碍性贫血发生率明显升高相关，甚至有死亡的病例。任何骨髓抑制的证据一旦出现，即应停药。

3.在本品的治疗过程中应监测肝酶，一旦出现任何肝脏损害的体征即应停药。

4.哺乳期妇女使用本品可能对乳儿有危害。

5.使用本品，自杀的风险增加。

6.肾功能不全者慎用。

7.不要突然停药。停药时应在医生的指导下逐渐减量。

【禁忌证和禁忌人群】

1.对本品过敏者。

2.有肝病或肝病史及血液病史患者。

3.美国FDA妊娠期药物安全性分级为口服给药C级。

【药物不良反应】 常见的不良反应有恶心、呕吐、食欲缺乏、味觉改变、消化不良、便秘、腹痛、体重下降、紫癜、发热、头晕、头痛、失眠、步态异常，以及视物模糊、共济失调、嗜睡。

严重的不良反应有Stevens-Johnson综合征、癫痫发作、特异性反应（4%）、粒细胞缺乏、白细胞减少、血小板减少、全血细胞减少、嗜酸性粒细胞增多、再生障碍性贫血、骨髓抑制及急性肝衰竭。可能发生再生障碍性贫血及肝脏损伤。

【相互作用】

1.苯妥英钠、苯巴比妥和卡马西平等肝药酶诱导剂可加快本品的代谢；加巴喷丁可延长本品的半衰期。本品可使卡马西平的代谢加快，血药浓度降低，需调整剂量；可使苯巴比妥、苯妥英钠和丙戊酸钠的代谢减慢，血药浓度升高，也需调整剂量。

2.与黄体酮或雌激素合用，可增加其代谢，AUC显著降低，故可降低避孕药的有效性，并可引起经期出血。

【制剂与规格】

1.非尔氨酯片 400 mg；600 mg。

2.非尔氨酯糖浆 5 ml：600 mg。

【药物储藏和保存】 于20～25℃密封保存。

【药学监护】

1.肾功能不全者、青光眼患者、心血管病患者慎用。

2.本品有较强的中枢抑制作用，服药期间应避免驾驶及从事机械操作。

3.本品可能发生再生障碍性贫血及肝脏损伤，服药期间应定期进行血液学检查及肝功能检查。

五、噻加宾

【性状】 白色或无色、无臭的结晶性粉末。熔点为192 ℃，在水中的溶解度为3%，不溶于己烷。

【药理学】

1.药效学 是一种选择性的GABA再摄取抑制剂，通过抑制神经元及神经胶质细胞对GABA的再摄取，增加突触部位GABA的含量，增强GABA能神经的抑制作用。

2.药动学 口服易吸收，生物利用度96%。与食物同服可以延缓吸收，但不影响吸收率。T_{max}为0.5～1.5小时。血浆蛋白结合率为96%。在肝脏代谢为失活代谢产物，主要以代谢产物从粪便排出，少量从尿排出。表观分布容积（V_d）为1.0 L/kg。$t_{1/2}$为7～9小时，与肝药酶诱导剂联合用药则缩短至2～3小时。

【适应证】 癫痫部分性发作及继发性全面发作。

【用法用量】 口服。成人：起始剂量为一次5 mg，一日3次，维持量一次10～15 mg，一日3次（与肝药酶诱导剂联合用药）或一次5～10 mg，一日3次（不与肝药酶诱导剂联合用药）。

【注意事项】

1.哺乳期妇女使用本品可能对乳儿有危害。

2.12岁以下儿童使用本品的安全性和有效性尚未确定。

3.脑电图有棘波和放电波的患者使用本品，脑电图异常加剧。

4.使用本品出现中等至严重程度的全身乏力者宜减量使用或停药。

5.肝病患者可能需要减小剂量。

6.未使用肝药酶诱导剂（如卡马西平或苯妥英等）宜小剂量。

7.在掌握本品的疗效之前，驾驶或操作复杂的机械须谨慎。

8.有报道可增加自杀的风险。

9.不要突然停药。停药时应在医生的指导下逐渐减量。尽量减少癫痫发作的频次。

【禁忌证和禁忌人群】

1.对本品过敏者。

2.美国FDA妊娠期药物安全性分级为口服给药C级。

【药物不良反应】　常见头晕、头痛、嗜睡和震颤、呕吐、腹泻、注意力不集中等。少见弱视、肌无力、肌痛、失眠、抑郁、共济失调、瘙痒等。罕见健忘、情绪不稳定、兴奋、眼球震颤、皮疹等。

【相互作用】　卡马西平、苯巴比妥、苯妥英钠和扑米酮等肝药酶诱导剂可加速本品的代谢，使血药浓度降低至原来的1/3。

【制剂与规格】　噻加宾片：5 mg；10 mg；15 mg。

【药物储藏和保存】　密闭保存。

【药学监护】

1.哺乳期妇女慎用。

2.使用本品出现中等至严重程度的全身乏力者宜减量使用或停药。

3.肝病患者可能需要减小剂量。

4.长期用药时，服药期间请勿擅自停药。在医生的指导下停药时应逐渐减量。

5.用药期间避免驾驶及从事精密机械操作。不建议进行高空或水下作业等。

（王　萍　石　茵　李厚丽　余静洁　张　莉　林芸竹　周伯庭　单媛媛　胡亚妮

黄　蕊　彭麒霖　王茂义　陈思颖　包健安　李春华）

参 考 文 献

陈新谦，金有豫，汤光，2011．新编药物学．17版．北京：人民卫生出版社：219-220

国家药典委员会，2011．中华人民共和国药典临床用药须知：化学药和生物制品卷（2010年版）．北京：中国医药科技出版社：44-45．

国家药典委员会，2015．中华人民共和国药典临床用药须知（化学药和生物制品卷）．北京：中国医药科技出版社：39-44．

李光耀，刘维，朱锦萍，等，2017．循证制定地西泮注射液给药规范．临床药物治疗杂志，（2）：53．

孙振晓，孙宇新，于相芬，2015．氯硝西泮的不良反应认识进展．中国执业药师，12（6）：30．

王丽丽，2012．抗癫痫药物临床应用．中国现代药物应用，6（6）：67-68．

王萍，2007．抗癫痫药物的毒副作用．国际内科学杂志，34（2）：91-94．

希恩·C·斯威曼，2009．马丁代尔药物大典（原著第35版）．李大魁，金有豫，汤光，等译．北京：化学工业出版社：789-790．

印红霞，1998．常用抗癫痫药物的毒副作用及防治．功能性和立体定向神经外科杂志，11（1）：67-69．

中国抗癫痫协会，2015．临床诊疗指南：癫痫病分册（2015修订版）．北京：人民卫生出版社：48-54．

中国药物大全编委会，2005．中国药物大全（西药卷）．北京：人民卫生出版社：36-46．

吴冬燕，朱国行，2015．抗癫痫药物的分类、作用机制与不良反应．上海医药，36（9）：3-7．

Baudou E，Benevent J，Montastruc J L，et al，2019．Adverse effects of treatment with valproic acid during the neonatal period．Neuropediatrics，50（1）：31-40．

Chamberlain J M，Okada P，Holsti M，et al，2014．Lorazepam vs diazepam for pediatric status epilepticus: a randomized clinical trial．JAMA，311（16）：1652-1660．

Fricke-Galindo I，LLerena A，Jung-Cook H，et al，2018．Carbamazepine adverse drug reactions．Expert Rev Clin Pharmacol，11（7）：705-718．

Glauser T，Shinnar S，Gloss D，et al，2016．Evidence-based guideline：treatment of convulsive status epilepticus in children and adults：report of the guideline committee of the american epilepsy society．Epilepsy Curr，16（1）：48．

Johannessen C U，Johannessen S I，2003．Valproate：past，present，and future．CNS Drug Rev，9（2）：199-216．

Nevitt SJ，Sudell M，Weston J，et al，2017．Antiepileptic drug monotherapy for epilepsy：a network meta-analysis of individual participant data．Cochrane Database Syst Rev，12：Cd011412．

Park KM，Kim SH，Nho SK，et al，2013．A randomized open-label observational study to compare the efficacy and tolerability between topiramate and valproate in juvenile myoclonic epilepsy．J Clin Neurosci，20（8）：1079-1982．

Romoli M，Mazzocchetti P，D'Alonzo R，et al，2019．Valproic acid and epilepsy：from molecular mechanisms to clinical evidences．Curr Neuropharmacol，17（10）：926-946．

Tomson T，Battino D，Perucca E，2016．The remarkable story of valproic acid．Lancet Neurol，15（2）：141．

第4章

抗癫痫药物治疗总原则

第一节 抗癫痫药物的分类与选用原则

抗癫痫药物（antiepileptic drugs，AED）对癫痫的治疗具有特殊重要的意义。药物治疗仍是今天癫痫患者首选的治疗方式。接受正规药物治疗并遵医嘱坚持用药，可使约80%患者的病情得到有效控制。

一、抗癫痫药物的分类

抗癫痫药物可按药物出现的先后顺序分为传统抗癫痫药物和新型抗癫痫药物，以20世纪80年代为界，80年代之前主要有7种抗癫痫药物应用于临床，即传统抗癫痫药物。包括丙戊酸钠（镁）、卡马西平、苯妥英钠、苯巴比妥、扑米酮、乙琥胺、硝西泮或氯硝西泮等；20世纪80年代以后，新型抗癫痫药物如雨后春笋般出现，并在国外陆续开发上市。此类药物主要包括奥卡西平、托吡酯、拉莫三嗪、左乙拉西坦、唑尼沙胺、加巴喷丁、氨己烯酸、普加巴林、非尔氨酯、噻加宾等。

研究表明传统与新型抗癫痫药物在癫痫发作控制的疗效上并没有显著性差异，但新型抗癫痫药物具有较好的药动学特征，不良反应发生率明显降低，尤其是药物之间的相互影响较少，所以在药物联合应用时，其限制因素也较少，这些为新型抗癫痫药物的优势。但新型抗癫痫药物较传统抗癫痫药物价格高。所以在选择抗癫痫药物时，应综合考虑疗效、副作用和花费。临床常用一线抗癫痫药物及新型抗癫痫药物分别见表4-1和表4-2。随着医学和药学的飞速发展，新的抗癫痫药物还在不断涌现。

表4-1 临床常用一线抗癫痫药物

通用名	商品名	简写	上市时间	作用机制	适应证
苯巴比妥 phenobarbital	Luminal 鲁米那	PB	1912	GABA/Na/NMDA	SE/广谱
苯妥英钠 phenytoin sodium	Dilantin 大仑丁	PHT	1938	GABA/Na/Ca	广谱
地西泮 diazepam	Valium 安定	DZP	1968	GABA	SE
卡马西平 carbamazepine	Tegretol 得理多	CBZ	1974	Na	CPS

续表

通用名	商品名	简写	上市时间	作用机制	适应证
氯硝西泮 clonazepam	Clonopin	CZP	1975	GABA	SE/WS
丙戊酸 valproic acid	Depakene 德巴金	VPA	1978	GABA/Na/NMDA	SE/广谱

注：GABA，γ-氨基丁酸抑制机制；Na，钠通道机制；Ca，钙通道机制；NMDA，*N*-甲基-D-天冬氨酸调节机制；SE，癫痫持续状态；CPS，癫痫的复杂部分性发作；WS，West综合征

表4-2　临床常用新型抗癫痫药物

通用名	商品名	简写	上市时间	作用机制	适应证
非尔氨酯 felbamate	Felbatol	FBM	1993	GABA/NMDA/Na	PS/SGS/LGS/TLE
拉莫三嗪 lamotrigine	Lamictal	LTG	1993	NMDA/Na/Ca	广谱
加巴喷丁 gabapentin	Neurontin	GBP	1994	不明	PS/SGS
托吡酯 topiramate	Topamax 妥泰	TPM	1996	Na/Ca/GABA/ NMDA	广谱
噻加宾 tiagabine	Gabitril	TGB	1997	GABA	PS/SGS
氨己烯酸 vigabatrin	Sabril 喜保宁	VGB	1999	GABA	PS/SGS/WS
奥卡西平 oxcarbazepine	Trileptal	OCBZ	1999	Na	PS/SGS
左乙拉西坦 levetiracctam	Kappra 卡波拉	LTC	1999	不明	PS
唑尼沙胺 zonisamide	Zonigran	ZNS	2000	Na/Ca	PS/SGS/WS

注：GABA，γ-氨基丁酸抑制机制；Na，钠通道机制；Ca，钙通道机制；NMDA，*N*-甲基-D-天冬氨酸调节机制；PS，部分性发作型；SGS，部分性发作继发全面性发作；LGS，Lennox-Gastaut综合征；TLE，颞叶癫痫；WS，West综合征

二、抗癫痫药物的选用原则

约70%新诊断的癫痫患者都可以通过服用单一的抗癫痫药物使癫痫发作得到良好控制，因此初始选择的治疗药物非常重要，初始药物选药正确可以大幅增加癫痫治疗的成功率。根据患者的癫痫发作类型选药是癫痫药物治疗的基本原则。除此之外，还需同时考虑其他影响因素，主要包括禁忌证，可能潜在的不良反应，服药次数及给药剂型，达到目标治疗剂量的时间，儿童、育龄期妇女、老年人等特殊治疗人群，药物的相互作用及药物来源和药费等。

（一）根据癫痫的发作类型和综合征选药

根据发作类型和综合征选药是癫痫药物治疗的基本原则（表4-3，表4-4）。在药物治疗中，首先应尽可能根据综合征类型选择药物，如果综合征诊断不明确，则应根据癫痫发作类型选择药物。与此同时，还需要权衡患者病情、药物疗效和安全性多方面因素，如并发症、共患病、单药/合并用

药、耐受性、年龄及患者或监护人的意愿等。

表4-3　根据癫痫发作类型的选药原则

发作类型	一线药物	添加药物	可考虑的药物	可能加重发作的药物
全身性强直阵挛发作	丙戊酸 拉莫三嗪 卡马西平 奥卡西平 左乙拉西坦 苯巴比妥	左乙拉西坦 托吡酯 丙戊酸 拉莫三嗪 氯巴占	无	无
强直或失张力发作	丙戊酸	拉莫三嗪	托吡酯 卢非酰胺	卡马西平 奥卡西平 加巴喷丁 普瑞巴林 噻加宾 氨己烯酸
失神发作	丙戊酸 乙琥胺 拉莫三嗪	丙戊酸 乙琥胺 拉莫三嗪	氯硝西泮 氯巴占 左乙拉西坦 托吡酯 唑尼沙胺	卡马西平 奥卡西平 苯妥英钠 加巴喷丁 普瑞巴林 噻加宾 氨己烯酸
肌阵挛发作	丙戊酸 左乙拉西坦 托吡酯	左乙拉西坦 丙戊酸 托吡酯	氯硝西泮 氯巴占 唑尼沙胺	卡马西平 奥卡西平 苯妥英钠 加巴喷丁 普瑞巴林 噻加宾 氨己烯酸
局灶性发作	卡马西平 拉莫三嗪 奥卡西平 左乙拉西坦 丙戊酸	卡马西平 左乙拉西坦 拉莫三嗪 奥卡西平 加巴喷丁 丙戊酸 托吡酯 唑尼沙胺 氯巴占	苯妥英钠 苯巴比妥	

表4-4　根据癫痫综合征的选药原则

癫痫综合征	一线药物	添加药物	可考虑的药物	可能加重发作的药物
儿童良性癫痫伴中央颞区棘 波、Panayiotopoulos综合征或晚发性儿童枕叶癫痫（Gastaut型）	卡马西平 奥卡西平 左乙拉西坦 丙戊酸 拉莫三嗪	卡马西平 奥卡西平 左乙拉西坦 丙戊酸 拉莫三嗪 托吡酯 加巴喷丁 氯巴占	苯巴比妥 苯妥英钠 唑尼沙胺 普瑞巴林 噻加宾 氨己烯酸 艾司利卡西平 拉考沙胺	无
West综合征	类固醇 氨己烯酸	托吡酯 丙戊酸 氯硝西泮 拉莫三嗪	无	无
Lennox-Gastaut综合征	丙戊酸	拉莫三嗪	托吡酯 左乙拉西坦 卢非酰胺 非尔氨酯	卡马西平 奥卡西平 加巴喷丁 普瑞巴林 噻加宾 氨己烯酸
Dravet综合征	丙戊酸 托吡酯	氯巴占 司替戊醇 左乙拉西坦 氯硝西泮	无	卡马西平 奥卡西平 加巴喷丁 拉莫三嗪 苯妥英钠 普瑞巴林 噻加宾 氨己烯酸
儿童失神癫痫 青少年失神癫痫 其他失神综合征	丙戊酸 乙琥胺 拉莫三嗪	丙戊酸 乙琥胺 拉莫三嗪	氯硝西泮 唑尼沙胺 左乙拉西坦 托吡酯 氯巴占	卡马西平 奥卡西平 苯妥英钠 加巴喷丁 普瑞巴林 噻加宾 氨己烯酸
青少年肌阵挛癫痫	丙戊酸 拉莫三嗪 左乙拉西坦	丙戊酸 拉莫三嗪 左乙拉西坦 托吡酯	氯硝西泮 唑尼沙胺 氯巴占 苯巴比妥	卡马西平 奥卡西平 苯妥英钠 加巴喷丁 普瑞巴林 噻加宾 氨己烯酸

续表

癫痫综合征	一线药物	添加药物	可考虑的药物	可能加重发作的药物
仅有全身性强直阵挛发作的癫痫	丙戊酸 拉莫三嗪 卡马西平 奥卡西平	左乙拉西坦 托吡酯 丙戊酸 拉莫三嗪 氯巴占	苯巴比妥	无
特发性全面性癫痫	丙戊酸 拉莫三嗪	左乙拉西坦 丙戊酸 拉莫三嗪 托吡酯	氯硝西泮 唑尼沙胺 氯巴占 苯巴比妥	卡马西平 奥卡西平 苯妥英钠 加巴喷丁 普瑞巴林 噻加宾 氨己烯酸
癫痫性脑病伴慢波睡眠期持续棘慢波	丙戊酸 氯硝西泮 类固醇	左乙拉西坦 拉莫三嗪 托吡酯	无	卡马西平 奥卡西平
Landau-Kleffner综合征	丙戊酸 氯硝西泮 类固醇	左乙拉西坦 拉莫三嗪 托吡酯	无	卡马西平 奥卡西平
肌阵挛-失张力癫痫	丙戊酸 托吡酯 氯硝西泮 氯巴占	拉莫三嗪 左乙拉西坦	无	卡马西平 奥卡西平 苯妥英钠 加巴喷丁 普瑞巴林 噻加宾 氨己烯酸

（二）抗癫痫药物的调整原则

1.抗癫痫药对中枢神经系统可能产生的不良影响，一般在治疗开始的最初几周比较明显，随后即逐渐消退。减少或控制在治疗初始阶段的不良反应，可以提高癫痫患者的用药依从性。因此抗癫痫药物的使用应该从较小的给药剂量开始，逐渐平缓地增加剂量直至达到控制发作的剂量或者到达患者的最大耐受剂量。儿童一律按体重计算药量，但是最大给药剂量不应超过成人剂量。

2.治疗过程中患者如果出现如头晕、嗜睡、疲劳、共济失调等剂量相关的不良反应，可暂时停止增加剂量或酌情减少当前剂量，待相关不良反应消退后再继续缓慢加量至目标剂量。

3.合理安排服药次数，既要方便治疗、提高依从性，又要保证疗效。如果发作或药物的不良反应表现为波动形式（昼夜变化），可考虑更换抗癫痫药的剂型（如缓释剂型）或调整服药时间和服药频率，以防止药物处于峰浓度时的不良反应加重和处于谷浓度时的发作增加。

（三）抗癫痫药物治疗失败后应采取的措施

1.评估患者的用药依从性：患者用药依从性差，未按医嘱服药是抗癫痫药物治疗失败的最常见原因之一。医师应明确告知患者规律服药的重要性，并要求患者按规定随访，有条件的医院可以通过血药物浓度监测了解患者的依从性。

2.重新评估癫痫的诊断：在治疗失败的情况下，无论先前的治疗情况如何，都应该根据患者的临床表现和脑电图特征重新对发作和综合征的分类进行判断，并检查患者是否存在潜在的进行性神经系统疾病。

3.换用其他有效且不良反应较小的抗癫痫药，并按要求逐渐加量至癫痫发作控制或最大可耐受剂量。癫痫发作控制后可考虑逐渐停用原来的抗癫痫药，停用应在新药达稳态血药浓度之后缓慢进行。

（四）合并使用其他抗癫痫药物的患者在更换新抗癫痫药时的注意事项

尽管单一药物治疗是抗癫痫药物治疗应遵守的基本原则，然而许多癫痫患者就诊时已经在服用一种或几种抗癫痫药，但发作仍然没得到控制。调整药量或换药应遵循以下原则。

1.如原抗癫痫药选择恰当，仅需调整剂量。最好测定血药浓度，个体化调整剂量。

2.如原抗癫痫药选择欠妥，更换另一种新抗癫痫药。新换的抗癫痫药至维持量时，如发作停止，再缓慢撤掉原来的抗癫痫药。发作停止的含义是发作频繁的患者有5个发作间期没有发作（如过去患者平均每7～8天犯一次，有35～40天没有发作），可以逐渐撤掉原来用的抗癫痫药。对发作不频繁的患者，若加新抗癫痫药后3个月没有发作，则可以逐渐撤掉原来的抗癫痫药。

3.每次只能撤掉原来服用的一种药物，撤掉一种药物之后，至少间隔1个月，如仍无发作，再撤掉第二种药物。

4.若在撤药过程中患者出现癫痫发作，应立即停止撤药，并将拟撤药物的剂量恢复到癫痫发作前的剂量。

（五）减药、停药的原则和注意事项

何时减药、停药是患者从治疗开始就非常关心的问题，也是临床医师非常难回答的问题。研究表明，70%～80%的癫痫患者在经抗癫痫药物治疗后癫痫发作可以得到良好的控制，其中超过60%的患者在撤除抗癫痫药物后仍然无癫痫发作。在减药后的2年之内，约30%的癫痫患者可能再次发作，且绝大部分发作出现在减药的最初9个月内。

1.持续无发作2年以上的癫痫患者，存在减停药的可能性。大部分患者在抗癫痫药物治疗下，2～5年完全无发作，可以考虑停药。

2.患者虽然较长时间无发作，但仍然存在停药后再次发作的风险，因此在决定停药之前应评估患者再次发作的可能性。若患者脑电图始终异常，且存在多种发作类型，并有明显的神经影像学异常及神经系统功能缺损，则其发作的复发率显著增加，应延长抗癫痫药物的服药时间。

3.综合征不同，预后不同，将直接影响抗癫痫药物停药后的长期缓解率。对儿童良性癫痫综合征，若1～2年无发作则可以考虑停药；对青少年肌阵挛癫痫，即使5年无发作，其停药后的复发率也很高；而对于Lennox-Gastaut综合征，则可能需要更长的药物治疗时间甚至终身服药。

4.停药的过程应缓慢进行，可能持续数月甚至1年以上。苯巴比妥和苯二氮䓬类的停药除了有再次发作的风险外，还可能出现戒断综合征（如焦虑、惊恐、不安、出汗等），所以此类药物的停药过程应该更加谨慎，更加缓慢。

5.多药联合治疗的癫痫患者停药时，每次只能撤掉一种药物，并且在撤掉一种药物后，中间至少间隔1个月，且仍无发作时，再考虑撤掉第二种药物。

6.若在撤药过程中出现癫痫发作，则应立即停止撤药，并将抗癫痫药物的剂量恢复到发作前的剂量。

（六）特殊人群的药物治疗

1.儿童处在生长发育阶段，体重不断变化，对于年龄依赖的癫痫综合征，应注意用药疗程。对于遗传代谢病需要考虑病因治疗。

2.对于妊娠期及哺乳期女性，注意抗癫痫药与避孕药间的相互影响，注意丙戊酸等对胎儿的影响，选择致畸形较小的药物，并且告知癫痫发作及抗癫痫药对妊娠及胎儿的潜在风险。

3.考虑老年人的生理或病理变化对药效学和药动学的影响。老年人共患病（高血压、糖尿病、心脏病、高血脂等）常见，需注意抗癫痫药物与非抗癫痫药物间的相互作用。此外，绝经后女性可能容易出现骨质疏松，应尽可能避免使用有肝药酶诱导作用的抗癫痫药物，并补充维生素D和钙剂。

综上所述，癫痫的治疗既要强调遵循治疗原则，又要充分考虑个体性差异。在治疗过程中，明确治疗目的，控制癫痫发作，提高生活质量，减少不良反应。

第二节　癫痫患者的治疗

一、癫痫的诊断方法

根据我国《临床诊疗指南——癫痫病分册》规定，癫痫的诊断可分为五个步骤：①确定发作性事件是否为癫痫发作；②确定癫痫发作的类型；③确定癫痫及癫痫综合征的类型；④确定病因；⑤确定残障和共患病。诊断方法包括以下几个部分。

（一）病史资料

癫痫的诊断，完整详细的病史是至关重要的。内容包括现病史（尤其是癫痫发作史）、既往史、家族史、个人史、预防接种史、生育史等。具体内容如下。

1.现病史　详细询问患者首次发作的年龄、癫痫发作前状态（比如是睡眠状态还是觉醒或清醒状态）、有无诱发因素（是否饮酒、过度疲劳、运动，有没有受到刺激、心理压力、睡眠减少，有无发热、与月经是否相关等）。癫痫发作初始的表现（如先兆、前驱症状等）、癫痫发作时的表现（包括姿势、运动症状、意识状态、闭眼、睁眼、肌张力、感觉异常、舌咬伤、尿失禁等）、发作的演变过程、发作持续时间、发作后的表现（包括嗜睡、清醒、朦胧状态、烦躁、Todd麻痹、头痛、肌肉酸痛、失语、遗忘等）、发作频率和严重程度（包括有无癫痫持续状态史）、脑电图检查情况、其他辅助检查（包括患者血糖、血压、电解质、头部影像学、心电图等）、其他发作形式（如果患者有，应该按照上述要点询问患者发作时的具体细节）、抗癫痫药物的使用情况（包括药名、给药剂量、给药疗程、药物疗效、用药依从性、有无副作用等）、发作间期的状态（包括患者的精神症状、有无焦虑或抑郁状态、有无记忆力下降等）、发病后患者智力运动发育情况等。

2.既往史　围生史（包括早产、缺氧窒息、颅内出血、剖宫产、顺产、难产、产伤等）；有无中枢神经系统其他病史（包括脑卒中、感染、遗传代谢疾病、外伤等）；生长发育史（包括精神运动发育迟滞等）；有无新生儿惊厥及热惊厥史（包括简单型、复杂型）；家族史（包括遗传代谢疾病、偏头痛、癫痫、睡眠障碍、热惊厥等）；预防接种史（发作前有无接种疫苗、有无过敏等）；疾病的影响（包括心理压力、失业、不能驾车、活动受限、求学困难等）。

（二）体格检查

全身检查：主要检查神经系统，检查内容包括精神状态、意识状态、局灶体征、各种反射及病理征等。应观察有无身体畸形、外貌、头颅大小和形状等，还应排查某些神经皮肤综合征。癫痫病因的诊断中具有初步提示作用的是体格检查。抗癫痫药物不良反应有时也表现在某些体征中。

（三）辅助检查

1.脑电图 脑神经元异常放电是癫痫发作的本质特征，脑电图是反映脑电活动最直观便捷的检查方法，是诊断癫痫发作和癫痫类型最重要的辅助手段。当然，临床应用中也必须充分了解脑电图（尤其头皮脑电图）检查的局限性，必要时可行视频脑电图或行深部电极置放。

2.神经影像学 磁共振成像（MRI）对于发现脑部结构性异常有很高的价值。如果有条件，建议常规进行头颅磁共振成像检查。头部CT检查在显示钙化性或出血性病变时较磁共振成像有优势。其他影像学检查，如功能磁共振成像、磁共振波谱、单光子发射计算机体层摄影、PET等在必要时也需要完善。应注意，影像学阳性并不一定代表着该病灶与癫痫发作之间存在必然的因果关系。

3.其他 应根据患者具体情况选择性地进行检查。

（1）血液检查：包括血常规、血糖、电解质、肝肾功能、血气、丙酮酸、乳酸等方面的检查，能够排查病因。定期检查血常规和肝肾功能等指标还可辅助监测抗癫痫药物的不良反应。临床怀疑中毒时，应进行毒物筛查。已经服用抗癫痫药物者，可酌情进行药物浓度监测。

（2）尿液检查：包括尿常规及遗传代谢病的筛查。

（3）脑脊液检查：可以用来排查颅内感染性疾病，也可用来帮助诊断遗传代谢及自身免疫病等相关疾病。

（4）心电图：对于疑诊癫痫或新诊断的癫痫患者，主张常规进行心电图检查。这有助于发现误诊为癫痫发作的某些心源性疾病（如心律失常所致的晕厥发作），还能早期发现某些心律失常（如长QT间期综合征、Brugada综合征和传导阻滞等），从而避免因使用某些抗癫痫药物而引起的严重后果。

（5）基因检测：目前基因检测不作为常规病因筛查手段，通常是在临床已高度怀疑某种疾病时进行。

癫痫是常见的神经系统慢性疾病，应仔细观察发作形式，详细了解病史。了解癫痫就诊流程（图4-1），对于提高患者的就医效率很重要。

二、癫痫复发的风险及预后

影响癫痫预后的因素主要有癫痫的自然病史、病因、病情和治疗情况等。由于大多数癫痫患者（尤其在发达国家）在诊断后接受了治疗，有关癫痫自然病程的认识还很少。总体看来，大多数癫痫患者通过抗癫痫药物的治疗预后较好，约2/3病例可获得长期的发作缓解，其中部分患者可完全停药。

（一）经治疗的癫痫患者的预后

通常情况下，在出现2次及以上非诱发性癫痫发作时才诊断为癫痫，并开始药物治疗。在随访观察10年和20年时，经治疗的癫痫患者5年临床发作缓解率分别为58%～65%和70%。在随诊10年时，经治疗的成人癫痫5年发作缓解率为61%。在随诊12～30年时，经治疗的儿童癫痫3～5年发作缓解率为74%～78%。对于儿童期发病的癫痫患者，在随诊30年时，有64%的病例可以达到5年临床无发作，其中74%的患者可完全停药。

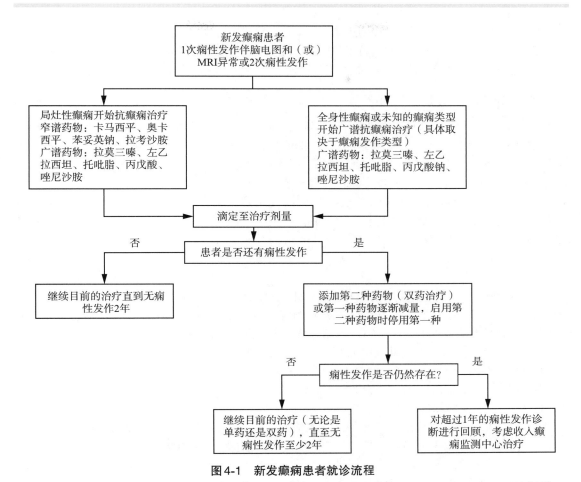

图 4-1　新发癫痫患者就诊流程

摘自 Gavvala J R，Schuele S U.New-Onset seizure in adults and adolescents：A review.JAMA，2016，316（24）：2657

（二）影响新诊断的癫痫患者预后的主要因素

最主要的影响因素是癫痫的病因。总体上，特发性癫痫要比症状性或隐源性癫痫更容易达到发作缓解。在儿童癫痫患者中，能找到明确癫痫病因的患者大多预后较差。其他影响癫痫预后的因素包括癫痫早期的发作频率、脑电图是否有局灶性慢波或癫痫样放电、是否有全身性强直阵挛发作、首次发作后6个月内再次发作的次数。一般认为，起病年龄和性别对预后影响不大。

（三）癫痫综合征的预后

根据综合征的本身性质和对治疗的反应，癫痫综合征的预后大体可分为如下四种。

1. 预后很好　占20%～30%，属良性癫痫。通常癫痫发作频率低，可以自发缓解，不一定需要药物治疗。这类综合征包括新生儿良性发作、良性部分性癫痫（儿童良性癫痫伴中央颞区棘波、儿童良性枕叶癫痫等）、婴儿良性肌阵挛癫痫及某些有特殊原因促发的癫痫。

2. 较好预后　占30%～40%。药物能有效控制癫痫发作，癫痫也有自发缓解的可能性。这类综合征包括儿童失神癫痫、仅有全身性强直阵挛发作的癫痫和某些局灶性癫痫等。

3. 药物依赖性预后　占10%～20%。抗癫痫药物能控制发作，但停药后容易复发。这类综合征包括青少年肌阵挛癫痫、大多数局灶性癫痫（隐源性或症状性癫痫）。

4.不良预后　约占20%。尽管进行了积极的药物治疗，仍有明显的癫痫发作，甚至出现进行性神经精神功能损害。这类综合征包括各种癫痫性脑病、进行性肌阵挛癫痫和某些症状性或隐源性癫痫。

（四）抗癫痫药物治疗的预后情况

目前的证据显示，抗癫痫药物治疗通常只能控制发作，似乎不能阻止潜在致病灶的形成和进展。一线抗癫痫药物疗效之间没有明显的差别。如果正确选择一种抗癫痫药物，新诊断癫痫患者的发作缓解率能达到60%～70%。有研究显示，使用第一种单药治疗后有47%新诊断的癫痫患者能达到临床无发作，再使用第二种及第三种单药治疗时则仅有13%和1%的患者可达到无发作。在单药治疗效果不佳时，可考虑联合用药。但即使经过积极治疗，新诊断的癫痫患者中仍有20%～30%发作控制不佳。需注意的是，上述数据主要来自传统抗癫痫药物，新型抗癫痫药物对癫痫长期预后的影响尚缺乏可靠的研究。

（五）停药后的癫痫

1.停药后癫痫复发情况　一项基于人群的长期研究显示，在停止药物治疗后，癫痫的5年缓解率为61%。因此，对于已有2年或2年以上无癫痫发作的患者而言，可以尝试减停药物。在减药过程中或停药后，癫痫复发率为12%～66%。荟萃分析显示，停药后1年和2年的复发风险分别为25%和29%。在停药后1年和2年时，儿童中无发作的患者比例分别是66%～96%和61%～91%，而在成人中则分别是39%～74%和35%～57%，说明成人癫痫要比儿童癫痫的复发率高。复发率在停药后12个月内最高（尤其是前6个月），随后逐渐下降。

2.停药后癫痫复发的预测因素

（1）高复发风险的预测因素：青少年起病的癫痫、局灶性发作、有潜在的神经系统结构性病变、异常脑电图（儿童）。举例：青少年肌阵挛癫痫、伴外伤后脑软化灶的额叶癫痫。

（2）低复发风险的预测因素：儿童期起病的癫痫、特发性全面性癫痫、正常脑电图（儿童）。举例：儿童良性癫痫伴中央－颞区棘波、儿童失神癫痫。

三、癫痫的药物治疗

目前癫痫的治疗方法较多，近年来在药物治疗、外科治疗、神经调控等方面都有许多进展，现在常用治疗的方法分类如下：①癫痫的药物治疗；②癫痫外科治疗（包括神经调控疗法）；③生酮饮食。

抗癫痫药物是治疗癫痫最重要和最基本的手段，是治疗癫痫的首选。目前现有抗癫痫药物都是控制癫痫发作的，所以对于仅有脑电图异常而没有临床发作的患者应当慎用抗癫痫药物。

从20世纪80年代开始一直强调单药治疗，并认为至少应进行2种或2种以上单药治疗失败后再考虑进行联合药物治疗。2007年以后部分专家认为在第一种抗癫痫药失败后，即可考虑"合理的多药治疗"。所谓合理的多药（联合）治疗应当注意以下几个方面。

1.根据发作类型和综合征分类选择药物是治疗癫痫的基本原则，同时还需要考虑到共患病、共用药、患者的年龄及患者或其监护人的意愿等进行个体化用药。

2.如果合理使用一线抗癫痫药物后仍有发作，则需严格评估癫痫的诊断。

3.由于不同抗癫痫药物制剂在生物利用度和药动学方面有差异，为了避免疗效降低或副作用增加，应推荐患者固定使用同一生产厂家的药品。

4.首选单药治疗。

5.如果选用的第一种抗癫痫药因为不良反应或仍有发作而治疗失败，应试用另一种药物，并加量至足够剂量后，将第一种药物缓慢地减量。

6.如果第二种用药仍无效，在开始另一个药物前，应根据相对疗效、不良反应和药物耐受性将第一个或第二个药物缓慢撤药。

7.仅在单一药物治疗没有很好控制发作时才推荐联合用药治疗。

8.如果联合用药治疗没有使患者获益，治疗应回到原来患者最能接受的方案（单一药物治疗或联合用药治疗），以取得疗效和不良反应耐受方面的最佳平衡。

9.对于儿童、妇女等特殊人群用药需要考虑患者特点。

10.对治疗困难的癫痫综合征及难治性癫痫，建议转诊至癫痫专科医生诊治。

11.使用作用机制不同的抗癫痫药物。

12.使用具有协同增强疗效作用的抗癫痫药物。

13.使用药动学无相互作用的抗癫痫药物。

14.药物副作用无协同增强或者叠加作用。

四、开始药物治疗的原则

1.当癫痫诊断明确时，应开始抗癫痫药治疗，除非一些特殊情况，需与患者或其监护人进行讨论并达成一致。

（1）启动抗癫痫药物的决定需要与患者或其监护人进行充分的沟通，衡量风险和获益后决定，要考虑到癫痫综合征的类型及预后。

（2）通常情况下，第二次癫痫发作后推荐开始抗癫痫药物治疗。

（3）虽然已有两次发作，但发作间隔在一年以上，可以暂时推迟药物治疗。

（4）存在以下情况时，在第一次无诱因发作后即可启动抗癫痫药物治疗，并与患者或其监护人进行商议：①患者存在脑功能缺陷；②脑电图提示有明确的痫样放电；③患者或其监护人认为不能承受再发一次的风险；④头颅影像显示有脑结构性损害。

2.应尽可能依据癫痫综合征类型选择抗癫痫药物，如果癫痫综合征诊断不明确，应根据癫痫发作类型做出选择。

五、停药原则

癫痫患者在经过抗癫痫药物治疗后，有60%～70%可以实现临床无发作。通常情况下，癫痫患者如果持续无发作2年以上，即存在减停药的可能性，但是否减停、如何减停，还需要综合考虑患者的癫痫类型（发作类型、综合征分类）、既往治疗反应及患者个人情况，仔细评估停药复发风险，确定减停药复发风险较低时，与患者或其监护人充分沟通相关风险及获益后，可考虑开始逐渐减停抗癫痫药物。减停药物的注意事项如下。

1.减药前须复查脑电图，停药前最好再次复查脑电图。多数癫痫综合征需要脑电图完全无癫痫样放电再考虑减停药物，而且减药过程中需要定期（每3～6个月）复查长程脑电图，如果撤停药过程中再次出现癫痫样放电，需要重新回到减药前的药物治疗方案。

2.少数年龄相关性的癫痫综合征，超过患病年龄，并不完全要求减停药前脑电图正常。对存在脑结构性异常或一些特殊综合征的患者，应当延长抗癫痫药物使用，至3～5年无发作。

3.单药治疗的减药过程应当不少于6个月；多药治疗时每种抗癫痫药减停时间不少于3个月，一次只减停一种药物。

4.在减停苯二氮䓬类药物与巴比妥类药物时，可能会出现药物减停相关综合征和（或）癫痫复发，撤停时间应当不低于6个月。

5.如减停药物过程中再次出现癫痫发作，应当将药物恢复至减量前的剂量并给予医疗建议。

6.停药后短期内出现癫痫复发，应恢复停药前的药物治疗并随访；在停药1年后出现有诱因的发作可以继续观察，注意避免诱发因素，可以暂不使用抗癫痫药物；如有每年2次以上的发作，应再次评估确定药物治疗方案。

第三节　伴认知障碍癫痫的治疗

一、癫痫患者认知障碍的评估

认知障碍、情绪和行为问题是癫痫常见的合并症。在慢性癫痫患者中70% ～ 80%的患者出现认知障碍。由于儿童大脑兴奋性和抑制性机制尚未成熟，更易发生学习障碍。学习障碍（LD）是指表现在听、说、读、写、推理和计算等能力获取与应用上有明显困难的一组异质性障碍的总称，是儿童最常见的认知功能障碍之一。一般认为，癫痫患者的认知能力是由器质性脑损伤、癫痫发作、治疗方案和个体化状态等多方面因素决定的。虽然发作期和发作后的认知功能障碍可逆，但随着癫痫发作的积累，慢性和难治性癫痫患者多存在进行性认知功能下降。过去认为，反复癫痫发作是导致患者认知障碍和行为问题的主要原因，当癫痫完全控制后，这些问题将迎刃而解，但近年的研究显示，癫痫认知和行为障碍见于多种神经发育异常模型。除癫痫发作类型外，还应考虑脑结构形态学、痫性发作、发作间期痫样活动、药物治疗、精神合并症和个体储备能力等多方面因素。因此，癫痫患者的认知障碍可能有多种原因，癫痫发作和认知障碍可能是原发疾病的共有症状。

（一）认知障碍的影响因素

对于慢性癫痫患者，寻找认知功能障碍的原因很重要。如果神经心理学评估显示智商下降和执行功能受损，其原因可能与疾病、治疗、心理因素等相关，具体影响因素如下。

1.疾病因素　癫痫发作可对认知功能造成严重损害，其严重程度与以下因素相关：发病年龄、发作类型、发病原因、痫灶部位、亚临床型发作等。一般而言，癫痫发作的频率越高、发作持续时间越长、发作程度越严重，对认知功能的影响越显著。

2.治疗因素　部分抗癫痫药物如苯二氮䓬类药物可引起注意和短期记忆障碍，苯巴比妥类主要影响认知速度和记忆功能，苯妥英钠可使注意力下降，但大多停药后即可恢复。新型抗癫痫药物对认知功能的影响较小。多药联合使用、高剂量给药、血药浓度过高、将增加认知功能损害的危险性。

3.心理因素　癫痫患者精神异常的发病率明显高于一般人群，常见焦虑、抑郁、思维障碍等，均可影响认知功能。

4.社会因素　家庭经济状况、受教育程度、家庭关爱、社会支持对癫痫患者的认知功能亦有影响。社会偏见、歧视可加重认知功能损害。

（二）认知障碍的测评

近年来有多种方法可对癫痫共患认知障碍进行测评，具体方法如下。

1.事件相关诱发电位测试　是根据NDI-400F肌电图诱发电位仪进行的癫痫伴认知障碍的测试评价技术。是选择注意、记忆、判断、推理、思维等心理活动的电位反应。可为临床提供较客观的检查方法。

2.神经心理学测定　是有效评估癫痫患者认知功能的简便方法。目前国内外公认的且较常使用的测试量表有以下几种：①简易智能状况量表（MMSE）：主要检查被试者的定向力、记忆力、注意力、计算力、回忆力及言语能力。②韦-克斯勒成人智力量表（WSIC-CR）：主要测试被试者的智商。根据量表可测出总智商、言语智商及操作智商。③蒙特利尔认知评估量表（MoCA）：分别测评被试者的语言能力、视空间与执行功能、定向力、命名、注意力、抽象概括能力和延迟回忆，根据标准统计得分。④数字广度测试（DST）：主要测试被试者的注意力及瞬时记忆，给被试者读一组随机数字，要求其向前和逆转复述，按准确程度分别评分，得分越多，记忆广度越大。⑤学习障碍儿童筛查量表（PRS）：区域性实施具有理想的信度和效度，适用于团体筛查 LD 儿童。具体对言语类（理解记忆、语言表达）及非言语类（时空知觉、运动能力、社会行为）事件进行测评分析。该量表简单易行，容易得到家长及患儿的配合，可客观评价癫痫患儿的认知学习能力。

癫痫发作对大脑发育可产生不良影响，新发癫痫的儿童注意力和执行功能受损风险较高，尤其是在病因尚不明确的情况下，因此儿童认知功能的系统评价有助于早期发现细微认知障碍，及时调整相应治疗，并且可以用于为担心药物治疗副作用的家庭提供咨询。监测癫痫患者认知功能是癫痫长程管理的重要内容，不但为临床合理选药、预防药物相关性认知障碍、指导患者进行认知康复提供依据，也是提高患者依从性、改善患者生存质量的重要途径。

二、癫痫合并认知障碍的治疗

（一）针对病因治疗

首先应针对癫痫病因进行治疗，积极控制癫痫发作，尤其是儿童，可减少认知功能的损害。

（二）合理用药

规范合理地使用抗癫痫药物，包括药物选择、剂量确定、疗程充分、合理联合用药、血药浓度和不良反应监测。

（三）药物治疗

有研究显示，部分抗癫痫药物也可用于治疗癫痫引起的认知障碍，如奥卡西平可用于治疗颞叶癫痫患者认知功能障碍。研究认为，奥卡西平可通过干预离子通道、影响神经元细胞信号酶及跨膜蛋白表达、影响神经胶质细胞中相关蛋白及炎性因子表达、保护神经营养因子等降低神经元细胞膜兴奋性，保护中枢神经元细胞及脑组织结构和功能，进而改善患者的认知功能障碍。与其他抗癫痫药比较，奥卡西平可提高患者精神活动的反应速度、降低动脉粥样硬化发生率及减少癫痫发作次数，具有良好的临床治疗效果。

（四）康复训练

认知障碍病理生理学过程复杂，目前尚缺乏特异性靶向治疗药物。越来越多的临床试验数据证明，物理治疗等康复治疗能够改善认知障碍。因此，康复治疗具有重要的临床实用价值。

1.借助简易工具进行认知功能训练　是目前常规使用的方法。临床常采用简易工具进行认知功能训练，如注意力障碍训练的猜测作业、删除作业、时间感作业和顺序作业等；思维障碍训练的提取信息、排列顺序、物品分类、从一般到特殊推理的训练、解决问题能力训练及计算和预算训练；记忆力训练的内部策略、外部策略、无错性学习法；计算力训练、执行及解决问题能力的训练及失用症、失认症训练等。

2.计算机辅助认知康复训练　是通过计算机来对患者的认知功能障碍进行辅助锻炼，提高患治疗的兴趣。与传统测试相比，电脑化的认知评定可节省60%的时间，治疗过程也丰富了环境的刺激。研究认为，采用计算机辅助认知训练较人工认知训练在改善执行功能及提高日常生活活动能力方面更加有效，值得推广应用。

3. 虚拟现实技术　目前全世界已有多个国家将虚拟现实技术应用于认知康复领域中，我国在这方面还处于起步阶段，但作为认知康复治疗领域的一个新的动态与方向，随着更多计算机和康复领域方面的综合性人才出现、计算机技术及学科交叉领域的飞速发展，虚拟现实技术介入认知障碍的康复治疗将会受到更多关注。

4. 运动治疗　大脑海马区域是认知、学习、记忆的主要部位，与认知功能相关的多种神经递质、信号通路等均表达于海马区。研究认为，长期的有氧运动可调控海马中脑源性神经营养因子、酪氨酸受体激酶p75的表达，诱导乙酰转移酶和组蛋白乙酰转移酶活性增加，从而改善认知功能。

5. 其他　此外还包括物理因子治疗如高压氧治疗、经颅磁刺激术、经颅电刺激术、脑电生物反馈等。

（五）手术治疗

对有手术适应证的患者应及早进行手术治疗。术前需对患者进行详细的神经心理学测查、结构影像学和功能影像学评价。

（六）心理治疗与社会干预措施

心理治疗是指对儿童和成人的广泛性干预，包括对个人、家庭、团体心理或精神的非药物干预，以及自我或家庭管理、依从性和教育干预。心理治疗的目的不是针对客观认知障碍的康复训练，而在于管理情绪、焦虑和主观认知症状的相互关系。研究发现，癫痫患者的正念训练证据水平最高，旨在培养患者的自我意识和专注力。与对照组相比，完成治疗的耐药性癫痫患者的延迟语言记忆的客观评估有显著改善。有中等到高质量的证据表明，基于正念的干预对癫痫患者的神经认知障碍改善具有临床意义。癫痫患儿中注意缺陷多动障碍（ADHD）的患病率高于一般人群，为30%～40%。关于癫痫患儿ADHD治疗的研究强调了处理认知功能的必要性。

第四节　老年癫痫的治疗

一、病因和诊断

（一）病因

老年期发病的癫痫大部分为症状性，仅少部分为隐源性或原发性。常见的病因如下。

1. 脑血管疾病：是老年期癫痫发病最常见的病因。主要包括脑梗死、脑出血、蛛网膜下腔出血、大脑静脉及静脉窦血栓、血管畸形、皮质下动脉硬化性脑病等。4%～9%的急性脑血管事件中会出现癫痫发作，所有卒中亚型，包括短暂性脑缺血发作（transient ischemic attack，TIA），都可引起癫痫发作。大多数急性癫痫发作出现在缺血性脑卒中发生后48小时内；在蛛网膜下腔出血的情况下，癫痫发作通常出现在数小时内。脑内出血、硬膜下血肿、缺血缺氧性全脑损伤和高血压脑病也可能表现为癫痫发作。

2. 代谢或中毒性疾病：在任何年龄段人群都可出现引起癫痫发作的急性代谢紊乱，常见于老年患者，因为老年人群中存在多种健康问题，多药治疗和出现并发症的情况增多。主要包括酒精戒断、低血糖、非酮性高血糖、肝衰竭、肾衰竭、甲状腺疾病、甲状旁腺疾病、水电解质紊乱、药物相关性等。

3.药物：已有研究提示一些药物是晚年急性癫痫发作的原因。因为老年个体接受多药治疗的比例较高、药物清除能力受损及对药物促癫痫作用的敏感性增强，所以他们尤其容易出现药物所致的癫痫发作。酒精戒断、苯二氮䓬类药物停用或巴比妥类药物停药时都可引起癫痫发作。总体而言，用药和停药引起的急性症状性癫痫发作占比可达10%。

4.脑肿瘤：包括原发性脑肿瘤和脑部转移瘤。

5.痴呆：是老年人癫痫的独立危险因素。

6.脑外伤或脑部手术：尽管老年人容易受到头部创伤，但与年轻个体相比，他们因此出现急性癫痫发作的可能性较低。创伤引起的急性症状性癫痫发作占4%～17%。

7.中枢神经系统炎症。

8.未知因素：在大部分病因不明的癫痫发作患者中，脑血管病也被认为是癫痫的基础。相关证据包括伴和不伴脑卒中病史的老年癫痫患者都具有相对突出的脑卒中危险因素，特别是高血压，但也包括高胆固醇血症、冠状血管疾病和外周血管疾病。老年癫痫患者将来发生脑卒中的风险也更高。

（二）诊断

老年期发病的癫痫的诊断原则与青年人基本一致，但应该特别注意以下几点。

1.病史：老年人智力、记忆力水平有不同程度下降，更易于并发多种疾病且常独自居住，自述病史未必可靠。家属及目击者对病史的陈述在一定程度上更具诊断价值。

2.重视神经系统检查。

3.重视其他系统检查：老年患者更易并发多种疾病，应该根据情况进行其他系统性检查，以利于鉴别诊断和病因诊断，如血常规和生化检查、甲状腺和甲状旁腺功能检查、睡眠多导监测、体位性血压测量、心脏超声、颈动脉和椎动脉超声检查等。

4.脑电图检查：脑电图在老年人癫痫的诊断和监护中有重要价值。在精神状态改变的患者中，脑电图是一种排除或识别癫痫发作活动的有用工具。然而，老年患者中发作间期脑电图的作用有限，诊断癫痫的敏感性和特异性较低。

5.神经影像学检查：老年期发病癫痫患者都应该常规进行神经结构影像学检查，包括CT、MRI，以明确或排除颅内病变。

二、一般管理问题

1.老年人生理变化对药效学和药动学的影响　老年患者体内抗癫痫药物蛋白结合率减少、药物分布容积减少，同时肝脏、肾脏药物清除率降低，肝脏的代谢能力下降。

2.对不良反应更敏感　老年患者抗癫痫药物不良反应的发生率是青年人的2～3倍。常见神经毒性作用、认知功能损害等。

3.联合应用其他药物　患有其他疾病而同时服用非抗癫痫药物。多项前瞻性随机研究报道，老年患者平均用药为6～7种；1/4的患者一日用药多达15种。抗癫痫药发生药物相互作用的可能性很高；随着用药种类的增加，药物相互作用的风险显著增加，特别是酶诱导型抗癫痫药（苯巴比妥、苯妥英和卡马西平）。相比年轻患者，老年患者中联合使用高蛋白结合率的药物也可能更成问题。除了潜在的药物相互作用外，给老年人处方的一些药物还可降低癫痫发作阈值。英国一个包括294所全科医学诊所的计算机化数据库中，超过10%的抗癫痫药物处方中至少联合了一种促癫痫药物。

4.服药依从性差　老年患者记忆力、认知功能减退、缺乏照顾等原因导致漏服、错服抗癫痫药物。

5.补充钙剂和维生素 老年患者在使用抗癫痫药物治疗时应补充钙剂和维生素D。对于长期使用抗癫痫药物（尤其是酶诱导型药物和丙戊酸盐）的患者，建议进行骨密度检测。

三、药动学差异

一些生理变化可能使老年人抗癫痫药物使用变得复杂化。大多数这些变化的联合作用表明，老年患者既需要小剂量的抗癫痫药物，也需要给药频率更低。这些变化包括肝脏代谢受损、酶诱导性减弱。40岁后人群肾脏清除率每10年下降10%。随着年龄增长，血浆蛋白和白蛋白的浓度降低，药物的蛋白结合力降低，即使药物总血清水平在治疗范围内，也有引起中毒症状的可能性。蛋白结合率高的药物包括苯妥英、卡马西平、拉莫三嗪和丙戊酸盐。其他因素包括脂肪/去脂体重增加，这会改变药物分布容积；胃动力减弱和胃pH升高，会改变药物吸收。尽管存在这些问题，仍有一项药动学研究发现，在健康的老年人和年轻人中，苯妥英的清除率和半衰期是相似的，但另一项研究发现，拉莫三嗪的清除率在老年人中比年轻人减少了约20%。

四、药效差异和副作用

1.疗效差异 对于老年患者的治疗效果，有文献报道，使用第一种抗癫痫药物治疗，62%的患者至少1年无癫痫发作，26%的患者治疗无效，12%的患者不能耐受治疗。调整治疗后，79%的患者随后癫痫发作缓解。治疗前癫痫发作次数与治疗结局有关。

2.副作用 抗癫痫药的副作用对老年人是一个重大问题，因为很常见且具有潜在的严重后遗症。老年患者似乎对抗癫痫药的副作用更敏感，常出现副作用，并且剂量较低时也会出现副作用。

一项对新发癫痫的老年患者应用3种不同抗癫痫药的随机研究中，仅有不到一半的患者完成了为期52周的药物试验；近20%的患者由于副作用而早期退出。一项观察性研究显示，在接受抗癫痫药（苯妥英、卡马西平、丙戊酸盐和苯巴比妥）治疗的67例老年患者中，27%的患者报告了副作用。大多数患者的抗癫痫药血药浓度处于推荐治疗范围的下限或低于推荐的治疗范围。其中苯妥英的副作用最为常见。

抗癫痫药的剂量依赖性副作用在老年患者中尤为突出，包括意识模糊、步态障碍、镇静、震颤、头晕及视力障碍。任何抗癫痫药都有这些潜在的问题。抗癫痫药的不良认知副作用很常见，尤其在有基础脑部疾病的患者中和在多药治疗的情况下。一项研究发现，26例接受抗癫痫药物单药治疗的老年癫痫患者在神经心理学测试中的认知表现低于年龄、性别和教育程度相匹配的健康对照组。认知缺陷与基线相匹配的轻度认知障碍（mild cognitive impairment，MCI）患者相当。

一项关于丙戊酸盐的随机研究纳入了313例轻至中度阿尔茨海默病（AD）患者，预先指定的89例患者亚组在基线和12个月时进行了MRI扫描。本研究的目的是评估丙戊酸盐在治疗AD神经精神症状中的推定益处。与安慰剂治疗组相比，丙戊酸盐治疗组患者的海马体积及脑总体积减小更显著，且简易智力状态检查评分降低更显著。两组间的其他认知和功能评分没有差异。尽管这一发现仅限于一项研究，但在可以获得其他不会引起这些或其他类似副作用的有效抗癫痫药物作为替代时，对合并癫痫发作的AD患者谨慎应用丙戊酸盐似乎是明智的。

骨丢失是老年人，特别是女性关注的问题。酶诱导型抗癫痫药（如苯妥英、卡马西平和苯巴比妥）与骨丢失有关。一项病例对照研究比较了78例长期使用抗癫痫药物治疗的患者与年龄性别匹配的未曾用药对照者，结果发现抗癫痫药是骨丢失的独立危险因素（除了年龄、性别和体重之外），并且非酶诱导型抗癫痫药物具有同样的影响。有人推荐对长期使用抗癫痫药物治疗的患者定期进行骨丢失筛查，并补充钙和维生素 D。值得欣慰的是，一项纳入 124 655 例骨折患者的病例对照研究发现，抗癫痫药物使用者中骨折风险增加极为有限。另一项研究发现，癫痫患者骨折风险增加主要与癫痫发作有关，而与骨的生物力学性能无关。使用抗癫痫药物导致的步态障碍是导致老年癫痫患者跌倒和骨折的另一个潜在因素。

五、药物剂量和治疗方案

1.药物剂量　无论使用何种抗癫痫药物，当以低剂量开始并逐渐调整至较高剂量时，成功的机会都会提高。单药治疗远远优于多药治疗。治疗药物监测在特定的情况下是有帮助的，如记录患者的依从性、识别药物相互作用，但常规应用价值有限。老年患者用药时，低于标准治疗范围常会有效，并且在传统治疗水平常会出现中毒症状。药物水平也不精确，在一般人群中变化高达 20%。在老年患者中这个问题可能尤为突出；一项研究发现，在疗养院居住者（未使用与苯妥英有明确相互作用的其他药物）队列中，苯妥英的血药浓度变化可高达 3 倍。

2.治疗方案　老年患者选择特定抗癫痫药物时应该个体化。应该考虑到每种抗癫痫药物的副作用，选择那些潜在危害最小的药物。其他应考虑的因素包括药物代谢途径、药物消除途径、共存疾病及其他合并用药。老年患者进行抗癫痫药物治疗时并发潜在的药物相互作用和副作用发生率更高。应从低剂量开始治疗，缓慢调整至高剂量，以提高治疗成功率。老年人群的目标治疗剂量和目标水平应该低于年轻人群。应尽可能避免抗癫痫药物的多药治疗。

老年患者选择抗癫痫药物时，应根据癫痫发作或癫痫类型、共存疾病、不良反应及药物间相互作用进行个体化用药。综合起来，对老年人进行的有限数量的随机试验结果提示，由于新型抗癫痫药（如左乙拉西坦、拉莫三嗪和加巴喷丁等）与传统的抗癫痫药（苯妥英、卡马西平、苯巴比妥和丙戊酸盐）相比，出现药物相互作用的可能性较低、药动学呈线性及副作用的发生率更低，所以在老年癫痫患者的治疗中应尽早考虑新型药物。当使用卡马西平的缓控释剂型并缓慢调整剂量时，卡马西平的耐受性可能会改善，不过试验结果并不完全一致，并且在一些患者中药物相互作用的可能仍限制了药物的应用。

对于吞咽困难的患者，不同剂型（液态、可压碎）的药物也十分重要。有记忆损害的患者选用一日 1 次或 2 次服药的依从性更高。然而，其他患者采用一日几次小剂量药物可以最大限度地减少副作用。鉴于一项有关 AD 患者的研究观察到丙戊酸盐治疗的负面影响，对该类患者避免这种药物而选择其他有效药物可能是合理的。

第五节　儿童癫痫的治疗

一、癫痫的社会影响

癫痫的起病与年龄有密切关系，多数癫痫综合征是年龄依赖性的。婴幼儿期是癫痫发病的第一个高峰期。1 岁以内起病者占小儿癫痫总数的 29%，7 岁以内起病者占总数的 82.20%，说明小儿癫痫大多数发生于学龄前期。即使是成人癫痫，起病年龄在 15 岁以下者也接近 50%。以往的癫痫治疗，只注重控制发作，并将此作为治疗成功的主要衡量指标，但对癫痫给儿童及其家庭产生的社会心理影响重视程度较低，而后者是影响癫痫儿童生活质量的重要因素。

癫痫常对患者及其家庭成员的心理健康和社会调适即社会心理状态产生不良影响，使其出现各种心理障碍和社会适应问题，如抑郁、自卑、社会活动受限甚至工作、婚姻困难等。这些社会心理障碍对患者的伤害往往超过发作本身。癫痫儿童比正常儿童及患某些慢性疾病儿童的社会心理障碍发生率高已得到许多学者的认可，国外有学者研究提出约50%的癫痫儿童有明显的心理障碍。此外，其父母、同胞的社会心理障碍发生率也较一般人群高。而良好的社会支持可显著降低患儿自尊心低下的发生率，并且可保护其言语记忆和学习能力等。患儿的社会心理障碍发生固然与癫痫本身及药物治疗有关，但长期以来由于人们缺乏癫痫知识而造成的偏见和歧视，尤其是母亲对患儿及疾病的态度和知识水平对患儿心理及行为能产生极为重要的影响。因此，对儿童癫痫的治疗应不仅包括用药物控制发作，还应包括对患儿及其家庭的社会心理问题进行干预。

研究发现，癫痫患者合并的精神障碍包括抑郁症、焦虑症、双相情感障碍、人格障碍等，其中以抑郁最为常见，癫痫患者终身抑郁的发病率约为35%，且两者具有双相作用。癫痫患儿智力障碍的发生率为15%～50%，学习障碍的发生率约为36.40%。影响癫痫患儿社会适应能力的因素众多，且关系错综复杂。尽早采用对认知功能影响少的最优化治疗方式控制癫痫发作、注重对癫痫患儿的精神共患病的诊治、增加对患儿的社会支持等对提高患儿的社会适应能力非常重要。

二、癫痫类型

儿童癫痫的发作分类与成人基本相同，可被描述为临床发作（有充分的临床表现）、微小发作（极少的临床表现）或亚临床发作（没有癫痫发作电活动相关的临床或外在表现）。根据发作表现及脑电图结果进行临床癫痫发作分类，主要分为全面性发作和部分性发作。目前为止，国际抗癫痫联盟（ILAE）识别了20多种癫痫综合征，每种综合征根据其独特的临床特征、体征和症状及脑电图模式组合来定义，其中许多都是在儿童期发病，儿童癫痫综合征较成人多见，多数癫痫综合征具有年龄依赖性起病的特点，小儿不同发育时期常见的癫痫综合征如下。

1.新生儿及婴儿时期的癫痫综合征　大田原综合征；早期肌阵挛性脑病；婴儿痉挛；婴儿良性肌阵挛癫痫；Dravet综合征；偏侧惊厥－偏瘫－癫痫综合征。

2.幼儿及儿童时期的癫痫综合征　Lennox-Gastaut综合征；Doose综合征；Landau-Kleffner综合征；伴慢波睡眠期持续棘慢波的癫痫；良性癫痫伴中央颞区棘波；早发性儿童良性枕叶癫痫；晚发性儿童枕叶癫痫；儿童失神癫痫；肌阵挛失神癫痫。

3.青少年时期的癫痫综合征　少年失神癫痫；少年肌阵挛癫痫；仅有全身性强直阵挛发作的癫痫。

三、儿童抗癫痫药物治疗

（一）儿童选用抗癫痫药物治疗的原则

儿童选用抗癫痫治疗的原则与成人基本相同，但要注意以下几点。

1.儿童期生长发育快，在标准体重范围内应按千克体重计算一日给药量，对于体重高于或低于标准体重的儿童，应参照标准体重给药，并结合临床疗效和血药浓度结果调整给药剂量。

2.新生儿和婴儿的肝脏、肾脏功能发育尚未完全成熟，对药物的代谢和排泄能力差，药物在体内半衰期长，容易蓄积中毒；婴幼儿至学龄前期儿童体内药物代谢速率快，半衰期短，因此有条件时，应在血药浓度监测下根据临床疗效调整剂量。

3.通常情况下，癫痫发作控制2～4年及脑电图恢复正常可减停抗癫痫药物，但癫痫患儿如果存在多种发作类型，尤其是肌阵挛发作、失张力发作不典型失神发作者，服药时间应较长。癫痫患儿伴脑性瘫痪、智力低下等神经系统残疾和（或）神经影像学异常表现，属于症状性癫痫，应坚持长时间服药。某些青少年特发性癫痫需要长期甚至终身服药（如少年肌阵挛癫痫）。

4.对部分儿童期特殊的癫痫性脑病（如West综合征、Lennox-Gastaut综合征、Landau-Kleffner综合征等），除抗癫痫药物治疗外，还可选用肾上腺皮质激素、生酮饮食等特殊治疗方法。

5.小儿难治性癫痫的外科治疗适应证与成人基本相同，但应注意儿童期脑发育的特点。如Rasmussen综合征确诊后，早期考虑手术则长远预后好。

（二）开始抗癫痫药物治疗的时机

儿童首次发作后是否开始抗癫痫药物治疗需要考虑癫痫的病因、发作类型、癫痫综合征等。如为儿童良性癫痫伴中央颞区棘波，间隔时间很长才复发，则不一定急于启用抗癫痫药物进行治疗。但如导致癫痫发作的病因持续存在，首次发作后即应给予药物治疗。首次无诱因癫痫发作后的儿童是否该接受抗癫痫药物治疗视具体情况而定，需要权衡癫痫发作复发的风险与抗癫痫药物治疗的潜在风险和益处，并综合考虑患者的价值取向和偏好。美国神经病学会质量标准小组委员会及儿童神经病学会实践委员会发布的儿童首次无诱因癫痫发作后处理的实践规范提供了以下推荐：①抗癫痫药物治疗不适用于预防癫痫的发生。②如果降低再次发作风险的益处超过药物及心理社会副作用的风险，可考虑使用抗癫痫药物治疗。在成人中，首次无诱因癫痫发作后立即给予抗癫痫药物治疗可使发作后1～2年的复发风险降低约35%。儿童中较为有限的数据提示，抗癫痫药物治疗的短期益处与成人相似。

（三）抗癫痫药物的选择

单药治疗是癫痫治疗的目标。单药治疗比多药治疗患者依从性更好、不良反应更少、致畸可能性更小且费用更低，可以避免药物相互作用并简化了药动学。此外，儿童正处于生长发育和学习的重要阶段，在选择抗癫痫药物时，应充分考虑对患儿认知功能的影响，在用药过程中注意观察，权衡利弊。初始治疗所选择的抗癫痫药物应对特定的癫痫发作类型或癫痫综合征高度有效。初始诊断性检查应包括尝试确定儿童癫痫发作的具体类型，如果可能，则确定癫痫综合征。抗癫痫药物的最佳选择取决于癫痫发作类型及癫痫综合征。除部分癫痫综合征有数据更支持选择某些抗癫痫药物作为一线治疗（如婴儿痉挛推荐使用促皮质素，儿童失神癫痫和青少年肌阵挛癫痫推荐使用丙戊酸）外，对于其他癫痫综合征，不同抗癫痫药物的效果没有明显差异，临床通常根据其他药物相关因素来选择一线治疗，如不良反应、成本和给药间隔时间等。在部分病例中，尤其是全面性癫痫综合征，给予窄谱抗癫痫药物可能会加重发作，此时广谱抗癫痫药物更合适。

（四）药物相关因素

在不同抗癫痫药物之间疗效没有明显差异的情况下，临床主要根据药动学、不良反应和药物相互作用等综合考虑选择一线治疗药物。

1.药动学和剂型　血清半衰期长的药物血药浓度相对稳定，给药频次低，可以提高癫痫患儿对药物的依从性。与非线性动力学特点的药物如丙戊酸、卡马西平和苯妥英相比，具有线性或一级动力学特征的药物更为合适。推荐婴儿和年幼儿童尽量选择口服混悬液、分散片等剂型，有利于提高患儿用药依从性并确保剂量的准确性。

2.药物不良反应

（1）不同发育阶段需关注的药物不良反应不同：抗癫痫药物治疗是一个长期过程，不同的发育阶段常见的不良反应有所区别。对于婴幼儿期患儿，机体内部的相关脏器功能发育尚未完善，药物代谢能力及排泄能力相对较弱，若药物半衰期较长，易在机体内发生蓄积而产生不良反应。婴幼儿期至学龄前期，体内代谢速度相对较快，需注意血药浓度监测，及时调整剂量，密切关注可能出现的不良反应，定期进行血常规、肾功能及肝功能等检查。若患儿具有遗传性代谢疾病，或丙戊酸使用年龄＜2岁，需注意肝损害。另外，婴儿应用抗癫痫药物可能出现高敏综合征，其肝脏中环氧化物水解酶功能不全，或缺乏环氧化物水解酶，可影响解毒过程，造成免疫反应，威胁患儿生命健康。对于学龄前患儿来说，这一时期为心理功能与认知功能发育的重要时期，需考虑药物对患儿认知功能的影响，防止药物反应影响后续身心发展。相关研究显示，38%左右的癫痫儿童均具有一定的行为障碍、学习障碍、智力发育落后等共患疾病；此外，长程癫痫发作同样影响患儿的认知功能。若未能合理使用抗癫痫治疗药物，血药浓度过高，给药剂量过大，联合用药方案不合理，都可在很大程度上增加患儿认知功能受损的风险，影响治疗效果。对于青春前期与青春期的患儿来说，长期用药需观察药物对患儿骨代谢、内分泌及体重等生长发育的影响。

（2）抗癫痫药物相关不良反应的发生可涉及人体各个系统：抗癫痫药物相关的不良反应主要与作用机制、代谢途径等相关。抗癫痫药物最常见的不良反应为皮肤及结缔组织反应，表现为高敏综合征、剥脱性皮炎、大疱性表皮松解萎缩坏死型药疹、多形性红斑样药疹等症状。苯妥英、苯巴比妥、卡马西平、拉莫三嗪等均可引起皮疹，丙戊酸的皮疹发生率较低，苯巴比妥及拉莫三嗪的发生率远大于其他几种药物。有研究统计，应用拉莫三嗪的患者皮疹发生率为5%～10%，多为轻度，大多发生在用药30天后，但儿童出现致命性皮疹的概率远大于成人。神经系统不良反应也是常见的抗癫痫药物不良反应，包括睡眠障碍、行为障碍和行为异常等。对认知的影响主要集中在神经运动速度、注意力、知觉、记忆力等方面。多项研究发现，新型抗癫痫药对认知的损害比传统药物轻，剂量、药量调整速度、多药联合等因素可影响认知及使行为产生异常。大多数抗癫痫药可在不同程度上影响人体的内分泌水平，如丙戊酸引起体重指数升高，托吡酯可导致体重下降等。消化系统不良反应包括严重肝功能异常、慢性胰腺炎、胃出血、食管气管瘘等。肝功能损伤是最受关注的消化系统不良反应。此外，血液系统、心血管系统、泌尿系统及免疫系统也有相关不良反应的报道。

3.药物相互作用　许多常用药物能改变抗癫痫药物的代谢，反之亦然。强肝药酶诱导剂（如苯妥英、苯巴比妥、扑米酮、卡马西平、奥卡西平和非尔氨酯）会降低部分通过肝脏细胞色素P450酶代谢的药物的血药浓度，而肝药酶抑制剂（如丙戊酸）将减慢这类药物的代谢。例如，西咪替丁、红霉素和克拉霉素是儿童常用的肝药酶抑制剂，可提高某些抗癫痫药物的血药浓度，联合用药时需谨慎。大多新型抗癫痫药物为非酶诱导药物，因而发生药物相互作用的可能性较小。当避免药物相互作用至关重要时，非酶诱导抗癫痫药物如左乙拉西坦，是常用的一线治疗药物。

4.药物应用及治疗方案　抗癫痫药物的药动学特点与方案初始剂量和调整剂量过程中剂量增加的时间间隔有关。大多数抗癫痫药物应以计划维持剂量的10%～25%开始使用。半衰期长的抗癫痫药物能够以接近维持剂量的剂量开始。抗癫痫药物的剂量应逐渐增加直至癫痫发作停止或出现持续不断的不良反应，或血药浓度达到较高范围或超过治疗范围而对癫痫发作的频率无显著影响。儿童需要及时控制癫痫发作以避免影响大脑和认知的发育。为了最大限度控制癫痫发作，药物剂量可迅速增加，治疗方案可快速改变。由于儿童代谢率高，与成人相比儿童每千克体重的给药剂量更高。常见抗癫痫药物儿童用法用量及有效血药浓度见表4-5。

5.用药监护和随访

（1）用药前监护：在开始抗癫痫药物治疗前应进行相关实验室检查，项目包括血常规、肝肾功能、血糖、电解质、白蛋白等。如果患儿小于3岁或可能有神经代谢疾病，在开始丙戊酸治疗前也应考虑进行血清氨、丙酮酸、乳酸和肉碱水平等检查及血清氨基酸和尿有机酸分析。当无法确定病因时，如果怀疑患儿疾病呈进行性，应避免使用丙戊酸治疗。部分抗癫痫药物使用者有条件时可以进行药物基因检测，如卡马西平，具有HLA-B*1502等位基因的患者发生卡马西平诱发的超敏反应（包括Stevens-Johnson综合征和中毒性表皮坏死松解症）的风险增加，该等位基因几乎只存在于亚裔个体中。由于卡马西平和奥卡西平之间的化学相似性及相关研究结果，美国FDA在2014年修改了奥卡

表4-5 常见抗癫痫药物儿童用法用量及有效血药浓度

药物	起始剂量	增加剂量	维持剂量	最大剂量	有效浓度	给药频次（次/日）
卡马西平	<6岁：5 mg/（kg·d）	5~7天增加1次	10~20mg/（kg·d）	400 mg/d	4~12 mg/L	2
	6~12岁：100 mg/d	每2周增加1次100 mg/d	400~800 mg	1000 mg/d		2~3
氯硝西洋	<10岁或体重<30 kg：0.01~0.03 mg/（kg·d）	0.03~0.05 mg/（kg·3d）	0.1~0.2mg/（kg·d）	—	20~90 μg/L	2~3
苯巴比妥		逐渐增加	3~5 mg/（kg·d）	—	15~40 mg/L	1~3
苯妥英	5 mg/（kg·d）	逐渐增加	4~8 mg/（kg·d）	250 mg/d	10~20 mg/L	2~3
丙戊酸	15 mg/（kg·d）	逐渐增加	20~30 mg/（kg·d）	—	50~100 mg/L	2~3
加巴喷丁	12~18岁剂量同成人 暂无12岁以下儿童推荐剂量	—	—	—	—	—
拉莫三嗪单药	0.3 mg/（kg·d）	0.3 mg/（kg·d）	2~10 mg/（kg·d）		2~20 μg/ml	2
与肝药酶诱导类药物联用	0.6 mg/（kg·d）	0.6 mg/（kg·d）	5~15 mg/（kg·d）			
与丙戊酸联用	0.15 mg/（kg·d）	0.15 mg/（kg·d）	1~5 mg/（kg·d）			
左乙拉西坦	10~20 mg/（kg·d）	每周增加10~20 mg/（kg·d）	20~60 mg/（kg·d）	—	12~46 μg/ml	2
奥卡西平	8~10mg/（kg·d）	10mg/（kg·周）	20~30 mg/（kg·d）	45 mg/（kg·d）	10~35 μg/ml	2
托吡酯	0.5~1.0 mg/（kg·d）	0.5~1.0 mg/（kg·d）	3~6 mg/（kg·d）			2
拉考沙胺	16岁以上：100 mg/（kg·d）或 初始200 mg负荷剂量，12小时后100 mg，一日2次	每周增加100 mg/（kg·d）	400 mg/d	400 mg/d		2
唑尼沙胺	2~4 mg/（kg·d）	2~4 mg/（kg·周）	4~8 mg/（kg·d）	—		2

西平的标签，建议在开始奥卡西平治疗前对遗传学上有风险的人群（亚裔人群）检测HLA-B*1502等位基因。携带HLA-B*1502等位基因的患者应避免使用奥卡西平、卡马西平和苯妥英，除非获益明显超过风险。

（2）监测及随访：目前大多数抗癫痫药物可进行血清药物浓度监测，建议在剂量稳定，达到稳态浓度后，有条件的医疗机构应进行血药浓度监测，为每一名患儿确立一个治疗范围，确保不良反应发生率最低且癫痫发作控制最佳。对于长期使用抗癫痫药物的儿童，应警惕发生不良事件的可能。持续数日以上的看似良性的疾病应及时进行相关检查。出现呕吐（肝毒性或胰腺炎最常见的早期症状）、不能解释的长时间发热、瘀斑、极度的疲劳或嗜睡、流感样症状、不能解释的癫痫发作加重、精神状态改变和腹痛时均需进一步检查。

6.难治性癫痫的治疗　大多癫痫患儿通过正规抗癫痫药物治疗可以实现癫痫发作控制，但少数患者尽管使用多种药物治疗，仍然效果欠佳。药物治疗失败往往在疗程早期就显现出来。2010年ILAE发表了药物难治性癫痫患者的定义，并建议此类患者转到具有一定经验的癫痫专业机构或癫痫专科医师处进一步治疗。目前药物难治性癫痫采取的主要治疗措施包括以下几类。

（1）进一步抗癫痫药物治疗：包括应用新型抗癫痫药物和尝试多药联合应用。另外，手术、饮食疗法、神经调控等治疗失败的患者也应再次尝试药物治疗的可能性。

（2）皮质类固醇激素的治疗：主要用于部分患儿药物难治性癫痫，如婴儿痉挛、Landau-Kleffner综合征等。

（3）其他药物治疗：静脉用免疫球蛋白等。

（4）生酮饮食：适用于儿童各年龄段发作频繁的癫痫综合征，治疗效果可使38%～50%的患儿减少50%发作。主要不良反应包括便秘、酮症酸中毒、高脂血症、肾结石等。

（5）其他：除上述方法以外，也可根据患儿情况选择手术或神经调控等方法。

7.停药时机　不考虑癫痫发作的病因，大多数患儿在治疗2年无癫痫发作后可考虑停用抗癫痫药物。研究发现,2年无发作后的复发率为30%～40%，过早停止治疗可导致癫痫发作的复发风险升高，尤其对于局灶性癫痫或脑电图异常的患儿。而更长的无癫痫发作期所伴随的复发率仅稍降低，因此，不需进行更长时间的观察（即大于2～3年）。抗癫痫药物应逐渐减量至停药而不能突然停药。药物治疗的迅速改变（数日至数周内）会增加癫痫发作的风险。一般推荐用较慢的速度（数周至数月内）逐渐减少抗癫痫药物剂量。需特别注意的是，苯二氮䓬类和巴比妥类药物可出现撤药性癫痫发作，应注意减量时间间隔，必要时可较一般抗癫痫药物更长。

第六节　女性癫痫的治疗

女性患者在生理和心理上都与男性存在极大的差别，其社会角色也有一定的特殊性。从女性患者进入青春期开始，她们就会承受较男性患者更大的压力，并且随着年龄增长，她们面临的一些特殊生活事件较男性更多，医生对她们的治疗策略也会与男性患者有所区别。尤其在青春期、生育期、绝经期，女性癫痫患者面临的生理、社会问题应当得到专科医生的重视。

一、生育

传统观念认为女性癫痫患者的生育能力较非癫痫女性低，其原因可能是多方面的。首先，癫痫对生育力有影响。癫痫和癫痫发作可影响下丘脑－垂体－卵巢性腺轴功能，干扰激素代谢，使性激素水平分泌异常，导致多囊卵巢综合征、高雄性激素血症、高泌乳素血症、停经等风险增高。其次，抗癫痫药物（AED）对生育力有影响。AED可能提高女性患者体内性激素结合球蛋白浓度，性激素结合球蛋白能与血清中雄激素睾酮结合，因而导致生殖内分泌异常。AED可能影响女性患者体内激素代谢水平，部分AED如苯巴比妥和卡马西平是很强的肝酶诱导剂，能使雌激素、孕激素等类固醇激素代谢增加，进一步影响女性的生育功能。因此，建议合理规划妊娠和避孕，尽量在癫痫发作控制稳定后开始备孕，妊娠前应保证至少半年无癫痫发作；如果患者最近2～3年均无发作，且脑电图正常，在告知癫痫复发对患者及胎儿的影响后，可以考虑逐步停药；妊娠前积极调整AED治疗方案；以单药治疗为主，尽量调整至最低有效剂量，首选左乙拉西坦、拉莫三嗪和奥卡西平等新型AED，传统AED因其致畸效应，不作为育龄期女性患者的首选用药；妊娠期间应合理补充叶酸；应定期安排产检和监测AED血药浓度。

二、避孕

避孕是生育期癫痫女性普遍面临的问题。处于生殖期的女性为了控制癫痫发作，仍需坚持服用AED治疗，所以需加强对育龄期女性患者的宣传教育，当她们需要避孕时，应帮助她们选择合适的避孕方式，并积极指导药物的安全使用。在女性人群中，避孕方式的差异主要因文化和宗教信仰不同而有所不同。在欧美国家避孕药应用最为广泛，在大部分亚洲国家节育器的应用最为广泛。由于口服避孕药使用方便，雌二醇与孕激素的混合制剂通过抑制排卵达到避孕的目的，其因避孕成功率高而成为各个国家育龄期女性选择最多的避孕方式之一。但口服避孕药与AED存在相互作用。AED能促使肝细胞内药物代谢酶的增加，加速对口服避孕药药效的破坏。孕激素可诱导肠肝循环里的药物转运蛋白P-糖蛋白的表达，并增强其将AED、口服避孕药及其他药物相互竞争地转运至肠道黏膜或血脑屏障。雌激素可降低癫痫发作阈值，增加谷氨酸介导的神经元的兴奋性，降低GABA受体介导的抑制功能和抑制GABA的合成。同时类固醇激素尤其是雌激素也可导致一些与酶相关AED的血药浓度下降，引起药效降低，导致癫痫发作的恶化。AED有致畸性，而且其失效还会从身体、心理、社会层面严重影响患者的日常生活。与孕酮相比，雌激素的血药浓度更易受酶诱导剂的影响，因此，服用酶诱导型AED时可使雌激素的血药浓度下降而降低其保护作用。癫痫女性发生穿透性出血和避孕失败的可能性较高，尤其在部分患者中，大剂量的雌二醇会增加心血管和血栓栓塞的风险，类固醇激素尤其是雌激素也可导致一些与酶相关AED（如拉莫三嗪）的血药浓度下降。因此，对于癫痫女性的避孕选择有以下建议：避孕首选宫内避孕器、避孕套等避孕方式，可达到最佳避孕效果。如使用口服避孕药，则最好选择非酶诱导型AED，如苯二氮䓬类、乙酰唑胺、乙琥胺、加巴喷丁、拉莫三嗪、左乙拉西坦、噻加宾、丙戊酸钠、氨己烯酸。对于服用酶诱导型AED的女性来说，避孕套和子宫内避孕药可能是首选，不推荐口服黄体酮单一避孕药，也不宜应用黄体酮植入片。如果服用酶诱导型AED的同时应用复方口服避孕药，则雌二醇的最小剂量应为50～60 μg/d；如果发生突破性出血，则雌二醇的剂量增加至75～100 μg/d；服用酶诱导型AED的患者服用左旋18-甲基炔诺酮作为紧急避孕用时，应当先服用1.5 mg，12小时后再服用0.75 mg；如果单一使用孕酮作为避孕选择，那么尽量避免选择拉莫三嗪。

三、月经性癫痫

性激素水平调节大脑皮质异常放电的阈值，并影响AED的代谢，使一些女性癫痫患者容易在月经期或月经前期出现癫痫发作，被称为月经性癫痫。月经性癫痫影响10%～70%的女性癫痫患者，对患者的生活质量造成严重的影响。月经性癫痫分为3型，即月经期月经性癫痫、排卵型月经性癫痫、黄体功能不全型月经性癫痫。女性月经性癫痫的主要影响因素：周期性变化的雌激素、孕激素水平，雌激素/孕激素值，神经中枢的雌孕激素受体水平及抗癫痫药物的代谢水平。绝大多数研究认为雌激素有致癫痫作用，孕激素可使神经系统产生与雌激素相对抗的作用，雌激素/孕激素值在月经性癫痫的好发时期（月经前期、排卵前期及黄体功能不全女性的黄体期）最高，孕激素的抗癫痫作用不依赖于孕激素受体，而孕激素受体的过度表达可能由反复癫痫发作诱发，从而刺激孕激素产生抗痫及脑保护作用。青春期女性癫痫患者的月经周期可能受到AED的影响，如长期用酶诱导型AED易影响性激素的代谢，从而导致月经周期紊乱，严重者可出现多囊卵巢综合征，尤其在青春期前就开始服用AED的青春期女性癫痫患者中多见。除此以外，一些AED有牙龈增生、头发脱落、体重增加等副作用，药物带来的外形改变也可能影响青春期女性癫痫患者抗癫痫治疗的依从性。所以建议月经性癫痫选用低剂量雌激素/高剂量孕激素的避孕药。

四、妊娠期间癫痫发作的风险

妊娠期间癫痫发作不仅增加孕妇的病死率（为普通人群的10倍），而且在很大程度上也增加了不良妊娠和产科并发症的发生率，如自然流产、早产、胎盘出血、产后出血、妊娠期高血压、胎儿宫内生长受限、胎死宫内等。此外，妊娠期全身性强直阵挛发作和癫痫持续状态使母体和胎儿死亡率增加，且妊娠期各种类型的癫痫发作造成下一代的畸形率、认知障碍发生率和癫痫发作风险增加。同时，癫痫孕产妇在围生期较正常孕产妇更容易出现焦虑、抑郁等不良情绪，而且在产生这种不良情绪后，大多不愿意服用抗焦虑药物，甚至对AED的服药依从性也降低，可能导致妊娠期癫痫发作的频率增加，进一步威胁母体及胎儿的健康。除此以外，癫痫的遗传性、发作和AED均可造成孕产妇和围生儿的不良预后。如果在妊娠早期癫痫发作频繁、血氧降低，则可影响胚胎分化发育，导致畸形甚至发生流产。在妊娠中、晚期癫痫发作可能出现胎儿宫内发育迟缓、胎儿宫内窘迫及新生儿或者学龄前儿童的认知功能障碍和发育迟滞。来自《柳叶刀》的系统评价研究表明，妊娠合并癫痫患者妊娠后并不影响癫痫发作的频率，但不同类型的癫痫发作形式对母亲和胎儿的影响及造成的最终结果是不同的（表4-6），所以必须在能够有效控制癫痫发作的情况下有计划地妊娠。在妊娠前，应保证至少最近半年内无癫痫发作。

表4-6　不同癫痫发作类型对母体和胎儿的影响

癫痫发作类型	临床表现	对母体和胎儿的影响
全身性强直阵挛发作（大发作）	以全身肌肉强直、阵挛发作为特征，并伴有意识丧失、昏睡等	突发意识丧失导致跌落等，同时导致胎儿缺氧，较高概率发生癫痫猝死（SUDEP）
失神发作	突然动作终止、呼之不应等，持续时间短暂，为5～20秒	对母胎影响取决于失神时间，通常生理影响较小。多次失神发作易发展成大发作，失神发作的恶化增加患者癫痫强直阵挛发作发生率
青年型肌阵挛癫痫	主要表现为肌阵挛，先于强直性肌阵挛性惊厥发生。突发不可预测的动作可归为癫痫肌阵挛发作	疲劳或睡眠缺失后易发，突发肌阵挛可能导致跌倒或掉物（包括婴儿）
局灶性发作	根据受影响的脑部网络及区域不同，症状也有所不同。多由一侧大脑半球部分神经元受损所致，多呈刻板性发作，有时会影响到意识水平	意识丧失可能增加骨折、牙齿或脑部损伤、电击及烧伤的风险，均可能导致胎儿缺氧甚至SUDEP

五、抗癫痫药物的致畸作用

目前 AED 的致畸机制尚不清楚，可能与部分 AED 属于叶酸拮抗剂，降低母体及胎儿体内的叶酸水平，从而导致的神经管缺损、AED 代谢副产物芳香类氧化物的形成、等位基因的改变、视黄酸信号通路、组蛋白脱乙酰作用、AED 转运体多态性和氧化应激等相关。在子宫内暴露于 AED 的胎儿出现的不良反应包括严重的先天畸形、轻微异常和畸形、生长发育迟缓和精神运动障碍。接受 AED 治疗的癫痫患者，其后代的致畸率为正常人群的 2 ～ 3 倍（正常人群的出生缺陷率为 2% ～ 3%）。AED 最常见的胎儿畸形有面部发育异常如唇腭裂、先天性心脏病、神经管发育缺陷及泌尿生殖系统缺陷等。自 20 世纪 90 年代中期起国际上开展了多项癫痫妊娠登记研究，以收集 AED 对癫痫患者子代影响的证据，研究 AED 对胎儿畸形的影响、单药治疗与多药治疗的致畸风险和宫内 AED 暴露对子代认知及神经发育的影响，如英国及爱尔兰癫痫妊娠登记、北美抗癫痫药物妊娠登记、国际抗癫痫药物妊娠登记等。很多 AED 的致畸作用具有剂量依赖性，如卡马西平、拉莫三嗪、苯巴比妥、丙戊酸和托吡酯等，随着治疗剂量的增加，AED 的致畸率逐渐提高。英国癫痫与妊娠登记处，对 3607 例患者进行的前瞻性研究结果显示，多药联合治疗的致畸率最高（16.80%），尤其当丙戊酸和其他 AED 联用时，致畸风险大大提高。故妊娠期间应尽可能避免多药联合治疗，并尽量将 AED 调整至单药治疗的最低有效剂量。

六、药物疗法

若癫痫未能得到满意控制，则不应停药，亦不宜妊娠，假如经抗癫痫药物治疗病情得到控制，在妊娠前开始停药固然能避免药物的致畸影响，但可能引起癫痫复发。对于妊娠期仍须应用 AED 治疗者，原则上应选择一种药物治疗，用最小的有效剂量，对于控制良好的患者不需更换药物。目前临床所使用的 AED 几乎都能透过胎盘屏障。总体认为传统 AED 的致畸率较高，在 FDA 妊娠药物分级中归属 D 级（有明确证据显示药物对人类胎儿有危险性，尽管如此，孕妇用药后绝对有益），但能有效控制癫痫发作；新型 AED，如拉莫三嗪、左乙拉西坦、奥卡西平、加巴喷丁等致畸率相对较低，在 FDA 妊娠药物分级中归属 C 级（有明确证据显示药物对人类胎儿有危险性，尽管如此，孕妇用药后绝对有益），但尚缺乏大规模的临床研究证据支持，而且癫痫复发的概率较高。对于育龄期女性患者，从兼顾胎儿致畸风险和有效控制癫痫发作两方面考虑，左乙拉西坦是首选药物，其控制癫痫发作的效果与传统 AED 相当。部分 AED 的 FDA 妊娠安全分级见表 4-7。

表 4-7　AED 的 FDA 妊娠药物安全分级

FDA 妊娠安全分级	AED
C 级	拉莫三嗪、奥卡西平、左乙拉西坦、加巴喷丁、艾司利卡西平
D 级	苯巴比妥、苯妥英钠、丙戊酸钠、卡马西平、托吡酯、扑米酮、氯硝西泮

注：FDA，美国食品药品监督管理局；AED，抗癫痫药物

妊娠期应用 AED 治疗时应谨慎管理，包括进行严密的产科监测以评估胎儿是否健康，可利用超声检查测定母血或羊水中甲胎蛋白含量，以对胎儿畸形做出产前诊断。在妊娠期间，大部分 AED 血药浓度均下降，容易导致癫痫发作。妊娠期间要注意监测抗癫痫药物的血药浓度，控制其在一个最适当的治疗水平，既能保证治疗的有效性，又可使胎儿致畸的风险降至最低。美国神经病学会的建

议是在妊娠前、妊娠后每隔12周、妊娠期最后4周及分娩后8～12周，每4周监测一次AED的游离血药浓度。如果在此期间癫痫发作、出现药物不良反应或对患者的服药依从性有质疑，则还应该增加监测频次。

七、妊娠对癫痫发作的影响

癫痫是妊娠期常见的神经疾病之一，发生率为0.5%～1%。抗癫痫药物与妊娠国际注册中心（EURAP）研究数据显示，在持续AED治疗的前提下，妊娠对癫痫发作的增加或减少影响不一，12.0%的人群发作减少，15.80%的人群发作加重，更多的病例（70.50%）妊娠期癫痫发作没有变化。患有特发性全身性癫痫的孕妇（74%）比患有局灶性癫痫的孕妇（60%）更可能保持无癫痫发作。发作频率增加可能与抗癫痫治疗不足、癫痫发作阈值降低、癫痫控制更为困难和对小的刺激变化更为敏感有关。目前没有足够的证据证明癫痫女性在妊娠期的癫痫持续状态的发生率高于非妊娠期。癫痫发作间隔期长度是评估癫痫加重的最重要指标。至少9个月至1年无癫痫发作的孕妇74%～92%在妊娠期继续无癫痫发作。患有癫痫的妇女妊娠期间死亡的风险较高。来自丹麦的一项研究，在2000～2013年，纳入大约200万名孕妇，包括12 000名患有癫痫症的妇女，共有176名妇女在妊娠期间死亡，其中有5名妇女诊断为癫痫。与没有诊断癫痫的女性相比，与癫痫诊断相关的死亡率高出5倍。主要原因可能是监护不到位、部分癫痫孕妇因AED对胎儿产生不良反应而拒绝服用或自行减少剂量等。

八、补充叶酸

一项来自英国和美国的癫痫多中心、前瞻性研究，共纳入305例母亲和611例儿童（含6对双胞胎），结果显示母亲妊娠期间服用叶酸的儿童的平均智商较高。母体叶酸浓度不足可能是导致胎儿神经管缺陷的危险因素，红细胞叶酸浓度被广泛认为是组织叶酸储存的指标。一项来自德国的研究，对48名癫痫妇女的红细胞叶酸浓度进行了评估，发现每天服用5 mg叶酸的女性患者的红细胞叶酸水平足以降低因叶酸缺乏导致先天畸形的风险。考虑到叶酸对先天性神经管畸形的防治作用及远期神经发育的有利影响，建议癫痫女性妊娠前3个月口服5 mg/d直至妊娠早期结束。

九、妊娠期间新发癫痫

妊娠期间新发抽搐若不能确诊为癫痫，则应立即按现有的治疗方案治疗子痫，直到神经科医生明确诊断。心脏、代谢、颅内情况及神经精神疾病包括非癫痫性发作障碍都应在鉴别诊断中考虑。目前，还没有指标可预测妊娠期癫痫恶化的风险。对于女性癫痫患者，妊娠相关的主要威胁在于癫痫发作频率的增加和后代致畸的风险。不同癫痫发作类型对母胎影响不同（表4-6）。

妊娠期癫痫患者产检时需评估其行动力，包括处理事件、记忆、专注及睡眠的能力；是否有疲劳、眩晕等症状；服用AED的剂量及给药方案；癫痫发作类型及频率，包括先兆发作。

EURAP报道，3.50%（60/1956）的妊娠期癫痫患者在产程中癫痫发作。产程中癫痫发作可能导致母体缺氧（由于癫痫发作中呼吸暂停），进而导致胎儿缺氧和酸中毒，而这种发生率仅次于子宫张力过大。产程中癫痫发作风险因素包括睡眠剥夺、停服AED、疼痛、疲劳、压力和脱水等。医生应确保产程中患者继续服用AED（为避免呕吐，可考虑静脉给药），产程使用分娩镇痛等措施以减少产程癫痫发作的风险因素。任何癫痫发作持续5分钟以上是极其危险的，可导致癫痫持续状态。对妊娠期癫痫患者来说，苯二氮䓬类是治疗癫痫持续状态的首选药物；对于有静脉通道的患者，给予劳拉西泮0.1 mg/kg（用量低于4 mg，10～20分钟后可再次给药），或给予地西泮5～10 mg。无静脉通道的患者，直肠给予地西泮10～20 mg，如癫痫持续15分钟重复给药，也可给予咪达唑仑5～10 mg含服。如癫痫发作不能有效控制，则考虑给予苯妥英钠或磷苯妥英。苯妥英钠静脉给药的基础量10～15 mg/kg，成年人常用剂量约为1000 mg。如果子宫持续高张力，可给予抑制宫缩药物。母体情况稳定后应持续电子胎心监护。如果胎心率在5分钟内未恢复或者癫痫再次发作，则需终止妊娠。新生儿医生团队需到场协助，以避免新生儿停药综合征的发生（母体服用苯二氮䓬类或AED）。

十、母乳喂养

大部分服用AED的患者在医生指导下可进行母乳喂养。一项来自挪威由Gyri Veiby科研团队完成的前瞻性研究显示，与未接受母乳喂养或母乳喂养不足6个月的婴儿相比，接受母乳喂养6～18个月的儿童精神运动发展更好。母乳喂养对于曾宫内暴露拉莫三嗪、丙戊酸钠、苯妥英钠或卡马西平等单一药物的新生儿来说，并不会影响3岁以内儿童的认知能力。

服用AED患者的新生儿可能出现不良反应，如嗜睡、哺乳困难、过度镇静及停药综合征伴随啼哭。应个体化评估该类新生儿，及早发现停药综合征及中毒征象，必要时可检测新生儿血药浓度，如苯巴比妥可导致新生儿觉醒程度降低和嗜睡，丙戊酸可能与新生儿易激惹相关，拉莫三嗪可能诱发新生儿皮疹。AED通过胎盘及母乳传递给新生儿的转运率各有不同。在母乳喂养过程中，如出现长时间的镇静、对喂养不感兴趣、体重不增加等表现，则应立即停止母乳喂养。

第七节　抗癫痫药物的研究进展

一、抗癫痫药物的研究现状及发展方向

癫痫是一种由多种原因引起的慢性脑部疾病，以脑神经元过度放电导致的反复性、发作性、短暂性的中枢神经系统功能失常为特征。据世界卫生组织统计，全球约有5000万癫痫患者。我国癫痫患者约有900万，患病率高达5%，癫痫已经成为我国神经科第二大常见病。临床研究表明，新发癫痫患者若接受规范、合理的抗癫痫药物（antiepileptic drug，AED）治疗，70%～80%的患者癫痫发作是可控制的，其中60%～70%的患者经2～5年的药物治疗可停药观察。因此，抗癫痫药物是治疗癫痫最重要、最基本的方法。并且癫痫目前尚无法根治，控制癫痫发作的有效手段仍然为长期规律地服用抗癫痫药物。药物治疗的目标是控制临床发作或最大限度地减少发作次数；长期治疗无明显不良反应；使患者保持或恢复其原有的生理、心理状态和社会功能状态。

（一）发展历程

抗癫痫药的研究发展较慢，现代药物治疗起始于1857年，即溴化钾，该药虽然有一定疗效，但不良反应明显，现已被淘汰。1912年开始使用苯巴比妥治疗癫痫，其能有效控制对溴化物耐受患者的症状。1938年苯妥英钠开始用于临床，其结构与巴比妥类有共同之处，这两种药物一直应用至今。1974年广谱抗癫痫药丙戊酸应用于临床，开创了抗癫痫药物的新纪元。

抗癫痫药物已走过了近一个世纪的历程。抗癫痫药物的种类多样，根据药物上市的年份可以分为三代。第一代为20世纪80年代之前上市的7种药物，习惯上称为传统抗癫痫药物；第二代、第三代是80年代以后上市的药物，统称为新型抗癫痫药物。

1.第一代抗癫痫药物 主要包括苯巴比妥、扑米酮、苯妥英、乙琥胺、丙戊酸、卡马西平、氯硝西泮或硝西泮。这些药物上市的年份在1912～1970年，具有疗效确切、价格低廉等优点，但有很多明显的缺点，包括苯妥英的零级药动学、卡马西平对肝药酶的自身诱导、苯妥英和丙戊酸的高蛋白结合力及通过CYP450酶代谢等。

2.第二代抗癫痫药物 包括非尔氨酯、加巴喷丁、拉莫三嗪、左乙拉西坦、奥卡西平、噻加宾、托吡酯、普瑞巴林、唑尼沙胺、氨己烯酸、氯巴占。其中非尔氨酯作为第一个第二代抗癫痫药物于1993年被批准上市。具有药动学更好、药物相互作用更少、耐受性更好等优势。但第二代抗癫痫药物也有不足之处，包括拉莫三嗪导致的Stevens-Johnson综合征、托吡酯导致的认知功能障碍、唑尼沙胺导致的肾结石、噻加宾导致的脑病及非惊厥持续状态等。

3.第三代抗癫痫药物 始于2008年批准的拉考沙胺，还包括醋酸艾司利卡西平、卢非酰胺、布瓦西坦、吡仑帕奈、司替戊醇、瑞替加滨。常通过对现有的抗癫痫药物进行结构改造，以改进其药效学特性，提高其耐受性和疗效。

（二）各代抗癫痫药物介绍

1.第一代抗癫痫药物

（1）卡马西平（carbamazepine，CBZ）又称酰胺咪嗪，结构类似于三环类抗抑郁药丙米嗪，但无抗抑郁活性。该药于1950年被人工合成，1962年首次用于治疗三叉神经痛，1970年开始用于控制癫痫发作。卡马西平为单纯及复杂部分性发作的首选药，对复杂部分性发作疗效优于其他。对典型或不典型失神发作、肌阵挛发作无效。还可以用于抗外周神经痛、神经源性尿崩症，预防或治疗躁狂抑郁症，抗心律失常，治疗酒精戒断综合征。邓先清等研究报道，卡马西平抑制癫痫发作的药效依靠其增强突触间GABA传递和神经元膜稳定性的功能，主要表现为细胞膜上钠通道、钙通道作用下降所致的不应期延长及兴奋性下降。卡马西平治疗窗窄，口服后吸收慢而不规则，4～8小时血药浓度达峰值，当血药浓度大于20 μg/ml即可出现中毒现象。卡马西平可致重症型皮肤损伤，这可能与遗传因素导致的药物代谢能力改变有关。有研究表明，在包括中国台湾、中国香港、泰国在内的部分亚洲血统人群中，HLA-B*1502基因多态性与严重皮肤损伤相关。HLA-B*1502基因几乎只存在于亚洲血统人群中，美国FDA建议亚洲人群在使用卡马西平前进行HLA-B*1502基因检测。为保证患者用药的安全，相关医务人员需定期对服用该药的患者进行相应检查，如血常规、尿常规、肝肾功能等，以及对血液浓度进行监测，缩短用药时间，最关键的一点是在患者用药期间严禁出现饮酒行为，以避免饮酒后不良反应的发生。

（2）丙戊酸钠（valproate，VPA）为二丙基乙酸类抗癫痫药物，1881年在美国首次合成，20世纪60年代开始在欧洲用于癫痫治疗，1978年在我国上市，迄今已应用近40年，并获得了良好效果。丙戊酸钠是一线广谱抗癫痫药物，可用于各种类型的癫痫发作包括全身性强直阵挛发作、强直发作、阵挛发作、肌阵挛发作和失张力发作，也是这5种发作类型唯一的初始单药首选药物，全身性强直阵挛发作、强直发作和阵挛发作的一线药物，失张力发作的首选与一线药物，肌阵挛发作的一线药物，以及失神发作的一线药物。作用机制可能是抑制GABA转氨酶，再增加脑内抑制性神经递质GABA的浓度来达到抗癫痫的目的。不良反应主要是胃肠道不适，血小板减少等。丙戊酸类药物可致急性肝损伤，重者可致急性肝衰竭（ALF）甚至死亡，在所有抗癫痫药物引发的肝损害中居首位。孙纪军等报道，服用丙戊酸钠可发生高氨血症脑病性意识障碍，出现线粒体脑病伴乳酸性酸中毒和卒中样发作等。所以临床用药前应慎重选择用药人群，对有既往肝脏疾病史者、儿童、老年人要慎重选用，使用过程中要密切监测肝功能；加强患者及家属用药教育，一旦发生疑似肝损伤症状，要及时就医，尽可能避免出现致死性结局。

（3）苯巴比妥（phenobarbital，PPA）又称鲁米那（Luminal），是继最早于1857年将溴化钾（后因严重副作用停用）用于癫痫治疗获得成功后第一个用于抗癫痫的现代药，是传统抗癫痫药物中历史最悠久的药物。用于癫痫大发作和部分性发作的治疗，作用快，也可用于癫痫持续状态。其作用机制可能是直接促进Cl⁻内流，激活GABA受体，增加GABA表达，选择性增强GABA的介导作用，直接抑制致痫灶放电，限制放电扩散。较为常见的不良反应有头晕、困倦、嗜睡及依赖性，引起的过敏性皮疹多轻微，停药则消失，偶见剥脱性皮炎等严重反应，极少数可引起致命性的Stevens-Johnson综合征。

（4）苯妥英钠（phenytoin Sodium，PHT）又名大仑丁，为乙丙酰脲类药物，于1908年首次被人工合成，1937年发现其抗惊厥活性并作为抗癫痫药物应用于临床，由于其疗效高、价格低廉，故迄今为止仍作为一线抗癫痫药物在临床上广泛应用。为大发作首选，对精神运动性发作作用次之，对局限性发作也有较好疗效，但对小发作无效甚至可能使其恶化。在脑组织中达到有效浓度较慢，因此疗效出现缓慢，需要连续多次服药才能有效。作用机制为抑制Na⁺内流，使细胞静息电位负值增大，加大与阈电位的距离，提高了脑细胞的兴奋阈，稳定膜电位，从而阻止病灶放电的扩散；还能使脑中抑制性递质GABA的含量升高，这也与其抗癫痫作用有一定关系。美国FDA发布苯妥英可能引起潜在的严重皮肤病如Stevens-Johnson综合征和中毒性表皮坏死松解症，特别是在亚洲人群中，包括中国的汉族人群。

（5）乙琥胺（Ethosuximide，ESX）为琥珀酰亚胺类药物，于1960年问世并成为抗癫痫药物中的重要品种。主要用于失神小发作，为其首选药。作用机制为阻断T型钙通道，降低阈值的Ca²⁺电流。美国FDA曾发出警告，应用本品可能引发自杀行为，应对患者严密监测。

（6）扑米酮（primidone，PMD）又称扑痫酮、去氧苯巴比妥（麦苏林，Mysoline），是在苯巴比妥的2位碳上去掉1个氧原子而形成的，是第一个全合成的抗癫痫药，从1952年开始应用于抗癫痫治疗，并从20世纪五六十年代开始得到广泛应用。主要用于治疗癫痫大发作及部分性发作。它可降低谷氨酸的兴奋作用，加强GABA的作用，还可以抑制癫痫放电的传播。常见呕吐等不良反应。

（7）氯硝西泮（clonazepam，CNZ）又称氯硝安定，是人工合成的苯二氮䓬类药物。具有抗焦虑、镇静催眠、抗抑郁和抗癫痫等作用，抗癫痫强度为地西泮的5～10倍，对绝大多数癫痫患者均有效，可作为广谱抗癫痫药使用。作用机制主要是增强GABA合成、抑制GABA摄取、增强GABA_A受体活性。常见的不良反应包括嗜睡、头晕、全身乏力等，长期应用，不良反应较严重。

2.第二代抗癫痫药物

（1）奥卡西平（oxcarbazepine，OXC）是卡马西平的10-酮基类衍生物，与卡马西平有类似的作用机制和适应证。由瑞士诺华公司开发，1991年在丹麦首先上市，2004年进入中国。用于治疗原发性全身性强直阵挛发作和部分性发作，伴有或不伴有继发性全面性发作。其主要是通过体内芳香酮降解酶代谢出的10-单羟基衍生物起抗癫痫的作用。具有较好的安全性，适合于5岁及5岁以上的儿童。

（2）托吡酯（topiramate，TPM）于1995年首先投入英国市场，1999年在中国上市，是一种含有磺胺基团的单糖衍生物，结构上与传统抗癫痫药物迥然不同。用于初诊为癫痫的患者的单药治疗或曾经合并用药现转为单药治疗的癫痫患者。远期疗效好，无明显耐受性。托吡酯对儿童认知不良事件有一定影响，但发生率较低；托吡酯可引起运动反应时间轻微延长，但对记忆力影响不大。

（3）拉莫三嗪（lamotrigine，LTG）于1991年首先在爱尔兰上市，1999年进入中国市场。用于成人和12岁以上儿童癫痫部分性发作或全身性强直阵挛发作的治疗，作为辅助治疗用于难治性癫痫，可用于2岁以上儿童及成人。也可用于治疗合并有Lennox-Gastaut综合征的癫痫发作。其抗癫痫机制主要为阻断电压依赖性钠通道，稳定突触前膜，抑制兴奋性神经递质的释放。常见的剂量相关性不良反应为复视、头晕、头痛、恶心、呕吐、困倦、共济失调、嗜睡。方登富等报道，LTG可引起严重皮肤不良反应甚至死亡，这可能与HLA-B1502等位基因有关。

（4）左乙拉西坦（levetiracetam，LEV）是一种吡咯烷酮衍生物，与吡拉西坦有类似结构。它是一种广谱抗癫痫药物，临床多用于癫痫部分性发作的治疗。作用机制不明。大量的临床研究结果显示LEV安全性高，有广谱抗癫痫作用，起效快，且患者生活质量高，无严重不良反应。有研究表明LEV能更好地改善癫痫患者的认知功能。LEV是用于儿童各种癫痫局灶性/全面性发作及癫痫综合征的理想首选添加治疗药物或单药治疗药物。

（5）加巴喷丁（gabapentin，GBP）由美国辉瑞公司研制，于1994年由美国FDA获准上市，是一种GABA类似物。在临床上用于癫痫部分性发作及疱疹后神经痛的治疗。GBP多被用于神经痛的治疗，其在抗癫痫中的应用已逐渐减少，TDM的应用也随之较少。

3. 第三代抗癫痫药物

（1）拉考沙胺（lacosamide，LCM）是欧盟和FDA分别于2008年8月和10月批准用于年龄≥16岁（欧盟）/17岁（FDA）部分性发作癫痫患者的辅助治疗。LCM是一种新型NMDA受体甘氨酸位点拮抗剂，也是一种具有功能性的氨基酸，具有抗惊厥效果，还可选择性促进钠通道环节失活，调节脑衰蛋白介导调控蛋白-2（collapsin response mediator protein-2，CRMP-2）。LCM可稳定神经元细胞膜的过度兴奋，抑制神经元放电，有效缩减通道的长时程有效性，且不会对患者身体功能造成损伤。LCM对其他药物不能控制的难治性癫痫部分性发作有很好的疗效，对中枢神经系统和心血管系统不良反应更少。姚运兵等报道185例部分癫痫患者服用LCM4周时发作频率明显降低，12周时显著降低，耐受性较好。

（2）醋酸艾司利卡西平（eslicarbazepine acetate，ESL）是卡马西平的衍生物，一种钠通道阻滞剂，2009年经欧洲药品管理局（EMA）批准，作为伴有或不伴有继发性全身发作的成人癫痫部分性发作的治疗药物在欧洲上市。其作为新型的抗癫痫药物，开发目的在于提高奥卡西平和卡马西平的药效，并改善奥卡西平和卡马西平的耐药性。其优势在于能避免毒性代谢物如环氧化物的形成，同时减少了代谢物中非活性成分的比例，降低不良反应发生率，提高药理活性。ESL的主要成分是卡马西平的活性代谢物和二苯并氮杂䓬类第三代药物S-利卡西平的前体药物。辅助治疗部分性发作癫痫，在国际上获批，可用于成年人的部分发作性癫痫患者的临床医治。作用机制主要是影响电压门控钠通道的活性。不良反应有头晕、嗜睡和疲劳。

（3）卢非酰胺（rufinamide，RUF）是第一个具有三唑结构的抗癫痫药，在结构上与已上市的癫痫治疗药物不相关。其抗癫痫作用的详细机制尚不知，体外研究结果显示，RUF主要是调节钠离子通道的活性，尤其是延长通道的不应期。卢非酰胺，商品名称BANZEL™是一种具有三唑结构的抗癫痫药，于2008年11月14日获得美国FDA的上市批准，用于辅助治疗4岁及以上儿童和成人伴Lennox-Gastaut综合征的癫痫发作。

（4）瑞替加滨（retigabine，RTG）是合成的氨基吡啶类似物，为美国FDA批准的首个用于治疗癫痫的钾通道开放药，用于18岁及18岁以上患者（对其他疗法反应不佳，且用药的益处大于出现视网膜异常及视力减退的风险）癫痫部分性发作的辅助治疗（FDA批准适应证）。是神经元钾通道开放剂和GABA增强剂，降低神经元兴奋性而抗惊厥，是广谱抗癫痫药物，γ-氨酪酸摄取抑制剂，辅助治疗难治性癫痫部分性发作。不良反应有头晕、头痛、嗜睡、震颤、视物模糊等。

（5）吡仑帕奈（perampanel，PER）为选择性丙酸型谷氨酸受体激动剂，用于癫痫部分性发作。作为国际上获准的第一个具有明确作用机制的抗癫痫药物，PER获准可作为12岁以上的癫痫部分性发作患者的附加治疗。

（6）布瓦西坦（brivaracetam，BRI）是SV2A配体，帮助协调SV2A突触小泡胞吐和神经递质的释放，为钾通道开放剂、$GABA_A$受体激动剂，可抑制电压依赖性钠电流。已在临床用于癫痫部分性发作、全身性肌阵挛发作，作为附加治疗青少年和成年人（16～65岁）难治性癫痫部分性发作。不良反应为中枢神经系统相关反应如嗜睡、眩晕，未发现明显心血管、呼吸系统及胃肠道系统损害。

（7）司替戊醇（stiripentol，STP）抑制突触小体再摄取GABA，对儿童难治性部分性癫痫及Dravet综合征疗效较好。

（三）治疗药物监测

随着现代精准医疗的发展，大部分新型抗癫痫药物在临床使用时可通过TDM及时调整并优化给药方案，降低不良反应发生率，使患者得到更安全、合理的药物治疗。

（四）基因多态性

基因多态性是导致抗癫痫药在治疗过程中出现疗效和不良反应个体差异的重要原因。抗癫痫药在体内的代谢主要由细胞色素P450（CYP）和尿苷二磷酸葡萄糖醛酸转移酶介导。这些药物代谢酶的基因多态性导致了血药浓度的个体差异，因此根据基因检测结果调整用药剂量，结合血药浓度监测，可以指导抗癫痫药的个体化应用。HLA-B*1502、HLA-A*3101等基因是卡马西平、拉莫三嗪、苯巴比妥等芳香族抗癫痫药物诱发重症皮肤不良反应的风险基因，建议对遗传风险人群或有药物过敏史及反复患皮肤病的高敏感型患者用药前进行基因型监测，若为阳性，则避免应用芳香族抗癫痫药物治疗。

（五）抗癫痫药物的发展方向

开发出符合下列标准的理想抗癫痫药物。①疗效：有广谱抗癫痫作用，抗癫痫发作疗效好，可以较长期应用；②安全性：无严重或慢性不良反应，无致畸作用；③药物应用：有多种剂型可供选择，可经多种途径给药，适合于各种年龄及各种身体状况下应用；④药动学：生物利用度较高，人体内过程较稳定，具有一级药动学特征，剂量与血药浓度成正比，容易透过血脑屏障快速进入脑内发挥疗效，蛋白结合率低，无或极少有活性代谢产物，无肝药酶诱导作用，消除半衰期较长，可以一日1次服药，与其他抗癫痫药物或其他类型药物无相互作用，可与其他抗癫痫药物联合应用。

随着抗癫痫药物的快速发展，尽管抗癫痫药物选择众多，但药物难治性癫痫患者的比例仍然没有改善，并且目前仍然只能治疗癫痫发作的症状，而无法在疾病发作的基础上逆转病程或是在提供癫痫发生时的神经保护方面取得任何重大的进展。所以抗癫痫药物的发展应集中在防止和治疗这种疾病，而不仅仅是控制症状。

二、新型抗癫痫药物

（一）拉考沙胺

【作用机制】　临床上，本药确切的抗癫痫机制尚不明确。体外研究显示，本药可选择性促进电压门控钠通道缓慢失活，有助于使过度兴奋的神经元细胞膜稳定和抑制重复性神经元放电。

【药动学】　本药口服给药后吸收完全，T_{max}为1～4小时，一日2次，连续给药3日后达稳态血药浓度。本药的绝对生物利用度约为100%，食物对本药吸收无影响。本药静脉滴注结束时达血药峰浓度。血浆蛋白结合率小于15%，V_d约为0.6 L/kg。本药主要经CYP3A4、CYP2C9、CYP2C19代谢。95%的药物随尿液排泄，小于0.5%的药物随粪便排泄。原型药物的$t_{1/2}$约为13小时。

【不良反应】

1.心血管系统　心悸，PR间期延长，一度、二度及完全性房室传导阻滞，房性心律失常（心房颤动和心房扑动），晕厥。

2.肌肉骨骼系统　挫伤、肌肉痉挛。

3.免疫系统　多器官过敏反应（肾炎、肝炎等）。

4.神经系统　头晕、失眠、头痛、嗜睡、共济失调、眩晕、步态异常、震颤等

5.精神　易激惹、情绪改变、情感低落、抑郁、自杀意念、自杀行为。上市后还有精神病性障碍、激越、攻击性、幻觉的报道。

6.肝脏　丙氨酸转氨酶升高。

7.胃肠道　恶心、呕吐、腹泻、便秘、口感等。

8.血液　中性粒细胞减少、贫血。上市后还有粒细胞缺乏的报道。

9.皮肤　皮肤裂伤、皮肤瘙痒、滴注部位反应（如疼痛、不适、刺激、红斑）、多汗。上市后还有血管神经性水肿、皮疹、荨麻疹、Stevens-Johnson综合征、中毒性表皮坏死松解症的报道。

10.眼　复视、视物模糊。

11.耳　耳鸣。

12.其他　虚弱、疲乏、发热、外伤、中毒、跌倒、胸痛。

【注意事项】

1.用药警示　①用药期间应监测患者是否出现抑郁或抑郁恶化、情绪或行为异常变化、自杀想法或行为；②突然撤药可致癫痫发作风险增加，逐渐减量至停药的时间至少为1周；③有传导障碍或严重心脏病的患者，用药前和用药达稳态血药浓度后应监测心电图；④本药与延长PR间期的药物（如β受体阻滞药、钙通道阻滞药）合用有引起房室传导阻滞、心动过缓的风险，合用应谨慎。

2.制剂注意事项　①本药口服溶液含阿司帕坦（可代谢为苯丙氨酸）；②本药口服溶液含丙二醇，大量摄入可能引起毒性（包括高渗透压、乳酸性酸中毒、癫痫发作、呼吸抑制），应谨慎使用。不良反应的处理方法：如怀疑出现多器官过敏反应，应停药并进行替代治疗。

【特殊人群用药】

1.4岁以下儿童用药的安全性和有效性尚不明确。

2.老年人用药的有效性尚不明确。

3.尚无妊娠期妇女用药的充分的研究数据。

4.尚不明确本药是否随人类乳汁排泄及对乳汁量和乳儿是否有影响，但本药和（或）其他代谢物可随大鼠乳汁排泄，哺乳期妇女用药应权衡利弊。

5.重度肝功能损害者不推荐使用本药。

【慎用】　有传导障碍（如显著的一度房室传导阻滞、二度或完全性房室传导阻滞、未安装起搏器的病态窦房结综合征、钠离子通道病）的患者、严重心脏疾病（如心肌缺血、心力衰竭、结构性心脏病）患者。

【超说明书用药】　本药对糖尿病性神经病的治疗作用已通过对照试验评估，结果表明，与安慰剂相比，本药具有治疗作用或缺乏治疗作用。本药或者未被纳入指南（美国糖尿病协会声明/多伦多糖尿病性神经病专家组、国际疼痛研究协会），或者被评定为A/B级无效或呈现不一致的结果（欧洲神经学会联合会）。

【药物过量与救治】　过量表现：上市后有单剂本药急性过量（≥100 mg）导致心脏传导障碍、意识模糊、意识水平下降、癫痫发作（癫痫全身性强直阵挛发作、癫痫持续状态）的报道。有报道一日使用本药超过800 mg剂量（最大推荐日剂量的2倍），出现的不良事件包括嗜睡、恶心、癫痫发作（全身性强直阵挛发作和癫痫持续状态）、心脏传导障碍、意识模糊、意识水平下降、心源性休克、昏迷。过量处理：尚无本药过量的特效解毒药。过量时应采取标准净化法。常规支持护理包括监测生命体征及临床状态；标准血液透析法可显著清除（4小时全身暴露量下降50%）本药。

（二）醋酸艾司利卡西平

【作用机制】　抗癫痫药物通常与离子通道或神经递质受体相互作用，降低细胞膜的兴奋性使动作电位不易产生，以抑制病灶神经元过度放电，或作用于病灶周围正常神经组织，抑制异常放电的扩散。本药与卡马西平、奥卡西平等均被认为通过抑制电压门控通道发挥抗癫痫作用。本药作为电压门控钠通道的强抑制剂，竞争性地与失活状态的钠通道结合，防止其转化为静息状态，从而抑制神经元的反复持续放电。本药与失活状态电压门控钠通道亲和力与卡马西平相似，与静息状态的亲和力比卡马西平低 3 倍，提示本药可能选择性地抑制了神经元的放电活动。但是当本药与静息状态的钠通道结合时，就会由于抑制神经元的正常生理活动而发生神经性不良反应。

【药动学】　健康人口服 1 ~ 4 小时达到血浆峰浓度，4 ~ 5 天达到稳态血药浓度，生物利用度为 90%，90% 的本药从尿液中排泄。药物经肝脏和小肠快速水解成活性代谢物（S）-利卡西平，该代谢物可用于本药血药浓度监测，而其非活性代谢物仅占其全部代谢物的 5% 左右。本药 $t_{1/2}$ 为 20 ~ 24 小时，只需一日 1 次。其他抗癫痫药物中大部分需要一日 2 ~ 4 次服用，并且涉及复杂漫长的逐渐减量过程，因此本药的药物顺应性相对较高。本药具有很好的线性药动学特征，并且不受食物、年龄、性别和肝功能影响。代谢物主要经肾清除，肾功能决定了本药的清除率，因此当患者肌酐清除率低于 60 ml/min 时，需要调整剂量，透析可清除本药代谢物。由于卡马西平、苯巴比妥和苯妥英钠等可诱导本药的代谢酶，本药与这些药物合用时清除速度增加，因此合用时需增加本药剂量。同时本药可能抑制苯妥英钠的代谢酶 CYP2C19，导致苯妥英钠的血药浓度明显增加，合用时则要减少苯妥英钠剂量。

【用法用量】　成人癫痫部分性发作常规剂量：口服给药的推荐初始剂量为一次 400 mg，一日 1 次。当减少癫痫发作的需求大于不良反应发生风险时，部分患者初始剂量可为一次 800 mg，一日 1 次。根据临床应答及耐受性，随后可每周增量 400 ~ 600 mg，直至推荐维持剂量一次 800 ~ 1600 mg，一日 1 次。接受单药治疗者如不能耐受 1200 mg/d，一般可考虑维持剂量为 800 mg；接受辅助治疗者如 1200 mg/d 不能取得满意应答，一般可考虑维持剂量为 1600 mg/d。

肾功能不全时剂量：中至重度肾功能损害（Ccr < 50 ml/min）者初始剂量、剂量增幅、维持剂量应减半，亦可根据临床应答调整剂量增幅及维持剂量。

肝功能不全时剂量：轻至中度肝功能损害者无须调整剂量。

【特殊人群用药】　18 岁以下儿童用药的安全性和有效性尚不明确。65 岁以上老年人用药的有效性尚不明确，但 60 岁以上老年人用药较年轻患者出现头晕、步态紊乱、协调紊乱、复视、视物模糊、视力下降的风险更高。尚无妊娠期妇女用药充分的研究数据。本药可随人类乳汁排泄，但对乳汁量和乳儿是否有影响尚不明确，哺乳期妇女用药应权衡利弊。重度肝功能损害者不推荐使用本药。

【药物不良反应与处理措施】　本药在治疗癫痫部分性发作时不良反应多为轻至中度，最常见的不良反应有恶心、头痛、头晕，在神经性及精神性方面的不良反应发生风险较低。奥卡西平与卡马西平皮疹发生率高达 10% 与 11%，而服用本药的患者中仅有 1% 发生皮疹。

出现不良反应的处理方法如下：如出现皮肤反应，应停药，明确此反应非药物所致前不得使用本药；如出现发热、皮疹和（或）淋巴结病，应停药并立即评估患者是否出现药疹伴嗜酸性粒细胞增多和系统症状（DRESS），明确此症状或体征为其他病因所致前不得使用本药；如出现过敏反应或血管神经性水肿，应停药；如出现低钠血症，应根据严重程度减量或停药；如出现黄疸或其他显著肝损害证据（如实验室检查结果异常），应停药；如出现游离或总 T_3、T_4 水平降低，应评估是否出现甲状腺功能减退。

【注意事项】

（1）本药不应与奥卡西平联用。

（2）停药时应逐渐减量，以降低癫痫发作频率增加和癫痫持续状态的发生风险。

（3）本药可增加患者自杀行为想法和行为的发生风险，用药期间需监测抑郁、自杀想法或行为、异常情绪或行为是否出现或加重。

（4）使用奥卡西平或本药有皮肤反应、DRESS、过敏反应史者不应使用本药。

（5）明确用药反应前应避免驾驶或操作危险机械。

（6）维持治疗期间（尤其是合用可降低血钠水平的药物时）及出现低钠血症症状（如恶心、呕吐、不适、头痛、昏睡、意识模糊、易激惹、肌无力、肌痉挛、反应迟钝、癫痫发作频率或严重程度增加）时应监测血钠及血氯水平。

（7）推荐用药前监测肝功能。

【药物过量与救治】 过量的表现：过量症状包括低钠血症（有时严重）、头晕、恶心、呕吐、嗜睡、欣快、口腔感觉异常、共济失调、行走困难、复视。过量的处理：本药无特异性解毒药，如过量，应给予对症治疗及支持疗法。可洗胃和（或）给予活性炭。标准血液透析可清除部分药物，可依据患者临床状态或有无肾功能损害采用血液透析清除药物。

（三）卢非酰胺

【作用机制】 本药抗癫痫的具体机制尚不明确。体外研究表明，本药主要通过调节钠通道活性（特别是延长钠通道的非活性状态时间）发挥作用。本药（≥1 μmol/L）可显著延迟培养的皮质神经元在延长的前脉冲后钠通道恢复活性的时间，还可限制神经元钠依赖性动作电位的持续性重复放电。

【药动学】 本药口服后吸收良好，但吸收速率相对缓慢，且吸收量随剂量增加而减少。进食或禁食条件下口服本药，均于4～6小时达C_{max}。在进食条件下，单次口服本药片剂600 mg，吸收量不低于85%。按每12小时给药1次，预计多次给药后的稳态C_{max}为单次给药后C_{max}的2～3倍，本药少部分（34%）可与人血清蛋白（主要为白蛋白，27%）结合。本药在红细胞及血浆之间分布均匀，表观分布容积与剂量及体表面积有关，给药量为一日3200 mg时，表观分布容积约为50 L。本药可被广泛代谢，但无活性代谢产物，主要生物转化途径为羧酸酯酶介导酰胺基团水解形成羧酸衍生物CGP 47292，次要代谢物可能为CGP 47292的酰基-葡萄糖醛酸衍生物。CYP或谷胱甘肽不参与本药生物转化过程。本药主要经肾脏排泄，排泄量约为给药量的85%（其中CGP 47292至少为66%，原型药物为2%）。本药在健康受试者及癫痫患者体内的血浆清除半衰期为6～10小时，严重肾功能损害（Ccr<30 ml/min）者的药动学与健康受试者类似。用药3小时时进行透析，可使本药的AUC和C_{max}分别降低29%和16%。健康老年人（65～80岁）使用单剂和多剂本药后的药动学与较年轻者（18～45岁）无显著年龄相关差异。1～3岁、4～11岁、12～17岁儿童的药动学类似。

【注意事项】 用药警示：①本药可增加出现自杀意念或自杀行为的风险，用药前应权衡利弊，用药期间应监测患者是否出现抑郁或抑郁加重、自杀意念、自杀行为、情绪或行为的异常改变。若出现自杀意念或自杀行为，则应考虑与疾病治疗的相关性。②本药可引起中枢神经系统不良反应，获得足够可用于评估是否对驾驶或操作机械能力造成不良影响的用药经验前，不建议用药期间驾驶或操作机械。③同其他抗癫痫药，为将诱发癫痫发作、癫痫加重或癫痫持续状态的风险降至最低，本药停药时应逐渐减量至停药。如必须立即停药，应在密切监测下转换为其他抗癫痫药。④本药与其他可缩短QT间期的药物合用时应谨慎。不良反应处理方法：如疑似出现DRESS，应立即评估和停药，并使用替代治疗。制剂注意事项：本药部分制剂含丙二醇，大量摄入可能引起毒性（包括高渗透压、乳酸性酸中毒、癫痫发作、呼吸抑制），应谨慎使用。

【特殊人群用药】 FDA对本药的妊娠安全性分级为C级。动物生殖毒性试验表明，本药可导致发育毒性，但尚无妊娠期妇女用药充分、严格的对照研究资料，妊娠期妇女用药前应权衡利弊。本药可随乳汁排泄，对乳儿有潜在的严重不良影响，哺乳期妇女应停药或停止哺乳。重度肝功能损害者，不推荐使用本药。目前尚无足够数量的临床研究说明老年患者与年轻患者用药后反应是否存在差异，考虑到老年人发生肝、肾及心功能降低合并其他疾病及接受其他药物治疗的频率较高，老年患者服用本药时应从低剂量开始。

【相互作用】 本药是CYP2E1弱抑制剂，CYP2E1的底物可增加本药的血药浓度。本药是CYP3A4轻到中度的诱导剂。研究发现，本药与其他抗癫痫药物合用时，苯妥英、扑米酮和苯巴比妥能使本药的血浆清除率增加25%，而丙戊酸盐则会使本药的血浆清除率降低25%（本药稳态血药浓度升高）。本药经过（羧酸）酯酶代谢，能诱导（羧酸）酯酶的药物可增加本药代谢。广谱诱导剂（卡马西平和苯巴比妥）可能通过这个途径影响本药代谢。乙醇会增强本药的中枢神经系统作用。

【药物不良反应】 大多数不良反应为轻至中度，发生时间比较短暂。在所有不良反应中中枢神经系统的反应占首位，主要有嗜睡、头晕、头痛、疲劳、步伐障碍和共济失调。其他不良反应还包括恶心、呕吐、食欲降低或增加、上腹痛、便秘、消化不良、皮疹、鼻咽炎、复视、贫血、尿频、震颤、背痛等。导致停药的不良反应主要为惊厥、药疹、疲劳、头晕等。

【药物过量与救治】 过量的表现：临床试验中有成人以7200 mg/d过量使用本药的个案报道，但未见重大不良反应。过量的处理：尚无本药的特效解毒药；用药过量时可采取催吐或洗胃的方式清除未吸收的药物，还应采取常规预防措施以保持气道畅通，亦可采取一般支持性护理，包括监测生命体征及临床状态；标准血液透析可能对本药有一定的清除作用，可根据患者的临床症状考虑使用。

（四）瑞替加滨

【作用机制】 本药的作用机制尚未完全明确。体外研究表明本药提高由KCNQ（钾7.2～7.5）离子通道家族介导的跨膜钾电流。可通过激活KCNQ通道，稳定静止膜电位，从而降低大脑兴奋性。本药还可能通过增大GABA介导的电流而发挥治疗作用。

【药动学】 单剂量或多剂量口服给药后吸收迅速，T_{max}为0.5～2小时，口服给药生物利用度约60%。本药及其N-乙酰代谢产物（NAMR）蛋白结合率分别为80%和45%。静脉给药后稳态分布容积2～3 L/kg。本药及其N-乙酰代谢产物主要通过肾脏清除，85%的剂量从尿中排除，原型约占36%，NAMR约占18%，总N-葡萄糖苷酸为给药剂量的24%。约14%从粪便中排泄，其中原型药约3%。本药及NAMR的清除半衰期相似，为7～11小时。静脉注射后清除率为0.4～0.6 L/（h·kg）。与健康受试者相比，轻度肾功能不全者本药AUC升高约30%，中度至终末期肾病（ESRD）患者升高1倍。轻度肝功能不全者本药AUC未受影响，但中度肝功能不全者升高约50%，重度者升高1倍。与年轻受试者（21～40岁）相比，老年受试者（66～82岁）本药AUC升高40%～50%，终末半衰期延长约30%，C_{max}相似。

【特殊人群用药】

（1）18岁以下儿童用药的安全性和有效性尚不明确。

（2）本药可能导致尿潴留，老年症状性良性前列腺增生（BPH）患者出现尿潴留的风险可能更高。

（3）尚无妊娠期妇女用药充分、严格的对照研究资料，妊娠期妇女用药应权衡利弊；美国FDA对本药的妊娠安全性分级为C级。

（4）尚不明确本药是否随人类乳汁排泄，但本药和（或）其代谢产物可随大鼠乳汁排泄，故哺乳期妇女应停药或停止哺乳。

【相互作用】 本品不经CYP途径代谢，因此CYP诱导剂、抑制剂并不影响本药的药动学特点。一般来说本药伴随其他多种抗癫痫药服用时，并未出现明显的相互作用，但与苯妥英钠、卡马西平两种抗癫痫药同时服用时，本药的血药浓度降低，因此此种情况下需要考虑增加瑞替加滨的给药剂量。另外，本品能够抑制地高辛的肾清除率，服用治疗剂量的瑞替加滨即能增加地高辛的血药浓度，因此必须监测地高辛的血药浓度。本药与乙醇同服时会增加本药的全身暴露量，导致视物模糊，必须考虑乙醇对本药的影响。本药与口服避孕药同服时，对避孕药的代谢没有显著的临床影响。

【药物不良反应】 最常见的不良反应包括头晕、嗜睡、疲乏、精神错乱、眩晕、震颤、共济失调、复视、记忆损害、注意力不集中、虚弱等。上述不良反应一般为轻、中度，大部分神经系统症状呈剂量依赖性，如嗜睡、头晕等。另外，导致停药的最常见的不良反应为头晕、精神错乱状态、疲乏和嗜睡。本药治疗时还能引起尿潴留、排尿困难、尿急等症状，通常尿潴留发生在开始治疗后的前6个月，临床上应密切监测患者的泌尿系统症状。本药治疗时还能引起精神病学症状，包括神经紊乱、幻觉和精神病症状，通常发生在开始治疗后的前8周内，但一般都会在停药后1周内自行缓解。本药和其他抗癫痫药物一样可能会导致极少数用药者产生自杀念头或行为，一旦发现异常，应及时与医生联系，采取紧急措施。

【注意事项】 用药警示：①停用本药时应在至少3周内逐步减量，除非因安全考虑立即撤药；②无法进行眼科检查的患者不应使用本药；③抗癫痫药物（包括本药）可增加出现自杀想法和行为的风险，用药期间应监测患者是否出现抑郁或抑郁恶化、自杀想法或行为、情绪或行为的异常改变。

不良反应的处理方法：①若出现视网膜色素异常或视力改变，应停药，除非无其他适合的治疗方案或治疗获益处大于出现视力丧失的风险；②若出现皮肤变色，应考虑使用替代药物。

药物对检验值或诊断的影响：本药可使血清和尿胆红素的检测值呈假性升高。用药前后及用药时应检查或监测：①用药前及用药期间定期（每6个月）进行系统性眼科检查；②监测电解质、QT间期（有QT间期延长风险因素的患者）、肾功能、肝功能。

【药物过量与救治】 过量的表现：本药日剂量超过2500 mg时，除出现治疗剂量下的不良反应，还有出现激越、攻击行为和易激惹的报道。过量的处理：尚无用药过量的特异性解毒剂。药物过量时可采用常规处理，如保持气道通气和换气、给氧、监测心律和生命体征。可通过血液透析降低本药的血浆浓度。

（五）吡仑帕奈

【作用机制】 本药用于抗癫痫的确切作用机制尚不明确。其为一种非竞争性AMPA谷氨酸受体拮抗药，谷氨酸是中枢神经系统中主要的兴奋性神经递质，与神经元过度兴奋导致的多种神经障碍相关。

本药口服给药后，可迅速而完全被吸收，给药后2～3周达稳态。在空腹条件下，本药T_{max}为0.5～2.5小时。在饱腹条件下，本药的C_{max}下降28%～40%，T_{max}延长2～3小时。给予本药单剂0.2～12 mg和多剂1～12 mg/d后，可见AUC与剂量成比例增加。体外研究数据表明，在20～2000 ng/ml浓度时，95%～96%的本药与血浆蛋白结合。本药经氧化后再经葡萄糖醛酸化代谢，氧化代谢由CYP3A4和（或）CYP3A5介导，也可能涉及其他CYP。给予放射性标记的本药后，在体循环中原型药物占放射性总量的74%～80%，血浆中仅检查到痕量的代谢产物。给予老年健康志愿者放射性标记的本药后，尿液和粪便中分别回收22%和48%的放射性剂量，这些放射性剂量主要由氧化代谢产物和结合代谢产物组成。本药的表观清除率约为12 ml/min，平均$t_{1/2}$为105小时。

【适应证】 用于伴或不伴继发性全身性发作的癫痫部分性发作的辅助治疗。准适应证用于原发性癫痫全身性强直阵挛发作的辅助治疗。

【用法用量】

1.成人常用量 ①癫痫部分性发作：未合用酶诱导型抗癫痫药物者初始剂量为一日2 mg，之后可每隔至少1周将日剂量增加2 mg，维持剂量为8～12 mg/d（12 mg/d较8 mg/d剂量下的癫痫发作频率轻微下降，但不良反应大幅增加），部分患者可对一日4 mg有应答，均顿服。合用酶诱导型抗癫痫药物者初始剂量为4 mg/d，之后可至少每隔1周将日剂量增加2 mg，最大日剂量为12 mg，均顿服。②原发性癫痫全身性强直阵挛发作：未合用酶诱导型抗癫痫药物者初始剂量为2 mg/d，之后可每隔至少1周将日剂量增加2 mg，维持剂量为8 mg/d（对此剂量耐受良好且需进一步控制癫痫发作的患者增量至最大日剂量12 mg可能有益），均顿服。合用酶诱导型抗癫痫药物者用法用量同"癫痫部分性发作"。

2.儿童常规剂量　12岁以下儿童用药的安全性和有效性尚不明确；12岁及12岁以上儿童，用法用量同成人。

3.老年人剂量　老年人的剂量增加频率应不超过每2周1次。

4.肾功能不全者剂量　轻度肾功能损害者无须调整剂量；中度肾功能损害者应在密切监护下用药，可考虑根据临床应答及耐受性较为缓慢地增加剂量。

5.肝功能不全时剂量　轻、中度肝功能损害者的初始剂量为2 mg/d，之后可至少每隔2周将日剂量增加2 mg，轻、中度肝功能损害者的最大日剂量分别为6 mg和4 mg，均顿服。

6.妊娠期及哺乳期妇女　尚不明确妊娠期妇女用药是否影响胎儿发育；本药和（或）其代谢产物可随大鼠乳汁排泄，乳汁中的药物浓度高于母体血浆中的药物浓度，但尚不明确本药和（或）其代谢产物是否随人类乳汁排泄，哺乳期妇女用药应权衡利弊。

【注意事项】

1.合用或停用酶诱导型抗癫痫药物时应密切监测患者的临床反应和耐受性，可能需调整本药剂量。

2.用药期间和停药后至少1个月内监测患者的精神不良反应，尤其是在高剂量给药时、治疗最初数周或增加剂量时。

3.有接受本药治疗的患者出现严重或危及生命的精神和行为不良反应（包括攻击性、敌意、易激惹、愤怒、杀人意念和杀人威胁）的报道，用药期间或停药后应监测（剂量递增期间及使用较高剂量时尤其应密切监测）患者是否出现此类不良反应或情绪、行为、人格改变。若出现上述症状，应减少本药剂量；若症状严重或恶化，应停药。

【禁忌证和禁忌人群】　对重度肝功能损害者、重度肾功能损害者、接受血液透析者，不推荐使用本药。

【药物不良反应】

1.代谢/内分泌系统　体重增加、低钠血症、三酰甘油水平升高。

2.呼吸系统　上呼吸道感染、咳嗽、口咽疼痛。

3.肌肉骨骼系统　背痛、肢体疼痛、肌痛、肢体损伤、关节痛、肌肉骨骼痛、韧带扭伤。

4.泌尿生殖系统　尿路感染。

5.神经系统　头晕、嗜睡、眩晕、头痛、构音障碍、步态紊乱（包括共济失调、平衡障碍、协调异常）、颅脑损伤、意识模糊、记忆损害、感觉异常、定向障碍。

6.精神　攻击性、愤怒、易激惹、焦虑、欣快、情绪改变、情绪不稳、敌意、激越、杀人意念、杀人威胁、自杀意念、自杀行为、精神病恶化、偏执狂、妄想、精神状态改变。上市后还有急性精神病、幻觉、谵妄的报道。

7.胃肠道　恶心、呕吐、便秘、腹痛。

8.皮肤　皮肤裂伤、皮疹。上市后还有DRESS的报道。

9.眼　视物模糊、复视。

10.其他　疲乏、跌倒、无力、挫伤、外周水肿。

【药物过量与救治】　尚无本药过量的特效解毒药。过量时应采取适用于治疗任何药物过量的标准医疗方法，如确保气道通畅、氧气充足、监测心律和生命体征。

【相互作用】

1.合用中枢神经抑制药，可增强中枢神经系统抑制。

2.合用CYP诱导剂，可降低本药的血药浓度。

3.合用CYP 3A强效诱导剂，可降低本药的血药浓度。

4.合用含左炔诺孕酮的避孕药，可减弱含左炔诺孕酮的避孕药的药效。

5.合用乙醇/尼古丁，可增强中枢神经系统抑制作用，并可增强乙醇对警觉的影响作用，显著恶化情绪，增加愤怒、意识模糊和抑郁的程度。

（六）布瓦西坦

【作用机制】 本药抗癫痫作用的具体机制尚不明确，其对脑中SV2A有高度选择性亲和力，可能有助于抗癫痫效应。在批准剂量下，本药的药动学呈线性，且不具时间依赖性。本药具高度渗透性，口服后几乎迅速完全被吸收。在10～600 mg剂量时，药动学与剂量成正比。不伴食物服用时，本药片剂的T_{max}中值为1小时（0.25～3小时）。本药的血浆蛋白结合率较低（<20%），分布容积为0.5 L/kg，可迅速均匀地分布至多数组织。本药主要通过酰胺基水解（由肝和肝外的酰胺酶介导）形成相应的羧酸代谢物，其次通过丙基侧链羟基化（主要由CYP2C19介导）形成羟基代谢物。此外，羟基代谢物上的酰胺基水解或羧酸代谢物上的丙基侧链羟基化形成羟基酸代谢物。代谢物均不具药理活性。本药主要以代谢物形式随尿液排泄，尿液中的原型药物低于给药量的10%，羧酸代谢物占给药量的34%。本药血浆终末$t_{1/2}$约为9小时。

【适应证】 主要用于癫痫部分性发作的辅助治疗。

【用法用量】

1.成人 ①常规剂量：口服给药推荐起始剂量为一次50 mg，一日2次。根据患者耐受性和治疗应答可下调剂量至一次25 mg，一日2次或上调剂量至一次100 mg，2次；静脉给药参见"口服给药"用量。口服给药暂不可行时亦可静脉给药，给药剂量和频率与先前的口服给药一致。②肾功能不全时剂量：肾功能损害者无须调整剂量。③肝功能不全时剂量：肝功能损害者的推荐起始剂量为一次25 mg，一日2次。最大推荐剂量为一次75 mg，一日2次。

2.儿童剂量 见表4-8。

表4-8 布瓦西坦儿童剂量表

体重	初始剂量	最小和最大维持剂量
≥50 kg	25～50 mg，一日2次	25～100 mg，一日2次
20 kg≤体重<50 kg	0.5～1 mg/kg，一日2次	0.5～2 mg/kg，一日2次
11 kg≤体重<20 kg	0.5～1.25 mg/kg，一日2次	0.5～2.5 mg/kg，一日2次

3.哺乳和妊娠期妇女 尚无妊娠期妇女用药的充分研究数据；尚不明确本药是否随人类乳汁排泄及对乳汁量和乳儿是否有影响，但本药或代谢物可随大鼠乳汁排泄，哺乳期妇女用药应权衡利弊。

【注意事项】

1.为减小癫痫发作频率的增加和癫痫持续状态发生的风险，应避免突然停药。但若因出现严重不良反应须停药，可考虑迅速停药。

2.监测是否有抑郁、自杀想法或行为、情绪或行为异常改变的出现或恶化。

3.本药可致嗜睡、疲乏、头晕和协调障碍，应监测这些症状和体征，不推荐用药期间驾驶或操作机械。

4. CYP2C19弱代谢者或合用CYP2C19抑制剂的患者可能需降低本药剂量。

【药物不良反应】

1. 神经系统 嗜睡、镇静、头晕、小脑协调性和平衡失调（包括共济失调、平衡障碍、协调性异常、眼球震颤）。

2. 精神 易激惹、欣快、醉酒感、增加自杀想法或行为的发生风险、焦虑、神经质、攻击性、好战性、愤怒、激越、躁动、抑郁、哭泣、情感淡漠、情绪改变、情绪波动、情感不稳、精神运动活动过度、行为异常、适应障碍、幻觉、偏执狂、急性精神病、精神病行为。

3. 胃肠道 恶心、呕吐、便秘、味觉障碍。

4. 血液 白细胞减少、中性粒细胞减少。

5. 过敏反应 支气管痉挛、血管神经性水肿。

6. 其他 疲乏、注射部位疼痛。

【相互作用】

1. 合用卡马西平可增加卡马西平环氧化物（卡马西平的活性代谢物）的暴露量；合用苯妥英可升高苯妥英的血药浓度；合用利福平可降低本药的血药浓度。

2. 与高脂餐同服时，本药的吸收减缓，但吸收程度不变。50 mg本药片剂与高脂餐同服时，C_{max}降低37%，T_{max}延迟3小时，但AUC无本质改变（降低5%）。

（七）氯巴占

【药理学】 本药具有抗焦虑和抗惊厥作用。治疗安全范围比地西泮、苯巴比妥、丙戊酸钠宽。临床研究提示，在等效剂量下，本药与地西泮能产生相同的（镇静和催眠）作用，但导致精神运动功能障碍的作用弱于地西泮。

本药口服吸收快而完全。服药1～3小时后达C_{max}。血浆蛋白结合率约为90%。本药经肝脏代谢，代谢产物N-去甲基氯巴占同样有抗惊厥作用，作用强度为本药的2/3。本药$t_{1/2}$为60小时。

【适应证】 适用于对其他抗癫痫药无效的难治性癫痫，常作为辅助用药，亦可单独应用。对复杂部分性发作继发为全身性强直阵挛发作和Lennox-Gastaut综合征效果较好。用于焦虑症。

【用法用量】

1. 成人常规剂量 ①癫痫：从小剂量开始，20～30 mg/d（0.5～1 mg/kg），可分次服用或晚间一次服用，以后逐步加量。如与其他抗癫痫药合用，则应减少本药剂量，为5～15 mg/d（0.1～0.3 mg/kg）。②Lennox-Gastaut综合征的辅助治疗：体重＞30 kg者，初始剂量为10 mg/d，分2次服；第7日，调整剂量为20 mg/d，分2次服；第14日，调整剂量为40 mg/d，分2次服。体重≤30 kg者，初始剂量为5 mg/d，分2次服；第7日，调整剂量为10 mg/d，分2次服；第14日，调整剂量为20 mg/d，分2次服。

2. 儿童剂量 Lennox-Gastaut综合征的辅助治疗：2岁及2岁以上儿童，剂量同成人。

3. 老年人剂量 老年患者10～20 mg/d，分次服用或一次服用。

4. 肝功能不全时剂量 轻至中度肝功能不全者，推荐的初始剂量为5 mg/d，随后可根据体重每7日日剂量增加10～20 mg，分2次服。若患者耐受，可在患者开始用药的第21日增加剂量至最大剂量（20～40 mg/d）。

【注意事项】

1. 本药不可突然停药，突然停药可能导致癫痫发作。

2. 本药与其他苯二氮䓬类药物可能存在交叉过敏。

3. 如出现药物引起的皮疹，应立即停药，如出现Stevens-Johnson综合征或中毒性表皮坏死松解症的症状或体征，应停用本药并采用替代疗法。

4.妊娠晚期使用本药，新生儿可能出现药物依赖及停药综合征。妊娠晚期子宫内暴露于本药的新生儿应监测撤药症状并进行适当管理。

5.临产和产时给予本药可致新生儿肌低张力综合征，多于产后数小时出现，可持续至产后14日。应监测肌低张力综合征症状并进行适当管理。

6.给予交配前和交配时及妊娠早期的大鼠低于最大推荐人用剂量时，可致大鼠生育力和胚胎发育不良反应。

【禁忌证和禁忌人群】 重症肌无力患者，肝、肾功能不全者，咽反射损伤患者，肌无力或共济失调患者，呼吸系统疾病患者，衰弱患者及老年患者慎用。

【药物不良反应】

1.心血管系统 直立性低血压。

2.代谢/内分泌系统 体重增加、溢乳。

3.肌肉骨骼系统 肌无力。

4.泌尿生殖系统 有女性患者发生Fanconi综合征（多发性近端小管功能障碍综合征）的个案报道。

5.神经系统 嗜睡、头晕、共济失调、头痛、失眠、晕厥。

6.精神 镇静、焦虑、抑郁、易怒。

7.胃肠道 口干、腹泻、恶心、呕吐、流涎。

8.皮肤 皮疹。

9.其他 ①长期应用可产生巴比妥-乙醇样依赖表现。长期服用本药还可出现进行性耐受。②停药反应：在停药的8～10日可出现失眠、紧张、不安、焦虑、惊恐、出汗、恶心、呕吐等。③困倦、虚弱。有出现言语障碍的个案报道。

【药物过量与救治】 如有超量或中毒，宜立即进行对症处理，包括催吐、洗胃、导泻，以及呼吸和循环方面的支持治疗；如有兴奋异常，则不能用巴比妥类药，以免中枢性兴奋加剧或延长中枢神经系统的抑制。苯二氮䓬受体拮抗药氟马西尼可用于本药过量中毒的解救。

【相互作用】

1.合用西咪替丁可使本药的AUC增加，消除半衰期延长。

2.合用非尔氨酯可引起本药的血药浓度显著升高，导致本药活性代谢产物在体内蓄积。

3.合用巴比妥类药物、中枢性肌松药、阿片类镇痛药水合氯醛、乙氯维诺、羟丁酸钠等，可使中枢抑制和呼吸抑制作用增强。

4.合用磷苯妥英（为苯妥英的前体药）、苯妥英可能会增加苯妥英毒性。

5.卡马西平可降低本药的血药浓度和AUC，增加本药活性代谢产物 N-去甲基氯巴占的浓度和AUC。

6.较高浓度的咖啡因可降低本药的镇静和抗焦虑作用。

（八）司替戊醇

【作用机制】 本药可能的作用机制包括$GABA_A$受体介导的直接效应，以及抑制CYP活性从而升高氯巴占及其活性代谢产物血药浓度的间接效应。在500～2000 mg剂量时，本药的系统暴露量以高于与剂量成正比的方式增加。本药T_{max}为2～3小时，蛋白结合率为99%。体外研究显示，本药主要经肝脏CYP1A2、CYP2C19和CYP3A4代谢。给予500 mg、1000 mg和2000 mg，随剂量的增加，$t_{1/2}$为4.5～13小时。

【适应证】 与氯巴占联合用于治疗Dravet综合征（DS）相关的癫痫发作。

【用法用量】

1.成人常规剂量 与氯巴占联用，推荐剂量为50 mg/（kg·d），分2～3次给药（即一次

16.67 mg/kg，一日3次，或一次25 mg/kg，一日2次），推荐最大日剂量为3 g。

2.儿童常规剂量 2岁以下儿童用药的安全性和有效性尚不明确；2岁及2岁以上儿童，用法用量同成人。

3.妊娠期及哺乳期妇女 尚无妊娠期妇女用药充分的研究数据。尚不明确本药是否随人类乳汁排泄及对乳儿或产乳量是否有影响，哺乳期妇女用药应权衡利弊。

4.特殊疾病状态 对于中至重度肝或肾功能损害者，不推荐使用本药。

【注意事项】

1.停用本药时应逐渐减量，以降低癫痫发作频率增加和癫痫持续状态的发生风险。若需迅速停药（如出现严重不良反应），应进行适当监测。

2.可增加出现自杀想法或行为的风险，用药期间应监测患者是否出现抑郁或抑郁恶化、自杀想法或行为、情绪或行为的异常改变。

3.体外研究显示，本药为CYP1A2、CYP2B6、CYP3A4的抑制剂和诱导剂，与几种酶的底物合用时应根据临床情况考虑调整合用药物的剂量。

4.因本药可能抑制酶或转运体的活性，与CYP2C8、CYP2C19底物（如地西泮、氯吡格雷）、P-糖蛋白底物（如卡马西平）或乳腺癌耐药蛋白（BCRP）底物（如甲氨蝶呤、哌唑嗪、格列本脲）合用发生不良反应时，应考虑减少合用药物的剂量。

5.本药可致嗜睡，用药期间从事需精神警觉的工作（如驾驶或操作危险机械）应谨慎。

【药物不良反应】

1.代谢/内分泌系统 体重降低、体重增加。

2.呼吸系统 支气管炎、鼻咽炎。

3.神经系统 癫痫持续状态、嗜睡、平衡能力损害、共济失调、张力减退、震颤、构音障碍、失眠。

4.精神 激越状态、攻击性。

5.胃肠道 多涎、食欲缺乏、恶心、呕吐。

6.血液 中性粒细胞减少、血小板减少。

7.其他 疲乏、发热。

【相互作用】

1.合用其他中枢神经抑制药，可增加镇静和嗜睡的发生风险。

2.合用氯巴占可升高氯巴占及其活性代谢产物的血药浓度，可能增加氯巴占相关不良反应的发生风险。

3.合用强效CYP1A2、CYP3A4、CYP2C19诱导剂（如利福平、苯妥英、苯巴比妥、卡马西平），可能降低本药的血药浓度。

4.合用乙醇/尼古丁可增加镇静和嗜睡的发生风险。

（王茂义 李厚丽 余静洁 李春华 胡小伟 张 莉 沈红欣 陈 媛 林芸竹

周晓梅 练湘红 郭远超 蒋志美）

参 考 文 献

曹泽毅，2014. 中华妇产科学. 3版. 北京：人民卫生出版社：644.

陈蕾，2017. 女性癫痫. 2版. 北京：人民卫生出版社.

陈绍文，喻小明，2016. 不同卡马西平血清药物浓度治疗部分性癫痫的疗效比较. 中国民族民间医药，25（8）：42.

陈新谦，2018. 新编药物. 18版. 北京：人民卫生出版社.

惠红岩，周祥，陈明，等，2017. 丙戊酸钠致严重急性肝损伤的回顾性分析. 中国药事，31（7）：819-823.

兰建平，詹特斌，2015. 卡马西平致Stevens—Johnson综合征1例. 皮肤病与性病，27（3）：55.

蓝雪容，李桥辉，2014. 1例癫痫患儿应用苯巴比妥治疗致药物疹的分析. 今日药学，24（05）：368-378.

李洪葳，尹倩，2017. 英国皇家妇产科医师学会（RCOG）"妊娠期癫痫指南2016版"要点解读. 现代妇产科进展，26（8）：13-16.

李六水，刘宪军，2017. 临床常用传统抗癫痫药物及其药理作用特点. 北京联合大学学报，31（3）：65-70.

李小梅，许虹，2019. 癫痫患者认知障碍的影响因素及相关筛查量表. 实用医学杂志，35（3）：365.

李欣潞，许虹，2019. 奥卡西平治疗颞叶癫痫患者认知功能障碍的研究进展. 中国药房，30（13）：1868.

刘宏，姚宝珍，卢静梅，等，2018. 癫痫患儿学习障碍的发生及其影响因素分析. 武汉大学学报（医学版），39（2）：174.

全淑燕，张伶俐，王凌，等，2015. 托吡酯对儿童认知功能影响的系统评价和Meta分析. 中国循证儿科杂志，10（1）：57-61.

苏永鑫，吴怀宽，臧柯君，等，2018. 癫痫和认知障碍双向关系的研究进展. 癫痫杂志，4（6）：505.

徐沛，李智平，2012. 儿童抗癫痫药物的不良反应. 药物流行病学杂志，21（2）：94.

许倍铭，陈冰，2017. 新型抗癫痫药物的治疗药物监测研究进展. 中国药房，28（35）：5036-5040.

于晓明，2017. 不同发育阶段儿童癫痫的用药特点及不良反应研究进展. 临床医药文献杂志，88（4）：17415.

岳璇，陈娇，刘莉，等，2018. 用左乙拉西坦和奥卡西平治疗儿童癫痫的疗效对比. 当代医药论丛，16（13）：136-137.

张小伟，2017. 新型抗癫痫药物的研究进展. 临床合理用药，10（11C）：180-181.

中国抗癫痫协会，2015. 临床诊疗指南·癫痫病分册. 2版. 北京：人民卫生出版社：52-54.

中国抗癫痫协会，2015. 临床诊疗指南：癫痫病分册（2015修订版）. 北京：人民卫生出版社：15-48.

中华医学会，2015. 临床诊疗指南·癫痫病分册. 北京：人民卫生出版社：11-70.

中华医学会儿科学分会康复学组，中华医学会儿科学分会神经学组，2017. 脑性瘫痪共患癫痫诊断与治疗专家共识. 中华实用儿科临床杂志，32（16）：1222-1226.

钟小燕，冯碧敏，杨旭平，等，2016. 醋酸艾司利卡西平添加治疗成人难治性癫痫部分性发作有效性与安全性的Meta分析. 中国全科医学，19（8）：946-950.

尹江宁，张鸿，2019. 癫痫对患者认知影响的研究现状及进展. 癫痫杂志，5（3）：200.

Arya R，Glauser T A，2013. Pharmacotherapy of focal epilepsy in children：a systematic review of approved agents. CNS Drugs，27（4）：273.

Krumholz A，Wiebe S，Gronseth G，et al，2015. Evidence-based guideline：management of an unprovoked first seizure in adults：report of the Guideline Development Subcommittee of the American Academy of Neurology and the American Epilepsy Society. Neurology，84（16）：1705.

LaPenna P，Tormoehlen L M，2017. The pharmacology and toxicology of thir d-generation anticonvulsant drugs. J Med Toxicol，13（4）：329-342.

Lawn N，2013. First seizure in the older patient：clinical features and prognosis. Epilepsy Res，107：109.

Listunova L，Roth C，Bartolovic M，et al，2018. Cognitive impairment along the course of depression：non-pharmacological treatment options. Psychopathology，51（5）：295.

Mula M，2016. Third generation antiepileptic drug monotherapies in adults with epilepsy. Expert Rev Neurother，16（9）：1087-1092.

Singh A，Trevick S，2016. The epidemiology of global epilepsy. Neurol Clin，34（4）：837-884.

Sirven J I，Sperling M，Wingerchuk D M，2015. Early versus late antiepileptic drug withdrawal for people with epilepsy in remission. Cochrane Database Syst Rev，2（3）：CD001902.

Werhahn K J，Trinka E，Dobesberger J，et al，2015. A randomized，double-blind comparison of antiepileptic drug treatment in the elderly with new-onset focal epilepsy. Epilepsia，56：450.

中国医药教育协会

中枢神经系统药物临床合理应用

镇静催眠药物与临床治疗分册

总 主 编　封卫毅　孙　艳

分册主编　丁玉峰　阎维维

科学出版社

北　京

内 容 简 介

本套书分为《抗癫痫药物与临床治疗分册》《镇静催眠药物与临床治疗分册》和《抗帕金森病药物与临床治疗分册》3个分册，各分册分别介绍了疾病的定义、分类、病因与流行病学、临床治疗方法及进展，重点阐述药物治疗原则，包括药物选用原则、调整原则等，收录了代表性的临床案例和用药分析。

适合临床药师和临床医师阅读参考。

图书在版编目（CIP）数据

中枢神经系统药物临床合理应用 / 封卫毅，孙艳主编.—北京：科学出版社，2020.6
ISBN 978-7-03-065486-1

Ⅰ.①中…　Ⅱ.①封…　②孙…　Ⅲ.①中枢神经系统疾病－药物疗法　Ⅳ.①R741.05

中国版本图书馆CIP数据核字（2020）第099823号

责任编辑：高玉婷 / 责任校对：郭瑞芝
责任印制：赵　博 / 封面设计：龙　岩

科学出版社 出版
北京东黄城根北街 16 号
邮政编码：100717
http://www.sciencep.com

北京画中画印刷有限公司　印刷
科学出版社发行　各地新华书店经销
*

2020 年 6 月第　一　版　　开本：787×1092　1/16
2020 年 6 月第一次印刷　印张：9 1/4
字数：225 000

定价：128.00 元（全套 3 分册）
（如有印装质量问题，我社负责调换）

编者名单

总 主 审　黄正明

总 主 编　封卫毅　孙　艳

总 副 主 编　马满玲　吴新荣

分 册 主 编　丁玉峰　阎维维

分册副主编　宋燕青　张　蓉

编　　　者　（按姓氏笔画排序）

丁玉峰（华中科技大学同济医学院附属同济医院）

于菲菲（中国人民解放军陆军军医大学第二附属医院）

王　庆（中国人民解放军陆军军医大学第二附属医院）

王　强（中国人民解放军陆军军医大学第二附属医院）

王　璐（华中科技大学同济医学院附属同济医院）

王相峰（吉林大学第一医院）

毛丽超（吉林大学第一医院）

卞冬燕（天津市环湖医院）

刘金玉（华中科技大学同济医学院附属同济医院）

宋燕青（吉林大学第一医院）

张　喆（中国人民解放军陆军军医大学第二附属医院）

张　蓉（中国人民解放军陆军军医大学第二附属医院）

张永莉（天津市环湖医院）

张晓凡（华中科技大学同济医学院附属同济医院）

骆　翔（华中科技大学同济医学院附属同济医院）

徐艳娇（华中科技大学同济医学院附属同济医院）

郭梦林（华中科技大学同济医学院附属同济医院）

唐丽英（华中科技大学同济医学院附属同济医院）

阎维维（天津市环湖医院）

曾　露（华中科技大学同济医学院附属同济医院）

楚明明（中国人民解放军陆军军医大学第二附属医院）

樊　莉（中国人民解放军陆军军医大学第二附属医院）

总　序

随着人们工作和生活节奏的不断加快，社会环境和压力带来的情绪困扰、不健康的生活方式使神经精神系统相关疾病的发病率不断增加。再加上人类寿命逐渐延长，人口老龄化进程加快，使得罹患心脑血管疾病、神经系统疾病和精神疾病的人群急剧扩大，因此，相关疾病治疗药物的种类也迅速增加。

中枢神经系统疾病种类多，发病原因复杂，发病机制有待进一步阐明，研究与治疗难度大，多年来一直是医学难题。药物治疗是此类疾病医学实践和科学探索的最常用、最重要的方法。安全、有效的规范化用药是提高患者治疗效果、保障患者治疗结局良好的重要环节。神经和精神系统疾病就如同人类的进化，发展的脚步越快，神经分化程度就越高。疾病的病因与症状缠绕交织，互为因果。在人体这一庞大的化学集合体中，治疗药物的作用从来都不是表面看起来的样子，不同的药物呈现出不同的生物效应，药物与药物之间、药物与食物之间既有相互协同的关系，也有相互竞争的关系，这使得临床药物选择较为棘手。

在中枢神经系统疾病的用药与用药安全的科学探究中，人类从来没有停止过对根深蒂固的传统医学理论和方法的质疑和挑战。近年来，随着有关神经和精神疾病的基础、临床和新药研究进展，以及基于新理论的治疗理念不断被提出并应用于临床，大量新药也陆续上市。

《中枢神经系统药物临床合理应用》的编者们结合相关疾病和治疗方法的研究进展对中枢神经系统的常见病、多发病涉及的有关新理论、新方法和新的治疗药物，进行了准确、系统的梳理、整合。国内近二十家医院的临床药学专业人员及临床专家参与了本丛书的编写，以期帮助临床医师和药师及时了解相关领域疾病治疗及药物使用的最新进展。

书籍是人类进步的阶梯，希望本书的出版发行能为医疗机构的医务人员和各类药学人员提供理论与实践紧密结合的参考用书。

黄正明

2020年4月

中枢神经系统是感觉、运动、学习、记忆、感情、行为与思维活动的基础，中枢神经系统疾病如脑血管病变、神经发育疾病和神经退行性病变等慢性病，由于病情反复，或者迁延不愈，或者不可逆性持续进展特性，往往有很高的致残率，严重影响患者的身心健康和生活质量，给患者、家庭和社会带来沉重的负担。随着分子生物学、基因组学、蛋白质组学及代谢组学等研究技术和方法的广泛应用，有关中枢神经系统疾病发生的病理生理机制逐渐被阐明。在此基础上，中枢神经系统疾病治疗的许多新理论、新方法不断应用于临床，越来越多的中枢神经系统疾病治疗药物被开发上市。本套书编写出版的目的是为医师、药师等临床医务工作者提供一套纳入了中枢神经系统疾病及其药物治疗最新进展的简便实用的参考书。

中枢神经系统疾病治疗药物种类繁多，相应的治疗药物作用机制复杂。有些疾病及其治疗药物处在临床研究和摸索阶段。无论是基础理论、临床治疗技术，还是治疗可应用可选择的药物，都具有变化快和更新快的特点。为兼顾各类疾病从基础、临床再到药物治疗现状及研究进展的系统性和完整性，本套书在编排上按照疾病类别收集整理，共分为《抗癫痫药物与临床治疗分册》《镇静催眠药物与临床治疗分册》《抗帕金森病药物与临床治疗分册》3个分册。

为便于读者了解各类疾病的发病机制、临床治疗和治疗药物的最新现状，各分册在编排结构上兼顾系统性和实用性，章节设置上力求简洁、易用和系统。各分册首先介绍疾病的定义、分类、病因与流行病学；对疾病的临床治疗方法及进展情况进行概述；然后分类聚焦治疗药物，重点阐述药物治疗原则，包括药物选用原则、调整原则、治疗失败后采取的措施、合并用药注意事项、用药的减药停药原则、特殊人群药物选择；最后介绍药物血药浓度监测（TDM）与基因检测的应用及药物研究进展及趋势。部分章节收录了代表性的临床案例和用药分析，便于临床医师和药学人员对照临床实践进行用药选择和思考。

中枢神经系统疾病及其症状往往相互交织、相互影响，治疗药物的作用和选择也存在部分重叠，很多情况下需要联合应用。在以疾病及其治疗药物进行分类的资料整理编撰中，不同分册之间的内容难免有所重复。为了保持每个分册内容的系统性和完整性，在编排上对各分册适度保留了相关的重复性知识点和内容。

本套书由中国医药教育协会组织编写，国内一些志同道合的一线中青年药学工作者参与了编写工作。编者们竭尽所能，力求做到内容完整、科学实用、可读性强，但鉴于中枢神经系统疾病及其治疗药物的复杂性，再加上编者的水平和时间所限，书中疏漏之处在所难免，欢迎同行批评指正。

封卫毅 孙 艳

2020年4月

分 册 前 言

　　随着现代社会竞争的日益激烈，生活节奏的不断加快，现代人的心理压力越来越大，经常会有失眠等睡眠障碍。轻者影响心情和学习、工作状态，重者导致焦虑、抑郁等精神障碍疾病。睡眠亚健康严重影响个人的身心健康，甚至会导致意外事故。失眠的发病原因复杂，发病机制有待进一步阐明，药物是治疗这类疾病最主要、最重要的手段之一。药物治疗失眠具有短期效果，但长期用药治疗面临着更多的药物不良反应及依赖性等潜在风险。

　　镇静催眠药属于中枢神经抑制药，是能引起镇静和近似生理性睡眠的药物。同一种药物，如果用药的目标是缓解患者的焦虑不安和紧张状态，用药可将兴奋或躁动状况转为安静时，则此时的用药称为镇静药。如果用药的目标是诱导患者睡眠，则称为催眠药。镇静药和催眠药之间无明显界限，同一种药物小剂量时可表现为镇静，大剂量时可出现催眠效果。部分镇静催眠药物用量过大或频繁用药可引起中毒，甚至危及生命。由于镇静催眠药对中枢神经系统功能具有抑制作用，所以把握治疗获益与风险的平衡至关重要。

　　本书分为四个部分，包括失眠概论、失眠的治疗方法、镇静催眠药物和不同人群失眠的临床药物治疗。第一部分失眠概论，介绍失眠的诊断标准、国际睡眠障碍分类、失眠的病因及失眠的流行病学。失眠流行病学从患病率、发病率和人口分布方面总结和对比了中国和其他国家失眠症差异。第二部分失眠的治疗方法，包括失眠治疗目标、干预方式、失眠治疗方法和效果评价及患者治疗个体化用药方案。第三部分镇静催眠药物，分类聚焦并分别介绍治疗药物，从药物性状、药理学、适应证、用法用量、注意事项、禁忌证和禁忌人群、药物不良反应与处理措施、相互作用、制剂与规格、药物储藏和保存、药学监护等方面对不同种类治疗失眠的药物进行概述。第四部分不同人群失眠的临床药物治疗方案，介绍成人、老年人、女性和儿童四类人群的失眠特点和药物剂量及治疗方案。

　　本书力求全面翔实地介绍国内外对于失眠相关药物治疗的选择原则、用药注意事项和特殊人群治疗用药，为医师、药师等临床医务工作者全面了解和掌握镇静催眠药物治疗的最近进展提供参考。本书的编者为长期从事中枢系统疾病治疗工作的临床药师或医师，编写团队在紧张繁忙的工作之余利用有限的时间完成编写工作，书中难免存在疏漏之处，真诚欢迎同行和广大读者批评指正！

丁玉峰　　阎维维

2020年4月25日

目　　录

第1章

失 眠 概 论

　　充足良好的睡眠质量是国际社会公认的健康标准之一。当今社会生活节奏日益加快、竞争日渐加剧，失眠成为普遍现象。根据世界卫生组织2003年的调查，27%的人存在不同程度的睡眠障碍。失眠不仅是影响个体正常生活和工作的健康问题，长期的睡眠缺失还会降低患者的警觉水平，甚至导致严重的意外事故，从而对个人和社会造成巨大损害。

　　失眠常继发于某些潜在的医疗、精神或环境问题。失眠是因入睡困难和（或）睡眠维持困难所致的睡眠时间和（或）睡眠质量达不到个体正常生理需求，从而对个体日间社会功能产生影响的一种主观体验，是最常见的睡眠障碍性疾病。正确的诊断与治疗对失眠患者的身心健康至关重要。长期失眠的患者可获益于认知行为治疗。药物治疗失眠具短期疗效，但长期治疗需承担更多的药物不良反应及依赖性等潜在风险。

　　临床实践中所应用的具有催眠作用的药物种类较多，药理作用通常较为广泛，大多数药物在小剂量时具有镇静作用，当剂量增加到一定量时可发挥催眠作用，同时有些药物还具有较好的抗焦虑和抗惊厥作用。较早用于镇静催眠的巴比妥类药物由于催眠效果不理想、不良反应较多、易依赖，临床上已不再使用。目前临床治疗失眠的药物主要有苯二氮䓬类药物、非苯二氮䓬类药物、具催眠效应的抗抑郁类药物和抗组胺类药物等。

　　镇静催眠药对中枢神经系统功能具有抑制作用，如何把握治疗获益与风险的平衡是药物治疗的关键，同时也需兼顾药物的可获得性、经济性及患者的依从性。选择药物时还需考虑用药指征、患者一般状况、用药史、药物相互作用、药物不良反应等。需注意的是，部分药物如某些抗抑郁类药物和镇静类抗精神病药物，说明书中的主要适应证并不包括失眠的治疗，但是这些药物确实具备治疗失眠的临床证据，实际应用亦可以参照指南推荐进行个体化治疗。

　　长期单纯的药物治疗方案不应为失眠患者的一线治疗方案。在使用药物治疗失眠时，应使用最小有效剂量并尽可能缩短疗程；间歇疗法可考虑用于那些非药物治疗不能减轻的严重的长期失眠患者；药物治疗终止时，患者可能会出现伴有清晰梦境的不连续睡眠，以及增加快速动眼相睡眠。正常睡眠周期的重建可能需要几天乃至几周的时间，因此在开始药物治疗前，应向患者解释清楚药物治疗的局限性和潜在问题，尤其是长期用药可能导致的药物依赖性危险。

第一节　失眠的定义与分类

一、失眠的定义

　　失眠是指即使睡眠机会充足、睡眠环境适宜，但仍然对睡眠时间和（或）睡眠质量感到不满意，并对日间社会功能造成影响的一种主观体验。个体对睡眠的质和（或）量不满意是失眠障碍的核心

1

特征，表现为难以入睡、维持睡眠困难或晨间早醒无法再入睡，致使患者日间功能受损，并导致具有临床意义的显著痛苦及多个重要功能领域的损害。只有在个体拥有足够睡眠机会的情况下发生睡眠障碍，才可以诊断为失眠。当满足以下所有3个标准时，即存在失眠：①主诉入睡困难、维持睡眠困难或早醒。对于儿童或痴呆个体，睡眠障碍可能表现为应该睡觉时拒绝上床，或是无人照料就很难睡觉。②尽管睡眠机会充足、睡眠环境适宜，但仍存在上述睡眠困难。③睡眠障碍导致个体日间功能受损。目前认为，失眠通常是一种独立的障碍，可在没有共病的情况下发生，并且在有共病时，即使成功治疗了共病，失眠仍可能持续存在。而且由于失眠可诱发、加重或延长共病，治疗失眠可能改善共病。

国际睡眠障碍分类（international classification of sleep disorders，ICSD）第3版（ICSD-3）将睡眠障碍分为七类：①失眠症；②睡眠相关呼吸障碍；③中枢性嗜睡症；④昼夜节律睡眠-觉醒障碍；⑤睡眠异态；⑥睡眠相关运动障碍；⑦其他睡眠障碍。失眠患者的睡眠症状往往并非单独存在，可对患者的不同睡眠症状进行综合评估后进行鉴别诊断。例如，若患者存在入睡困难，可能与睡眠时相延迟综合征或焦虑有关；若患者维持睡眠困难，提示可能是睡眠呼吸暂停或疼痛；而如果患者早醒，可能是由睡眠时相提前综合征及抑郁所致。评估患者的失眠状况，除了要关注患者的睡眠症状，还要关注患者自身的情况。例如，患者是否存在可导致失眠的危险因素，如疾病、服用药物、家族史、性格因素、生活方式等；失眠本身的特点，如入睡和睡眠时段的行为、睡眠时段的各种现象、患者对睡眠的态度；失眠对患者的危害，如日间或非睡眠状态的功能等。对于任何失眠患者，如果存在任何可能诱发或加重失眠的疾病、药物滥用或睡眠障碍等，都应该进行治疗，并同时接受有关睡眠卫生和刺激控制（stimulus control）方面的咨询。如果患者继续失眠并因此十分痛苦而需要其他方面的干预，则治疗选择包括行为治疗、药物治疗或两者联合治疗。应根据患者的价值观和意愿、实施高级行为治疗的可行性、失眠的严重程度和影响、对潜在利弊的评估、实际费用负担及便捷性等方面的具体情况进行综合分析，个体化选择治疗方案。

二、失眠的分类

失眠往往与其他疾病同时发生，1994年《美国精神疾病诊断和统计手册》（第4版）（DSM-Ⅳ）首先根据失眠与共存疾病的因果关系，将失眠分为原发性失眠和继发性失眠两类。原发性失眠包括心理生理性失眠、特发性失眠和主观性失眠3种类型，其共同特征是失眠诊断通常缺乏特异性指标，即无法明确失眠的病因，当排除或治愈可能导致失眠的病因后，仍存在失眠症状。继发性失眠包括疾病（躯体或精神）或药物滥用等导致的失眠，以及由睡眠呼吸紊乱、睡眠运动障碍等引起的失眠。

失眠和共存疾病之间的相关性或因果关系往往很难界定，近年来出现共病性失眠（comorbid insomnia）概念，作为同时伴随其他疾病的失眠的统称。2013年出版的《美国精神疾病诊断和统计手册》（第5版）（DSM-Ⅴ）摒弃了强调失眠原发和继发性质，将所有失眠统称为失眠症。2017年出版的《中国成人失眠诊断与治疗指南》也不再区分失眠与共存疾病的因果关系。根据ICSD-3对失眠的分类方法，可将失眠分为3类：短期性失眠、慢性失眠和其他睡眠障碍。其他睡眠障碍用来描述那些存在入睡困难、睡眠维持困难或有早醒症状，但又不满足短期性失眠和慢性失眠标准的患者。

（一）短期性失眠

短期性失眠也称为适应性失眠、急性失眠、应激相关性失眠或暂时性失眠。根据定义，短期性失眠的症状持续不到3个月。其症状可能与可识别的应激源有时间上的先后关系。当存在急性疼痛、悲痛或其他应激情况且是导致睡眠困难的唯一原因时，则不宜单独诊断为失眠。诊断短期性失眠的主要因素在于睡眠障碍是否成为患者单独关注的问题。若应激源消失或该个体适应了应激源，则预计短期性失眠会缓解。

（二）慢性失眠

慢性失眠也被称为原发性失眠、继发性失眠、共病性失眠。症状至少 1 周出现 3 次，持续至少 3 个月，并且与睡眠机会不足、睡眠环境不合适及其他睡眠障碍有关。在某些情况下，慢性失眠的诊断并不典型，如患者可能每次失眠的持续时间仅为数周，不足 3 个月，但在数年中反复发作，这种情况也可诊断为慢性失眠。失眠在儿童和年轻人中应表现为睡眠潜伏期至少 20 分钟，或睡眠过程中的觉醒时间至少 20 分钟；在年龄较大者中表现为睡眠潜伏期至少 30 分钟，或睡眠过程中的觉醒时间至少 30 分钟；主诉晨间早醒需体现在睡眠终止时间比期望的时间提前至少 30 分钟。

第二节　失眠的病因

失眠的发病机制尚不完全清楚。"过度觉醒"是目前失眠病理生理机制的主流学说，由于应激事件或环境等因素引起大脑活动异常，表现为信息过度处理而无法正常启动睡眠或保持睡眠过程。失眠者大多遭受生理学的过度觉醒障碍，长此以往可能导致大脑结构发生病理性改变而伴随失眠症状。失眠的病因复杂多样，为多因素共同作用的结果，主要包括环境因素、心理因素等。

（一）环境因素

酷暑、严寒、噪声、强光或高原反应等可对睡眠产生直接干扰。有些患者的节律性失眠与工作习惯、生活习惯有关，如时差、轮班等原因。对所处的环境需要保持一定警惕的人群也容易失眠，如看护人员、值岗战士等。此类失眠可随环境因素的消除而消失。

（二）心理因素

心理因素是临床上最常见的导致失眠的原因之一。当情绪激动而机体不能调整适应时可引起失眠，如焦虑、兴奋、恐惧、悲痛等；负性生活事件或长期过分紧张的工作也可能干扰睡眠，增加觉醒程度，如白天贪睡、睡前剧烈运动、饮浓茶等；睡眠习惯发生改变也可导致失眠，如听音乐入睡等。

（三）精神障碍/疾病

可能引起失眠的精神障碍/疾病很多，如神经衰弱、抑郁或焦虑状态、物质使用障碍、创伤后应激障碍、强迫症等。失眠也可能引起神经衰弱、抑郁或焦虑状态。精神障碍/疾病与失眠常相互影响，形成恶性循环。两者的因果关系鉴别需要特别注意。

在失眠和抑郁的诊断标准中，有些症状是重叠的，如日间疲劳、白天难以思考或难以集中注意力。由于症状重叠，失眠和抑郁常同时存在。患者患抑郁症前经常会出现失眠症状。研究表明，失眠出现在精神障碍症状出现之前（＞40%）或与之同时（＞22%）；对于焦虑障碍，失眠主要出现在焦虑障碍发生的同时（＞38%）或之后（＞34%），惊恐发作会严重干扰睡眠。创伤后应激障碍患者通常有失眠，一项回顾性研究表明，70%～91% 的创伤后应激障碍患者难以入睡或保持睡眠。

（四）神经系统性疾病

神经系统性疾病导致的失眠也称脑器质性失眠。常见的病因包括神经退行性疾病（如老年痴呆症、帕金森病）、神经肌肉疾病（如周围神经性病变相关的疼痛）、脑卒中、脑部肿瘤、创伤性脑损伤、头痛综合征（如偏头痛、丛集性头痛）、致命性家族性失眠症等。一篇涵盖21项研究中1706例创伤性脑损伤幸存者的Meta分析资料显示，睡眠-觉醒障碍是创伤性脑损伤最常见的长期后遗症。

（五）躯体疾病

躯体疾病可导致慢性失眠。常见的躯体疾病包括以下几种。①呼吸系统：慢性阻塞性肺疾病、哮喘等。超过50%的慢性阻塞性肺疾病患者有睡眠问题，其特征是入睡潜伏期更长、更频繁的觉醒。随着疾病的进展，睡眠障碍往往更加严重，并大大降低了慢性阻塞性肺疾病患者的生活质量。②风湿或免疫系统疾病：类风湿关节炎、纤维肌痛症等。疼痛是风湿病最常见的表现形式，在老年人中非常普遍。研究显示基线疼痛程度与失眠发作之间存在一定的量效关系。③心血管系统疾病：心力衰竭、缺血性心脏病、夜间发作的心绞痛、高血压。对于心力衰竭患者，失眠可能与利尿剂导致的夜尿增多、频繁觉醒有关。④内分泌系统疾病和代谢障碍：糖尿病、甲状腺功能亢进、更年期综合征。⑤消化系统疾病：胃食管反流、消化性溃疡。⑥感染和中毒性疾病：人类免疫缺陷病毒感染。⑦其他：夜尿症、癌症、莱姆病、慢性疲劳综合征、皮肤病（如瘙痒）等。

（六）药物因素

某些药物可引起失眠，发生原因包括药物具有兴奋作用、药物的不良反应干扰睡眠、撤药反应、镇静催眠药物引起睡眠-觉醒节律紊乱等。可能引起失眠的药物包括：①影响中枢神经系统兴奋性的药物或物质，如哌甲酯、苯丙胺；②影响呼吸系统兴奋性的药物，如茶碱类；③影响食欲的药物；④钙通道阻滞药；⑤抗抑郁药：三环类抗抑郁药普罗替林、单胺氧化酶抑制剂、选择性5-羟色胺再摄取抑制剂（如氟西汀导致5%～35%的使用者失眠）、去甲肾上腺素和多巴胺再摄取抑制剂、选择性5-羟色胺和去甲肾上腺素再摄取抑制剂（如文拉法辛可引起4%～18%的使用者失眠）；⑥β受体阻滞剂；⑦糖皮质激素（如泼尼松、氢化可的松，使用泼尼松的患者中，有50%～70%可能失眠）。

药物戒断症状也可表现为失眠，其临床特征各异，取决于滥用的具体物质，以患者是正在使用该物质，还是处于急性戒断期或是保持戒瘾状态。常见的物质包括酒精（乙醇）、大麻、可卡因、阿片类物质。一项对酒精依赖性患者的研究表明，302名患者中有62.9%的人出现了失眠。一项纳入469名大麻吸食者的研究发现大麻戒断与失眠也具有相关性，超过33%的吸食者报告在停用大麻后出现失眠症状，包括入睡困难、睡眠维持困难、早醒等，这些症状在停用大麻后5日内开始出现，有些持续时间可长达2年。虽然人们认为阿片类物质具有镇静作用，但长期使用阿片类物质可能会影响睡眠质量。研究表明，长期使用美沙酮维持治疗的患者夜间觉醒时间增加，总睡眠时间和快速眼动睡眠减少，睡眠效率降低。

第三节　失眠的流行病学

失眠的流行病学是研究人群中失眠的患病率、发病率、人群分布及其健康相关情况，为疾病的预防和治疗提供决策，并对失眠的预防及治疗方案进行效果评估的科学。流行病学的研究有助于了解失眠的自然发展史、病因、病理生理、临床特征等特点。

一、失眠患病率

失眠患病率指一定的时间段内，失眠新旧病例之和所占的比率。在既往失眠流行病学调查中，由于研究者的研究设计及使用的失眠定义、诊断标准、评估流程、样本特征和评估间隔等不尽相同，不同的研究对失眠患病率的估计存在很大差异。基于人群的数据显示，30%～36%的成年人至少有一种夜间失眠症状（难以开始或维持睡眠、非恢复性睡眠），但当白天导致失眠症状的影响因素（如疲劳）被定义时，失眠患病率下降到10%～15%。随着所采用的失眠的定义不同（即失眠症状或睡眠障碍、睡眠不满意），患病率从5%到50%不等。如果不考虑标准的睡眠诊断，成年人的睡眠不满意率为10%～25%；当使用更严格和操作性更强的诊断标准时，失眠患病率往往集中在6%～10%。仅部分失眠研究使用了较长间隔（即过去1年甚至一生）的研究终点，大多数使用点估计（即过去1个月）作为研究终点。上述因素导致各国对失眠患病率的研究结果存在差异。同时也表明失眠的流行病学数据高度可变，只有依赖统一的定义和标准化评估程序才能得出准确和可比较的结果数据。

（一）国内失眠患病率

评估工具的类型对失眠患病率有显著影响。2002年，我国参与了全球失眠流行病学的横断面调查，结果显示我国有26%的人群抱怨存在睡眠问题，45.4%的人群在过去1个月中曾经历过不同程度的失眠（阿森斯失眠量表得分≥4分），10%的人群患有失眠症（按DSM-Ⅳ标准），当采用严格的失眠诊断标准时，失眠的患病率估计值有所下降。Cao等于2017年首次对中国普通人群中失眠症的综合患病率进行了Meta分析，共有17项研究、115 988名参与者符合分析的纳入标准，评估失眠的标准包括匹兹堡睡眠质量指数、标准化问卷调查、阿森斯失眠量表。结果显示中国失眠症的总患病率为15.0%，低于许多西方国家（如法国和意大利为37.2%、美国为27.1%、波兰为50.5%），与其他亚洲国家的研究结果相似（如日本为15.3%、新加坡为17.3%）。国内部分地区失眠患病率研究情况汇总见表1-1。

表1-1　国内部分地区失眠患病率研究情况汇总

地区	作者 （发表年份）	研究人数 （人）	年龄 （岁）	评价标准	失眠患病率 （%）
深圳	Lu等（2003）	948	15～86	匹兹堡睡眠质量指数＞7	10.80
北京	Xiang等（2003）	5926	≥15	在过去12个月内持续2个星期或以上出现 DSM-Ⅳ中3种典型的睡眠障碍	9.20
厦门	Chen等（2004）	2539	未写明	匹兹堡睡眠质量指数＞7	22.40
甘肃、河南 及山东	Li等（2005）	9777	≥18	过去1个月有睡眠障碍	6.90
上海	Gu等（2007）	2789	≥60	ICD-10	14.84
河北	Su等（2008）	20 716	18～95	匹兹堡睡眠质量指数＞7	11.60
山东	Zhang等（2008）	22 551	≥18	匹兹堡睡眠质量指数＞7	13.18
厦门	Wen等（2010）	497	8～81	匹兹堡睡眠质量指数＞7	29.38
河南	Xie等（2010）	1500	14～84	匹兹堡睡眠质量指数＞7	21.30
日照	Dai等（2011）	9732	18～96	阿森斯失眠量表＞6	21.66
北京	Liu等（2011）	306	22～82	匹兹堡睡眠质量指数＞7	40.50
上海	Sun等（2011）	980	21～80	入睡困难每周≥3次，持续至少1个月或以上	32.86
新疆博州	Xu等（2011）	803	18～79	阿森斯失眠量表＞6	23.90
香港	Wong等（2011）	5001	≥18	匹兹堡睡眠质量指数＞5	39.40
福建	Ye等（2014）	5358	18～80	匹兹堡睡眠质量指数＞7	4.50

地区	作者 （发表年份）	研究人数 （人）	年龄 （岁）	评价标准	失眠患病率 （%）
重庆	You等（2014）	1429	全年龄段	匹兹堡睡眠质量指数＞7	15.89
天津	Gu等（2015）	11 618	≥18	匹兹堡睡眠质量指数＞7	6.60
四川宜宾	Zhang等（2015）	11 227	18～98	近1个月内失眠≥12天	14.90
北京	Zhan等（2016）	10 054	≥18	1周内失眠≥3天	8.70
广州	Zheng等（2018）	4399	≥18	经常发生入睡困难、维持困难或半夜醒后无法 入睡的情况	22.10

（二）国外的失眠患病率

Ohayon等于2002年对全球50余项失眠流行病学研究进行了综述，发现一般人群失眠患病率为4%～48%，当使用基于症状的开放性定义时，患病率可达30%～48%。该研究显示，一般人群中，8%～18%的人对睡眠不满意，9%～15%的人会因慢性失眠导致明显的白天劳累，6%左右的人群符合DSM-Ⅳ标准。2015年，van de Straat等针对16个欧洲国家54 722名≥50岁研究对象的睡眠问题开展了一项全面的流行病学研究，该研究使用衡量睡眠问题的单项指标对失眠进行界定，结果显示在过去6个月中平均有24.2%的欧洲人群受到睡眠问题困扰，不同国家之间发生比例的高低依次为波兰31.2%、爱沙尼亚30.5%、葡萄牙29.8%、匈牙利28.1%、法国28.0%、比利时27.0%、德国26.7%、捷克25.0%、西班牙24.3%、斯洛文尼亚22.7%、奥地利20.5%、瑞典19.0%、瑞士17.4%、荷兰16.8%、意大利16.6%、丹麦16.6%。

Soldatos等在2002年的"世界睡眠日"对全球10个国家共35 327人进行了失眠流行情况横断面调查，以便比较不同国家之间失眠情况的差异，结果显示，24%的参与者反映睡眠不好；根据阿森斯失眠量表，失眠患者占31.6%、亚临床失眠患者占17.5%；根据DSM-Ⅳ标准，一般人群中失眠者占12.1%，其中巴西比例最高为31.8%，德国最低为5.2%，非洲人群中失眠者比例高于欧洲，欧洲人群失眠比例高于亚洲人群。2008年，Leger等调查了来自7个国家共10 132名普通人睡眠问题的患病率和特点，其中失眠被定义为至少有一个睡眠问题（入睡困难、睡眠维持困难、早醒且无法继续入睡、睡眠质量差），并且每周至少发作数次、持续时间超过1年并伴有日间功能损害，结果显示失眠发病率如下：美国56%、日本23%、法国34%、德国33%、意大利30%、西班牙23%、英国36%。由于各研究人群基线、失眠定义的不同，研究结果存在一定差异。近年来国外的失眠患病率研究情况汇总见表1-2。

表1-2 国外的失眠患病率研究情况汇总

地区	作者（发表年份）	研究人数 （人）	年龄 （岁）	评价标准	失眠患病率 （%）
日本	Jun等（1999）	6277	≥15	持续1个月以上的失眠	11.7
法国	Leger等（2000）	12 778	≥18	DSM-Ⅳ	19.0
芬兰	Ohayon，Partinen（2002）	982	≥18	DSM-Ⅳ	11.7
意大利	Ohayon，Smirne（2002）	3970	≥15	DSM-Ⅳ	7.0
匈牙利	Novak等（2004）	12 643	全年龄段	阿森斯失眠量表	9.0
加拿大	Morin等（2006）	2001	≥18	DSM-Ⅳ + ICD-10	9.5

续表

地区	作者（发表年份）	研究人数（人）	年龄（岁）	评价标准	失眠患病率（%）
韩国	Cho 等（2009）	5000	20～69	入睡困难或醒来后再入睡困难	22.8
欧洲	Ohayon 等（2009）	25 579	≥15	ICSD	9.8
				DSM-Ⅳ	6.6
西班牙	Ohayon，Sagales（2010）	4065	≥15	DSM-Ⅳ	6.4
英国	Daniel Freeman 等（2010）	8580	16～74	睡眠困难：过去1个月内入睡困难	睡眠困难：38.0
				前1周内至少出现4次入睡困难或醒后再入睡困难（入睡时间≥1小时）	中度失眠：11.9
				前1周内至少出现4次入睡困难或醒后再入睡困难（入睡时间≥1小时）＋日间疲劳感至少6个月	慢性失眠：6.6
美国	Roth 等（2011）	10 094	≥18	DSM-Ⅳ	22.1
				ICD-10	3.9
				ICSD-2	14.7
英国	Calem 等（2012）	20 503	16～64	DSM-IV：前1周内至少出现4次入睡困难或醒后再入睡困难（入睡时间≥1小时）＋日间疲劳感至少6个月	5.8
德国	Schlack 等（2013）	7988	18～79	DSM-Ⅳ	5.7
挪威	Pallesen 等（2014）	2000	≥18	DSM-Ⅳ	15.5
瑞典	Mallon 等（2014）	1550	18～84	DSM-Ⅳ	10.5

注：ICD，国际疾病分类

二、失眠发病率

失眠发病率是在一定的时间段内，失眠新发病例出现的比率。与大量横断面流行病学研究进行比较，失眠的纵向发病率研究较少（表1-3）。失眠症的1年发生率在7%～15%，不同研究之间的发病率差别很大，其原因与各研究采用的定义、人群、评价指标等变量有所不同密切相关，如病例定义不同和用于跟踪新发病例的时间间隔不同，其研究结果就会存在较大差异。Jansson、Ford、LeBlanc、Morphy等分别开展的四项基于人群、使用相同基线和随访时间间隔（12个月）的研究结果显示，瑞典（1746例）的总体失眠发病率为2.8%、美国（7954例）为6.2%、加拿大（464例）为7.4%、英国（2363例）为15%。研究中对失眠定义的不同在一定程度上可解释上述结果的可变性，其次的因素为调查人员是否区分了首发事件（既往无失眠史）和复发事件（既往有失眠发作）。在LeBlanc等对加拿大成年人的1年队列研究中，失眠症状（入睡困难、睡眠维持困难、早醒≥3天/周或使用催眠药）的总体发生率为30.7%，而失眠综合征（即对睡眠不满意、入睡困难、睡眠维持困难、早醒≥3天/周且持续至少1个月、并且造成日间功能障碍或≥3天/周使用催眠药）的总体发生率为7.4%；如果只纳入先前没有失眠发作的个体，则失眠症状发病率从30.7%降为28.8%，失眠综合征发病率从7.4%降为3.9%。Breslau等在一项基于美国年轻人群（21～30岁）的3.5年纵向研究中也有类似发现，即基线评估时无失眠的人群失眠发生率为13.1%，既往从未有过失眠史的人群失眠发生率为8.7%。影响发病率的因素还包括所定义的发病率的时间范围，如基线和随访评估时间内出现的所有累积病例（累积发病率），或是只包括第二次评估中出现的新病例（点估计）。失眠症经常随时间波动，因此，存在基线评估之后的新病例在后续评估点时可能已经缓解的情况。Ellis等的研究纳入了1095名英国人，调查了3种类型急性失眠随时间的分布情况后发现，随访时间设为1个月（失眠发病率为4.37%）或3个月（失眠发病率为9.15%）的失眠发病率即存在显著差异（$P < 0.05$），复发性急性失眠（3.8%）比首发急性失眠（2.6%）和合并症急性失眠（1.4%）更为常见。此外，用于评估失眠的时间范围的不同也是造成发病率存在差异的可能原因。在LeBlanc的研究中，对每个时间点的失眠评估只基于前1个月，而不是前6个月和前12个月。由于失眠症经常起起落落，在研究中有可能无法计入在随访期内得到缓解的病例，从而低估失眠症的发生率。

表1-3 以人口为基础的纵向前瞻性研究结果（按随访时间由短到长排序）

地区	作者（发表年份）	研究人数（人）	年龄（岁）	随访时间	评价标准	发病率（%）
挪威	StålePallesen PsyD等（2001）	2001	18～99	1个月	DSM-Ⅳ＋日间功能障碍	11.7
中国台湾	Su等（2004）	2045	≥65	1个月	DSM-Ⅳ＋匹兹堡睡眠质量指数	6.0
英国	Ellis等（2012）	1095	32.72	1个月	DSM-Ⅴ	4.37（其中初发性失眠占61.1%）
					DSM-Ⅴ＋额外标准（入睡时间延长、入睡后觉醒时间＜30分钟、自述生活质量因此降低）	3.4
				3个月	DSM-Ⅴ	9.15（其中初发性失眠占44.4%）
					DSM-Ⅴ＋额外标准（入睡时间延长、入睡后觉醒时间＜30分钟、自述生活质量因此降低）	7.8
加拿大	LeBlanc等（2009）	464	≥18	6个月	DSM-Ⅴ＋ICD-10＋额外标准 失眠症状：入睡困难、睡眠维持困难、早醒（≥3天/周）或使用催眠药	失眠症状：14.4 失眠综合征：2.37
				1年	失眠综合征：对睡眠不满意、入睡困难、睡眠维持困难、早醒（≥3天/周）持续至少1个月，并且造成日间功能障碍或使用催眠药（≥3天/周）	失眠症状：13.5 失眠综合征：4.52
美国	Ford等（1989）	7954	18～65	1年	DSM-Ⅲ，过去6个月内难以入睡/维持睡眠或早醒（≥2周）	6.2
英国	Fok等（2010）	656	≥65	1年	过去1个月内难以入睡	21.4

地区	作者 （发表年份）	研究人数 （人）	年龄 （岁）	随访 时间	评价标准	发病率（%）
瑞典	Jansson 等 （2006）	1530	20～60	1年	过去3个月难以入睡/维持睡眠（≥3天/周）	6.0
英国	Morphy 等 （2007）	2363	18～98	1年	失眠症状：过去1个月内难以入睡/维持睡眠/夜间醒来（大多数夜晚）	13.3
					失眠综合征：失眠症状＋日间功能障碍	6.8
瑞典	Jansson 等 （2008）	1746	20～60	1年	过去3个月难以入睡/维持睡眠或早醒且伴有日间功能障碍（≥3天/周）	2.8
英国	Skapinakis 等 （2012）	2406	16～74	1.5年	过去1个月难以入睡/维持睡眠	15.8
韩国	Kim 等 （2009）	909	≥65	2年	失眠症状：近1个月内难以入睡或维持睡眠每周1～2晚	37.0
					失眠综合征：近1个月内难以入睡或维持睡眠每周≥3晚	20.0
日本	Komada 等 （2012）	1434	≥20	2年	匹兹堡睡眠质量指数评分≥5.5	12.9
美国	Breslau 等 （1996）	1007	21～30	3.5年	难以入睡或维持睡眠或早醒持续2周	总体：13.1 既往无失眠史：8.7
英国	Morgan 等 （1997）	1042	≥65	4年	过去1周"经常或始终"存在睡眠问题	3.1
中国香港	Zhang 等 （2012）	2316	46.3	5.2年	总体：DSM-Ⅳ＋ICSD-1＋ICD-10	5.9
					失眠症状：近1年内难以入睡或维持睡眠或早醒每周≥3晚	3.6
					失眠综合征：失眠症状＋日间功能障碍	2.3
美国	Fernandez 等 （2012）	1395	≥20	7.5年	睡眠质量差：中重度难以入睡或维持睡眠或早醒或日间功能障碍	睡眠质量差：18.4
					慢性失眠：持续失眠≥1年	由睡眠质量差发展为慢性失眠：16.8
	Singareddy 等 （2012）	1395	≥20	7.5年	慢性失眠：持续失眠≥1年	9.3
	Silversen 等 （2012）	24715	19～80	11年	DSM-Ⅳ＋最近1个月入睡或维持睡眠困难或早醒或醒来后无法入睡＋日间功能障碍	6.5

我国关于失眠的前瞻性流行病学研究相对较少。2012年，Zhang等对我国香港地区2316名成年人进行的为期5年的队列研究结果表明，一般人群中失眠的发病率为5.9%（将失眠定义为过去1年存在失眠症状），失眠并伴日间残留效应者的发病率为3.6%。Su等对我国台湾2045名大于65岁的患者

进行研究，发现总体失眠发病率为6%，其中女性失眠患者占8%，男性占4.5%（将失眠定义为过去1个月存在失眠情况）。

三、失眠的人群分布特征

（一）年龄

1. 老年人群　一直以来，老年人群的失眠问题受到广泛关注。多项研究表明，与年轻人相比，中老年失眠的患病率更高，且随着年龄的增长而增加。Ohayon和Reynolds对欧洲7国进行的研究中，失眠的患病率（失眠定义为存在入睡困难、睡眠维持困难或睡眠质量差等失眠症状且1周至少发生3次）随年龄增长而增加，分别是：<25岁组26.6%、25～34岁组27.2%、35～44岁组29.6%、45～54岁组34.4%、55～64岁组42.0%、≥65岁组47.7%。据Morgan等的研究显示，英国65岁以上老年人失眠的8年累计发病率为29%，失眠的年发病率为3.6%；其中75岁以上人群失眠发生风险是65～75岁组的1.8倍。Morphy等的研究表明，年龄每增加10岁，持续性失眠的发生风险将增加1.1倍。Xiang等报道，我国北京地区高年龄组人群失眠患病率高于低年龄组，人群失眠患病率分别为：15～24岁组2.3%、25～34岁组7.7%、35～44岁组8.3%、45～54岁组12.4%、55～64岁组17.1%、>65岁组14.0%（DSM-Ⅳ标准）。Zheng等对我国广州四所综合医院门诊患者失眠情况的分析显示，≥50岁人群的睡眠问题发病率高于<50岁的人群，其中，入睡困难、睡眠维持困难、清晨早醒发生率在≥50岁的群体中分别为17.0%、19.8%和17.2%，在<50岁的群体中分别为13.1%、14.7%和10.4%。

2. 儿童和青少年人群　关于儿童和青少年失眠的流行病学和治疗的信息比成年人少得多，部分研究表明低年龄组失眠发病率高于高年龄组。Zhang等的5年队列研究表明，我国香港地区青少年和中年人群慢性失眠发病率分别为6.2%和5.9%，35～45岁组失眠的发生风险是<35岁组人群的50%。Sheila N.Garland等比较了2002年和2012年加拿大人群不同年龄段的失眠患病率，2002年失眠患病率分别为：20～39岁组35.5%、40～59岁组41.8%、≥60岁组22.7%；2012年失眠患病率分别为31.2%、42.3%、26.5%。Ohayon等研究发现，来自英国、法国、意大利和西班牙的15～18岁研究人群中，近30天内失眠发病率为4%（DSM-Ⅳ标准）。Cao等对中国普通人群中失眠症的综合患病率进行Meta分析显示，年龄≤43.7岁的人群失眠的总体患病率（20.4%）明显高于平均年龄>43.7岁的人群（11.6%），这很可能是由于城市化和工业化的快速发展，年轻人面临职业压力，晚上长时间地工作打乱了他们的生理睡眠节奏，导致失眠。此外，电脑和智能手机等新媒介在中国年轻人中的广泛使用也会增加失眠的风险。另一些研究结果显示，尽管失眠症状和睡眠紊乱现象随着年龄增长而增加，但在老年人和年轻人中，失眠本身的患病率相似。

综上所述，虽然失眠症在中老年人群中普遍存在，但失眠也是儿童和青少年的一个常见问题。由于失眠的性质及其与年龄的相互作用，中老年人群的睡眠维持困难更为常见，而年轻人的睡眠启动困难更为常见。

（二）性别

目前各国大部分流行病学研究均表明女性失眠的患病率是男性的1.2～2.0倍，性腺激素的影响是造成失眠患病率性别差异的潜在原因，女性患者失眠患病率在青春期、绝经期间和绝经后均高于男性。Liehstein等对既往发表的失眠流行病学调查进行了系统研究，结果发现女性失眠总体患病率为18.2%，男性为12.4%。在老年、中年、青年3个年龄段（>65岁组、31～64岁组、15～30岁组）女性失眠患病率均高于男性。Xiang等调查发现我国北京地区女性失眠患病率为11.5%，男性为7.2%。

Li 等对中国香港地区 18～65 岁人群进行调查显示，男性总体失眠患病率为 9.3%，女性为 14.0%，但在已被诊断为失眠的人群中，男性与女性的入睡延迟时间和总睡眠时间等指标无明显差别。Zheng 等的研究结果显示，女性入睡困难、睡眠维持困难、清晨早醒发生率分别为 14.9%、17.1%、12.9%；而男性上述症状的发生率均低于女性，分别为 12.9%、14.4%、11.2%。

也有研究显示男女之间的失眠患病率并无差异。Cao 等对中国普通人群失眠症综合患病率的 Meta 分析，并未发现失眠患病率存在性别差异。Garland 等比较了 2002 年和 2012 年加拿大人群不同性别的失眠患病率，发现 2002 年男女失眠患病率分别为 45.0% 和 55.0%，2012 年男女性失眠患病率分别为 45.9% 和 55.1%，并无明显差异。

（三）人种差异

失眠症的患病率可能因人种而异，但目前的研究结果并不一致，失眠症中的人种差异需要进行多国研究，除考虑人种和人种的异质性外，还需控制社会经济地位等因素。

在美国 2013 年国家睡眠基金会的全国性横断面研究中，将 1000 名成年人按年龄（23～60 岁）和美国地理区域进行分层，结果显示 10% 的白种人，7% 的西班牙人，4% 的亚洲人，3% 的非裔美国人诊断为成年人失眠。Roberts 等对 4175 名年龄 11～17 岁的青少年进行了研究，显示失眠患病率在欧洲裔美国人、非洲裔美国人和墨西哥裔美国青少年中分别为 5.3%、5.2% 和 3.5%。Soldatos 的跨国研究探讨了全球不同国家之间睡眠障碍的患病率和类型的差异，以阿森斯评分 ≥6 为失眠诊断标准，巴西的失眠症患病率最高（79.8%），其次是南非（45.3%）、东欧（32.0%）、亚洲（28.3%）和西欧（23.2%）。Leger 等的国际调查研究表明，失眠症在西欧的患病率最高（37.2%），其次是美国（27.1%）和日本（6.6%）。Dregan 等在欧洲 23 个国家中进行了失眠患病率研究，结果显示地中海和北欧国家的失眠患病率低于 10%，西欧国家范围为 11%～22%；东欧国家中，处于工作年龄的成年人占 25%～37%。

（四）文化差异

Liu 等比较了来自美国和中国这两个有着独特文化背景的国家的学生睡眠模式和睡眠问题，Mindell 等进行了以亚洲和白种人人群为主的多个国家的儿童跨文化睡眠模式和睡眠问题的研究。上述儿童样本的跨文化研究表明，来自亚洲文化（如中国香港、印度、新加坡）与来自白种人文化（如加拿大、英国、新西兰）的孩子相比，他们倾向于晚睡、早醒、睡眠时间较短，而且被父母认为有更多的睡眠问题。由于宗教信仰、症状表现、应对和经历上的差异，不同文化背景的人在经历、感知和理解所遭遇的健康方面问题时存在差异，这些文化差异会影响到将失眠判断为正常（日常生活的一部分）还是不正常。例如，对某些宗教来说，半夜醒来有时被视为一种礼物，因为它提供了额外的祈祷机会。进一步的定性研究将有助于更好地理解失眠症现象学体验和表现中的跨文化和民族差异，这可能有助于制订更有针对性的预防和干预策略。

（五）地理因素

地理因素也可能导致失眠的发生，高纬度可能与某些类型的睡眠障碍的频率增加有关。Oddgeir Friborg 等研究了白昼长度与昼夜节律的相关性，以及其与睡眠模式和情绪问题的关系，通过比较加纳（北纬 5°）和挪威（北纬 69°）两地的情况后发现，生活在高纬度地区的人在 1 月和 8 月入睡的时间比生活在赤道附近的人长，在睡眠效率方面无差异，其原因可能是高纬度地区的日照时间存在明显的季节差异。生活在高纬度地区的人因黑暗期较长，可能导致更多的失眠症状，但其结果并不确切。尽管对生活在高纬度地区的人们进行横断面的研究发现，冬季睡眠障碍有所增加，但在挪威进行的一项历时 2 年的纵向研究并未发现失眠症状的发生率与季节之间存在相关关系。此外，海拔高度与睡眠的关系也被部分学者关注，因为有记录显示失眠症状在高海拔地区的人群中有所增加，但并没有证据表明居住在高海拔和低海拔地区的人在睡眠结构上存在差异。

参 考 文 献

刘珏，刘民，2013. 失眠的流行病学研究进展. 中华健康管理学杂志，7（1）：60-62.

游国雄，2003. 失眠的病因及其诊断与治疗. 中国实用内科杂志，23（7）：388-391.

周平，闫超群，张帅，2003. 失眠患者脑结构异常的磁共振研究进展. 中国医学科学院学报，23（7）：388-391.

American Academy of Sleep Medicine，2017. 睡眠障碍国际分类. 3版. 高和，等译. 北京：人民卫生出版社.

Breslau N，Roth T，Rosenthal L，et al，1996. Sleep disturbance and psychiatric disorders：a longitudinal epidemiological study of young adults. Biol Psychiat，39（6）：411-418.

Cao X L，Wang S B，Zhong B L，et al，2017. The prevalence of insomnia in the general population in China：a meta-analysis. PloS One，12（2）：e0170772.

Chan-Chee C，Bayon V，Bloch J，et al，2011. Epidemiology of insomnia in France. Rev Epidemiol Sante Publique，59（6）：409-422.

Cho Y W，Shin W C，Yun C H，et al，2009. Epidemiology of insomnia in korean adults：prevalence and associated factors. J Clin Neurol，5（1）：20.

Ellis J G，Perlis M L，Neale L F，et al，2012. The natural history of insomnia：Focus on prevalence and incidence of acute insomnia. J Psychiat Res，46（10）：1278-1285.

Garland S N，Rowe H，Repa L M，et al，2018. A decade's difference：10-year change in insomnia symptom prevalence in Canada depends on sociodemographics and health status. Sleep Health，4（2）：160.

George C F，Bayliff C D，2003. Management of insomnia in patients with chronic obstructive pulmonary disease. Drugs，63（4）：379.

Ishigooka J，Suzuki M，Isawa S，et al，2010. Epidemiological study on sleep habits and insomnia of new outpatients visiting general hospitals in Japan. Psychiatry Clin Neurosci，53（4）：515-522.

Krell S B，Kapur V K，2005. Insomnia complaints in patients evaluated for obstructive sleep apnea. Sleep Breath，9（3）：104.

Leblanc M，Merette C J，2009. Incidence and risk factors of insomnia in a population-based sample. Sleep，32（8）：1027.

Léger D，Poursain B，Neubauer D，et al，2008. An international survey of sleeping problems in the general population. Curr Med Res Opin，24（1）：307-317.

Levin K H，Copersino M L，Heishman S J，et al，2010. Cannabis withdrawal symptoms in non-treatment-seeking adult cannabis smokers. Drug Alcohol Depend，111（1/2）：120-127.

Li R，2002. Gender differences in insomnia：a study in the Hong Kong Chinese population. J Psychosom Res，53（1）：601-609.

Maher M J，Rego S A，Asnis G M，2006. Sleep disturbances in patients with post-traumatic stress disorder：epidemiology，impact and approaches to management. CNS Drugs，20（7）：567.

Mathias J L，Alvaro P K，2012. Prevalence of sleep disturbances，disorders，and problems following traumatic brain injury：a meta-analysis. Sleep Med，13（7）：898-905.

Morin C M，Benca R，2012. Chronic insomnia. Lancet，379（9821）：1129-1141.

Morin C M，Drake C L，Harvey A G，et al，2015. Insomnia disorder. Nat Rev Dis Primers，1：15026.

Morin C M，Jarrin D C，2013. Epidemiology of insomnia：prevalence，course，risk factors，and public health burden. Sleep Med Clin，8（3）：281-297.

Morin C M，Leblanc M，Daley M，et al，2006. Epidemiology of insomnia：prevalence，self-help treatments，consultations，and determinants of help-seeking behaviors. Sleep Med，7（2）：123-130.

Ohayon M M，2002. Epidemiology of insomnia：what we know and what we still need to learn. Sleep Med Rev，6（2）：97-111.

Ohayon M M, 2009. Epidemiological and clinical relevance of insomnia diagnosis algorithms according to the DSM-IV and the International Classification of Sleep Disorders（ICSD）. Sleep Med, 11（2）: 227.

Ohayon M M, Carskadon M A, Guilleminault C, et al, 2004. Meta-analysis of quantitative sleep parameters from childhood to old age in healthy individuals: developing normative sleep values across the human lifespan. Sleep, 27: 1255.

Ohayon M M, Roth T, 2003. Place of chronic insomnia in the course of depressive and anxiety disorders. J Psychiatr Res, 37（1）: 9.

Porkka-Heiskanen T, Zitting K M, Wigren H K, 2013. Sleep, its regulation and possible mechanisms of sleep disturbances. Acta Physiol（Oxf）, 208: 311.

Roth T, Jaeger S, Jin R, et al, 2006. Sleep Problems, Comorbid Mental Disorders, and Role Functioning in the National Comorbidity Survey Replication. Biol Psychiat, 60（12）: 1364-1371.

Sharkey K M, Kurth M E, Corso R P, et al, 2009. Home polysomnography in methadone maintenance patients with subjective sleep complaints. Am J Drug Alcohol Abuse, 35（3）: 178-182.

Soldatos C R, Allaert F A, Ohta T, et al, 2005. How do individuals sleep around the world? Results from a single-day survey in ten countries. Sleep Med, 6（1）: 5-13.

Su T P, Huang S R, Chou P, 2015. Prevalence and risk factors of insomnia in community-dwelling Chinese elderly: a Taiwanese urban area survey. Aust N Z J Psychiat, 38（9）: 706-713.

Tononi G, Cirelli C, 2013. Perchance to prune. During sleep, the brain weakens the connections among nerve cells, apparently conserving energy and, paradoxically, aiding memory. Sci Am, 309: 34.

Wong W S, Fielding R, 2011. Prevalence of insomnia among Chinese adults in Hong Kong: a population-based study. J Sleep Res, 127（1）: 248-256.

Xie L, Kang H, Xu Q, et al, 2013. Sleep drives metabolite clearance from the adult brain. Science, 342: 373.

Yang G, Lai C S, Cichon J, et al, 2014. Sleep promotes branch-specific formation of dendritic spines after learning. Science, 344: 1173.

Zhabenko N, Wojnar M, Brower K J, 2012. Prevalence and correlates of insomnia in a polish sample of alcohol-dependent patients. Alcohol Clin Exp Res, 36（9）: 1600-1607.

Zhang B, Wing Y K, 2006. Sex differences in insomnia: a meta-analysis. Sleep, 29（1）: 85-93.

Zheng W, Luo X N, Li H Y, et al, 2018. Prevalence of insomnia symptoms and their associated factors in patients treated in outpatient clinics of four general hospitals in Guangzhou, China. Bmc Psychiatry, 18（1）: 232.

第2章

失眠的治疗

第一节 概　　述

失眠由多因素引发，单一的治疗手段难以得到良好的疗效，故失眠的治疗应根据患者的个人意愿、失眠的严重程度和影响、潜在利弊、费用等个体化选择；治疗决策也必须考虑到未治疗慢性失眠的可能健康风险，包括生存质量下降、发生精神共病和物质滥用的风险升高，并应综合考虑慢性失眠与并发症发生风险之间的关联，避免只注重单纯用药而忽略其他方法。

一、失眠治疗的目标

总体目标：①改善睡眠质量，增加有效睡眠时间；②恢复日间社会功能，提高生活质量；③防治短期失眠，避免转化成慢性失眠；④减少与失眠相关的躯体或精神疾病共病风险；⑤尽量避免各种干预方式（药物等）带来的负面效应。

二、失眠治疗的干预

对于失眠患者，任何可能诱发或者是加重失眠的躯体疾病、精神疾病、物质滥用或睡眠障碍都应接受治疗。这些患者也应接受关于睡眠卫生和刺激控制等基本行为方面的咨询。

（一）失眠的干预方式

干预失眠的方式主要有药物治疗、心理治疗、中医治疗和物理治疗。心理治疗包括睡眠卫生教育和失眠认知行为治疗（cognitive behavioral therapy for insomnia，CBT-I）。睡眠卫生教育需在建立良好睡眠卫生习惯的基础上结合其他手段进行治疗。CBT-I能够纠正失眠患者对于睡眠的错误认知及不适当的行为因素，有助于消除心理、生理性高觉醒状态，使其建立正确的睡眠-觉醒认知模式，从而改善失眠患者的临床症状。药物治疗失眠的疗效已获临床认可，但是长期应用需考虑其药物不良反应、依赖性等风险。中医治疗失眠的历史悠久，但难以采用现代循证医学加以评估。经颅磁刺激、光照疗法、生物反馈治疗等物理疗法，以及芳香、饮食、按摩等疗法由于缺乏大样本对照研究数据支持，仅可作为选择性补充治疗方式。

（二）失眠的干预策略

短期失眠患者需积极处理失眠症状，消除其可能的诱发因素，无法完成CBT-I时需早期应用药物治疗，避免短期失眠转化成慢性失眠；慢性失眠患者可在良好睡眠卫生习惯的基础上首选CBT-I；对于接受药物治疗的慢性失眠患者，应同时给予心理治疗。

第二节　非药物治疗

一、失眠认知行为治疗

失眠认知行为治疗（CBT-I）是一种心理咨询模式，起始于20世纪70年代，以美国心理学家Beck提出的认知治疗技术为载体，是认知治疗、行为治疗的整合。Morin等在1993年把认知疗法、行为疗法中的刺激控制疗法和睡眠限制疗法等整合后，首次提出失眠认知行为疗法这一概念。CBT-I是指针对失眠病因，以纠正患者不良睡眠习惯为前提、重塑失眠患者的合理认知模式、缓解失眠患者各种负面情绪、从而减弱"唤醒"状态、消除条件性觉醒，最终建立条件化、程序化的睡眠行为。CBT-I的主要内容包括：①保持合理的睡眠期望，不要把所有的问题都归咎于失眠；②保持自然入睡，避免过度主观的入睡意图（强行要求自己入睡）；③不过分关注睡眠，不因一晚没睡好就产生挫败感，从而培养对失眠影响的耐受性。

失眠症治疗决策必须考虑到未治疗慢性失眠的可能健康风险，包括生存质量下降、发生精神共病和物质滥用的风险升高、日常活动表现下降，以及慢性失眠与发生心血管并发症及全因死亡风险之间的关联。临床实践中，初始行为治疗通常包括睡眠卫生指导和刺激控制疗法，如果随访表明还需进一步治疗，则随后可进行6周更正式的CBT-I，或CBT-I联合药物治疗。对于治疗有效的患者（即报告夜间睡眠和日间功能受损均有改善），可以在继续CBT-I时逐渐减少药物剂量或过渡到按需用药。停止治疗后症状复发的患者，可能需要重新评估是否需要多导睡眠图检测或额外的CBT-I。

CBT-I不仅具有短期疗效，只要患者坚持应用，也可取得长期疗效。例如，在CBT-I初期阶段联合应用非苯二氮䓬类（non-benzodiazepine drugs，non-BZDs）等药物不但可以在短期内改善失眠症状，而且可以提高患者的依从性；当联合治疗的效果稳定后，将non-BZDs改为间断给药或者逐步停药，继续坚持进行CBT-I仍然能够维持疗效，充分体现这种优化组合治疗的远期效果。CBI-I内容可能包括以下几种行为或认知治疗：例如，一个8次CBT-I项目可能包括1次引导性睡眠教育，之后2次治疗着重于刺激控制和睡眠限制，接着2次重点在于认知治疗，再之后的1次治疗是关于睡眠卫生，另外，还可能有1次对之前治疗的回顾和整合，最后有1次治疗处理将来的问题（如应激和复发），鼓励患者在学习和应用这些不同策略时完成睡眠日记，这样可以评估改善情况。

（一）认知疗法

认知治疗是通过认知过程影响情感和行为的理论假设，是通过认知和行为技术来改变患者不良认知的一类心理治疗方法。失眠患者往往会对失眠这件事情本身感到恐惧，会过分关注失眠的不良后果，而在临近睡眠时感到紧张、焦虑，担心睡不好。这些负面情绪会使失眠症状进一步恶化，失眠的加重又反过来进一步影响患者的情绪，从而变成恶性循环。认知治疗的目的就是改变患者对失眠的认知偏差，改变对于睡眠问题的非理性信念和偏倚的态度。

我国现阶段开展的认知疗法则常以传统说教方式为主，整个过程需要治疗师与患者共同探讨失眠的原因，分析患者存在的错误认知，通过健康宣教使患者形成正确认知。认知疗法常结合药物而用于治疗慢性失眠，所取得的疗效往往强于单独药物疗法。国外学者近几年开展创新认知疗法改善睡眠的行为技术并取得了显著疗效。例如，针对患者临睡前的错误认知，同患者一起共同确认令人愉快、放松的场景或事件，使患者入睡时集中精力于这些愉快的场景或事件，从而取得较好的疗效。

（二）刺激控制疗法

刺激控制疗法是一套行为干预措施，目的在于改善睡眠环境与睡眠倾向（睡意）之间的相互作用，恢复卧床作为诱导睡眠信号的功能，消除由于卧床后迟迟不能入睡而产生的床铺与觉醒、焦虑等不良后果之间的消极联系，使患者更易入睡，重建睡眠-觉醒生物节律。

失眠患者往往会将他们的床铺和卧室与担心无法入睡或其他觉醒事件联系起来，而不是与更愉快的睡眠期待相联系。一个人在床上尝试入睡的时间越长，这种联系就越强烈，这会进一步加深入睡困难。刺激控制疗法的目的是通过提高入睡可能性来打破这种联系。建议失眠患者在感到困乏时再上床，且在床上应该主要是睡觉（而不是阅读、看电视、进食或担忧）。一般醒着躺在床上的时间不应超过20分钟，如果其在20分钟后仍然清醒，应离开卧室并进行放松活动，如阅读或听舒缓的音乐。患者不应进行刺激性或促使他们在半夜保持清醒的活动，如进食或看电视；并且在没有感到疲倦和准备好睡觉前，不应该回到床上。如果他们回到床上且在20分钟内仍不能入睡，则重复上述过程。应该设定闹铃或在每天早晨同一时间叫醒患者，包括周末，日间不要小睡。患者失眠的情况可能不会立即改善，但累积的睡意有助于后续连续数晚的睡眠。随机试验显示刺激控制疗法可改善睡眠，且作用可能长期持续。一项研究提示，刺激控制疗法对还未接受过失眠药物治疗的患者更有效。

刺激控制原则：①困倦时再上床睡觉。②不在床上看电视、看书、吃饭或担忧。③如果20分钟内无法入睡，就起床，到另一个房间去。只有在困倦的时候才上床睡觉。在整个晚上，必要时重复这个步骤多次。④设置一个闹钟在每天早上固定的时间起床，包括周末。⑤白天不要睡觉。

然而，有调查研究结果提示，患者接受睡眠刺激疗法的依从性其实并不高，而患者在这个过程中感觉的不适、烦恼和无聊是影响依从性的主要因素。因此，应建议睡眠治疗师探索、创新增强睡眠限制疗法舒适度、吸引性的方法，以提高患者依从性。

（三）睡眠限制疗法

睡眠限制疗法是指通过减少躺在床上的时间，形成轻度睡眠剥夺，随着睡眠效率提高，逐渐增加躺在床上的时间，以恢复睡眠驱动内平衡。睡眠限制疗法可通过缩短卧床清醒的时间增加入睡驱动能力，以提高睡眠效率。

睡眠限制疗法的具体内容包括：①减少卧床时间，以使其和实际睡眠时间相符，在睡眠效率维持85%以上至少1周的情况下，可增加15～20分钟的卧床时间；②当睡眠效率低于80%时，则减少15～20分钟的卧床时间；③当睡眠效率在80%～85%时，则保持卧床时间不变；④每天可以有不超过30分钟的规律的午睡，并且需要避免日间小睡，并保持规律的起床时间。

目前国内很少单独将睡眠限制疗法用于治疗患者的慢性失眠，往往会结合其他疗法。而国外将单独睡眠限制疗法用于治疗慢性失眠的研究较多。并且有研究表明，睡眠限制疗法效果与时间存在相关性，在干预初期常出现不良反应，如疲劳感显著升高、警觉认知和积极情绪显著降低、极度嗜睡及头痛等；而干预后期的日间功能/睡眠健康等相关指标则出现明显好转。因此，患者早期治疗的依从性可能成为实施睡眠限制疗法的主要阻碍因素。由于该疗法存在加重癫痫、双向障碍、异态睡眠（如睡行症）疾病的风险，睡眠限制疗法不建议用于此类疾病患者的治疗。

综上，实施睡眠限制疗法需谨慎，需掌握该疗法的不适人群，对于早期治疗存在的潜在副作用应提前做好健康教育等相关工作。

（四）睡眠卫生教育

睡眠卫生教育是一种行为干预，通过鼓励患者改变环境，为其提供健康睡眠教育材料，以达到改善睡眠的目的。大部分失眠患者存在不良睡眠习惯，从而破坏正常的睡眠模式，形成对睡眠的错误概念，导致失眠。睡眠卫生教育能够帮助失眠患者认识不良睡眠习惯及其在失眠发生与发展中的重要作用，重塑有助于睡眠的行为习惯。其基本内容包括：①只睡需要的睡眠时间，然后起床；②保持有规律的睡眠；③除非感觉困倦，否则不要尝试；④定期锻炼，且最好在睡前4～5小时进行；⑤午饭后不要喝含咖啡因的饮料；⑥睡前避免饮酒，不要戴睡帽；⑦避免吸烟，尤其是在晚上；⑧不饿着肚子上床睡觉；⑨营造有利于睡眠的卧室环境；⑩睡前避免长时间使用发光屏幕；⑪睡前处理好烦恼等情绪。

有多项横断面调查显示，睡眠卫生与睡眠质量存在很强的相关性。睡眠卫生教育开展的形式显著影响提高睡眠卫生和改善睡眠质量的整体效果。目前，国内常以传递信息的形式开展睡眠卫生教育，国外研究者也仍在不断探索睡眠卫生教育的形式。Kloss等研究者比较了单纯发放睡眠卫生手册和面对面互动式睡眠卫生教育的效果，结果证实后者提高睡眠卫生健康、降低睡眠潜伏期的作用更加显著。Mairs等比较了自我监控睡眠形式（患者收集睡眠参数，然后再反馈给治疗师）与睡眠实施意向形式（患者与治疗师进行互动，提前讨论可能出现的睡眠困扰问题，并制订睡眠卫生健康教育行为计划与目的），尽管这两种方式都能纠正睡眠卫生和改善睡眠，但是睡眠实施意向形式能使患者避免压力和焦虑，可能更优于自我监控睡眠形式。

（五）放松疗法

放松疗法是通过训练患者，通过有意识地控制自身的心理及生理活动，促进全身肌肉和心理的放松，降低唤醒水平，促进自主神经活动朝着有利于睡眠的方向转化，诱使睡眠发生的一类方法的总称。我们知道，应激、紧张和焦虑是诱发失眠的常见因素，放松治疗可以缓解这些因素带来的不利影响，该方法已成为治疗失眠最常用的非药物治疗方法。可在每次睡眠之前实施放松疗法，如渐进性肌肉放松、指导性想象和腹式呼吸训练等。放松训练的初期应在专业人员指导下进行，要求环境整洁、安静，患者接受放松训练后应坚持每天练习2～3次。渐进性放松法的理论基础是：个体可以学会一次放松一处肌肉，直至放松整个身体，从面部肌肉开始，轻轻收缩肌肉1～2秒，然后放松，重复数次，然后将同样的方法用于其他肌群。国内研究者使用放松疗法治疗慢性失眠时，常结合其他疗法，如按摩、针灸、香熏等中医疗法。目前，放松疗法虽然被证实疗效确切，但治疗初期需要在专业人员的指导下进行，且干预过程易受患者个体心理、生理状况及性格特征差异的影响，仍然具有一定的局限性。

二、认知行为疗法的效果评价

主观评价工具，如睡眠日记、匹兹堡睡眠质量指数（Pittsburgh sleep quality index，PSQI）、多导睡眠图、睡眠障碍评定量表（sleep dysfunction rating scale，SDRS）等量表和客观评价的方法可以用于评价认知行为疗法对成年慢性失眠患者睡眠改善的效果。

（一）匹兹堡睡眠质量指数

匹兹堡睡眠质量指数是Buysse博士于1989年进行编制的，此表将睡眠的质和量紧密地结合在一起进行综合评定，是目前评估睡眠质量的重要工具之一。PSQI参数包括主观睡眠质量、入睡时间、睡眠时间、睡眠效率、睡眠障碍、催眠药物及日间功能障碍7个维度，每个维度按0～3分进行计分，总分为0～21分，得分越高则表示睡眠质量越差。

（二）睡眠日记

睡眠日记是以患者的回忆为主要依据，睡眠治疗师指导患者连续记录每日上床时间、入睡时间、夜间起床次数、起床时间、起床后的感觉、总觉醒时间、睡眠效率等各项数据。通过所记录数据的变化判断睡眠改善情况。但是睡眠日记反映的指标很难与患者的自我感觉完全相同，所以并不是反映客观睡眠障碍的指标。该方法不适用于存在回忆偏差、认知功能障碍或记忆力差的患者。

（三）多导睡眠图

多导睡眠图（polysomnography，PSG）是指通过利用相关设备记录图，分析多项睡眠生理指标，进行睡眠医学研究和睡眠疾病诊断的一种技术。该方法较为客观，可获取睡眠相关参数，包括总睡眠时间、快速眼动睡眠时间、觉醒次数、慢波睡眠第1期（S1）到快波睡眠第4期（S4）各期睡眠时间、睡眠效率。但其也存在一定的局限性，由于使用多导睡眠仪检查相对复杂，价格昂贵，睡眠实验室配置数量又较为有限，而失眠患者人数较多，常存在供需矛盾。为综合了解患者实际睡眠和主观睡眠评估状况，从而提供最佳诊疗方案，建议结合主观、客观方法评价其睡眠情况。

三、联合治疗

联合治疗包括同时使用CBT-I和药物，通常持续6～8周。然后在继续CBT-I的同时，逐渐减少药物剂量至停药或过渡为按需给药。

同一组研究者完成的两项试验阐明了联合治疗的作用：第1项试验将78例持续失眠患者随机分配至4组，分别是单用CBT-I组、单用替马西泮组、CBT-I＋替马西泮组，以及安慰剂组，治疗为期8周。治疗期结束时，与安慰剂相比，所有治疗均显著减少了入睡后觉醒的时间，但治疗组间差异无统计学意义，联合治疗改善睡眠的趋势优于单一治疗方案。治疗完成后2年，仅单用CBT-I组仍维持其初次入睡后觉醒时间的减少，表明行为治疗及药物治疗对失眠症的治疗均有效，但随着时间的推移，行为治疗能更好地维持睡眠的改善。

另一项试验将160例持续失眠患者随机分配至CBT-I＋唑吡坦组或单用CBT-I治疗组，为期6周。6周后与基线相比，两组的睡眠潜伏期和入睡后觉醒时间均减少，睡眠效率提高。但两组间缓解率的差异无统计学意义（44% vs 39%）。随后对这些患者进行第2次随机分组。单用CBT-I组患者被随机分为不治疗组和继续CBT-I组，而CBT-I＋唑吡坦组患者被随机分为维持CBT-I组和维持CBT-I＋按需使用唑吡坦组。在6个月、12个月和24个月时，所有组都维持其睡眠潜伏期、入睡后觉醒时间和睡眠效率的改善，联合治疗结束后维持CBT-I组具有微小的优势。

总的来说，这些证据显示单用CBT-I、单用药物治疗及联合治疗在开始治疗的数周内都能改善失眠的指标（如入睡后觉醒时间）。不过，在完成初始治疗后继续单用CBT-I似乎是维持长期改善的最佳选择，CBT-I也增加了最终逐渐减量至停药的可能性。许多患者采用单纯CBT-I就会得到改善，不需要药物治疗。但如果采用睡眠限制疗法联合催眠药物进行治疗，临床医师则应该注意，长期部分睡眠剥夺加之药物残留效应有可能会显著增加日间困倦和行为风险。现有证据尚不足以支持联合治疗作为失眠患者的常规初始治疗。

四、其他行为疗法

（一）冥想疗法

正念冥想中的"正念"一词最开始起源于佛教，是指对人本心的洞悉和净化。有研究者认为，正念是一种有意识的自我调节方法，个体需将关注的焦点有意识地维持在当下内在或外部的体验上，并且对当时的任何状态均不做判断。有的学者将其分为觉察、对内外刺激或经验的描述、保持觉知的行为、对内在体验不判断和对内在体验不反应五个要素。正念冥想，是以正念为核心的一组冥想练习方法，主要包括东方语境的"禅修""内观"和西方语境的"正念减压疗法""正念认知疗法"。

正念冥想的作用机制包括心理机制和生理机制两个部分，而目前关于生理机制的研究较少，且并不明确。心理机制主要包括再感知、自我调节、价值澄清、认知、情绪与行为的灵活性和暴露5个方面。

正念冥想的操作方法：首先让训练者选择一个注意对象（如声音、短语、词语、呼吸、运动感觉、身体感觉等），接着选取一个令自己舒适的方式坐着或躺下，闭上眼睛进行腹式呼吸，使自己得到充分的放松；通过缓慢地调整呼吸，将注意力集中在自己所选择的注意对象上；通过10～15分钟的训练后，再安静地休息1～2分钟，然后再回到正常从事的工作当中去。在训练的过程中，如果出现其他的一些想法，也不必紧张，只需再次回到注意对象本身即可。每日练习45分钟左右，1周至少练习2～3次，长期坚持练习，会取得更好的效果。有研究表明，正念冥想练习的时间越久，正念的水平可能越高，就越有助于练习者降低负面情感，从而能让患者以积极的心态面对各种客观事物，最终提高主观幸福感。正念冥想疗法对健康人群的心理健康也有积极影响，包括提升主观幸福感，降低焦虑抑郁水平，缓解压力，提高自控力、注意力，增强记忆力等。

（二）运动训练

研究证实，运动训练可改善包括失眠在内的睡眠障碍，尤其是有氧运动，被认为可达到接近镇静催眠药物的效果。相较药物治疗，运动无副作用，更无须考虑药物依赖性、患者耐药及反跳现象等诸多问题，故被认为是失眠的有效、健康疗法之一。运动训练在缓解睡眠障碍的同时还可优化生活质量及情绪。也有研究表明运动可起到积极调控作用，协同感知能力应对压力的增加。虽然运动作为抗失眠的有效干预手段已引发了人们的广泛关注，但其对睡眠-觉醒调控的内在机制尚未完全明确。

五、中医睡眠养生法

中医强调对失眠的管理应当因人而异，从源头开始，逐渐过渡。偶尔出现失眠症状时，应当首先给予心理治疗。而对于经常间断出现的失眠，应建议患者到医院咨询并进行相应的检查。若符合失眠症诊断标准，则应当到睡眠专科进行治疗。中医睡眠养生疗法强调对失眠的辨证施治，要针对其不同特点，施治过程中应注意分清虚实。虚症多因阴血不足，心脑失所养，责之于心、脾、肝、肾、脑；而实症多因肝郁化火，食滞痰阻，气滞血瘀，邪毒内闭，责之于肝、胃、肠。

中医学治疗疾病的方法主要包括以下几种。①芳香中药：利用中药的芳香、清凉、明目作用，通过制成药枕，可治疗头疾，促进睡眠，药枕要根据季节的不同定期更换枕芯。例如，春天阳气升发，万物复苏，可选用桑叶青蒿枕，以舒达肝气；夏季炎热，人易汗出，可选菊花蚕沙枕，以清热除烦、安神助眠；秋季应选清凉枕，以绿豆枕清燥泻火；冬季宜选灯心枕，以透郁热而利尿。②磁疗枕：对于睡眠障碍有一定的改善作用，适于短期失眠。③按摩与导引：可以疏通经脉，缓急止痛，同时也有助于改善睡眠，通过人体不同部位的穴位及不同手法进行施治。④食物：对人的睡眠有一定影响，既可使疲倦的人们兴奋，也可以使兴奋的人们安然入睡。⑤刮痧、砭石：也可以改善睡眠。

第三节 药物治疗

药物治疗是治疗失眠的主要手段之一，鉴于慢性失眠患者需要长期服用药物，且常合并多种疾病，因此该类药物的疗效、安全性及药物之间的相互作用都是需要特别关注的问题。目前临床上常用的镇静催眠药种类繁多，但只有苯二氮䓬类药物（benzodiazepine drugs，BZDs）、非苯二氮䓬类药物、褪黑素受体激动剂等少数药物获得了美国食品药品监督管理局（Food and Drug Administration，FDA）认证。其他具有催眠镇静作用的药物，如某些草药制剂、抗组胺类药物等在临床上也用于失眠症的治疗，但评估其疗效依据的资料有限，不宜作为治疗成人失眠的常规用药。

镇静药和催眠药无法严格区分，药物因剂量不同而疗效各异。该类药物小剂量时的镇静作用可减轻或消除患者激动、焦虑不安的情绪，使患者平静；中等剂量时可产生类似生理性睡眠的作用；大剂量时有抗惊厥的作用。部分抗抑郁及抗精神病类药物的药物说明书适应证并不包括失眠的治疗，但只要具有治疗失眠的临床证据，也可参照指南意见进行个体化用药。该类药物对中枢神经系统有广泛的抑制作用，长期使用机体可产生耐受性及依赖性，而突然停药可能产生停药症状，因此，关于药物治疗对睡眠质量和日间功能的潜在益处，需要与其副作用风险及长期使用发生躯体和精神性依赖的风险相权衡，注意严格控制用药，避免长期应用。

一、常用失眠症治疗药物

失眠的药物治疗方案已经历了由巴比妥类药物向苯二氮䓬类药物的过渡，并趋向于选择性更强、效果更好、副作用也更小的非苯二氮䓬类药物。其他临床主要治疗失眠的药物还包括食欲素受体拮抗剂、褪黑素受体激动剂等。

（一）巴比妥类药物

巴比妥类药物（barbiturate drugs）是巴比妥酸的衍生物，20世纪早中期曾是镇静、诱导和维持睡眠的主要治疗药物。但由于有严重的不良反应，20世纪60年代以后，巴比妥类药物逐渐被苯二氮䓬类药物取代，现已基本上不用于治疗失眠。现临床上仅有苯巴比妥（phenobarbital）和戊巴比妥（pentobarbital）仍用于控制癫痫持续状态，硫喷妥钠（thiopental sodium）偶尔用作静脉麻醉药。

巴比妥类药物具有非特异性的中枢抑制作用，其催眠镇静作用是由于药物与γ-氨基丁酸（γ-aminobutyric acid，GABA）受体A的相互作用，促进$GABA_A$能的神经递质传递，其结合位点与苯二氮䓬类不同。由于不同巴比妥药物化学结构的差异，其脂溶性及体内消除方式不同，该类药物的起效及药物持续时间也不同。脂溶性高者易进入脑组织，起效快，主要经肝脏代谢；脂溶性低者起效慢，部分以原型经肾排出，但可由肾小管再吸收，因而作用慢而久。根据用药后睡眠维持时间一般分为：长效类（巴比妥、苯巴比妥，6～8小时）、中效类［异戊巴比妥（amobarbital）、戊巴比妥，4～6小时］、短效类（司可巴比妥secobarbital，2～3小时）及超短效类（硫喷妥钠，15分钟）。

巴比妥类药物对中枢神经系统的不良反应包括困倦、注意力不集中及精神和躯体的迟缓现象，其中枢抑制作用可与乙醇产生协同作用。催眠剂量的巴比妥类药物在患者醒后可产生明显的疲倦感，这种药物宿醉反应可损害正常的工作能力，并在清醒后持续数小时。突然停用巴比妥类药物可引起震颤、焦虑、虚弱、坐立不安、恶心呕吐、癫痫、甚至心脏停搏等身体依赖反应，其停药反应可能比阿片类更为严重甚至引发死亡。本类药物在肝脏中代谢，有肝药酶诱导作用，因此对于受此酶系统代谢的药物而言，可能缩短其作用维持时间。

（二）苯二氮䓬类药物

苯二氮䓬类药物为第二代催眠药，本类药物相较于巴比妥类药物具有选择性高、安全范围大、毒性较小的特点，自 20 世纪 60 年代开始广为使用，是目前抗焦虑及失眠领域应用最广泛的药物之一。

根据药物作用的持续时间，苯二氮䓬类药物可分为短效、中效、长效 3 种。短效苯二氮䓬类药物作用迅速而短暂，其半衰期为 3 ～ 8 小时，一般无延续反应，因而主要用于入睡困难者。该类药物易形成依赖，撤药后具有反跳性，主要包括奥沙西泮（oxazepam）、三唑仑（triazolam）、咪达唑仑（midazolam）等。中效苯二氮䓬类药物的作用介于短效与长效药物之间，其半衰期一般为 10 ～ 20 小时，主要用于多醒兼有入睡困难及睡眠不实的患者，大剂量用药会有延续反应。该类常用药物包括阿普唑仑（alprazolam）、艾司唑仑（estazolam）、劳拉西泮（lorazepam）等。长效苯二氮䓬类药物因作用持久，易有蓄积作用及延续反应，并且容易发生抑制呼吸。该类药物半衰期长达 20 ～ 50 小时，主要用于早醒及睡眠不实患者，且不宜连续使用。该类药物有地西泮（diazepam）、氯硝西泮（clonazepam）等。

苯二氮䓬类药物同样存在难以克服的不良反应，其最常见的不良反应包括残余的镇静作用、头晕、困倦、认知损害、动作不协调和依赖性。此外，大多数催眠药有呼吸抑制作用，可加重阻塞性睡眠呼吸暂停或通气不足，若催眠药与其他中枢神经系统抑制药物或乙醇联合使用，则风险增高。长期使用该类药物可形成药物依赖，部分短效药物停用后可能发生反跳性失眠。其他较少见的不良反应还包括复杂性睡眠相关行为（如在不完全清醒状态下的睡行症、驾驶、打电话、进食或性行为）、攻击行为及重度超敏反应等。

（三）非苯二氮䓬类药物

20 世纪 80 年代，新型非苯二氮䓬类药物先后应用于失眠的治疗，包括唑吡坦（zolpidem）、佐匹克隆（zopiclone）、右佐匹克隆（eszopiclone，艾司佐匹克隆）、扎来普隆（zaleplon）等。这些药物对 GABA 受体选择性更强，主要发挥催眠作用，而抗焦虑和抗惊厥活性更低，因而睡眠反弹、耐药、撤药反应和潜在的滥用或致精神依赖等不良反应更为少见，已经逐步成为治疗失眠的临床一线药物。

1. 唑吡坦 为咪唑吡啶类催眠药，其镇静、催眠作用较强，抗惊厥、抗焦虑和肌肉松弛作用相对较弱。口服吸收快，适用于治疗短暂性、偶发性失眠。可缩短入睡时间，减少夜间觉醒次数，延长总睡眠时间，改善睡眠质量，而无明显镇静作用和精神运动障碍。其释放持续时间更长，既可改善入睡困难型失眠，也可改善睡眠维持型。对口服困难的患者，该药还有口含片和喷雾剂型可供选择。

服用唑吡坦的不良反应包括恶心、呕吐、腹痛、腹泻、头晕、停药后失眠、皮疹等，服药后半夜起床可能出现反应迟钝、跌倒，常规剂量下未见明显的撤药不适。

2. 佐匹克隆 与右佐匹克隆（eszopiclone）同为环吡咯酮类催眠药，与苯二氮䓬类药物的催眠、镇静、抗焦虑、抗惊厥等效果类似，但肌肉松弛作用较苯二氮䓬类差，用于失眠症的短期治疗，尤其适用于不能耐受次晨残留作用的患者。该药于 1987 年在法国首次上市，此后相继于英国、意大利、日本、中国等国投入使用。该药遗留效应较小，蓄积作用和呼吸抑制作用较轻微，次晨无"宿醉"现象，无明显撤药反应和依赖性。

佐匹克隆有 R 型（左旋）和 S 型（右旋）两种对映异构体，其中 S 型异构体即右佐匹克隆为其中的有效成分，由美国 Sepracor 公司开发并于 2005 年上市，其对 GABA$_A$ 受体亚型的亲和力超过苯二氮䓬类 50% 以上，被称为受体超激动剂。该药的镇静催眠作用比佐匹克隆强 50 倍，其有效治疗剂量只有佐匹克隆的 50%，血浆药物浓度达峰时间也更短，且无镇静催眠药常见的日间宿醉、失眠反跳、耐受和依赖等不良反应。该药是 FDA 批准上市的第一个用于治疗慢性失眠（6 ～ 12 个月）的药物，主要用于入睡困难和睡眠维持障碍患者的治疗。其常见的不良反应包括口苦、头痛、腹泻、口干、头晕等。

3.扎来普隆　于1999年上市，属吡唑并嘧啶类化合物，具有催眠、抗焦虑、肌肉松弛及抗惊厥作用。该药能缩短睡眠潜伏期，提高睡眠质量，尤其适用于入睡困难者短期治疗。不良反应可见较轻的头痛、嗜睡、眩晕、口干、出汗、腹痛等；用药过量可见昏睡及意识模糊，严重者可导致共济失调、低血压、昏迷甚至死亡。

（四）褪黑素及褪黑素受体激动剂

褪黑素可参与调节睡眠-觉醒周期，缩短睡眠潜伏期，从而改善睡眠-觉醒障碍，但目前研究证据尚不充分，故不推荐用普通褪黑素治疗失眠症。

1.雷美替胺（ramelteon）　为褪黑素受体激动剂，对褪黑素受体有高亲和力，可有效治疗以入睡困难为特征的失眠症状。FDA于2005年批准该药用于失眠症的治疗。本品作用机制不同于传统失眠药物，因此药物依赖性相对较低。该药现有临床研究数据有限，Borja等的研究也未能发现本品可显著改善睡眠，因此其临床有效性还需进一步验证。虽然雷美替胺在美国和日本获批，但在欧洲未被获批用于失眠的治疗。与非苯二氮䓬类或苯二氮䓬类药物相比，雷美替胺的不良反应较少，没有催眠不良反应（如次日残留的行为能力受损）、戒断反应和反跳性失眠，并且似乎不会形成习惯，几乎没有滥用的可能性。不同于大多数其他用于治疗失眠的药物，雷美替胺未被美国禁毒署（Drug Enforcement Administration，DEA）列为管制物质，其最常见的不良反应有嗜睡、头晕、恶心、乏力和头痛。该药可能发生泌乳素水平升高和睾酮水平下降，但在没有其他临床指征时，不需要常规监测这两种激素的水平。

2.阿戈美拉汀（agomelatine）和他司美琼（tasimelteon）　阿戈美拉汀是褪黑素MT_1和MT_2受体激动剂和$5-HT_{2C}$受体拮抗剂，在欧盟获批用于抑郁症的治疗，可减轻抑郁相关性焦虑和失眠，对日间功能无影响。他司美琼是另一种褪黑素受体激动剂，美国已批准其治疗非24小时睡眠-觉醒障碍（non-24-hour sleep-wake disorder，N24SWD），其是一种主要发生于盲人的昼夜睡眠-觉醒节律障碍。

（五）食欲素受体拮抗剂

食欲素又称下丘脑分泌素，食欲素A和食欲素B均是下丘脑神经肽，在促进觉醒和调节睡眠-觉醒周期中有关键作用。苏沃雷生（suvorexant）是食欲素受体抑制剂，FDA在2014年批准将其用于治疗成年人失眠（入睡困难和睡眠维持障碍）。一篇纳入了4项试验、共3076例原发性失眠患者的Meta分析发现，苏沃雷生治疗1个月和3个月时将主观睡眠潜伏期缩短了约7分钟，在第1个月、第3个月和第12个月时将主观睡眠时间延长了约18分钟，在第1个月、第3个月和第12个月时改善了主观睡眠质量。FDA批准苏沃雷生每晚最大剂量为20 mg，治疗开始时应采用最低剂量5 mg，以便确定最低有效剂量。苏沃雷生由细胞色素P450酶CYP3A4途径代谢，与CYP3A4抑制剂合用时可能出现毒性增加；该药也存在依赖和滥用的可能，最常见的不良反应为日间嗜睡，可能加重易感患者的睡眠呼吸障碍。

（六）抗抑郁药

三环类抗抑郁药（tricyclic antidepressant，TCA）如去甲替林（nortriptyline）、曲米帕明（trimipramine）、阿米替林（amitriptyline）和多塞平（doxepin），可通过促使脑内5-羟色胺（5-hydroxytryptamine，5-HT）或去甲肾上腺素（noradrenaline，NA）的含量增高，促进突触传递而发挥镇静作用。尽管镇静性抗抑郁药具有一定的促进睡眠作用，但因其镇静作用往往较为短暂，且常出现其他副作用，因此除低剂量多塞平以外，目前不推荐常规使用这类药物治疗不伴有抑郁症患者的失眠。抗抑郁药用于失眠症治疗的剂量一般低于治疗抑郁症的剂量，FDA在2010年批准了多塞平3 mg和6 mg用于睡眠维持困难为特征的短期或长期失眠的治疗。

一些调节5-HT的抗抑郁药，如曲唑酮（trazodone）和萘法唑酮（nefazodone）也可用于失眠症治疗，尤其是伴发抑郁状态的失眠，可通过抑制5-HT、α_1受体和组胺受体发挥镇静作用。

选择性5-羟色胺再摄取抑制剂（selective serotonin reuptake inhibitor，SSRI）通常是抑郁症治疗的一线药物，也可通过缓解抑郁及焦虑状态而改善失眠症状。研究显示，氟伏沙明（fluvoxamine）、帕罗西汀（paroxetine）及艾司西酞普兰（escitalopram）可以改善睡眠，多用于治疗共病抑郁症状的失眠患者。需要注意的是，某些SSRI常可能加重失眠，尤其是在最初服药的2～3周。

（七）抗组胺药

抗组胺类药物大多数具有镇静催眠作用，如苯海拉明（diphenhydramine）、氯苯那敏（chlorphenamine）、异丙嗪（promethazine）等。该类药可通过作用于组胺受体产生镇静作用，不良反应有日间困倦及抗胆碱反应，因此，老年患者和窄角型青光眼患者应谨慎使用，且不推荐常规应用于失眠治疗。

（八）抗精神病药物

某些抗精神病药也可用于治疗失眠，如奥氮平（olanzapine）、利培酮（risperidone）等，但抗精神病药物治疗失眠尚缺乏系统而严密的研究，同时该类药物不良反应较多，故并不被常规推荐用于治疗失眠，只有失眠患者伴发严重的精神障碍或其他药物都不能取得良好效果时才考虑选用此类药物。

（九）中成药和草药

许多传统中药都可用于治疗失眠，如酸枣仁汤、朱砂安神丸等。中医治疗失眠通常以整体观念、辨证论治作为指导思想，对失眠进行辨证分型，采用不同的方剂治疗。失眠的中医辨证较为复杂，要想取得良好疗效，需要根据失眠患者症候分型论治，依照判断的症候类型，选择对应的方剂。

多种草药制品都声称对失眠有帮助，欧洲民间缬草煎茶饮用用于帮助入眠至少已有几百年的历史。但有关多种草药疗效的随机对照试验证据很少，很少有证据表明其对治疗失眠有益。一篇纳入14项随机试验、超过1600例患者的Meta分析发现，任何草药和安慰剂相比，在13项失眠的临床疗效指标中差异均无统计学意义，其中大多数试验研究的是缬草，甘菊、卡瓦和乌灵参各有一项研究试验。缬草具肝毒性，其导致的不良事件平均数量多于安慰剂，故不建议将缬草用于治疗睡眠起始困难及睡眠维持困难性失眠症。

二、失眠的药物治疗选择

对于失眠治疗药物的选择，一般需综合患者的年龄、症状、伴发疾病、经济状况及药物的药代动力学特征（如半衰期、代谢等）、不良反应和安全性等方面综合考虑。对于入睡困难型失眠患者，最初尝试药物治疗时适合选择短效药物。此类药物可能改善失眠，并且次日早晨的残留嗜睡较少。短效药物包括扎来普隆、唑吡坦、三唑仑、劳拉西泮和雷美替胺等。对于睡眠维持困难型失眠患者，在起始药物治疗时，优选长效药物，包括唑吡坦缓释剂、右佐匹克隆、替马西泮、艾司唑仑、低剂量多塞平和苏沃雷生等。但是这些药物可能增加宿醉性镇静的风险，必须警告患者这种可能性。对于在半夜醒来的患者，可使用唑吡坦舌下片或是专门夜间使用的扎来普隆，但要求是给药后至少还剩余4小时的供睡眠时间。表2-1列出了临床常用的失眠症治疗药物及其半衰期等参数。

表2-1 临床常用的失眠症治疗药物

药物	达峰时间（小时）	半衰期（小时）	常见不良反应	成人常用剂量（mg）
具催眠作用的抗抑郁药物				
曲唑酮	1.00～2.00	3.0～14.0	直立性低血压、头晕、阴茎异常勃起	25.00～150.00
多塞平	1.50～4.00	10.0～50.0	思睡、头痛	6.00
阿米替林	2.00～5.00	10.0～100.0	过度镇静、直立性低血压、抗胆碱能作用、心脏损害	10.00～25.00
米塔扎平	0.25～2.00	20.0～40.0	过度镇静、食欲/体重增加、抗胆碱能作用	3.75～15.00
苯二氮䓬类				
三唑仑	0.25～0.50	1.5～5.5	遗忘、欣快、头痛、头晕、胃部不适、皮肤刺痛	0.13～0.50
艾司唑仑	3.00	10.0～24.0	宿醉、口干、虚弱，高剂量可致呼吸抑制	1.00～2.00
替马西泮	1.20～1.60	3.5～18.4	头晕、共济失调	15.00～30.00
氟西泮	≤0.50	30.0～100.0	宿醉、头晕、乏力、共济失调	15.00～30.00
夸西泮	≤0.50	20.0～40.0	站立不稳、思睡、口干、头晕、头痛	7.50～15.00
阿普唑仑	1.00～2.00	12.0～15.0	撤药反应、呼吸抑制、头痛、乏力、言语不清	0.40～0.80
地西泮	0.50～2.00	20.0～70.0	思睡、头痛、乏力、共济失调	5.00～10.00
劳拉西泮	≤2.00	12.0～18.0	疲劳、思睡	2.00～4.00
非苯二氮䓬类				
扎来普隆	≤1.00	≤1.0	头晕、共济障碍	5.00～10.00
佐匹克隆	1.50～2.00	≤5.0	口苦	7.50
右佐匹克隆	≤1.00	≤6.0	味觉异常	1.00～3.00
唑吡坦	0.50～3.00	0.7～3.5	头晕、头痛、遗忘	10.00
褪黑素受体激动剂				
雷美替胺	0.75	1.0～2.6	疲乏、头晕、恶心呕吐、失眠恶化、幻觉	8.00
阿戈美拉汀	/	1.0～2.0	头痛、恶心和乏力等	25.00～50.00
食欲素受体拮抗剂				
苏沃雷生	0.60～6.00	9.0～13.0	残余的镇静作用	10.00～20.00

摘自：中国成人失眠诊断与治疗指南（2017版）

　　需强调的是，失眠症的治疗不建议完全依赖或首选药物治疗。只有当失眠的CBT-I疗效不满意时，才需要选择药物治疗。同时，慢性失眠患者常伴发抑郁、焦虑或认知改变，在对于患者的整体治疗方案中需加以考虑。慢性失眠症也可能是躯体疾病或者神经系统疾病临床表现的一部分，故针对不同患者，需充分了解病史，进行详细的体格检查和精神检查，并结合实验室检查给予恰当的诊治。尽可能使用最低的有效剂量来控制症状，同时避免同时使用乙醇和其他镇静药，需定期随访进行评估药物疗效、副作用和是否需要继续用药。

三、特殊人群用药

1.老年患者　老年失眠患者应首选非药物治疗，如睡眠卫生教育和（或）CBT-I。药物治疗推荐首先选择非苯二氮䓬类药物，如右佐匹克隆、唑吡坦、褪黑素受体激动剂、食欲素受体拮抗剂和小剂量多塞平。老年人发生催眠药物不良反应的风险特别高，包括过度镇静、认知损害、谵妄、夜间游荡、平衡问题及日常活动表现受损等。在使用苯二氮䓬类药物时若有共济失调、意识模糊、幻觉、呼吸抑制等严重不良反应发生，需立即停药并妥善处理。药物治疗应从最低有效剂量开始使用，并尽可能短期应用，并密切观察药物不良反应；若需长期用药时，在维持疗效的前提下推荐使用间歇疗法。

2.妊娠期及哺乳期患者　首选睡眠卫生教育，推荐CBT-I。妊娠期妇女使用镇静催眠药物的安全性尚缺乏资料。大多数苯二氮䓬类药物属于妊娠期禁用药物；少数药物只有在明确其获益可能胜于潜在危害的情况下才能谨慎使用。而哺乳期应用镇静催眠药物需谨慎，避免药物通过乳汁影响婴儿。

3.围绝经期和绝经期患者　应首先鉴别和处理影响睡眠的伴发疾病，如抑郁、焦虑和睡眠呼吸暂停综合征等，依据症状给予相应的诊断和处理。关注患者的激素水平，必要时给予激素替代治疗，处理相应的躯体和心理问题。

4.儿童和青少年　该群体中的绝大多数睡眠障碍都能通过单纯行为疗法得到恰当治疗，因此，儿童睡眠问题只在少数临床情况下才考虑药物治疗。有关儿童睡眠问题药物治疗的安全性或有效性的经验数据非常少，美国FDA也尚未批准任何专门用于治疗儿童失眠的药物。药物治疗可能对伴有复杂躯体、精神和神经发育共存疾病的儿童获益更大。当考虑采用药物治疗儿童睡眠问题时，药物治疗的决策应视具体情况而定，须仔细评估患儿睡眠问题，包括行为、躯体和心理社会诱发因素。大多数情况下考虑药物治疗前应先尝试行为干预，包括养育策略和关注睡眠卫生，并且行为干预应在药物治疗期间和之后持续进行。药物的选择要仔细综合评估患者临床情况（睡眠问题的类型、患者特征和预期的治疗持续时间）、药物各自的特性（起效时间、安全性和耐受性），以及任何共存疾病，考虑药物可能对患儿年龄和神经发育的不良影响，权衡利弊。

参 考 文 献

陈新谦，金有豫，汤光，2011. 新编药物学. 17版. 北京：人民卫生出版社.

付立志，徐进宣，吴晓明，等，2007. 氨基丁酸受体及相关药物研究进展. 中国医疗前沿，2（8）：35-37.

黄旭雯，黄俏蓝，潘集阳，2013. 抗抑郁药治疗失眠临床应用进展. 中国现代神经疾病杂志，13（11）：971-975.

科技部"十一五"国家科技支撑计划重点课题心理疾患防治研究与示范项目研究课题组，2016. 基于个体化的失眠症中医临床实践指南. 世界睡眠医学杂志，4（3）：65-79.

李清伟，陆峥，2016. 失眠症与焦虑障碍和抑郁障碍的关系及其治疗. 中华全科医师杂志，15（7）：505-507.

王峥，胡兴越，2007. 扎来普隆治疗失眠症的临床评价. 中国现代实用药学杂志，24（5）：369-372.

肖敏，黄金，赵雪，2018. 认知行为疗法在成人慢性失眠中的应用现状. 中国护理研究，8（32）：2514-2517.

尹贞云，吴惠涓，张琳，等，2011. 右佐匹克隆治疗适应性失眠患者的有效性及对睡眠结构的影响. 中华神经科杂志，44（12）：853-856.

翟萍，陈贵海，2012. 失眠的药物治疗. 临床药物治疗杂志，10（2）：50-54.

中华医学会神经病学分会，2018. 中国成人失眠诊断与治疗指南（2017版）. 中华神经科杂志，5（51）：324-335.

中国中医科学院失眠症中医临床实践指南课题组，2016. 失眠症中医临床实践指南（WHO/WPO）. 世界睡眠医学杂志，2（3）：8-24.

朱兰，邓丽影，2015. 新型催眠药的临床应用. 中国老年学杂志，4（35）：2298-2300.

Baillargeon L，Landreville P，Verreault R，et al，2003. Discontinuation of benzodiazepines among older insomniac adults treated with cognitive-behavioural therapy combined with gradual tapering：a randomized trial. CMAJ，169：1015.

Borja N L，Daniel K L，2006. Ramelteon for the treatment of insomnia. Clin Ther，28（10）：1540-1555.

Brasure M，Fuchs E，MacDonald R，et al，2016. Psychological and behavioral interventions for managing insomnia disorder：an evidence report for a clinical practice guideline by the american college of physicians. Ann Intern Med，165：113.

Buscemi N，Vandermeer B，Friesen C，et al，2007. The efficacy and safety of drug treatments for chronic insomnia in adults：a meta-analysis of RCTs. J Gen Intern Med，22（9）：1335-1350.

Buscemi N，Vandermeer B，Hooton N，et al，2005. The efficacy and safety of exogenous melatonin for primary sleep disorders. A meta-analysis. J Gen Intern Med，20（12）：1151-1158.

Cumming RG，Le Couteur D G，2003. Benzodiazepines and risk of hip fractures in older people：a review of the evidence. CNS Drugs，17：825.

Ebert B，Wafford K A，Deacon S，2006. Treating insomnia：current and investigational pharmacological approaches. Pharmacol Ther，112：612-629.

Everitt H，Baldwin D S，Stuart B，et al，2018. Antidepressants for insomnia in adults. Cochrane Database Syst Rev，5：CD010753.

FDA Drug Safety Communication：FDA approves new label changes and dosing for zolpidem products and a recommendation to avoid driving the day after using Ambien CR. Safety Announcement.

Ferguson S A，Rajaratnam S M W，Dawson D，2010. Melatonin agonists and insomnia. Expert Rev Neurother，10（2）：305-318.

James S P，Mendelson W B，2004. The use of trazodone as a hypnotic：a critical review. J Clin Psychiatry，65（6）：752-755.

Kato K，Hirai K，Nishiyama K，et al，2005. Neurochemical properties of ramelteon（TAK-375），a selective MT1/MT2 receptor agonist. Neuropharmacology，48（2）：301-310.

Krishna P，Hawranik P，2008. Diagnosis and management of geriatric insomnia：a guide for nurse practitioners. J Am Acad Nurse Pract，20（12）：590-599.

Krystal A D，Durrence H H，Scharf M，et al，2010. Efficacy and safety of doxepin 1 mg and 3 mg in a 12-week sleep laboratory and out-patient trial of elderly subjects with chronic primary insomnia. Sleep，33：1553-1561.

Kuriyama A，Tabata H，2017. Suvorexant for the treatment of primary insomnia：a systematic review and meta-analysis. Sleep Med Rev，35：1.

Leach M J，Page A T，2015. Herbal medicine for insomnia：a systematic review and meta-analysis. Sleep Med Rev，24：1-12.

Lockley S W，Dressman M A，Licamele L，et al，2015. Tasimelteon for non-24-hour sleep-wake disorder in totally blind people（SET and RESET）：two multicentre，randomised，double-masked，placebo-controlled phase 3 trials. Lancet，386：1754.

Mayer G，Wang-Weigand S，Roth-Schechter B，et al，2009. Efficacy and safety of 6-month nightly ramelteon administration in adults with chronic primary insomnia. Sleep，32：351.

Monti J M，Pandi-Perumal S R，2007. Eszopiclone：its use in the treatment of insomnia. Neuro Psychiatr Dis Treat，3：441-453.

Morin C M，Vallières A，Guay B，et al，2009. Cognitive behavioral therapy，singly and combined with medication，for persistent insomnia：a randomized controlled trial. JAMA，301：2005.

National Institutes of Health，2005. National institutes of health state of the science conference statement on manifestations and management of chronic insomnia in adults. Sleep，28：1049.

PK Alvaro R M R，Harris J K，2013. A systematic review assessing bidirectionality between sleep disturbances，anxiety，and depression. Sleep，36（7）：1059-1068.

Qaseem A，Kansagara D，Forciea M A，et al，2016. Management of chronic insomnia disorder in adults：a clinical practice guideline from the American college of physicians. Ann Intern Med，165（2）：125-133.

Risk of next morning impairment after use of insomnia drugs；FDA requires lower recommended doses for certain drugs containing zolpidem（Ambien，Ambien CR，Edluar，and Zolpimist）. Safety Announcement.

Rivara S，Mor M，Bedini A，et al，2008. Melatonin receptor agonists：SAR and applications to the treatment of sleep-wake disorders. Curr Top Med Chem，8（11）：954-968.

Rosenbery R，Roach J M，Scharf M，et al，2007. A pilot study eValuating acute use of eszopiclone in patients with mild to moderate obstructive sleep apnea syndrome. Sleep Med，8（5）：464-470.

Sateia M J，Buysse D J，Krystal A D，et al，2017. Clinical practice guideline for the pharmacologic treatment of chronic insomnia in adults：an american academy of sleep medicine clinical practice guideline. J Clin Sleep Med，13：307.

Sateia M J，Buysse D J，Krystal AD，et al，2017. Clinical practice guideline for the pharmacologic treatment of chronic insomnia in adults：an American academy of sleep medicine clinical practice guideline. J Cl in Sleep Med，13（2）：307-349.

Sateia M J，Pigeon W R，2004. Identification and management of insomnia. Med Clin North Am，88（3）：567-596.

Schulle-Rodin S，Broch L，Buvsse D，et al，2008. Clinical guideline for the evaluation and management of chronic insomnia in adults. J Clin Sleep Med，4（5）：487-504.

Sullivan S S，2010. Insomnia phanllacology. Med clin Nonh Am，94（3）：563-580.

Tom S E，Wickwire E M，Park Y，et al，2016. Nonbenzodiazepine sedative hypnotics and risk of fall-related injury. Sleep，39：1009.

van Laar M W，van Willingenburg A P，Volkerts E R，1995. Acute and subacute effects of nefazodone and imipramine on highway driving，cognitive functions，and daytime sleepiness in healthy adults and elderly subjects. J Clin Psychopharmacol，15（1）：30-40.

Wafford K A，Ebert B，2008. Emerging anti-insomnia drugs：tackling sleeplessness and the quality of wake time. Nat Rev Drug Discov，7（6）：530-540.

Wilson S J，Nutt D J，Alford C，et al，2010. British Association for Psychopharmacology consensus statement on evidence-based treatment of insomnia，parasomnias and circadian rhythm disorders. J Psychopharmacol，24（11）：1577-1601.

Winkelman J W，2015. Clinical Practice. Insomnia Disorder. N Engl J Med，373：1437-1444.

第3章

镇静催眠药物

第一节 概 述

镇静催眠药可引起中枢神经系统功能的抑制，产生镇静和催眠的作用。镇静催眠药剂量较小时，可产生安静或嗜睡的镇静作用，使用药患者处于安静和欲睡的状态，可缓解患者的焦虑和烦躁不安感。剂量中等或较大时则可诱导患者进入睡眠，减少睡眠时的觉醒次数，使睡眠时间延长，产生类似生理睡眠的催眠作用，主要用于失眠患者的治疗。大剂量时则可产生抗惊厥甚至麻醉作用。

一、镇静催眠药的作用机制

目前较为常用的镇静催眠药，如以化学结构分类，可分为苯二氮䓬类、巴比妥类和非苯二氮䓬类（其他类）三种。苯二氮䓬类包括地西泮、氯氮䓬、氟西泮、硝西泮、氯硝西泮、阿普唑仑、艾司唑仑、奥沙西泮、劳拉西泮、咪达唑仑、三唑仑等。巴比妥类包括长效巴比妥、中效巴比妥和短效巴比妥，其代表药物分别为苯巴比妥、异戊巴比妥、司可巴比妥。非苯二氮䓬类（其他类）包括水合氯醛、甲丙氨酯、唑吡坦、佐匹克隆和扎来普隆等。

（一）苯二氮䓬类

苯二氮䓬类药物（BZDs）的化学结构是由两个苯环并联一个7原子二氮䓬环构成，绝大部分BZDs的两个氮原子在第1位和第4位，因此被命名为1,4-苯并二氮䓬。对R1位的结构进行修饰改变，则衍生出具有不同药理作用和特点的BZDs，可用于治疗焦虑、失眠、癫痫发作、肌肉痉挛、酒精依赖，或作为手术前用药等。目前临床上应用较多的BZDs有20多种，其在抗焦虑、镇静、催眠、抗惊厥、肌肉松弛等方面作用的特点各有不同。BZDs根据各个药物及其活性代谢产物的消除半衰期的长短，可分为长效、中效、短效三类。长效BZDs代表药，如地西泮；中效BZDs，如劳拉西泮；短效BZDs，如三唑仑等。短、中效类药物多用于治疗失眠，而长效类药物更多地用于治疗焦虑障碍和酒精依赖的戒断。

焦虑是大多数精神障碍较为常见的症状，这类患者常表现出忧虑、紧张、恐惧、失眠，有时还伴有出汗、心悸、震颤等其他症状。BZDs的抗焦虑作用主要是通过作用于边缘系统中的苯二氮䓬受体实现，有较高的选择性，即使较小的剂量也可以明显改善以上症状，对不同因素引发的焦虑都具有较为明确的治疗效果。BZDs随着剂量增加可产生镇静和催眠作用。人体在入睡后所发生的睡眠大多数属于非快速眼动睡眠（NREMS），根据人脑电波的特征，一般将此时相区分为1期、2期、3期、4期，对应睡眠由浅入深的过程。BZDs可显著减少入睡的时间，增加睡眠的持续时间，减少睡眠时的觉醒次数。BZDs主要延长NREMS的第2期，对快速眼动睡眠（REMS）的作用不明显，与巴比妥类相比较，其停药后出现反跳性REMS延长的情况较轻，并且依赖性和戒断症状也较轻。BZDs因缩短NREMS的第3期和第4期，较少发生夜间惊醒或梦游的情况。

γ-氨基丁酸（GABA）是中枢系统最重要的抑制性氨基酸递质之一，其主要通过与3种GABA受体——受体A（$GABA_A$）、受体B（$GABA_B$）、受体C（$GABA_C$）的特异性相互作用而发挥生理活性。目前认为，BZDs的中枢作用主要和药物增强对$GABA_A$受体的作用有关，还可能与药物分别与不同部位的$GABA_A$受体发生作用相关。$GABA_A$受体是神经元膜上的一种可与氯通道偶联的配体门控离子通道受体，氯通道位于中间，含有的5个结合位点位于周围，包括GABA、BZDs、巴比妥类、印防己毒素和乙醇等，形成一个类似玫瑰花的形状。$GABA_A$受体包括14个不同的亚单位，按其含有的氨基酸排序，可分为α、β、γ、δ亚单位。亚单位α是苯二氮䓬受体所在区域，其有6种亚型（α1、α2、α3、α4、α5和α6），不同的α亚单位，以及其与BZDs亲和性不同，决定了BZDs的药理特性。BZDs敏感型 $GABA_A$ 受体，与BZDs亲和性较高，是由α1、α2、α3或α5亚单位构成的；BZDs不敏感型 $GABA_A$ 受体，与BZDs亲和性较低，是由α4或α6亚单位构成的。作为$GABA_A$受体上的一个异构性调节位点的苯二氮䓬受体是一个复合型受体，被称为BZD-$GABA_A$受体复合物，BZDs是BZD-$GABA_A$受体复合物的非选择性完全激动剂。BZDs对$GABA_A$受体并不产生直接激活作用，而是通过诱导受体发生构象变化，促进GABA与$GABA_A$受体的结合，增加细胞膜对Cl^-的通透性，增加氯通道的开放频率，使得Cl^-内流增多，大量的Cl^-内流进入细胞膜内可引起细胞膜的超级化，降低神经元的兴奋性，最终产生中枢抑制效应，发挥其作用。

目前发现的苯二氮䓬受体包含2种中枢受体，即BZD1（ω1或Ω1）和BZD2（ω2或Ω2），还有一种外周苯二氮䓬受体（peripheral benzodiazepine receptor，PBR）。在中枢神经系统中，特别是网状结构（如大脑皮质、小脑和丘脑等）中广泛分布的BZD1受体，主要由α1亚单位组成，作用是介导BZDs的抗焦虑、镇静和抗惊厥作用。BZDs如与BZD1受体亲和性高，则其镇静、催眠和抗惊厥作用显著，但可能会有顺行性遗忘和依赖的倾向。由α2或α3或α5亚单位组成的BZD2受体是一类异质性受体，主要分布于大脑皮质、纹状体、海马和椎管神经锥体神经元上，作用是介导BZDs的中枢性镇静、部分抗惊厥作用、精神运动性损害及肌肉松弛作用。BZDs如与 BZD2受体亲和性高，则具有镇痛、改善焦虑和抑郁状态、肌肉松弛、引起共济失调的作用，并有可能对记忆功能产生影响。被称为BZD3（ω3 或Ω3）受体的PBR，与中枢苯二氮䓬受体的结构和功能完全不相同，主要分布在大脑干细胞线粒体和全身胶质细胞膜外侧，其作用包括以下几点：与BZDs的耐受性和撤药反应的发生可能相关，也可能在部分精神疾病的发病进程中参与了神经甾体类因子的合成或者线粒体膜渗透性的调节等，在神经元氧化应激损害反应机制中可能具有保护作用。

（二）巴比妥类

巴比妥类药物是巴比妥酸的化学衍生物。巴比妥酸并不具有中枢抑制作用，但如用不同的功能基团修饰取代其5位C上的2个氢原子，即可得到一系列的具有中枢抑制作用的药物。这些药随剂量逐渐增加相继产生镇静、催眠、抗焦虑、抗惊厥和麻醉作用。20世纪早中期，巴比妥类药物曾是镇静、诱导和维持睡眠的基本治疗药物，但由于该类药物存在严重的不良反应，20世纪60年代以后，巴比妥类药物逐渐被BZDs所取代，现已基本上不用于失眠的治疗。现临床上用于控制癫痫持续状态的巴比妥类药物仅有苯巴比妥和戊巴比妥，硫喷妥偶尔用作静脉麻醉药，最后一个巴比妥类催眠药的是司可巴比妥，也在2000年被国家基本药物目录剔除。

由于化学结构的差异，不同巴比妥药物的脂溶性及体内消除方式不同，因此该类药物的起效及药物持续时间也不同。取代基长并且具有分支（如异戊巴比妥）或者具有双键（如司可巴比妥钠），则药理作用强且短；如果其中一个氢原子被苯基所取代（如苯巴比妥），则具有较强的抗惊厥、抗癫痫作用；若2位C的O原子被S原子取代（如硫喷妥钠），其脂溶性则会增加，药理作用迅速但是维持的时间会缩短。脂溶性高者易进入脑组织，其作用出现快，主要经肝脏代谢，作用快而短；脂溶性低者起效慢，部分以原型经肾排出，但可由肾小管再吸收，消除缓慢，故作用慢而久。常根据用药后睡眠维持时间将此类药物分类如下：长效类（巴比妥、苯巴比妥，6～8小时）；中效类（异戊巴比妥、戊巴比妥，4～6小时）；短效类（司可巴比妥，2～3小时）；超短效类（硫喷妥钠，15分钟）。

未达到麻醉剂量的巴比妥类药物，主要作用是抑制多突触反应，易化作用减弱，抑制作用增强，这是激活GABA$_A$受体的结果。巴比妥类药物在没有GABA的情况下，模拟GABA的作用，与GABA$_A$受体的巴比妥类受点结合，使GABA与GABA$_A$受体的亲和力增加，氯通道的通透性增加，细胞膜超级化。BZDs是增加氯通道的开放频率，与其不同的是，巴比妥类药物主要是延长氯通道的开放时间，使Cl$^-$内流增多，GABA的抑制作用增强。除此之外，谷氨酸与相应的受体作用后去极化可导致兴奋性反应，巴比妥类还可以减弱或者阻断此反应，发挥中枢抑制作用。

巴比妥类药物对中枢神经系统有普遍抑制作用，剂量增加时，开始对全脑神经元无选择性抑制。巴比妥类药物剂量较小时可起到镇静的作用，从而缓解患者焦虑、烦躁的状态。剂量增至中等时可起到催眠的作用，即可减少入睡的时间、降低睡眠中觉醒的次数和增加睡眠的持续时间。巴比妥类药物因其种类的不同，发挥药效的时间和效用持续的时间也有所不同。巴比妥类药物可使正常睡眠模式发生变化，缩短REMS，引起非生理性睡眠。中枢抑制作用随着剂量的增加而由弱变强，作用也相应表现为镇静、催眠、抗惊厥、抗癫痫、麻醉。长期使用后停药，会"反跳性"地明显延长REMS时相，常多梦，继而再度引发睡眠障碍。所以，巴比妥类药物已较少用来镇静和催眠。大剂量时对心血管系统也有抑制作用，并且同时抑制呼吸功能，出现轻度血压下降和呼吸减慢。10倍催眠的剂量就可以引起呼吸中枢麻痹而导致死亡。因其安全性的问题，且患者容易产生依赖性，如今该类药物在镇静催眠方面的应用已明显减少。目前此类药物在临床上主要用于抗惊厥、抗癫痫及麻醉。

（三）非苯二氮䓬类（其他类）

20世纪80年代以来，以唑吡坦、佐匹克隆或右佐匹克隆、扎来普隆为代表的非苯二氮䓬类药物先后应用于失眠的治疗，这些药物对GABA受体更具选择性，主要发挥催眠作用，而抗焦虑和抗惊厥活性更低，因而睡眠反弹、耐药、撤药反应和潜在的滥用或依赖等不良反应更为少见，其已经逐步成为治疗失眠的临床一线药物。

1. 唑吡坦　是第一个非苯二氮䓬类、咪唑并吡啶类的新型镇静催眠药，可快速起效。能选择性激动GABA$_A$受体上的BZ1受点，增强GABA的传递，调节氯通道的开放，使Cl$^-$内流增加，使细胞膜超级化从而抑制神经元的激动。药理作用与苯二氮䓬类相类似，但具有较弱的抗焦虑、中枢性骨骼肌松弛和抗惊厥作用，仅适用于镇静和催眠，且不良反应与苯二氮䓬类比较，也较轻微。唑吡坦对正常的睡眠时相影响较小，其可诱使睡眠的发生，缩短入睡时间，适合用于难以入睡和睡眠难以维持的患者，减少睡眠中的觉醒次数和延长总的睡眠时间。

2. 佐匹克隆　是第三代镇静催眠药物的代表，具有吡咯环酮结构，为抑制性神经递质GABA受体激动剂，与苯二氮䓬类结合于相同的受体和部位，但作用的区域不同，具有镇静、抗焦虑、抗惊厥作用，与苯二氮䓬类相比肌肉松弛作用较低。用于失眠症的短期治疗，尤其适用于不能耐受次晨残留作用的患者。该药1987年在法国首次上市，此后相继于英国、意大利、日本、中国等投入使用。长期的临床试验及应用显示该药具有疗效确切、不良反应少的特点。佐匹克隆与其他镇静催眠药相比较，优点为作用迅速并且能有效达6小时，使患者入睡快且能保持充足的睡眠深度，与苯二氮䓬类药物相比，有更轻的后遗效应和宿醉现象，不影响次晨的精神活动和动作的机敏度。蓄积作用轻微，呼吸抑制较轻微，长期使用不会产生明显的耐药及停药反跳现象。

3. 右佐匹克隆　是佐匹克隆的右旋异构体，由美国Sepracor公司开发，于2005年上市，与GABA$_A$受体亚型的亲和力是苯二氮䓬类药物的1.5倍以上，被称为受体超激动剂。该药的镇静催眠作用比佐匹克隆强50倍，药效是母体的2倍，血浆药物浓度达峰时间也更短，但毒性小于母体的50%，且基本没有镇静催眠药常见的不良反应，如耐受性、依赖性、白天的宿醉、睡眠反跳等。右佐匹克隆不仅可以将整体的睡眠时间延长、减少入睡的潜伏期、降低睡眠间的觉醒频率及时间、提高入睡效率和睡眠质量，还可以增加慢波睡眠时间的百分比，对NREMS的2期睡眠时间百分比和REMS期睡眠时间百分比影响较小。右佐匹克隆是美国FDA批准上市的第一个可用于治疗慢性失眠（6～12个月）的药物，临床主要适用于入睡和睡眠维持困难的失眠患者。

4. 扎来普隆　属吡唑并嘧啶类化合物，属于新型非苯二氮䓬类药物，具有镇静催眠、抗焦虑、抗惊厥和肌肉松弛作用。于1999年上市，其作用机制类似于唑吡坦，通过选择性激动GABA$_A$受体复合物的ω1和ω2位点而产生中枢抑制作用。具有良好的耐受性，并且长期使用几乎无依赖性。适用于成年人入睡困难的短期治疗，能够有效减少入睡时间，延长睡眠的维持时间，提高睡眠的效率和质量。

5. 水合氯醛　是一种氯化的乙醇衍生物，是三氯乙醛的水合物。口服快速吸收后在肝中可代谢为三氯乙醇，该代谢产物具有更强的作用。口服后约15分钟发挥药效，催眠作用可持续达6～8小时。不缩短REMS，没有宿醉等后遗效应。顽固性失眠的患者或对其他催眠药物使用疗效不佳的患者较为适用。剂量增大则可产生抗惊厥作用，用于小儿子痫、小儿高热及破伤风等惊厥。因其安全范围较小，使用时需严加注意。因较强的胃黏膜刺激性，该药口服容易引起恶心、上腹部不适、呕吐等，胃炎及胃溃疡患者不适用。大剂量时，该药能抑制心肌收缩，缩短心肌不应期，若过量则对心、肝、肾等实质性脏器有损害，因此严重心、肝、肾疾病患者应禁用。通常以10%的溶液口服，直肠给药可以减少刺激性。长期使用可产生耐受性和成瘾性，且具有较严重的戒断症状，需防止滥用。

二、镇静催眠药的选择

镇静催眠药是中枢神经系统常用药物，在不同的疾病中都可能使用此类药物。其选择应根据临床需要，仔细评估患者是否有确需使用的适应证。一般来讲，以下情况是使用镇静催眠药的适应证：严重焦虑、失眠、急性躁狂、激越状态、酒精戒断及静坐不能等。在临床用药中，应根据疾病特点、病情的严重程度、躯体情况和合并症等合理使用，避免滥用和减少不良反应。

（一）焦虑障碍

苯二氮䓬类药物在焦虑障碍中使用主要涉及惊恐障碍、广泛性焦虑障碍、恐惧症、强迫症及应激相关障碍。因有较好的耐受性，常用于焦虑障碍的初始治疗。此外，在抗抑郁药物的治疗早期，部分患者会出现药源性焦虑，且抗抑郁药物起效滞后，通常需3～4周，故早期可用苯二氮䓬类药物尽快控制症状，待抗抑郁药物全面起效后，再逐渐停用苯二氮䓬类药物。需要注意的是，苯二氮䓬类药物应在推荐使用的最低有效剂量短程使用，一般为2～4周。连续使用6周以上，常会出现失眠、焦虑等撤药症状。对于给药间歇期出现的焦虑，可酌情加量或者在日总量不变的基础上分次使用。

（二）睡眠障碍

失眠的表现形式为入睡困难、过早觉醒和睡眠中断等。其中多数失眠者表现为入睡困难，即从清醒状态进入睡眠的潜伏期长，易引发烦躁不安。镇静催眠药物治疗睡眠障碍时，应注意全面分析病情，在病因治疗、认知行为疗法和睡眠健康教育的基础上酌情给药。对与躯体疾病有关的睡眠障碍，如关节疼痛、溃疡病、甲状腺功能亢进、心绞痛、低血糖等，应针对躯体疾病进行治疗；以疼痛为主的睡眠障碍，可加用镇痛药；有精神因素的睡眠障碍，应以心理治疗为主，并合理应用抗焦虑的苯二氮䓬类药物。所以，要详细询问失眠的原因，根据不同症状对症治疗，切忌盲目使用镇静催眠药物。

如确需使用此类药物，应以最低剂量达到满意的治疗效果，且应以短疗程为佳，在失眠的情况得到缓解后可以尽快停用药物。把握按需、间断、适量的用药原则，一般以单一用药治疗为主，应试用2～3日，无效后再考虑加量或换药，每周服药3～5日，持续时间不超过3～4周。老年人用药应注意观察，如第1日服药导致次日清晨醒后仍有药物延续作用，须从小剂量开始。镇静催眠药的剂量和用法要以临床需要为准，最理想的是入睡时间缩短、睡眠较深、晨醒后药物作用消失。用药过程中应预防依赖并告知患者注意事项，撤药时宜采用逐渐减量的方法。

有效的催眠药应具有吸收快、作用时间短、在体内清除快、无蓄积等特点。目前，大量的药理实验和临床应用证明，苯二氮䓬类药物较巴比妥类药物安全，依赖性小，长期应用戒断症状轻，过量时也易被唤醒。对于失眠的药物治疗，《中国成人失眠诊断与治疗指南（2017）版》的推荐意见是首选非苯二氮䓬类药物。一般在选择药物时，对入睡困难和睡眠维持障碍的患者，可选用吸收快、起效快的中、短半衰期药物，如唑吡坦、佐匹克隆、右佐匹克隆、扎来普隆；对早醒者可选用吸收较慢、作用时间长的长半衰期药物，如氯硝西泮。上述两种症状并存者可选用氟西泮。对处于焦虑状态的睡眠障碍患者，可选择抗焦虑药中的阿普唑仑、氯硝西泮或劳拉西泮。如果使用巴比妥类药物改善睡眠，应根据药物作用时间长短选用适宜的药物：①对入睡困难者，可选用快速作用的药物，如司可巴比妥；②对能入眠但持续时间短暂者，可选用中效的药物，如异戊巴比妥、戊巴比妥等；③对睡眠不深、多梦、易醒者，可选用长效的药物，如巴比妥等。

（三）抑郁症

失眠是抑郁症最多的主诉症状，抑郁症伴随睡眠、焦虑及对失眠本身的焦虑都容易导致患者服用苯二氮䓬类镇静催眠药。特别是某些患者认为一旦改善睡眠，抑郁的症状就能够缓解，因此，在不进行抗抑郁药系统治疗的情况下单独使用苯二氮䓬类镇静催眠药来治疗失眠和焦虑。这极易造成苯二氮䓬类镇静催眠药过量使用和形成依赖。抑郁症患者如有严重失眠，可选择具有镇静作用的抗抑郁药解决失眠障碍，早期抗抑郁治疗时可以小剂量使用苯二氮䓬类镇静催眠药，但尽量在2～4周停用。

（四）器质性精神障碍

此类精神障碍包括阿尔茨海默病、脑血管病所致精神障碍、脑外伤所致精神障碍、癫痫所致精神障碍、颅内感染所致精神障碍和躯体疾病所致精神障碍。它们的共同特点是具有中枢神经系统器质性改变，精神障碍与原发病的严重程度有关，病情多变，治疗常须根据病情发展对症治疗。脑器质性精神障碍发生行为改变、兴奋躁动，对治疗不合作等情况可以短期使用镇静催眠药。巴比妥类药物有中枢镇静作用，在此类精神障碍时不宜使用，而苯二氮䓬类镇静催眠药能够改善患者上述症状，可以小剂量、短期使用。症状缓解后尽快停药或改药，以避免发生药物依赖。注意患者是否存在意识障碍如谵妄等表现，此种情况尽量不使用镇静催眠药，以免加重意识障碍。

（五）精神活性物质所致精神障碍

导致精神障碍的活性物质有阿片类、酒精、苯丙胺类中枢兴奋剂等。阿片类和酒精急性中毒时不得使用镇静催眠药物，中枢兴奋剂中毒如发生惊厥、行为激越可用苯二氮䓬类镇静催眠药对抗。在上述活性物质成瘾后戒断症状期可以合并使用苯二氮䓬类镇静催眠药以减轻症状，特别是焦虑，但不能长期、大剂量使用，以免引起苯二氮䓬类镇静催眠药依赖。

（六）中毒所致精神障碍

中毒所致精神障碍指各种有害物质进入体内引起机体中毒，导致脑功能失调产生的精神异常。中毒后急性期多不宜使用镇静催眠药物，以免加重中枢镇静作用和意识障碍。肾上腺皮质激素长期使用或急性停药出现的精神障碍，在确定无意识障碍而有焦虑症状时，可短期、小剂量使用苯二氮䓬类镇静催眠药。术前给予地西泮等对于局部麻醉药中毒致惊厥有一定的预防作用。

（七）精神分裂症

精神分裂症是以感知、思维、情感和行为紊乱等多种症状和精神活动的不协调为主要症状的一组精神疾病。精神分裂症急性发作可表现为兴奋冲动，攻击性和对治疗不合作。在这种情况下可以在使用抗精神病药物的同时合并苯二氮䓬类镇静催眠药，以增强镇静作用。兴奋控制后应尽早减量、停用。精神分裂症的不同亚型和各个病期都可伴随失眠或睡眠节律紊乱，此外，还可存在焦虑抑郁症状。苯二氮䓬类镇静催眠药可以用于改善睡眠和缓解焦虑。但长期使用苯二氮䓬类镇静催眠药容易导致依赖，应尽量坚持小剂量和短期使用。临床上已经发生苯二氮䓬类镇静催眠药依赖，可以用其中半衰期长的药物替代半衰期短的药物，或使用有镇静作用的非典型抗精神病药物替代苯二氮䓬类镇静催眠药。

（八）双向情感障碍

在躁狂发作期和抑郁发作期都可以使用苯二氮䓬类镇静催眠药作为辅助治疗。但应以非典型抗精神病药物和情感稳定剂作为治疗基础。苯二氮䓬类镇静催眠药必须短期内减量、停用，以免形成药物依赖。

三、镇静催眠药物的安全问题

镇静催眠药对于患者的紧张、焦虑、失眠等方面的症状具有较为显著的缓解作用。但如果服用此类药物的疗程过长，引起耐受性、成瘾性的可能就比较大，同时也会造成这类药物的滥用情况。所以要根据适应证严格控制药物的使用，做到用药合理，避免滥用情况的发生。

镇静催眠药较为常见的不良反应主要是对呼吸系统和心脑血管功能的影响。通常剂量对健康人不会引起明显的不良反应；但对严重慢性阻塞性肺疾病（chronic obstructive pulmonary disease，COPD）患者，一般治疗剂量即可引起呼吸抑制而导致死亡。伴有呼吸系统疾病的失眠患者大部分为继发性失眠，应在积极治疗原发疾病的基础上，首选非药物治疗手段。需重视睡眠健康方面的教育，首先建立良好睡眠卫生习惯，在此基础上进行心理和医学的干预和治疗，如若治疗原发疾病也不能缓解失眠症状，或者对非药物治疗依从差，即可考虑开始药物治疗。鉴于苯二氮䓬类药物的呼吸抑制等不良反应，《中国成人失眠诊断与治疗指南（2017版）》建议COPD、睡眠呼吸暂停低通气综合征（SAHS）患者慎用苯二氮䓬类药物；对COPD急性加重期伴有明显的高碳酸血症及限制性通气功能障碍失代偿期的患者，禁用苯二氮䓬类药物，必要时可在机械通气支持（有创或无创）的同时应用并密切监护。受体选择性更强的非苯二氮䓬类药物，次日清晨的后遗作用发生率较低，病情比较稳定的轻、中度COPD的失眠患者选择佐匹克隆和唑吡坦治疗时目前没有发现有呼吸系统方面的不良反应的报道，但扎来普隆对伴呼吸系统疾病失眠患者的疗效尚未确定。睡眠呼吸障碍合并失眠的患者可考虑选用褪黑素受体激动剂雷美替胺治疗，但需要进一步的研究。

对低血容量、充血性心力衰竭或心功能不全者，通常剂量也会引起心血管功能抑制，导致循环衰竭，静脉给药时更加明显。因此，对急性酒精中毒、昏迷、休克及肝肾功能不全者和阻塞性睡眠呼吸暂停综合征患者应慎用。老年人静脉注射此类药物易出现呼吸暂停、低血压、心动过缓甚至心脏停搏。年龄较大的心血管疾病患者使用此类药物时，须留意药物的肌肉松弛作用和容易跌倒的可能，而且有可能合并阻塞性睡眠呼吸暂停综合征甚至加重。总而言之，如果可以使用非苯二氮䓬类药物，则不建议心血管病伴失眠患者将苯二氮䓬类药物作为首选的治疗药物。心血管疾病合并失眠患者的药物治疗，应在遵循总体治疗原则的基础上实现个体化治疗。

老年失眠患者首选非药物治疗手段，如果治疗原发疾病也不能缓解失眠症状，或者对非药物治疗不能很好地依从时，即可考虑开始药物治疗。《中国成人失眠诊断与治疗指南（2017版）》推荐老年失眠患者使用非苯二氮䓬类或褪黑素受体激动剂（Ⅱ级推荐）。必须使用苯二氮䓬类药物时要严谨，若发生呼吸抑制、意识模糊、共济失调、幻觉、运动反常时应立即停药并且妥善采取措施，同时要留意使用苯二氮䓬类药物引起的肌肉松弛作用、有可能导致跌倒等意外情况的发生。对于老年患者，其药物治疗剂量要从最小有效剂量开始，用药疗程应为短期使用，或者采取间歇给药的疗法，不建议开始即大剂量给药，在药物使用过程中要密切监测有无不良反应。目前国家药品监督管理局批准的用于治疗失眠的主要药物是非苯二氮䓬类，此类药物的代表药为唑吡坦、右佐匹克隆，这些药物适用于入睡和睡眠维持存在困难的患者，而且可以长期服用。对于严重肝损伤、老年患者，推荐使用常规剂量的一半。非苯二氮䓬类药物可选择性结合$GABA_A$受体，因此只有催眠作用而没有肌肉松弛和抗惊厥作用，可改善患者的睡眠结构，唑吡坦、右佐匹克隆等非苯二氮䓬类药物在治疗剂量内很少发生耐药情况、失眠反跳及戒断综合征，药物在人体内代谢后残留少，具有很好的安全性。

儿童因其中枢神经系统对此类药物异常敏感，易导致中枢抑制，故须慎用。到目前FDA尚未批准任何一种针对小于16岁儿童失眠症的治疗药物，而且多数治疗成年人失眠症的药物都不推荐儿童使用。对于儿童失眠症的治疗，药物应作为最后的选择。《中国失眠障碍诊断和治疗指南》指出，药物治疗通常只用于儿童慢性失眠，并应与认知行为疗法联合使用，且用药时间不宜过长，需严密监测。使用失眠药物前，应先治疗其他睡眠障碍；如果有应用此类药物的适应证时，需着重于主要症状，选择药物时要全面考虑衡量利弊，所选的药物要能适应儿童的年龄及其神经发育水平。

镇静催眠药可通过胎盘，妊娠早期使用对胎儿有致畸的危险，故除抗癫痫外，妊娠早期应避免使用。哺乳期妇女使用可导致药物在母乳喂养的婴儿体内蓄积，引起婴儿嗜睡、喂养困难、体重减轻等，应避免使用。表3-1列出了美国食品药品监督管理局（FDA）和澳大利亚药品评估委员会（ADEC）的妊娠期镇静催眠药物安全性分级。

表3-1　部分常用镇静催眠药的妊娠分级（FDA和ADEC）

药物	FDA分级	ADEC分级
苯二氮䓬类		
阿普唑仑	D	B3
氯硝西泮	D	B3
地西泮	D	C
劳拉西泮	D	C
硝西泮	D	C
替马西泮	X	C
非苯二氮䓬类		
扎来普隆	C	不能使用
唑吡坦	C	B3
佐匹克隆	C	C
右佐匹克隆	C	C

续表

药物	FDA 分级	ADEC 分级
抗抑郁药		
米塔扎平	C	B3
曲唑酮	C	不能使用
阿米替林	C	C

妊娠分级标准

一、FDA 分级

A 级：在设对照组的药物研究中，在妊娠头 3 个月未见到药物对胎儿产生危害的迹象（并且也没有在其后 6 个月具有危害性的证据），属于该类的药物对胎儿的影响甚微，是最安全的一类。

B 级：在动物繁殖研究中（并未进行孕妇的对照研究），未见到药物对胎儿的不良影响，或在动物繁殖性研究中发现药物有不良反应，但这些不良反应并未在设对照的、妊娠头 3 个月的妇女中得到证实（也没有在其后 6 个月有危害性的证据），多种临床用药属于此类。

C 级：对动物及人均无充分研究，或动物研究证明药物对胎畜有危害性（致畸或使胎盘死亡），但没有对人类的有关观察报道，这类药物临床选用最困难，而很多常用药都属于此类，本类药物只有在权衡对孕妇的益处大于对胎儿的危害之后，方可使用。

D 级：有明确证据显示，药物对人类胎儿有危害性，但尽管如此，孕妇用药绝对有益（例如用该药来挽救孕妇的生命，或治疗用其他较安全的药物无效的严重疾病）。

X 级：已证实对胎儿有危害，妊娠期禁用的药物。

二、ADEC 分级

A. 在妊娠期及生育年龄妇女大量使用，没有观察到对胎儿有危害。

B. 在部分妊娠期及生育年龄妇女使用，没有观察到对胎儿有重大危害。因这类药物在人类的研究经验有局限性，根据动物研究，分为以下 3 种情况：

B1：动物研究显示对胎儿没有危害。

B2：动物研究不足或缺乏，现有证据不能证明对胎儿有危害。

B3：动物研究显示对胎儿有危害。

C. 动物研究显示对胎儿有一定的危害，但并不致畸，并且这种危害是可逆的，应权衡利弊使用。

D. 增加胎儿畸形或者对胎儿造成不可逆的伤害，可通过药理学解释这种危害。使用前应详细咨询。

X. 对胎儿造成永久性伤害，禁用于妊娠及准备妊娠的妇女。

　　部分抗抑郁药物具有镇静催眠作用，对于合并焦虑、抑郁等精神异常的患者，如有必要，应与精神专科或心理专科会诊，考虑选择有催眠作用的抗抑郁药、非典型抗精神病药物及抗癫痫药。例如，抗组胺机制比较专一的多塞平，3 ～ 6 mg 的低剂量可以治疗失眠，改善失眠患者的睡眠质量、耐受性较好且没有戒断效应，近些年来国外常推荐此药治疗失眠。SSRI、5-羟色胺和去甲肾上腺素再摄取抑制剂（SNRI），在治疗抑郁和焦虑状态的同时可改善失眠情况，临床常用的有帕罗西汀、文拉法辛等。长期慢性失眠通常都伴有抑郁的情况，开始应用抗抑郁药物治疗的同时联合短效苯二氮䓬类药物，有利于快速缓解失眠症状，从而提高患者依从性。比如说，帕罗西汀联合唑吡坦能快速改善失眠情况，使生活质量提高，同时还协同缓解了抑郁和焦虑的症状。

　　中-短效苯二氮䓬类药物治疗失眠时，有可能会引发反跳性失眠。长期持续使用苯二氮䓬类药物，如果突然停药则会出现撤药症状，应逐渐减少使用剂量直至停用。对于有依赖史的失眠患者，需着重考虑药物滥用的潜在风险。另外，对各种机动车辆的驾驶人员及机器操作者应特别注意用量。药物治疗的关键在于把握获益与风险的平衡。在选择干预药物时需要考虑症状的针对性、既往用药反应、患者一般状况、当前用药的相互作用、药物不良反应及现患的其他疾病。在遵循治疗原则的同时还需兼顾个体化原则。

（一）苯二氮䓬类药物不良反应

最常见的不良反应是服用苯二氮䓬类药物后所产生的催眠效应在第二天白天延续，如困倦、宿醉效应、嗜睡、头晕、乏力、记忆力下降等。一般情况下，服药后的2小时内最为明显，易发生在半衰期长的药物中。镇静作用过度对某些机器的操纵和车辆的驾驶人员来说具有很大的危险性。长期或大剂量使用时可能引发运动与意识障碍，如定向障碍、共济失调、震颤等，原因是增强了小脑GABA神经元的作用。肝肾功能损害的患者或者年老体弱的患者，若与其他镇静药联用时则可出现昏迷。静脉注射速度过快可引起呼吸和循环功能抑制，严重者可致呼吸及心搏停止。与乙醇或其他中枢抑制药合用时，可增强中枢抑制作用，使嗜睡、呼吸抑制、昏迷的情况加重，更为严重的可导致死亡。

耐受性和依赖性是长期使用苯二氮䓬类药物的主要不良反应。耐受性：指长期使用苯二氮䓬类药物后，改变受体适应性，造成苯二氮䓬类药物对GABA的抑制作用减弱，同时使谷氨酸系统兴奋，治疗时间延长但药物疗效减弱。突然停用苯二氮䓬类药或迅速减量后可发生撤药症状，具体可分为三种情况，复发、反跳症状、戒断症状。

（1）复发：指未改变原症状产生的原因，停药后的症状与治疗前一样，停药物后的几周至几个月内复发的症状不消失，而继续恢复原治疗则症状立即消失。

（2）反跳症状：指在快速减量或突然停用苯二氮䓬类药物后，原有症状不仅再次出现，与治疗前相比还反跳性加重，停药后数小时至数日内即发生，表现为焦虑、失眠、惊厥、肌阵挛、易激惹等明显由药物引起的生理性改变。药物的半衰期、使用的剂量和使用的时间长短可影响反跳症状发生的快慢及程度的轻重。若突然停用半衰期短的药物，药物从中枢神经系统和血液中清除的速度快，反跳症状就会早出现而且程度会比较重，但往往很快消失；若突然停用半衰期长的药物时，反跳症状发生得比较慢并且程度较轻，但持续时间比较长。在给药间歇期，半衰期短的药物甚至也可能出现反跳性的焦虑与恐慌。反跳性失眠是苯二氮䓬类药物治疗失眠时最常见的撤药反应，表现为失眠症状在停药后的几天比没有治疗时更为严重，通常发生在使用短效或中效苯二氮䓬类药物时，其中最容易发生的是三唑仑，不过仅会持续几天。

（3）戒断症状（撤药症状），指在减量或停用苯二氮䓬类药物时发生的一系列药物导致的身体功能紊乱的生理性改变，并非原有的症状和体征。其特点如下：①停药后的前几天常出现失眠、烦躁、恐惧、坐立不安、心悸、震颤、肌肉紧张或疼痛、胃肠道反应等症状。②停药后迅速出现恶心、厌食、呕吐、汗多、震颤、癫痫发作等少见症状，2～3周消失。③停药后的前10天内出现视物模糊、幻觉、意识模糊、人格分裂、抑郁和自杀意念等罕见症状。长期、大剂量使用药物、迅速减量或者伴有某些身体疾病的患者容易发生严重的撤药症状。短效苯二氮䓬类药物停药2～3天可出现撤药症状，但持续时间短，而长效药物在停药7天左右会出现撤药症状，但持续时间较长。大部分撤药症状在几周内可消失，约有10%的患者撤药症状可持续几个月甚至更长时间。撤药症状与焦虑症状非常相似，知觉的过度敏感可提示苯二氮䓬类药物撤药症状的发生。有些时候即使逐渐减少剂量也可能会出现撤药症状，但这种情况一般并不严重。撤药症状足够严重时可危及生命，如癫痫发作，因此要足够重视。

长期连续使用苯二氮䓬类药物可产生依赖性，包括精神方面和身体方面。连续用药超过6个月，依赖性发生的概率即可达到5%～50%。反跳症状和撤药症状是苯二氮䓬类药物身体依赖性的主要症状，也是形成依赖性的初期表现。例如，人体对三唑仑可快速产生速耐受性，导致用药剂量不断增加。三唑仑很少出现身体依赖症状，但非常容易出现精神依赖，如用药后出现"舒适"感，因此，国家药品监督管理局现已将三唑仑作为第一类精神药品，严格管控其使用。

总体来说，苯二氮䓬类药物毒性较小，安全范围大，很少因用量过大而引起死亡，其过量中毒可用氟马西尼进行鉴别诊断和抢救。氟马西尼是苯二氮䓬结合位点的拮抗剂，可特异地竞争性拮抗苯二氮䓬类衍生物与GABA$_A$受体的特异性结合，但对巴比妥类和其他中枢抑制药引起的中毒无效。部分镇静催眠药物的安全性评估见表3-2。

表3-2　部分常用镇静催眠药治疗剂量的不良反应及并发症

药物	宿醉效果	失眠反跳	耐受性	成瘾性	备注
苯二氮䓬类药物					
三唑仑	0	＋＋＋	＋＋＋	＋＋	不良反应和成瘾性严重，慎用
咪达唑仑	0	＋＋＋	＋＋＋	＋＋	慎用
氯硝西泮	＋－＋＋	＋＋－＋＋＋	＋＋－＋＋＋	＋＋	注意防跌倒
硝西泮	＋＋＋	0	＋	＋＋	
地西泮	＋＋	＋＋	＋	＋	
阿普唑仑		＋	＋	＋	
艾司唑仑		＋	＋	＋	
劳拉西泮	0	＋	＋	＋	
非苯二氮䓬类药物					
唑吡坦	0	＋	0	0	长期和（或）大量使用出现宿醉效果和耐受性增加
佐匹克隆	＋＋	＋＋	＋＋	＋	剂量＞7.5 mg时疗效不增加而不良反应明显
扎来普隆	无资料	0	±5周产生	无资料	午夜服用10 mg，5～6.5小时后无过度镇静作用，对精神运动无明显影响
右佐匹克隆	0	0	0	0	长期和（或）大量使用出现宿醉效果且耐受性增加

（二）巴比妥类药物不良反应

巴比妥类药物在催眠剂量下可引发头晕、困倦、不能协调完成某些精细运动。偶尔可引发严重过敏反应，如剥脱性皮炎。中等剂量下可轻度抑制呼吸中枢，因此，禁用于严重肺功能不全和颅脑损伤所致呼吸抑制的患者。此类药物具有的肝药酶诱导作用会促进其他药物的代谢，对其疗效产生影响。长期连续服用巴比妥类药物可使患者对该药产生精神依赖和躯体依赖，往往"逼迫"患者继续用药，最终导致成瘾。此时若停药，即出现戒断症状，表现为焦虑、失眠、激动，甚至惊厥。

（三）异常睡眠行为

近些年，FDA、澳大利亚药物管理局（Therapeutic Goods Administration，TGA）多次发布有关镇静催眠药的安全性信息，要求药品生产企业在药品说明书中明确标明此类药品可能存在引起异常睡眠行为的风险。

镇静催眠药的异常睡眠行为包括睡行症、梦驾症（服用镇静催眠药后在意识不清醒的状态下去驾驶车辆，清醒后却没有任何印象），以及在明显处于睡眠状态下的其他危险行为（如准备食物、进食、打电话等），FDA要求所有的镇静催眠药的生产企业在药品说明书中明确标出并强调此类药物的潜在风险。涉及修改说明书的药品中，在我国生产上市销售的有酒石酸唑吡坦钠、艾司唑仑、三唑仑、盐酸氟西泮；2005年，替马西泮被批准为新药进行临床研究。澳大利亚TGA发布了服用唑吡坦可能导致精神和神经系统不良反应的安全性信息，包括精神状态和行为的变化及一些其他奇怪的行为（如梦游或入睡时做出危险行为）；之后，TGA又发布信息，要求在含唑吡坦的药品说明书中加入黑框警告，提示"唑吡坦可能与危险复杂的睡眠行为相关，包括睡行症和梦驾症，以及一些其他的离奇行为"。在服用唑吡坦时不能饮酒，并且与其他具有中枢抑制作用的药物同时使用时要提高警惕。通常唑吡坦仅可短期使用，在有严密医疗监护的情况下最长可使用4周。

第二节　各种镇静催眠药物

（一）苯巴比妥（phenobarbital）

【性状】　本品为白色有光泽的结晶性粉末；无臭，味微苦。饱和水溶液呈酸性。在乙醇或乙醚中溶解，在氯仿中略溶，在水中极微溶解，在氢氧化钠或碳酸钠溶液中溶解。熔点174.5～178℃。

【药理学】　本品为长效巴比妥类镇静催眠药的典型代表，其对中枢的抑制作用随剂量加大而异，具有镇静、催眠、抗惊厥和抗癫痫作用。本品还有增强解热镇痛的作用，并能诱导肝脏微粒体葡萄糖醛酸转移酶活性，促进胆红素与葡萄糖醛酸结合，降低血浆胆红素浓度，可治疗新生儿高胆红素血症（胆红素脑病）。随着剂量加大，对中枢神经的抑制作用依次表现为镇静、催眠、抗惊厥及抗癫痫。大剂量时对心血管系统、呼吸系统有明显的抑制。过量可麻痹延髓呼吸中枢而致死。其机制可能是抑制脑干网状结构上行激活系统的传导功能，从而减弱冲动对大脑皮质的传入，有利于皮质抑制过程的扩散。使用睡眠剂量时能缩短入睡时间，减少觉醒次数，延长睡眠时间。体外电生理实验可见，苯巴比妥可使神经细胞的氯通道开放，细胞超极化，拟γ-氨基丁酸的作用。治疗剂量的苯巴比妥可降低谷氨酸的兴奋作用，加强γ-氨基丁酸的抑制作用，抑制中枢神经系统单个突触和多个突触的传递，抑制癫痫灶的高频放电及其向周围的扩散。具有抗惊厥、抗癫痫作用，对癫痫大发作与局限性发作及癫痫持续状态有良效；对癫痫小发作疗效差；而对精神运动性发作则往往无效，且单用苯巴比妥治疗时还可能使发作加重。可减少胃液分泌，降低胃张力，通过诱导葡萄糖醛酸转移酶结合胆红素而降低胆红素的浓度。苯巴比妥可产生依赖性，包括精神依赖和躯体依赖。

口服及注射其钠盐均易被吸收。吸收后可分布于体内各组织和体液。口服后在消化道吸收完全但较缓慢，0.5～1小时起效，静脉注射也需要15分钟才起效。一般2～18小时血药浓度达峰值。血浆蛋白结合率约为40%（20%～45%），表观分布容积为0.5～0.9 L/kg，虽进入脑组织慢，但脑组织内浓度最高，骨骼肌内药量最大，并能通过胎盘。有效血药浓度为10～40 mg/L，超过40 mg/L即可出现毒性反应。作用持续时间平均为10～12小时，半衰期（$t_{1/2}$）成人为50～144小时，小儿为40～70小时。肝肾功能不全时半衰期延长。苯巴比妥有48%～65%在肝脏代谢，转化为羟基苯巴比妥。苯巴比妥为肝药酶诱导剂，可提高药酶活性，不但可加速自身代谢，还可加速其他药物代谢。本药大部分与葡萄糖醛酸或硫酸盐结合，经肾脏由尿液排出，有27%～50%以原型从肾脏由尿液排出。肾小管有再吸收作用，使作用持续时间延长。

【适应证】　苯巴比妥适用于以下情况。①镇静：如焦虑不安、烦躁、甲状腺功能亢进、高血压、功能性恶心、小儿幽门痉挛等症；②催眠：偶用于顽固性失眠症，但醒后往往有疲倦、嗜睡等后遗效应；③抗惊厥：常用于对抗中枢兴奋药中毒或高热、破伤风、脑炎、脑出血等病引起的惊厥；④抗癫痫：用于癫痫大发作和部分性发作的治疗，出现作用快，也可用于癫痫持续状态；⑤麻醉前给药；⑥与解热镇痛药配伍应用，以增强其作用；⑦治疗新生儿高胆红素血症。

【用法用量】

1.成人剂量

（1）口服：镇静，一次15～30 mg，一日2～3次。催眠，一次30～90 mg，睡前顿服。抗癫痫，一次15～30 mg，一日3次。极量，一次250 mg，一日500 mg。

（2）肌内注射：催眠，一次100 mg。抗癫痫，一次100～200 mg，必要时每4～6小时重复1次，24小时内不超过500 mg。抗惊厥，一次100～200 mg，必要时可重复，24小时内总量可达400 mg。麻醉前用药，一次100～200 mg。极量，一次250 mg，一日500 mg。

（3）静脉注射：用于癫痫持续状态，一次200～250 mg缓慢注射，必要时6小时重复1次。肝功能不全时减少初始剂量。

2.儿童剂量

（1）口服：镇静，一次2 mg/kg，或按体表面积60 mg/m^2，一日2～3次。抗癫痫，一次2 mg/kg，或按体表面积60 mg/m^2，一日2～3次。抗高胆红素血症，每日按体重5～8 mg/kg，分次口服。

（2）肌内注射：镇静或麻醉前应用，一次按体重2 mg/kg。抗惊厥或催眠，每次按体重3～5 mg/kg，或按体表面积125 mg/m^2，一日2～3次。

（3）术后用药，一次8～30 mg。

【注意事项】

1.对一种巴比妥药物过敏者，可能对苯巴比妥过敏。

2.肝功能不全者，用量应从小剂量开始。

3.长期用药可产生精神或躯体依赖性，停药需逐渐减量，以免引起戒断症状。

4.使用剂量为催眠量的5～10倍时，可引起中度中毒；10～15倍时，可引起严重中毒。血药浓度高于80～100 mg/L时有生命危险。急性中毒症状为昏睡，进而呼吸表浅，通气量锐减，最后因呼吸衰竭死亡。

5.慎用于严重贫血、心脏病、糖尿病、高血压、甲状腺功能亢进、老年人、妊娠期妇女和哺乳期妇女。

6.静脉注射苯巴比妥时每分钟不应超过60 mg，注射速度过快可导致严重呼吸抑制；肌内和缓慢静脉注射多用于癫痫持续状态，临用前加适量灭菌注射用水稀释。

7.苯巴比妥注射应选择较粗的静脉，以减少局部刺激，否则有可能引起血栓形成。切勿选择曲张的静脉，应避免药物外渗或注入动脉内；外渗可引起组织化学性损伤；注入动脉则可引起局部动脉痉挛、疼痛，甚至发生肢端坏疽。

8.苯巴比妥肌内注射时应选择大肌肉，如臀大肌或股外侧肌深部，无论药液浓度大小，一次注射量不应大于5 ml。

9.苯巴比妥可通过胎盘，妊娠期长期服用可引起依赖性及致新生儿撤药综合征；可能因维生素K含量减少而引起新生儿出血；妊娠晚期或分娩时应用，由于胎儿肝功能尚未成熟，可引起新生儿（尤其是早产儿）的呼吸抑制，或新生儿可发生低凝血酶原血症和出血，维生素K有治疗或预防作用；还可能对胎儿产生致畸作用。

10.哺乳期应用可引起婴儿的中枢神经系统抑制或引起反常的兴奋。

11.苯巴比妥的常用量可引起老年人兴奋神经错乱或抑制，因此用量宜较小。

【禁忌证和禁忌人群】

1.禁用于以下人群

（1）对苯巴比妥过敏者。

（2）严重肝、肾功能不全及肝硬化患者。

（3）严重肺功能不全、支气管哮喘、呼吸抑制患者。

（4）血卟啉病患者。

（5）贫血患者。

（6）糖尿病未控制患者。

2. 慎用于以下人群

（1）肺功能不全者。

（2）老年患者。

（3）有药物滥用史者。

（4）糖尿病、甲状腺功能亢进、肾上腺功能减退已处于临界状态者。

（5）高血压、心脏病患者。

（6）注意缺陷多动障碍（ADHD）患者。

（7）疼痛不能控制者。

（8）妊娠期及哺乳期妇女。

（9）高空作业、驾驶员、精细和危险工种作业者。

【药物不良反应与处理措施】

1. 药物不良反应

（1）用药后可出现头晕、困倦等后遗效应，多次连用应警惕蓄积中毒。

（2）可能引起微妙的情感变化，出现认知和记忆的缺损。

（3）长期用药，偶见叶酸缺乏和低钙血症。

（4）罕见巨幼红细胞贫血和骨软化。

（5）大剂量时可产生眼球震颤、共济失调。典型的巴比妥类诱导的呼吸抑制可能会变得严重。过量能致死；毒性反应包括昏迷、严重的呼吸和心脏抑制、伴有低血压及休克导致的肾衰竭。

（6）有小部分患者会出现过敏反应；据报道服用苯巴比妥的患者中1%～3%的人会出现皮肤反应，多为各种皮疹，最常见的是斑丘疹、麻疹样疹或猩红热样疹。更严重的可出现剥脱性皮炎和Stevens-Johnson综合征，中毒性表皮坏死极为罕见。

（7）有报道用药者出现肝炎和肝功能紊乱。

（8）长时间使用可发生药物依赖，停药后易发生戒断综合征。

（9）巴比妥类钠盐溶液的pH很高，皮下注射或外渗之后会导致皮肤坏死。

2. 不良反应的处理措施

（1）巴比妥酸盐过量或中毒的急救：口服未超过3小时者，可用大量温生理盐水或1∶2000高锰酸钾溶液洗胃（注意防止液体流入气管内，以免引起吸入性肺炎）。洗毕，再以10～15 g硫酸钠（忌用硫酸镁）导泻，并用碳酸氢钠或乳酸钠碱化尿液，减少药物在肾小管内的重吸收，加速排泄。也可用甘露醇等利尿剂增加尿量，促进药物排出。呼吸抑制所致的呼吸性酸中毒可促进苯巴比妥透过血脑屏障进入中枢而加重中毒反应，因此保证呼吸道通畅尤为重要，必要时行气管切开或气管插管、吸氧或人工呼吸；也可适当给予中枢兴奋药。血压偏低时，可静脉滴注葡萄糖氯化钠或低分子右旋糖酐。

（2）活性炭血液灌注可以考虑用于严重难治的中毒患者；活性炭应该经口反复给予以阻止吸收和促进消除；应该注意保护呼吸道。主要的目的是加强对症和支持治疗，特别应关注心血管、呼吸和肾功能的维持，以及电解质平衡的维持。其他旨在积极除去长消除半衰期的苯巴比妥酸盐（如苯巴比妥）的方法包括强制利尿、血液透析和腹膜透析，但是普遍认为这些操作的危害大于收益。

【相互作用】

1. 中枢神经系统抑制剂，包括乙醇，能增强苯巴比妥和其他巴比妥类的效应。苯巴比妥和其他巴比妥类通过诱导肝微粒体药物代谢酶而增加代谢率，从而可能减少许多药物的活性。

2.与口服抗凝血药合用时，可降低后者的效应。这是由于肝微粒体酶的诱导加速了抗凝药的代谢。应定期测定凝血酶原时间，以决定是否调整抗凝药的用量。

3.与口服避孕药或雌激素合用可降低避孕药的可靠性。因为酶的诱导可使雌激素代谢加快。

4.与皮质激素、洋地黄类（包括地高辛）、土霉素或三环类抗抑郁药合用时，可降低这些药物的效应。因为肝微粒体酶的诱导可使这些药物代谢加快。

5.与环磷酰胺合用，理论上可增加环磷酰胺烷基化代谢产物，但临床上的意义尚未明确。

6.与环孢素合用，苯巴比妥为肝细胞色素P450诱导剂，合用时可减少环孢素血药浓度。

7.与奎尼丁合用时，奎尼丁主要通过细胞色素P450同工酶CYP3A4在肝中代谢，可能会在肝代谢的抑制或增强时发生相互作用。苯巴比妥能增强奎尼丁的肝代谢而减弱其作用，故如果在治疗中加入这种药物，就需要增加奎尼丁的剂量。

8.与钙通道阻滞药合用，可引起血压下降。二氢嘧啶类钙通道阻滞剂可被酶诱导剂苯巴比妥减弱，已有报道，它可使口服及静脉给予维拉帕米的清除率升高，并降低健康受试者的口服生物利用度，维拉帕米的血浆蛋白结合率也有所下降。同时使用苯巴比妥的患者应适当调整维拉帕米的使用剂量。

9.巴比妥酸盐可能会降低某些β受体阻滞剂的血药浓度。

10.与抗病毒药合用，如HIV蛋白酶抑制药与酶诱导剂（如苯巴比妥）联用可降低HIV蛋白酶抑制药的血浆浓度。

11.与抗菌药物合用，如苯巴比妥能加速氯霉素代谢，降低氯霉素疗效。氯霉素的血浆浓度常因苯巴比妥产生的干扰酶诱导作用而降低。巴比妥类，如苯巴比妥和扑米酮可能增强多西霉素的代谢。

12.与抗真菌药合用，苯巴比妥可以降低灰黄霉素在胃肠道的吸收，那些可以诱导代谢酶的药物能够降低灰黄霉素的血药浓度；具有酶诱导作用的药物，如苯巴比妥，能够降低伊曲康唑的血药浓度。

13.与抗肿瘤药合用，苯妥英和苯巴比妥可显著提高替尼泊苷的清除率，作用的结果降低了抗肿瘤药物的全身暴露，可能降低疗效，接受这些药物的患者可能需要提高剂量以保证有相当的暴露。

14.与左甲状腺素合用，巴比妥的酶诱导作用能增强甲状腺激素的代谢，从而导致血清甲状腺激素浓度的降低。因此，在进行甲状腺替代治疗的患者，如果也同时给予上述药物，需要增加替代治疗的剂量；如果停用酶诱导药则需减量。

15.与孟鲁司特钠合用，在使用肝酶诱导剂（如苯巴比妥）时应用孟鲁司特钠要进行临床检测。

16.与茶碱合用，尽管没有发现苯巴比妥对静脉单剂量注射茶碱的药代动力学（药动学）有显著的影响，但发现患者长期使用苯巴比妥能提高茶碱的清除率。苯巴比妥对茶碱清除变化的影响强度没有苯妥英强，据报道高剂量的苯巴比妥也能够增强茶碱的代谢，最新的研究显示治疗量的戊巴比妥能够提高茶碱清除率约40%，但有个体差异。肾清除不受影响可能的机制是肝药酶诱导。

17.与抗癫痫药合用，因药物间相互作用复杂，毒性可能会增强而抗癫痫活性却没有相应地增加。这种相互作用变异非常大而且不可预测，所以联合治疗时进行血浆药物浓度监测常是可取的。

（1）据报道，丙戊酸盐可将血浆苯巴比妥浓度升高17%～48%，对一些患者可能必须减少苯巴比妥的剂量。丙戊酸盐升高苯巴比妥浓度的机制似乎是抑制苯巴比妥代谢，导致清除率降低；丙戊酸盐似乎能同时抑制苯巴比妥的直接N-糖苷化和羟基苯巴比妥的O-葡萄糖苷酸化。然而，苯巴比妥反过来可升高丙戊酸盐的清除，而丙戊酸盐的剂量可能也需要调整。

（2）苯妥英钠能升高一些患者的苯巴比妥血浆浓度，因为两药通过同一酶系统代谢从而竞争代谢，但是其他证据显示这种相互作用罕有重要意义。

（3）苯巴比妥与氟哌啶醇合用治疗癫痫时，可引起癫痫发作形式改变，需调整用量。大剂量亚叶酸钙可拮抗苯巴比妥的抗癫痫作用，使癫痫发作频率增加。

（4）大剂量的奥卡西平可能升高苯巴比妥的血浆浓度，但被认为不可能有临床意义；反过来，苯巴比妥可能减少奥卡西平活性代谢物的血浆浓度。

（5）苯巴比妥可以降低卡马西平的血清药物浓度，但不影响其对癫痫发作的控制。浓度的降低可能是因为其诱导了卡马西平的代谢。肝药酶诱导剂（如卡马西平、苯巴比妥、苯妥英）可以加快氯硝西泮的代谢。苯巴比妥能增加乙琥胺清除率，从而降低其血药浓度。苯巴比妥能诱导拉莫三嗪的消除。

18. 与吩噻嗪类和四环类抗抑郁药合用时可降低惊厥阈值，并增加中枢抑制作用。

19. 与布洛芬类药合用，可减少或缩短苯巴比妥半衰期而降低其作用强度。

20. 肝功能正常时，苯巴比妥可使苯妥英钠的代谢加快，效应降低；肝损伤时，苯巴比妥可使苯妥英钠的代谢减慢，血药浓度高于正常，效应增加。因此，巴比妥类可增加或减弱苯妥英钠的效应，故需定期测定血药浓度而调整剂量。

21. 应用苯巴比妥时，饮酒可增强药物对中枢的抑制作用。短期饮酒可增加巴比妥的血药浓度，长期饮酒可降低巴比妥的血药浓度。

22. 与对乙酰氨基酚合用可引起肝脏毒性。

【制剂与规格】

1. 苯巴比妥片　①15 mg；②30 mg；③100 mg。

2. 苯巴比妥钠注射液　①1 ml : 0.05 g；②1 ml : 0.1 g；③1 ml : 0.2 g。

3. 注射用苯巴比妥钠　0.1 g。

4. 鲁米托品片　每片含苯巴比妥15 mg，硫酸阿托品0.15 mg。

【药物储藏和保存】

1. 苯巴比妥片　密封保存。

2. 注射用苯巴比妥　遮光、密闭保存。

【药学监护】

1. 苯巴比妥应该小心用于儿童、老年人、衰弱患者、伴有急性疼痛的患者和伴有抑郁症的患者。

2. 苯巴比妥应该慎用于伴有肝、肾或呼吸功能等损伤的患者，禁用于严重呼吸抑制的患者。

3. 苯巴比妥应该尽可能避免在哺乳期使用。

4. 孕妇服用苯巴比妥已出现过先天颅面部畸形及先天指（趾）畸形，唇腭裂少见，在子宫内暴露于苯巴比妥，可能导致新生婴儿镇静和药物依赖，也可因维生素K缺乏导致新生儿出血。

【其他】　苯巴比妥属于第二类精神药品，需依照《麻醉药品和精神药品管理条例》等相关法律法规管理。

苯巴比妥被收录在《国家基本药物目录（2018年版）》中，归类为神经系统用药中的抗癫痫药。

（二）异戊巴比妥（amobarbital）

【性状】　本药为白色结晶性粉末；无臭，味苦，易潮解。极微溶解于水，易溶于乙醇、乙醚，可溶于三氯甲烷。可以和氢氧化物、碳酸盐及氨水形成可溶于水的复合物。熔点157～160 ℃。

【药理学】　本品为中效类催眠药、抗惊厥药。作用与苯巴比妥相似，但作用快而持续时间短，中等作用时间（3～6小时），对中枢的抑制作用随着剂量加大，表现为镇静、催眠、抗惊厥及抗癫痫。大剂量时对心血管系统、呼吸系统有明显的抑制作用。过量可麻痹延髓呼吸中枢致死。体外电生理实验中，此类药物可使神经细胞的氯通道开放，细胞超极化，拟似γ-氨基丁酸的作用。治疗浓度的异戊巴比妥可降低谷氨酸的兴奋作用、加强γ-氨基丁酸的抑制作用，抑制中枢神经系统单突触和多突触传递，抑制癫痫灶的高频放电及向周围扩散。可减少胃液分泌，降低胃张力。可产生依赖性，包括精神依赖和身体依赖。

口服或钠盐肌内注射均易自给药部位吸收。口服后在消化道吸收迅速，15～30分钟起效，维持3～6小时。吸收后分布于体内各组织及体液中。因脂溶性高，易通过血脑屏障，进入脑组织，起效比较快。血浆蛋白结合率约为61%。半衰期为14～40小时，血药浓度的达峰时间个体差异大。主要经肝脏代谢，约50%转化为羟基异戊巴比妥，主要与葡萄糖醛酸结合后经肾脏由尿液排出，极少量（＜1%）以原型由尿液排出。

【适应证】 用于镇静、催眠、抗惊厥（小儿高热惊厥、破伤风惊厥、子痫、癫痫持续状态）和麻醉前给药。

【用法用量】

1.成人用量

（1）口服：催眠，100～200 mg，睡前顿服，适用于难于入睡者。镇静，一次30～50 mg，一日2～3次。极量，一次200 mg，一日600 mg。老年人或体弱患者，即便是给予常用量也可产生兴奋、精神错乱或抑郁，须减量。

（2）肌内注射（深部肌肉）：催眠，一次100～200 mg。极量，一次250 mg，一日500 mg。

（3）静脉注射：抗惊厥（常用于治疗癫痫持续状态），缓慢静脉注射300～500 mg。极量，一次250 mg，一日500 mg。老年人须减量使用。

2.儿童用量

（1）口服用量个体差异大，催眠时按需给药。镇静，每次按体重2 mg/kg（或按体表面积60 mg/m^2），一日2～3次。

（2）肌内注射，催眠或抗惊厥，每次按体重3～5 mg/kg，或按体表面积125 mg/m^2。

【注意事项】

1.对其他巴比妥过敏者，可能对异戊巴比妥过敏。

2.肝功能不全者，用量应从小量开始。

3.不宜长期用药，如连续使用达14日可出现快速耐药性，常用量不再显效。

4.长期使用巴比妥类药物很容易产生精神或躯体的药物依赖性，停药需逐渐减量，以免引起戒断症状。巴比妥类药物会因其欣快作用而易被滥用。

5.用量过大或静脉注射过快易出现呼吸抑制及血压下降，成年人静脉注射速度每分钟不超过100 mg，小儿不超过60 mg/m^2。

6.不宜在表浅部位肌内或皮下注射，可引起疼痛，产生无菌性脓肿或坏死。

7.异戊巴比妥注射液不稳定，使用前用无菌注射用水或氯化钠注射液溶解成5%溶液后应用，如5分钟内溶液仍不澄清或有沉淀物，不应使用。

8.异戊巴比妥可通过胎盘，妊娠期长期服用可致新生儿撤药综合征。妊娠期应用巴比妥类药物有危险，有报道显示，妇女在妊娠期接受巴比妥治疗可能使新生儿出现中毒、药物依赖和类似于维生素K缺乏的症状。至于妇女在妊娠期应用巴比妥与子女患先天畸形的相关性，虽然有这方面的报道，但是其中是否存在因果关系仍然是一个存在争议的问题。

9.应用异戊巴比妥可使维生素K含量减少而引起新生儿出血；妊娠晚期或分娩期应用，由于胎儿肝功能尚未成熟，可引起新生儿（尤其是早产儿）的呼吸抑制。

10.用于抗癫痫可能导致胎儿畸形，哺乳期应用可引起婴儿的中枢神经系统抑制。在以上情况下，应尽量避免使用异戊巴比妥。哺乳期的母亲应用此类药物应注意，巴比妥类药物会有少量分布到乳汁当中去，许多权威机构都认为哺乳期妇女不宜使用此类药物。尽管美国儿科学会认为一些巴比妥类药物可能适合哺乳期应用，但是他们也指出，像苯巴比妥这样的长效抗癫痫巴比妥类药与一些在母乳喂养的婴儿身上出现的显著效应相互关联。

11.儿童、体质虚弱的患者、老年人及那些患有抑郁症的患者，在异戊巴比妥的常规剂量下即可发生抑郁、反常兴奋、精神错乱,需给予重视。因而用量应以较小剂量为宜,或最好不要使用异戊巴比妥和其他巴比妥类药物。

12.对于合并肺动脉瓣闭锁不全、睡眠呼吸暂停、事先存在中枢抑制或昏迷及严重肝损伤的患者,禁用异戊巴比妥,慎用于肾损伤的患者。巴比妥类药物可以使处在疼痛中的患者产生反常的兴奋性反应,同时使用镇痛药可以消除这一作用。持续用药时,患者对巴比妥类药物镇静和催眠作用产生的耐受性要强于对其致死作用所产生的耐受性。巴比妥类药物引起的困倦可以持续到第二日,有这样表现的患者不宜驾驶或操作机器。

13.卟啉病:包括异戊巴比妥在内的巴比妥类药物和卟啉病的急性发作相关,因此对于卟啉病患者不安全。

【禁忌证和禁忌人群】

1.禁用于以下人群

(1)对异戊巴比妥过敏者。

(2)贫血患者。

(3)哮喘病或糖尿病未控制者。

(4)严重肝、肾、肺功能不全者。

(5)卟啉病或有卟啉病史的患者。

2.慎用于以下人群

(1)注意缺陷多动障碍患者。

(2)低血压或高血压患者。

(3)甲状腺、肾上腺功能减退者。

(4)呼吸功能不全或轻中度肝、肾功能不全者。

(5)有药物滥用史者。

(6)对老年人、青少年、儿童不推荐使用;对上述患者伴有抑郁症状的不推荐使用。

3.孕妇及哺乳期妇女用药 异戊巴比妥可通过胎盘,妊娠期长期服用可引起依赖性及致新生儿撤药综合征;由于维生素K含量减少,可能引起新生儿出血;妊娠晚期或分娩期应用,由于胎儿肝功能尚未成熟引起新生儿(尤其是早产儿)的呼吸抑制;用于抗癫痫可能产生胎儿致畸。哺乳期应用可引起婴儿的中枢神经系统抑制。在以上情况下,应尽量避免使用异戊巴比妥。

4.儿童用药 可能引起反常的兴奋,应注意。

5.老年患者用药 异戊巴比妥的常用量可引起兴奋神经错乱或抑郁,因此用量宜较小。

【药物不良反应与处理措施】

1.困倦、镇静、眩晕或头晕,嗜睡或醉态及共济失调是异戊巴比妥和其他巴比妥类药物最常见的不良反应,是剂量依赖性的中枢抑制作用的结果。

2.其他不良反应还包括呼吸抑制、头痛、关节或肌肉酸痛,恶心、呕吐、腹泻等胃肠道紊乱,皮肤反应,意识错乱和记忆障碍,言语不清。

3.反常的兴奋和激惹也可能出现,尤其是在儿童、老年人和伴有急性疼痛的患者中。

4.偶有过敏。用本品的患者中,1%～3%的人出现皮肤反应,多见者为各种皮疹及哮喘,严重者可出现剥脱性皮炎和多形红斑(或Stevens-Johnson综合征),有时致命,中毒性表皮坏死极为罕见。严重者可见皮肤和黏膜红斑、皮疹、坏死性结膜炎、知觉异常、精神活动功能低下、发音困难、运动失调、昏迷。

5.长期用药,偶尔可发生低钙血症和叶酸缺乏。

6.罕见骨软化和巨幼红细胞贫血。

7.有报道用药者出现肝炎、胆汁淤积和肝功能紊乱。

8.巴比妥类的依赖性和戒断症状：使用异戊巴比妥和其他巴比妥类药物的一个很大风险就是产生依赖性，甚至短时间常规剂量应用后也可能发生。因此，应用巴比妥类不能突然停药，应该经过数日或数周的时间逐渐减量。长效巴比妥类药物（如苯巴比妥）可以由短效或中效药物代替，继而逐渐减少苯巴比妥的用量。戒断症状与酒精戒断的症状相似，特点是停药数小时后会出现恐惧、虚弱，继而出现焦虑、头痛、头晕、易兴奋、震颤、恶心、呕吐、腹部痉挛、失眠、视觉失真、肌肉抽搐和心动过速。1 日或 2 日后还可能出现直立性低血压和惊厥，继而可能导致癫痫持续状态。数日后还可能发生幻觉和震颤谵妄，随后出现昏迷，最后症状消失或导致死亡。

9.有报道显示，妇女在妊娠期接受巴比妥治疗可能使新生儿出现中毒、药物依赖和类似于维生素 K 缺乏的症状。至于妇女在妊娠期应用巴比妥与子女患先天畸形的相关性，虽然有这方面的报道，但是其中是否存在因果关系仍然是一个存在争议的问题。

10.过量使用巴比妥类药物后，可能出现瞳孔缩小、眼球震颤、共济失调、言语不清、昏迷、呼吸和心血管系统的抑制，甚至出现低血压和休克，此时可导致肾衰竭和死亡。这些过量应用巴比妥类的毒性表现源于其复杂的中枢抑制作用。在恢复期可能相继出现体温过低和发热的现象。约 6% 的患者会出现红斑性或疱性大水疱，但这不是巴比妥类中毒的特征性反应。

11.巴比妥类的钠盐溶液呈强碱性，注射后可导致血栓性静脉炎，引起局部红肿或疼痛，皮下注射会引起坏死。静脉注射可能是很危险的，快速注射后很可能发生低血压、休克、喉痉挛和窒息。通过动脉向肢端注射可引起坏疽。

【药物过量与救治】　15 ～ 20 倍的过量巴比妥类药物即可引起木僵和昏迷、对呼吸和心血管系统产生严重抑制、发生低血压和休克继而导致肾衰竭及死亡。可致严重中毒，巴比妥类急性中毒的直接死亡原因是深度呼吸抑制。6 ～ 8 mg/100 ml 的血药浓度可中毒致死。

救治：最重要的解救措施是维持呼吸和循环功能，实施有效的人工呼吸，必要时可采取气管切开，使用可维持和改善呼吸及循环功能的药物。口服中毒的患者，在 3 ～ 5 小时内可使用 1 : 2000 的高锰酸钾溶液洗胃，用 10 ～ 15 g 硫酸钠溶液导泄（禁止使用硫酸镁）。给予甘露醇等渗透压利尿药来加速排泄，如果肾功能正常还可选用呋塞米。加用乳酸钠、碳酸氢钠碱化尿液，促使排泄加速，严重患者可采取透析。在极度过量时，大脑的所有电活动消失，脑电图可能变为一条平线，但这并不一定表示临床死亡，如果没有并发缺氧性的损害，还有挽救的可能。

对于过量应用巴比妥类药物导致意识不清的患者，可以使用气管插管术。如果患者服用了超过 10 mg/kg 的药物，并且处于服药后 1 小时内，应该经口或鼻胃管给予活性炭，而且可能需要反复给药。要加强对患者的支持治疗，尤其注意维持心血管、呼吸和肾功能的正常及电解质的平衡。活性炭血液灌注可以挽救病情最危重的患者的生命，如果支持治疗 24 小时后症状仍无改善可考虑应用。其他清除巴比妥类药物的方法在应用价值上仍存在疑问。

【相互作用】

1.本品为肝酶诱导剂，可提高药酶活性，不但可加速自身代谢，还可加速其他药物代谢。例如，饮酒、全麻药、中枢性抑制药或单胺氧化酶抑制药等与巴比妥类药合用时，可相互增强效能。与乙酰氨基酚类合用，会增加肝中毒的危险性。

2.与口服抗凝血药合用时，可降低后者的疗效，应定期测定凝血酶原时间，从而决定是否调整抗凝血药的用量。

3.与口服避孕药合用，可降低避孕药的效果。与雌激素合用可降低雌激素作用。

4.与皮质激素、洋地黄类（包括地高辛）、土霉素或三环抗抑郁药合用时，可降低这些药物的效应。

5.与环磷酰胺合用，理论上可增加环磷酰胺烷基化代谢产物，但临床上的意义尚未明确。

6.与奎尼丁合用时，由于增加奎尼丁的代谢而减弱其作用，应按需调整后者的用量。

7.与钙离子拮抗剂合用可引起血压下降。

8.与氟哌丁醇合用治疗癫痫时，可能会引起癫痫发作形式的改变，应注意剂量调整。

9.与吩噻嗪类和四环类抗抑郁药合用时可降低抽搐阈值，增加抑制作用；与布洛芬类合用可减少或缩短半衰期而降低作用强度。

10.单胺氧化酶抑制剂（MAOI）可能通过抑制某些巴比妥类药物代谢的方式延长它们的中枢抑制效应。但是和其他抗抑郁药一样，MAOI也会降低发生惊厥的阈值，从而拮抗巴比妥类药物的抗惊厥作用。

11.与其他中枢抑制性的药物合用可以增强巴比妥类的镇静和呼吸抑制作用，对中枢产生协同抑制作用，应注意。尤其应该避免与乙醇合用。

【制剂与规格】

1.异戊巴比妥片　100 mg。

2.注射用异戊巴比妥　①100 mg；②250 mg。

【药物储藏和保存】 异戊巴比妥钠应贮藏于密闭容器中。

【药学监护】

1.长期用药，服药期间请勿擅自停药，如需停药，应在医师指导下逐渐减少药量至停药。

2.不建议服用者进行高空或水下作业、驾驶机动车、机械操作等。

3.复诊，复查肝肾功能、血常规、电解质等指标。

4.如出现皮疹，及时告知医师。

5.禁止皮下注射和静脉注射苯巴比妥钠，同时禁止通过动脉向肢端注射。

6.服用异戊巴比妥期间如需同服其他药物，应告知医师。

7.用药期间避免饮酒。

8.严格按照说明书或遵医嘱服用药物。

9.用药开始时或用药期间妊娠或在哺乳期内应及时告知医师。

10.作为抗癫痫药应用时，可能需10～30日才能达到最大效果，需按体重计算药量，如有可能应定期测定血药浓度，以达最佳疗效。

【其他】 异戊巴比妥属于第二类精神药品，需依照《麻醉药品和精神药品管理条例》等相关法律法规管理。

异戊巴比妥收录在《国家基本药物目录（2018年版）》中，被归类为神经系统用药中的催眠药和镇静药。

（三）司可巴比妥（secobarbital）

【性状】 本品为白色粉末；无臭；有引湿性。本品在水中极易溶解，在乙醇中溶解，在乙醚中不溶。

【药理学】 本品为短效巴比妥类催眠药。对中枢的抑制作用随着剂量的加大，表现为镇静、催眠、抗惊厥及抗癫痫。大剂量对心血管系统、呼吸系统有明显的抑制。过量可麻痹延髓呼吸中枢而导致死亡。在体外电生理实验中可见这类药物能使神经细胞的氯通道开放，细胞超极化，拟似γ-氨基丁酸的作用。镇静催眠机制尚不明确，可能是由于抑制脑干网状结构的上行激活系统，阻断传至大脑皮质的冲动，使大脑皮质细胞由兴奋转入抑制，出现困倦、镇静和催眠。治疗浓度的司可巴比妥可降低谷氨酸的兴奋作用、加强γ-氨基丁酸的抑制作用，抑制中枢神经系统单突触和多突触传递，提高大脑皮质电刺激的阈值，抑制癫痫灶的高频放电及向周围的扩散。可减少胃液分泌，降低胃张力。通过诱导葡萄糖醛酸转移酶结合胆红素降低胆红素的浓度。可产生依赖性，包括精神依赖和身体依赖。

本药起效快，口服易由消化道吸收，有较高的脂溶性，容易透过血脑屏障进入脑组织。服药后15分钟产生药效，可维持2～3小时，本药与血浆蛋白的结合率为46%～70%。药物成人的消除半衰期为20～28小时。在肝脏代谢，与葡萄糖醛酸结合由肾脏排出，未结合的原型药物仅少量（约5%）经肾脏由尿液排出。

【适应证】　适用于不易入睡的患者，也可用于抗惊厥（如破伤风等），还可作为麻醉前用药。

【用法用量】

1.成人常用剂量

（1）催眠，50～200 mg，睡前服用一次。

（2）镇静，30～50 mg/次，一日3～4次。

（3）麻醉前给药，200～300 mg，术前1小时服用。

（4）成人一次用药的极量为300 mg。

2.小儿常用剂量

（1）镇静，可按体重，每次2 mg/kg，或者按体表面积，每次60 mg/m^2，一日3次。

（2）麻醉前给药，50～100 mg，术前1小时给药。

【注意事项】

1.对一种巴比妥药物过敏者，可能对本药物过敏。

2.不宜在肌肉浅表部位或皮下注射，因可引起疼痛并可产生无菌性坏死或脓肿。

3.用量过大或静脉注射过快易出现呼吸抑制及血压下降。

4.对年老体质虚弱的患者、青年人、儿童及抑郁症患者最好不要使用巴比妥类药物。

5.对于合并于肺动脉瓣闭锁不全、睡眠呼吸暂停、事先存在的中枢抑制或昏迷及严重肝损伤的患者，禁用本品，慎用于肾损伤的患者。

6.巴比妥类药物可以使处在疼痛中的患者产生反常的兴奋性反应，同时使用镇痛药可以消除这一作用。持续用药时，患者对巴比妥类药物镇静和催眠作用产生的耐受性要强于对其致死作用所产生的耐受性。

7.巴比妥类药物引起的困倦可以持续到第2日，有这样表现的患者不宜驾驶或操作机器。

8.妊娠期应用巴比妥类药物的危险。有报道显示，妇女在妊娠期接受巴比妥治疗可能使新生儿出现中毒、药物依赖和类似于维生素K缺乏的症状。至于妇女在妊娠期应用巴比妥与子女患先天畸形的相关性，虽然有这方面的报道，但是其中是否存在因果关系仍然是一个有争议的问题。

9.哺乳期妇女应用此类药物的注意事项。巴比妥类药物会有少量分布到乳汁当中去，许多权威机构都认为哺乳期妇女不宜使用此类药物。尽管美国儿科学会认为一些巴比妥类药物可能适合哺乳期应用，但是他们也指出，像苯巴比妥这样的长效抗癫痫巴比妥类药与一些在母乳喂养的婴儿身上出现的显著效应是相互关联的。

10.职业暴露。6名医药工业中的工人暴露于司可巴比妥钠，导致药物大量吸收，并且血药浓度达到了一次治疗后的预期水平，尽管使用了防护面罩以减少吸入，但仍然有吸收的证据，且大量的吸收好像是通过皮肤完成的。

11.一旦使用巴比妥类药物，很容易产生依赖性，如果突然停药还会伴随戒断症状。

12.巴比妥类药物会因其欣快作用而被滥用。

13.卟啉病。司可巴比妥和卟啉病的急性发作相关，因此对于卟啉病患者来说是不安全的。

【不良反应】

1.常见头晕、步态不稳、共济失调。

2.对巴比妥类过敏的患者，可出现皮疹及哮喘，也可出现意识模糊、抑郁或反常的兴奋，多见于老年人、儿童和糖尿病患者；严重者发生剥脱性皮炎和Stevens-Johnson综合征，甚至可致死亡。

3.偶见或罕见不良反应有粒细胞减少、血小板减少、血清胆红素降低、血栓性静脉炎、低血压、皮肤环形红斑、水肿（眼睑、口唇、面部）、幻觉、骨痛和肌无力等。

4.长期用药，偶尔可见低钙血症和叶酸缺乏。

5.罕见骨软化和巨幼红细胞贫血。

6.有报道用药者出现肝炎、肝功能紊乱、黄疸。

7.巴比妥类长时间使用可发生药物依赖性，突然停用药物后容易引发戒断症状。

（1）依赖性和戒断症状：使用巴比妥类药物的一大风险就是发生依赖性，甚至短时间常规剂量应用后也可能发生。因此，应用巴比妥类不能突然停药，应该经过数日或数周的时间逐渐减量。长效巴比妥类药物（如苯巴比妥）可以由短效或中效药物代替，继而逐渐减少苯巴比妥的用量。

（2）戒断症状与酒精戒断的症状相似，特点是停药数小时后会出现恐惧、虚弱，继而出现焦虑、头痛、头晕、易兴奋、震颤、恶心、呕吐、腹部痉挛、失眠、视觉失真、肌肉抽搐和心动过速等。1日或2日后还可能出现直立性低血压和惊厥，继而可能导致癫痫持续状态。数日后还可能发生幻觉和震颤谵妄，随后出现昏迷，最后症状消失或导致死亡。

8.司可巴比妥可能会从含有司可巴比妥钠的制剂中析出，这取决于其浓度和pH，司可巴比妥和许多其他的药物不能配伍，特别是酸和酸性盐。

【药物过量与救治】　15～20倍的过量巴比妥类药物即可引起木僵和昏迷、对呼吸和心血管系统产生严重抑制、发生低血压和休克继而导致肾衰竭及死亡。可致严重中毒，巴比妥类急性中毒的直接死亡原因是深度呼吸抑制。血药浓度达6～8 mg/100 ml可中毒致死。

救治：最重要的解救措施是维持呼吸和循环功能，实施有效的人工呼吸，必要时可采取气管切开，使用可维持和改善呼吸和循环功能的药物。口服中毒的患者，在3～5小时可使用1∶2000的高锰酸钾溶液洗胃，10～15 g硫酸钠溶液导泄（禁止使用硫酸镁）。给予甘露醇等渗透压利尿药来加速排泄，如果肾功能正常还可选用呋塞米。加用乳酸钠、碳酸氢钠碱化尿液促使排泄加速，严重患者可采取透析。在极度过量时，大脑的所有电活动消失，脑电图可能变为一条平线，但这并不一定表示临床死亡，如果没有并发缺氧性的损害，还有挽救的可能。

对于过量应用巴比妥类药物导致意识不清的患者，可以使用气管插管术。如果患者服用了超过10 mg/kg的药物，并且处于服药后1小时内，应该经口或鼻胃管给予活性炭，而且可能需要反复给药。要加强对患者的支持治疗，尤其注意维持心血管、呼吸和肾功能的正常及电解质的平衡。活性炭血液灌注可以挽救病情最危重的患者的生命，如果支持治疗24小时后症状仍无改善可考虑应用。其他清除巴比妥类药物的方法在应用价值上仍存在疑问。

【相互作用】

1.本药是肝酶诱导剂，可提高药酶活性，不但可加速自身代谢，还可加速其他药物代谢。例如，饮酒、全麻药、中枢性抑制药或单胺氧化酶抑制药等与巴比妥类药合用时，可相互增强效能。与乙酰氨基酚类合用，会增加肝中毒的危险性。

2.与口服抗凝血药合用时，可降低后者的疗效，应定期测定凝血酶原时间，从而决定是否调整抗凝血药的用量。

3.与口服避孕药合用，可降低避孕药的可靠性。与雌激素合用可降低雌激素作用。

4.与皮质激素、洋地黄类（包括地高辛）、土霉素或三环抗抑郁药合用时，可降低这些药物的效应。

5.与环磷酰胺合用，理论上可增加环磷酰胺烷基化代谢产物，但临床上的意义尚未明确。

6.与奎尼丁合用时，由于增加奎尼丁的代谢而减弱其作用，应按需调整后者的用量。

7.与钙离子拮抗剂合用可引起血压下降。

8.与氟哌丁醇合用治疗癫痫，可引起癫痫发作形式改变，要注意用药剂量的调整。

9.与吩噻嗪类和四环类抗抑郁药合用时可降低抽搐阈值，增加抑制作用；与布洛芬类合用可减少或缩短半衰期而降低作用强度。

10.MAOI可能通过抑制某些巴比妥类药物的代谢，从而延长中枢抑制效应。但是和其他抗抑郁药一样，MAOI也会降低发生惊厥的阈值，从而拮抗巴比妥类药物的抗惊厥作用。

11.具有中枢抑制性的药物可以增强巴比妥类的镇静和呼吸抑制作用，尤其是应该避免与乙醇合用。

【禁忌证和禁忌人群】

1.禁用于以下人群

（1）对本药过敏者。

（2）贫血患者。

（3）糖尿病未控制者。

（4）严重肝功能不全者。

（5）严重肺功能障碍者。

（6）哮喘持续状态者。

（7）有血卟啉病史或急性间歇性卟啉病患者。

2.慎用于以下人群

（1）有药物滥用或依赖史者。

（2）高血压、心脏病或低血压者。

（3）轻微脑功能障碍患者。

（4）注意缺陷多动障碍患者。

（5）糖尿病患者。

（6）甲状腺功能亢进或功能减退者。

（7）肾上腺功能减退者。

（8）胃溃疡患者。

（9）有哮喘病史者。

（10）疼痛不能控制者。

（11）轻、中度肝、肾功能不全者。

（12）高空作业、驾驶员、精细和危险工种作业者。

（13）孕妇（特别是妊娠晚期和分娩期）和哺乳期妇女。

3.妊娠期和哺乳期妇女的用药　本药可通过胎盘，妊娠期长期服用可引起依赖性及致新生儿撤药综合征，可能由于维生素K含量减少引起新生儿出血，妊娠晚期或分娩期应用，由于胎儿肝功能尚未成熟，可引起新生儿（尤其是早产儿）的呼吸抑制，用于抗癫痫可能产生胎儿致畸，应慎用。哺乳期应用可引起婴儿的中枢神经系统抑制，须谨慎使用。

4.儿童用药　可能引起反常的兴奋，应注意。

5.老年人用药　本药的常用量可引起兴奋神经错乱或抑郁，因此用量宜较小。

【制剂与规格】 司可巴比妥胶囊：0.1 g。

【药物储藏和保存】 贮藏于密闭容器。

【药学监护】

1.严格按照说明书或遵医嘱服用药物。

2.长期应用可引起药物依赖，故凡需长期服用者，应以不同类别的药物交替服用为宜。

3.服药期间请勿擅自停药，如需停药，应在医师指导下逐渐减少药量停药。

4.本药可引起心、肝、肾等脏器的功能损害，服药后需按时复诊，注意监测肝、肾功能、血常规、电解质等指标。

5.巴比妥类可引起皮疹、多形红斑及剥脱性皮炎；如出现皮疹，及时告知医师。

6.不建议进行高空或水下作业、驾驶机动车、机械操作等。

7.用药期间避免饮酒。

8.服用本药期间如需同服其他药物，应告知医师。本药可促使肝脏的药物代谢酶增加，使自身或其他药物的代谢加快，进而导致药效减弱，故必须增加剂量方可有效。因此，本药物不宜久用。与其他肝代谢药物合用时应注意调整剂量。

9.用药开始时或用药期间妊娠或在哺乳期内及时告知医师。

10.个别患者可发生粒细胞减少症或缺乏症，应密切观察。一旦发现应停止服用，进行对症处理。

11.老年人对本药较敏感，可出现药物反常反应，如兴奋、睡眠障碍等，用量宜减小。

12.长期应用可导致慢性中毒，出现意识混乱、眼球震颤、步态不稳等症状，应逐渐停药。若突然撤药，可出现戒断症状，如焦虑、兴奋、厌食、恶心、无力、晕厥及上肢震颤等，应缓慢减量。

【其他】 司可巴比妥属第一类精神药品，需依照《麻醉药品和精神药品管理条例》等相关法律法规管理。

司可巴比妥收录在《国家基本药物目录（2018年版）》中，被归类为神经系统用药中的催眠药和镇静药。

（四）三唑仑（triazolam）

【性状】 本药为白色或类白色的结晶性粉末；无臭无味，易溶于冰醋酸或三氯甲烷，略溶于甲醇，微溶于乙醇或丙醇，几乎不溶于水中。

【药理学】 本药属于苯二氮䓬类镇静催眠药。具有抗焦虑、抗惊厥、镇静催眠、抗癫痫、中枢性骨骼肌松弛及暂时性记忆遗忘（或称缺失）作用。该类药物主要与中枢神经系统的苯二氮䓬受体（BZR）发生作用，增加中枢抑制性神经递质γ-氨基丁酸（GABA）的活性，促进GABA与$GABA_A$受体结合。BZR可以分为Ⅰ型和Ⅱ型两种类型，Ⅰ型受体的兴奋与苯二氮䓬类药物的抗焦虑作用有关，而Ⅱ型受体则与苯二氮䓬类药物的镇静和肌肉松弛等作用相关。药物的使用剂量逐渐增大，临床表现则可从轻度的镇静增加到催眠作用甚至是昏迷。三唑仑易发生依赖性，包括心理依赖和身体依赖，突然停药易出现撤药症状。口服三唑仑可快速并完全吸收，能快速地几乎完全地从胃肠道吸收，血浆浓度在口服后2小时内达到峰值。血浆消除半衰期1.5～5.5小时，血浆蛋白结合率大约是89%。三唑仑经肝脏代谢，在肝中被细胞色素P450同工酶CYP3A4羟化，主要是通过结合型的代谢产物由肾脏以尿液排泄，少部分为原型排出。多次服用后在体内蓄积较少。能够透过胎盘，并且可分泌进入乳汁。

【适应证】 适用于治疗各型不眠症，尤其适用于入睡困难、觉醒频繁和（或）早醒等睡眠障碍。

【用法用量】 一般临睡前口服0.25～0.50 mg（1～2片）或遵医嘱。

【注意事项】

1.对苯二氮䓬类药物过敏的患者，对本药也可能过敏。

2.肝肾功能损害者能使本药的清除半衰期延长。

3.若癫痫患者突然停药，可引起癫痫持续状态。

4.精神抑郁严重的患者使用可能使病情加重，甚至有自杀倾向，须注意采取预防措施。

5.应避免长期大剂量使用该药造成成瘾性，如长期应用，停药时应逐渐减少剂量，不可骤然停用。

6.对本药耐受剂量较小的患者在最初使用时的剂量宜小。

7.有报道连续服用本药10日后，白天焦虑增多，如发生此情况应换药。

8.妊娠期和哺乳期妇女用药：在妊娠初3个月内，本药使胎儿致畸的危险增加，孕妇长期使用除可造成成瘾性，还可使新生儿出现呕吐、腹泻、震颤、激惹等撤药症状；如妊娠后期使用此药，可对新生儿的中枢神经活动产生影响。禁用于分娩前或者分娩时，因使用此药可使新生儿的肌张力减弱。该药能分泌进入乳汁，哺乳期妇女须避免。

9.服用苯二氮䓬类药物时出现倦怠的患者不应驾驶或操作机器。饮酒后可增加此类风险。

10.老年患者因年龄增大可影响苯二氮䓬类药物的分布、消除及清除率，其中，主要经氧化代谢的药物清除率降低，而经由葡萄糖苷酸结合、硝基还原、生物转化的药物的清除率没有降低。在老年人群中药物的半衰期普遍延长，可能是氧化代谢药物的清除率降低或分布容积增加的结果。这些改变的临床结果取决于多种因素，如服药日程及肝首过效应的程度。老年患者可出现对急性剂量的苯二氮䓬类药物敏感性增加，这与药动学的改变无关。记忆、认知功能和精神运动行为损害及行为去抑制可能比年轻人更常见。老年患者对本药较为敏感，应从小剂量开始使用，逐渐增加剂量。

11.幼儿的中枢神经系统对本药异常敏感。

【禁忌证和禁忌人群】

1.禁用于以下人群

（1）对本药过敏者。

（2）急性或易于发生的闭角型青光眼发作者。

（3）重症肌无力患者。

（4）有自杀倾向和滥用毒品史的患者。

（5）妊娠早期妇女。

2.慎用于以下人群

（1）中枢神经系统处于抑制状态的急性酒精中毒患者。

（2）肝肾功能损害者。

（3）严重慢性阻塞性肺部病变患者。

（4）急性脑血管病患者。

（5）抑郁症患者。

（6）重症肌无力者。

（7）老年人、儿童、哺乳期妇女。

【药物不良反应与处理措施】

1.较常见的不良反应　头痛、头晕、困倦。

2.比较少见的不良反应　恶心、呕吐、眼花、言语不清、动作失调。少数可发生昏倒、幻觉。本药较其他苯二氮䓬类药物更容易引起记忆缺失。

3.其他情况　可能会出现过敏性休克的严重过敏反应，如严重面部水肿的血管性水肿。服用本品也可引起睡眠异常行为，包括梦游驾车、梦游做饭和梦游吃东西等潜在的危险行为。

4.不良反应的处理措施　通常治疗苯二氮䓬类药物过量的方式分为对症治疗和支持治疗。患者只要不处于过度嗜睡状态，单独苯二氮䓬类药物过量时不提倡采用洗胃治疗。特异性苯二氮䓬类药物拮抗剂氟马西尼很少使用并可能引发危险，尤其是涉及与三环类抗抑郁药混合过量或有苯二氮䓬类药物依赖的患者中。英国国家毒物信息服务（The UK Poisons National Information Service，NPIS）反对将氟马西尼用于混合药物过量的情况。BNF认为，氟马西尼必须在专家指导下方可使用。

【药物过量与救治】　服用本药剂量过量，可出现语言不清、严重嗜睡、精神错乱持续、肢体抖动、步履蹒跚、严重乏力、心搏异常减慢、呼吸困难等情况。若药物超量或中毒，应尽早采取对症处理，包括催吐、洗胃、呼吸循环系统方面的支持。氟马西尼为苯二氮䓬受体拮抗剂，可用于此类药物过量中毒的救治和诊断。中毒出现异常兴奋时，不能用巴比妥类药。

【相互作用】

1.与具有中枢抑制作用的药物合用能增加呼吸抑制作用。

2.与易于成瘾和其他可能成瘾的药物合用时，成瘾的危险性增加。

3.饮酒，与全身麻醉药、可乐定、镇痛药、吩噻嗪类药物、单胺氧化酶A型抑制药和三环类抗抑郁药合用时，可增加彼此的效用，需调整剂量。若使用阿片类镇痛药，其剂量最少也需减低至1/3，之后再逐渐增加。

4.与降压药或利尿降压药合用，会增加降血压的作用。

5.与红霉素、西咪替丁合用，会抑制本药在肝脏中的代谢，升高血药浓度，必要时要减少用药量。

6.由于本药可减慢扑米酮的代谢，与扑米酮合用时需调整其用量。

7.与左旋多巴合用时，可降低左旋多巴的治疗效果。

8.利福平可增加本药的消除，使其血药浓度降低。

9.异烟肼可降低本药的消除，使其血药浓度升高。

10.可使地高辛的血药浓度增加而致中毒，与地高辛合用时注意剂量调整，并加强监护。

11.抗癫痫药。卡马西平、苯巴比妥和苯妥英钠为肝药代谢酶的诱导剂，在长期接受这些药物治疗的患者中，苯二氮䓬类药物的代谢可能被加强。

12.抗真菌药。酮康唑和伊曲康唑可与三唑仑产生显著的药动学作用，并显著增加其作用强度和持续时间。

13.抗病毒药。非核苷反转录酶抑制剂地拉韦啶和依法韦仑，以及HIV蛋白酶抑制剂（如茚地那韦、那非那韦、利托那韦和沙奎那韦）可能抑制参与某些苯二氮䓬类药物代谢的肝微粒体系统。长期使用这些蛋白酶抑制剂也可能诱导这些代谢系统，因此，药物相互作用可能较复杂而且难以预料。在这种情况下，可能需要实施监测并对苯二氮䓬类药物的剂量进行调整或者应避免合并用药。不应与HIV蛋白酶抑制剂合用的苯二氮䓬类药物包括阿普唑仑、氯氮䓬、地西泮、艾司唑仑、氟西泮、咪达唑仑和三唑仑。

14.钙通道阻滞药。当服用地尔硫䓬或维拉帕米的健康受试者使用咪达唑仑时，咪达唑仑的血浆峰浓度加倍，消除半衰期延长。相似的相互作用也见于地尔硫䓬与三唑仑之间。在这种情况下应避免同时使用两类药物或者将苯二氮䓬类药物减量。

15.雷尼替丁可增加三唑仑的生物利用度。

16.葡萄柚汁可能增加三唑仑的生物利用度，增加血浆峰浓度。

【制剂与规格】 三唑仑片：①0.125 mg；②0.25 mg。

【药物储藏和保存】 遮光，密闭保存。

【药学监护】

1.长期用药，服药期间请勿擅自停药，并注意监测肝功能和血常规。

2.肝肾功能损害者，能延长本药半衰期，应注意剂量调整。

3.不建议进行高空或水下作业、驾驶机动车、机械操作等。

4.癫痫患者如突然停药，或可引发癫痫持续状态。

5.用药期间须严格禁酒。

6.有报道称严重抑郁患者使用此类药物可能加重病情，甚至出现自杀倾向，应注意监护、观察，并做好预防措施。

【其他】　三唑仑属一类精神药品，需依照《麻醉药品和精神药品管理条例》等相关法律法规管理。

（五）咪达唑仑（midazolam）

【性状】　本品为白色或淡黄色的结晶或结晶性粉末；无臭无味；遇光逐渐变黄。本品易溶于冰醋酸或乙醇，可溶解于甲醇，几乎不溶于水中。

【药理学】　本品具有典型的苯二氮䓬类药物的药理作用，除了尤为显著的催眠作用之外，还可以产生抗焦虑、镇静、抗惊厥及肌肉松弛作用。在肌内注射或静脉注射本药后，可使患者不能记起血药浓度高峰期间发生的事情，出现短暂的顺行性记忆缺失。本品的作用特点是起效迅速但维持时间短。服药后可缩短入睡时间（一般自服药到入睡只需20分钟），延长总睡眠时间，不影响快波睡眠，次日清晨苏醒后，患者可有轻松、精力充沛、愉快的感觉。本药基本没有耐药性、反跳症状和戒断症状。其安全性高，毒性较小。

本品口服后吸收迅速，0.5～1小时血药浓度达峰值，因通过肝脏的首过效应大，生物利用度为50%；肌内注射后基本完全吸收且迅速，注射后30分钟血药浓度可达峰值，生物利用度为91%。可分布于全身，分布容积为1～2 L/kg，充血性心力衰竭患者的分布容积可增加2～3倍，肥胖患者的分布容积也会增加。此药血浆蛋白结合率为97%，经肝脏代谢或与葡萄糖醛酸结合而失活，最后经肾脏由尿液排出。药物的血药浓度分为两个时相，分布时相的半衰期为10分钟，消除时相的半衰期为1.5～2.5小时，充血性心力衰竭患者的半衰期同样可延长2～3倍。长期用药无蓄积作用，药动学数据及代谢保持不变。

【适应证】　用于治疗失眠症，对入睡困难者更佳；也用于术前、诊断检查前及重症监护患者的镇静，以及全身麻醉诱导及维持。

【用法用量】

1.口服。治疗失眠症，每次7.5～15 mg，睡前服用。术前给药，15 mg口服。

2.肌内注射。用0.9%氯化钠注射液稀释。

3.静脉给药。用0.9%氯化钠注射液、5%或10%葡萄糖注射液、5%果糖注射液、林格液稀释。

4.麻醉前给药。以0.05～0.075 mg/kg的剂量肌内注射，于麻醉诱导前20～60分钟给药，老年患者的剂量酌减；常以5～10 mg（0.1～0.15 mg/kg）用于全麻诱导。

5.对重症监护患者的镇静，先2～3 mg静脉注射，随之0.05 mg/（kg·h）静脉滴注维持。

6.对晚期肝硬化患者，口服给药后生物利用度增加，消除半衰期延长引起清除率下降，故给药量应减少。

【注意事项】

1.本品不能用6%葡聚糖注射液或碱性注射液稀释或混合。

2.肌内注射后可导致局部硬结、疼痛；静脉注射后有静脉触痛。

3.麻醉或外科手术时，10.8%～23.3%的患者呼吸容量和呼吸频率降低，15%的静脉注射患者会发生呼吸抑制。老年人和长期用药者易产生严重的呼吸抑制。超量或静脉注射速度过快可能影响呼吸功能，因此静脉注射时应缓慢给药，一般为每分钟1 mg/ml。器质性脑损伤、严重呼吸功能不全者、老年人或循环系统疾病患者，用药后3小时内留院观察。慎用注射给药。

4.急性酒精中毒时，与咪达唑仑合用可抑制部分生命体征。①患者出现昏迷或休克，有延长低血压的作用；②可使充血性心力衰竭患者的药物半衰期延长，分布容积增加2～3倍；③发生肝损伤。

5.为镇静长期使用后，某些患者可产生精神运动障碍，躯体不能控制地运动或跳动、肌肉颤动，偶有兴奋、不安发生等。故不适于精神分裂症或严重抑郁症患者失眠的治疗。服药12小时内不得驾车或操作机器。慢性阻塞性肺疾病者，由于呼吸抑制可出现严重的肺功能不足。

6.重症肌无力和其他神经肌肉接头病、肌营养不良症肌强直等使用本品可加重症状，慎用。

7.对于慢性肾衰竭患者，咪达唑仑的峰浓度比正常人高，诱导麻醉发生更快，而且恢复延长。

8.本品与中枢抑制药合用时可增强中枢抑制作用，与乙醇合用也可增强本药的作用，故服用本药的前后12小时内不得饮酒及饮用含酒精的饮料。

9.警示语：严禁将本品用于食品和饲料加工。

【禁忌证和禁忌人群】

1.以下情况的人群应禁用该药

（1）对苯二氮䓬类药物过敏的患者。

（2）重症肌无力患者。

（3）严重心、肺、肾功能不全患者。

（4）睡眠呼吸暂停综合征患者。

（5）精神分裂症患者、严重抑郁状态患者。

（6）6个月以下新生儿。

2.妊娠期及哺乳期妇女须慎用此药

（1）孕妇在分娩过程中如应用该药，须特别注意，因单次大剂量注射本品即可抑制新生儿呼吸、减弱其肌张力，使其吸吮无力、体温下降。

（2）哺乳期妇女通常不应用，因咪达唑仑可随乳汁分泌。

【药物不良反应与处理措施】

1.常见的不良反应有镇静过度、嗜睡、头晕、乏力、头痛、共济失调、幻觉、呃逆和喉痉挛。有时也有血压下降的情况。

2.偶尔发生过敏性皮疹、短暂的顺行性遗忘，长期使用可产生身体和精神依赖性；突然停药可引发反跳性失眠。

3.在注射咪达唑仑后可出现疼痛、触痛和血栓性静脉炎。静脉注射后可抑制呼吸及降低血压，极少数的患者可出现呼吸暂停或停止及心搏骤停。

4.老年人或呼吸功能不全者注射后会出现窒息或呼吸抑制。老年受试者仅需要一半剂量的咪达唑仑就可引起与年轻受试者类似的镇静效应。年龄造成了这种药效学上的差异，因此老年受试者服用咪达唑仑对中枢神经系统敏感性增加。

5.对神经系统的影响，一些个别报道中，患者服用苯二氮䓬类药物后出现了锥体外系症状。

6.当给予咪达唑仑后，有严重肾损伤的患者出现了较长时间镇静状态的报道，可能与结合代谢产物的蓄积有关。

7.对体温的影响，有研究报道，母亲在妊娠后使用苯二氮䓬类药物后，新生儿出现体温过低。

8.哺乳。美国儿科学会认为，尽管还不知道咪达唑仑对正在接受母乳喂养的婴儿的影响，但对于正在哺乳期的母亲，使用咪达唑仑应该小心，因为精神药物确实会出现在母乳中，因此可能对婴儿的中枢神经系统功能有着长期和短期的影响。

有报道称，哺乳期妇女第1次或第5次晚上口服15 mg咪达唑仑，于次日早上在乳汁中没有检测到咪达唑仑。其他研究发现，咪达唑仑及其羟基代谢产物能快速地从乳汁中消失，在第4小时已检测不到。配对样本研究发现，咪达唑仑在乳汁和血浆中浓度的比值平均是0.15。

9.肌阵挛。以每小时30～60 μg/kg的速度连续静脉输注咪达唑仑，接受此治疗的102名新生儿中有6名出现了四肢的肌阵挛颤搐。停止输注数小时后，肌阵挛停止并未再复发。在肌阵挛期间，脑电图的记录未检测到有癫痫发作。

10.对精神功能的影响。苯二氮䓬类药物对精神运动性行为影响的实验室检测结果不宜外推用于解释临床中的问题。例如，在老年患者中，手术后认知功能障碍似乎并不与血中苯二氮䓬类药物浓度相关。长期使用苯二氮䓬类药物对大脑的可能影响引起了广泛担忧。一项研究发现，长期服用高剂量苯二氮䓬类药物的患者在涉及视觉空间能力和持续注意的任务中表现不佳。目前尚无证据表明整体智力功能测量（如记忆、灵活性和简单反应时间）受到损害。作者们可能无法从苯二氮䓬类药物撤药对这些改变的影响中得出结论。一项对17名长期苯二氮䓬类药物服用者的研究表明，脑室体积呈剂量依赖性增加。有研究报道称，女性在静脉给予地西泮或咪达唑仑镇静后出现性幻想。这一现象可能与剂量相关。

11. 对性功能的影响。在某些患者中，苯二氮䓬类药物的镇静作用可降低性唤起并造成阳痿。与此相反，如果先前因焦虑而损害性功能，则用药后性功能可得到改善。有研究报道称，有妇女长期使用苯二氮䓬类药物撤药后出现性欲增加及易出现性高潮。

12. 对骨骼肌的影响。一项研究中，2名患者出现了继发于低钠血症的横纹肌溶解症，而使用苯二氮䓬类药物可能造成横纹肌溶解症。在8名出现了与低钠血症相关的横纹肌溶解症的病例当中，5名患者服用了苯二氮䓬类药物。也有报道称静脉滥用替马西泮口服制剂与横纹肌溶解症相关。

13. 依赖性和戒断症状

（1）常规使用苯二氮䓬类药物后时常产生药物依赖，甚至在治疗剂量下短期使用也会如此。药物依赖尤其常见于有乙醇或药物滥用史和具有显著人格障碍的患者。因此，即使用药仅数周，也应在常规使用苯二氮䓬类药物之后逐渐减少用药剂量至完全停用。戒断药物可能需要4周至1年甚至更长时间。关于药物耐受发生的程度，目前尚存争议，但较抗焦虑效应而言，其更常涉及精神运动性行为。患者在苯二氮䓬类药物的治疗剂量下很少出现觅药行为。因其欣快作用，患者常通过静脉注射滥用高剂量地西泮和其他苯二氮䓬类药物。

（2）苯二氮䓬类药物戒断综合征：临床上很难预料患者是否会出现对苯二氮䓬类药物的依赖。危险因素包括高剂量用药、常规持续用药、使用半衰期短的苯二氮䓬类药物、患者具有依赖性人格特质或有药物或酒精依赖史及出现药物耐受。药物依赖的机制尚未明确，可能与γ-氨基丁酸受体下调所致的GABA活性下降有关。

（3）苯二氮䓬类药物戒断症状：包括焦虑、抑郁、注意力不集中、失眠、头痛、眩晕、耳鸣、食欲缺乏、震颤、出汗、易激惹，对躯体、视觉和听觉刺激过敏及味觉异常等感知紊乱，恶心、呕吐、腹痛、心悸、轻度收缩期高血压、心动过速及直立性低血压等。较为少见但更为严重的症状包括肌肉颤搐、混乱性或偏执性精神病、惊厥、幻觉及类谵妄震颤。在苯二氮䓬类药物撤药后，伴有生动梦境的间断性睡眠及增多的REMS可持续数周。

【药物过量与救治】　药理作用的增强是此药剂量过量的主要表现，对中枢的抑制作用从过度镇静直至昏迷、昏睡，精神失常或异常兴奋，还有肌肉松弛作用。通常情况下，对相应的生命体征做好监测即可避免过量情况的发生。

剂量超量严重则会出现昏迷、抑制呼吸循环、反射消失甚至窒息的情况，需采取人工呼吸、循环支持等相应的措施，并加用氟马西尼（苯二氮䓬类受体拮抗剂）来逆转。

【相互作用】　苯二氮䓬类药物与其他具有中枢神经系统抑制特点的药物合用可增加镇静作用或对呼吸与心血管系统的抑制作用。这些药物包括乙醇、抗抑郁药、镇静性抗组胺药、抗精神病药、全身麻醉药、其他催眠药或镇静药及阿片类镇痛药。苯二氮䓬类药物的镇静作用也可被西沙必利增强。与干扰苯二氮䓬类药物代谢的药物共同使用时也可能产生不良反应。苯二氮䓬类药物中经肝微粒体氧化代谢的比经由葡萄糖苷酸结合来清除的药物更易受药动学的影响。

1. 镇痛药。阿司匹林在78名患者中缩短了咪达唑仑诱导麻醉的时间，其可能原因亦为血浆蛋白结合位点的竞争。对乙酰氨基酚并不显著改变地西泮或其主要代谢产物的血浆浓度，只是在4名健康受试者中引起尿浓度的轻微改变。苯二氮䓬类药物（如地西泮、劳拉西泮和咪达唑仑）可以与阿片类镇痛药合用于麻醉或镇痛给药。有研究报道与镇静药合用会产生累加镇静作用，咪达唑仑和芬太尼合用也可引起严重呼吸抑制，而咪达唑仑与芬太尼或舒芬太尼合用时可突然引起低血压。芬太尼可降低咪达唑仑的清除率，这可能是由细胞色素P450同工酶CYP3A引起的竞争性代谢抑制导致的。因此，当咪达唑仑与这类阿片类药物合用时，应进行小心监测并可能需要降低两种药物的剂量。吗啡或哌替啶预治疗可降低地西泮的口服吸收率。这一效应为阿片类镇痛药对肠运动性影响的结果。

2.抗抑郁药。服用氟伏沙明的患者如果需要使用苯二氮䓬类药物，应最好使用具有不同代谢途径的药物。

3.抗癫痫药。卡马西平、苯巴比妥和苯妥英均为肝药代谢酶的诱导剂。因此，在长期接受这些药物治疗的患者中，苯二氮䓬类药物的代谢可能被增强。

4.抗病毒药。非核苷反转录酶抑制剂地拉韦啶和依法韦仑及HIV蛋白酶抑制剂（如茚地那韦、那非那韦、利托那韦和沙奎那韦）可能抑制参与某些苯二氮䓬类药物代谢的肝微粒体系统。长期使用这些蛋白酶抑制剂也可能诱导这些代谢系统，因此药物相互作用可能较复杂而且难以预料。在这种情况下，可能需要实施监测并对苯二氮䓬类药物的剂量进行调整或者应避免联合用药。不应与HIV蛋白酶抑制剂合用的苯二氮䓬类药物包括阿普唑仑、氯氮䓬、地西泮、艾司唑仑、氟西泮、咪达唑仑和三唑仑。

5.口服避孕药，可能抑制苯二氮䓬类药物经氧化代谢途径的生物转化。

6.与降高血压药和利尿降压药合用时，本品可增强其降压作用。

7.与西咪替丁、法莫替丁、雷尼替丁和尼扎替丁合用时，可增高本药的血药浓度，延长半衰期。

8.与普萘洛尔合用时，本药清除减慢，血浆半衰期延长。

9.本药与扑米酮合用时，由于可减慢后者代谢，需调整扑米酮的用量。

10.与左旋多巴合用时，可降低后者的疗效。

11.与卡马西平合用，可缩短其半衰期。

12.与利福平合用，本品的消除增加，血药浓度变小。

13.异烟肼可抑制本品的消除，致血药浓度增高。

14.与地高辛合用时，可增加地高辛血药浓度而致中毒。

【制剂与规格】

1.咪达唑仑片　15 mg。

2.咪达唑仑注射液　①5 mg : 1 ml；②10 mg : 2 ml；③2 mg : 2 ml；④5 mg : 5 ml。

【药物储藏和保存】　遮光，密封保存。本品不宜冷冻贮存以防冻裂。

【药学监护】

1.虽然在同时使用等效剂量的情况下，咪达唑仑和地西泮造成的氧饱和度下降和通气不足的程度相差不大，但是在使用咪达唑仑时，出现镇静时更为突然，因此在使用时应适当谨慎。

2.咪达唑仑的用量应该根据患者的反应谨慎地逐渐增加，并且应留心与剂量增加速度有关的产品介绍。

3.对于同时接受阿片类镇痛药治疗的患者、心肺功能较差的患者、老年人、儿童应更加谨慎小心，用药时应注意监测血压、心肺功能，以低剂量为宜。

4.患有某些慢性疾病、慢性肾衰竭、充血性心力衰竭、阻塞性肺疾病、肝功能受损的体质虚弱的患者需慎用，如若必须使用咪达唑仑时，要减小剂量，加强监测生命体征。

5.咪达唑仑静脉注射时，应时刻准备好抢救设备。

6.与中枢神经系统抑制剂同时应用，可增加抑制作用，故合用时应当减少剂量。

7.合用时可增强乙醇的作用，故用本药后12小时内不得饮用含酒精的饮料。

8.患者在肌内注射或静脉注射咪达唑仑后的3小时内不要离开医院或诊室范围，过后应该在有人陪伴的情况下再离开。用药后12小时甚至更长的时间内，不能驾驶车辆或操作机器。

9.由于全身麻醉诱导术后会出现再睡眠现象，故应保持患者气道通畅。

10.在长期静脉注射咪达唑仑后，突然停药会引起戒断症状，需逐渐减少用量直至停用。

11.过量可出现疲劳、运动失调、健忘，停药后症状可消失。必要时用氟马西尼对抗。

【其他】　咪达唑仑属二类精神药品，需依照《麻醉药品和精神药品管理条例》等相关法律法规管理。

咪达唑仑收录在《国家基本药物目录（2018年版）》中，被归类为神经系统用药中的催眠药和镇静药。

（六）艾司唑仑（estazolam）

【性状】　本品为白色或类白色的结晶性粉末；无臭无味。本品易溶于三氯甲烷和醋酐，可溶解于甲醇，略溶于乙酸乙酯或乙醇中，几乎不溶于水。

【药理学】　艾司唑仑为短效苯二氮䓬类镇静催眠药，有较强的镇静、催眠、抗惊厥、抗焦虑作用，以及较弱的中枢性骨骼肌松弛作用。与硝西泮相比，艾司唑仑的镇静催眠作用要强2.4～4倍。可对中枢神经系统不同部位产生抑制，随着用量的增大，临床表现可自轻度的镇静到催眠甚至昏迷。①具有抗焦虑、镇静催眠作用，与苯二氮䓬受体发生作用，增强中枢神经系统中的GABA受体的功能，对边缘系统的功能产生影响，发挥抗焦虑作用。使NREMS的第4期明显缩短或消失，阻滞激活网状结构，对人体产生镇静催眠的作用。②抗惊厥作用：虽不能阻止中枢神经系统中癫痫病灶的异常放电，但可以抑制此种异常放电的扩散。③肌肉松弛作用：剂量较小时能减少或抑制网状结构对脊髓运动神经元的易化作用，剂量较大时增强脊髓中的突触前抑制，抑制多突触反射。④遗忘作用：在治疗剂量下对记忆通路的建立发生干扰，影响近期事物的记忆，但通常为一过性的。⑤该药能透过胎盘屏障，并可通过乳汁分泌。⑥有成瘾的可能性，少数患者用药还可发生过敏情况。

口服艾司唑仑可快速吸收，血药浓度1～2小时可达峰值，半衰期为10～24小时，使血药浓度达稳态需2～3日。该药血浆蛋白结合率为93%，主要经肝脏CYP3A代谢。经肾排泄，排泄缓慢。可通过胎盘，可分泌入乳汁。

【适应证】

1.用于各种类型的失眠。催眠作用强，口服后20～60分钟可入睡，维持5小时。

2.主要用于抗焦虑、紧张、恐惧及癫痫大发作和小发作，也可用于术前镇静。

【用法用量】　成人常用量：镇静、抗焦虑，一次1～2 mg，一日3次。催眠，1～2 mg，睡前服用。抗癫痫，一次2～4 mg，一日3次。18岁以下儿童，用量尚未确定。

【注意事项】

1.用药期间不宜饮酒。

2.对其他苯二氮䓬类药物过敏者，可能对本药过敏。

3.对本类药耐受量小的患者开始应用时宜选择小剂量，之后逐渐增加剂量。

4.肝、肾功能损害能延长本药的消除半衰期。

5.癫痫患者如突然停药可能导致癫痫发作。

6.精神抑郁严重的患者使用可加重病情，甚至产生自杀倾向，应采取预防措施。

7.避免长期大量使用而成瘾，如长期使用应逐渐减量，不宜骤停。

8.出现呼吸抑制或低血压常提示超量。

9.严禁用于食品和饲料加工。

【禁忌证和禁忌人群】

1.慎用的情况　包括①中枢神经系统处于抑制状态的急性酒精中毒；②心、肝、肾功能受损者；③严重的慢性阻塞性肺疾病；④老年高血压患者、婴儿；⑤有药物滥用或成瘾史者；⑥运动过多症患者；⑦低蛋白血症患者；⑧哺乳期妇女。

2.禁用者　①对本品或其他苯二氮䓬类药物过敏者；②重症肌无力者；③急性闭角型青光眼患者；④妊娠期妇女；⑤新生儿。

【药物不良反应与处理措施】

1.常见的不良反应：轻微乏力、口干、嗜睡、头晕、头胀等，大剂量可有共济失调、震颤。

2.偶可见过敏反应，如皮疹、白细胞减少、肝损伤。

3.个别患者可能发生兴奋、多语、睡眠障碍，甚至幻觉。停药后，上述症状很快消失。

4.长期应用后有轻度的依赖性，停药可引发撤药症状，可表现为忧郁或者激动。

5.首次服用本药有出现过敏性休克等严重过敏反应或血管性水肿的可能。

6.使用本药可能会出现睡眠异常行为的潜在危险，如驾车梦游、梦游做饭或吃东西等潜在危险行为。

艾司唑仑所致上述不良反应应引起广大医护人员的注意，严格掌握本品适应证和禁忌证，用药前应详细询问患者过敏史、用药史，用药后密切观察，发现不良反应应及时停药，及时对症治疗，保证用药安全。

【药物过量与救治】　苯二氮䓬类药物中毒后很快会出现意识损害。深度昏迷或脑干生命功能受严重抑制的其他表现十分少见，常见睡眠样状态，此时可通过适当的刺激短暂唤醒患者。抑制呼吸情况比较少见，心率与心律在没有严重低血压或没有缺氧的情况下维持正常。苯二氮䓬类药物耐受发展很快，焦虑和失眠可在急性药物过量恢复期内发生。有慢性用药史的患者可出现伴有严重惊厥的戒断综合征。

此类药物过量可出现深沉嗜睡、持续地精神紊乱和言语不清、震颤、站立不稳、呼吸短促甚至困难、心动过缓、严重肌无力等症状。如若超量或中毒则应尽早采取措施对症处理，包括催吐、洗胃、呼吸循环系统支持。如有异常兴奋，不能使用巴比妥类药物。苯二氮䓬受体拮抗剂氟马西尼可用于此类药物过量中毒的解救和诊断。

【相互作用】

1.与具有中枢抑制作用的药物合用，可增加对呼吸的抑制作用。

2.与易于成瘾和其他可能造成成瘾的药物合用，成瘾的风险增加。

3.饮酒或者与全麻药、可乐定、镇痛药、吩噻嗪类、单胺氧化酶A型抑制药和三环类抗抑郁药合用时，可彼此增效，应调整用量。

4.与抗高血压药和利尿降压药合用，可使降压作用增强。

5.与西咪替丁、普萘洛尔合用，本药清除减慢，血浆半衰期延长。

6.与扑米酮合用时，由于后者代谢减慢，需调整扑米酮的用量。

7.与左旋多巴合用时，可降低后者的疗效。

8.与利福平合用可增加本品的消除，使本药血药浓度降低。

9.异烟肼抑制本品的消除，可致血药浓度增高。

10.与地高辛合用，可增加地高辛血药浓度而致中毒。

【制剂与规格】

1.艾司唑仑片　①1 mg；②2 mg。

2.艾司唑仑注射液　①1 ml：1 mg；②1 ml：2 mg。

【药物储藏和保存】

1.艾司唑仑片　遮光，密封保存。

2.艾司唑仑注射液 遮光,密闭保存。

【药学监护】

1.对其他苯二氮䓬类药物过敏的患者,也可能对本药过敏。

2.使用本品期间不能饮酒。

3.长期用药时要监测肝肾功能,艾司唑仑的消除半衰期在肝肾功能受损时延长。

4.癫痫患者突然停药可导致癫痫发作,使用过程中应谨慎停药。

5.老年人、幼儿、体弱者可酌情减量。老年高血压患者慎用。老年人对本药较敏感,抗焦虑时开始使用小剂量。注意按需要调整剂量。

6.对本类药耐受量小的患者初用量宜小,然后逐渐增加剂量。

7.避免长期大量使用而成瘾,如长期使用应逐渐减量至停用,不宜骤然停药。

【其他】 艾司唑仑属于第二类精神药品,需依照《麻醉药品和精神药品管理条例》等相关法律法规管理。

艾司唑仑收录在《国家基本药物目录(2018年版)》中,归类为神经系统用药中的催眠药和镇静药。

（七）阿普唑仑（alprazolam）

【性状】 白色结晶性粉末。具多晶型。几乎不溶于水,略溶于乙醇和丙酮,易溶于二氯甲烷,微溶于乙酸乙酯。

【药理学】 本品为苯二氮䓬类镇静催眠药和抗焦虑药。可与中枢神经系统的苯二氮䓬受体（BZR）作用,促进中枢抑制性神经递质γ-氨基丁酸与$GABA_A$受体的结合,促使氯通道的开放,细胞超极化,GABA能神经元介导的突触抑制作用增强,降低神经元兴奋性。BZR可以分为Ⅰ型和Ⅱ两种类型,Ⅰ型受体的兴奋与苯二氮䓬类药物的抗焦虑作用有关,而Ⅱ型受体则与苯二氮䓬类药物的镇静和肌肉松弛等作用相关。本药可抑制中枢神经系统的不同部位,随用量的增加,临床表现可自轻度的镇静变化到催眠甚至昏迷。该药可透过胎盘,也可分泌入乳汁。具有成瘾性,过敏情况发生于少数患者中。口服可完全吸收且迅速,血浆蛋白结合率约为80%。血药浓度在口服1～2小时后达峰值。血药浓度达稳态需2～3日。其$t_{1/2}$为12～15小时,老年人为19小时。本品在肝脏中的代谢产物α-羟基阿普唑仑也具有部分药理活性。可由肾以尿液排泄。本品停药后清除速率快,极少在体内蓄积。

【适应证】 主要用于焦虑、紧张、激动,也可用作催眠或焦虑的辅助用药,也可作为抗惊恐药,并能缓解急性酒精戒断症状。对有精神抑郁的患者应慎用。

【用法用量】 成人用药量:抗焦虑,开始时一次0.4 mg（1片）,一日3次,用量按需递增。一日最大限量可达4 mg（10片）。镇静催眠:一次0.4～0.8 mg（1～2片）,睡前服用。18岁以下的儿童,用量尚未确定。

【注意事项】

1.对其他苯二氮䓬类药物过敏者,也存在对本药过敏的可能。

2.与中枢抑制药合用可增加呼吸抑制作用。

3.对本品耐受性小的患者初始用量应选最小剂量,之后再逐渐增加。

4.呼吸抑制或低血压出现的情况常提示超量。

5.高空作业、驾驶员、精细工作、危险工作慎用。

6.肝肾功能损害者服用本品,能延长半衰期。

7.癫痫患者如果突然停用此药,可导致惊厥或癫痫发作。

8.避免长期大剂量使用而造成依赖;长期使用后不可骤停,应在医师或药师的指导下逐渐减量。

9.具有潜在依赖性，与其他可能成瘾药合用时，成瘾的危险性增加。

10.有报道称抑郁严重的患者用药时可加重病情，甚至有自杀倾向，必要时需采取预防措施。

11.严禁用于食品和饲料加工。

【禁忌证和禁忌人群】

1.禁用于以下人群

（1）妊娠期及哺乳期妇女。

（2）闭角型青光眼患者。

（3）对苯二氮䓬类药物过敏的患者。

（4）青光眼患者、严重呼吸功能不全者、睡眠呼吸暂停综合征患者、严重肝功能不全患者禁用。

2.慎用于以下人群

（1）中枢神经系统抑制状态下的急性酒精中毒患者。

（2）肝肾功能受损患者。

（3）严重慢性阻塞性肺部病变。

（4）重症肌无力患者。

（5）驾驶员、危险精细作业者、高空作业者。

（6）老年患者及肥胖患者。

【药物不良反应与处理措施】

1.较为常见的有头晕、嗜睡、乏力等，大剂量使用时偶可见震颤、共济失调、黄疸、尿潴留。

2.罕见的有皮疹、白细胞减少、光敏。

3.个别患者可发生多语、兴奋、睡眠障碍，甚至幻觉。一旦停药，则上述症状可以很快消失。

4.具有成瘾性，长期应用后突然停药可发生激动或忧郁等表现的撤药症状。

5.少数患者有多汗、口干、视物模糊、心悸、低血压、精神不集中、腹泻或便秘。

【药物过量与救治】 此类药物剂量过量可出现深沉嗜睡、精神紊乱持续、言语不清持续、震颤、站立不稳、呼吸短促甚至困难、心动过缓、肌无力严重。如若超量或中毒则应尽早采取措施对症处理，包括催吐、洗胃、呼吸循环系统的支持。如有异常兴奋，不能使用巴比妥类药物。苯二氮䓬受体拮抗剂氟马西尼可用于此类药物过量中毒的解救和诊断。但需要在专家指导下使用。英国毒物信息系统反对将氟马西尼用于混合药物过量的情况中。

【相互作用】

1.与具有中枢抑制作用的药物合用，可增加对呼吸的抑制作用。

2.与易于成瘾和其他可能成瘾的药物合用，成瘾的风险增加。

3.与乙醇合用会导致毒性相加，禁止同时使用。

4.与全身麻醉药、镇痛药、可乐定、吩噻嗪类、单胺氧化酶A型抑制药和三环类抗抑郁药合用时，能增加彼此的药效，要注意剂量调整。

5.与降血压药和利尿降压药合用，可增强降压作用。

6.与普萘洛尔、西咪替丁合用时，可降低本药清除速率，延长其血浆半衰期。

7.与扑米酮合用时可减慢扑米酮的代谢，注意调整扑米酮的用药剂量。

8.与左旋多巴合用时，可降低左旋多巴的治疗效果。

9.与利福平合用时，本品的消除增加，血药浓度降低。

10.与异烟肼合用时，本品的消除降低，血药浓度增高。

11.可增加地高辛的血药浓度，导致中毒，如与地高辛合用须加强监护。

12.克拉霉素可能增加阿普唑仑血药浓度，应谨慎合用，必须要同时使用时需要医疗干预来减少或避免严重不良反应。

【制剂与规格】

1. 阿普唑仑片　0.4 mg。

2. 阿普唑仑胶囊　0.3 mg。

【药物储藏和保存】　遮光，密封保存。

【药学监护】

1. 长期用药，服药期间请勿擅自停药，如需停药，应在医师指导下逐渐减少药量而停药。

2. 不建议进行高空或水下作业、驾驶机动车、机械操作、精细或危险工作等。

3. 服用本药期间如需同服其他药物，应告知医师。

4. 用药期间避免饮酒。

5. 严格按照说明书或遵医嘱服用药物。

6. 用药开始时或用药期间妊娠或在哺乳期内，应及时告知医师。

7. 当苯二氮䓬类药物用于深度镇静时，一般建议监测心肺功能。

8. 精神抑郁者用本品时可出现躁狂或轻度躁狂，可加重严重精神抑郁病情，甚至有自杀倾向，应采取预防措施。

【其他】　阿普唑仑属第二类精神药品，需依照《麻醉药品和精神药品管理条例》等相关法律法规管理。

阿普唑仑收录在《国家基本药物目录（2018年版）》中，被归类为神经系统用药中的抗焦虑药。

（八）替马西泮（Temazepam）

【性状】　白色的或几乎白色的结晶性粉末。几乎不溶于水；略溶于乙醇；易溶于二氯甲烷。避光。

【药理学】　苯二氮䓬类药物随着剂量的增加，可抑制中枢神经系统不同部位，其临床作用由轻度的镇静增加到催眠直至昏迷。尚未明确本类药的作用机制。通常认为抑制性神经递质γ-氨基丁酸（GABA）的作用被加强，GABA与苯二氮䓬受体发生反应，主要抑制中枢神经各部位的突触前和突触后作用。此类药物主要激动苯二氮䓬受体，是其激动剂。苯二氮䓬受体作为功能性超分子（supramolecular）的功能单位，参与组成苯二氮䓬-GABA受体-亲氯离子复合物。位于神经细胞膜的该受体复合物可调控细胞放电，起调节氯通道的作用。激活GABA受体使氯通道开放，氯离子在神经细胞膜产生流动，超极化突触后神经元，抑制神经元放电，降低神经元兴奋性，减少去极化兴奋性递质。苯二氮䓬类通过增强GABA与GABA受体的结合或易化GABA受体与氯通道的作用，来增加氯通道的开放频率。

苯二氮䓬类还可作用于GABA依赖性受体。①抗焦虑、镇静催眠：GABA是中枢神经系统的抑制性递质，刺激上行性网状激活系统内的GABA受体，可增强抑制和阻断脑干网状结构受刺激后的皮质和边缘性觉醒反应。分子药理学的研究结果提示，减少GABA的浓度能降低苯二氮䓬类药物的镇静催眠作用，而增加GABA的浓度则可增强苯二氮䓬类药物的催眠作用。②遗忘作用：在治疗剂量下，地西泮和劳拉西泮可对建立记忆通道产生干扰而影响短期事物的记忆。③抗惊厥作用：突触前抑制增强，从而抑制皮质、丘脑和边缘系统的痫样病灶能扩散癫痫活动，却不能消除病灶的这种异常活动。④肌肉松弛作用：脊髓多突触和单突触传出通路受抑制。起抑制性神经递质作用的地西泮通过阻断兴奋性突触传递而抑制多突触反射和单突触反射。苯二氮䓬类药物也可能对运动神经和肌肉功能产生直接抑制作用。

【药动学】

1. 替马西泮经胃肠道吸收相当容易，但确切的吸收率依赖于剂型而有不同。其血浆蛋白结合率约是96%，平均消除半衰期是8～15小时或更长。本品主要经尿液排泄，其形式是无活性的葡萄糖苷酸结合物和少量的脱甲基衍生物奥沙西泮（也是结合型）。

2.吸收和血浆浓度。替马西泮的口服剂型包括粉末填充的硬明胶胶囊、液体填充的软明胶胶囊、半固体凝胶填充的软明胶胶囊和一种酏剂等。对于这些剂型的吸收情况尚存在争议。需要注意的是，替马西泮的药动学研究不一定都指明了所使用的剂型。

以胶囊（未说明类型）或酏剂的形式给予80名接受外科手术的患者30 mg替马西泮作为术前用药。在给予任何剂型的药物后30分钟达到平均血浆峰浓度（约800 ng/ml），尽管血浆浓度存在明显的个体间差异。此证据符合前面的建议，即为确保其镇静作用需要血浆浓度等于或大于250 ng/ml。有无焦虑不会影响这些制剂的吸收。

3.分布。口服后1～2小时血药浓度达峰值，半衰期为8～15小时，属中短半衰期药物，多次重复使用本药较少发生蓄积。主要由肾脏排泄，停药后可快速消除。

4.性别差异。使用30 mg替马西泮的17名女性和14名男性的消除半衰期分别是16.8小时和12.3小时，女性的消除半衰期明显长于男性，总清除率女性也较低。在校正了蛋白结合差异后，非结合替马西泮的清除率仍是女性较低，但是年龄对此参数没有明显的影响。这些受试者的年龄或性别对达到血浆峰浓度的时间和分布容积没有影响。

【适应证】 主要用于治疗失眠症，也可用于抗焦虑和手术前给药。

【用法用量】

1.治疗失眠：常用剂量为晚上口服10～20 mg，特殊的情况下，需要的剂量也可多达40 mg。

2.术前用药：常用剂量为术前0.5～1小时口服20～40 mg。英国国家儿童处方集（BNFC）指出，对于1岁及以上儿童，可口服1 mg/kg的剂量作为术前用药，最大总剂量是30 mg。

3.对于老年或虚弱患者，替马西泮应减量后使用，成人常用剂量的一半或更少可能已足够。

【注意事项】

1.替马西泮应避免在已有中枢神经系统抑制或昏迷、呼吸系统抑制、重症肌无力、急性肺动脉瓣关闭不全或睡眠呼吸暂停的患者中使用，慎用于慢性肺动脉瓣关闭不全的患者。对较易发生不良反应的老年或体质虚弱患者也需谨慎使用。在伴有肝肾损伤的患者中则应避免使用。替马西泮的镇静作用在最初用药的几天特别明显，受此影响的患者不要驾驶、高空作业或操作机器。当苯二氮䓬类药物用于深度镇静时，一般建议监测心肺功能。

2.替马西泮不适用于治疗慢性精神病或惊恐、强迫状态的患者。替马西泮引起的去抑制可能促进自杀或攻击性行为的产生，因此，不应单独用于治疗抑郁症或与抑郁相关的焦虑，在具有人格障碍的患者中也应谨慎使用。在伴有器质性脑改变尤其是动脉硬化的患者中须慎用。

3.哺乳。美国儿科学会认为，尽管还不知道替马西泮对正在接受母乳喂养的婴儿的影响，但哺乳期女性使用替马西泮应谨慎，因为药物可能会通过母乳对婴儿的中枢神经系统功能产生长期或短期的影响。使用替马西泮作为睡前镇静的10名母亲中，单次剂量10～20 mg，15小时后在其中1名的乳汁中检测到替马西泮。

4.对肝脏的影响。对于有肝损伤的患者，使用苯二氮䓬类药物都应谨慎。

5.对骨骼肌的影响。一项研究报道中，2名患者出现了继发于低钠血症的横纹肌溶解症，而使用苯二氮䓬类药物可能造成横纹肌溶解症。在8名出现了与低钠血症相关的横纹肌溶解症的病例当中，5名患者服用了苯二氮䓬类药物。也有报道称静脉滥用替马西泮口服制剂与横纹肌溶解症相关。

6.对皮肤的影响。1名老年患者接受了包括替马西泮在内的治疗后出现了弥散性苔藓样药物性皮疹，且持续了5个月，在停用苯二氮䓬类药物10日后得到缓解。也有报道使用过量替马西泮后出现了大疱疹。

【药物不良反应与处理措施】

1.常见的不良反应 低血压、嗜睡、视物模糊等。

2.少见的不良反应　精神错乱、情绪抑郁、头痛、恶心、呕吐、排尿障碍、头晕等。

3.极少数不良反应　中枢抑制包括厌食、平衡丧失、共济失调、震颤、心血管疾病风险增加、呼吸困难,肌肉骨骼不适包括腰酸背痛。特殊感觉如多汗。

4.严重不良反应　精神症状(如复杂的动作行为)、药物成瘾。

5.罕见不良反应　血管神经性水肿等。

【药物过量与救治】　中枢神经系统作用是过量服用替马西泮的表现症状,如嗜睡、神志不清和昏迷、反射减少或反射缺失、呼吸抑制、低血压等。药物过量首先应该停药,如果患者有意识,成人可在使用100 mg以上地西泮或与其等效剂量的其他苯二氮䓬类药物1小时以内口服活性炭,儿童则在摄入1 mg/kg以上地西泮或与其等效剂量的其他苯二氮䓬类药物之后1小时内口服活性炭。或者采取机械方式或催吐剂诱导呕吐。如果患者意识不清须防止误吸,进行洗胃。维持足够的肺通气;使用升压药、利尿药等。必要时可使用苯二氮䓬类药物拮抗剂氟马西尼解救。英国毒物信息系统反对将氟马西尼用于混合药物过量的情况。在涉及与三环类抗抑郁药混合过量或在苯二氮䓬类药物依赖的患者中有可能引发危险,氟马西尼必须在专家指导下使用。

【相互作用】　苯二氮䓬类药物如与其他具有中枢神经系统抑制特点的药物合用则可增加镇静作用或抑制呼吸与心血管系统的。这些药物包括乙醇、抗抑郁药、镇静性抗组胺药、抗精神病药、全身麻醉药、其他催眠药或镇静药及阿片类镇痛药。苯二氮䓬类药物的镇静作用也可被西沙必利增强。与干扰苯二氮䓬类药物代谢的药物共同使用时也可能产生不良反应。主要经肝微粒体氧化作用代谢的苯二氮䓬类药物(如地西泮)可能较那些主要经由葡萄糖苷酸结合作用清除的药物更易受药动学的影响。

1.西咪替丁、口服避孕药、双硫仑和红霉素等可抑制苯二氮䓬类药物经氧化代谢途径的生物转化,但这些药物对替马西泮代谢影响很小,因为替马西泮与葡萄糖醛酸结合代谢。

2.与抗高血压药和利尿降压药合用,可增强降压作用。

3.可增加地高辛的血药浓度导致中毒,如与地高辛合用时,须监测地高辛的血药浓度,并加强监护。

4.可减慢扑米酮的代谢,若与其合用须调整扑米酮的用药量。

5.与普萘洛尔合用,可减慢本药的清除速率,延长其血浆半衰期。

6.与异烟肼合用,因本品的消除被抑制,可增高本药的血药浓度。

7.与利福平合用时,可降低本药的血药浓度。

8.可降低左旋多巴的疗效。

【老年人用药】　在一项小样本研究中发现,对于短期治疗老年患者的失眠,7.5 mg的替马西泮已足够。

【禁忌证和禁忌人群】　孕妇妊娠初3个月不得用本品。严重抑郁症或有潜在抑郁症风险的患者应慎用。

【制剂与规格】

1.替马西泮片　①7.5 mg;②15 mg。

2.替马西泮胶囊　①10 mg;②20 mg。

【药物储藏和保存】　遮光,密闭保存。

【药学监护】

1.服用本品第二日可能会出现嗜睡、头痛、疲倦等"宿醉"现象。用药期间请勿进行驾驶、高空作业及机械作业等高危活动。

2.建议成人短期使用替马西泮(通常为7～10日)治疗失眠。长期大剂量使用易成瘾。应尽可能避免此类情况。

3.长期使用本品后欲停药时，不可骤然停用，请在医师指导下逐渐减小药量。

4.老年人和体弱患者服用大剂量的苯二氮䓬类药物会导致过度镇静、头晕、神志不清或共济失调的风险大大增加，因此，建议将7.5 mg替马西泮作为此类患者的初始剂量。

5.药物过量可导致精神烦躁、呼吸抑制等不良反应，用药期间应注意不良反应，严禁随意加量。

6.服药期间禁酒及含酒精的饮料。

【其他】 替马西泮属第二类精神药品，需依照《麻醉药品和精神药品管理条例》等相关法律法规管理。

（九）地西泮（diazepam）

【性状】 本品为白色或类白色结晶性粉末；无味。易溶于丙酮或三氯甲烷，可溶解在乙醇中，几乎不溶于水。

【药理学】 本品属苯二氮䓬类抗焦虑药，可抑制中枢神经系统的不同部位，因用药剂量逐渐增加，临床表现可从轻度的镇静作用变为催眠甚至昏迷。具有抗焦虑、镇静、催眠、抗惊厥、抗癫痫和中枢性肌肉松弛作用。①抗焦虑作用的特点是选择性强，是氯氮䓬强度的5倍，其机制可能为本药可选择性地与大脑边缘系统作用，与中枢苯二氮䓬受体结合，促进释放GABA或增强突触的传递功能。苯二氮䓬类药物还可作用于具有GABA依赖性的受体，刺激上行性网状激志系统中的GABA受体，中枢神经系统GABA的抑制增强，提高抑制和阻断刺激脑干网状结构后的皮质和边缘性觉醒反应。②本药的用量增大时能诱发入睡，和巴比妥类催眠药相比，本药几乎不影响快波睡眠、呼吸、肝药酶，具有较高的治疗指数，即使大剂量时也不产生麻醉作用，是现今较常用于临床的催眠药。③抗癫痫作用较好，尤其是针对癫痫持续状态疗效显著，70%～80%的癫痫静脉注射后可得到控制，但对小儿阵挛性发作、癫痫小发作的效果不及硝西泮。④中枢性肌肉松弛作用是氯氮䓬的5倍，抗惊厥作用则是氯氮䓬的10倍。

口服可完全快速吸收，生物利用度约76%。血药浓度0.5～2小时达高峰。本品有肝肠循环，长期使用可在体内蓄积。肌内注射时吸收较慢，且不规律。本药属长效苯二氮䓬类药物，血浆半衰期长，为20～50小时，血浆蛋白结合率高达99%，容易穿透血脑屏障。主要经肝脏CYPC19代谢酶代谢，去甲西泮是主要代谢产物，还有替马西泮和奥沙西泮。这些代谢产物都有药理活性，故连续使用可发生蓄积作用。药物经肾脏排泄，能透过胎盘屏障，也可进入乳汁。

【适应证】 焦虑症及各种功能性神经症。失眠，尤其对焦虑性失眠疗效极佳。

【用法用量】

1.成人口服常用量。抗焦虑，一次2.5～10 mg，一日2～4次；镇静，一次2.5～5 mg，一日3次；催眠，5～10 mg，睡前服用；急性酒精戒断，第一日一次10 mg，一日3～4次，以后逐渐减少至一次5 mg，一日3～4次。

2.小儿常用量。不用于6个月以下婴儿。6个月以上小儿，一次1～2.5 mg或按体重40～200 μg/kg或按体表面积1.17～6 mg/m²，一日3～4次，用量根据情况酌量增减。最大剂量不超过10 mg。

3.成人肌内或静脉注射常用量。基础麻醉或静脉全身麻醉，10～30 mg。

4.镇静、催眠或急性酒精戒断，开始10 mg，以后按需每隔3～4小时加5～10 mg。24小时总量以40～50 mg为限。

【注意事项】

1.对任一种苯二氮䓬类药物过敏者，对本药存在过敏的可能。

2.与具有中枢抑制作用的药物合用能增加呼吸抑制。

3.容易成瘾，与其他易于发生依赖性的药物合用时，发生依赖性的可能性增加。

4.地西泮应避免在已有中枢神经系统抑制或昏迷、呼吸抑制、睡眠呼吸暂停、重症肌无力、急性肺动脉瓣关闭不全的患者中使用，慎重用于伴有慢性肺动脉瓣关闭不全的患者。

5.在老年或虚弱患者更易发生不良反应，应慎用地西泮，若必须使用，剂量应减半。

6.肝、肾功能损害者能延长本药清除半衰期，应尽量避免使用。

7.地西泮的镇静作用在用药的最初几日内最强，此时，患者要避免驾驶、高空作业、操作机器。当苯二氮䓬类药物用于深度镇静时，一般建议监测心肺功能。

8.地西泮不适合用于治疗慢性精神病或惊恐、强迫状态的患者。地西泮引起的去抑制可能促进自杀或攻击性行为的产生，因此不应单独用于治疗抑郁症或与抑郁相关的焦虑，在具有人格障碍的患者中也应谨慎使用。

9.在伴有器质性脑改变尤其是动脉硬化的患者中须慎用。在哀伤的情况下，心理调节可能为地西泮所抑制。

10.苯二氮䓬类药物可使脑灌注压和血液氧合作用降低，其降低程度能不可逆地引起颅脑损伤患者的神经损伤。因此，这类患者使用此类药物时应特别提高警惕。

11.许多生产地西泮和其他苯二氮䓬类药物的生产企业建议青光眼患者禁止使用此类药物，但这一禁忌证的机制尚未明确。

12.地西泮与急性卟啉病发作有关，在卟啉病患者中用药被认为不安全。

13.癫痫患者突然停药会有引起癫痫持续状态的可能。

14.避免长期大剂量使用而造成成瘾性，有药物或酒精成瘾史的患者须慎用。长期使用后不可骤然停药，应逐渐减量。

15.对本药耐受量小的患者最初使用时，宜从小量开始。

【禁忌证和禁忌人群】

1.禁用于以下人群

（1）急性闭角型青光眼，未治疗的开角型青光眼。

（2）对本药过敏。

（3）孕妇、妊娠期妇女。

（4）6个月内的新生儿。

2.慎用于以下情况

（1）严重的急性酒精中毒，致中枢神经系统抑制加重。

（2）可加重严重慢性阻塞性肺疾病患者的呼吸衰竭。

（3）可能加重重度重症肌无力病情。

（4）因本药的抗胆碱能效应可使急性或隐性闭角型青光眼病情加重。

（5）注意缺陷多动障碍患者使用本品可有反常反应。

（6）可导致低蛋白血症患者的嗜睡、难醒。

（7）有药物滥用和药物依赖病史者。

（8）可抑制外科或长期卧床患者的咳嗽反射。

【药物不良反应与处理措施】

1.常见不良反应有嗜睡、困倦、头晕、镇静、肌无力和共济失调、震颤。这些不良反应为中枢神经系统受到抑制所致，一般可经继续用药缓解。

2.少见不良反应有头痛、头晕、抑郁、意识障碍、构音障碍、言语不清、性欲改变、视觉紊乱、唾液分泌改变、胃肠功能紊乱、震颤、尿潴留或尿失禁及记忆缺失。

3.皮疹、白细胞减少罕见。

4.少数患者发生多语、兴奋甚至幻觉。个别患者能体验到一种逆转性兴奋作用，这使其可能出现敌对状态、攻击行为。一般停用后以上症状能够消失。

5.血液病、黄疸和过敏反应极少报道。高剂量下胃肠外给药时，呼吸抑制和低血压偶有发生。

6.地西泮的某些静脉内给药制剂可引起疼痛和血栓性静脉炎，用药可致肝酶升高。过量给药可引起中枢神经系统抑制、昏迷或逆转性兴奋。然而，单独用药过量极少导致患者死亡。

7.妊娠初3个月使用地西泮偶与胎儿先天性畸形有关，但目前尚未发现两者的直接联系。妊娠后期使用地西泮与新生儿中毒有关。

8.对内分泌功能的影响。有研究报道，1名男性患者每日服用地西泮达140 mg时出现乳房发育，另有5名男性患者在每日服用地西泮达30 mg时出现该异常。在后者组内，血清雌二醇浓度升高。然而，在连续2周每日服用地西泮10～20 mg的男性患者中，也发现血浆睾酮浓度升高。

9.对视力影响。2名连续多年每日口服地西泮大于等于5 mg的患者出现晶状体浑浊。文献也记载了服用很高剂量（100 mg）地西泮后出现严重视野缺损。

10.对肝的影响。胆汁淤积性黄疸和伴有细胞内胆汁淤积的局灶性肝坏死与地西泮的使用有关。

11.超敏反应。使用地西泮后，超敏反应包括过敏反应非常少见。过敏反应被认为是由用于某些胃肠外制剂赋形剂所致。也有报道称，有患者对地西泮脂乳剂产生过敏反应。

12.局部反应。有研究报道，意外动脉注射地西泮后发生缺血与坏疽。静脉注射后出现局部反应可能为赋形剂所致，含丙二醇的地西泮制剂比含多乙氧基化蓖麻油的制剂更易引起局部反应。地西泮豆油乳或水乳剂较少引起局部反应，也可因地西泮沉淀引起注射部位疼痛和静脉炎。有患者接受静脉注射地西泮出现了动脉痉挛，可能与上臂充气中的套囊的压力导致了地西泮自静脉渗出并进入桡动脉内有关。

13.不良反应的处理措施。苯二氮䓬类药物过量的救治方法主要是对症和支持性治疗。患者只要不过度嗜睡，成人可在使用100 mg以上地西泮或与其等效剂量的其他苯二氮䓬类药物1小时以内口服活性炭，儿童则在摄入1 mg/kg以上地西泮或与其等效剂量的其他苯二氮䓬类药物之后1小时内口服活性炭。不提倡在单独使用苯二氮䓬类药物过量时进行洗胃。苯二氮䓬类药物特异性拮抗剂氟马西尼很少使用并有引发危险的可能，尤其对于涉及与三环类抗抑郁药混合过量或对苯二氮䓬类药物依赖的患者。英国毒物信息系统反对将氟马西尼用于混合药物过量的救治。BNF认为，氟马西尼必须在专家指导下方可使用。

【药物过量与救治】 该药过量时可出现严重嗜睡、精神错乱、言语不清、抖动、蹒跚、心搏减慢、严重乏力、呼吸困难等症状。如超量或中毒，需尽早采取催吐、洗胃、呼吸循环方面支持的措施，需注意若出现异常兴奋，不可用巴比妥类药解救。

【相互作用】

1.地西泮或其他苯二氮䓬类药物与其他中枢神经系统抑制药物合用可增加镇静作用或增加对呼吸与心血管系统的抑制。这些药物包括乙醇、抗抑郁药、镇静性抗组胺药、抗精神病药、全身麻醉药、其他催眠药或镇静药及阿片类镇痛药。苯二氮䓬类药物的镇静作用也可被西沙必利增强。与干扰苯二氮䓬类药物代谢的药物共同使用时也可能产生不良反应。

2.抗抑郁药。地西泮的血浆浓度也可受到氟伏沙明的影响，服用氟伏沙明的患者如果需要使用苯二氮䓬类药物，应最好使用具有不同代谢途径的药物。氟西汀对地西泮有类似作用。

3.抗癫痫药。卡马西平、苯巴比妥和苯妥英钠均为肝药代谢酶的诱导剂。因此，在长期接受这些药物治疗的患者中，苯二氮䓬类药物的代谢可能被增强。

4.抗病毒药。非核苷反转录酶抑制剂地拉韦啶和依法韦仑及HIV蛋白酶抑制剂（如茚地那韦、那非那韦、利托那韦和沙奎那韦）可能抑制参与某些苯二氮䓬类药物代谢的肝微粒体系统，长期使用这些蛋白酶抑制剂也可能诱导这些代谢系统，因此药物相互作用可能较复杂而且难以预料。在这种情况下，可能需要实施监测并对苯二氮䓬类药物的剂量进行调整或者应避免合并用药。不应与HIV蛋白酶抑制剂合用的苯二氮䓬类药物包括阿普唑仑、氯氮䓬、地西泮、艾司唑仑、氟西泮、咪达唑仑和三唑仑。

5.口服避孕药。可能抑制苯二氮䓬类药物经氧化代谢途径的生物转化。

6.可增加地高辛的血药浓度，导致中毒，如与地高辛合用时，需监测地高辛的血药浓度，并加强监护。

7.与左旋多巴合用时，可降低左旋多巴的疗效。

8.可减慢扑米酮的代谢，若与其合用需调整扑米酮的用药量。

9.与普萘洛尔、西咪替丁合用，可减慢本药的清除速率，延长其血浆半衰期。

10.与抗高血压药和利尿降压药合用，可增强降压作用。

11.与异烟肼合用，因本品的消除被抑制，可增高本药的血药浓度。

12.与利福平合用时，可降低本药的血药浓度。

13.与全身麻醉药、乙醇、镇痛药、可乐定、吩噻嗪类、三环类抗抑郁药和单胺氧化酶A型抑制药合用时可增加彼此的药效，须调整剂量。

【制剂与规格】

1.地西泮片　①2.5 mg；②5 mg。

2.地西泮注射液　2 ml：10 mg。

【药物储藏和保存】　遮光，密闭保存。

【药学监护】

1.避免长期大量使用而成瘾，如长期使用需停药时，不可突然停用，要逐渐减少用药量。

2.药物过量可导致精神烦躁、呼吸抑制等不良反应，用药期间应注意不良反应，严禁随意加量。

3.服药期间禁止饮酒及含酒精的饮料。

4.当苯二氮䓬类药物用于深度镇静时，一般建议监测心肺功能。

【其他】　地西泮属于第二类精神药品，需依照《麻醉药品和精神药品管理条例》等相关法律法规管理。

地西泮收录在《国家基本药物目录（2018年版）》中，被归类为神经系统用药中的抗焦虑药。

（十）劳拉西泮（Lorazepam）

【性状】　本品为白色或类白色的结晶性粉末；无臭。在乙醇中略溶，在水中几乎不溶。

【药理学】　本品属苯二氮䓬类药物中的中短效药物，可抑制中枢神经系统的不同部位，随着用药剂量的逐渐增加，临床表现可由轻度的镇静增强到催眠甚至昏迷。本药具有抗焦虑、镇静催眠作用、抗惊厥作用、骨骼肌松弛作用。其作用机制尚未完全明确，普遍认为本药可加强或易化抑制性神经递质GABA的作用，在中枢神经各个部位GABA与苯二氮䓬受体发生相互作用后，抑制突触前和突触后作用。本药是苯二氮䓬受体的激动剂，作为功能性超分子功能单位的苯二氮䓬受体，也是被称为苯二氮䓬-GABA受体-亲氯离子复合物的组成部分。该受体复合物位于神经细胞膜，可调节细胞的放电，控制氯通道的开闭。激活GABA受体，使氯通道开放，氯离子通过神经细胞膜发生流动，超极化突触后神经元，抑制神经元放电。这一抑制结果导致神经元兴奋性降低，使之后的去极化兴奋性递质减少。苯二氮䓬类药物能够增强GABA与GABA受体的结合，或易化GABA受体与氯通道的关联，来增加氯通道开发的频率。苯二氮䓬类药物还可作用于GABA依赖性受体。抗焦虑、镇静催眠作用：通过刺激上行性网状激活系统内的GABA受体，增加中枢神经系统GABA抑制作用，加强抑制和阻断刺激脑干网状结构后的皮质和边缘性觉醒反应。分子药理学方面的研究表明，减少GABA的浓度可使此类药物的镇静催眠作用降低，如增加GABA的合成则能增加苯二氮䓬类药物的催眠作用。根据临床研究，单次服用高剂量劳拉西泮对健康志愿者有中枢镇静作用，未见对呼吸系统和心血管系统的影响。

劳拉西泮口服后迅速吸收，绝对生物利用度为90%。服药后约2（1～6）小时出现血药浓度峰值。口服2 mg劳拉西泮后的血浆药物峰浓度约为20 ng/ml。肌内注射1～1.5小时血药浓度达峰值。劳拉西泮的血浆蛋白结合率约为85%，游离药物在人体血浆中的消除半衰期平均约为12（10～20）小时，由肝脏代谢，经肾脏由尿液排泄。劳拉西泮的3-羟基可迅速与葡萄糖醛酸结合成葡萄糖醛酸盐，从尿中排出。葡萄糖醛酸劳拉西泮在动物实验中未见明显的中枢神经系统作用。给药剂量与劳拉西泮的血浆药物水平呈正相关。没有证据显示服用本药超过6个月可发生过量蓄积。

【适应证】 失眠的短期治疗。

癫痫持续状态（欧洲，国内用咪达唑仑代替），化疗方案加用劳拉西泮预防呕吐。控制乙醇及药物相关激越的治疗。酒精性癫痫。

【用法用量】 由于焦虑或暂时性情景压力引起失眠的患者，每日剂量为2～4 mg，单次口服，通常安排在入睡前给药。

【注意事项】 警告：包括劳拉西泮在内的苯二氮䓬类药物，不论是单独应用或与其他具有中枢抑制剂作用的药物合用，都有发生致命性呼吸抑制的潜在风险。应用包括劳拉西泮在内的苯二氮䓬类药物均可能导致生理和心理依赖性。

1.在包括劳拉西泮在内的苯二氮䓬类药物应用过程中，患者先前已有的抑郁可能出现或加重。

2.呼吸功能不全（如COPD、睡眠呼吸暂停综合征）患者慎用。

3.服用本品者不能驾驶车辆或操纵重要、精细的机器。

4.服用本品可降低对乙醇和其他中枢神经抑制药物的耐受性。

5.通常要求苯二氮䓬类药物的处方量仅为短期应用（如2～4周）。应在延长治疗前重新评价持续治疗的必要性。不推荐本品的长期持续性应用。戒断症状（如反跳性失眠）在短至1周的推荐剂量治疗停药后即有可能出现。应避免本品的突然停药，长期治疗后应逐渐减少用药量。连续服用本品的患者突然停药，会出现戒断综合征的表现（包括头痛、焦虑、紧张、抑郁、失眠、不安、精神错乱、易激惹、出汗、反跳现象、烦躁不安、头晕、非真实感、人格解体、听觉过敏、麻木/肢端麻刺感、对光和噪声的高敏反应、生理触觉/知觉变化、不随意运动、厌食、恶心、呕吐、腹泻、幻觉/妄想、震颤、惊厥、癫痫发作、腹部痉挛、肌痛、激动不安、心悸、心动过速、惊恐发作、眩晕、反射亢进、短期记忆缺失和高热等，对于先前患有癫痫的患者或正在服用抗抑郁药等可降低惊厥阈值药物的患者更常见惊厥/癫痫的发作）。因此需停药时应先减量后再逐渐停药。有证据显示服用本品可产生对苯二氮䓬类药物镇静作用的耐受性。

6.有药物或酒精依赖史的患者使用本药后要加强监护，避免发生依赖性。

7.有些服用本品的患者出现白细胞减少，有些患者的乳酸脱氢酶水平升高。推荐长期用药的患者定期进行血细胞计数检查和肝功能检查。

8.对体弱的患者应酌情减少用量。应经常检查这些患者的情况，按照患者的反应仔细调整其用药剂量；起始剂量不应该超过2 mg。偶有苯二氮䓬类药物应用后出现自相矛盾反应的报告，儿童和老年患者更可能产生这类反应，如发生则应停止用药。

9.肝损伤偶可引起本品清除半衰期的延长。对于肾脏或肝脏功能受损的患者应注意观察。与其他苯二氮䓬类药物类似，劳拉西泮可使肝性脑病恶化。因此有严重肝脏功能不全和（或）肝性脑病的患者应慎用本品，应根据患者的反应仔细调整用药剂量，可能应用低剂量即可。

10.劳拉西泮以每日6 mg/kg剂量给药1年以上可引起大鼠食管扩张，每日1.25 mg/kg（约是人最大治疗剂量每日10 mg的6倍）以下才不引起扩张，只有在首次观察到此现象的2个月内停止给药才可逆转，且这种现象的临床意义目前尚不清楚。然而，劳拉西泮用于长期治疗及用于老年人时要谨慎，同时应时常监测上消化道疾病症状。

11.可能加重原有的抑郁症。应定期重新评估有效性，不建议长期使用。应逐渐减量，避免突然停药。

【禁忌证和禁忌人群】

1.禁用于以下人群

（1）对本药或其他苯二氮䓬类药物过敏的患者。

（2）严重肝损伤的患者。

（3）严重呼吸功能不全的患者。

（4）有睡眠呼吸暂停综合征的患者。

（5）未经治疗的开角型青光眼、急性闭角型青光眼患者。

（6）妊娠早期妇女、小于6个月的儿童。

（7）除非对于妇女的可预期利益超过对于婴儿的潜在危险，否则哺乳期妇女不应服用劳拉西泮。

2.慎用于以下人群

（1）急性酒精中毒患者。

（2）肝肾功能不全患者。

（3）严重慢性阻塞性肺疾病患者。

（4）严重精神抑郁患者。

（5）重症肌无力患者。

（6）有药物滥用或成瘾史者。

（7）低蛋白血症患者。

（8）癫痫病史患者。

（9）注意缺陷多动障碍患者。

（10）老年患者。

（11）同时使用其他神经系统药物，如巴比妥类、吩噻嗪类、抗抑郁药、麻醉性镇痛药等。

【药物不良反应与处理措施】

1.苯二氮䓬类药物的大多数不良反应，包括中枢神经系统作用和呼吸系统抑制作用在内，呈剂量依赖性，更严重的不良反应发生于高剂量应用时。

2.劳拉西泮最常见的不良反应是镇静、眩晕、乏力和步态不稳。年龄的增长可增加镇静和步态不稳的发生率。

3.包括劳拉西泮在内的苯二氮䓬类药物的其他不良反应为疲劳、瞌睡、遗忘、记忆力损伤、精神错乱、定向力障碍、抑郁、抑郁暴露、脱抑制、欣快感、自杀意念/企图、共济失调、虚弱、锥体外系反应、惊厥/癫痫发作、震颤、眩晕、眼功能/视力障碍（包括复视和视物模糊）、构音障碍、发音不清、性欲改变、阳痿、性欲高潮降低；头痛、昏迷、呼吸抑制、呼吸暂停、睡眠呼吸暂停恶化、阻塞性肺疾病恶化；胃肠道症状包括恶心、食欲改变、便秘、黄疸、胆红素升高、肝脏氨基转移酶升高、碱性磷酸酯酶升高；高敏反应、过敏性/过敏样反应；皮肤症状、过敏性皮肤反应、脱发；低钠血症；血小板减少症、粒细胞缺乏症、各类血细胞减少；低温症；自主神经系统表现。可能发生自相矛盾的反应包括焦虑、激动、激越、敌意、攻击性、暴怒、睡眠障碍/失眠、性唤起和幻觉等。可能使血压小幅降低或发生低血压症，但通常无临床显著性，可能与应用劳拉西泮产生的抗焦虑作用相关。

4.困倦、镇静、肌无力和共济失调为使用地西泮后最常见的不良反应。这些不良反应为中枢神经系统受到抑制所致，一般可经继续用药缓解。较少见的不良反应包括眩晕、头痛、意识错乱、抑郁、言语不清或构音障碍、性欲改变、震颤、视觉紊乱、尿潴留或尿失禁、胃肠功能紊乱、唾液分泌改变及失忆。某些患者可能出现敌对状态、攻击行为和失抑制。黄疸、血液病和过敏反应极少报道。高剂量下胃肠外给药时，呼吸抑制和低血压偶有发生。

5.对哺乳的影响。虽然目前还不知道劳拉西泮对正在接受母乳喂养的婴儿的影响，但对于正处于哺乳期的母亲，应谨慎使用，因为抗焦虑药会出现在母乳中，可能会对婴儿的中枢神经系统功能有长期或短期的影响。

单次口服3.5 mg劳拉西泮4小时后，测定母亲乳汁中的游离劳拉西泮浓度为8～9 ng/ml。提示母乳中劳拉西泮的浓度占血浆浓度的15%～26%，母乳中的药物浓度较低，可能不会使母乳喂养的婴儿产生不良反应。

6.局部反应。单次静脉给予40名患者劳拉西泮4 mg，2～3日后3名患者出现局部血栓，7～10日后6名患者出现局部血栓，发生率低于给予地西泮（溶液）后的发生率。

【药物过量与救治】

1.在药品上市后的应用中，劳拉西泮的过量应用主要发生在与乙醇和（或）其他药物的联合用药时。因此，在处理药物过量时应始终谨记患者可能在同时服用多种药物。

2.苯二氮䓬类药物的过量症状通常表现在对中枢神经系统不同程度的抑制上，从嗜睡到昏迷。轻度症状包括嗜睡、思维混乱和自相矛盾的反应、构音障碍和昏睡。更严重的症状：特别是与其他药品或乙醇同时服用时，症状可能包含运动失调、张力减退、低血压、心血管系统抑制、呼吸抑制、催眠状态、1～3度昏迷和死亡。

3.对过量的处理推荐常规的支持疗法和对症治疗：监测患者的生命体征并对患者进行密切观察。不推荐应用催吐治疗。如果给药后不久或对于有症状的患者，可采用洗胃疗法。服用活性炭也可能减少药物的吸收。低血压的不良反应通常用酒石酸去甲肾上腺素注射剂进行治疗，尽管不太可能发生。劳拉西泮的可透析性差。劳拉西泮的非活性代谢产物葡萄糖醛酸劳拉西泮可能具有较高的可透析性。

4.苯二氮䓬受体拮抗剂氟马西尼可以作为住院患者苯二氮䓬类药物过量治疗时的辅助措施，而非作为替代。处方者应该考虑到氟马西尼治疗相关的癫痫发作的危险性，特别是对于长期使用苯二氮䓬类药物的患者和三环类抗抑郁药过量使用的患者。应用氟马西尼前应参考完整的氟马西尼说明书。

【相互作用】

1.与其他苯二氮䓬类药物一样，本药与其他中枢神经系统抑制剂如乙醇、巴比妥类、抗焦虑药、抗抑郁药、抗精神病药、抗惊厥药、镇静性抗组胺药、麻醉性镇痛药和麻醉剂合用时可使中枢神经系统抑制剂的作用增强。

2.劳拉西泮与氯氮平合用可能产生显著的镇静、过量唾液分泌和运动失调作用。

3.酸性药物可增加本药的作用时间，碱性药物可增加本药的排泄。劳拉西泮与丙戊酸盐合用可能导致劳拉西泮的血浆药物浓度增加，清除率降低。当与丙戊酸盐合用时，应将劳拉西泮的给药剂量约降低至原来剂量的50%。

4.劳拉西泮与丙磺舒联合应用时，由于半衰期的延长和总清除率的降低，可能导致劳拉西泮起效更迅速或作用时间延长。当与丙磺舒合用时，需要将劳拉西泮的给药剂量约降低至原来剂量的50%。应用茶碱或氨茶碱可能降低包括劳拉西泮在内的苯二氮䓬类药物的镇静作用。

5.劳拉西泮可增强氯氮平、洛沙平的镇静作用，增多共济失调和流涎。

6.可降低避孕药的作用。

7.与乙胺嘧啶合用，可能增加肝脏毒性。

【制剂与规格】　劳拉西泮片：①0.5 mg；②1 mg；③2 mg。

【药物储藏和保存】　25 ℃以下避光保存。

【药学监护】

1.老年患者通常肝肾功能有所降低，可能对药物更敏感（如镇静作用）。老年患者的剂量选择应谨慎，较低剂量可能已经足够。

2.服药后24小时内不建议进行高空或水下作业、驾驶机动车、机械操作等。

3.按时复诊，复查肝肾功能等指标。

4.与镇痛药合用，可导致血药浓度升高和过度嗜睡。

5.孕妇、哺乳期妇女慎用。

6.不建议大剂量连续服用超过2周。

7.服药期间禁止饮酒和含酒精的饮料。

8.应注意吸烟者的使用剂量要大于不吸烟者。

【其他】 劳拉西泮属第二类精神药品，需依照《麻醉药品和精神药品管理条例》等相关法律法规管理。

劳拉西泮收录在《国家基本药物目录（2018年版）》中，被归类为神经系统用药中的抗焦虑药。

（十一）奥沙西泮（oxazepam）

【性状】 奥沙西泮为白色或类白色结晶性粉末；几乎无臭。几乎不溶于水，微溶于乙醇、三氯甲烷或丙酮，极微溶解于乙醚。熔程：198～202℃，熔融时同时分解。

【药理学】 奥沙西泮是地西泮、氯氮䓬在体内的主要活性代谢产物。药理作用与地西泮、氯氮䓬相似但较弱，对肝功能影响较小，属于短效苯二氮䓬类药物。具有镇静催眠、抗癫痫、抗惊厥、抗焦虑、中枢性骨骼肌松弛和暂时性记忆缺失作用。可作用于中枢神经系统的BZR，加强中枢抑制性神经递质GABA与GABA受体的结合，增强GABA系统的活性。BZR分为Ⅰ型和Ⅱ型，Ⅰ型受体兴奋可产生抗焦虑作用，Ⅱ型受体与镇静和骨骼肌松弛有关。加大奥沙西泮的用量，其临床表现可由轻度镇静转变至催眠甚至昏迷。

本药口服吸收迅速，45～90分钟起效，2～4小时血药浓度达高峰，半衰期为5～12小时，持续至少48小时。主要分布于脏器，其中肝、肾的分布占总量50%以上，血浆蛋白结合率为86%～99%。代谢产物无活性。奥沙西泮与葡萄糖醛酸结合后经尿液排出，少量以原型经粪便排泄，体内蓄积量极少。

奥沙西泮与其他苯二氮䓬类药物相比，主要优势为代谢过程简单、受年龄及肝功能影响较少、半衰期较短、不易在体内蓄积、具有较小的成瘾性等。

【适应证】

1.短期缓解焦虑、紧张、失眠等症状。

2.用于催眠、焦虑伴抑郁状态的辅助治疗。

3.部分患有胃肠道、心血管、呼吸系统等疾病的人群伴发的焦虑症状。

4.辅助治疗癫痫。

5.缓解和控制急性酒精戒断症状。

【用法用量】 本品多为口服剂型。用作抗焦虑时，一次15～30 mg，一日3～4次。年老体弱者初始剂量为一次7.5 mg，一日3次，可根据情况增至一次15 mg，一日3～4次。大量连续使用不可超过2周。用作失眠治疗时，睡前服15 mg（1片）。

【注意事项】

1.患者在服药期间可能会有依赖性、宿醉现象、戒断症状及呼吸抑制作用等，应避免长期规律使用。连续使用不得超过2周。若长期使用，则不能骤然停药，否则可能会引起撤药症状（表现为激动或忧郁）或某些精神疾病复发，应在医师的指导下减药。

2.服药时应避免饮酒。吸烟者的使用剂量较不吸烟者要大。

3.肝、肾功能不全者服用本品可使本药的消除半衰期延长。

4.癫痫患者突然停用本药可能会引发癫痫持续状态。

5. 严重精神抑郁患者使用奥沙西泮可能会加重病情，甚至产生自杀倾向，需采取预防措施。

6. 老年患者的中枢神经系统对本品较敏感，用药酌情减量。

7. 体弱者用药酌情减量。

8. 驾驶员、高空作业者慎用。

【禁忌证和禁忌人群】

1. 禁用　①妊娠期妇女禁用本药。奥沙西泮有致畸可能，妊娠初3个月禁用。妊娠后期用药影响新生儿中枢神经活动。妊娠期长期服用本药可成瘾，使新生儿呈现撤药症状（易激惹、震颤、呕吐、腹泻等）。分娩前及分娩时应用本品可导致新生儿肌张力较弱。②本品可经乳汁分泌，因此，哺乳期妇女禁用。③幼儿中枢神经系统对本药较为敏感。新生儿禁用，6岁以下儿童禁用，6～12岁儿童使用本品的剂量尚未确定。

2. 慎用　①严重的急性酒精中毒者慎用，因本药可加重中枢神经系统抑制。②重症肌无力患者慎用，因服用本品可能加重病情。③急性或隐性闭角型青光眼患者应用本品可能加重病情，因本药具有抗胆碱能作用。④低蛋白血症患者慎用，因服用本品可导致嗜睡难醒。⑤多动症患者服用本品可能会有反常反应。⑥严重慢性阻塞性肺疾病患者慎用，因服用本品可加重呼吸衰竭。⑦外科或长期卧床患者慎用，因服用本品可抑制咳嗽反射。⑧有药物滥用或成瘾史者慎用。⑨肝肾不全者慎用。

【药物不良反应与处理措施】

1. 可致嗜睡、轻微关节痛、乏力、运动失调、震颤，与剂量有关。

2. 精神状况可见兴奋、多语、幻觉，停药后症状消失。

3. 长期服用可产生耐受性与依赖性。

4. 罕见皮疹、乏力、白细胞减少。

【药物过量与救治】　本药过量服用可引发急性中毒，出现严重嗜睡、持续的精神错乱、语言不清、蹒跚、抖动、心搏异常减慢、呼吸短促或困难、严重乏力。若超量或中毒，宜及早对症处理，及时催吐或洗胃并采用呼吸、循环方面的支持疗法，必要时则选用药物治疗（苯二氮䓬受体拮抗剂氟马西尼，氟马西尼可特异性阻断苯二氮䓬类药物与受体结合产生的药理作用，用于苯二氮䓬类药物中毒的解救）。此外，应注意，久服可产生依赖性、成瘾性，停药可出现反跳戒断症状。

【相互作用】

1. 与其他镇静药，中枢神经系统抑制药（巴比妥类、肌松药、镇痛药、麻醉药、抗癫痫药、抗组胺药和可乐定）及三环类抗抑郁药合用时，彼此增效。其中，阿片类镇痛药的用量至少应减至1/2。

2. 与抗高血压药或利尿降压药合用时，可增加其降压效果。

3. 与钙通道阻滞药合用可能使低血压加重。

4. 奥沙西泮能降低口服抗凝药、卡马西平的药效，应注意调整剂量。

5. 异烟肼、西咪替丁、普萘洛尔、口服避孕药和双硫仑能增加奥沙西泮的血药浓度，甚至引发毒性反应，应避免合用。

6. 抗酸药可延长奥沙西泮的吸收。

7. 与其他可能成瘾药合用时，成瘾的危险性增加。

8. 与中枢抑制药合用可增加呼吸抑制作用。

9. 与扑米酮合用可减慢扑米酮的代谢，需调整扑米酮的用量。

10. 与左旋多巴、利福平合用时，疗效均降低。

11. 与地高辛合用，可增加地高辛血药浓度而致中毒。

12. 服用本品时，吸烟或喝酒可增加本药的疗效。

【制剂与规格】　奥沙西泮片：①15 mg；②30 mg。

【药物储藏和保存】　遮光、密封保存。

【药学监护】

1.失眠症患者应每晚临睡前服用本品。

2.服药期间应避免驾驶、操控机器及高空作业。

3.服药期间可能会有依赖性、宿醉现象、戒断症状及呼吸抑制作用，应避免长期规律使用。连续使用不得超过2周。若长期使用，则不能突然停用，有时会引起某些精神疾病复发，应在医师的指导下减药。

4.服药时应避免饮酒。

5.吸烟者的使用剂量较不吸烟者要大。

6.肝、肾功能不全者服用本品可使本药的消除半衰期延长。

7.如在服用其他药物，在使用本药前应详细咨询医师或药师。

8.老年患者的中枢神经系统对本品较敏感，用药时应酌情减量。

9.体弱者用药应酌情减量。

10.该药可引起嗜睡、轻微关节痛、乏力、运动失调、震颤等不良反应，应注意避免对生活的影响。驾驶员、高空作业者慎用。

11.本品可透过胎盘屏障，妊娠初3个月以内用药可导致胎儿畸形；孕妇若长期使用本品可能上瘾，使新生儿出现撤药症状，因此孕妇禁用。

12.本品由乳汁分泌，乳儿可能出现瞌睡、昏迷或体重下降，哺乳期妇女应避免使用本药，如需使用请先咨询医师或药师。

13.6岁以下婴幼儿禁用。如需与其他药物合用，应提前告知医师或药师，以避免药物相互作用。

【其他】　奥沙西泮属于第二类精神药品，需依照《麻醉药品和精神药品管理条例》等相关法律法规管理。

奥沙西泮收录在《国家基本药物目录（2018年版）》中，被归类为神经系统用药中的抗焦虑药。

（十二）硝西泮（nitrazepam）

【性状】　本品为淡黄色结晶性粉末，无臭，无味。略溶于氯仿，微溶于乙醇或乙醚，几乎不溶于水。熔点为226～229℃，熔融时同时分解。

【药理学】　硝西泮为苯二氮䓬类抗焦虑药，可选择性作用于大脑边缘系统，与中枢苯二氮䓬受体结合，从而促进 γ-氨基丁酸的释放，促进突触传导功能，起安定、镇静、催眠作用。本药还有中枢性肌肉松弛作用和抗惊厥作用。其催眠作用近似于生理性睡眠，醒后无后遗效应。

本药口服吸收迅速，服药后30～60分钟起效，2小时即达血药峰浓度，作用可持续6～8小时。生物利用度为78%。血浆蛋白结合率为85%，表观分布容积（V_d）为175 L。半衰期为8～36小时，老年人服用时半衰期约为38小时，有肝病时半衰期延长。经肝脏代谢，主要代谢产物随尿液排出，其余约20%随粪便排出。总清除率（CL）为4 L/h。药物可通过胎盘及乳汁分泌。

【适应证】

1.常用于治疗失眠，特别是睡眠维持障碍。

2.对癫痫小发作、肌阵挛、婴儿肌痉挛也有较好的效果。

【用法用量】

1.催眠　每晚5～10 mg，睡前15～30分钟服用。年老体弱者减半。

2.抗癫痫　一日15～30 mg，分3次服用，一次5～10 mg。

【注意事项】

1.乙醇与硝西泮可相互增加作用效果，服药时应避免饮酒。

2.服药期间不可驾驶、操纵机械或高空作业。

3.长期服用本品不可骤然停药，以免引起惊厥等不良反应。

4.本品可能引起肝损伤或骨髓抑制，需定期检查肝功能与白细胞计数。

5.本品可进入乳汁，哺乳期妇女用药请先咨询医师或药师。

6.老年人用药后容易出现呼吸困难、低血压、心动过缓甚至心搏停止，用药前请先咨询医师或药师，用药期间应密切监测。

【禁忌证和禁忌人群】

1.慎用人群　①肝肾不全者慎用；②急性酒精中毒者；③有药物滥用或成瘾史者；④儿童；⑤急性闭角型青光眼患者；⑥严重慢性阻塞性肺疾病患者；⑦低蛋白血症患者；⑧哺乳期妇女。

2.禁忌人群　①对本药过敏者；②重症肌无力患者；③孕妇禁用，因本品可透过胎盘屏障，有致畸作用；④15岁以下青少年禁用；⑤睡眠呼吸暂停综合征患者；⑥白细胞减少者。

【药物不良反应与处理措施】　常见嗜睡、易激惹、共济失调、眩晕、头痛、便秘、白细胞减少、乏力等。偶见皮疹、肝损伤、骨髓抑制。

【药物过量与救治】　服用本品过量中毒时，可出现昏迷、血压下降、呼吸抑制和心动过缓。应立即催吐、洗胃、导泻以清除药物，并依据病情给予对症及支持治疗。

【相互作用】

1.乙醇与本药可相互增效。用药期间应避免饮酒。

2.与易成瘾或可能成瘾的药物合用可使成瘾的风险增加。

3.与西咪替丁合用可使硝西泮的血药浓度升高。西咪替丁可抑制硝西泮在肝脏的代谢，从而使硝西泮的清除减慢。

4.与普萘洛尔合用可改变癫痫发作的类型和（或）频率。合用时应注意及时调整剂量。

5.与抗高血压药、利尿降压药合用可增强降压作用。

6.本药可减弱左旋多巴的治疗效果。

7.与卡马西平合用可使两者的血药浓度均下降，消除半衰期缩短。机制为肝微粒体酶被诱导。

8.与镇痛药、全麻药、中枢性骨骼肌松弛药、三环类抗抑郁药、单胺氧化酶抑制药、可乐定合用可相互增效。

9.与酮康唑、伊曲康唑合用可使本药的疗效增强，毒性增加。

10.抗酸药可延迟本药的吸收。

【制剂与规格】　硝西泮片：5 mg。

【药物储藏和保存】　避光、密封保存。

【药学监护】

1.失眠症患者服用本品应从小剂量开始服用，每晚睡前服用本品。

2.老年患者应适当减量。

3.该药可引起嗜睡、乏力、轻微关节痛、运动失调等不良反应，应注意避免对生活的影响。服药期间应避免驾驶、操控机器及高空作业。

4.该药可能引起肝损伤或骨髓抑制，需定期检查肝功能与白细胞计数。

5.如需与其他药物合用，应提前告知医师或药师，以避免药物相互作用。

6.本品还可引起皮疹、肝损伤、骨髓抑制等不良反应。长期服用本品可产生耐受性与依赖性，且不可随意停药，以免引起惊厥等不良反应。

7.本品可透过胎盘屏障，有致畸作用，孕妇禁用。

8.本品由乳汁分泌，哺乳期妇女用药请先咨询医师或药师。

（十三）氟西泮（flurazepam）

【性状】　本品为淡黄色结晶性粉末，无臭或几乎无臭，味苦。极易溶于水，溶于氯仿和乙醇。常用其盐酸盐。

【药理学】

1.药效学　氟西泮的催眠作用相比同类药物效果显著，作用更强，是长效的苯二氮䓬类镇静催眠药，可显著减少觉醒次数，大大缩短入睡的时间。

2.药动学　口服氟西泮主要在胃肠道吸收。本药口服后 15～45 分钟起效，0.5～1 小时血药浓度达峰值，7～10 日血药浓度达稳态。可透过胎盘屏障。经肝脏代谢，有明显的首过效应。氟西泮主要代谢产物为有很强药理活性的去烃氟西泮，可经肾脏由尿排泄。去烃氟西泮也可在血液中滞留，从而导致后遗效应。代谢物去烃氟西泮的半衰期为 30～100 小时，对于老年患者来说，其半衰期更长。

【适应证】　适用于各种失眠症，对睡眠障碍、入睡困难、特别是反复发作的失眠效果显著。还可以治疗夜间常醒、需睡眠休息的急慢性疾病，以及早醒及夜惊等。

【用法用量】　成人常规剂量：口服给药一次 15～30 mg，睡前服。老年人剂量：从小剂量 7.5 mg 开始，以后按需调整。身体虚弱者用法用量同老年人。

【注意事项】

1.交叉过敏　对其他苯二氮䓬类药过敏者，对本药也可能过敏。

2.慎用人群　患有严重的精神抑郁症者；肝肾功能不全者；低蛋白血症；有滥用药物或成瘾史者，特别是急性酒精中毒者；严重慢性阻塞性肺疾病患者；哺乳期妇女；重症肌无力伴呼吸困难者。

3.药物对儿童的影响　由于新生儿代谢功能的差异，无法将本品代谢为无活性的产物，加之幼儿的中枢神经系统发育不全，对氟西泮较为敏感，可产生中枢神经系统的持久抑制，安全性不确定，15 岁以下儿童暂不推荐使用本药。

4.药物对老年人的影响　老年人对氟西泮比其他人群更为敏感，更易发生过度镇静、眩晕、精神错乱或共济失调等不良反应，应从小剂量开始，以后按需调整。

5.药物对妊娠的影响　本药可透过胎盘。在妊娠初期 3 个月服用，可致胎儿畸形。美国 FDA 对本药的妊娠分类为 X 类。

6.药物对哺乳的影响　本药可能会泌入乳汁，哺乳期妇女使用应慎重。

【禁忌证和禁忌人群】

1.对苯二氮䓬类药物过敏者。

2.睡眠呼吸暂停综合征患者。

3.孕妇。

【药物不良反应与处理措施】　多见嗜睡，另外，可有站立眩晕、步态不稳的现象，少数人服用后有口干、口苦、胃不适和腹痛现象，偶有低血压、视物模糊、皮疹和感觉过敏。

1.血液系统　可有贫血，还有白细胞减少和粒细胞缺乏症的个案报道。

2.心血管系统　可引起心悸和胸痛。

3.中枢神经系统　可出现头晕、嗜睡、共济失调和晕厥。上述症状在老年患者和虚弱的患者中尤其容易发生。还有可能会引起虚弱、头痛、言语不清、意识混乱、幻觉等，严重者会恐惧、抑郁。

4.消化系统　有报道可引起胃灼热、胃部不适、恶心、腹泻、便秘、胃肠道疼痛和食欲缺乏。也有口干、唾液分泌过多及味觉障碍的个案报道。

5.肝脏　有报道会引起肝酶改变。

6.眼 有报道可出现视物模糊、眼睛灼热感和聚焦障碍。

7.呼吸系统 有报道氟西泮可引起呼吸短促。

8.皮肤 可有皮肤瘙痒、皮疹和潮红。

9.其他 有报道出现过敏反应、耳鸣、多汗等。

【药物过量与救治】 氟马西尼是苯二氮䓬受体的拮抗药，可作为氟西泮过量中毒的解救药物。若发现过量中毒，首先应尽早对症处理，给予呼吸和循环的支持治疗，还可以考虑催吐或洗胃等。

【相互作用】

1.与氟西泮合用具有增强作用的药物有三环类抗抑郁药、镇痛药、全麻药、可乐定等。

2.大环内酯类抗生素（如克拉霉素、红霉素、交沙霉素、罗红霉素、醋竹桃霉素等）可以抑制肝酶对本药的代谢，使其血浆浓度升高。

3.口服避孕药及丙戊酸、异烟肼可减慢本药的代谢，升高本药的血浆浓度。

4.本药可使酮洛芬、苯妥英钠、地高辛的清除率降低，血浆浓度升高。

5.由于肝微粒体酶的诱导作用，氟西泮与卡马西平合用时，半衰期缩短，同时血药浓度也下降。

6.本药与乙醇、尼古丁的相互作用 服用本药时饮酒，可使本药增效。由于烟草中的某些成分具有诱导肝药酶的功效，可加速氟西泮经肝脏的代谢清除。因此，吸烟者需要更大的剂量才能达到与不吸烟者相同的疗效。

7.本药与食物的相互作用。大剂量咖啡因（500 mg，相当于4杯或4杯以上的咖啡）可以干扰抗焦虑作用，但其临床意义尚不确定。

【制剂与规格】

1.氟西泮胶囊 ①15 mg；②30 mg。

2.单盐酸氟西泮胶囊 ①15 mg（以氟西泮计）；②30 mg（以氟西泮计）。

3.盐酸氟西泮胶囊 15 mg。

【药物储藏和保存】 遮光，密封，在干燥处保存。

【药学监护】

1.对本药耐受量小的患者初始剂量宜小。

2.氟西泮的效果在用药第2天或第3天显著，停药后短期内（如第1～2天）仍保持药效。

3.突然停药后要注意可能发生的撤药症状，常见的撤药症状为睡眠障碍。偶有肠道或胃痉挛、肌肉痉挛、恶心或呕吐，部分患者还会伴有精神错乱、异常多汗、颤抖等。长期大量服用本药的患者多会发生严重的撤药症状。

4.用药后应避免立即驾驶、操作机械或高空作业。

5.本药不宜反复多次使用。长期用药可出现耐受性、依赖性、成瘾性。若长期使用本药，停药前应逐渐减量，不要骤停。

6.用药前后及用药时应当定期检查肝肾功能及白细胞计数。

7.本药仅在评估患者睡眠障碍潜在原因后使用，如7～10日后症状未缓解，提示可能存在精神或身体疾病。

【其他】 氟西泮属于第二类精神药品，需依照《麻醉药品和精神药品管理条例》等相关法律法规管理。

（十四）氯硝西泮（clonazepam）

【性状】 本品为结晶性粉末，无味无臭，微（淡）黄色。不溶于水，微溶于乙醇，略溶于氯仿或丙酮。熔点237～240 ℃。

【药理学】 氯硝西泮用于镇静催眠，可以使中枢神经系统的神经细胞兴奋性降低，使神经传导速度下降，从而具有抑制中枢神经系统兴奋性的作用，因此在临床上常使用该药进行抗癫痫、抗焦虑及镇静催眠等。

氯硝西泮作用与地西泮类似，是作用迅速的苯二氮䓬类药物，但氯硝西泮的抗惊厥作用却比地西泮强5倍，其作用机制复杂，可能通过加强突触前抑制而起抗惊厥作用。氯硝西泮口服吸收较好，口服后1～2小时血药浓度即可达到高峰。表观分布容积约为3 L/kg。血浆半衰期为20～49小时。脂溶性高，易通过血脑屏障，口服30分钟生效，药效维持6～8小时。主要通过肝脏CYP3A酶代谢，代谢产物以结合或游离的形式经尿液排出。

【适应证】　失眠和焦虑状态。

【用法用量】　氯硝西泮可能引起依赖性，开始用药推荐以能够控制病情的最小有效剂量起，以后逐渐递增。第一日一次口服0.25～2 mg，以后按需要减少。老年和体弱患者应减量。

【注意事项】　本药属于第二类精神药品，请按照医师处方用药，不可滥用。用药期间不要饮酒，以免增加不良反应。服药后可能出现头晕或嗜睡等情况，请不要从事驾驶和机械操作等需要集中注意力的活动。

【禁忌证和禁忌人群】

1.对氯硝西泮过敏者。

2.有致畸作用，孕妇和哺乳期妇女不宜服用。

3.老年人及幼儿的中枢神经系统对本药异常敏感，用药须在医师的指导下进行。

4.抑郁症患者不推荐使用。

5.患有以下疾病的患者慎用或禁用：①本品可加重严重慢性阻塞性肺疾病患者的呼吸衰竭症状。②肝、肾功能不全患者慎用，青光眼患者禁用。③本品可加重重度重症肌无力患者的病情，故此类患者禁用。④癫痫患儿，多动症者。⑤低蛋白血症时患者使用本药易导致嗜睡或难醒。

【药物不良反应】　常见有嗜睡、头晕、乏力、眩晕、神经过敏易激惹、共济失调及行为障碍；偶有焦虑、抑郁状态、思维不集中、极度疲乏等。长期服药可致性功能异常，体重增加。发生不良反应时应在医师的指导下逐渐减量或停药，然后换用其他治疗药物。

【药物过量与救治】　本品过量中毒应尽早对症处理，若出现呼吸短促、心搏异常减慢、抖动、语言不清、精神错乱等，可给予催吐、洗胃，或者呼吸循环等其他支持疗法。苯二氮䓬受体拮抗剂氟马西尼可用于本品过量中毒的诊断和解救。若中毒患者异常兴奋时，不能用巴比妥类解救。

【相互作用】

1.与具有中枢神经抑制作用的降压药、中枢神经系统抑制药、阿片类镇痛药、单胺氧化酶抑制药合用时，可增强中枢神经的抑制作用。

2.同时服用三环类抗抑郁药，中枢神经抑制作用大大增强，大量合用时可降低惊厥阈，降低本药的抗惊厥效应。

3.本药可降低左旋多巴的作用。

4.与卡马西平合用，两药的代谢均加快，血药浓度均降低。

5.西咪替丁可降低本药及其他通过硝基还原作用代谢的苯二氮䓬类药物的清除率。

6.本药可降低地昔帕明的稳态血药浓度水平。

7.与丙戊酸钠合用，部分患者可见失神持续状态。

8.本药与氯氮平合用可增加伴有呼吸停止和（或）心脏停搏的危险。

【制剂与规格】　氯硝西泮片：2 mg。

【药物储藏和保存】　遮光，密封，在干燥处保存。

【药学监护】

1.苯二氮䓬类药物使用不宜超过3个月，长期连续使用会造成药物滥用和依赖，产生耐药性，应尽量避免长期使用同一种药物。

2.本类药物不宜突然停药,否则会产生反跳现象。

3.在服用镇静催眠药期间不宜饮酒或食用含有酒精的食物,这是因为乙醇可使睡眠增强,使眩晕、乏力等不良反应加重。在使用氯硝西泮时要注意,严重的急性酒精中毒的患者不可以使用本药,否则会加重中枢神经系统抑制;有重度肌无力的患者也不可以使用本药,否则会有加重病情的可能;如果患者有低蛋白血症,服用本药后会出现嗜睡、难醒的情况;多动症的患者用药后可能会出现一些反常的反应,有心脏病、肝病、肺部疾病及肾病的患者也不可随意使用此药。

4.合用苯二氮䓬类药物和阿片类药物可能导致深度镇静作用、呼吸抑制、昏迷及死亡。若替代治疗疗效不足,可作为患者备用的合并药物。将剂量与疗程限制在所需的最小值,并密切追踪患者呼吸抑制及镇静作用的体征和症状。

5.镇静催眠药容易降低患者的注意力,因此服药后应注意避免立即驾驶、高空作业及操纵机器。

6.孕妇禁用氯硝西泮,本品有致畸性。

7.氯硝西泮可分泌进入乳汁,禁用于哺乳期妇女。

8.儿童,尤其是幼儿,各系统未发育完全,本品对神经和躯体发育的影响尚未确定,故儿童应慎用。

9.禁用于新生儿。

10.氯硝西泮是种药效很强的镇静催眠药,主要用于手术之前的镇静或治疗各种原因导致的失眠多梦、神经疼痛的病症,也可用作静脉麻醉药。

11.本药有很强的肌肉松弛作用,可以和多种药物搭配协同使用,对神经紊乱类疾病的改善有非常显著的疗效。神经过度紧张的人也可以适量服用,有镇静安神的作用。

【其他】 氯硝西泮属于第二类精神药品,需依照《麻醉药品和精神药品管理条例》等相关法律法规管理。

(十五)唑吡坦(zolpidem)

【性状】 白色刻痕包衣片,除去薄膜衣后显白色或类白色。薄膜包衣里为白色或类白色无臭结晶粉末,其略有引湿性。本品在甲醇中略溶,在水和乙醇中微溶,在三氯甲烷和二氯甲烷中几乎不溶。在0.1 mol/L盐酸溶液中溶解。本品的熔点为196 ℃,分解后熔点为195 ℃。密度为1.12 g/cm³。

【药理学】 作用机制:唑吡坦为新一代非苯二氮䓬类镇静剂,为咪唑吡啶类结构,作用类似苯二氮䓬,自上市以来,已有逐渐取代苯二氮䓬的趋势。唑吡坦选择性地作用于苯二氮䓬受体GABA$_A$受体的一部分,增加GABA的传递,调节氯通道,表现为镇静催眠作用。其并不如苯二氮䓬类药物对GABA受体有高度亲和力,但其具有高度的选择性,可选择性地与苯二氮䓬Ⅰ型受体β$_2$或ω$_1$受体结合,而对ω$_2$、ω$_3$受体亚型的亲和力较低。唑吡坦也为ω$_1$受体亚型的完全激动剂,具有高内在活性。唑吡坦的药效学活性类似于其同类化合物:抗焦虑、肌肉松弛、抗惊厥、镇静、催眠等,其中,镇静催眠活性较强,抗焦虑、抗惊厥和肌肉松弛的作用较弱。

唑吡坦可有效缩短入睡时间,并减少夜间觉醒的次数,改善睡眠质量,在推荐剂量时,唑吡坦不影响异相睡眠总持续时间(快速眼动睡眠),研究证明,较大剂量唑吡坦可延长Ⅱ期睡眠和深睡眠(Ⅲ期和Ⅳ期),具有较强的镇静、催眠作用。

起效时间:起效时间快,服药后30分钟起效。该药在血中的半衰期约为2.5小时,血药浓度达峰值作用可维持6小时。

药动学:胃肠道吸收快,血浆浓度达峰时间0.5 ~ 3小时,绝对生物利用度70%,进食会降低其吸收率和吸收程度。蛋白结合率约92%,可进入乳汁,分布容积0.54 kg/L。在肝脏经过首过效应,成为无活性代谢物,主要被细胞色素P450同Ⅰ酶CYP3A4代谢。该药以无活性代谢产物的形式经尿液和粪便排泄，消除半衰期2～4小时。

【适应证】　本品主要用于偶发性、暂时性严重睡眠障碍的治疗及失眠症的短期治疗，也可作为慢性失眠治疗的首选药。唑吡坦也常用于其他疾病合并失眠的治疗。有研究证明唑吡坦与帕罗西汀联合可治疗抑郁症合并失眠，临床研究表明两者联合应用能改善患者抑郁程度、失眠状况，安全性较高。急性脑卒中后失眠较为常见，临床表现为早醒、难以入睡，酒石酸唑吡坦片对急性脑卒中后失眠的治疗效果确切，可有效改善患者神经功能、睡眠质量，提升日常生活能力，无明显不良反应。对急进高原的健康人群，唑吡坦能安全有效地改善高原睡眠障碍。

【用法用量】　唑吡坦为口服给药，一般成人的常用剂量为一日10 mg，在临睡前或上床后服用。本品为第二类精神药品，服用时通常应使用最低有效剂量，不得超过最大治疗剂量（10 mg）。

（1）特殊人群：老年患者的口服剂量应当减半（5 mg），一日剂量不得超过10 mg。目前缺乏唑吡坦用于儿童的相应临床研究，有效性和安全性尚不明确，因此本品不应用于18岁以下的患者。

（2）肝功能受损人群：在肝功能受损的患者中，唑吡坦的清除和代谢会降低，特别是老年患者，因此肝功能受损的老年人应当慎用本品。而在肝功能受损的成年人（65岁以下）中，若需使用本品，需要减少剂量。

（3）给药疗程：唑吡坦治疗时间应尽可能短，包括逐渐减量期，最长不超过4周。对于偶发性失眠患者一般治疗疗程为2～5天，暂时性失眠一般疗程为2～3周。服药时间需要超过4周的患者，必须谨慎评估后再考虑调整治疗方案。

（4）服药与进食：空腹或餐后服用均可。

【注意事项】　唑吡坦含乳糖，先天性半乳糖血症、乳糖酶缺乏症、葡萄糖或半乳糖吸收不良综合征的患者禁止使用；唑吡坦可抑制呼吸动力，呼吸功能不全的患者使用唑吡坦时应谨慎观察，禁用于睡眠呼吸暂停综合征的患者。酒精中毒或其他药物依赖病史的患者使用唑吡坦需特别谨慎。使用催眠药物之前，应该尽可能确定失眠的原因，对其病因进行治疗。经过7～14日治疗不能减轻失眠症时，说明可能存在原发性精神或机体异常，应当对诊断重新进行评估。唑吡坦类催眠药不推荐用于精神疾病的初始治疗，服用唑吡坦可能引起顺行性遗忘，建议患者确保7～8小时的睡眠时长。

唑吡坦依赖性的风险随着剂量和治疗时间的增加而升高，有酗酒史者风险更大，一旦产生依赖性，停药会出现头痛、肌肉痛、极度焦虑紧张、烦躁、兴奋和谵妄等戒断症状，或失眠症反弹，故应逐渐减少剂量。患者应当了解可能发生反跳现象，这样在停用药物时一旦出现这些症状，可以减少焦虑。服药期间禁止饮酒，避免驾车和操纵机器。

尽管已经证实唑吡坦与SSRI临床上无显著的药物相互作用，但由于该类患者可能出现自杀倾向，因此在有抑郁症症状的患者中也应该慎用，如若必须使用，应提供合理的最小剂量唑吡坦，以避免患者有意地过量用药。在使用唑吡坦期间可能使原先已有的抑郁症暴露。因为失眠可能是抑郁症的一个症状，所以如果失眠症持续，应对患者重新评估。

本药可致嗜睡和意识水平降低，患者（尤其是老年患者）发生跌倒的风险较高，服药期间应警惕跌倒发生风险。

【禁忌证和禁忌人群】

1.禁忌证　对唑吡坦或其中任何一种成分过敏；严重呼吸功能不全；严重、急性或慢性肝功能不全（有肝性脑病风险）；肌无力；睡眠呼吸暂停综合征。

2.慎用人群　有乙醇和药物滥用史者；有半乳糖血症及葡萄糖或半乳糖吸收不良综合征或乳糖酶缺乏症的患者；18岁以下儿童、妊娠期妇女、哺乳期妇女，有妊娠晚期妇女使用本药（尤其是与其他中枢神经抑制药联合使用时）导致新生儿严重呼吸抑制及妊娠期妇女使用镇静催眠药导致新生儿肌肉松弛的报道。此外，使用镇静催眠药的妊娠期妇女分娩的新生儿有发生戒断症状的风险，妊娠期妇女仅在利大于弊的情况下方可使用本药。本药可随乳汁排泄（占给药量的0.004%～0.019%），哺乳期妇女应慎用本药。

3.特殊疾病状态 原发性抑郁症患者。有此类患者使用镇静催眠药后出现抑郁恶化、自杀意念及自杀行为（包括自杀死亡）的报道，且因其本身可能存在自杀倾向，故可能需要给予保护措施。

【药物不良反应与处理措施】 研究表明不良反应的发生与唑吡坦具有剂量相关性，尤其是对于某些中枢神经系统事件。在入睡前即刻服用唑吡坦或者入睡时服用唑吡坦可以减少剂量相关不良反应的发生。

服用唑吡坦出现的不良反应可分为免疫系统异常、精神异常、神经系统异常、眼部异常、胃肠道异常、肝胆异常、皮肤和皮下组织异常、肌肉骨骼和结缔组织异常等。常见的不良反应：嗜睡、头痛、头晕、顺行性遗忘；恶心、腹泻、呕吐、腹痛；上呼吸道感染和下呼吸道感染；疲劳。少见的不良反应：意识错乱状态、易激惹；复视、呼吸系统、胸部及纵隔异常。未知的不良反应：首次服用初期可能出现过敏性休克和血管性水肿；不安、妄想、行为异常、睡行症、依赖性（停止治疗后可能发生停药症状或反跳反应）、性欲异常；肝酶增高；意识水平下降；呼吸抑制；皮疹、荨麻疹、多汗症；步态障碍、跌倒（主要发生在老年患者和不按照处方服用唑吡坦的患者中）。

唑吡坦作为新型非苯二氮䓬类药物，不良反应相对较少，目前在临床上广泛用于镇静催眠的治疗。临床研究报道本药常见的不良反应是精神系统不良反应，如嗜睡、昏迷等。对于此常见的不良反应可采用醒脑静和纳洛酮对症治疗，严重者可进行血液透析和血液灌流。服用本药还有少量幻视、不宁腿综合征、性欲异常、睡行症等不良反应，这些不良反应的临床研究较少。医师或药师需了解并警惕唑吡坦相关不良反应的发生。

【药物过量与救治】 本药服用过量后可导致意识障碍、嗜睡、轻度昏迷等意识损伤，甚至可致患者死亡。当患者服用药物过量时，应采用对症和支持治疗措施。可采取洗胃、输液等方法进行治疗。同时对患者的血压、呼吸、心率等体征进行监测。如果胃排空无效，应给予活性炭减少吸收。出现严重症状时可以考虑使用氟马西尼，同时应警惕氟马西尼可能促发的癫痫。

【相互作用】 食物可使本药的曲线下面积（AUC）、药物峰浓度（C_{max}）下降，达峰时间延长，不应随餐或餐后即刻使用本药。唑吡坦和乙醇同时服用会发生相互作用，可能会导致患者的镇静作用增强，患者在服用唑吡坦时应禁忌喝酒。

1.其他CNS抑制剂（如苯二氮䓬类药物、阿片类、三环类抗抑郁药） 本品与CNS抑制剂会发生相互作用。该类药物与唑吡坦合用时可能会使中枢抑制作用加重。处理措施：不推荐联合使用，联合使用时有必要降低本药或合用药物的剂量。

2.细胞色素P450（CYP）3A4抑制剂（如酮康唑）及诱导剂（利福平） P450抑制剂可能加强唑吡坦的药物活性。唑吡坦通过P450酶代谢，主要是CYP3A4和CYP1A2。与CYP3A4抑制剂同时给药时，唑吡坦的消除半衰期延长，药物AUC增加。与CYP3A4诱导剂同时给药时，唑吡坦的药效学降低。联合使用时须考虑调整给药剂量。

3.氯丙嗪 本品与氯丙嗪合用可降低警觉及精神运动能力。

4.丙米嗪 单剂本药与丙米嗪合用，丙米嗪的血药峰浓度可降低20%，对降低警觉有相加作用。

5.舍曲林 本品与舍曲林联用时会使唑吡坦血药峰浓度显著升高43%，达峰时间显著降低53%。

6.氟西汀 多剂本药与氟西汀合用，可见本药半衰期延长17%。

为了避免药物间的相互作用，对于正在服用的药物，特别是抑制神经中枢的药物及含有乙醇的药物，均须告诉医师或药师，进行剂量调整或改变服药方式或者停药，以确保患者用药安全，避免不必要的伤害。

【制剂与规格】 目前唑吡坦制剂包括以下品种。

1.酒石酸唑吡坦片 ①5 mg；②10 mg。

2.酒石酸唑吡坦分散片 10 mg。

3. 酒石酸唑吡坦口腔崩解片　①5 mg；②10 mg。

4. 酒石酸唑吡坦胶囊　①5 mg；②10 mg。

5. 酒石酸唑吡坦舌下片　①1.75 mg；②3.50 mg；③5 mg；④10 mg。

6. 酒石酸唑吡坦口腔喷雾剂　每喷5 mg。

7. 酒石酸唑吡坦缓释片　①6.25 mg；②12.5 mg。

【药物储藏和保存】

1. 片剂、分散片、口腔崩解片　避光，密封保存。

2. 胶囊　遮光，密封，于阴凉（不超过20 ℃）干燥处保存。

3. 舌下片　20～25 ℃（15～30 ℃）干燥处保存。

4. 口腔喷雾剂　20～25 ℃（15～30 ℃）保存，不得冷冻。

5. 缓释片　15～25 ℃（不超过30 ℃）保存。

【药学监护】

1. 特殊人群用药监护

（1）妊娠期用药：唑吡坦用于妊娠期患者的数据基本上没有或者非常有限。有报道在妊娠后期唑吡坦与其他中枢神经系统抑制剂同时使用会发生严重的新生儿呼吸抑制。孕妇在妊娠期间服用唑吡坦可能出现新生儿戒断综合征，母亲在妊娠后期长期使用镇静剂/催眠药后生的婴儿可能产生身体依赖，在产后阶段可能有发生停药综合征的风险。如果育龄期女性使用该药，应该告知患者在计划或者可能妊娠时应与医师讨论有关停药的事宜。不建议在母亲哺乳时使用唑吡坦，因为乳汁中会泌入少量唑吡坦。

（2）老年人或肝功能不全患者：唑吡坦对于老年患者和肝功能不全患者具有血浆峰浓度增高、半衰期延长的特点。故对老年人或肝肾功能不全者宜从小剂量（5 mg）开始，对首次服药的患者须格外关注，谨慎使用。

2. 鼓励患者尽量做到饮食规律及睡眠规律，睡前适当地运动，放松自我，但运动量不宜过大，在无药物治疗的情况下对自己的睡眠进行改善。

3. 给患者使用唑吡坦前须仔细询问既往史，如之前是否使用过本药、对本药是否过敏，以及饮酒史等，以避免不必要的危险发生。同时也需警惕是否在同时使用可能会与唑吡坦发生相互作用的药物。医师或药师还需监测患者用药的剂量及疗程，剂量过大易造成患者出现不良反应，疗程过长易产生耐受，长期服用后停药时须逐步减量至停药。若呼吸功能不全者、重症肌无力患者、有乙醇和药物滥用史者、对本药过敏者、睡眠呼吸暂停综合征患者不慎服用唑吡坦，医师须及时对患者进行抢救，采取对症治疗，同时密切关注患者的呼吸、心搏等，给予特殊监护。

【其他】　唑吡坦属于第二类精神药品，需依照《麻醉药品和精神药品管理条例》等相关法律法规管理。

唑吡坦收录在《国家基本药物目录（2018年版）》中，被归类为神经系统用药中的催眠药和镇静药。

（十六）佐匹克隆（zopiclone）

【性状】　本品为白色至淡黄色结晶性粉末，无臭、味苦。在氯仿或二氯乙烷中易溶，在甲醇或二甲基甲酰胺中略溶，在乙醇中微溶，在乙醚或异丙醇中极难溶，几乎不溶于水。本品的熔点为175～178 ℃。

【药理学】

1. 作用机制　佐匹克隆中包含左旋佐匹克隆和右旋佐匹克隆。左旋佐匹克隆几乎没有药理作用，右旋佐匹克隆具有治疗失眠的效果。佐匹克隆是非苯二氮䓬类镇静催眠药物，是ω1受体亚型的选择性激动剂。为短效催眠药，起效迅速，可增加总睡眠时间，延长2期、3期、4期睡眠。佐匹克隆为环吡咯酮类结构，其为$GABA_A$受体复合物，通过增强 GABA 作用引起中枢抑制效应。本药于1987年上市，具有"第三代镇静催眠药"之称，其作用于苯二氮䓬受体。佐匹克隆为速效催眠药，能延长睡眠时间，减少夜间觉醒和早醒次数，提高睡眠质量，较苯二氮䓬类药物更理想，且无成瘾性和耐受性，次晨残余作用低。

2.药动学　佐匹克隆口服后吸收迅速，1.5～2小时血药浓度达峰值，生物利用度约80%，药物吸收不受给药时间和重复给药的影响。健康人的分布容积为100 L/kg，血浆蛋白结合率较低，约为45%，药物迅速由血管广泛分布至全身。半衰期为5～6小时，主要经P450酶系统生物转化为低活性 N-氧化物和无活性的 N-去甲基佐匹克隆，然后经脱羧基作用转化为无活性代谢产物。主要经肺排出（约占剂量的50%），其余经尿液以药物原型和代谢产物排出，仅4%～5%的以原型随尿排出。

【适应证】　佐匹克隆具有镇静、催眠、抗焦虑、肌肉松弛和抗惊厥等作用，作用较快，主要是用于睡眠障碍的短期症状缓解。由于其对呼吸系统的抑制作用较小，不影响次晨的精神活动和动作的灵活性，还可用于手术前焦虑导致的失眠。

佐匹克隆可用于各种失眠症。有研究报道佐匹克隆能有效降低1级高血压合并睡眠障碍患者的血压，其作用机制可能与降低肾素-血管紧张素-醛固酮系统活性相关。文献报道佐匹克隆对于恶性肿瘤相关失眠有显著改善作用，但对于恶性肿瘤患者的焦虑目前无治疗作用。研究表明，对中晚期阿尔茨海默病性痴呆伴发慢性心力衰竭的患者采用小剂量佐匹克隆治疗效果显著，而且安全性较高。

【用法用量】

1.常规剂量　对于治疗失眠者，佐匹克隆的最佳剂量是7.5 mg口服，在睡前30～60分钟给药，通常起始剂量是睡前口服3.75 mg，用于帮助睡眠困难的患者。

2.老年人剂量　老年人临睡前口服3.75 mg，必要时口服7.5 mg。

3.肝肾功能不全者剂量　肝功能或肾功能减退患者口服3.75 mg为宜，睡前服用，必要时可增加至7.5 mg。

4.呼吸功能不全者　应适当调整剂量，需根据患者实际情况进行剂量调整，用药个体化。

【注意事项】　重症肌无力患者用药时需注意监护，呼吸功能不全和肝肾功能不全者应适当调整剂量。用药过程中绝对禁止摄入含酒精的饮料，因为酒精会增加严重不良反应的风险，如呼吸困难等。连续用药时间不宜过长，突然停药可引起停药综合征，如下腹绞痛、激动、混乱、腹泻、极度焦虑、头痛、过敏、记忆障碍、肌肉疼痛、神经质、不安定、紧张、战栗、呕吐及失眠反弹等睡眠问题。

严格按医嘱服用药物，服药次数及剂量不能过量，以免引起危险，服药后12小时内不宜操作机械及驾车。15岁以下儿童不宜使用本药。

【禁忌证和禁忌人群】

1.禁忌证　口服佐匹克隆应禁忌酒、辛辣刺激食物、生冷食物、膨化食品、碳酸饮料、咖啡等；禁止服用可能与佐匹克隆发生相互作用的药物。

2.禁忌人群

（1）对佐匹克隆或其中的任何成分过敏者。

（2）重症肌无力患者：肌无力是一种影响神经肌肉传递的自身免疫性疾病，主要表现为肌肉无力，活动后加重，佐匹克隆具有肌松作用，当用于重症肌无力患者时，会加重患者的肌松症状。

（3）严重肝病患者：患有严重肝病的患者其机体代谢能力差，使佐匹克隆的半衰期延长，易造成药物蓄积，从而出现药物中毒。

（4）失代偿的呼吸功能不全者。

（5）重症睡眠呼吸暂停综合征患者。对于失代偿的呼吸功能不全者和患有重症睡眠呼吸暂停综合征的患者，佐匹克隆对呼吸系统具有一定抑制作用，口服佐匹克隆时易引起呼吸衰竭，造成患者死亡，因此上述患者禁止使用佐匹克隆。

【药物不良反应与处理措施】 偶见嗜睡、口干、口苦、肌无力、醉态，有些人易受刺激或精神错乱、头痛、乏力等。长期服药后突然停药会出现戒断症状，可能有较轻的激动、肌痛、震颤、反跳性失眠及噩梦。服用佐匹克隆后还会出现跌倒风险。

用佐匹克隆治疗期间，患者在日间可能会焦虑或不安，一般老年人较常见。该药会影响注意力和警觉性，尤其是老年人和脑损伤患者。正常剂量的佐匹克隆还会出现不同严重程度的健忘症。65岁以上的老年人更有可能出现不良反应，如嗜睡、头晕或协调障碍，也有罕见痉挛、神志不清、肌肉颤抖等。近年来报道了 1 例佐匹克隆治疗失眠后出现谵妄。患者服用佐匹克隆时应了解罕见的并发症。1 例患者口服佐匹克隆后出现了深昏迷、低血压，出现相关不良反应须进行心电监护、吸氧、留置导尿管，建立静脉通路，同时给予低分子右旋糖酐、多巴胺静脉滴注，维持血压。

佐匹克隆可能会加重患者抑郁症的症状，包括自杀或产生伤害他人的想法，可能导致焦虑或攻击行为。对于口服佐匹克隆出现抑郁的患者，可对其进行心理疏导，多和其交流，或带其去看心理医师，使其放松、心情愉快，对生活充满希望。需多关注患者，如果发现患者有异常行为变化，应立即联系医院就诊，同时不可随意超剂量使用镇静催眠药。

服用佐匹克隆还会出现其他不良反应，如下腹绞痛、呼吸困难、恶心呕吐及面部和喉咙肿胀，一旦发现，须停止服药并立即就诊。佐匹克隆导致面部水肿可能与超敏反应有关，但是具体的作用机制目前尚未明确，临床医师或药师应注意这一不良反应的发生。

佐匹克隆可能导致严重的呼吸抑制不良反应。患者多表现为酸中毒和急性二氧化碳潴留，给予面罩吸氧及静脉滴注碳酸氢钠注射液纠正酸中毒，同时给予呼吸兴奋剂尼可刹米。

综上所述，随着佐匹克隆在临床上的广泛应用，对其不良反应的认识及研究也逐渐增多。通常其出现的不良反应较轻微，如嗜睡、口苦、口干、激动、肌痛等。对于轻微的不良反应，也需要密切关注患者的症状变化，以便及时停药就诊。佐匹克隆也存在一些罕见的严重不良反应，如低血压、谵妄、面部水肿、呼吸抑制等严重不良反应，当出现严重的不良反应，应及时就医、及时发现、及时处理。

【药物过量与救治】 佐匹克隆是安全性较高的速效催眠药，但服用过量的佐匹克隆可出现熟睡甚至昏迷，救治措施主要包括洗胃、促醒、抑酸、利尿等治疗，药物过量的患者，因其中枢神经系统受到抑制，可使用纳洛酮和醒脑静，这两种药物联合应用治疗佐匹克隆中毒有协同作用，可促进药物的排泄，必要时需要做血液净化治疗。

过量的佐匹克隆可引起溶血性贫血和高铁血红蛋白血症。佐匹克隆过量造成的高铁血红蛋白血症可采用亚甲蓝对症治疗，以降低高铁血红蛋白的含量。目前，对于佐匹克隆过量造成高铁血红蛋白血症的作用机制尚不清楚，可能是佐匹克隆的代谢产物生成过多（N-氧化-佐匹克隆），进而红细胞过度氧化应激造成的。

综上所述，当患者服用药物过量时，轻者可致熟睡、昏迷、跌倒等，重者可致心肌损伤、呼吸衰竭等。对于药物过量中毒，血液灌流治疗是抢救成功的关键。一旦患者出现药物过量中毒，应立即采取治疗，严重者立即送医院救治。

【相互作用】 佐匹克隆与神经肌肉阻滞药或其他中枢神经抑制药同服可增强镇静作用。与苯二氮䓬类抗焦虑药和催眠药同服，如阿普唑仑、奥沙西泮、氟西泮、硝西泮、三唑仑等，戒断综合征出现的风险可能会增加。与甲氧氯普胺合用时会增加佐匹克隆的血药浓度。与卡马西平合用时佐匹克隆峰浓度升高，而卡马西平峰浓度降低。佐匹克隆联用红霉素时会使佐匹克隆的 AUC 和 $t_{1/2}$ 增加，并伴有精神运动障碍。与阿托品、利福平合用时佐匹克隆的浓度降低。

佐匹克隆与曲马多合用会导致毒性相加；与伊曲康唑合用会增加佐匹克隆的血药浓度；与右丙

氧芬合用会降低佐匹克隆的作用。上述这三个药物与佐匹克隆所产生的相互作用严重程度为中度。以下是与佐匹克隆联合用药导致毒性相加的药物，如阿芬太尼、阿米庚酸氨磺必利、阿米替林、阿莫沙平、安他唑啉、安普尼定、奥氮平、巴比妥、巴比妥钠、苯巴比妥、布他比妥、苯海拉明、丙米嗪、地西帕明、多塞平、氟哌利多、氟哌啶醇、氯氮平、硫必利、吗啡、美沙酮、酮康唑、异丙嗪等。

除上述药物外，佐匹克隆与乙醇联用在人体内会发生相互作用，加重镇静的效果，容易造成患者休克。佐匹克隆与部分食物也会发生相互作用，应避免同时饮用或食用可乐、雪碧、咖啡、巧克力、浓茶等，其可能会影响佐匹克隆的药效。患者应尽量规律饮食，按时吃饭，不要暴饮暴食。饮食宜清淡、少食辛辣、煎炒、油炸等不易消化和有刺激性食物，多食水果、蔬菜和纤维性食物。

【制剂与规格】 佐匹克隆有片剂和胶囊剂，通常为片剂（佐匹克隆片）。

1.佐匹克隆片　①3.75 mg；②7.5 mg。

2.佐匹克隆胶囊　7.5 mg。

【药物储藏和保存】 佐匹克隆理化性质不稳定，易氧化、风化、吸潮或挥发，为保证用药安全有效，须遮光、密封保存。遮光是指用不透光的容器包装，在家中保存时应注意不要将佐匹克隆放在阳光能照射到的地方。

【药学监护】

1.药师需对患者进行安全用药教育，告知患者注意事项及禁忌证等，患者服用佐匹克隆后不要操作重型机器或开车，应在服用这种药物至少12小时后再开车或从事其他需要精神警觉的活动。告知患者服用佐匹克隆后不要饮酒。忌辛辣、浓茶、咖啡等食物。当患者有抑郁症、呼吸困难或肝损伤，药师或医师需要考虑药物对患者病情和疗效的影响，以及是否需要特殊的监测。

2.对于特殊人群，需要给予重点监护，如孕妇、儿童、老年人、呼吸功能不全者、肝肾功能不全者和重症肌无力患者等。目前，对于妊娠期妇女使用佐匹克隆的安全性尚未确定。妊娠期妇女应当慎用，本品在乳汁中的浓度高，因其口服后易进入母乳，哺乳期妇女不宜使用佐匹克隆。佐匹克隆用于18岁以下儿童和青少年的安全性和有效性尚未确定，通常15岁以下的儿童不宜使用佐匹克隆。老年人肝肾功能减弱，服用佐匹克隆时需要适当调整剂量，必要时对其进行肝肾功能监测。

3.药师或医师需对患者进行用药依从性的教育。告诉患者药物的用法用量，不可随意超量使用或者随意停药。通常口服佐匹克隆不应超过7～10日。若连续用药超过2～3周，则须对患者进行全面再评估。如果患者服药期间出现了严重不良反应或者药物过量中毒，应及时到医院就诊。

【其他】 佐匹克隆属于第二类精神药品，需依照《麻醉药品和精神药品管理条例》等相关法律法规管理。

佐匹克隆收录在《国家基本药物目录（2018年版）》中，被归类为神经系统用药中的催眠药和镇静药。

（十七）右佐匹克隆（eszopiclone）

【性状】 右佐匹克隆（艾司佐匹克隆）原料药外观为白色至浅黄色粉末，分子式$C_{17}H_{17}ClN_6O_3$，分子量388.81，片剂为白色薄膜衣片，去除薄膜衣后内容物呈白色或类白色。

【药理学】 目前被美国FDA批准用于治疗失眠障碍的药物包括苯二氮䓬受体激动剂、褪黑素受体激动剂及食欲素受体拮抗剂等。目前临床上以苯二氮䓬受体激动剂使用最为广泛，包括苯二氮䓬类药物（BZDs）和非苯二氮䓬类药物（non-BZDs）。传统的BZDs疗效较好，但在临床实践中逐渐发现其存在的一些不良反应和依赖性及停药后的反跳性失眠，且有研究表明长期应用BZDs有增加阿尔茨海默病发生的风险，现已不推荐将其作为一线用药。现在常用的BZDs主要有地西泮、氯硝西泮、劳拉西泮、替马西泮、艾司唑仑及阿普唑仑等，而常用非苯二氮䓬类药物主要包括佐匹克隆、右佐匹克隆、扎来普隆、唑吡坦等。

佐匹克隆是环吡咯酮类镇静催眠药物，其催眠作用的确切机制尚不清楚。有研究表明是佐匹克隆通过异构性调控GABA受体发挥作用，作用位点及GABA受体的异构效应也不同于BZDs，其有镇静、抗惊厥、抗焦虑和肌肉松弛作用，能够缩短入睡潜伏期，作用迅速，并且能够延长睡眠时间。佐匹克隆与BZDs相比，疗效更强、不良反应更少，目前已被广泛应用于临床。右佐匹克隆是佐匹克隆的右旋异构体，右佐匹克隆和佐匹克隆与GABA受体的亲和力都明显强于BZDs，不仅具有类似于BZDs的催眠效应，而且对正常睡眠结构破坏较少，比BZDs更安全。其具有明显的镇静作用，无肌肉松弛、精神运动性损害耐受和药物耐受发生。同时，右佐匹克隆比佐匹克隆具有催眠效果更强、不良反应和毒性作用更小等优点。右佐匹克隆可改善睡眠连续性，不抑制慢波睡眠和快速眼动睡眠，可延长总体睡眠时间，减少患者夜间觉醒次数，恢复患者精力，无宿醉现象，同时日间不良反应较小，适用于睡眠维持困难及入睡困难和（或）早醒的患者。研究发现，右佐匹克隆对中枢受体的亲和力比佐匹克隆强50倍，其有效治疗剂量只需要佐匹克隆的50%，在血中达峰时间更短。因此，右佐匹克隆比佐匹克隆达到同样药效的药物浓度更小，不良反应更少。

右佐匹克隆可有效改善睡眠结构，并减少次日功能损害，且长期用药安全，无耐药性产生。美国睡眠医学会2017版成人慢性失眠药物治疗指南推荐：对于入睡困难和（或）睡眠维持困难患者，右佐匹克隆是首选助眠药物。

右佐匹克隆口服吸收迅速，达峰时间为1小时，血浆蛋白结合率52%～59%，代谢与肝药酶CYP3A4和CYP2E1相关。大部分药物以代谢物形式随尿液排出，小于10%的药物以原型随尿液排出，消除半衰期约6小时，健康成人连续服药未见蓄积。

【适应证】　国内批准适应证用于治疗失眠。

【用法用量】　口服给药，本药应仅在临睡前或已经上床但睡眠困难时服用。

1.成人常规剂量。口服给药，推荐起始剂量为一次2 mg，睡前服用。因3 mg可更有效地延长睡眠时间，根据临床需要起始剂量可增加至一次3 mg。

有一项纳入了91例健康成年人的安慰剂对照研究，受试者晚间服用右佐匹克隆3 mg，次日晨间精神运动功能出现不同程度的降低，因此研究判断服药后可能出现本人不易察觉的警觉性活动降低，如驾驶、记忆协调等精细操作能力降低，而服药后7.5小时这种影响最为明显，最多可持续11小时，同时未见性别差异。基于此项研究，美国FDA于2014年5月15日发布安全信息，建议初始用药患者将该药的起始剂量由2 mg降低至1 mg，临睡前服用，以期减少患者清晨残余药效对次日晨间精细操作能力及记忆等的影响。在治疗需要时可增加至2 mg或3 mg。

2.肝功能不全时的剂量。轻度至中度肝损伤患者无须调整剂量。严重肝损伤患者初始剂量为1 mg，最大剂量为2 mg。

3.肾功能不全时的剂量。肾损伤患者无须调整剂量。

4.老年人剂量。入睡困难的老年患者推荐起始剂量是每次1 mg，每日临睡前服用。治疗必要时可增至2 mg。睡眠维持障碍的老年患者推荐剂量为2 mg，每日临睡前服用。

FDA建议老年或严重肝脏疾病患者药物剂量不宜超过2 mg。

5.由于右佐匹克隆的一些不良反应与剂量相关，因此应尽可能使用较低剂量，以减少不良反应的发生。

【注意事项】

1.应该个体化给药，宜使用最低有效剂量。尤其是老年患者，应使用最低有效剂量。

2.用药后及第2日，患者应谨慎从事需完全精神警觉或行为协调等有危险性的工作（如操作仪器、驾驶车辆或高空作业等）。

3.由于右佐匹克隆起效迅速，应在准备上床睡觉前或已经上床但睡眠困难时服药。

4. 与乙醇同服可能会增加中枢抑制作用，因此用药期间应戒酒。

5. 与肝药酶 CYP3A4 强抑制剂合用，药物初始剂量不应大于 1 mg，必要时可增加至 2 mg。

6. 右佐匹克隆与其他精神科药物、抗惊厥药物、抗组胺药物、乙醇或其他产生中枢神经系统抑制作用的药物合用可能发生额外的 CNS 抑制作用。应调整药物剂量，减少用药。

【禁忌证和禁忌人群】　对本药或其辅料过敏患者；重症肌无力患者；呼吸功能不全失代偿的患者；重症睡眠呼吸暂停综合征患者。

【药物不良反应与处理措施】

1. 主要不良反应

（1）神经精神系统：头痛、眩晕、嗜睡、神经痛、意识模糊、嗅觉障碍、焦虑、抑郁、幻觉、异常梦境等。

（2）呼吸系统：呼吸系统感染、喉痛、鼻炎。

（3）骨骼肌肉系统：肌痛。

（4）消化道：口干、口苦、恶心呕吐、消化不良、腹痛、腹泻等。

（5）泌尿生殖系统：性欲减退、痛经、泌尿系统感染、男子乳房发育。

（6）皮肤：皮疹、瘙痒等。

2. 不良反应处理措施　右佐匹克隆的最常见不良反应为口苦和头晕，其他如瞌睡、乏力、恶心和呕吐等轻度消化系统和中枢神经系统的不良反应一般持续时间短，症状轻微，不会影响患者的生活和功能，可自行缓解，停药后症状即可消失。

服用此类药物期间可能会出现一系列行为或想法的改变，类似于乙醇或其他中枢神经系统抑制剂作用，如进攻性行为或性格不符的外向，应及时就医咨询。抑郁的患者服用镇静催眠药物有抑郁加重、出现自杀想法的报道。应及时就医咨询医师，确定上述异常行为是药物引起、自发的还是心理或生理紊乱的结果。同时警醒抑郁症状的患者应小心服用镇静催眠药物。此类患者有可能出现自杀倾向，需要保护。这类患者常见故意过量服用药物，因此应减少此类患者的药物处方量。右佐匹克隆与其他催眠药物一样有中枢抑制作用，在临睡前服用可减少神经精神系统不良反应带来的影响。患有呼吸障碍疾病的患者使用右佐匹克隆应监护其睡眠时的呼吸情况。患有严重肝损伤的患者应减小剂量，而轻微或中度肝损伤患者无须调整剂量。肾功能损伤患者无须进行剂量调整。为减少不良反应，右佐匹克隆与具有中枢神经系统抑制作用的药物合用时也建议减小剂量。

【药物过量与救治】

1. 药物过量的表现　右佐匹克隆为中枢神经系统抑制药，服用过量时，意识损伤程度可以从嗜睡至昏迷不醒。超剂量消旋佐匹克隆与其他中枢神经系统抑制药合用曾有致死病例报道。

2. 药物过量的处理　①尽快送医院洗胃、对症及支持治疗；②必要时静脉补液，氟马西尼目前被认为可能有效；③血液透析是否有效尚不明确；④监护患者血压及中枢神经系统抑制情况，并采取相应的治疗措施；⑤监测患者呼吸、脉搏等，同时采取一些全身性支持疗法。

【相互作用】

1. 具中枢神经系统活性的药物　合用可能产生额外的中枢神经系统抑制作用。合用时应进行剂量调整，建议减少剂量。

右佐匹克隆与 0.70 g/kg 乙醇合用可对神经运动功能产生相加作用的影响，可持续 4 小时，还可能产生额外的中枢神经系统抑制作用。合用 3 mg 右佐匹克隆及 10 mg 奥氮平使 DSST 评分降低。相互作用为药效的改变而非药动学的改变。

每天合用 3 mg 右佐匹克隆及 2 mg 帕罗西汀，共 7 日，未发现有药动学及药效学的相互作用。合用 3 mg 右佐匹克隆及 2 mg 劳拉西泮未发现有临床相关性的药效及药动学的影响。

2. 抑制 CYP3A4 的药物　CYP3A4 是右佐匹克隆消除的主要代谢通道。与 CYP3A4 强抑制剂酮康唑合用 5 日可使右佐匹克隆 AUC 增加 2.2 倍。C_{max} 和 $t_{1/2}$ 分别增加 1.4 倍和 1.3 倍。与其他 CYP3A4 的强抑制剂（伊曲康唑、克拉霉素、萘法唑酮、竹桃霉素、利托那韦、奈非那韦等）合用，可能产生相似的作用。

3. 诱导 CYP3A4 的药物　与 CYP3A4 的强诱导剂利福平合用，可使佐匹克隆暴露率降低 80%。右佐匹克隆可能产生相似的作用。

4. 血浆蛋白结合力强的药物　右佐匹克隆血浆蛋白结合率为 52% ~ 59%。因此，与蛋白结合率高的药物对右佐匹克隆的分布影响不大。

5. 药物、食物相互作用　在进食高脂肪含量食物过程中或之后服用，可能导致药物对睡眠潜伏期的作用降低。

【制剂与规格】　右佐匹克隆片：①1 mg；②2 mg；③3 mg。

【药物储藏和保存】　片剂：密封，在干燥处保存。

【药学监护】　临床药师对于右佐匹克隆的药学监护内容主要有以下几点。

1. 询问患者病史和症状，明确患者有无用药适应证。

2. 明确患者有无右佐匹克隆用药禁忌证和相关过敏史。

3. 依据患者年龄、性别、肝肾功能及生理状态，确定患者的用药剂量、疗程、途径或方法是否合理。

4. 对患者所用药物进行重整，明确药物与药物、疾病、实验室检查之间有无实际或潜在的不利相互作用。

5. 加强患者对药物治疗的目的、方法、注意事项及可能出现的不良反应的用药教育，提高患者用药依从性。

6. 随访患者用药依从性情况及失眠改善情况，并记录有无相关不良反应发生。

7. 如出现不良反应，评估药物与不良反应的相关性，并给予应对建议。

【其他】　右佐匹克隆属于第二类精神药品，需依照《麻醉药品和精神药品管理条例》等相关法律法规管理。

右佐匹克隆收录在《国家基本药物目录（2018年版）》中，被归类为神经系统用药中的催眠药和镇静药。

（十八）扎来普隆（zaleplon）

【性状】　扎来普隆是一种略淡黄色结晶粉末的化学品。化学名称 3-［3-氰基吡唑（1,5-a）并嘧啶-7］-N-乙基乙酰苯胺，分子式为 $C_{17}H_{15}N_5O$，分子量为 305.334，熔点 186 ~ 187 ℃。制剂为白色片剂。

【药理学】　扎来普隆于 1999 年上市，为吡唑并嘧啶类化合物，其药理作用机制类似于唑吡坦。扎来普隆能选择性与（$GABA_A$）受体的 α1 亚基结合，通过增强 GABA 对中枢神经系统的抑制效应而发挥催眠作用，对 ω1 受体亚型亲和力强，同时对 ω2 受体亚型也有亲和力，并且也能促进小鼠松果体细胞的褪黑素的分泌，从而发挥协同作用。扎来普隆具有镇静、催眠、抗焦虑、肌肉松弛及抗惊厥作用。扎来普隆特异性激动 α1 亚单位上的苯二氮䓬受体（BZD），可引起镇静/催眠、抗抽搐效应和遗忘；对 α2 亚单位上的 BZD 受体作用较弱，因此抗焦虑作用较弱；对 α3、α5 亚单位上的 BZD 受体激动作用不明显，因此对精细操作的损害较轻，松弛呼吸肌的作用也较轻；对 α4 亚单位上的 BZD 受体激动较少，因此撤药症状不明显；对 α6 亚单位上的 BZD 受体作用较弱，因此眼球震颤发生较少。扎来普隆不激动 α3、α5 亚单位，因此不影响精神运动性操作（包括认知、操作和驾车操作），但由于其对 α1 亚单位有激动作用，可能通过引起遗忘而损害认知功能，由此引起镇静、催眠作用仍可能有损精神运动性操作。扎来普隆的药物半衰期为 1 小时，促进入睡的效果好，但维持睡眠的效果差，因此其精神运动性操作损害作用不超过4小时。扎来普隆可快速发挥镇静、催眠效果，由于其药物半衰期短，故第2日白天的思睡症状不明显。扎来普隆的镇静、催眠效果可引发抑郁，同时其过度镇静作用可引起言语含糊和共济失调。

扎来普隆口服后30分钟起效，高脂肪和难消化饮食可减慢其吸收，延迟达峰时间，因此不推荐患者在食用高脂肪和难消化饮食后立即服药。单次给药作用持续6小时以上，生物利用度为30%。药物广泛分布于各组织，血浆蛋白结合率为60%，表明其对血浆蛋白变化不敏感。药物主要在肝经醛氧化酶代谢为5-O-扎来普隆，少量经CYP3A4代谢，所有代谢产物均无活性。扎来普隆原药经尿排泄不到1%，71%由肾排泄，轻度至中度肾功能不全患者无须调整剂量，17%的药物随粪便排泄。动物实验显示扎来普隆存在一定遗传毒性和生殖毒性，未见明显致癌性。

在日本成年人（可能包括其他亚洲人群）中，扎来普隆的C_{max}和AUC分别较其他人群增加了37%和64%。可能原因包括人种不同所存在的体重差异或于饮食、环境或其他因素的差异导致人体酶活性存在差异。

【适应证】 用于入睡困难失眠症的短期治疗，能缩短入眠时间。

【用法用量】

1.成人常规剂量 口服，每次5～10 mg，睡前服用或入睡困难时顿服。持续用药时间不超过7～10日。如用药7～10日后失眠仍未减轻，应重新评估患者失眠的病因。

2.老年人剂量 推荐剂量为一次5 mg。

3.肝功能不全时剂量 轻度至中度肝功能不全者，推荐剂量为一次5 mg。

4.其他疾病时剂量 体重较轻及糖尿病患者，推荐剂量为每次5 mg。

5.抑郁症患者 应尽量使用最小剂量。

6.国外用法用量参考 成人常规口服剂量为每次10 mg，临睡前服用。剂量范围为每日5～20 mg。对于偶尔在睡前服用10 mg效果不佳的患者，可考虑20 mg睡前剂量。轻度至中度肾功能不全患者无须调整剂量。

【注意事项】

1.由于睡眠障碍可能是身体和（或）精神疾病的表现，因此只有在仔细评估患者后才能开始用扎来普隆治疗失眠症。治疗7～10日后失眠缓解失败可能表示应评估原发性精神病和（或）医学疾病。失眠的恶化或行为异常的出现可能是未被认识到的精神疾病或身体疾病。由于扎来普隆的一些重要不良反应与剂量相关，因此应尽量应用最低有效剂量。据报道，用药期间可能发生与使用镇静催眠药相关的各种异常思维和行为变化，包括奇怪的行为、激动、幻觉和人格解体、健忘症和其他神经精神症状。已有关于抑郁症患者使用与镇静催眠药相关的抑郁症恶化报道，包括自杀念头和行为（自杀意念，包括自杀死亡）。抑郁症患者中有意过量服用药物更常见，因此要尽量为患者减少处方量。

2.扎来普隆可快速起效并能引起中枢神经系统抑制，因此只能在睡前或患者难以入睡时服用。应提示患者在服用剂量后不可执行需要精神警觉或运动协调的活动，如不要驾驶或操作机器。扎来普隆可导致嗜睡和意识水平下降，因此跌倒的风险较高，尤其是老年人，可能导致严重伤害。由于潜在的累加效应，在与其他中枢神经系统抑制剂共同给药期间可能需要调整扎来普隆的剂量。不要将扎来普隆与其他镇静催眠药及乙醇一起使用。轻度至中度肝病患者需要减少首次剂量，应谨慎使用。不建议用于严重肝损伤的患者。

3.当给患有慢性阻塞性肺疾病、睡眠呼吸暂停或其他呼吸功能不全的患者服用扎来普隆时应该谨慎。密切监测呼吸功能不全患者的呼吸抑制情况。

4.评估扎来普隆在具有已知镇静药物滥用史受试者中的滥用潜力的研究结果表明，扎来普隆具有类似于苯二氮䓬类和苯并二氮䓬类催眠药的滥用潜力。在接受扎来普隆或任何其他催眠药时应该仔细监视。在快速减少剂量或突然停药后，有报道称其症状和体征与戒断其他中枢神经系统抑制药物相似。用药期间不可突然停药，否则可能会产生戒断症状。

5.衰弱和老年患者可能对扎来普隆的影响更敏感，患者的认知和运动功能受损可能更明显，建议老年人使用较低的初始剂量。也有人认为扎来普隆对老年患者可能不适用，应避免使用。

6.扎来普隆可在人母乳中排泄，在给药后约1小时含量最高。建议不要在母乳喂养时给予扎来普隆。

【禁忌证和禁忌人群】

1.对本药或者其辅料过敏的患者。水杨酸过敏患者，酒石黄染料过敏患者。

2.睡眠呼吸暂停综合征患者。

3.严重呼吸困难或者有胸部疾病的患者。

4.有血管性水肿病史的患者。

5.重症肌无力患者。

6.严重肝肾功能不全患者。

7.妊娠期及哺乳期妇女。

8.儿童。

9.酗酒的患者。

10.有药物滥用和自杀倾向的患者。

【药物不良反应与处理措施】

1.心血管系统。可引起外周水肿、胸痛。若发生严重水肿应立即停药，有血管性水肿病史的患者禁用此药物。

2.神经系统。可见较轻的头痛、嗜睡、眩晕、记忆障碍、多梦、震颤、感觉异常、肌张力障碍等。反跳性失眠呈剂量依赖性，在较小剂量时少见，在较大剂量时可见。剂量超过15 mg可见精神运动型衰退，严重程度与持续时间和剂量有关。

3.精神。可见情绪低落、精神错乱。还可能出现焦虑、幻觉、抑郁、多重人格、神经质等。

4.内分泌系统。可见痛经（2%）。

5.呼吸系统。可见鼻出血和支气管炎。

6.胃肠道。可见口干、恶心呕吐、食欲缺乏，还可能出现消化不良、结肠炎、便秘等。

7.骨骼肌肉系统。可见肌痛（7%），也有背痛、关节炎的报道。

8.血液。偶见一过性白细胞增多或减少。

9.肝脏。一过性氨基转移酶升高。

10.皮肤。多汗、皮疹和瘙痒。

11.眼。可见复视及其他视力异常。高剂量用药患者可见视力损害。

12.耳。耳痛、听觉过敏发生率在1%以上。

13.过敏反应及其他如发热、嗅觉等。

14.常规剂量下不良反应一般均较为轻微，停药并对症处理后一般可自行恢复。

【药物过量与救治】

1.扎来普隆过量的表现。通常表现为中枢神经系统抑制，从嗜睡到昏迷。在较轻微的病例中，症状包括嗜睡、精神错乱；在更严重的情况下，症状可能包括共济失调、肌张力减退、低血压、呼吸抑制，很少发生死亡。服用过量的大多数致死病例一般涉及摄入额外的中枢神经系统抑制剂。

2.扎来普隆过量的处理。过量时应按照药物过量的一般原则进行支持、对症治疗。动物研究表明氟马西尼可拮抗扎来普隆的作用，但尚未广泛用于临床。

有案例报道1例15岁女孩顿服扎来普隆60 mg自杀，入院时表现为昏睡、言语含糊、共济失调、心动过速和低血钾，医师先进行对症治疗，后进行心理干预，36小时后好转出院。因此可判断扎来普隆急性过量的症状较轻微，合理地对症治疗后可迅速好转。

【相互作用】

1.利福平可显著诱导肝药酶CYP3A4介导的扎来普隆代谢，降低血药浓度，减少其镇静效果，使疗效减弱。故两药同服时需要调整用量。

2.合用硫利达嗪、丙米嗪可导致清醒程度降低、精神运动操作减少，但无药动学改变。

3.酮康唑、红霉素和西咪替丁等抑制醛氧化酶及CYP3A4介导的药物代谢，可增加扎来普隆的镇静效应，因此同服时需要减量使用。

4.扎来普隆可加重乙醇对中枢神经系统的损害，但药物的药动学参数不受影响。

5.扎来普隆与布洛芬合用无显著药动学相互作用。

6.与地高辛、华法林、帕罗西汀合用时无明显的药效学与药动学相互作用。

7.扎来普隆和巴比妥类药物的共同给药可能导致中枢神经系统抑制。在伴随使用抗焦虑药、镇静剂、催眠药和任何巴比妥类药物时应谨慎。

8.服用扎来普隆的患者应避免睡前服用含咖啡因的药物、膳食补充剂、食品和饮料等。因为摄入咖啡因会影响正常的睡眠，作为适当的睡眠卫生的一部分，应鼓励患者避免每日摄入过多的咖啡因。

9.阿片类药物激动剂与扎来普隆同时使用可能导致过度镇静、嗜睡和复杂的睡眠相关行为（如驾驶、说话、进食或进行其他活动而不完全清醒）。服用扎来普隆的患者应避免使用含阿片类的止咳药物。

10.同时使用喷他佐辛与扎来普隆会加强呼吸抑制、中枢神经系统抑制和镇静。任何接受扎来普隆治疗的患者都应谨慎使用喷他佐辛。如果需要同时使用，则应减少一种或两种药物的剂量。

11.同时使用阿立哌啶与扎来普隆可能导致过度镇静、嗜睡和复杂的睡眠相关行为（如驾驶、说话、进食或进行其他活动而未完全清醒）。

【制剂与规格】

1.扎来普隆片　5 mg。

2.扎来普隆分散片　5 mg。

3.扎来普隆胶囊　①5 mg；②10 mg。

【药物储藏和保存】

1.片剂　密闭、遮光、阴凉干燥处保存。

2.分散片　密闭、遮光保存。

3.胶囊　密闭、遮光、阴凉干燥处保存。

【药学监护】

1.治疗用药前应评估患者失眠原因，判断适应证是否适宜。

2.明确患者有无扎来普隆用药禁忌证和相关过敏史。

3.评估患者的自杀风险和药物成瘾史（长期用药可能会导致药物依赖、滥用或耐受）。

4.依据患者年龄、性别、肝肾功能及生理状态，确定患者的用药剂量、疗程、途径或方法是否合理。

5.连续用药7～10日后治疗失败可能提示患者存在精神或器质性疾病。

6.用药不应超过1个月，继续用药需要进行评估。

7.对患者加强有关药物治疗目的、方法、注意事项及可能出现不良反应的用药教育，提高患者用药依从性。

8.随访患者用药依从性情况及失眠改善情况，并记录有无相关不良反应发生。

9.如出现不良反应，评估药物与不良反应相关性，并给予应对建议。

【其他】　扎来普隆属于第二类精神药品，需依照《麻醉药品和精神药品管理条例》等相关法律法规管理。

扎来普隆收录在《国家基本药物目录（2018年版）》中，被归类为神经系统用药中的催眠药和镇静药。

（十九）水合氯醛（chloral hydrate）

【性状】　本品为无色透明或白色晶体，具有芳香、略带刺鼻的气味。极易溶于水，易溶于乙醇。10%的水溶液pH为3.5～5.5。

【药理学】　本药为催眠、抗惊厥药。催眠作用温和，可缩短睡眠潜伏期，减少夜间觉醒次数，不缩短快速眼动睡眠期时间，其作用机制可能与巴比妥相似，可引起近似生理性睡眠。本药口服或直肠给药均能迅速吸收，起效时间为30分钟，1小时达血药峰浓度，持续时间为4～8小时。本药脂溶性高，在全身各组织中分布广泛，且易透过血脑屏障，蛋白结合率为70%～80%。在红细胞、肝脏及其他组织中迅速代谢成三氯乙醇和三氯乙酸。三氯乙醇进一步与葡萄糖醛酸结合而失活，和三氯乙酸部分通过尿液排泄，部分通过胆汁排出体外。三氯乙醇是活性代谢产物，可进入脑脊液（CSF）、母乳，并能够穿过胎盘。据报道，三氯乙醇的血浆半衰期为7～11小时，但在新生儿中相当长，三氯乙醇的血浆半衰期长达几天。

【适应证】　用于失眠的短期治疗，适用于入睡困难的患者；用于麻醉前、手术前和睡眠脑电图检查前，可镇静和解除焦虑。

【用法用量】

1.成人

（1）催眠：口服给药，一次0.5～1 g，睡前15～30分钟服用，一次最大剂量2 g；直肠给药，一次0.5～1 g，睡前将10%的本药溶液再稀释1～2倍后灌肠，一次最大剂量2 g。

（2）镇静：口服给药，一次0.25 g，一日3次，餐后服用，一次最大剂量2 g。

2.儿童

（1）催眠：口服给药，一次50 mg/kg或1.5 g/m²，睡前服用；也可一次16.7 mg/kg或0.5 g/m²，一日3次，餐后服用，一次最大剂量1 g。

（2）镇静：口服给药，一次8 mg/kg或250 mg/m²，一日3次，餐后服用，一次最大剂量500 mg；直肠给药，一次25 mg/kg，极量为1 g。

3.肾功能不全患者　中度至重度肾功能不全患者（eGFR＜50 ml/min）避免使用本药，轻度肾功能不全患者（eGFR≥50 ml/min）不必调整剂量。

4.老年人　老年患者治疗失眠时推荐的初始口服剂量为一日0.25 g。

5.透析患者　血液透析后应给予维持剂量。

【注意事项】

1.本药作为催眠药时，短期应用有效，连续使用2周则无效。

2.患者对本药的敏感性个体差异较大，剂量应个体化。

3.胃炎及溃疡患者不宜口服给药，直肠炎和结肠炎患者不宜直肠给药。

4.尿儿茶酚胺荧光测定前48小时内不得使用本药。

5.长期用于镇静时，不应随便增减剂量，撤药时宜递减。

6.水合氯醛会引起嗜睡，次日可能会持续存在，服用的患者不应开车或操作机器。

7.水合氯醛会对某些检验值或诊断产生影响。酚妥拉明试验可出现阳性，在试验前至少24小时（最好48～72小时）应停用本药。用Reddy、Jenkins及Thorn法测定尿17-羟皮质类固醇的数据不可靠。用本尼迪克特试剂测定尿葡萄糖时可出现假阳性，用药期间应使用葡萄糖氧化酶反应为原理的尿糖试验。维生素 B_{12} 测定时可出现假阳性，用药期间应使用 Combostat II（R）或 Magic No Boil B_{12} Folate（R）维生素 B_{12} 试剂盒。

【禁忌证和禁忌人群】 严重肝肾功能障碍者、严重心功能不全者及间歇性血卟啉病者禁用；有药物滥用或依赖史者、抑郁或自杀倾向者、呼吸功能不全者慎用，新生儿慎用，妊娠期和哺乳期妇女不推荐使用。

【药物不良反应与处理措施】 水合氯醛总的不良反应发生率＜10%，通常累及心血管系统、呼吸系统、泌尿生殖系统、神经系统、消化系统、皮肤等。常见不良反应一般都不严重，如恶心、短暂呕吐、镇静、兴奋、烦躁不安等，并不需要干预或住院治疗。大剂量用药可抑制心肌收缩力、缩短心肌不应期，并抑制延髓呼吸及血管运动中枢；长期用药可产生依赖性及耐受性，突然停药可引起神经质、幻觉、烦躁、异常兴奋、谵妄、震颤等严重撤药综合征。表3-3总结了24 265例使用本药镇静后常见及严重不良反应的发生率。

表3-3　水合氯醛作为镇静剂使用时的不良反应及其发生率

不良反应	例数（n）	发生率（%）
气道错位/喘鸣/喉痉挛	37	0.152
氧饱和度降低/高碳酸血症	423	1.743
呼吸窘迫	52	0.214
呼吸暂停	59	0.243
中枢神经系统抑制	6	0.025
长期镇静	200	0.824
头晕/困倦	121	0.499
出院后睡眠障碍	50	0.206
共济失调/步履不稳	196	0.808
食欲缺乏	22	0.091
异常反应	491	2.023
心血管不稳定	86	0.354
恶心/呕吐	808	3.330
肺吸入	2	0.008
需要气管插管	10	0.041
腹泻	33	0.136
口腔裂伤	4	0.016
食管/胃溃疡	7	0.029
皮疹	14	0.058
死亡	2	0.008

【药物过量与救治】 该药4～5 g可引起急性中毒，致死量约为10 g。用药过量可产生持续的精神错乱、癫痫发作、严重嗜睡、心率过慢、心律失常、严重乏力、体温低、吞咽困难、顽固性恶心、

呕吐、胃痛、呼吸短促或困难，并可能有肝肾功能损害，在恢复时可产生短暂的黄疸和（或）蛋白尿。

用药过量应考虑洗胃，之后给予活性炭和硫酸钠；有胃肠出血者不宜洗胃，可给予牛奶、蛋清以保护胃肠道黏膜，同时给予制酸剂，必要时用止血剂。直肠给药发生中毒时，立即洗肠。维持呼吸和循环功能，维持体温正常，按需给氧或做人工呼吸，气管插管，密切监护心电和血压，积极控制各种形式的心律失常，保持水电解质平衡。血液透析有助于清除本药及三氯乙醇，平均透析清除率为 120 ml/min，总清除率为 5.79 g。给予氟马西尼可改善清醒程度、扩瞳、恢复呼吸频率及血压。

【相互作用】
1. 药物–药物相互作用
（1）Ⅲ类及Ⅰ类抗心律失常药（如乙酰卡尼）、抗精神药（如氨磺必利）、三环类抗抑郁药（如阿米替林）、吩噻嗪类药（如氯丙嗪）、其他可延长 QT 间期的药物与本药合用，可增加心脏毒性（QT 间期延长、峰值扭转、心脏停搏）发生的风险；三环类抗抑郁药还可增强本药的中枢抑制作用。不推荐以上药物与本药合用。
（2）中枢神经系统抑制药、中枢抑制性抗高血压药（如可乐定）、硫酸镁、单胺氧化酶抑制剂与本药合用，可增强本药的中枢抑制作用。不推荐以上药物与本药合用。
（3）使用本药后 24 小时内经胃肠外途径给予呋塞米可导致出汗、烘热、高血压、心悸亢进。
（4）与抗凝血药合用可减弱抗凝的作用，合用时应监测凝血酶原时间，以调整后者的剂量。
（5）与酸性药物合用，由于本药可置换出与血浆蛋白结合的酸性药物，可使此类药物作用增强。
2. 水合氯醛与乙醇合用可使镇静作用增强，建议使用水合氯醛期间勿用乙醇。

【制剂与规格】　水合氯醛溶液（10%）。

【药学监护】　水合氯醛作为失眠的短期治疗药物，应用非常有限，尤其是儿童。目前主要用于儿童检查前或 ICU 病房的镇静。其活性代谢产物三氯乙醇的半衰期在新生儿中显著延长，在一些研究报道中高达 66 小时。单次口服 25～50 mg/kg 本药的新生儿短期镇静被认为可能相对安全，但重复剂量可能会导致代谢物积聚，从而导致严重毒性。因此，对于儿童，不宜长期给药，并且在给药期间应给予患儿密切监护，以保障患儿的用药安全。
1. 给药后观察患儿面色、监测呼吸（呼吸频率、血氧饱和度）及睡眠状态。
2. 评估镇静效果，当患儿 Ramsay 镇静评分≥4 分时，表明患儿镇静满意，安排患儿及时进行检查。
3. 对检查完毕的患儿应监测其生命体征，待患儿 Steward 苏醒评分＞4 分，方可允许患儿离开。
4. 对于用药超过 7 日的患者，不能骤然停药，应逐渐减量。

（二十）甲喹酮（methaqualone）

本品为白色或近白色结晶粉末，极微溶于水，溶于乙醇和稀硫酸。甲喹酮是一种非巴比妥类的镇静催眠药，临床上适用于各种类型的失眠症。久用可成瘾，而且有些患者在服用一般治疗量后能引起精神症状。服用 150～500 mg 甲喹酮后会有一种发麻的感觉，肌肉放松时能诱使运动功能失调，困倦、欣快感和主观感的变化随之出现。主要表现为反应和感觉模糊不清、意识忧郁、注意力难以集中。甲喹酮可通过乙醇增强作用，具有一种谵妄性的能力，常作为引起幻觉的代用药。小剂量甲喹酮可使服用者从消沉状态进入极端神经质和兴奋状态。大剂量服用甲喹酮会引起中毒，症状为头晕、颜面潮红、胸闷、恶心、烦躁不安、四肢麻木、谵语、昏迷，最后呼吸衰竭死亡。长期使用甲喹酮会形成依赖性，造成毒物癖。由于本药在国内外广泛滥用，早在 20 世纪 80 年代我国临床上已停止使用。

第三节　其他治疗失眠的药物

一、褪黑素及褪黑素受体激动剂

（一）褪黑素（melatonin）

褪黑素是由松果体产生的一种神经内分泌激素，具有镇静催眠和调整觉醒周期的作用。褪黑素的分泌呈昼夜节律性，一般21：00～22：00为其分泌高峰期，因此建议失眠患者服药的时间在睡前1～2小时。褪黑素存在首过效应，生物利用度较低。长期服用褪黑素的疗效和安全性仍待进一步考证。不推荐将普通褪黑素作为催眠药物使用。

（二）雷美替胺（ramelteon）

【药理学】　本药是褪黑素受体激动剂，对褪黑素受体MT_1和MT_2有高亲和力，且对MT_1和MT_2受体的选择性超过MT_3。本药可以增加慢波睡眠和快速眼动睡眠，缩短持续睡眠平均潜伏期，从而改善睡眠。空腹状态下口服达峰时间约为0.75小时（0.5～1.5小时）。绝对生物利用度仅1.8%，存在严重的首过效应。食物可延迟吸收时间约45分钟，高脂饮食可使AUC升高31%，同时使C_{max}下降22%。静脉给药的分布容积约73.6 L，蛋白结合率为82%。肝主要经CYP1A2代谢，少数经CYP2C和CYP3A4代谢，84%经肾排泄，4%经粪便排泄，原型药物不到0.1%。半衰期为1～2.6小时，老年人（63～79岁）约2.6小时。

【适应证】　用于治疗失眠。

【用法用量】　目前国内尚未上市，参考国外用法用量：用于成人，口服，8 mg，睡前30分钟服用，一日最大量8 mg。

【注意事项】

1.不应在进食高脂食物时或之后立即服用雷美替胺，同服可使达峰时间较空腹服药延迟约45分钟。

2.本药与乙醇合用应谨慎。

3.用药后应避免进行危险活动（如驾驶、操作重型机械），同时应限制活动，以便于睡眠。

4.用药后如出现失眠无法减轻或加重，或出现新的行为或认知异常，可能提示存在某种原发性内科和（或）精神科疾病。

5.不推荐重度肝功能不全者使用本药。

【不良反应】

1.常见　①胃肠道反应：恶心（3%）；②神经系统：头晕（4%）、疲劳（3%）、失眠加重（3%）、嗜睡（3%）。

2.严重不良反应　①精神病学：抑郁恶化、幻觉、躁狂；②其他：血管性水肿（罕见）。

【禁忌证】　使用本药曾出现血管神经性水肿。

【特殊人群】

1.儿童　儿童用药的安全性和有效性尚未确立。

2.老年人　老年患者用药的安全性和有效性与年轻患者无显著性差异。

3.妊娠期妇女　FDA对本药的妊娠安全分级为C级。

【药物过量与救治】 药物过量时应采取对症支持治疗，立即洗胃，根据需要静脉补液。血液透析不能有效减少本药暴露，因此药物过量时血液透析治疗无效。

【相互作用】

1.氟伏沙明合用可显著升高雷美替胺的血药浓度。因两者主要经CYP1A2代谢，应禁止合用。

2.氟康唑、酮康唑合用可升高雷美替胺的血药浓度。氟康唑可抑制CYP2C9和CYP3A4介导的本药的代谢，酮康唑可抑制CYP3A4介导的本药的代谢，合用时应谨慎。如必须合用，应监测本药的毒性征象（包括嗜睡、头晕、疲乏、恶心、头痛和失眠）。

3.利福平合用可降低雷美替胺的生物利用度和疗效。利福平诱导CYP2C9和CYP3A4介导的本药的代谢。

【制剂与规格】 雷美替胺片：8 mg。

【药物储藏与保存】（15～30 ℃）密封干燥处保存。

（三）阿戈美拉汀（agomelatine）

【性状】 本药为橙黄色薄膜衣片，除包衣后显白色。

【药理学】 阿戈美拉汀是褪黑素受体激动剂（MT_1和MT_2）和5-羟色胺2C受体拮抗剂。阿戈美拉汀可以激动MT_1和MT_2受体，激活褪黑素受体信号通路，调节生物节律，正向调整睡眠。可以改善抑郁障碍相关的失眠。口服吸收快速，绝对生物利用度低（口服治疗剂量＜5%），服药后1～2小时达到血浆峰浓度。主要经肝脏CYP1A2代谢，CYP2C9和CYP2C19同工酶也参与代谢，但作用较小。主要代谢产物是羟化阿戈美拉汀和去甲基阿戈美拉汀，且两者均无活性，在体内迅速结合，并经尿液排出。在体内消除速率较快，平均血浆半衰期为1～2小时。

【适应证】 用于治疗成人失眠。

【用法用量】 25～50 mg，一日1次，睡前口服。可与食物同服或空腹服用。

【不良反应】 常见（发生率为1%～10%）以下不良反应。

1.神经系统障碍 头痛、头晕、嗜睡、失眠、偏头痛。

2.精神障碍 焦虑。

3.胃肠系统障碍 恶心、腹泻、便秘、腹痛。

4.皮肤及皮下组织不适 多汗。

5.肌肉骨骼和结缔组织 背痛。

6.全身性疾病及给药部位不适 疲劳。

7.肝胆系统障碍 常见谷丙转氨酶和谷草转氨酶升高（超过正常上限值的3倍以上）：阿戈美拉汀25/50 mg组发生率为1.1%，安慰剂组为0.7%。发生恶心、腹泻、头晕、头痛和乏力。

【注意事项】

1.服用阿戈美拉汀可能会导致血清氨基转移酶升高，在停用阿戈美拉汀后，患者的血清氨基转移酶通常可恢复到正常水平。患者在服用阿戈美拉汀之前应先进行肝功能检查，并在治疗期间定期复查。建议复查时间在治疗6周、12周和24周后进行。如服药后出现血清氨基转移酶水平升高，应在48小时内进行复查。如果血清氨基转移酶水平超过正常上限值的3倍以上，应立即停止用药，并定期进行肝功能检查，直至恢复正常水平。

2.治疗前血清氨基转移酶较高的患者（＞正常上限值，≤3倍正常上限值）应慎用阿戈美拉汀，最好在治疗的前3周进行实验室检测。

3.有肝损伤危险因素的患者应慎用阿戈美拉汀，如肥胖/超重/非酒精性脂肪肝患者、过量饮酒的患者、正接受可能引起肝损伤药物的患者等。

4.服用阿戈美拉汀可能会出现头晕和嗜睡这两种常见的不良反应，因此患者应避免驾驶和操作机械。

【禁忌证和禁忌人群】 阿戈美拉汀中含右旋乳糖，乳糖耐受不良患者禁用。

乙肝病毒携带者/患者、丙肝病毒携带者/患者、肝损伤者（即肝硬化或活动性肝病患者）禁用。

禁止与强效CYP1A2抑制剂（如氟伏沙明、环丙沙星）合用。

【特殊人群】

1.儿童 18岁以下儿童和青少年用药的安全性尚不明确，不推荐使用。

2.老年人 老年患者（≥65岁）用药的安全性尚不明确，应慎用阿戈美拉汀。

3.妊娠期妇女 慎用。FDA对阿戈美拉汀的妊娠分级为D级。

4.哺乳期妇女 动物实验显示本药可随乳汁排泄，是否随人类乳汁排泄尚不明确。哺乳期妇女如须用药，应停止哺乳。哺乳期用药分级为L3级。

【药物过量与救治】 服用阿戈美拉汀过量的经验有限。过量服用阿戈美拉汀报道有上腹疼痛、嗜睡、疲劳、焦虑、紧张、头晕、发绀和不适。目前尚无阿戈美拉汀的特效解毒剂，应对症治疗。

【相互作用】 阿戈美拉汀主要经CYP1A2（90%）和CYP2C9/19（10%）代谢。如果和与这些酶产生相互作用的药物联用，可能会影响阿戈美拉汀的生物利用度。伏氟沙明是强效CYP1A2和中度CYP2C9抑制剂，可显著抑制阿戈美拉汀的代谢。因此，阿戈美拉汀禁止与伏氟沙明、环丙沙星等CYP1A2强效抑制剂联用。

【制剂与规格】 阿戈美拉汀片：25 mg。

【贮藏】 密封保存。

二、抗焦虑抑郁药

（一）多塞平（doxepin）

【药理学】 可抑制中枢神经系统对5-羟色胺及去甲肾上腺素的再摄取，发挥抗抑郁作用，同时具有抗焦虑作用、镇静作用、阻断H_1受体和H_2受体的作用。因其具有较强的镇静作用，可用于治疗伴有焦虑、抑郁的失眠。口服吸收良好，生物利用度为13%～45%，表观分布容积为9～33 L/kg，在体内分布较广，可透过血脑屏障和胎盘屏障。主要代谢部位为肝脏，活性代谢产物为去甲基多塞平，随尿液排泄。半衰期为8～12小时。

【用法用量】 3～6 mg，一日1次，睡前服用。

【不良反应】 嗜睡、抗胆碱能反应：如口干、多汗、眩晕、视物模糊、震颤、排尿困难、便秘等。其他有皮疹、直立性低血压，骨髓抑制、癫痫发作或中毒性肝损伤比较少见。

【特殊人群】

1.妊娠期妇女 慎用。FDA妊娠分级为C级。

2.哺乳期妇女 慎用。哺乳分级为L5级。

【注意事项】

1.有以下疾病的患者慎用：肝、肾功能严重不全，前列腺增生，心血管疾病，在服药期间应监测心电图。多塞平禁止与单胺氧化酶抑制剂合用，应在单胺氧化酶抑制剂停药14天后才能使用多塞平。

2.用药期间不宜驾驶车辆、操作机械或高空作业。

3.应定期对血常规、心、肝、肾功能进行检查。

【药物过量与救治】 轻度过量可出现嗜睡、幻视、口干；重度过量可出现呼吸抑制、低血压或高血压、昏迷、惊厥、心律失常、心动过速、尿潴留、胃肠运动减慢、反射亢进等。

过量时应催吐、洗胃，采取支持及对症治疗。本药与组织及蛋白结合的能力较强，透析及利尿疗法效果较差。

【相互作用】

1.与乙醇或其他中枢神经系统抑制药合用可增强中枢神经抑制作用。

2.联用舒托必利可增加室性心律失常的风险，严重者可致尖端扭转型心律失常。

3.联用去甲肾上腺素、肾上腺素，易导致高血压及心律失常。

4.联用可乐定可减弱可乐定的抗高血压作用。

5.联用抗惊厥药可降低抗惊厥药的作用。

6.可增加氟西汀或氟伏沙明的血浆浓度，导致惊厥等不良反应增加。

7.联用单胺氧化酶可导致高血压。

【制剂与规格】　盐酸多塞平片：25 mg。

【贮藏】　遮光、密封保存。

（二）阿米替林（amitriptyline）

【药理学】　阿米替林为三环类抗抑郁药，可抑制 5- 羟色胺及去甲肾上腺素的再摄取。同时具有较强的镇静作用，能够缩短入睡潜伏期、减少睡眠中觉醒、增加睡眠时间，故可用于治疗失眠。口服吸收好，生物利用度为 31% ～ 61%。蛋白结合率为 82% ～ 96%。主要经肝脏代谢为活性代谢产物去甲替林，然后经肾脏排泄。阿米替林的半衰期为 31 ～ 46 小时。

【用法用量】　睡前服用，10 ～ 25 mg，一日 1 次。

【不良反应】　可能会出现口干、多汗、视物模糊、便秘、排尿困难等抗胆碱能反应。出现嗜睡、震颤、眩晕等中枢神经系统不良反应。可出现直立性低血压。偶见癫痫发作、骨髓抑制及中毒性肝损伤等。

【特殊人群】

1.妊娠期妇女　慎用。FDA 妊娠分级为 C 级。

2.哺乳期妇女　可随乳汁排泄，哺乳期妇女用药期间应停止哺乳。哺乳分级为 L2 级。

【注意事项】

1.有以下疾病的患者慎用：肝、肾功能严重不全，前列腺增生，心血管疾病，老年患者慎用。阿米替林禁止与单胺氧化酶抑制剂合用，应在单胺氧化酶抑制剂停药 14 日后才能使用阿米替林。

2.服药期间应监测心电图。

3.不宜在服药期间驾驶车辆、操作机械或高空作业。

【相互作用】

1.与乙醇或其他中枢神经系统抑制药合用，可增强中枢神经抑制作用。

2.联用舒托必利可增加室性心律失常的风险，严重者可致尖端扭转型心律失常。

3.联用去甲肾上腺素、肾上腺素，易导致高血压及心律失常。

4.联用可乐定，可减弱可乐定的抗高血压作用。

5.联用抗惊厥药，可降低抗惊厥药的作用。

6.可增加氟西汀或氟伏沙明的血浆浓度，导致惊厥等不良反应增加。

7.联用单胺氧化酶，可导致高血压。

【制剂与规格】　盐酸阿米替林片 25 mg。

【贮藏】　遮光、密封保存。

（三）曲唑酮（trazodone）

【药理学】 曲唑酮为三唑吡啶类衍生物，可以阻断突触神经元对5-羟色胺的再摄取，不抑制外周去甲肾上腺素的再摄取，可以阻断中枢α_1-肾上腺素能受体，但对中枢多巴胺的再摄取没有作用，有显著的镇静作用。口服后吸收良好，食物可影响其达峰浓度。若空腹状态下给药，达峰浓度出现在服药后1小时左右。若进食时给药，达峰浓度出现在服药后的2小时左右。蛋白结合率为89%～95%。曲唑酮主要在肝内代谢，通过CYP3A4代谢为活性代谢产物。

【用法用量】 口服给药，25～150 mg，一日1次。应该以低剂量开始，逐渐增加剂量并观察治疗反应。

【不良反应】 常见不良反应：嗜睡、疲乏、头痛、头晕、失眠、紧张、震颤、视物模糊、口干、便秘。直立性低血压、心动过速、恶心、呕吐和腹部不适比较少见。药物过量可能会导致困倦、眩晕、呕吐、阴茎异常勃起、呼吸停止、癫痫发作和心电图改变。

【特殊人群】

1.妊娠期妇女　慎用。FDA妊娠分级为C级。

2.哺乳期妇女　可随乳汁排泄。哺乳期妇女慎用。哺乳分级为L3级。

【注意事项】

1.服药后可能会出现低血压，包括直立性低血压和晕厥，如果联用降压药，需要减少降压药的剂量。

2.曲唑酮和全麻药的相互作用报道较少，择期手术前，应在临床许可的情况下尽早停用本品。

3.服用曲唑酮，可以提高机体对乙醇、巴比妥类药物及其他中枢神经系统抑制剂的敏感度。

4.建议在餐后服用，个别患者餐后服用的药物总吸收量比空腹可能高出20%，空腹服用会增加眩晕或轻微头痛的风险。

【相互作用】

1.对于正在接受单胺氧化酶抑制剂治疗的患者，或者处于停用单胺氧化酶抑制剂后的至少14日内的患者，都不应该给予曲唑酮进行治疗。

2.曲唑酮可以增加地高辛和苯妥英钠的血浆浓度，当与曲唑酮联用时，应当严密监测地高辛和苯妥英钠的血药浓度。

3.曲唑酮与卡马西平合用可使曲唑酮的血浆浓度降低，当这两个药物同时联用时，应当密切监测患者，观察是否需要增加曲唑酮的剂量。

4.接受华法林治疗的患者服用曲唑酮可能会使凝血酶原时间延长或缩短。

【制剂与规格】 盐酸曲唑酮片：①25 mg；②50 mg。

【贮藏】 遮光、密封，室温下保存。

（四）米氮平（mirtazapine）

【药理学】 米氮平（米塔扎平）为5-HT$_2$和5-HT$_3$受体的强效拮抗药，同时，米氮平也是H$_1$受体的强效拮抗药，具有明显的镇静作用，因此可以用来治疗失眠。口服吸收快速而完全，口服后约2小时达到血药峰浓度，绝对生物利用度约为50%。给药5日后可达稳态血药浓度。血浆蛋白结合率约为85%，平均半衰期为20～40小时。与食物同服不影响米氮平的药动学特征。米氮平在体内主要的转化途径为脱甲基化和羟基化，之后再形成葡萄糖醛酸苷结合物。CYP2D6和CYP1A2参与米氮平的8-羟基代谢物的形成，CYP3A4参与N-去甲基和N-氧化物代谢物的形成。

【用法用量】 3.75～15 mg，一日1次，睡前服用。

【特殊人群】 以下患者对米氮平的清除率降低，应慎用，可能升高血药浓度：中度肾功能损害

［GFR 为 11 ～ 39 ml/（min·1.73 m²）］、重度肾功能损害［GFR ＜ 10 ml/（min·1.73 m²）］及肝损伤者。

（1）妊娠期妇女：慎用。FDA 妊娠分级为 C 级。

（2）哺乳期妇女：极少量可随乳汁排泄。哺乳期妇女慎用。哺乳分级为 L3 级。

（3）老年人：老年人对米氮平的清除率降低，用药后血药浓度容易升高而造成意识模糊和过度镇静。

【不良反应】 常见：食欲增大及体重增加（≥ 1/10）。嗜睡、镇静、头痛通常发生在服药后 1 周内。其他，如口干、昏睡、头晕、震颤、恶心、呕吐、便秘、腹泻等。

以下症状在极少数情况下可能出现：（直立性）低血压、惊厥发作、躁狂症、震颤和肌痉挛、水肿及相应的体重增加、急性骨髓抑制（粒细胞缺乏、再生障碍性贫血、血小板减少、各类细胞减少）、药疹及血清氨基转移酶的升高。

【注意事项】

1. 禁止米氮平与拟用于精神疾病发热的 MAOI 合并使用。正在接受 MAOI 如利奈唑胺或静脉应用亚甲蓝治疗的患者也不能使用米氮平，可能会导致 5- 羟色胺综合征。

2. 多数抗抑郁药使用时均有骨髓抑制的现象，表现为粒细胞减少和粒细胞缺乏症，此症状多发生在用药后的 4 ～ 6 周，停药后多数可恢复正常。在米氮平的临床研究中，极少数患者也曾出现这种可逆性白细胞缺乏症，因此医师在治疗过程中应注意，如患者有发热、咽喉痛、胃痛及其他感染症状时应停止用药，并检查血常规。

3. 癫痫、肝、肾功能不全、有心血管疾病（如房室传导阻滞、心绞痛及近期发作的心肌梗死）或低血压者应谨慎服用。

4. 下列患者服用米氮平时应予以注意：米氮平仅有微弱的抗胆碱能活性，排尿困难如前列腺增生者应谨慎应用，但发生率很低。由于米氮平仅有微弱的抗胆碱能活性，可能导致急性窄角型青光眼患者的眼内压升高，但很少发生；糖尿病患者服用米氮平可能会改变血糖水平，可能需要调整胰岛素或口服降血糖药物的剂量，并密切监测血糖。

5. 如患者出现黄疸应立即中止治疗。

6. 服用米氮平可能影响注意力和反应性，因此应避免从事要求较高注意力和反应性的操作活动，如驾驶等。

7. 用药前后应当监测肝肾功能、血脂、体重。

【相互作用】

1. 米氮平可能会加重乙醇对中枢神经系统的抑制作用，因此治疗期间禁止饮酒。

2. 应避免与单胺氧化酶同时使用或两者使用时间间隔小于 14 日。

3. 米氮平会加重苯二氮䓬类药物的镇静作用，所以此类药物与米氮平同时使用时应予以注意。

4. 米氮平与华法林联用时可能会升高 INR（国际标准化比值），同时使用时可监测 INR 水平。

5. 米氮平与强 CYP3A4 抑制剂、HIV 蛋白酶抑制剂、唑类抗真菌剂、红霉素或萘法唑酮合用时应谨慎。

【制剂与规格】 盐酸米氮平片：① 15 mg；② 30 mg。

【贮藏】 遮光、密封，30 ℃以下室温下保存。

三、抗精神病药物

奥氮平（olanzapine）

【药理学】 第二代抗精神病药，可拮抗 5-HT$_{2A/2C}$、5-HT$_3$、5-HT$_6$ 受体、多巴胺受体（D$_1$、D$_2$、D$_3$、D$_4$、D$_5$）、胆碱能 M$_1$ ～ M$_5$ 受体及组胺 H$_1$ 受体，主要通过拮抗组胺 H$_1$ 受体发挥镇静作用，可用

于治疗矛盾性失眠。本药口服吸收良好，5～8小时达C_{max}。在7～1000 ng/ml的浓度范围内，其血浆蛋白结合率约为93%，主要与白蛋白和α1酸性糖蛋白结合。本药在肝脏主要通过葡萄糖醛酸结合和氧化途径代谢。循环系统中的主要代谢产物为10-N-葡萄糖醛酸结合物，不能透过血脑屏障。CYP1A2和CYP2D6参与N-去甲基和2-羟甲基代谢产物的形成，这两种代谢产物的药理活性均显著低于原型药物。约57%的药物随尿液排泄，主要为代谢产物。消除半衰期为21～54小时。

【用法用量】 2.5～10 mg，一日1次，睡前服用。食物不影响其吸收。

【不良反应】 常见不良反应有以下几种。

1. 心血管系统　直立性低血压（＞5%），外周性水肿（3%～6%）。

2. 内分泌与代谢　高胆固醇血症（成年人，可达26%；青少年，可达53%）；高血糖症（成年人，可达20%；青少年，可达14%）；高泌乳素血症（30%～61.1%）；食欲增加（成年人，3%～24%；青少年，17%～29%）；血三酰甘油值升高（20.8%～40%）；体重增加≥7%（成年人，22.2%～64%；青少年，40.6%～89%）。

3. 胃肠道　便秘（4%～11%）；口干（成年人，可达32%；青少年，4%～7%）。

4. 神经系统　静坐不能（5%～27%）；虚弱无力（2%～20%）；头晕（成年人，1.6%～18%；青少年，7%～8%）；嗜睡症（肌内注射，6%；口服，20%～52%）；手震颤（1%～23%）。

5. 精神症状　人格障碍（8%）。

【特殊人群】

1. 妊娠期妇女　慎用。FDA妊娠分级为C级。

2. 哺乳期妇女　服药期间应暂停哺乳。

【注意事项】

1. 开始用药时及用药期间定期监测空腹血糖。

2. 开始用药时及用药期间定期监测血脂。

3. 用药期间定期监测体重。

4. 有白细胞计数偏低史或有药源性白细胞减少、中性粒细胞减少史者，开始用药的最初数月应频繁监测全血细胞计数（CBC）。

5. 用药前监测血压，开始用药后3个月再次监测，之后每年监测1次。

6. 每年及有临床指征时监测肝功能。

7. 40岁以上者每年进行眼科检查，较年轻者每2年检查1次。

【制剂与规格】 盐酸奥氮平片：①5 mg；②10 mg。

【药物储藏和保存】 遮光、密封，15～30 ℃保存。

四、中成药

失眠症在中医学中称为"不寐病"，以辨证论治为基础。为方便临床用药，推荐以下治疗失眠的中成药。

（一）枣仁安神液

【组方】 酸枣仁、丹参、五味子。

【功能主治】 补心安神。用于失眠、头晕、健忘。

【用法用量】 口服，晚临睡前服，一次10～20 ml，一日1次。

【注意事项】 ①孕妇慎用。②由于消化不良所导致的睡眠差者忌用。③按照用法用量服用，糖尿病患者、小儿应在医师指导下服用。

【与西药相互作用】 本药含有丹参，丹参能够明显增加华法林血药峰浓度和达峰时间，延长华法林的凝血时间，发生严重不良反应，故应避免和华法林联用。也可增强抗血小板药物阿司匹林、氯吡格雷和双嘧达莫的抗血小板作用，应谨慎联用。

（二）人参养荣丸

【组方】 白芍、白术、陈皮、当归、茯苓、甘草、黄芪、人参、肉桂、熟地黄、五味子、远志。

【功能主治】 温补气血。适用于积劳虚损，呼吸少气，行动喘息，心虚惊悸。

【用法用量】 口服。一次1丸，一日2次。

【注意事项】 ①忌食不易消化食物。②感冒发热患者不宜服用。③有心脏病、肝病、高血压、糖尿病、肾病等慢性病严重者应在医师指导下服用。④孕妇、哺乳期妇女、儿童应在医师指导下服用。⑤服用前应除去蜡皮、塑料球壳；本药可嚼服，也可分份吞服。

【与西药相互作用】 本药中含有人参，不能与地高辛、洋地黄类、胺碘酮、普萘洛尔等药物合用，固可使其药效增强，增加毒性反应；人参具有糖皮质激素样作用，可促进糖异生、升高血糖，服用甲苯磺丁脲、格列本脲等药物的糖尿病患者联用人参制剂可能减弱降血糖药物的疗效。

（三）归脾丸

【组方】 党参、白术（炒）、炙黄芪、炙甘草、茯苓、远志（制）、酸枣仁（炒）、龙眼肉、当归、木香、大枣（去核）。

【功能主治】 益气补血，健脾养心。用于心脾两虚和脾不统血所致心悸怔忡、失眠健忘。

【用法用量】 蜜丸，空腹服用，1丸/次，开水送下，一日3次。适用于失眠、易醒、醒后难以复寐。

【注意事项】 忌生冷食物；忌思虑过度及过劳。

【与西药相互作用】 不宜与噻嗪类利尿药、降血糖药同时服用，因为甘草的主要成分可以促进糖原异生，升高血糖，产生水钠潴留，易出现水肿、高血压等。

（四）健脑补肾丸

【组方】 白芍、白术、蝉蜕、川牛膝、当归、豆蔻、杜仲、茯苓、甘草、狗鞭、桂枝、金牛草、金银花、金樱子、连翘、龙骨、鹿茸、牡蛎、牛蒡子、人参、肉桂、砂仁、山药、酸枣仁、远志。

【功能主治】 健脑补肾，益气健脾，安神定志。用于脾肾两虚所致的健忘、失眠、头晕目眩、耳鸣、心悸、腰膝酸软、遗精、神经衰弱和性功能障碍。

【用法用量】 口服，15丸/次，一日2次，淡盐水或温开水送服。

【注意事项】 ①忌辛辣、生冷、油腻食物。②按照用法用量服用，高血压、糖尿病患者应在医师指导下服用。③外感或实热内盛者不宜服用。④服本药时不宜同时服用藜芦、五灵脂、皂荚或其制剂；不宜喝茶和吃萝卜，以免影响药效。⑤本药宜饭前服用。

【与西药相互作用】 含有牡蛎、龙骨，碱性较强，与尿液酸化药物诺氟沙星、呋喃妥因、吲哚美辛、头孢类抗生素等联用，酸性解离增多，造成中药成分排泄加快，使其疗效降低。龙骨、牡蛎中的金属离子可与四环素类药物、异烟肼形成金属螯合物，降低四环素类和异烟肼的药效。

（五）朱砂安神丸

【组方】 当归、地黄、甘草、黄连、朱砂。

【功能主治】 镇心安神，清热养血。用于心火亢盛，阴血不足证。失眠多梦，惊悸怔忡，心烦神乱；或胸中懊憹，舌尖红，脉细数。

【用法用量】 口服，1丸/次，一日1～2次，温开水送服。

【注意事项】 组方中朱砂含硫化汞，不宜多服、久服，以防汞中毒；阴虚或脾弱者不宜服用。

【与西药相互作用】 不宜与碘化物、溴化物联用，因为朱砂成分为硫化汞，在胃肠道内和碘、溴化物可产生刺激性碘化汞、溴化汞，引起腹痛或腹泻，导致医源性肠炎。

本药含有当归，含有约6种香豆素衍生物，不宜与阿司匹林、氯吡格雷、肝素、华法林、链激酶等抗血小板药物和抗凝血药物联用，可增强其抑制血小板聚集或抗凝的作用。

参 考 文 献

陈新谦，金有豫，汤光，2011. 新编药物学. 17版. 北京：人民卫生出版社.

高琳，高爽，2013. 合理使用苯二氮䓬类药物治疗失眠症. 黑龙江科技信息，（18）：60.

McDermott M，Brown D L，Chervin R D，2018. Sleep disorders and the risk of stroke. Expert Rev Neurother，18（7）：523-531.

国家药典委员会，2015. 中华人民共和国药典（2015年）二部. 北京：中国医药科技出版社.

韩锐，付桂英，王静，等，2015. 佐匹克隆导致呼吸抑制1例. 军事医学，（6）：489-489.

贾义和，曾令锋，周平，2015. 佐匹克隆引起严重不良反应1例. 西南国防医药，25（11）：1257.

阚全程，马金昌，2017. 全国临床药师规范化培训教材-综合技能. 北京：人民卫生出版社：83-86.

刘飞，陆峥，2018. 苯二氮䓬类药物临床使用专家共识要点解读. 世界临床药物，39（10）：716-720.

刘科峰，彭忠禄，罗祎敏，2017. 佐匹克隆对Ⅰ级高血压合并睡眠障碍患者血压的影响. 中国动脉硬化杂志，25（9）：914-918.

刘铁桥，司天梅，张朝辉，等，2017. 苯二氮䓬类药物临床使用专家共识. 中国药物滥用防治杂志，23（1）：4-6.

罗涛，郝伟，2010. 奥沙西泮的研究进展. 国际精神病学杂志，37（4）：244-247.

漆文烨，夏江明，2018. 认知行为治疗联合奥沙西泮治疗非器质性失眠症的随机对照研究. 中国药物滥用防治杂志，24（6）：335-338.

任卫国，张德伦，宋娟，等，2018. 右佐匹克隆与奥沙西泮治疗失眠症有效性及安全性比较. 中国药业，27（16）：70-71.

司天梅，刘铁桥，张朝辉，等，2017. 苯二氮䓬类药物的药理学. 中国药物滥用防治杂志，23（2）：70-74.

苏亮，陆峥，2018. 2017年中国失眠症诊断和治疗指南解读. 世界临床药物，39（4）：217-222.

王倩，许静，季兴，2018. 门诊患儿安全应用水合氯醛镇静的经验. 药学与临床研究，26（01）：63-65.

王艳，郝俊，李军涛，等，2018. 劳拉西泮和奥沙西泮对失眠患者疗效的观察. 世界睡眠医学杂志，5（7）：775-777.

武峰，赵秀丽，魏敏吉，等，2015. 右旋佐匹克隆在中国健康受试者中的药代动力学研究. 中国临床药理学杂志，31（24）：2423-2426.

向小军，刘铁榜，王传跃，等，2017. 苯二氮䓬类药物的不良反应及处理. 中国药物滥用防治杂志，23（5）：256-260.

杨宝峰，苏定冯，2013. 药理学. 8版. 北京：人民卫生出版社.

张娜，2017. 酒石酸唑吡坦片对急性脑卒中后失眠的治疗分析. 世界临床医学，11（10）：115，118.

赵景燕，2019. 帕罗西汀联合唑吡坦治疗抑郁症失眠的临床疗效研究. 国际医药卫生导报，25（3）：456-458.

中国睡眠研究会，2017. 中国失眠症诊断和治疗指南. 中华医学杂志，97（24）：1844-1856.

中国医师协会全科医师分会双心学组，2017. 心血管疾病合并失眠诊疗中国专家共识. 中华内科杂志，56（4）：310-315.

中华人民共和国国家卫生健康委员会，2018.《国家基本药物目录-2018年版》（国卫药政发〔2018〕31号），国家卫生健康委员会官网.

中华医学会，中国医院协会药事管理专业委员会，中国药学会医院药学专业委员会，2007.《精神药品临床应用指导原则》（卫医发〔2007〕39号），国家卫生健康委员会官网.

中华医学会神经病学分会睡眠障碍学组，2018. 中国成人失眠诊断与治疗指南（2017版）. 中华神经科杂志，51（5）：324-335，534-540.

中医科学院失眠症中医临床实践指南课题组，2016. 失眠症中医临床实践指南（WHO/WPO）. 世界睡眠医学杂志，3（1）：8-25.

朱兰，邓丽影，2015. 新型催眠药的临床应用. 中国老年学杂志，4（35）：2298-2300.

Abad Vivien C，Guilleminault Christian，2018. Insomnia in elderly patients：recommendations for pharmacological management. Drugs & Aging，35：9.

American Academy of Sleep Medicine，2017. Clinical practice guideline for the pharmacologic treatment of chronic insomnia in adults：an American academy of sleep medicine clinical practice guideline. J Clin Sleep Med，13（2）：307-349.

Atkin T，Comai S，Gobbi G，2018. Drugs for insomnia beyond benzodiazepines：pharmacology，clinical applications，and discovery. Pharmacol Rev，70（2）：197-245.

Clarenbach P，Wessendorf T，2001. Sleep and stroke. Rev Neurol（Paris），157（11 Pt2）：S46-52.

de Gage S B，Moride Y，Ducruet T，et al，2014. Benzodiazepine use and risk of Alzheimer's disease：case-control study. BMJ，349：5205.

Dixon C L，Harrison N L，Lynch J W，et al，2015. Zolpidem and eszopiclone prime α1β2γ2 GABAA receptors for longer duration of activity. Br J Pharmacol，172：3522-3536.

Fong C Y，Tay C G，Ong L C，et al，2017. Chloral hydrate as a sedating agent for neurodiagnostic procedures in children. Cochrane Database Syst Rev，11：CD011786.

Mataftsi A，Malamaki P，Prousali E，et al，2017. Safety and efficacy of chloral hydrate for procedural sedation in paediatric ophthalmology：a systematic review and meta-analysis. Br J Ophthalmol，101（10）：1423-1430.

McCarter S J，Boswell C L，St Louis E K，et al，2013. Treatment outcomes in REM sleep behavior disorder. Sleep Med，14（3）：237-242.

Perlis M L，Jungquist C，Smith M T，et al，2012. 失眠的认知行为治疗逐次访谈指南. 张斌，译. 北京：人民卫生出版社.

Product information：KLONOPIN（R）oral tablets，clonzepam oral tablets. Genentech USA Inc，South San Francisco，CA，2016.

Schutte-Rodin S，Broch L，Buysse D，et al，2008. Clinical guideline for the evaluation and management of chronic insomnia in adults. J Clin Sleep Med，4：487-504.

Sweetman S C，2008. 马丁代尔药物大典（原著第35版）. 李大魁，金有豫，汤光，等译. 北京：化学工业出版社.

Ugur K，Pinar S，Turan I A，2018. Delirium associated with only one dose of zopiclone in an older adult. Psychogeriatrics，18：321-323.

US Food and Drug Administration，2014. FDA Drug Safety Communication：FDA warns of next-day impairment with sleep aid Lunesta（eszopiclone）and lowers recommended dose. http：//fda. Drugs/Drugsafaty/ucm397260. html.

Westerlind B，Östgren C J，Mölstad S，et al，2018. Use of non-benzodiazepine hypnotics is associated with falls in nursing home residents：a longitudinal cohort study. Aging Clin Exp Res，31（8）：1087-1095.

第4章

失眠的临床药物治疗

第一节　成人失眠的治疗

一、失眠的临床评估

失眠的临床评估包括病史采集、睡眠日记、量表评估和客观评估等手段。对于每一例患者都应仔细进行病史采集，以确定失眠是否与其他疾病、使用药物或物质有关，因为在睡眠相关主诉的资料中也需要关注这些问题。在常规的健康评估中，对睡眠质量的评估往往被忽视，患者本身可能不愿意提出睡眠质量差的问题。此外，医师和患者都可以将睡眠不足对工作表现、严重事故风险和心理健康的影响降到最低。通过将对睡眠问题的评估纳入一般健康筛查的一部分，可以将治疗和预防失眠的原因纳入患者护理的总体计划。某些人群，包括老年人和妇女，可能有更高的患失眠症的风险。妊娠、抑郁、药物使用、睡眠呼吸暂停的发生率增加及随着年龄增长周期性的肢体运动都是失眠投诉发生的额外危险因素。推荐患者或家人记录睡眠日记。鉴别诊断和疗效评估时可以纳入量表和其他客观评估方法。

1.个人情况采集　临床医师需要仔细询问病史：①具体的睡眠情况；②用药史统计，目前有50多种临床常用的药物中可能干扰睡眠，所以应该仔细询问患者目前的服药情况，还应该注意是否存在药物或物质滥用的情况（如咖啡、可乐、乙醇和烟草等）；③其他躯体疾病史，包括妊娠、月经、哺乳和围绝经期等躯体状态，并进行体格检查和精神心理状态评估；④获取睡眠状况的具体内容，如失眠的表现、作息时间、与睡眠相关的症状及失眠对日间功能的影响等（表4-1）。这些信息不仅有助于分析

表4-1　个人睡眠情况采集样表

填写日期：	姓名：	
睡眠问题情况	□入睡困难　□觉醒	□都存在
近期用药情况（若有请列举）	□有	□无
是否吸烟（若有请列用量）	□有	□无
是否饮用酒/含酒精类饮料	□有	□无
既往病史		
既往作息时间		
家族史		
HAMD量表评分		

注：HAMD量表是指汉密尔顿抑郁量表

失眠的原因和分类，更有助于慎重选择合适的治疗方法。医师可以通过自评量表、症状筛查表、精神筛查测试、家庭睡眠记录（如睡眠日记）及家庭成员陈述等多种手段收集病史资料。

2. 记录睡眠日记　由患者本人或家人协助完成为期 2 周的睡眠日记，记录每日上床时间，估计睡眠潜伏期，记录夜间觉醒次数及每次觉醒的时间，记录从上床开始到起床之间的总卧床时间，根据早晨觉醒时间估计实际睡眠时间，计算睡眠效率（%）[（实际睡眠时间÷卧床时间）×100]，记录夜间异常症状（异常呼吸、行为和运动等），记录日间精力与社会功能受影响程度的自我体验，记录午休情况、日间用药和饮料的品种（表 4-2）。睡眠日记能够记录睡眠时间、睡眠问题及主观睡眠质量，使医师可以研究这些信息从而做出诊断并评估治疗效果，而不被患者的错误回忆误导。

表 4-2　睡眠日记样表

睡眠日记（请在醒来后完成）	姓名：
	例如：
填写日期	19/5/4
1.你什么时候上床睡觉的？	晚上 10：15
2.你计划什么时候睡觉？	晚上 11：30
3.你花了多长时间才睡着？	55 分钟
4.你醒来了多少次，不包括你最后一次醒来？	6 次
5.总的来说，这些觉醒持续了多久？	2 小时 5 分钟
6a.你最后一次醒来是什么时候？	早上 6：35
6b.在你最后一次醒来后，你花了多长时间躺在床上试图入睡？	45 分钟
6c.你比计划的醒得早吗？	□ 是　□ 否
6d.如果是，提前多久？	1 小时
7.你今天什么时候起床的？	早上 7：20
8.你总共睡了多久？	4 小时 10 分钟
9.你如何评价你的睡眠质量？	□ 非常差 □ 差 □ 一般 □ 好 □ 非常好
10.当你为一天的工作做准备时，你觉得自己休息得怎么样？	□ 根本没有休息 □ 略有休息 □ 稍微休息 □ 休息充分 □ 休息得非常好
11a.你打了几次盹？	2 次
11b.总的来说，你打了多长时间的盹？	1 小时 10 分钟
12a.你喝了多少含酒精（乙醇）的饮料？	3 杯
12b.你最后一次喝酒是什么时候？	晚上 9：30
13a.你喝了多少含咖啡因的饮料（咖啡、茶、汽水、能量饮料）？	2 杯
13b.你最后一次喝含咖啡因的饮料是什么时候？	晚上 9：20

| 14.你有没有服用任何非处方药或处方药来帮助睡眠?
如果有,列出药物、剂量和服用时间 | □ 是 □ 否
药物治疗:
Relaxo-Herb
剂量:50 mg
时间(s):11:00 |
| 15.备注 | 感冒中 |

3.失眠有关的评估量表　睡眠量表评估是患者与临床医师对于睡眠问题进行的主观评定。临床上对患者的症状特点、有关量表的评估和多导睡眠图检查结果进行综合分析,能够获得失眠程度的量化依据,有助于分析睡眠紊乱的程度和评价治疗效果,有助于确定精神心理问题与失眠的关系,对于失眠的诊断和鉴别诊断具有重要价值。目前常用的失眠评估量表有失眠严重程度指数量表(ISI)、匹兹堡睡眠质量指数量表(PSQI)、阿森斯(Athens)失眠量表(AIS)、Epworth思睡量表(ESS)、状态-特质焦虑问卷(STAI)等。

(1)ISI:用于评估失眠严重程度及治疗效果等,评估最近2周的睡眠情况。其包含7个条目,共7个问题,每项评分为无(0)、轻度(1)、中度(2)、重度(3)和非常严重(4)五个等级,总分28分。评定标准:0～7分,无临床意义的失眠;8～14分,亚临床失眠;15～21分,临床失眠(中度);22～28分:临床失眠(重度)(表4-3)。

表4-3　失眠严重指数(insomnia severity index,ISI)量表

| 填表人: | | 填表日期: | | 第___次评定 |

对于以下问题,请您圈出近1个月以来最符合您的睡眠情况的数字。

1.入睡困难	无	轻度	中度	重度	极重度
	0	1	2	3	4
2.睡眠维持困难	无	轻度	中度	重度	极重度
	0	1	2	3	4
3.早醒	无	轻度	中度	重度	极重度
	0	1	2	3	4
4.对您目前的睡眠模式满意/不满意的程度如何?	非常满意	满意	不太满意	不满意	非常不满意
	0	1	2	3	4
5.您认为您的失眠在多大程度上影响了你的日常功能?	无	轻度	中度	重度	极重度
	0	1	2	3	4
6.你的失眠问题影响了你的生活质量,你觉得在别人眼中你的失眠情况如何?	无	轻度	中度	重度	极重度
	0	1	2	3	4
7.您对目前睡眠问题的担心/痛苦程度如何?	无	轻度	中度	重度	极重度
	0	1	2	3	4

总分:

结果解读:

1.总分范围是0～28分

2.0～7分:没有临床上显著的失眠症

3.8～14分:阈下失眠症

4.15～21分:临床失眠症(中重度)

5.22～28分:临床失眠症(重度)

（2）PSQI：经过验证和使用最为广泛的睡眠障碍评估量表之一，广泛用于精神疾病、躯体疾病伴发的睡眠障碍、原发性失眠等，主要用来评估器质性或非器质性睡眠障碍患者最近1个月的睡眠质量。PSQI包括入睡时间及总睡眠时间、失眠症状、打鼾、服药、日间清醒状态等。PSQI量表由18个条目构成，分为7个部分，即主观睡眠质量、入睡时间、睡眠时间、睡眠效率、睡眠障碍、催眠药物、日间功能障碍。每个部分按0分、1分、2分、3分计分，很好为0分，较好为1分，较差为2分，很差为3分，累计各成分得出总分。总分为0～21分，总分≥8分者提示存在睡眠质量差，总分越高睡眠质量越差（表4-4）。

表4-4　匹兹堡睡眠质量指数量表

条目	项目	评分			
		0分	1分	2分	3分
1	近1个月，晚上上床睡觉通常在____点钟				
2	近1个月，从上床到入睡通常需要_____	□≤15分钟	□16～30分钟	□31～60分钟	□≥60分钟
3	近1个月，通常早上_____点起床				
4	近1个月，每夜通常实际睡眠_____小时（不等于卧床时间）				
5	近1个月，有无因下列情况影响睡眠而烦恼				
	a.入睡困难（30分钟内不能入睡）	□无	□＜1次/周	□1～2次/周	□≥3次/周
	b.夜间易醒或早醒	□无	□＜1次/周	□1～2次/周	□≥3次/周
	c.夜间去厕所	□无	□＜1次/周	□1～2次/周	□≥3次/周
	d.呼吸不畅	□无	□＜1次/周	□1～2次/周	□≥3次/周
	e.咳嗽或鼾声高	□无	□＜1次/周	□1～2次/周	□≥3次/周
	f.感觉冷	□无	□＜1次/周	□1～2次/周	□≥3次/周
	g.感觉热	□无	□＜1次/周	□1～2次/周	□≥3次/周
	h.做噩梦	□无	□＜1次/周	□1～2次/周	□≥3次/周
	i.疼痛不适	□无	□＜1次/周	□1～2次/周	□≥3次/周
	j.其他影响睡眠的事情	□无	□＜1次/周	□1～2次/周	□≥3次/周
	如有，请说明：				
6	近1个月，总的来说，您认为您的睡眠质量	□很好	□较好	□较差	□很差
7	近1个月，您用药物催眠的情况	□无	□＜1次/周	□1～2次/周	□≥3次/周
8	近1个月，您常感到困倦吗？	□无	□＜1次/周	□1～2次/周	□≥3次/周
9	近1个月您做事情的精力不足吗？	□没有	□偶尔有	□有时有	□经常有

计分方法：

续表

成分	内容	评分			
		0分	1分	2分	3分
A.主观睡眠质量	条目6计分	□很好	□较好	□较差	□很差
B.入睡时间	条目2和5a计分累计	□0分	□1～2分	□3～4分	□5～6分
C.睡眠时间	条目4计分	□＞7小时	□6～7小时（不含6小时）	□5～6小时（含6小时）	□＜5小时
D.睡眠效率	以条目1、3、4的应答计算睡眠效率*	□＞85%	□75～85%（不含75%）	□65～75%（含75%）	□＜65%
E.睡眠障碍	条目5b～5j计分累计	□0分	□1～9分	□10～18分	□19～27分
F.催眠药物	条目7计分	□无	□＜1次/周	□1～2次/周	□≥3次/周
G.日间功能障碍	条目8和9的计分累计	□0分	□1～2分	□3～4分	□5～6分

*睡眠效率计算方法：睡眠效率（%）＝ $\dfrac{条目4（睡眠时间）}{条目3（起床时间）-条目1（上床时间）}×100$

（3）AIS：主要用于自我评定睡眠质量，评估最近1周的睡眠情况。总分范围为0～24分，得分越高，睡眠质量越差。总分小于4分为无失眠，4～6分为可疑失眠，6分以上为失眠。

（4）ESS：从行为学角度对睡眠进行分级，让受试者评价自己在不同社会环境和更长时期内的思睡可能性。让患者在不同环境下对"打瞌睡"的欲望进行自我评价。有8个项目，每项评分标准如下：无（0分）、轻度（1分）、中度（2分）和重度（3分）四个等级，总分24分。评定标准：＞10分为思睡。ESS的特别之处在于受试者不用解释自己的内心状态，只要求其对自己的行为做出判断。ESS具有简短的特点，但难以反映一些短期的睡眠变化，因而在评估昼夜节律及其障碍对思睡的影响方面作用不大。

（5）STAI：包括焦虑状态和特质焦虑2个部分，其分别反映受试者当前焦虑状态症状的严重程度和受试者平时的或经常的焦虑特性情况。原发性失眠症患者焦虑状态和特质焦虑水平都明显高于睡眠正常者，提示原发性失眠症患者不但有严重的焦虑紧张，而且有一种长期的习惯性焦虑特质。

临床可根据患者具体情况选用以上失眠评估量表。

4.主观评估　建议按照以下过程收集病史，其中①～⑦为必要评估项目，⑧为建议评估项目。①通过系统回顾明确是否存在神经系统、心血管系统、呼吸系统、消化系统和内分泌系统等疾病，还要排查是否存在其他各种类型的躯体疾病，如皮肤瘙痒和慢性疼痛等，了解躯体状态（是否为妊娠期或哺乳期等）。②通过问诊明确患者是否存在心境障碍、焦虑障碍、记忆障碍及其他精神障碍。③回顾药物或物质应用史，特别是抗抑郁药、中枢兴奋性药物、镇痛药、镇静药、茶碱类药、类固醇及乙醇等精神活性物质的滥用史。④回顾过去2～4周内的总体睡眠状况，包括入睡潜伏期（上床开始睡觉到入睡的时间）、睡眠中觉醒次数、持续时间和总睡眠时间。需要注意在询问上述参数时应取用平均估计值，不宜将单夜的睡眠状况和体验作为诊断依据。⑤进行睡眠质量评估（利用PSQI等量表工具）。⑥通过问诊或借助于量表工具对日间功能进行评估，排除其他损害日间功能的疾病。⑦针对日间思睡患者进行ESS评估，结合问诊筛查睡眠呼吸紊乱及其他睡眠障碍。⑧如有可能，在首次系统评估前最好记录睡眠日记。

5.客观评估　整夜多导睡眠图（PSG）监测主要用于失眠的鉴别诊断和疗效评估。PSG多次睡眠潜伏期试验（MSLT）用于鉴别发作性睡病和日间睡眠增多等疾病。体动记录仪用于鉴别昼夜节律失调性睡眠-觉醒障碍（CRSWD），也可以在无PSG条件时作为替代手段评估患者夜间总睡眠时间和睡眠模式。神经功能影像学为失眠诊断和鉴别诊断开拓了新的领域，但目前仍处于临床研究阶段，尚无成熟经验与标准推广应用。失眠患者由于神经心理或认知行为方面的改变，对睡眠状况的自我评估容易出现偏差，可能低估或者高估实际睡眠时间。此时应选择客观评估方法进行甄别。

二、失眠的药物治疗

临床实践中所应用的具有催眠作用的药物种类繁多。药物治疗的关键在于权衡获益与风险，同时要兼顾药物可及性、经济负担及患者的依从性。选择干预药物时需要考虑症状的针对性、既往用药反应、患者一般状况、与当前用药的相互作用、药物不良反应及其他的现患疾病。需要注意，部分药物说明书中的主要适应证并不适用于失眠的治疗，如某些抗抑郁药和镇静类抗精神病药物，这些药物具备治疗失眠的作用，可以参照推荐意见进行个体化的治疗。

目前根据药效学作用可将常用于失眠治疗的药物分为4类：①GABA受体调节剂，包括苯二氮䓬类药物（BZDs）和非苯二氮䓬类药物（non-BZDs），统称为苯二氮䓬受体激动剂（BZDA）；②褪黑素受体激动剂；③具有催眠效应的抗抑郁药物；④食欲素受体拮抗剂。抗组胺药物（如苯海拉明）、褪黑素及缬草提取物等非处方药虽然具有催眠作用，但是现有的临床研究证据有限，不宜作为治疗普通成人失眠的常规用药。乙醇不能用于治疗失眠。失眠的具体诊疗流程见图4-1。

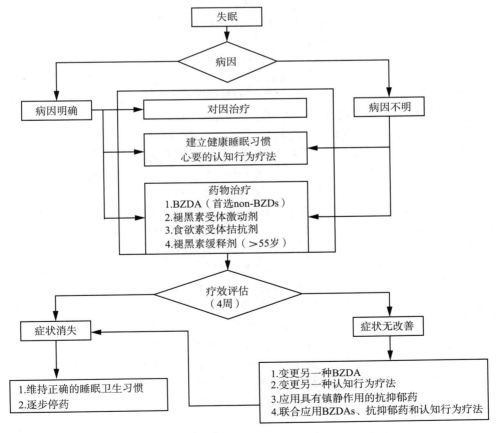

图4-1 失眠诊疗流程

BZDA，苯二氮䓬受体激动剂；non-BZDs，非苯二氮䓬类药物

1. BZDA　BZDs于20世纪60年代开始使用，其可非选择性激动GABA$_A$上不同的γ亚基，具有镇静、催眠、抗焦虑、肌肉松弛和抗惊厥的药理作用。20世纪80年代以来，以唑吡坦和右佐匹克隆为代表的non-BZDs先后应用于失眠的临床治疗，它们亚基选择性激动GABA$_A$上的α1，主要发挥催眠作用，不良反应较BZDs轻，已经逐步成为治疗失眠的临床常用药物。

（1）BZDs：美国FDA批准了5种BZDs（艾司唑仑、氟西泮、夸西泮、替马西泮和三唑仑）用于治疗失眠，其中三唑仑属于唯一的短半衰期催眠药物，尽管有起效快和次日宿醉效应小的优点，但依赖、耐受和逆行性遗忘发生率高于其他苯二氮䓬类，且可产生"朦胧状"觉醒，在许多国家和地区已撤市或限制使用，已被我国列为第一类精神药品管理。国内常用于治疗失眠的BZDs还包括阿普唑仑、劳拉西泮和地西泮。地西泮的睡眠作用可能不强，而且次日残留效应明显。阿普唑仑的特点是抗焦虑，但其催眠作用比较弱。BZDs可以改善失眠患者的入睡困难，增加总睡眠时间。不良反应包括日间困倦、头晕、肌张力减低、跌倒、认知功能减退等。持续使用BZDs后，在停药时可能会出现戒断症状和反跳性失眠。对于有物质滥用史的失眠患者需要考虑到潜在的药物滥用风险。肝肾功能损害、重症肌无力、中重度阻塞性睡眠呼吸暂停综合征及重度通气功能障碍患者禁用BZDs。

（2）non-BZDs：唑吡坦、右佐匹克隆和佐匹克隆属于快速起效的催眠药物，能够诱导睡眠始发，治疗入睡困难和睡眠维持障碍。扎来普隆的半衰期较短，仅适用于治疗入睡困难，在国内的临床使用并不广泛。虽然non-BZDs具有与BZDs类似的催眠疗效，但是由于non-BZDs半衰期相对较短、次日残余效应被最大限度地降低、一般不产生日间困倦、产生药物依赖的风险较传统BZDs低、治疗失眠安全有效、无严重药物不良反应，近年来不同剂型的non-BZDs，如唑吡坦控释剂、含化剂和喷雾剂，为临床需要提供了更多的选择。由于女性对唑吡坦的代谢可能较慢，服用10 mg唑吡坦速释片8小时后可导致驾驶风险的药物血液浓度比例较高（女性为15%、男性为3%），美国FDA将唑吡坦速释片的推荐剂量修改为睡前男性10 mg、女性5 mg。需要注意，non-BZDs有可能会在突然停药后发生一过性的失眠反弹。佐匹克隆的疗效不太恒定，不良反应偏多，故其治疗失眠的适应证没有获得美国FDA批准。右佐匹克隆的$t_{1/2}$适中（6小时），可能是较理想的、目前唯一没有使用时间限制、又具有失眠适应证的BZDA（可用于入睡困难和睡眠维持困难）。

2. 褪黑素受体激动剂　褪黑素由松果体分泌，直接受下丘脑视交叉上核昼夜节律系统调节。其可以改善时差变化所致睡眠-觉醒障碍、睡眠-觉醒时相延迟障碍等昼夜节律失调性睡眠-觉醒障碍，但使用普通褪黑素治疗失眠尚无一致性结论，故不推荐将普通褪黑素作为催眠药物使用。褪黑素受体激动剂雷美替胺属于褪黑素MT$_1$和MT$_2$受体激动剂，能够缩短睡眠潜伏期、提高睡眠效率、增加总睡眠时间，可用于治疗以入睡困难为主诉的失眠及昼夜节律失调性睡眠-觉醒障碍。雷美替胺对于合并睡眠呼吸障碍的失眠患者安全有效，由于没有药物依赖性，也不会产生戒断症状，故已获准长期治疗失眠。阿戈美拉汀既是褪黑素受体激动剂也是5-HT$_2$C受体拮抗剂，因此具有抗抑郁和催眠双重作用，能够改善抑郁障碍相关的失眠，缩短睡眠潜伏期，增加睡眠连续性。褪黑素受体激动剂可以作为不能耐受前述催眠药物的患者和已经发生药物依赖患者的替代治疗。

3. 食欲素受体拮抗剂　食欲素又称下丘脑分泌素，具有促醒作用。食欲素受体拮抗剂只选择作用于介导唤醒和睡眠间转换的神经元，更注重处理睡眠中的过度觉醒问题，从而可能比目前可利用的镇静催眠药更有临床优势。针对食欲素双受体发挥抑制作用的拮抗剂苏沃雷生，已于2014年8月获得FDA批准用于治疗成人失眠（入睡困难和睡眠维持障碍）。推荐起始剂量是10 mg，于睡前30分钟内、计划起床前至少7小时期间使用。若无效但无不良反应发生，单次剂量可增加至15 mg或20 mg。其发挥催眠作用的靶点不同于其他催眠药，现有研究数据显示其具有较好的临床疗效和耐受性。不良事件呈剂量相关性增加，以思睡最多。

4. 抗抑郁药　部分抗抑郁药具有镇静作用，在失眠伴随抑郁、焦虑心境时应用较为有效。

（1）三环类抗抑郁药物：小剂量的多塞平（一日3～6 mg）因有特定的抗组胺机制，可以改善成年和老年慢性失眠患者的睡眠状况，具有临床耐受性良好、无戒断反应的特点，近年已作为治疗失眠的推荐药物之一。阿米替林能够缩短入睡潜伏期、减少睡眠中觉醒、增加睡眠时间、提高睡眠效率，但其同时可减少慢波睡眠和快速眼动睡眠，不良反应多（如抗胆碱能作用引起的口干、心率加快、排尿困难等）。因此，老年患者和心功能不全患者慎用，不作为治疗失眠的首选药物。

（2）曲唑酮：小剂量曲唑酮（一日 25 ～ 150 mg）具有镇静催眠效果，可改善入睡困难，增强睡眠连续性，可以用于治疗失眠和催眠药物停药后的失眠反弹。

（3）米塔扎平：小剂量米塔扎平（一日 3.75 ～ 15 mg）能缓解失眠症状，适合浅睡和早醒的失眠患者，但对入睡困难效果差。因半衰期长，次日过度镇静是其主要不良反应。

（4）SSRI：虽无明确催眠作用，但可以通过治疗抑郁和焦虑障碍而改善失眠症状。部分 SSRI 能够延长睡眠潜伏期、增加睡眠中的觉醒、减少睡眠时间、降低睡眠效率、减少慢波睡眠，多用于治疗共病抑郁症状的失眠患者；SSRI 可能增加周期性肢体运动，某些患者在服用时甚至可能加重其失眠症状。因此，一般建议在白天服用 SSRI。

（5）选择性 5- 羟色胺和去甲肾上腺素再摄取抑制剂：包括文拉法辛和度洛西汀等，可通过治疗抑郁和焦虑障碍而改善失眠症状，更适用于疼痛伴随失眠的患者，不足之处与 SSRI 相似。

（6）抗抑郁药物与 BZDA 联合应用：慢性失眠常与抑郁症状同时存在，部分 SSRI 与短效 BZDA（如唑吡坦、右佐匹克隆）联用，可以快速缓解失眠症状，提高生活质量，同时协同改善抑郁和焦虑症状。

三、失眠的临床治疗方案优化

临床医师会根据患者睡眠情况及白天生活功能来决定是否使用镇静催眠药，如果患者夜间睡眠缩短但不影响白天正常生活且白天小睡没有增多，一般不考虑使用药物帮助睡眠。如果夜间睡眠缩短、白天小睡增多、精神状态不佳则需要根据睡眠情况给予镇静催眠药物。以下通过临床案例详细分析临床对于失眠患者的治疗方案。

案例 1. 患者任 ××，女，50 岁，主因"间歇性发热、头痛 12 天，加重 6 天"住院，既往无脑外伤、脑炎病史，无高血压、糖尿病、冠心病等。入院后诊断为"病毒性脑炎"，给予抗病毒治疗，入院后的第 5 天，患者自述夜休稍差，入睡困难。平卧时头部偶有抽痛感，有头部昏沉、头晕，休息后症状逐渐好转，给予患者"酒石酸唑吡坦片，5 mg，睡前服用"，2 天后患者自述夜休可，头晕感症状好转。

解析：该患者之前未用过镇静催眠类药物，入院第 5 天自述夜休稍差，入睡困难，白天有头晕的症状且该症状在休息后即可好转，医师给予该患者"酒石酸唑吡坦片，5 mg，睡前服用"，唑吡坦是短效催眠药，对入睡困难效果显著，该患者使用低剂量（5 mg）起始。患者在用药期间未诉有不适，次日清醒后能保持警觉，无明显镇静作用和精神运动障碍。未发现停药后的反跳性失眠和耐受性。

案例 2. 患者王 ×，男，48 岁，主因"反复头晕、心悸，伴睡眠减少 2 个月余"入院，既往有血压高、血糖高。患者自述缘于 2 个月前工作劳累后出现头晕、心悸，主要表现为白天注意力不集中、头脑昏昏沉沉、心烦、易怒、情绪低落，伴夜间睡眠明显缩短，易醒，醒后多无法再次入睡。于当地医院就诊，给予"右佐匹克隆片，3 mg，睡前服用"，服药后上述症状无明显缓解，睡眠时间持续在 2 ～ 3 小时，严重影响白天的工作和生活。入院后患者进行了"HAMA + HAMD 量表"评分，提示患者焦虑情绪明显，给予"劳拉西泮片，0.5 mg，一日 3 次；盐酸舍曲林，50 mg，一日 1 次；氟哌噻吨美利曲辛片，1 片，一日 2 次；右佐匹克隆，3 mg，睡前服用"。3 天后患者自述头晕较前明显好转，睡眠改善明显，未诉其他不适症状。

解析：该患者入院前使用"右佐匹克隆片，3 mg，睡前服用"，症状无明显改善，加用"劳拉西泮片，0.5 mg，一日3次"，劳拉西泮为中效苯二氮䓬类药物，催眠作用较强，还具有较强的抗焦虑、抗惊厥作用。患者焦虑情绪明显，加用"盐酸舍曲林，50 mg，一日1次，氟哌噻吨美利曲辛片，1片，一日2次"，盐酸舍曲林起效慢，一般1周后才能起效，氟哌噻吨美利曲辛片起效较快，两者合用可快速缓解患者目前的情绪问题，出院时患者自述头晕较前明显好转，睡眠改善明显，未诉其他不适症状。

案例3.患者胡××，男，97岁，主因"咳嗽、气短3天"入院，患者长期睡眠不好，失眠病史30余年，同时伴有入睡困难及睡眠维持障碍，依赖催眠药物促眠，平时使用"劳拉西泮片，0.5 mg，睡前服用；酒石酸唑吡坦片，10 mg，睡前服用"，入院后7日，觉近期催眠药物疗效不佳，家属诉近日每日睡眠约间断2小时，因患者97岁高龄，药师建议将酒石酸唑吡坦片调整为5 mg，睡前服用；劳拉西泮片改为阿普唑仑0.2 mg，睡前服用。患者自行加用右佐匹克隆3 mg，睡前服用，并未调整其他用药方案，2天后患者自述睡眠改善。

解析：该患者为临床医师，失眠病史30余年，一直使用药物促眠，且酒石酸唑吡坦片用量较大，服用唑吡坦的老年人跌倒的可能性更大，发生创伤性脑损伤和髋部骨折的风险增加。右佐匹克隆间歇给药虽是首选，可以用于老年患者需要长期催眠的治疗，但目前该患者同时使用3种镇静催眠药物才可以改善症状，且用药史30余年，不排除患者已产生耐药性，据该患者家属描述患者使用镇静催眠药物一段时间会有疗效不好的情况，给予更换。通常这3种药物间断使用对于这类患者可能已产生耐药性，但目前情况尚可，睡眠也有改善，建议睡眠改善后可以慢慢减少镇静催眠药的用药数量，用药期间谨慎患者日间镇静作用，以防跌倒。

案例4.患者季×，男，51岁，主因"左侧肢体麻木、无力2天"入院，入院诊断为"脑出血、高血压3级"，入院后3天，患者自述头晕、头痛，精神差，睡眠不佳，给予"酒石酸唑吡坦片，5 mg，睡前服用"，次日患者自述睡眠情况未有明显改善，调整药物"酒石酸唑吡坦片，10 mg，睡前服用"，次日患者自述仍有头痛，精神一般，睡眠正常。入院第8天，患者再次出现睡眠问题，给予停用酒石酸唑吡坦片，改用"阿普唑仑片，0.4 mg，睡前服用"，换药2天后，患者自述无头痛、头晕症状，睡眠尚可。

解析：该患者入院前未使用过酒石酸唑吡坦片，入院后因睡眠问题首选了低剂量酒石酸唑吡坦片（5 mg），效果不佳，增加到10 mg，睡眠好转。但用药5天后患者又出现了睡眠问题，将酒石酸唑吡坦片换成阿普唑仑，阿普唑仑为中效苯二氮䓬类药物，催眠作用较强，还具有较强的抗焦虑、抗惊厥作用，比酒石酸唑吡坦片半衰期长，作用时间长。换成阿普唑仑后患者自述睡眠状况改善。

案例5.患者刘××，男，48岁，主因"发作性头晕1月，加重1周"入院。患者自觉头脑不清晰，无明显诱因出现发作性头晕，每次约持续数分钟自行缓解，头晕的发作与头位、体位无明显关系，劳累后或休息不佳时加重，伴心情烦躁，入睡困难。患者既往用药"酒石酸唑吡坦片，10 mg，睡前服用"，且目前仍有入睡困难，将酒石酸唑吡坦片10 mg增加到20 mg，睡前服用，因患者有焦虑抑郁状态，同时增加了"盐酸舍曲林片，50 mg，一日1次"，2天后，患者头晕及入睡困难较前好转，精神状态尚可，入院10天，患者又出现入睡困难加重，伴头晕，加用"劳拉西泮片0.5 mg，睡前服用"，次日患者头晕及入睡困难好转，精神状态尚可。

解析：该患者入院前使用"酒石酸唑吡坦片，10 mg，睡前服用"仍有入睡困难，在院期间将酒石酸唑吡坦片增加到20 mg，此用量已超过说明书给药剂量，有报道称在唑吡坦单独使用剂量过量时，发生一时损伤直到昏迷，所以该患者用药剂量过大，临床应密切监测。患者入院10天又出现了入睡困难，加用了劳拉西泮片，其催眠作用较强，还具有较强的抗焦虑、抗惊厥作用。该患者同时伴有焦虑状态，而舍曲林起效时间在1周左右，且使用的是小剂量舍曲林，加用劳拉西泮对于患者目前的焦虑状态也有治疗作用，所以联合用药后患者睡眠情况好转，待患者睡眠改善后可将酒石酸唑吡坦片的剂量减至 10 mg。

目前，对于失眠的患者来说，临床最常用的药物是非苯二氮䓬类药物，如唑吡坦和右佐匹克隆，对于疗效不好的一般会换用或联用中效的苯二氮䓬类药物，如劳拉西泮、阿普唑仑等。苯二氮䓬类药物对焦虑患者也有一定作用，所以如果患者失眠伴焦虑，也可联用。结合临床用药情况及患者反馈信息，这种联合用药虽然在理论上风险增加，但是实际用药过程中并没有发现较为严重的不良反应，可能是严重失眠的患者已产生了部分耐药性。虽然国内外关于失眠治疗的指南中都没有明确推荐有关镇静催眠药联合应用的内容，但是对于临床来说，单一用药疗效不好的患者联合用药的病例也很多。我国目前没有批准用于治疗失眠的褪黑素受体激动剂类药物，药物的选择性也比较局限。难治性失眠往往要 2 种或 2 种以上的药物进行治疗，对于这类患者，要密切监测用药后情况，关注是否有中枢抑制作用及其他不良反应发生。

四、药物治疗失眠的注意事项

（一）药物的选择

在选择治疗失眠的药物之前，要详细了解患者失眠的原因、失眠的表现形式、是否存在其他疾患、既往是否使用过镇静催眠药物及用药的情况。通常仅对入睡困难型失眠的患者最初尝试药物治疗时选择短效药物，此类药物可改善失眠，并且次日早晨的残留嗜睡较少。短效药物（作用持续时间≤8 小时）包括扎来普隆、唑吡坦、三唑仑和雷美替胺等。而对于睡眠维持难和（或）早醒患者，优先选择半衰期较长的药物。长效药物包括唑吡坦缓释剂、右佐匹克隆、替马西泮、艾司唑仑、低剂量多塞平和苏沃雷生等。但是这类药物有增加宿醉性镇静风险发生的可能，必须警告患者这种风险存在的可能性。而且 $t_{1/2}$ 超过 10 小时的药物连续使用时需注意药物的体内蓄积作用。对于易在半夜醒来的患者，已研发出在夜间使用的扎来普隆和一种唑吡坦舌下片，但要求给药后至少还有 4 小时的睡眠时间。如首选药物无效或无法依从，更换为另一种短中效的 BZDAs、褪黑素受体激动剂、食欲素受体拮抗剂。如患者还伴有焦虑、抑郁等症状，可添加具有镇静催眠作用的抗抑郁药物（如多塞平、曲唑酮、米塔扎平或帕罗西汀等）。

（二）给药方式

镇静催眠药物每晚睡前服用 1 次，称为连续治疗。若非每晚服用，如每周选择数晚服药而不是连续每晚用药，则称为间歇治疗。间歇治疗具体的频次尚无定论，推荐间歇给药的频率为每周 3～5 次。至于具体哪一晚给药更合适，基于唑吡坦的临床试验结果认为，应由患者根据睡眠需求"按需"服用。"按需"的具体决策可参考如下标准：①预期入睡困难时（如当日的各种事件导致情绪变化），于上床睡眠前 5～10 分钟服用；②根据夜间睡眠的需求，上床 30 分钟后仍不能入睡时，立即服用；③夜间醒来无法再次入睡，且距预期起床时间 >5 小时，可以服用（仅适合使用短半衰期药物）；④根据次日白天活动的需求（有重要工作或事务），于睡前服用。对于慢性失眠患者，若需长期服药，从安全角度和服药依从性方面考虑，推荐使用非苯二氮䓬类药物进行药物间歇治疗。具有镇静作用的抗抑郁药和褪黑素受体激动剂可于睡前服用。由于药理学机制不同，抗抑郁剂一般不采用间歇给药或按需用药的方式。褪黑素受体激动剂和食欲素受体拮抗剂是否可以间歇给药或按需服用，有待进一步研究。

（三）用药疗程

少数药物，如唑吡坦、右佐匹克隆、雷美替胺具备长期应用的临床证据，但考虑到潜在的药物依赖问题，仍建议尽可能短期使用，一般不超过4周。4周以内的药物干预可选择连续治疗，超过4周需重新评估，必要时变更干预方案，如果患者需要长时间使用药物，根据患者睡眠改善状况适时采用间歇治疗。

（四）药物的更换

如果患者出现以下情况需要考虑更换药物：①推荐的治疗剂量无效；②产生耐受性；③产生了严重的不良反应；④与治疗其他疾病的药物有相互作用；⑤使用超过6个月；⑥高危人群（有依赖史的患者）。

（五）停药

当患者感觉能够自我控制睡眠时，可考虑逐渐停药。如失眠与其他疾病（如抑郁障碍等）或生活事件相关，当病因去除后，应考虑停用镇静催眠药物。需要注意，长期接受药物连续治疗的患者应当避免突然终止药物治疗，后者可能带来潜在的失眠反弹和严重的精神症状。如在停药过程中出现症状反复或其他一些精神症状，则需要对患者重新进行评估及选择药物治疗。常用的减量方法包括逐步减少用药量和变更连续治疗为间歇治疗。

（六）用药风险

苯二氮䓬类药物和非苯二氮䓬类药物最常见的不良反应包括残留的日间镇静作用，困倦、头晕、头晕目眩、认知损害、动作不协调和依赖性。此外，大多催眠药是呼吸抑制剂，可加重阻塞性睡眠呼吸暂停或通气不足。若催眠药与其他中枢神经系统抑制药物或乙醇联合使用，则风险增高。美国FDA发布了一则正式的黑框警告，警告阿片类镇痛药物或镇咳药与苯二氮䓬类药物联用有严重风险和死亡可能，并推荐联合用药仅限于其他治疗选择不充分的患者。FDA还对成瘾性阿片类药物（如美沙酮和丁丙诺啡）与苯二氮䓬类药物的联用提出警告，并推荐对失眠患者限制剂量或考虑其他治疗方法。长期使用催眠药可能形成习惯，部分短效药物停用后可发生反跳性失眠。较少见的不良反应包括复杂性睡眠相关行为（如在不完全清醒状态下的睡行症、驾驶、打电话、进食或性行为）、顺行性遗忘（尤其是使用三唑仑或与乙醇合用时）、攻击行为及重度超敏反应。治疗失眠可能发生致死性用药过量，尤其是合并使用乙醇或另一种中枢神经系统抑制剂。

（七）药物相互作用

同时使用任何睡眠药物与乙醇（或其他中枢神经系统抑制剂）都会增加中枢神经系统抑制风险，因此属于禁忌。

苯二氮䓬类药物（除劳拉西泮、奥沙西泮和替马西泮外）和非苯二氮䓬类药物都是经细胞色素CYP3A4系统代谢。CYP3A4系统抑制剂（如克拉霉素）使苯二氮䓬类和非苯二氮䓬类药物相关毒性风险增加，而CYP3A4系统诱导剂（如利福平）可能降低苯二氮䓬类和非苯二氮䓬类药物的疗效。

雷美替胺由CYP1A2系统代谢，少部分也通过CYP2C9及CYP3A4系统代谢。氟伏沙明是CYP1A2系统的强效抑制剂，不应与雷美替胺合用，因为会明显升高雷美替胺的血清浓度。CYP1A2系统（如环丙沙星）、CYP2C9系统或CYP3A4系统的其他抑制剂也可能增加雷美替胺毒性风险，而CYP系统诱导剂（如利福平）可能降低雷美替胺的疗效。

苏沃雷生经CYP3A系统代谢，不应与强效CYP3A抑制剂（如酮康唑和许多抗反转录病毒药物）合用。相反，合用强效CYP3A诱导剂（如利福平、卡马西平或苯妥英）可减弱苏沃雷生的作用。

第二节　老年人失眠的治疗

一、病因和影响因素

老年人失眠一般指 60 岁以上人群的失眠。各种研究均证实，失眠发病率随年龄增长而增高。据调查显示，65 岁以上的人群失眠罹患率约为 40%。老年人中，初期失眠的患病率为 15% ～ 45%，中期失眠的患病率为 20% ～ 65%，晚期失眠的患病率为 15% ～ 54%。失眠造成了严重的危害，如生活质量下降、影响日常的活动，以及心理、身体和情绪健康恶化。老年人长期有睡眠问题会导致认知障碍，包括注意力下降、短期记忆困难、反应时间延长和执行力下降。此外，睡眠问题增加了老年人的死亡率；较低的睡眠效率（＜80%）几乎是全因死亡风险的 2 倍。

老年人的睡眠与年轻人相比有以下特点：醒得更早、在床上的时间更长、夜间易醒、小睡打盹更多，但总睡眠时间更少。老年人的睡眠模式、睡眠结构和睡眠与觉醒节律等睡眠指标随着年龄而发生改变，是老年人成为失眠高发人群的重要原因。睡眠生理随增龄而变化，主要表现为①平均睡眠时间减少：年轻人平均每天的睡眠时间为 7 ～ 8 小时，60 岁以上约为 6.5 小时；②入睡潜伏期延长：老年人入睡时间比年轻人长；③睡眠连续性下降和唤醒阈值降低：老年人夜间易醒，睡眠是断断续续的、较轻的，以苏醒和觉醒为特征；④浅睡眠增多：老年人浅睡眠占总睡眠比例显著增多而慢波睡眠明显减少；⑤睡眠模式改变：老年人睡眠时间提前（早睡早起）。这些生理变化导致老年人夜间睡眠质量下降，白天困倦瞌睡、卧床时间延长，以补充夜间睡眠的不足，呈现睡眠节律逐渐变化特征，即日间睡眠增加、夜间睡眠减少。

在生理性衰老、睡眠能力下降的基础上，各种躯体疾病、精神障碍及心理应激作用均可导致老年人失眠，且常是几种因素共同作用的结果。

（1）环境因素：老年人适应能力下降，环境改变如旅行环境、气温气候突然变化、周围人群结构改变、卧室内强光和噪声、过冷或过热等均可导致失眠。

（2）不良生活习惯：退休后原有生活节奏的改变、白天活动减少、睡眠过多等都影响夜间睡眠，一些习惯如睡前喝浓茶、咖啡、饮酒、吸烟、看电视太晚等不利于良好睡眠。

（3）社会因素：老年人离开了工作环境，其应激因素不同于年轻人，主要以健康、经济与家庭问题为主。生活应激导致的兴奋、喜悦、焦虑、不安、悲痛、恐惧等情绪变化均可影响睡眠。

（4）躯体疾病：老年人罹患躯体疾病多是导致失眠的常见原因。与老年人失眠相关的疾病包括神经科疾病、呼吸障碍、心血管疾病、胃肠疾病、肾病、慢性疼痛、关节炎及瘙痒性皮肤病等。

（5）精神疾病：老年期心理障碍高发是失眠的另一重要因素。失眠是焦虑障碍、抑郁障碍、精神分裂症和某些人格障碍精神病的常见症状。老年人抑郁障碍明显高于年轻人，且失眠程度与抑郁程度相关。

（6）药物因素：老年人因各种疾病使得服药种类和机会增加。在老年人中存在多药治疗的现象。据统计，超过 20% 的老年人有 5 种或 5 种以上的慢性病，50% 的人接受 5 种或 5 种以上的药物治疗。许多药物可直接或间接引起失眠，如利尿药、麻黄碱及氨茶碱、降压药（利血平、钙通道阻滞药、β受体阻滞剂）、甲状腺治疗药、非甾体抗炎药等。

二、药动学特点

（一）吸收

老年人的生理变化主要表现在机体的老化、功能障碍。黏膜区域随着年龄的增长而下降，老年人肠道上皮的吸收功能和内脏运动功能降低、内脏的血流量及胃酸分泌量下降，同时老年人胃壁细胞功能降低，与年轻人相比胃酸分泌减少25%～35%，心排血量减少、导致消化道血流减少约40%。老年人胃运动功能减退及肠蠕动减弱会影响药物吸收。且老年人表皮和真皮萎缩、皮肤的屏障功能降低、组织血流灌注减少是经皮药物吸收率下降的主要原因，皮下和肌肉组织与之相似。由于药物吸收率不稳定，老年人应尽量避免肌内注射。

（二）分布

血容量、机体组分的变化等都会影响药物在体内的分布。药物在人体的分布主要取决于药物的理化性质，如分子大小、亲脂性、pKa、与血浆蛋白的结合率等。脂肪组织血流量从在年轻男性个体中的5%增加到老年男性个体中的9%，从在年轻女性个体中的8%增加到老年女性个体中的10%。血药浓度依赖于机体的亲水性容积和亲脂性空间，与其分布容积呈负相关。老年人由于体内脂肪的比例增加，可导致亲脂性有机弱酸或弱碱类药物的表观分布容积变大，如使苯二氮䓬类药物（如地西泮）的容积分布较大、半衰期延长，同时药物作用时间也会增加。此外，老年人的血清清蛋白减少20%左右，故与血浆蛋白结合水平高的药物游离浓度增高。

（三）代谢

老年人肝脏的体积和重量均随年龄增加而减小，男性和女性在60～90岁肝脏绝对总血流量下降了60%，功能性肝细胞和肝血流量也逐年减少，这种变化使得药物代谢的效率降低，同时吸收增多、生物利用率增加，从而导致药物转化的速度减慢，血液浓度增加，半衰期延长。老年人的肝脏代谢药物的能力同时受疾病、吸烟、饮酒、临床用药、饮食等诸多因素的影响。这些因素导致其对一些药物的代谢比年轻人缓慢，同时药物半衰期一般较长。

（四）排泄

老年人药动学改变最明显的是排泄。药物最重要的动力学变化是肾脏清除率下降。从10～65岁，肾脏绝对血流量每10岁下降5%，此后每10岁下降25%。所以，老年人对以肾脏为主要排泄途径的药物清除率会下降，使药物血浆浓度升高，而药物血浆浓度升高与不良反应的发生密切相关。年龄引起肾功能下降，即使没有肾脏疾病，也可能因此延长药物半衰期。故老年人如应用以原型从肾脏排出的药物时，应注意肾功能，必要时应做药物血浓度监测，以避免药物毒性反应。

三、药效差异和副作用

老年人服药物后的药效学变化复杂，随着年龄增长而出现的老年人药效学改变比较复杂，其机制涉及老年人机体各器官结构和功能退化、适应能力下降、内环境稳定的调节能力下降、肝肾功能减退、血浆蛋白功能改变等，因而导致药动学改变。药效学改变也与组织器官的反应性变化、受体数量与功能改变、酶活性改变等因素有关。老年人药效学改变的特点是对大多数药物的敏感性增加、对少数药物的敏感性降低、药物耐受性降低、药物不良反应发生率增加。

老年人的脑血流量减少，脑内酶活性减弱，一些受体数量及亲和力的变化均会影响药效。伴随年龄增长出现的神经递质代谢和功能的改变也会对药效产生影响。目前已有研究表明，老年人脑内的儿茶酚胺浓度降低，多巴脱羧酶与黑质中酪氨酸羟化酶活性降低，合成去甲肾上腺素的神经元数量减少，单胺氧化酶的活性增强等。老年人相比年轻人药物的敏感性增加而耐受性降低。老年人的中枢神经系统有些受体处于高敏的状态，故小剂量药物即可引起治疗作用，常规剂量即可能出现较强的药理作用，产生耐受性降低的现象。例如，老年人对三环类抗抑郁药、抗惊厥药、镇静催眠药等都比较敏感，用药后可能会干扰中枢神经系统的功能，容易出现精神错乱、抑郁、过度激动、烦躁、幻觉及失眠等不良反应。老年人对苯二氮䓬类药物的敏感性高于年轻人，老年人服用地西泮后的宿醉不良反应是年轻人的2倍。老年人总睡眠时间缩短，睡眠障碍发生率高于年轻人，因此与年轻人相比，服用镇静催眠药的机会更多，并且对该类药物的敏感性更强，同时由于半衰期的延长，不良反应发生率也比年轻人高。老年人使用苯巴比妥和苯二氮䓬类药物易出现精神紊乱和共济失调。

四、药物剂量及治疗方案

在老年人中，理想的治疗失眠的药物应该有以下特点：①应该能够诱导快速睡眠；②不影响正常的睡眠结构；③没有明显的药物残留效应；④对有呼吸和心脏疾病的患者也是安全的；⑤对记忆力的影响最小；⑥不影响白天功能；⑦没有耐受性或反弹性失眠的风险；⑧服用过量时也相对安全；⑨没有滥用或依赖的风险。然而，到目前为止还没有理想的催眠药。

老年人失眠合理药物治疗的基本原则包括规定最低有效剂量（通常为成人剂量的一半），尽可能短的时间（一般不超过3～4周），间歇给药（每周2～4次），尽可能使用具有更短消除半衰期和更少日间镇静作用的药物，这些药物可以在不引起反弹性失眠的情况下逐渐停用。治疗慢性失眠障碍的一线药物包括非苯二氮䓬类药物、苯二氮䓬类药物和褪黑素受体激动剂雷美替胺（表4-5）。其他药物还有食欲素受体拮抗剂苏沃雷生、抗抑郁药物如多塞平、抗组胺药、抗精神病药和褪黑素。

表4-5　治疗老年人慢性失眠的一线药物

	剂量（mg）	半衰期（小时）	建议
非苯二氮䓬类药物			
扎来普隆	5～10	1～1.5	可以用于入睡困难，也可在夜间醒来时给予
唑吡坦	5～10	1.5～2.6	主要用于入睡困难
唑吡坦控释制剂	6.25～12.5	2.8	睡眠维持性失眠
佐匹克隆	3.75～7.5	2.5	睡眠维持性失眠
右佐匹克隆	1～2	6	睡眠维持性失眠
褪黑素受体激动剂			
褪黑素	1.5～6	0.5	主要用于入睡困难
雷美替胺	8	1～2.6	主要用于入睡困难
阿戈美拉汀	25	2.3	用于入睡困难和睡眠维持性失眠
食欲素受体拮抗剂			
苏沃雷生	10～20	12	用于入睡困难和睡眠维持性失眠
组胺拮抗剂			
多塞平	3～6	15	睡眠维持性失眠

非苯二氮䓬类药物包括唑吡坦、扎来普隆、佐匹克隆和右佐匹克隆。对于入睡困难的失眠患者，首选半衰期较短的药物（扎来普隆或唑吡坦），而对于觉醒性失眠即睡眠维持时间短的患者，则需要选择半衰期较长的药物（唑吡坦缓释制剂或右佐匹克隆）。在为期4周的一项研究中，唑吡坦舌下片间歇用药与安慰剂相比，在降低入睡时长、提高早晨警觉性和睡眠质量方面有显著改善。尽管间歇性用药显示出较差的睡眠连续性，但是药物在维持治疗效果方面都优于安慰剂。老年人的随机对照试验表明，短期和长达12周使用右佐匹克隆可改善入睡困难、睡眠维持和白天精神状态。老年人服用1 mg剂量可能有助于入睡，但如果有睡眠维持问题，需要考虑将剂量增加到2 mg。右佐匹克隆间歇给药为首选，是一种用于老年患者长期催眠治疗的替代方法。扎来普隆的半衰期很短，可以改善入睡失眠并可短暂延长睡眠时间。扎来普隆在入睡失眠和睡眠质量方面有一定的改善，可以长期使用。在5 mg或10 mg剂量下，扎来普隆对老年人NREMS（1期、2期、3期）或REMS的百分比没有影响；而扎来普隆5 mg和10 mg会分别使REMS潜伏期增加8分钟和13分钟，也可以用于治疗夜醒，并应确保还有4小时的睡眠时间。由于副作用较少，非苯二氮䓬类药物被认为是治疗老年人慢性失眠的一线药物。

褪黑素激动剂：①雷美替胺是一种选择性的褪黑素MT_1和MT_2受体激动剂，用于治疗入睡失眠和睡眠维持性失眠，每日4～8 mg。雷美替胺可以减少老年人的睡眠起病潜伏期和总睡眠时间，对于老年午夜失眠患者，雷美替胺8 mg比唑吡坦10 mg更安全。雷美替胺对包括老年人在内的患者的不良反应包括嗜睡、头痛、上呼吸道感染、鼻咽炎、尿路感染、头晕和恶心。对于老年患者和慢性阻塞性肺疾病患者可能安全，也不会引起中枢神经系统抑郁。②褪黑素是一种激素，通过MT_1受体启动和维持睡眠，通过MT_2受体调节昼夜节律。在美国，褪黑素是一种膳食补充剂，有0.5～3 mg的速释片、控释片、舌下片和液体制剂。欧洲食品安全局（EFSA）对褪黑素进行了评估，认为睡前服用1 mg褪黑素会缩短入睡潜伏期。尽管FDA没有批准，但褪黑素2 mg在欧洲被批准用于原发性失眠的治疗。褪黑素轻度降低入睡潜伏期，改善睡眠效率，总睡眠时长轻度升高。研究表明，低剂量的褪黑素（0.5～6 mg）可以改善老年失眠患者的初始睡眠质量。③阿戈美拉汀是一种褪黑素受体激动剂和5-HT_2C受体拮抗剂，因此具有抗抑郁和催眠的双重作用，能够改善抑郁障碍相关失眠，缩短睡眠潜伏期，增加睡眠连续性（来源：《中国成人失眠诊断和治疗指南（2017版）》）。阿戈美拉汀在我国批准的适应证是成人抑郁症。但也有证据表明，25 mg的阿戈美拉汀对老年人的失眠有治疗作用。

食欲素受体拮抗剂：苏沃雷生是一种治疗失眠症的新药，它能抑制促醒神经肽orexin（OX）A和B与受体OX_1R和OX_2R的结合。在10～20 mg剂量下，用于治疗入睡开始和睡眠维持性失眠，老年人也能很好地耐受。苏沃雷生通常空腹服用，睡眠开始得更快。建议在计划连续睡眠至少7小时的时候服用。常见的不良反应包括嗜睡、疲劳和头痛。苏沃雷生改善了睡眠的开始和维持，并且老年人耐受性良好。在老年人中使用苏沃雷生与记忆、平衡或白天宿醉效应方面的任何损害均无明显性关联。在15 mg剂量下，嗜睡发生率为7%，严重的日间嗜睡发生率为0.5%。虽然嗜睡与剂量有关，但个体的嗜睡反应存在差异。一些服用30 mg苏沃雷生的老年人在开车时出现微睡眠发作和过度嗜睡。

低剂量多塞平：较低剂量多塞平（3～6 mg）通过其H_1受体拮抗作用治疗老年人睡眠维持性失眠已被证实安全有效，能改善睡眠的维持、总睡眠时间和睡眠质量，但对睡眠的开始没有影响。第二天没有残留症状，对老年失眠患者的睡眠维持非常有利。然而，对于任何年龄段患有严重睡眠呼吸暂停的失眠症患者，不建议使用低剂量多塞平。

苯二氮䓬类药物：如艾司唑仑、替马西泮、三唑仑、氟西泮已被用于治疗慢性失眠。即使没有被批准为催眠药的情况下，其他苯二氮䓬类药物也在使用，如劳拉西泮、奥西泮、氯硝西泮或地西泮。如果患者合并焦虑症，临床医师也会使用苯二氮䓬类药物，对于睡眠开始和睡眠维持性失眠的患者，可分别选择短效和中效的苯二氮䓬类药物。然而，在老年人使用苯二氮䓬类药物时应尤其谨慎，因为其可能导致跌倒和骨折、车祸、认知能力下降、谵妄、依赖，最好尽可能避免使用。

其他药物：曲唑酮可以增加慢波睡眠的百分比，但对REMS几乎没有影响或只有轻度减少。曲唑酮（50 mg）可以改善阿尔茨海默病患者的睡眠指数，且耐受性良好。米塔扎平（7.5～15 mg）被报道治疗失眠有效。如果其他药物无效，非典型抗精神病药如小剂量喹硫平（25～100 mg）可能对一些失眠患者有用。对伴有神经性疼痛症状的失眠患者，加巴喷丁（100～600 mg）和普瑞巴林（150～300 mg）也可用于失眠治疗。低剂量的三环类抗抑郁药可用作催眠药，如阿米替林10～50 mg、丙米嗪25～50 mg。其他常用治疗失眠的药物包括苯海拉明（50～100 mg）和异丙嗪（25～100 mg）。然而，在老年人中应避免使用这些药物，这些药物有很高的潜在副作用，在没有抑郁的情况下治疗失眠时，由于它们的半衰期很长，可能会导致白天过多的残留镇静。

苯二氮䓬类药物不应常规用于治疗老年人失眠，因其会增加认知障碍、谵妄、跌倒、骨折和机动车事故的风险。长期使用会导致共济失调、镇静、跌倒、骨折、认知能力下降和药物依赖的风险增加。在临床上，对于老年人失眠，应针对失眠类型首选非苯二氮䓬类、唑吡坦或右佐匹克隆、雷美替胺和苏沃雷生（国内尚未上市）。效果不佳时通常换用或加用苯二氮䓬类药物，如劳拉西泮、阿普唑仑等中效制剂。短效、中效制剂分别用于入睡困难失眠和睡眠维持性失眠，每周间断给药3～4次。长效的苯二氮䓬类药物几乎不用于老年失眠患者，高剂量及半衰期超过24小时的苯二氮䓬类药物（如地西泮、氟西泮、氯氮䓬）不仅会引起镇静效果，还存在引起痴呆的风险。原则上，不建议老年人联合应用镇静催眠药，但是对于老年人难治性失眠通常会联用2种或2种以上的药物，在用药期间严格监测患者白天的生活状态，要告知患者及其家人可能会出现的不良反应，注意预防肌张力降低所导致的跌倒。一旦出现思睡、共济失调、幻觉、呼吸抑制等情况，要立即停药。药物使用应从小剂量开始，避免大剂量或长期使用药物。

第三节　女性失眠的治疗

一、妊娠期及哺乳期失眠

（一）妊娠期失眠

在妊娠期间，许多类固醇激素，包括黄体酮、雌激素和催乳素从胎盘分泌。在这些激素中，黄体酮对平滑肌和神经系统也有一定的抑制作用，它还影响呼吸，使呼吸变浅。妊娠期间的睡眠问题也可能是由黄体酮引起的失眠、频繁上厕所、呼吸短促、恶心、呕吐、与其他胃肠系统有关的问题、激素变化和胎儿生长等导致。

孕妇比非孕妇更容易出现失眠症状。睡眠问题包括入睡困难、维持睡眠困难、睡眠破碎、睡眠质量差等，在妊娠期间常见，特别是在妊娠后期。可能出现的问题与多种因素有关，如反流、呼吸困难、频繁排尿、不适和神经激素变化等。

（二）哺乳期失眠

失眠与产后发生的许多变化之间的关系复杂，激素和情绪紊乱、母婴关系及家庭环境都是导致睡眠中断的因素。新手妈妈可能更容易受到婴儿夜间睡眠中断的影响，母乳喂养婴儿的女性比奶粉喂养婴儿的女性更易醒。治疗产后失眠的数据很少，主要是因为许多因素无法控制。一般建议母亲们"能睡的时候就睡"。产后情绪障碍是与妊娠和分娩直接相关的精神疾病。产后抑郁是产后情绪障碍中最温和的一种，在所有产妇中，有多达75%的人在产后出现这种症状。情绪波动的症状包括焦虑、失眠、哭泣和易怒，通常在分娩后1周内开始，在2周内消失。严重的情绪障碍，如重度抑郁症和精神病则不常见。其通常在产后较晚时开始出现（分娩后2～4周），并可能持续长达6个月。

（三）药物治疗

苯二氮䓬类药物可产生镇静、催眠（诱导睡眠）、焦虑（抗焦虑）、抗惊厥作用和肌肉松弛作用，女性使用较为普遍。这些药物具有致畸作用，但其是否会导致少部分婴儿患腭裂，以及是否会因为产前接触而导致神经行为方面的影响尚不确定。苯二氮䓬受体激动剂可穿过胎盘，有可能在胚胎/胎儿中积累，因此可能导致不良反应。但如果孕妇发现自己妊娠，不应立即停药，而应该有计划地逐步停止用药。

苯二氮䓬受体激动剂药物可增加早产、低体重婴儿的发病率。目前还没有专门针对扎来普隆的研究。右佐匹克隆和唑吡坦被归为妊娠药物风险C类。然而在澳大利亚，唑吡坦被归为B3类。澳大利亚将许多苯二氮䓬类药物归为妊娠药物B3类，但在美国通常被归为D类。苯二氮䓬类药物在妊娠期间禁用，在哺乳期间禁用或不推荐。扎来普隆和唑吡坦在妊娠期和哺乳期不禁用，但在妊娠期不推荐使用。

目前，在研究抗抑郁药物对妊娠结局影响的研究中，只有睡眠障碍时才用药，而相关研究数据很少。现有研究表明，服用抗抑郁药物不会增加婴儿患严重畸形的风险。然而，SSRI与低体重出生婴儿和早产儿的发生有关。在妊娠后期使用抗抑郁药物时，10%～30%的新生儿出现呼吸、运动、中枢神经系统和胃肠道症状。

抗组胺药物是最常用的药物之一，虽然它们通常用于妊娠期间的恶心和呕吐，但是其也具有良好的镇静作用，与其他镇静药物相比，抗组胺药物的安全性更高。有学者对用于与妊娠有关的睡眠问题的抗组胺药物进行了实证评估，结果表明抗组胺药物对不良妊娠结局无显著性的风险。但由于样本量较小，孕妇使用抗组胺药物治疗失眠尚须权衡利弊。

目前缺乏妊娠期和哺乳期女性使用镇静催眠药物的安全性研究。唑吡坦、佐匹克隆、右佐匹克隆、雷美替胺、小剂量的多塞平、米塔扎平、曲唑酮属于FDA纳入的妊娠期C类药物。因为药物可以通过乳汁影响婴儿，哺乳期建议尽量避免使用。临床常用具有镇静催眠作用的药物妊娠期及哺乳期分级，见表4-6。

表4-6　临床常用具有镇静催眠作用的药物妊娠期及哺乳期分级

药品名称	妊娠期分级（FDA）	哺乳期分级
非苯二氮䓬类		
唑吡坦	C	L3
佐匹克隆	C	L2
右佐匹克隆	C	L2
扎来普隆	C	L2
苯二氮䓬类		
艾司唑仑	X	L3
氟西泮	X	L3
夸西泮	C	未知
替马西泮	X	未知
三唑仑	X	L3
阿普唑仑	D	L3
地西泮	D	L3

续表

药品名称	妊娠期分级（FDA）	哺乳期分级
劳拉西泮	D	L3
褪黑素类		
褪黑素缓释片	N/A	N/A
雷美替胺	C	未知
阿戈美拉汀	D	L3
具有催眠作用的抗抑郁药		
多塞平	C	L5
阿米替林	C	L2
曲唑酮	C	L2
米塔扎平	C	L3
食欲素受体拮抗剂		
苏沃雷生	C	未知
抗组胺类		
苯海拉明	B	A
多西拉敏	A	A

FDA妊娠药物分级

A类：妊娠期患者可安全使用。在设对照组的药物研究中，在妊娠初3个月的妇女未见到药物对胎儿产生危害的迹象（并且也没有在其后的6个月具有危害性的证据），该类药物对胎儿的影响甚微。

B类：有明确指征时慎用。在动物繁殖研究中（未进行孕妇的对照研究），未见到药物对胎儿的不良影响。或在动物繁殖性研究中发现药物有副作用，但这些副作用并未在设对照组的、妊娠初3个月的妇女中得到证实（也没有在其后的6个月具有危害性的证据）。

C类：在确有应用指征时，充分权衡利弊决定是否选用。动物研究证明药物对胎儿有危害性（致畸或胎儿死亡等），或尚无设对照的妊娠期妇女研究，或尚无对妊娠期妇女及动物进行研究。只有在权衡对孕妇的益处大于对胎儿的危害之后，方可使用。

D类：避免应用，但在确有应用指征，且患者受益大于可能的风险时，可在严密观察下慎用。已有明确证据显示，药物对人类胎儿有危害性，但尽管如此，孕妇用药后绝对有益（如该类药物用于挽救孕妇的生命，或治疗用其他较安全的药物无效的严重疾病）。

X类：禁用。对动物和人类的药物研究或人类的用药经验表明，药物对胎儿有危害，而且孕妇应用这类药物无益，因此禁用于妊娠和可能妊娠的患者。

Hale教授哺乳期用药危险等级

L1级：许多哺乳期妇女服药后没有观察到对婴儿的副作用会增加。在哺乳期妇女的对照研究中没有证实对婴儿有危险，可能对婴儿的危害甚微，或者该药物在婴儿不能口服吸收利用。

L2级：在有限数量的对哺乳母亲的用药研究中没有证据显示副作用增加；和（或）哺乳母亲使用该种药物有危险性的证据很少。

L3级：没有在哺乳期妇女进行对照研究，但喂哺婴儿出现不良反应的危害性可能存在；或对照研究仅显示有很轻微的非致命性副作用。本类药物只有在权衡对婴幼儿的利大于弊后方可应用。没有发表相关数据的新药自动划分至该级别，无论其安全与否。

L4级：有对喂哺婴儿或母乳制品的危害性的明确证据。但哺乳母亲用药后益处大于对婴儿的危害，如母亲处于危及生命疾病的情况下，而其他较安全的药物不能使用或无效。

L5级：对哺乳母亲的研究已证实对婴儿有明显的危害或该类药物对婴儿产生明显损害的风险性高。哺乳妇女应用这类药物显然是无益的。该类药物禁用于哺乳期妇女。

二、月经期失眠

在月经周期的黄体期，觉醒次数翻倍。黄体酮作为GABA激动剂，具有抗焦虑作用。黄体酮在正常月经周期的黄体中期达到高峰，然后在月经期前下降，这些变化与增加的觉醒和其他睡眠困难有关。黄体酮还可作为一种呼吸刺激剂影响呼吸，这一机制可解释妊娠期间阻塞性睡眠呼吸暂停发生率非常低的原因。雌激素倾向于减少睡眠潜伏期，减少睡眠后醒来的次数，以增加总睡眠时间。在正常月经周期中，睡眠结构似乎没有明显差异。《国际睡眠障碍分类》将经前期失眠和经前期嗜睡列为与月经有关的睡眠障碍。经前期失眠的特点是难以入睡或睡眠维持障碍。这种形式的失眠发生在月经来潮前1周，必须持续至少3个月才能确诊。经前期失眠症的原因尚不清楚，但一项案例研究显示，温度和黄体期睡眠-觉醒节律的不同步可能是因素之一。

虽然女性在月经初潮和更年期之间有"正常"的月经周期，但都不会有同样的"正常"月经周期。月经周期的长度、月经周期的不同阶段的时间及所涉及的各种激素水平在女性中存在显著差异。这些因素在进行研究时带来困难，同样重要的是其在比较研究时也带来困难。经前期综合征（PMS）以生理和（或）情绪症状为特征，通常始于月经周期的黄体期，通常在月经开始时或之后不久结束。许多临床医师认为经前期综合征是情绪障碍的一种变异，而且失眠是抑郁症的主要症状，因此对经前期综合征和抑郁症之间的睡眠模式进行比较很有意义。月经症状（如抽筋、腹胀、头痛、乳房疼痛）、经前焦虑症（PMDD）或痛经也是失眠的重要原因。根据调查数据，月经痉挛是引起育龄妇女睡眠的主要障碍。痛经女性在痛经期间的睡眠质量评分显著低于对照组，且与她们自身的无痛卵泡期和黄体期相比，痛经女性的睡眠质量评分显著低于对照组。多导睡眠图数据显示痛经患者存在明显的睡眠障碍。她们的睡眠效率较低，与月经周期的无痛阶段和没有月经疼痛的女性相比，她们的REMS较少。

原发性痛经以前列腺素为基础，最常见的痛经治疗药物是非甾体抗炎药（NSAID）。非甾体抗炎药对痛经治疗有效，因此可通过减轻疼痛性痉挛而改善睡眠质量。有初步的证据表明，与安慰剂组相比，使用非甾体抗炎药治疗原发性痛经的女性有更好的睡眠效率和主观睡眠质量。

镇静催眠药物选择包括苯二氮䓬类和非苯二氮䓬类镇静催眠药。目前治疗失眠的一线药物是非苯二氮䓬受体激动剂，包括唑吡坦和右佐匹克隆。适当的药物治疗选择包括镇静催眠药，或抗抑郁药和镇静催眠药的组合，其中最常用的抗抑郁药物是SSRI。有证据表明，SSRI比三环类抗抑郁药或单胺氧化酶抑制剂可更有效地治疗妇女抑郁症，且耐受性更好。一项涉及313名妇女的权威研究表明，氟西汀可以有效地减轻PMDD患者的紧张、易怒和烦躁的心理症状。

经前期综合征显示了一种特征模式，即在月经周期的症状和无症状阶段，睡眠结构和睡眠脑电图发生了细微变化。在评估有睡眠问题的女性时，要考虑是否存在月经相关疾病，以确定她们的睡眠障碍和月经周期之间是否存在关联。确定用于月经疼痛的镇痛治疗方案不会对睡眠质量产生负面影响，因此，需要根据引起睡眠障碍的原因和程度制订个性化的治疗策略。

三、围绝经期和绝经期失眠

更年期的转变是由主要的激素波动引起的，并伴随着大量的生理和心理变化。月经停止前7～10年，激素开始变化，这段时间可以持续到绝经后1年。在此期间，失眠变得越来越普遍，成为绝经后的主要症状，高达60%的女性报道失眠或有失眠症状。许多女性抱怨白天很疲劳，完全没有意识到晚上有睡眠问题。除了生理上的变化，这也是一个巨大的社会和心理调整时期。随着自我形象和身体形象的改变，女性经历抑郁和焦虑高发，这可能会对睡眠模式产生负面影响。事实上，许多更年期妇女在服用雌激素后睡眠质量有所改善，这也表明老年妇女的失眠模式在激素基础上与年轻妇女在生理上有所不同。在围绝经期和绝经后，引起睡眠中断的生理症状包括潮热、情绪紊乱和睡眠呼吸紊乱。

更年期的生理变化是由雌激素水平降低引起的，更年期是女性特别容易出现睡眠障碍的时期。在此期间，卵巢内分泌功能的停止导致内源性雌激素和孕激素分泌明显减少。这种激素的变化与其他一些可能影响睡眠的生理和心理变化有关。激素替代疗法（HRT）历来被认为是治疗更年期失眠症的一线疗法。HRT已被发现可减少更年期妇女的入睡潜伏期、夜间醒来和总睡眠时间（TST），包括雌激素疗法、孕激素疗法、雌孕激素合用疗法。围绝经期妇女在失眠及血管舒缩症状方面也受益于雌激素替代疗法。此外，妇女健康倡议（WHI）的研究结果表明，HRT的使用应限于短期使用，因为长期使用与乳腺癌和冠心病等严重的健康风险有关。2016年，全球多个协会联合将HRT修订为绝经激素治疗（MHT），指出MHT是改善绝经相关症状的首选治疗方式，尤其以年龄＜60岁、绝经年限＜10年的女性获益最大。一项研究评估了唑吡坦治疗围绝经期和绝经后妇女绝经相关失眠的疗效和安全性，研究中每晚使用10 mg唑吡坦，持续使用4周，研究发现，在每周的治疗中，唑吡坦改善了整个治疗期间对睡眠质量和数量的主观估计，包括TST、醒来的次数（NOA）和入睡后觉醒时间（WASO）。平均而言，接受唑吡坦治疗的患者的TST增加了60分钟，WASO减少了40分钟，每晚醒来次数减少了1次或更多。一项右佐匹克隆用于更年期妇女的研究指出，接受右佐匹克隆治疗的女性入睡速度快，睡眠时间长（由于夜间潮热醒来的次数减少），睡眠质量改善，与安慰剂组相比，她们在情绪、白天幸福感和功能能力及生活质量方面有额外的好处。其他研究也证实，当与其他医学/心理问题同时存在时，右佐匹克隆还可以治疗失眠。对男性和女性重度抑郁症患者同时存在失眠患者进行为期2个月右佐匹克隆和氟西汀与氟西汀安慰剂单药联合治疗发现，与单独服用抗抑郁药物的患者相比，接受联合治疗的患者在睡眠和抑郁方面都有显著改善。

对于抗抑郁药物，氟西汀和文拉法辛可以对血管舒缩症状有一定的缓解作用，能缓解50%～60%围绝经期和绝经后期女性的情绪症状。其他抗抑郁药，如曲唑酮，也能缓解抑郁相关的失眠。

另一个评估雷美替胺作为更年期妇女失眠的替代治疗策略的研究结果提示，雷美替胺可能是治疗更年期失眠的一种有效的非激素途径。在研究过程中，除了在焦虑和生活质量方面有显著改善外，女性在睡眠开始潜伏期、TST、主观睡眠质量和日间警觉性/功能障碍方面也有显著改善。在试验第4周作用显著，且在研究的剩余时间疗效一直维持。

失眠是一个普遍存在的问题，其表现和原因是多方面的。女性尤其如此，这在很大程度上是因为她们经历了复杂的激素周期。失眠通常是由多因素引起的，其中医学或精神问题最常见。睡眠维持困难通常是最常见的问题，尤其是老年妇女、抑郁症患者或其他疾病患者。慢性失眠的发生可导致明显的功能损害、神经认知功能障碍、抑郁、焦虑、酗酒和生活质量下降。若失眠症的诊断和治疗严重不足，初级保健提供者必须意识到这一问题，并使用最好手段加以管理。虽然没有单一的最好治疗方法，但许多药物、非药物或两者结合的方法都可以成功地缓解失眠。

第四节　儿童镇静催眠药物的应用

一、儿童的睡眠特点

儿童尤其是婴幼儿期，大脑尚处于发育阶段。越来越多的证据表明，睡眠障碍与身体、认知、情感和社会发展之间存在联系。与普通儿童相比，有神经发育问题、学习困难或行为障碍的儿童可能有更高的睡眠问题风险。例如，体格生长所必需的生长激素只在睡眠状态时才能达到较高水平。

儿童睡眠的生理特性伴随发育过程而不断变化。其定义和临床表现因年龄、发育状况和文化而异。对于婴幼儿父母来说，夜间醒来是最常见的睡眠问题之一，6个月以上的儿童中有25%～50%在夜间醒来。10%～15%的儿童有睡前抗拒心理。入睡困难和夜间醒来（15%～30%）在学龄前儿童中也很常见。在较大的儿童中，主要失眠症状是入睡困难（15%）和睡眠相关焦虑（11%）。在成人和儿童之间，睡眠问题的表现、自然史和对治疗的反应可能存在很大差异，甚至在儿童年龄组内，睡眠问题的临床表现也可能因年龄和发育水平而异。

儿童失眠可表现为入睡困难、睡眠维持障碍、早醒，但通常不及成人严重。儿童不善于用语言表达失眠的感受。他们一般通过行为问题来表现，如疲劳、瞌睡、注意力分散、情绪不稳定、多动，以及在该就寝时不愿上床等。在幼童，失眠症状经常表现为入睡困难、不愿睡眠或兼而有之。这通常是不适当的睡眠联系或限制性设定的结果。不适当睡眠联系是指儿童对起始睡眠或醒后再入睡需要一种特殊形式的刺激，如摇晃、看电视、喂饲或口含奶嘴或需要一定的环境，如明亮的房间、父母陪伴或父母也在床上。若这些条件缺乏，则难以入睡或夜间觉醒后再入睡困难，并对夜间独自睡眠产生恐惧或焦虑。若这些条件满足时则能够较快入睡。

二、儿童睡眠障碍的病因

1.环境因素　目前人造光和电子产品与人们生活的联系越发紧密，使机体的昼夜节律受到影响，这些光照可以抑制褪黑素的分泌，导致儿童出现睡眠节律紊乱、睡眠质量下降，引起不良后果。电视、电脑、手机、网络已成为儿童失眠原因，如恐怖电影导致大脑兴奋失眠或惊醒，降低睡眠质量。

2.遗传因素　尽管有研究表明，儿童早期的睡眠时间会受环境因素的影响，但更值得关注的是，儿童在18个月内的睡眠模式、儿童夜间睡眠时间的长短很大程度上受到基因因素的影响。也有研究证明，遗传因素在维持短期睡眠的持续时间中表现较为明显。有关儿童和成人的研究在肥胖人群中均观察到了阻塞性睡眠呼吸暂停综合征的家族聚集性。在校正了其他因素（如肥胖和哮喘）后，非洲裔美国儿童发生睡眠呼吸障碍的可能性是白色人种儿童的3.5倍。肥胖、颅面形态和通气控制均具有高度遗传特性，而这些在睡眠相关呼吸障碍的病理生理学中都很重要。

3.生理因素　由于下丘脑轴遵循与睡眠－觉醒周期相关正常的昼夜节律，皮质醇的分泌可能会与睡眠－觉醒问题密切相关，研究显示皮质醇可作为儿童睡眠障碍问题的预测因子。

4.其他因素　儿童的就寝习惯、社会心理因素、某些躯体疾病、不良的睡眠环境等都可能引起儿童的睡眠障碍。作息时间不规律、睡前过饱或饥饿、过多饮用兴奋饮料、高糖饮食等，高竞争、快节奏的学习方式、考试的心理压力，夜间饮食问题、分离性焦虑、父母的不良约束等都是儿童失眠的诱发因素。家庭背景如睡觉模式、人口数量、经济状况、文化氛围、和睦程度、是否与父母同睡等也是影响儿童睡眠的重要因素。儿童和青少年的失眠也可由药物过敏、胃食管反流、药物治疗、疼痛和行为（不规则的睡眠计划或负性睡眠发作关联）障碍引起或与之相关。

三、儿童失眠的治疗

（一）行为治疗

儿童睡眠障碍最常用的方法是行为治疗，针对睡眠障碍的行为疗法通常被认为简单而有效。有几种可行的行为技巧，临床医师应该根据父母的喜好和孩子的性情，向家庭提出最合适的建议。

行为干预是治疗儿童原发性失眠的主要方法，主要包括养成良好的睡眠卫生习惯，对家长进行宣传教育等方法，父母的支持、鼓励和安慰对睡眠问题的解决相当重要，应了解孩子潜在的忧虑。并随时给予可能的支持，绝不能用粗暴地恐吓和惩罚。

常用的行为治疗方法包括：①入睡计划。如果孩子的就寝时间极早或极晚，或者如果午睡时间影响到就寝时间，就需要修改孩子的时间表。如孩子上床15～30分钟后仍无法入睡时，则需要孩子离开床，进行一些相对平静的活动，等待有睡意后再上床。如此推迟孩子的入睡时间，直至孩子在上床15分钟内能自行入睡，之后每天提前15～30分钟入睡，直到提前至孩子理想的入睡时间。②认知重建。养成固定而积极的睡前习惯（如唱歌、看书、放松活动）。在孩子的床上放一些他在夜间醒来时能用来安慰自己的家庭用品（避免贵重物品或危险物品）。建立一个固定的"再见短语"，如"你可以一个人睡在这里，带着你最喜欢的玩具"。这样可以消除孩子对睡眠的负性想法和焦虑、恐惧情绪。③松弛疗法。横膈膜呼吸和渐进式肌肉放松可用于调节睡眠开始时的躯体紧张。④睡眠限制疗法。重点在于减少孩子晚上花在床上的觉醒时间，同时避免了日间打盹，帮助恢复床和睡眠的关系度，使卧床时间尽量接近患者的实际睡眠时间。⑤刺激控制疗法。该疗法是基于条件反射的原理，根据失眠人群已形成的非睡眠活动与床及卧室环境之间干扰性的条件反射，指导患者建立正确的睡眠与床及卧室间的反射联系，确立稳定的睡觉觉醒规律。

行为疗法的主要目的是消除导致失眠的负面联系。大于6个月的幼儿可以开始这种治疗。研究已经证明了这种方法在大多数情况下的有效性，对孩子的日常生活和家庭生活都有明显的好处。

（二）药物治疗

儿童睡眠药物治疗指征应发生在父母因客观困难无法适应行为治疗或治疗效果不佳时。这些指标必须在问题变成慢性之前做出，并且必须与行为疗法联合进行，并在有限的时间内进行。需要强调的是，目前还没有FDA批准的治疗儿童失眠的药物和疗法，应始终考虑与行为治疗相结合。

药物最初可能对父母和孩子的缓解有帮助，一般来说，最好不要使用很长时间来治疗失眠。此外，在给药时，应避免突然停药，并应仔细监测治疗。还应注意的是，认知行为疗法应始终与药物治疗相结合，以确保最佳的长期疗效。一项研究表明，50%～60%的儿科医师在婴儿和儿童使用药物治疗失眠，但尽管处方疗法中广泛使用如可乐定、抗抑郁药，情绪稳定剂和抗组胺药，但目前也只是小样本研究数据。

常见用于治疗儿童和青少年失眠的药物有如下几种。

（1）褪黑素：是一种对调节睡眠-觉醒周期至关重要的时间生物药物。对于青少年和成人，其合成和分泌在晚上开始，在凌晨2点～4点达到高峰。它的产生和释放受光的抑制。它可以减少睡眠延迟和醒来次数，改善情绪和白天的行为。褪黑素有效剂量为0.2～12 mg。推荐剂量：学前儿童0.3～1.0 mg，学龄儿童2.5～5 mg，青少年及特殊需要的儿童（如智力发育障碍、孤独症、注意缺陷多动障碍）5～10 mg。在正常剂量下，副作用是很少见的。药物治疗不会干扰内源性褪黑素的产生或青春期发育，也不会成瘾，同时褪黑素不会影响睡眠结构。

（2）抗组胺药（如苯海拉明、西替利嗪）：它们有助于急性期治疗，导致潜伏期和觉醒的减少，必须与行为干预程序结合使用。鉴于其镇静和催眠作用，抗组胺常用于儿童的睡眠问题，但这些药物可能加重阻塞性睡眠呼吸暂停综合征，也可能抑制快速眼动睡眠。在一项研究中，苯海拉明与安慰剂对失眠症儿童的治疗显示睡眠潜伏期和夜间醒来次数减少，而其他的研究则没有显示出比安慰剂更有效的治疗效果。

（3）抗抑郁药：目前，抗抑郁药物治疗青少年和儿童的失眠缺少随机对照研究数据的支持。

（4）非苯二氮䓬类药物：很少有针对儿童的研究，一项针对6～11岁或12～17岁患有多动症和失眠症儿童的研究表明，与安慰剂相比，以唑吡坦每日0.25 mg/kg的剂量（每日最大剂量10 mg）

进行治疗，第4周持续睡眠潜伏期的平均变化在唑吡坦组和安慰剂组之间没有差异，尽管根据使用活性药物治疗后的临床总体印象评分，主观数据倾向于显示年龄偏大的儿童失眠的总体改善。2项随机双盲安慰剂对照试验表明唑吡坦（最大剂量10 mg）和右佐匹克隆（最大剂量3 mg）不能改善注意缺陷多动障碍儿童的失眠症状。但1年的随访研究表明，右佐匹克隆片治疗失眠儿童的耐受性较好。

（5）苯二氮䓬类药物：长期以来，这些药物一直是成年人治疗失眠的常用药物，它们减少了入睡的潜伏期，提高了睡眠效率。但也引起了人们对认知障碍、反弹性失眠和潜在依赖风险的担忧。这些担忧及在儿科人群中缺乏基于证据的数据可用性，有助于限制儿童使用这些药物。

（6）α受体激动剂（如可乐定）：可乐定是一种具有镇静作用的降压药，服用后迅速吸收。开始剂量通常是50 μg。目前尚无针对儿童失眠症的可乐定随机试验，但少数研究显示其对睡眠潜伏期和夜间觉醒有一定疗效。同时注意不良反应如低血压。快速戒断可能导致不必要的症状，如呼吸急促、高血压和心动过速。

（7）褪黑素受体激动剂：雷美替胺主要用于治疗成人失眠，目前儿童用药的研究数据十分有限，只有几项病例报道显示雷美替胺（2～8 mg）治疗孤独症儿童失眠的有效性。

（8）L-5-羟色氨酸：它是血清素和褪黑素的前体，20世纪80年代广泛应用于睡眠障碍和头痛预防的治疗。文献中报道了一些对睡眠的积极影响及对睡眠潜伏期的改善，即使在更低的剂量（250 mg），4期睡眠也有增加，2 mg/kg剂量对儿童夜惊症有一定的效果。

（9）铁：铁是酪氨酸羟化酶的一个共同因子，酪氨酸羟化酶是一种催化L-酪氨酸转化为多巴胺的酶。黑质缺铁可降低多巴胺能，因为黑质具有调节功能。缺铁性贫血可能与夜间运动过度有关，可使睡眠时间减少、觉醒次数增加。当铁蛋白水平较低时，需要口服铁替代治疗，有助于改善失眠。

儿童失眠症具有多种因素来源，可导致孩子和家庭生活质量的下降。医学方法应遵循睡眠医学的途径，检查医学和遗传因素，以找到一个以患者为导向的治疗方法。行为治疗策略和药物治疗是可行的。但是尽管广泛使用药物治疗，目前还是缺乏有良好设计和控制的研究，有关儿童催眠药物的疗效、耐受性、剂量和安全概况需要在睡眠医学这一领域进一步研究。

总之，儿科医师应考虑到儿童和青少年的失眠症状，并适当地预防这些症状，同时考虑到这些症状与一些必须诊断的并存疾病的关系。失眠的主要原因及其诱因因年龄和发展水平而异。治疗方法应包括睡眠卫生措施、行为技术，以及个别病例的药物治疗。

第五节　其他疾病伴发失眠的治疗

一、癌症伴发失眠

癌症患者可能存在多种干扰睡眠的因素。因此，失眠可以被认为是由于癌症本身（如疼痛），以及其他癌症症状和（或）与癌症治疗有关的后果。原发性或转移性脑肿瘤在所有睡眠阶段都可能破坏神经激素的睡眠调节和脑电波模式。肿瘤在上、下呼吸系统的生长和晚期疾病的肌无力可能导致呼吸短促、睡眠呼吸暂停、缺氧。这些可能会扰乱睡眠调节机制，引起觉醒。失眠症可以发生在癌症过程中的任何时间：在初始诊断、手术时间、抗肿瘤治疗、复发、姑息治疗和末期。疼痛会影响睡眠的开始和维持。睡眠障碍也是谵妄的一个典型临床特征。许多常见病药物都可能导致失眠。由于大多数恶性肿瘤发生在老年人群，且常合并其他药物如降压药、非处方药、咖啡因和尼古丁等非处方药，也可能导致失眠。

癌症相关失眠对生活质量有负面影响。失眠夸大了身体、心理、社会和存在的痛苦。失眠会降低应对能力，加剧疼痛和不适，增加疾病的严重程度。癌症患者的失眠也直接或间接地影响到护理人员和家庭。关于家庭/护理人员睡眠问题及其生活质量的信息很少。晚期癌症患者的家庭护理人员也经常报告睡眠障碍，但他们不愿意服用催眠药。在癌症中，失眠可能被认为是一种孤立的症状，也可能是症状群的一部分。睡眠障碍已在各神经心理和其他癌症症状集群中被确定。尤其是失眠被认为与疼痛、疲劳、焦虑、抑郁和各种情绪障碍等精神疾病共存。

在开始药物治疗癌症患者失眠之前，应使用适当的药物治疗失眠的潜在原因。例如，适当使用阿片类药物和（或）非阿片类镇痛药来治疗癌症疼痛，通常可以帮助癌症患者睡得更好。癌症患者的失眠通常是临床焦虑症或抑郁症的一种表现症状，使用抗抑郁药或抗焦虑药治疗这些潜在的疾病可能有助于解决这类患者的睡眠障碍。解决恶心/呕吐（用止吐药）、口干（用唾液刺激剂）或癌症治疗的其他副作用也可能有助于缓解失眠。

（一）GABA_A受体激动剂、苯二氮䓬类药物和短效非苯二氮䓬类催眠药物

GABA_A受体激动剂、苯二氮䓬类药物和短效非苯二氮䓬类催眠药物均可用于治疗失眠。苯二氮䓬类药物虽有效，但其因一些副作用使得癌症患者在使用时需谨慎。长效苯二氮䓬类药物可能导致日间嗜睡、头晕和（或）认知障碍，而短效药物一般与耐受性、依赖性、反复性失眠及日间焦虑有关。老年人（年龄为 > 65 岁）在癌症人群中占很大比例，特别容易受到苯二氮䓬类药物副作用的影响。苯二氮䓬类药物也可能增强与阿片类镇痛药相关的呼吸抑制，因此接受这些镇痛药的癌症患者须谨慎使用。非苯二氮䓬类催眠药物（如扎来普隆、唑吡坦、右佐匹克隆）被认为比传统的苯二氮䓬类药物具有更强的受体选择性，且第二天的副作用更少。虽然非苯二氮䓬类催眠药物并不用于长期使用，但研究表明，即使连续 6 个月每晚使用也不会导致耐受性发生。在一些癌症患者中，长期使用镇静催眠药可以作为一种适当的支持性护理，因为这些药物能显著提高生活质量。如果认为需要长期使用，应选择副作用最少、耐受性和依赖性风险最低的药物。

（二）抗抑郁药物

常用于失眠的抗抑郁药物包括阿米替林、多塞平、米塔扎平和曲唑酮。但由于疗效有限和副作用严重，在癌症患者中应谨慎使用，并选择低剂量。不良反应包括口干、谵妄和直立性低血压。此外，还存在与阿片类药物的药效学相互作用。这类药物适用于同时患有抑郁症和失眠症的癌症患者。低剂量曲唑酮可以缓解失眠，但疗效和耐受性方面的数据有限。米塔扎平可用于与厌食症和抑郁症相关的失眠，能促进睡眠、刺激食欲，而且睡前小剂量服用能减轻恶心。

（三）抗组胺药物

抗组胺药物如苯海拉明对于癌症患者的失眠有镇静作用。这类药物还具有抗胆碱能作用，可以帮助癌症患者减轻恶心和呕吐的症状。但必须谨慎使用，因为可能会引起白天的镇静和谵妄，尤其是在老年患者中，还有可能引起便秘、尿潴留和意识混乱。与阿片类药物一起使用时不良反应可能会发生叠加。

（四）褪黑素

褪黑素可能通过调节睡眠周期来促进睡眠，可能有助于原发性失眠，但在癌症相关失眠中的作用还没有研究。口干和便秘是常见的不良反应。

失眠症在癌症患者中十分常见，但仍有一部分患者未得到充分的治疗。如果不及时治疗，失眠也会引起疲劳、心理障碍和免疫功能下降，这会对生活质量产生深远影响，甚至会影响癌症的进展。治疗癌症患者的失眠首先要仔细评估症状的病因（如癌症疼痛、抑郁、焦虑、环境因素）。治疗可

能导致失眠的潜在疾病应该是治疗的重点。应确定包括失眠在内的症状群。众所周知，失眠与疲劳、疼痛、抑郁和焦虑有关。

二、帕金森病伴发失眠

帕金森病（Parkinson's disease，PD）表现为震颤、僵硬和姿势失衡，传统上被认为是该疾病最重要的特征，并理所当然地在研究和临床实践中受到了最多的关注。尽管如此，PD对患者生活的影响不仅仅是身体上的损伤。例如，PD的许多非运动方面，如睡眠障碍和抑郁症也常见，并显著影响这些患者的日常生活。对PD的这些方面进行更好的治疗可以大大减轻患者的痛苦。

睡眠问题在PD患者中非常普遍。多达88%的PD患者报告存在夜间睡眠碎片化和晨醒现象，这与整体总睡眠时间减少、半夜醒来时间增加（睡眠开始期后醒来）、白天功能差和白天嗜睡过度有关。PD患者黑质-纹状体通路变性，纹状体多巴胺神经递质逐渐减少，当其水平降低80%以上时，运动症状出现。患者在夜间的多巴胺能不足症状更为突出，运动缓慢和运动不能更明显，使患者在床上翻身困难，经常伴随疼痛、痛性痉挛，且夜间和清晨的肌张力障碍可引起翻身困难，导致睡眠维持困难。有一些患者夜间的排尿明显增多，也会造成失眠。由于失眠症的复杂性，对失眠症的评估和管理必然是多方面的。除了了解病史和彻底的检查，还建议临床医师评估PD症状发生的时间和使用药物的剂量，因为这样有助于PD患者的失眠管理。例如，减少夜间运动障碍或增加白天醒来的时间有助于改善夜间睡眠潜伏期及维持睡眠障碍。

在一项对社区PD患者的调查中，发现40%的患者在服用镇静催眠药，而非PD患者的比例为23%。

药物治疗应考虑调整多巴胺剂量，以解决PD的运动症状。低剂量的多巴胺刺激可能导致嗜睡，高剂量的多巴胺刺激可能导致清醒，因此，白天服用较低剂量可能会引起困倦，但一天结束时的附加效应可能会导致警觉作用而不利于入睡。此外，与PD相关的泌尿系统症状经常扰乱睡眠。

苯二氮䓬类药物的禁忌证包括使用其他导致协同作用的镇静剂、睡眠呼吸暂停在内的睡眠呼吸障碍和肝功能衰竭药物。其他长期的不良反应还包括反弹性失眠、戒断症状和依赖性。而非苯二氮䓬类药物的半衰期一般较短，对肌肉松弛的影响较小。右佐匹克隆被发现对PD患者的失眠症状具有良好的主观改善作用，但尚未对客观数据和长期评价进行评估。以便采取适当的安全预防措施。苯二氮䓬类药物，如替马西泮、氟拉西泮和劳拉西泮在短期内对睡眠潜伏期和总睡眠时间有效。虽然这些药物被广泛使用且明显有效，但在老年人中使用时应该谨慎，因为它们会使跌倒和骨折的风险增加50%或更多，且结合使用会加重不平衡和认知障碍。因此，如果PD患者同时患有需要苯二氮䓬类药物治疗的睡眠障碍（如用于快速眼动行为障碍的氯硝西泮），则需要评估与这些药物相关的特定风险。

PD患者夜间运动困难也增加患者的抑郁和焦虑水平，也会影响失眠。对于PD患者，镇静性抗抑郁药和抗精神病药物常用于治疗失眠症状和共病性精神症状。曲唑酮半衰期很短，是使用较广泛的镇静催眠药。清晨镇静作用是其常见的副作用，药物催眠效果时间短。加巴喷丁或普瑞巴林等药物常用于治疗PD伴慢性疼痛，其具有镇静作用，可能有助于改善睡眠潜伏期，但尚未对失眠进行正式研究。镇静类抗精神病药物（如喹硫平、利培酮）常用于PD伴有精神症状的患者，同时有助于睡眠。有研究表明氯氮平和喹硫平可改善主观睡眠质量。多塞平对PD患者的失眠也有疗效。然而，这些药物是FDA未批准用于治疗失眠的药物，其有效性和安全性还有待研究，还要考虑到包括代谢综合征和猝死的风险。

褪黑素在美国无须处方即可获得。褪黑素受体激动剂（如雷美替胺）只能通过处方获得，其性质类似于内源性褪黑素。这些药物可能有助于改善睡眠潜伏期，也可能有助于延长睡眠时间。褪黑素及其衍生物通常没有催眠药物效力那么强，副作用较苯二氮䓬类药物少。对于PD患者，褪黑素对主观睡眠质量有一定的改善作用，但对客观睡眠参数的改善作用较弱。一般来说，高剂量的褪黑素（如50 mg）并不比低剂量的褪黑素（如35 mg）更有效。

综上所述，失眠是PD患者需要关注的一个问题，因为超过一半的PD患者存在失眠。同时抑郁、异动等症状的出现与严重的失眠有关。对PD睡眠障碍的治疗还缺少专门研究，但是基于PD的临床经验和其他老年人群的研究可以提出一些建议。首先是正确诊断，然后是针对引起睡眠障碍的原因进行治疗，在许多情况下，如睡眠行为障碍等都有特定的治疗方法。应该特别注意抑郁症，PD患者经常会合并抑郁症，从而干扰睡眠。PD运动方面的控制也至关重要，因为夜间活动受限会干扰睡眠。

三、精神障碍伴发失眠

睡眠对大脑至关重要。睡眠数量或质量不足会影响警觉性、激素调节、记忆形成、情绪调节、执行功能和行为的多个方面。目前，大量研究表明各种睡眠障碍与精神疾病，尤其是与焦虑障碍、抑郁障碍有较高的共患率。一项对一小群健康的人进行了1～2个晚上的完全睡眠剥夺的多项实验中，结果显示在情绪调节方面，这群人的精神症状增加（抑郁、焦虑、偏执和躯体抱怨），情绪表达减少，以及识别他人情绪的能力受损。精神状态与睡眠结构的改变有关，尽管其影响的方向及其重要性尚不清楚。然而，越来越多的证据表明，大脑的基本功能是调节睡眠和睡眠障碍。例如，中枢神经递质促醒物质释放模式的改变可能导致嗜睡和失眠症抑。嗜睡症是一种众所周知的食欲素缺乏症，它与精神疾病风险相关，包括重度抑郁症（MDD）和社交焦虑症。慢性失眠和其他睡眠问题与更大的攻击性、敌意、冲动和对挫折的容忍度降低有关。

失眠与自杀倾向也密切相关。即使没有既往的精神障碍，睡眠障碍也与自杀率的显著增加有关。在重度抑郁症和失眠患者中，失眠的严重程度与自杀意念的严重程度呈正相关。患有抑郁症、创伤后应激障碍或恐慌症的患者在睡眠方面通常会遇到困难，其发生自杀的风险约是无睡眠受损患者的3倍。精神分裂症患者的风险可能更高。睡眠或觉醒紊乱是重度抑郁症和双相情感障碍的主要症状和诊断标准。然而，睡眠问题不仅仅是抑郁症的症状或后遗症。一些睡眠问题与抑郁症的风险增加有关。

具有镇静作用的抗抑郁药实际上是具有非快速眼动睡眠促进作用的药物，通常能改善睡眠维持而不是促进入眠，尽管有些药物如多塞平和米塔扎平已被证明可以缩短睡眠开始潜伏期。其他具有类似受体结合特征的非三环类抗抑郁药物也通过增加非快速眼动睡眠（包括慢波睡眠期）来促进睡眠的连续性。曲唑酮是一种$5-HT_{2A/C}$和H_1受体拮抗剂，在抑郁症患者中有很好的非快速眼动睡眠促进作用。米塔扎平已被证明具有促进非快速眼动睡眠作用，可通过降低清醒程度和（或）增加总睡眠时间增加了慢波睡眠期（SWS），并普遍提高抑郁症患者的睡眠效率。新的抗抑郁药物阿戈美拉汀（刺激褪黑素MT_1和MT_2受体，并拮抗$5-HT_{2C}$受体）已被证明可以提高睡眠效率，减少睡眠开始后的苏醒，提高抑郁症患者的睡眠质量。抗抑郁药的药效与抗抑郁药对睡眠连续性的影响无关，因为大多数抗抑郁药，如单胺类氧化酶抑制剂、SSRI、选择性去甲肾上腺素再摄取抑制剂和双重再摄取抑制剂都是干扰睡眠的药物。因此具有非快速眼动睡眠促进作用的药物对失眠合并抑郁症更有帮助；另一个方法是将非镇静作用的抗抑郁药与镇静催眠药物联合使用。一项研究表明，在重度抑郁症患者中，使用氟西汀联合右佐匹克隆可以改善客观及主观的睡眠问题及抑郁症。

抗抑郁药物合用是抗抑郁治疗中治疗持续性失眠的常用策略。通常在抗抑郁药物中加入低剂量的具有镇静作用的抗抑郁药物（如阿米替林、丙米嗪、多塞平、曲唑酮或米塔扎平），这种方法有潜在的协同抗抑郁作用，同时应避免与其他催眠药物相关的药物滥用。另一种联合疗法是结合传统的苯二氮䓬类药物或非苯二氮䓬类药物，如唑吡坦、扎来普隆或右佐匹克隆。有研究表明，高达40%接受SSRI治疗的抑郁症患者同时接受苯二氮䓬类药物治疗。也有研究表明，氟西汀治疗中加入氯硝西泮或右佐匹克隆在治疗失眠和抑郁症状方面，联合用药比单独使用抗抑郁药物更有效，尽管可能存在用药的风险，但药物依赖性和耐受性在研究中并不常见。

四、呼吸系统疾病伴发失眠

（一）慢性阻塞性肺疾病相关性睡眠障碍

根据世界卫生组织的数据，到2030年，慢性阻塞性肺疾病（COPD）将成为世界上第三大最常见的死亡和残疾原因，目前排名第五。睡眠障碍是COPD的第三大常见症状。在COPD患者中，多导睡眠图显示了睡眠结构的改变，包括较长的睡眠起始潜伏期、频繁的觉醒和较低的睡眠效率。通常睡眠障碍是由该病的症状引起的，如呼吸困难、咳嗽和黏液分泌过多、肺功能和气体交换恶化，以及用于治疗疾病药物的副作用。

睡眠障碍包括入睡困难、夜醒和失眠，并导致注意力不足、反应时间延迟、记忆力受损、功能问题和频繁事故等后果。睡眠不足还会影响身体和情感功能，导致焦虑和日间疲劳，损害认知功能和对运动的耐受力。一项研究强调了生活质量、睡眠质量与COPD患者疾病分期之间的关系。结果表明，COPD患者的生活质量随着疾病的进展而降低和恶化。此外，睡眠质量与生活质量显著相关，并随着疾病的进展而恶化。

与COPD相关睡眠障碍的治疗可分为五类。

（1）抗胆碱药物：如异丙托溴铵。一项对中度至重度COPD患者为期4周的随机对照研究显示，异丙托溴铵溶液治疗后平均夜间氧饱和度显著改善，睡眠质量明显改善，快速眼动睡眠时间显著增加，但对其他睡眠阶段或总睡眠时间没有影响。

（2）补氧：吸氧似乎可以减轻COPD患者夜间低氧血症，但并未改善睡眠质量或减少觉醒。

（3）$GABA_A$受体激动剂：通常使用苯二氮䓬类药物和非苯二氮䓬类药物。大多数苯二氮䓬类药物抑制呼吸，降低气道张力，抑制觉醒，从而可能加重低氧血症。一项前瞻性、单盲、安慰剂对照研究表明，重度但稳定的COPD患者连续8日口服10 mg唑吡坦不会影响夜间呼吸参数、日间肺功能测试或呼吸中枢控制。非苯二氮䓬类药物似乎更好。因此，非苯二氮䓬类药物是需要镇静催眠药物来治疗稳定期COPD患者失眠的首选。使用苯二氮䓬类药物时应该非常谨慎。在老年人群中，非苯二氮䓬类药物和苯二氮䓬类药物的认知和精神运动不良事件没有显著差异。因此，由于存在跌倒和骨折增加的风险，老年人必须谨慎使用这些药物。

（4）具有催眠作用的抗抑郁药物：如阿米替林、多塞平、曲唑酮等，常用于治疗失眠。尚缺乏三环类抗抑郁药多塞平用于治疗COPD患者失眠的安全性和有效性的相关研究。曲唑酮是一种具有5-羟色胺再摄取受体（5-HT_{2A}）拮抗剂特性的非典型抗抑郁药，通常用于治疗失眠。但是目前缺乏评价曲唑酮在COPD患者中使用的安全性临床试验数据。与曲唑酮相关的心律失常、勃起功能障碍和认知障碍对COPD患者不利。

（5）褪黑素受体激动剂：雷美替胺被证明可以改善轻度至中度COPD患者的睡眠，使总睡眠时间增加，睡眠效率提高，觉醒次数减少，且不会影响呼吸。在一项双盲、安慰剂对照的交叉研究中，中度至重度COPD患者使用雷美替胺治疗时，氧饱和度没有明显恶化。雷美替胺显著增加了总睡眠时间和睡眠效率。不良反应轻微至中度。

总之，COPD患者的失眠给临床带来了难题。目前合理的方案是用异丙托溴铵优化COPD的管理，同时避免使用干扰睡眠的药物（如茶碱和类固醇）。非药物治疗模式如改善睡眠卫生和认知行为疗法应先于药物治疗。如果考虑药物治疗，应测定肺功能和动脉血气基线，以评估呼吸抑制的风险。非苯二氮䓬类药物镇静催眠效果优于苯二氮䓬类药物，但必须谨慎使用。在更多地了解抗抑郁药物对这一人群的影响之前，应该避免服用具有催眠作用的抗抑郁药物。雷美替胺目前来说是比较安全的镇静催眠药，但临床数据很少。

（二）阻塞性睡眠呼吸暂停

阻塞性睡眠呼吸暂停（OSA）是最常见的睡眠呼吸障碍，其特征是睡眠时咽部气道的反复塌陷（或部分塌陷）和睡眠后的反复觉醒。在睡眠期间重复上呼吸道狭窄（低通气）和闭合（呼吸暂停）。这种行为会导致间歇性低氧血症、高碳酸血症和频繁的皮质觉醒。如果不及时治疗，阻塞性睡眠呼吸暂停会对心血管系统产生不利影响，导致神经认知障碍和日间嗜睡，增加交通事故的风险。阻塞性睡眠呼吸暂停患者的失眠症状发生率高达39%～58%，29%～67%的失眠患者呼吸暂停低通气指数（AHI，每小时睡眠内呼吸暂停加上低通气的次数）大于5。这些患者比单独阻塞性睡眠呼吸暂停患者更容易出现精神障碍和认知情绪症状。对这些患者来说，有效地治疗阻塞性睡眠呼吸暂停和失眠是至关重要的。

失眠可导致睡眠不足，从而使多导睡眠图诊断失败。在大多数情况下，持续气道正压通气被认为是阻塞性睡眠呼吸暂停治疗的首选。然而，对持续气道正压通气的低依从性限制了其使用，影响患者获益。据报道，失眠与阻塞性睡眠呼吸暂停患者对持续气道正压通气的低依从性有关。良好的睡眠质量已经被证明可以提高长期对持续气道正压通气的依从性。因此，在阻塞性睡眠呼吸暂停患者中使用镇静催眠药物有助于阻塞性睡眠呼吸暂停的诊断和持续气道正压通气的治疗。

持续气道正压通气是阻塞性睡眠呼吸暂停的一线治疗方法；然而，使用持续气道正压通气治疗共病性失眠不太可能被很好地耐受，因为它会对睡眠产生干扰作用。事实上，持续气道正压通气疗法可能会加剧失眠：32%的患者持续气道正压通气的副作用是更频繁地醒来，2%的患者这种副作用更严重。

镇静催眠药是治疗失眠的一线用药，然而对于失眠合并阻塞性睡眠呼吸暂停患者使用镇静催眠药一直存在争议，给阻塞性睡眠呼吸暂停患者使用苯二氮䓬类催眠药物也被认为不合适，因为其潜在的不良反应，如清醒度降低、气道肌肉张力降低、AHI增加或动脉血氧饱和度（SaO_2）减少。据报道，一些苯二氮䓬类药物如氟拉西泮和咪达唑仑会加重阻塞性睡眠呼吸暂停，甚至可能出现危及生命的睡眠状态。考虑到呼吸抑制的可能性，苯二氮䓬类药物一般不推荐用于并发阻塞性睡眠呼吸暂停的患者。

与苯二氮䓬类药物相比，非苯二氮䓬类药物具有选择性强、副作用少的特点。这些药物包括唑吡坦、右佐匹克隆和扎来普隆，虽然它们的结构不同，但都是通过与$GABA_A$受体结合来诱导睡眠。研究数据表明，长期使用这些药物很安全，副作用小，很少出现耐受性、依赖性、戒断或反弹性失眠等。一项Meta分析表明，非苯二氮䓬类药物很安全，对阻塞性睡眠呼吸暂停患者的AHI、平均SaO_2和最低SaO_2均无明显不良影响，即使在没有持续气道正压通气保护的患者中也是如此。此外，使用非苯二氮䓬类药物显著改善了阻塞性睡眠呼吸暂停患者的睡眠质量，在需要时可以用于阻塞性睡眠呼吸暂停患者的治疗。

五、心血管系统疾病伴发失眠

失眠是最普遍的睡眠障碍，心血管疾病患者失眠的比例较普通人群更高。许多研究表明失眠与心血管疾病的发生甚至死亡之间存在一定关联，其中包括高血压、冠心病和心力衰竭。尤其是伴有短睡眠时间的失眠，与高血压、冠心病、复发性急性冠状动脉综合征及心力衰竭的风险增加有关。

睡眠的不同阶段会改变循环系统的活动，循环系统的异常活动会影响睡眠的结构，从而形成恶性循环，进一步加重心血管疾病的病情。失眠影响心血管系统功能的可能机制主要包括自主神经系统功能紊乱、下丘脑-垂体-肾上腺轴功能紊乱及炎症因子增加等。失眠也可通过激活交感-肾上腺髓质系统而增加肾上腺素、去甲肾上腺素、儿茶酚胺的分泌，引起心搏呼吸加快、血压上升，使心脑血流量增加，诱发心绞痛，甚至心律失常、高血压、心力衰竭等并发症的发生。

失眠与许多精神类疾病（尤其是抑郁症）高度共病，两种疾病之间多有重叠，虽然失眠有时被认为继发于抑郁症或其他的情感障碍，但也有证据表明失眠可能导致抑郁症。有证据显示，情感障碍尤其是抑郁症会增加心血管疾病的发生风险。心血管疾病合并失眠的患者更容易合并焦虑与抑郁。但是由于心血管疾病患者常担心催眠药依赖而排斥用药，使失眠长期得不到有效治疗，导致严重失眠诱发心血管疾病的症状进一步加重或恶化。在以上因素的影响下，合并失眠的心血管病患者更易出现焦虑和抑郁，而焦虑、抑郁又进一步加重失眠及心血管疾病，从而形成恶性循环。抑郁症还与冠状动脉疾病和心肌梗死的风险增加有关。

心血管疾病合并失眠的治疗：①苯二氮䓬受体激动剂，此类药物的不良反应包括日间头晕、困倦、跌倒、肌张力减退、认知功能减退等，也可能引起反跳性失眠。持续使用苯二氮䓬类药物后，在突然停药时可能会出现戒断症状，应逐步减量至停药。对于有药物依赖史的失眠患者需要考虑到药物滥用的潜在风险。高龄心血管疾病患者用药时尤须注意药物的肌松作用和跌倒风险，且可能加重合并阻塞性睡眠呼吸暂停综合征。如须使用，其剂量应使用常规成人剂量的一半或最低治疗剂量。在可使用非苯二氮䓬类药物时，不推荐将苯二氮䓬类药物作为心血管疾病伴失眠患者的首选治疗药物。②非苯二氮䓬类药物，以唑吡坦、右佐匹克隆为代表，非苯二氮䓬类药物可选择性结合$GABA_A$受体，仅有催眠而无肌松和抗惊厥作用，可改善患者的睡眠结构，治疗剂量内的唑吡坦、右佐匹克隆等非苯二氮䓬类药物一般不产生失眠反跳、耐药性和戒断综合征，安全性好。对于老年患者和严重肝损伤者推荐常规剂量的1/2。③褪黑素受体激动剂，雷美替胺用于治疗入睡困难的睡眠障碍患者。研究显示，早期使用雷美替胺治疗可使新发心血管病患者获益。④有催眠作用的抗抑郁药，如多塞平、曲唑酮，用于合并抑郁、焦虑等精神障碍的患者。低剂量的多塞平3～6 mg治疗失眠，可以改善成年和老年慢性失眠患者的睡眠状况。

失眠能够引起冠心病、高血压、心力衰竭及心律失常等心血管疾病的发生与发展，加重病情，延长病程；病情加重又可引起失眠、抑郁等，如此反复循环，病情逐渐加重。针对心血管疾病患者合并的失眠问题应给予干预，对其进行及时有效的综合评估，合理治疗，以减少失眠对心血管疾病的不利影响，改善患者病情及预后。

第六节　镇静催眠药物的研究新进展

一、镇静催眠药物的发展历程

目前临床治疗失眠的药物主要包括苯二氮䓬受体（$GABA_A$受体）激动剂（如地西泮等）、非苯二氮䓬类镇静剂（如唑吡坦等）、褪黑素受体激动剂（如雷美替胺等）和具有催眠效果的抗抑郁药物（如曲唑酮等）。

（一）苯二氮䓬类药物$GABA_A$受体激动剂

在20世纪60年代，苯二氮䓬类药物开始进入临床，其安全性和疗效方面的优势逐渐取代了巴比妥类药物，成为治疗失眠领域应用最广泛的药物。尽管苯二氮䓬类药物是临床常用的治疗失眠的处方制剂，但仅有5种药物通过美国FDA批准，主要用于短期治疗失眠；其他可用于焦虑适应证的药物，因具有与催眠药物相似的化学结构和药理作用机制，也被广泛地应用于临床治疗失眠。但是长期或高剂量服用会产生戒断反应、反跳性失眠、耐受性、依赖性等副作用。

（二）非苯二氮䓬类药物GABA$_A$受体激动剂

不同于传统的苯二氮䓬类药物，这类药物对睡眠结构影响很小，没有快速眼球运动睡眠反跳现象，而且副作用（如耐受现象、认知损伤、戒断反应、依赖性等）相对较轻，适用于老年失眠患者的治疗。主要的药物包括以下几种：①唑吡坦，1988年上市，主要对入睡困难效果显著；②右佐匹克隆，2004年由美国FDA批准上市，是第一个可长期用于改善睡眠入睡困难和睡眠持续障碍（夜间觉醒或早间觉醒过早）的药物；③扎来普隆，于1999年由美国FDA批准上市，具有入睡快，同时日间"宿醉作用"、成瘾性、认知损伤和反弹性失眠较少的特点。

（三）褪黑素受体激动剂

雷美替胺：2005年，雷美替胺通过FDA批准，用来治疗失眠，无论对于短暂性的失眠还是慢性失眠的患者，雷美替胺（8 mg）都能明显缩短患者主观的睡眠潜伏期，同时延长总睡眠时间，且对睡眠结构没有明显的影响，尤为适用于入睡困难患者。

（四）抗抑郁药

近20年，抗抑郁药在失眠患者中的应用率逐年上升。2002年，美国治疗失眠的药物排名首位的是抗抑郁药曲唑酮。尽管一些小剂量具有镇静作用的抗抑郁药在临床治疗失眠的应用日益广泛，但是尚缺乏该类药物治疗失眠的有效性、机制及长期应用等相关的临床研究资料，尤其应注意的是其副作用，如抗组胺、抗胆碱和对心血管系统的毒性作用。

二、镇静催眠药物的研究新进展及发展方向

在1998年发现下丘脑泌素/食欲素（HCRT/OX）以来，已有这些大神经肽的分布、分子作用机制、生理作用、疾病活性和药物开发潜力等大量相关研究文献。下丘脑中一小群有影响的HCRT/OX神经元投射到胆碱能核和单胺能核，这些核反过来投射到大脑皮质，促进觉醒。食欲素体系包括2个G蛋白偶联受体［食欲素-1受体（OX$_1$R）和食欲素-2受体（OX$_2$R）］及2个神经递质肽激动剂［食欲素-A（OX-A）和食欲素-B（OX-B）］。食欲素体系会影响睡眠、成瘾、焦虑、食欲、压力、疼痛等多个方面，它广泛存在于哺乳动物的体内。食欲素可以使人保持清醒，如果有一种小分子药物能够竞争性地阻断食欲素和食欲素受体的结合，就可以使人很快进入睡眠状态，同时可用于治疗失眠和睡眠紊乱。第一个这样的分子是由葛兰素史克公司的研究人员发现的选择性OX$_1$R拮抗剂，命名为SB-334867。研究发现，在没有明显镇静作用的情况下，OX-A诱导的大鼠清醒动作减少。第一个OX$_2$R拮抗剂为JNJ-1037049。这种分子被发现具有催眠作用，并降低了大鼠对乙醇的刺激行为。ACT-335827是一种具有抗焦虑作用的选择性OX$_1$R拮抗。OX神经元激活大脑中促进觉醒的区域。OX亚型的分布有助于确定其生理功能。OX$_2$R拮抗剂在治疗失眠方面已显示出很大的临床前景，目前正在临床开发中。虽然该领域的大多数研究都集中在睡眠唤醒系统上，但动物临床前实验表明，OX-A可增加食欲和能量消耗，OX$_2$R拮抗剂可减少刺激行为，而OX$_1$R拮抗剂具有抗焦虑的特性。接下来的研究将阐明OX系统的生理效应，进一步针对这一方面研发这个系统的治疗药物。

三、新型镇静催眠药物

临床理想的镇静催眠药物应具备服用方便、能快速诱导睡眠、对睡眠结构无影响、消除快、不影响记忆功能、无次日残留作用、无呼吸抑制作用、无药物相互作用、无依赖或戒断症状等特点。随着制药技术的不断发展，近几年来诸多新型的镇静催眠药物的研究取得了很大的进步，越来越多符合理想型的镇静催眠新型药物不断地被发现，但不可否认的是，目前仍然缺乏理想的催眠药物。为了达到研发理想镇静催眠药这一目标，尚需更大的努力。目前镇静催眠药物中的绝大多数药物的主要用途不是治疗失眠，而是起镇静作用。2014年8月13日，美国FDA批准默克公司研发的苏沃雷生（商品名Belsomra）用于治疗失眠症，使其成为第一个上市的食欲素受体拮抗剂。苏沃雷生临床使用的重要意义在于它是一种专门用于治疗失眠的药物，该类药物有着全新的靶点和作用机制。

（一）Almorexant

Almorexant是第一个用于临床研究的食欲素受体拮抗剂，一项临床研究发现：当健康人体使用该药物后很少出现耐受性；当使用剂量高于200 mg时，可以增加慢波睡眠时间和REMS，同时会出现人的警觉性降低、容易疲劳、头晕、嗜睡等不良反应。在失眠症患者中进行研究时发现：Almorexant具有良好的促进睡眠的功效，可提高总体睡眠的时间并可同时减少进入REMS潜伏期和觉醒的时间。当服用剂量为400 mg时，则会严重影响睡眠结构；当剂量为100 mg、200 mg时，对于睡眠结构的影响较小且头痛、头晕、视物模糊的不良反应也较少。Almorexant在Ⅱ期临床试验表现出很好的促进睡眠的疗效，但是在Ⅲ期临床试验中由于安全原因而停止对其继续研究。虽然终止于Ⅲ期临床试验，但为后期的研究者们提供了基础和新思路。

（二）Lemborexant（目前已向FDA申请上市）

Lemborexant是一种双食欲素受体拮抗剂。这一小分子化合物通过竞争性地结合两种亚型的食欲素受体（食欲素受体1和食欲素受体2）来抑制食欲素神经传递并发出神经信号。患有睡眠-觉醒障碍的人群体内调节觉醒的食欲素系统可能无法正常运转。在正常睡眠期间，食欲素系统的活跃度被抑制，有可能会自觉阻止不正常觉醒，并促进入睡和维持睡眠过程。Lemborexant作用于食欲素神经递质系统，被认为是可以通过抑制觉醒同时不妨碍对外界刺激的觉醒能力而调节睡眠和觉醒。

Lemborexant的两个关键阶段Ⅲ期临床试验研究的结果，即Sunrise 1（研究304）和Sunrise 2（研究303），包括约2000名患者，以及重要的安全性研究，包括对半夜醒来后姿势稳定性的评估和第二天早上的驾驶研究。Sunrise 1是一项为期1个月的双盲安慰剂对照研究，包括第一次3期头对头比较与唑吡坦缓释片（ER），并客观评估睡眠参数（睡眠开始时间、睡眠效率和睡眠开始后醒来），从而得出迄今为止收集到的最大（客观）多导睡眠图数据集。Sunrise2是一项为期12个月的研究，根据患者自我报告（睡眠日记）主观评估其入睡和保持睡眠的能力。Sunrise 2招募了900多名成年失眠症患者（18～88岁），其失眠特征是难以入睡和（或）难以持续睡眠。通过评估患者的自我报告（睡眠日记），该研究达到了预先设定的主要疗效目标和关键次要疗效目标。在为期6个月的安慰剂对照治疗结束时，与安慰剂相比，5 mg和10 mg的Lemborexant治疗组对主观睡眠潜伏期（该研究的主要终点）有显著改善。与安慰剂相比，5 mg和10 mg的Lemborexant治疗组还在主观睡眠效率和入睡后主观觉醒等睡眠维持变量方面（该研究的关键次要终点）有显著改善。失眠症严重程度指数测量显示，与安慰剂相比，5 mg和10 mg的Lemborexant治疗组还改善了日常生活功能。最常见的不良反应为嗜睡、头痛和流感。两个Lemborexant治疗组的不良反应发生率都超过了5%，均高出安慰剂组。由不良反应引起的总停药率在安慰剂组和Lemborexant 5 mg组相当，在Lemborexant 10 mg组更高。

　　Lemborexant 剂量从 2.5 mg 到 25 mg 可以改善睡眠有效率并减少睡眠潜伏期；5 mg 的剂量也能减少睡眠开始后觉醒的时间，10 mg 的剂量在统计学上有显著的效果。客观和主观指标均有改善。治疗前 2 晚效果明显，一般持续 15 晚。超过 10 mg 的剂量并不总是比 10 mg 的剂量显示出更大的疗效，而且与更高的嗜睡率有关。在剂量高达 10 mg 的情况下，根据主观或客观的评估，Lemborexant 与第二天早上剩余的睡意没有关联。Lemborexant 的耐受性良好，安全性可接受。这项研究的结果表明，2.5 ～ 10 mg 的剂量是进行进一步评估的最适当剂量。

　　Lemborexant 的临床试验表明其能有效地治疗男性和女性失眠患者的睡眠开始和维持变量，并且都能很好地耐受。在老年失眠患者中，Lemborexant 治疗改善了睡眠结构，各阶段时间均较平行对照组延长，且多数措施优于唑吡坦。这些结果提示 Lemborexant 可能改善老年失眠患者的睡眠结构改变。Lemborexant 对不同年龄范围的失眠症患者的睡眠起病和睡眠维持变量均有疗效，具有良好的耐受性。Lemborexant 治疗显著降低了失眠症状的严重程度。约 1/3 的 Lemborexant 组患者的失眠严重程度指数低于临床重要失眠的阈值。

（三）Filorexant（目前正进行Ⅲ期临床试验）

　　Filorexant（MK-6096）是一种具有较短半衰期的双食欲素受体拮抗剂（$t_{1/2}$：3 ～ 6 小时）。在啮齿动物和犬的临床前研究中，Filorexant 增加了 NREMS 和 REMS。一项健康受试者的多导睡眠图研究也证明了 Filorexant 促进睡眠的作用。基于这些发现及其相对较短的 $t_{1/2}$，表明与安慰剂相比，Filorexant 具有较低的第 2 天残留效应发生率的潜力，因此 Filorexant 被认为是治疗失眠的进一步临床评估合适的候选药物。2014 年，Filorexant 完成了Ⅱ期临床试验。结果显示，Filorexant 治疗成人失眠时，根据睡眠有效率（主要终点）和 WASO 在第 1 晚和第 4 周结束时的测量，所有被调查的 Filorexant 剂量（2.5 mg、5 mg、10 mg 和 20 mg）在改善失眠患者睡眠方面都显著优于安慰剂。Filorexant 也增加了 TST，主要是由于睡眠回合持续时间的增加，对夜间醒来的次数没有全面的影响。REMS 的潜伏期由 Filorexant 以剂量依赖的方式减少，与安慰剂相比，REMS 的时间百分比增加最少。Filorexant 对睡眠变量的主观评估也有积极作用。总之，这些发现进一步证实了食欲素受体通路是治疗失眠的一个重要和有效的机制靶点。这些结果为临床前研究和多导睡眠图研究提供了更好的证据，这些研究在健康志愿者中表明，Filorexant 对食欲素受体的拮抗作用产生了促进睡眠的效果。

　　总的来说，使用 Filorexant 治疗通常耐受良好，没有重要的安全问题。观察到的 Filorexant 安全性与同类化合物（如 Suvorexant、SB649868 和 Almorexant）在健康受试者和失眠患者中的安全性相似。Filorexant 最常见的不良反应是嗜睡。严重的不良反应在治疗过程中并不常见，也不被认为与 Filorexant 有关。未见明显的残留或反弹效应。还需要进一步的研究来评估 Filorexant 的长期安全性和有效性，以及它对老年人的安全性和有效性。

参 考 文 献

黎越丹，崔冬晓，孙彦，等，2018. 食欲素受体拮抗剂治疗失眠症研究进展. 药学学报，（7）：1068-1079.

魏欣，杨圣俊，任炳南，等，2015. 新型镇静催眠药的临床应用及其进展. 中国医院用药评价与分析，（6）：841-843.

赵忠新，2016. 睡眠医学. 北京：人民卫生出版社：42-50.

中国睡眠研究会，2017. 中国失眠症诊断和治疗指南. 中华医学杂志，97（24）：1844-1856.

中国医师协会全科医师分会双心学组，心血管疾病合并失眠诊疗中国专家共识组，2017. 心血管疾病合并失眠诊疗中国专家共识. 中华内科杂志，56（4）：310-315.

中华医学会神经病学分会睡眠障碍学组，2018. 中国成人失眠诊断与治疗指南. 中华神经科杂志，51（5）：324-335.

曾倩茹，熊正爱，2018. 围绝经期睡眠障碍治疗的研究进展. 科学咨询，19（14）：46-47.

Abad V C，Guilleminault C，2018. Insomnia in elderly patients：recommendations for pharmacological management. Drugs & Aging，35：791-817.

Baker F C，Willoughby A R，Sassoon S A，et al，2015. Insomnia in women approaching menopause：beyond perception. Psychoneuroendocrinology，60：96-104.

Beuckmann C T，Suzuki M，Ueno T，et al，2017. In vitro and in silico characterization of lemborexant（E2006），a novel dual orexin receptor antagonist. J Pharmacol Exp Therapeut，jpet. 117. 241422.

Bruni O，Angriman M，2015. Pediatric insomnia：new insights in clinical assessment and treatment options. Arch Ital Biol，153（2/3）：154-166.

Budhiraja R，Parthasarathy S，Budhiraja P，et al，2012. Insomnia in patients with COPD. Sleep，35（3）：369-375.

Cao M，Chow M，2016. The hypocretin/orexin system in sleep disorders：preclinical insights and clinical progress. Nat Sci Sleep，8：81-86.

Carberry J C，Amatoury J，Eckert D J，2017. Personalized management approach for obstructive sleep apnea. Chest，153（3）：744-755.

Carney C E，Buysse D J，Ancoli-Israel S，et al，2012. The consensus sleep diary：standardizing prospective sleep self-monitoring. Sleep，35（2）：287-302.

Connor K，Mahoney E，Jackson S，et al，2016. A phase II dose-ranging study evaluating the efficacy and safety of the orexin receptor antagonist filorexant（MK-6096）in patients with primary insomnia. Int J Neuropsychopharmacol，19（8）：pyw022.

Dignani L，Toccaceli A，Lucertini C，et al，2016. Sleep and quality of life in people with COPD：a descriptive-correlational study. Clin Nurs Res，25（4）：432-447.

Induru R R，Walsh D，2014. Cancer-related insomnia. Am J Hosp Palliat Me，31（7）：777-785.

Javaheri S，Redline S，2017. Insomnia and risk of cardiovascular disease. Chest，S0012369217301344.

Kizilirmak A，Timur S，Kartal B，2012. Insomnia in pregnancy and factors related to insomnia. The Scientific World J，（2）：197093.

Meltzer L J，Mindell J A，2014. Systematic review and meta-analysis of behavioral interventions for pediatric insomnia. J Pediatr Psychol，39（8）：932-948.

Murphy P，Moline M，Mayleben D，et al，2017. Lemborexant，a dual orexin receptor antagonist（DORA）for the treatment of insomnia disorder：results from a bayesian，adaptive，randomized，double-blind，placebo-controlled study. J Clin Sleep Med，13（11）：1289-1299.

Nunes M L，Bruni O，2015. Insomnia in childhood and adolescence：clinical aspects，diagnosis，and therapeutic approach. J Pediatr（Rio J），91（6）：S26-S35.

Okun M L，Ebert R，Saini B，2015. A review of sleep-promoting medications used in pregnancy. Am J Obstet Gynecol，212（4）：428-441.

Praharaj S K，Gupta R，Gaur N，2018. Clinical practice guideline on management of sleep disorders in the elderly. Indian J Psychiatry，60（Suppl 3）：S383-S396.

Sofi F，Cesari F，Casini A，et al，2014. Insomnia and risk of cardiovascular disease：a meta-analysis. Eur J Prev Cardiol，2014，21（1）：57-64.

Sutton E L，2014. Psychiatric disorders and sleep issues. Med Clin North Am，98（5）：1123-1143.

Terauchi M，Hiramitsu S，Akiyoshi M，et al，2012. Associations between anxiety，depression and insomnia in peri- and post-menopausal women. Maturitas，72（1）：61-65.

Woosley J A，Lichstein K L，2014. Dysmenorrhea，the menstrual cycle，and sleep. Behav Med，40（1）：14-21.

Ylikoski A，Martikainen K，Sieminski M，et al，2015. Parkinson's disease and insomnia. Neurol Sci，36（11）：2003-2010.

Zhu K，Van Hilten J J，Marinus J，2016. The course of insomnia in Parkinson's disease. Parkinsonism Relat Disord，33：51-57.

中国医药教育协会

中枢神经系统药物临床合理应用

抗帕金森病药物与临床治疗分册

总 主 编　封卫毅　孙　艳
分册主编　戴海斌　张顺国

科学出版社
北　京

内 容 简 介

本套书分为《抗癫痫药物与临床治疗分册》《镇静催眠药物与临床治疗分册》和《抗帕金森病药物与临床治疗分册》3个分册，各分册分别介绍了疾病的定义、分类、病因与流行病学、临床治疗方法及进展，重点阐述药物治疗原则，包括药物选用原则、调整原则等，收录了代表性的临床案例和用药分析。

适合临床药师和临床医师阅读参考。

图书在版编目（CIP）数据

中枢神经系统药物临床合理应用 / 封卫毅，孙艳主编.—北京：科学出版社，2020.6

ISBN 978-7-03-065486-1

Ⅰ. ①中…　Ⅱ. ①封…　②孙…　Ⅲ. ①中枢神经系统疾病－药物疗法　Ⅳ. ①R741.05

中国版本图书馆CIP数据核字（2020）第099823号

责任编辑：高玉婷／责任校对：郭瑞芝
责任印制：赵　博／封面设计：龙　岩

科 学 出 版 社 出版

北京东黄城根北街16号
邮政编码：100717
http://www.sciencep.com

北京画中画印刷有限公司 印刷

科学出版社发行　各地新华书店经销

*

2020年6月第 一 版　开本：787×1092　1/16
2020年6月第一次印刷　印张：9 1/2
字数：219 000

定价：128.00 元（全套 3 分册）
（如有印装质量问题，我社负责调换）

编者名单

总　主　审　黄正明

总　主　编　封卫毅　孙　艳

总　副主编　马满玲　吴新荣

分　册主编　戴海斌　张顺国

分册副主编　李朋梅　卫红涛　林观样

编　　　者　（按姓氏笔画排序）

卫红涛（首都医科大学附属北京友谊医院）

李　浩（上海交通大学医学院附属上海儿童医学中心）

李朋梅（中日友好医院）

李晓蕾（上海交通大学医学院附属上海儿童医学中心）

沈　素（首都医科大学附属北京友谊医院）

张顺国（上海交通大学医学院附属上海儿童医学中心）

林观样（温州医科大学附属第一医院）

徐仁爱（温州医科大学附属第一医院）

唐一楠（中日友好医院）

黄育文（浙江大学医学院附属第二医院）

戴海斌（浙江大学医学院附属第二医院）

总　序

随着人们工作和生活节奏的不断加快，社会环境和压力带来的情绪困扰、不健康的生活方式使神经精神系统相关疾病的发病率不断增加。再加上人类寿命逐渐延长，人口老龄化进程加快，使得罹患心脑血管疾病、神经系统疾病和精神疾病的人群急剧扩大，因此，相关疾病治疗药物的种类也迅速增加。

中枢神经系统疾病种类多，发病原因复杂，发病机制有待进一步阐明，研究与治疗难度大，多年来一直是医学难题。药物治疗是此类疾病医学实践和科学探索的最常用、最重要的方法。安全、有效的规范化用药是提高患者治疗效果、保障患者治疗结局良好的重要环节。神经和精神系统疾病就如同人类的进化，发展的脚步越快，神经分化程度就越高。疾病的病因与症状缠绕交织，互为因果。在人体这一庞大的化学集合体中，治疗药物的作用从来都不是表面看起来的样子，不同的药物呈现出不同的生物效应，药物与药物之间、药物与食物之间既有相互协同的关系，也有相互竞争的关系，这使得临床药物选择较为棘手。

在中枢神经系统疾病的用药与用药安全的科学探究中，人类从来没有停止过对根深蒂固的传统医学理论和方法的质疑和挑战。近年来，随着有关神经和精神疾病的基础、临床和新药研究进展，以及基于新理论的治疗理念不断被提出并应用于临床，大量新药也陆续上市。

《中枢神经系统药物临床合理应用》的编者们结合相关疾病和治疗方法的研究进展对中枢神经系统的常见病、多发病涉及的有关新理论、新方法和新的治疗药物，进行了准确、系统的梳理、整合。国内近二十家医院的临床药学专业人员及临床专家参与了本丛书的编写，以期帮助临床医师和药师及时了解相关领域疾病治疗及药物使用的最新进展。

书籍是人类进步的阶梯，希望本书的出版发行能为医疗机构的医务人员和各类药学人员提供理论与实践紧密结合的参考用书。

黄正明

2020年4月

中枢神经系统是感觉、运动、学习、记忆、感情、行为与思维活动的基础，中枢神经系统疾病如脑血管病变、神经发育疾病和神经退行性病变等慢性病，由于病情反复，或者迁延不愈，或者不可逆性持续进展特性，往往有很高的致残率，严重影响患者的身心健康和生活质量，给患者、家庭和社会带来沉重的负担。随着分子生物学、基因组学、蛋白质组学及代谢组学等研究技术和方法的广泛应用，有关中枢神经系统疾病发生的病理生理机制逐渐被阐明。在此基础上，中枢神经系统疾病治疗的许多新理论、新方法不断应用于临床，越来越多的中枢神经系统疾病治疗药物被开发上市。本套书编写出版的目的是为医师、药师等临床医务工作者提供一套纳入了中枢神经系统疾病及其药物治疗最新进展的简便实用的参考书。

中枢神经系统疾病治疗药物种类繁多，相应的治疗药物作用机制复杂。有些疾病及其治疗药物处在临床研究和摸索阶段。无论是基础理论、临床治疗技术，还是治疗可应用可选择的药物，都具有变化快和更新快的特点。为兼顾各类疾病从基础、临床再到药物治疗现状及研究进展的系统性和完整性，本套书在编排上按照疾病类别收集整理，共分为《抗癫痫药物与临床治疗分册》《镇静催眠药物与临床治疗分册》《抗帕金森病药物与临床治疗分册》3个分册。

为便于读者了解各类疾病的发病机制、临床治疗和治疗药物的最新现状，各分册在编排结构上兼顾系统性和实用性，章节设置上力求简洁、易用和系统。各分册首先介绍疾病的定义、分类、病因与流行病学；对疾病的临床治疗方法及进展情况进行概述；然后分类聚焦治疗药物，重点阐述药物治疗原则，包括药物选用原则、调整原则、治疗失败后采取的措施、合并用药注意事项、用药的减药停药原则、特殊人群药物选择；最后介绍药物血药浓度监测（TDM）与基因检测的应用以及药物研究进展及趋势。部分章节收录了代表性的临床案例和用药分析，便于临床医师和药学人员对照临床实践进行用药选择和思考。

中枢神经系统疾病及其症状往往相互交织、相互影响，治疗药物的作用和选择也存在部分重叠，很多情况下需要联合应用。在以疾病及其治疗药物进行分类的资料整理编撰中，不同分册之间的内容难免有所重复。为了保持每个分册内容的系统性和完整性，在编排上对各分册适度保留了相关的重复性知识点和内容。

本套书由中国医药教育协会组织编写，国内一些志同道合的一线中青年药学工作者参与了编写工作。编者们竭尽所能，力求做到内容完整、科学实用、可读性强，但鉴于中枢神经系统疾病及其治疗药物的复杂性，再加上编者的水平和时间所限，书中疏漏之处在所难免，欢迎同行批评指正。

封卫毅　孙　艳

2020年4月

分 册 前 言

帕金森病是一种慢性进行性神经退行性疾病，是仅次于阿尔茨海默病的第二大常见神经退行性疾病，影响了全球400万～600万人，其发病率随着人口老龄化而增加，我国65岁以上人群总体患病率为1700/10万。帕金森病症状患者主要有震颤、肌强直、动作迟缓、姿势平衡障碍的运动症状和嗅觉减退、便秘、睡眠行为异常和抑郁等非运动症状，给患者带来巨大的身体负担和精神负担。帕金森病的治疗药物种类多样，在疾病的不同阶段，治疗药物的选用原则各异，用药注意事项、不良反应和相互作用多，不合理用药问题比较突出。随着对帕金森病机制研究的深入，近年来国内外涌现出许多新的治疗药物和治疗方式，编写一本紧跟国际治疗原则、简明扼要、切合临床实际的参考书势在必行。

中国医药教育协会本着促进临床合理用药、与时俱进的宗旨，组织编写中枢神经系统药物临床合理应用的系列图书，本书作为抗帕金森病药物与临床治疗分册，具有以下特点。①全面性：全面介绍帕金森病的各个方面，包括流行病学、病因、诊断和治疗。②先进性：介绍近年来帕金森病最新的脑深部电刺激（DBS）治疗、基因治疗、国际国内对不同阶段帕金森病的治疗原则，尤其是对于国内未上市的新药。③专业性：本书由具有丰富临床一线经验的神经科临床药师和神经药理学专家教授，紧密结合中国的临床实践编写而成。希望本书能成为医务工作者和药学工作者的案头必备书籍。

限于编者的学识和水平，且时间仓促，本书不足之处在所难免，请各位读者谅解，并恳请大家批评指正。

戴海斌　张顺国

2020年4月25日

目　　录

第1章

帕金森病流行病学

第一节　帕金森病的定义与分类

一、概论

1817年，英国James Parkinson医师首先描述了一种常见的神经系统退行性疾病，并由法国神经病学家Charcot命名为帕金森病（Parkinson's disease，PD）。目前，帕金森病在我国65岁以上人群中的总体患病率约为1700/10万，与欧美发达国家相似，患病率与年龄递增呈正比，且男性患者稍高于女性。帕金森病不仅影响患者的自身运动系统，也加重家庭和医疗照料等社会负担和压力。

帕金森病表现出的病理改变原因是黑质致密部位发生了多巴胺能神经元丢失并形成路易小体。其中主要病理改变是纹状体区的多巴胺递质数量下降，临床表现出的运动症状有运动迟缓、静止性震颤、肌肉强直、姿势平衡障碍等；非运动症状有嗅觉功能减退、快速眼动睡眠行为障碍（RBD）、便秘和精神行为改变等。

（一）帕金森病临床特征

帕金森病是目前全球第二大神经系统常见的退行性疾病，发病年龄多为50岁以上，缓慢起病并逐渐进展。一般为单侧起病，从一侧上肢逐渐累及同侧下肢、对侧上肢及下肢，并呈 "N" 字形发展。

1.运动迟缓　是帕金森病最具特征性的临床表现，主要表现为随意运动在始动时延迟，随意运动减慢、幅度减小，重复性动作快速疲劳，精细运动受损等。询问病史可发现，患者完成日常活动，如从座椅上起立、转身、刷牙、洗脸、穿衣、系扣等动作时，明显出现完成动作困难的现象。患者的运动幅度比运动速度受损的程度更严重，可能与运动机制的不同有关。由于上肢精细运动受损，患者书写时出现书写困难、字越来越小的现象，称为书写过小征（micrographia）。此外，运动迟缓表现为面部表情肌活动减少，导致表情呆板、瞬目减少，称为 "面具脸"（mask face）。口、舌及咽喉肌活动减少，导致语速缓慢、声音低沉、音调单一甚至口齿不清，使人难以听清，经常伴有流涎及吞咽困难。查体时，需要仔细观察患者的面部表情及语音变化，通过拇指与示指的对指动作、手掌握合动作、快速轮替运动观察患者的肢体运动迟缓情况。

2.震颤　静止性震颤是帕金森病特征性的症状之一，也是多数患者的首发症状。典型的静止性震颤表现为手部规律性的 "搓丸样" 动作，动作频率为4～6 Hz，以粗大震颤多见，通常双侧不对称起病，逐渐自上肢扩展至下肢，症状严重程度也呈明显的双侧不对称性。也可伴有头部的震颤，多见于唇部、下颌。震颤在随意运动的时候有所减轻，但情绪波动或突发事件导致精神紧张时可表现出震颤加剧，在睡眠时可完全消失。此外，还可以合并姿势性震颤，有少数患者首发表现为单独的姿势性震颤，常被误诊为特发性震颤，在查体时可以通过以下方法鉴别：嘱患者双臂前伸保持一定姿势，特发性震颤患者立即出现震颤，而大多数帕金森病患者在一段时间后（大多为数秒）出现震颤，该现象称为再现性震颤（re-emergent tremor）。再现性震颤对左旋多巴治疗具有反应性，可能为静止性震颤的一种表现形式。老年患者可不出现明显的震颤，需结合其他症状鉴别。帕金森病与特发性震颤患者的临床特点见表1-1。

表1-1　帕金森病与特发性震颤患者的临床特点

临床表现	帕金森病	特发性震颤
形式	静止性，"搓丸样"	以动作性和姿势性为主
频率	4～6 Hz	6～12 Hz
肌张力	高	正常
运动迟缓	有	无
缓解因素	随意运动时	饮酒后
再现性震颤	有	无

3.肌强直　指肌张力不自主增高、运动中阻力升高，可发生于全部肌肉（肢体肌、中轴肌、屈肌和伸肌）。被动运动关节时，可以感受到均匀的肌张力增高，称为铅管样肌强直；如患者伴有震颤，在被动活动关节（尤其是腕关节）时可感受到与震颤频率一致的短暂停顿，称为齿轮样肌强直。随着病情的进展，患者可出现颈部、躯干、肘关节、膝关节肌强直及屈曲体位（表现为头部及躯干向前倾斜及屈曲，肘关节及膝关节微屈）。晚期患者因长期肌强直导致姿势性畸形，如"爪形手""爪形脚"、脊柱侧弯。肌强直引起的疼痛如肩背部、颈部疼痛可能是帕金森病的首发症状，常被误诊为骨关节炎、肩袖损伤及颈椎病，需详细询问病史并查体以鉴别。

查体时可利用以下技巧，有利于发现轻微的肌强直。①Froment征：令帕金森病患者运动对侧肢体，可使被检肢体肌强直更明显；②患者处于仰卧位时，快速将其头下的枕头撤离时，头部常不迅速落下，而是缓慢落下；③"路标"现象：将帕金森病患者双肘置于桌上，使前臂与桌面垂直，并让其两臂及腕部肌肉尽量放松，正常人此时腕关节与前臂约呈90°，而帕金森病患者则腕关节或多或少地仍保持伸直状态。

4.姿势障碍和步态异常　通常合并出现，各种治疗的效果均不佳，提示疾病可能已到中、晚期。患者丧失了快速矫正其姿势的能力，出现跌倒情况，可严重影响生活质量。查体时可通过后拉试验（pull test）发现该现象，检查者站立于患者的身后，先嘱其做好准备，然后拉动患者双肩，姿势障碍患者可能后退3步及以上，甚至需他人搀扶才免于跌倒。步态异常轻症患者表现为患侧上肢联合动作减少，脚步拖拽，步幅变小，步频变慢，抬脚高度减低。随病情进展表现为起步困难，起步后身体前倾，重心前移，前冲步态明显，步频加快，无法控制停步或转弯，即所谓的"慌张步态"。也可出现起步不能（犹如粘在地板上），行走时突然不能移动双脚，尤其是在转弯时、狭路上、过街时或到达目的地时，数秒钟后方能移动或无法再移动，该现象称为"冻结"。冻结是患者跌倒的重要原因，可以通过跨越障碍物（如跨门槛训练）、随着口令前进、左右移动重心等方法重新启动。

5.非运动症状　据统计，88%的患者存在非运动症状，而28%的患者认为非运动症状对生活质量的影响程度超过运动症状。

（1）自主神经症状：是多系统萎缩的重要临床表现，也是帕金森病患者的常见表现，如便秘、排尿困难、尿失禁、直立性低血压、汗液分泌障碍、性功能障碍等。80%以上帕金森病患者在出现运动症状之前可出现心血管功能异常，如血压水平变化，包括卧立位血压变化及24小时血压波动大等，其中直立性低血压是心血管系统疾病中最常见的表现之一，而50%的晚期帕金森病患者会出现卧位高血压。此外，与正常人相比，帕金森病患者夜间会出现较大的血压波动。心血管系统中的自主神经功能出现障碍及压力感受性反射敏感程度下降发生在早期帕金森病群体中。目前怀疑心血管系统的非运动性症状是由延髓-心血管中枢内的 α-突触核蛋白过度表达造成的。

帕金森病重要的非运动症状之一是消化系统功能障碍，约90%的帕金森病患者的顽固性便秘可出现在运动症状出现之前，并且可以早出现10～17年。通过目前的流行病学调查研究发现，顽固性便秘的人群发生帕金森病的风险高于正常人群。

（2）认知功能异常：认知功能减退是影响帕金森病患者生活质量的重要因素，而帕金森病患者发展为痴呆的风险是正常人群的6倍。一项多中心研究的15年随访结果显示，84%的帕金森病患者存在认知功能减退，48%达到痴呆标准。帕金森病患者最常见的认知功能障碍为注意力、记忆力、执行力及视空间能力减退，而口语、思维及逻辑能力较少受到影响。临床上简易精神状态检查量表（mini mental state examination，MMSE）难以检测早期的认知功能损害，因此一般与敏感性更高的蒙特利尔认知评估量表（Montreal cognitive assessment，MoCA）联合评估。通常认为帕金森病痴呆（Parkinson's disease dementia，PDD）属于"皮质下的痴呆"，但新近研究表明皮质下的痴呆主要表现在早、中期PDD患者中，以执行能力的下降为显著突出点；而晚期PDD患者具备"皮质下的痴呆"和"皮质性痴呆"的双重特点，其异常集中在注意力、记忆力、执行力、视觉空间能力等方面。

1）注意力：波动性认知功能障碍，尤其是注意力及警觉性波动是路易体痴呆患者的特征性表现，但临床研究显示，有29%的路易体痴呆患者同时有注意力的波动和警觉性的下降，特别是不能集中注意力对与其相关联的信息进行加工，如对数字进行顺背及倒背、完成2个连续的指令等测验。临床诊断并进行评估的方法主要如下：①进行100连续减7的计算，出现2次或2次以上错误；②叙述12月份至1月份的倒叙，遗漏2个或2个以上月份、月份顺序错误或在90秒内无法完成叙述，若存在以上问题则提示注意力出现下降。临床医师可择其一进行评估。

2）执行力：正常的执行力应该能从众多的信息中选择必要的信息，形成推理实施计划行为并解决问题。有执行功能障碍的患者不能按照要求完成一个较复杂的任务（如伦敦塔测验）。PDD患者在词语流畅性、伦敦塔、Wisconsin（威斯康星）卡片分类、连线等测验中出现执行力的启动、维持、转换及问题解决能力下降。临床诊断中简要评估方法主要如下。①对词语叙述流畅性的考察：患者在1分钟计时内说出更多的动物种类，小于11种则提示执行能力出现异常。②对患者进行画钟试验：患者徒手绘画出1个钟表，并注明数字刻度，在钟上指出11点10分这一时刻，不能正确填写表面上的数字刻度或时针分针的指向错误都提示执行能力出现异常。临床医师可以择其一进行评估。

3）视觉空间能力：PDD患者视觉空间的辨别能力下降尤为突出，主要表现为视觉分辨能力、形状辨别能力的下降，特别在视觉分辨、积木设计、物体的形状辨别方面出现明显减退。目前临床中进行诊断主要可选用MMSE测评量表中的描摹画图。

4）记忆力：PDD患者普遍存在记忆障碍，检索型记忆障碍尤为突出，表现为患者可以形成并且贮存相关信息，但是过后难以进行回忆，其原因为无法对回忆的内容进行时间、空间上的相互联系，在测试中给予患者一定的提示有助于其做出准确回答。目前临床常用的诊断简要评估方法如下：①对MMSE量表中3项物体（如皮球、国旗、树木）进行即刻和短时间回忆测验，忘记其中任意一项均代表记忆能力受损。②MoCA量表中的记忆检测部分。即刻回忆不做计算分，5分钟以上的延迟回忆≤3分，认为记忆力受损，分类和多选提示不计入线索回忆的得分，此项测试有助于临床医师将编码型记忆障碍与检索型记忆障碍区分。

（3）精神症状：抑郁状态是帕金森病常见的症状之一，据报道有1/3的患者出现典型的抑郁症状，11%的患者出现过消极想法，4%的患者有消极行为，严重影响生活质量。评估帕金森病抑郁可以通过汉密尔顿抑郁量表（HAMD）、医院焦虑抑郁量表（hospital anxiety and depression scale，HADS）、贝克忧郁量表（Beck depression inventory，BD）等。除认知功能障碍以外，PDD患者还可有多种精神行为异常的表现，包括出现视听幻觉、各类型的妄想、抑郁状态、情感冷漠、RBD等，其中以视幻觉及空间错觉更常见。患者处于抑郁状态会影响认知功能的正常评估，对于抑郁状态下的PDD患者，需要给予系统的抗抑郁治疗并且定期对其认知功能进行评估。

（4）睡眠障碍：帕金森病的非运动症状表现之一为出现睡眠障碍，约有95%的帕金森病患者会出现睡眠相关问题。其类型主要有失眠、日夜颠倒、日间嗜睡、RBD、不宁腿综合征等。50%以上的帕金森病患者存在日间嗜睡，RBD的发生率为25%～50%，日间嗜睡及RBD现象均可早于帕金森病的运动症状出现。通过对原发性RBD患者的长期随访发现，约有85%的RBD患者会发展为帕金森病或者其他类型的神经系统退行性疾病，结果提示RBD可能是帕金森病的临床前症状之一。也有研究报道，日间嗜睡人群的发病风险是正常人群的3.3倍，故日间嗜睡症状的出现可作为识别帕金森病高危人群的重要参考标志。

（5）感觉障碍：目前已证实，嗅觉障碍是帕金森病患者最早出现的非运动症状之一，发生率约为85%，其中50%左右的帕金森病患者在运动症状出现之前就会发生嗅觉的减退（即鼻子对香、臭味的识别不如之前灵敏）。嗅觉障碍既可发生在前期，也可与帕金森病运动症状同步出现，有的患者嗅觉障碍出现在运动症状出现之后的10年。嗅觉障碍与帕金森病的发展速度及严重程度密切相关，有研究指出严重的嗅觉功能减退出现则提示发展成为PDD的风险将大幅度增加。

（二）帕金森病分级

1.主观评定的定性法　通过量表方式来评定患者的临床症状体征、日常生活能力、功能状态及智能状态。此类方式相对简单易操作，适合临床日常操作，但采集数据时容易受患者、家属及操作人员等主观存在因素的影响。

2.客观评定的定量法　采用复杂的实验方法结合病理性指标进行分析。此类方法对技术性要求高、花费较高，并且需具备一定的实验条件及昂贵、复杂的临床检查仪器。虽然目前得到的数据较为客观、可靠，但受到时间、场地、费用、技术条件、设备条件等众多因素的限制，这种方法较难在临床日常工作中推广普及。

目前临床常用的帕金森病分级为改良版的Hoehn-Yahr分级，如表1-2所示，将帕金森病共分为5级。此项方法最早由Melvin Yahr和Margaret Hoehn在1967年发表于*Neurology*杂志，该法运用的量表简明清晰、易于掌握，临床应用广泛，沿用至今，主要针对帕金森病进展的自然病史和疾病严重程度进行评定。

表1-2　改良Hoehn-Yahr分级表

0级	无疾病症状及体征
1级	单侧肢体症状，功能减退很轻或无减退
1.5级	单侧肢体症状并出现躯干症状
2级	双侧的肢体症状或躯干症状，未出现平衡障碍
2.5级	轻度的双侧肢体症状，后拉试验可恢复
3级	轻度至中度的双侧肢体症状，出现平衡障碍，后拉试验不能恢复，保留独立生活能力
4级	严重障碍，但在无协助的情况下患者仍能行走或站立
5级	患者活动限制在轮椅或病床上，需人照料

目前临床中使用统一帕金森病评估量表（UPDRS），该量表内容包括对患者的精神状态、行为能力、情绪、日常基本生活能力、各项运动功能、药物的不良反应进行评估，修订Hoehn-Yahr分级，

Schwab 和 England 日常生活活动量表等部分的综合评估。其优势为量表项目内容相对完整，但是对量表评定操作者的要求较高、内容较多且复杂，操作者需要经由专项培训后才能保证量表评估结果的可信度，目前此表主要用于科研及药物试验中。

二、症状学分类

（一）临床确诊的帕金森病

临床确诊帕金森病需要具备以下几点：①不存在绝对的排除标准；②至少存在 2 条的支持标准；③无警示征象。

（二）临床很可能的帕金森病

临床很可能的帕金森病需要具备以下几点：①目前不符合绝对的排除标准。②如果出现了警示征象，需要通过支持标准来相互抵消：若出现了 1 条警示征象，则必须至少满足 1 条支持标准；如果出现了 2 条警示征象，则必须至少满足 2 条的支持标准；如果出现了 2 条以上的警示征象，则临床诊断不能成立。

（三）支持标准、绝对排除标准、警示征象

1. 支持标准

（1）患者对多巴胺能药物的治疗效果显著且明确。在初始治疗中，患者的各项功能可以接近至正常水平甚至完全恢复。在无明确记录的情况下，初始治疗出现的显著应答可定义为：①在药物剂量增加时症状显著改善，剂量减少时症状显著加重。以上改变可通过治疗后的 UPDRS-Ⅲ评分改善超过 30% 或主观描述（有患者或看护者提供的可靠而显著的病情改变）来确定；②患者存在明确且显著的"开-关期"症状波动情况，某种程度上包括临床可预测的剂末现象。

（2）患者出现左旋多巴制剂诱导的异动症。

（3）既往或本次检查中观察到单个肢体的静止性震颤。

（4）嗅觉减退或丧失、头颅超声结果显示黑质异常高回声（＞20 mm^2）、心脏去交感神经支配等的辅助检测阳性结果有助于帕金森病与非典型性帕金森综合征的鉴别。

2. 绝对排除标准　出现以下任何 1 项即可排除帕金森病的诊断。

（1）小脑性共济失调诊断明确，或者小脑性眼动异常（持续凝视诱发的眼震、超节律扫视、巨大方波的跳动）。

（2）向下的垂直性核上性凝视麻痹、向下的垂直性扫视选择性出现减慢。

（3）在发病之后 5 年内，患者被高度怀疑为行为变异型的额颞叶痴呆或者原发性的进行性失语。

（4）发病 3 年但仍然局限于下肢的帕金森病样症状。

（5）多巴胺受体阻滞剂或多巴胺耗竭剂治疗诱导的帕金森综合征，其剂量和时程与药物性帕金森综合征一致。

（6）尽管病情尚为中等严重程度（即根据 MDS-UPDRS 标准，评定肌强直或运动迟缓的计分＞2分），但患者对于≥600 mg/d 的左旋多巴治疗仍旧缺乏显著应答。

（7）存在明确的皮质复合感觉丧失，以及明确的肢体观念运动性失用或者出现进行性失语。

（8）分子神经影像学检查显示突触前多巴胺能系统功能正常。

（9）存在明确的可以导致帕金森综合征或与患者症状相关的其他疾病，以及基于全面诊断评估后，由专业医师判断其并非帕金森病。

3. 警示征象

（1）发病之后的5年内，患者出现快速进展的步态障碍，以至于需要使用轮椅代步。

（2）运动症状或体征在发病≥5年内完全不进展，排除病情的稳定与治疗相关。

（3）发病5年内出现延髓麻痹症状，表现为严重的发音困难、构音障碍或吞咽困难。

（4）发病5年内出现吸气性呼吸功能障碍，即在白天或夜间均出现吸气喘鸣或者频繁的吸气性叹息声。

（5）发病5年内出现严重的自主神经功能障碍：直立性低血压，站起后3分钟内，收缩压下降至少30 mmHg（1 mmHg＝0.133 kPa）或舒张压下降至少20 mmHg，并排除脱水、药物或其他可解释的自主神经功能障碍性疾病；发病后5年内出现严重的尿潴留或尿失禁，而非简单的功能性尿失禁。对于男性患者，排除由前列腺疾病所致的尿潴留，且伴有勃起功能障碍。

（6）发病后3年内出现的由平衡功能障碍导致的反复跌倒（1次/年）。

（7）发病后10年内出现的不成比例的头颈部前倾或手足挛缩。

（8）发病后5年内不出现任何一种常见的非运动症状，包括嗅觉减退、睡眠障碍（睡眠维持性失眠、日间过度嗜睡、RBD）、自主神经功能障碍（便秘、日间尿急、症状性直立性低血压）、精神障碍（抑郁、焦虑、幻觉）。

（9）出现由其他原因不能解释的锥体束征。

（10）起病或病程中表现出双侧对称性的帕金森综合征症状，并未出现任何侧别优势，且在客观体检中也未观察到明显的侧别性。

帕金森病时至今日仍然是临床中一种不可治愈的疾病。但更多的资料表明，帕金森病如果能尽早地明确诊断，并在早期进行医学、心理学、全社会等多方面的干预可以显著提高患者的生存质量和时间，因此临床中规范地对帕金森病进行诊断和鉴别显得至关重要。除了基于临床信息的诊断方法之外，还有分子生物学、病理学、影像学、电生理等多种现行的或目前仍然处于试验阶段的辅助检查手段可协助临床医师诊断帕金森病，并对疾病的治疗方法和临床预后提供相应的依据。

帕金森病诊断流程如图1-1所示。

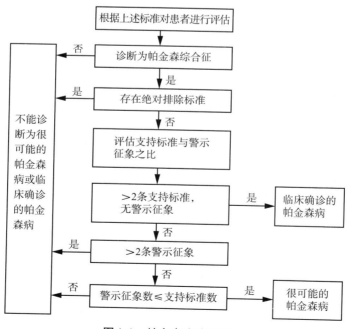

图1-1　帕金森病诊断流程

第二节　帕金森病的病因与流行病学

一、病因与发病机制

黑质多巴胺能神经元变性死亡是导致帕金森病的主要病理改变，但目前根本原因尚未完全明确。

（一）环境因素

1983年，Langston等发现，MPTP（1-甲基-4-苯基-1,2,3,6-四氢吡啶）可诱发典型的帕金森综合征，导致了多巴胺能神经元的凋亡。此外，某些杀虫剂如鱼藤酮、福美锌也可导致多巴胺能神经元的损害。某些环境因素可能会降低帕金森病的风险，如吸烟、咖啡因摄入等。研究表明，吸烟史越长、量越多、戒烟越晚、戒烟时间越短与帕金森病的患病风险存在相关关系。此外，咖啡因的摄入也与帕金森病的患病风险存在相关关系。

（二）遗传因素

20世纪90年代后期，欧洲的个别家族性帕金森病中存在α-突触核蛋白基因突变，为常染色体的显性遗传，其表达产物是路易小体的主要成分之一。到目前至少发现有10个单基因（Park1～10）与家族性帕金森病连锁的基因位点，其中6个致病基因已被克隆，即α突触核蛋白（α-synuclein）（Park1，4q21—4q23）、Parkin（Park2，6q25.2—6q27）、UCH-L1（Pak5，4p14）、PINK1（Park6，lp35—lp36）、DJ-1（Park7，1p36）和LRRK2（Park8，12p11.2—q13.1）基因。α-synuclein和LRRK2基因突变为常染色体的显性遗传，Parkin、PINK1、DJ-1基因突变呈常染色体的隐性遗传。UCHL-1基因突变最早报道于一个德国家庭的2名同胞兄妹，其遗传模式可能是常染色体显性遗传。目前认为，约10%的患者有家族史，多为散发性患者。随着帕金森病致病基因的发现，越来越多的学者认为遗传因素在帕金森病的发病中起主导作用。1990年，SNCA基因（PARK1）被发现，该基因编码α-突触核蛋白，即组成路易小体的重要部分，其突变可导致常染色体显性帕金森病。同时发现，该基因突变患者发病较早，病情较重，恶化较快，更容易出现严重的疾病类型。到目前为止，已经有10个以上的基因被发现与遗传性帕金森病相关。但绝大多数帕金森病仍为散发病例，目前尚不能明确其遗传因素。

（三）饮食因素

目前的研究提示饮食也是帕金森病发病的因素之一，并且具有保护及危险双重因素。

1.保护因素　①尼古丁：香烟中的尼古丁被发现能清除脑中的自由基，阻止过氧化物产生，从而防止神经元细胞退化，这与降低帕金森病的发病率有关。②茶叶：研究发现，饮茶与帕金森病的发生呈显著的负相关，是帕金森病的重要保护性因素，茶叶中的茶多酚对神经系统的变性具有减轻作用。③乙醇：有饮酒相关性的研究提示乙醇摄入可以降低帕金森病的发病率，但未发现饮酒量与帕金森病发病率之间的关系。④咖啡：咖啡被发现可以降低帕金森病的发病风险，欧美发达地区有报道显示，咖啡消费水平和帕金森病发生率呈反比关系。⑤尿酸：尿酸作为一种还原性物质在体内存在，但过高水平的尿酸可以通过促进血管平滑肌增生导致内皮功能紊乱等引起高血压、动脉粥样硬化等心血管疾病，目前研究发现帕金森病患者的尿酸水平明显低于健康对照组，且在伴有认知功能损害的帕金森病患者中呈现更低的尿酸水平。除此之外，维生素C、维生素D、维生素E、β胡萝卜素等水溶性及脂溶性维生素和黄酮也被发现对帕金森病具有保护作用。

2.危险因素　过量的糖类摄入可能增加帕金森病的发病风险。糖尿病患者发生帕金森病的风险明显增高。高血糖目前也被认为是帕金森病发病的独立危险因素。目前，高脂肪摄入也被认为是帕金森病的危险因素。低密度脂蛋白（LDL）为2.36～3.51 mmol/L的男性患帕金森病的比例是正常人群的6倍，目前高血脂是否是帕金森病的独立危险因素在医学界仍存在争议。

帕金森病发病人群集中于中老年人，40岁以前原发性患者相对少见，故提示神经系统老化可能与发病有关。30岁之后，伴随年龄的增长，脑中的神经元开始呈现退行性改变，多巴胺能神经元渐进性减少，但其程度并不足以导致发病，在老年人群中患病者也只是少数，所以神经系统老化只是帕金森病的促发因素。

（四）多因素作用

研究认为，帕金森病并非单因素所致，而是多种因素交互作用的结果。基因突变除了导致少数患者发病外，也可使基因的易感性增加，导致患病的概率增加，但并不一定发病，只有在环境因素、神经系统老化等多种因素的共同作用下，当蛋白酶体功能障碍、参与氧化应激反应的线粒体功能紊乱、炎性和（或）免疫反应、钙离子失衡，并通过细胞凋亡等机制使大量黑质多巴胺能神经元丢失、变性时，才会最终导致发病。

残存的神经元内出现包涵体（路易小体）是帕金森病主要的病理特点，原因为中脑的黑质多巴胺能神经元出现严重缺失、变性。苏联学者 Tretiakoff 在1919年发现帕金森病患者存在黑质色素缺失、神经元缺失及胶质增生。虽然高龄人群也可出现黑质多巴胺能神经元的缺失，但帕金森病患者的缺失比例较正常老化明显。黑质多巴胺能神经元缺失以致密带腹外侧部最为严重，腹内侧部次之，背侧较轻。除此之外，能神经元缺失也存在于蓝斑、中缝核、迷走神经背核、下丘脑、迈纳特（Meynert）基底核、交感神经节等部位中。一般认为，当多巴胺能神经元缺失达50%以上时，临床上才会出现帕金森病的运动症状。

路易小体是一种嗜酸性的蛋白包涵体，中心有一玻璃样变的核心，周围可见放射状纤维。1912年由德国学者Lewy首先发现，主要成分仍不完全明确，目前发现有α-突触核蛋白、泛素及热休克蛋白等成分。这种包涵体被认为是帕金森病的病理标志，见于黑质、蓝斑等部位的胞质内。但少数青年型帕金森病，如 parkin 纯合子突变患者常无此病理改变。关于路易小体与帕金森病发病的关系仍有争议，一般认为路易小体对神经元变性起毒性作用，可能是帕金森病发病和进展的重要因素。但也有学者认为，α-突触核蛋白聚合物存在毒性，而路易小体通过包裹清除该聚合物达到神经保护作用，可能是细胞抵抗聚合物毒害的一种保护机制。

近年德国学者Braak等通过对α-突触核蛋白的染色定位路易小体，发现早在黑质出现路易小体前，背侧舌咽迷走复合体、网状带、嗅球、嗅束等部位已发现染色纤维。从而提出帕金森病发病及进展模式的假说和分期，认为帕金森病可能起源于嗅前区及低位脑干（1期），逐渐进展至脑干嘴部、中缝核及蓝斑（2期）、中脑黑质（3期）、颞叶中间皮质（扣带回、海马旁回）及丘脑（4期）、大脑皮质部分区域（5期）及整个大脑皮质（6期）。研究中的多数患者发病遵循该模式。

二、流行病学

据目前统计，我国的帕金森病患者已超过270万人，而每年新发患者人数已高达10万人以上。根据WHO的预测结果，至2030年我国的帕金森病患者将接近500万人。2016年，研究者在北京、上海、西安三个地区的流行病学调查显示，65岁以上的人群患病率达1.7%，但是目前发现仅有3.75%的帕金森病患者在最初发病时意识到自身患病，并且此类疾病的临床误诊率达23.5%。2017年发布的疾病相关大众调研显示，90%的人群对帕金森病并不了解，其中50%以上的人群认为帕金森病就是肌萎缩侧索硬化（渐冻症）。疾病本身的特点所导致的静坐时手脚出现不自主的颤抖、行走时不稳需借助拐杖、动作缓慢且变得僵硬、日常生活中变得沉默及少言寡语等这些帕金森病早期症状，常被误认为是老年人的正常现象，导致患者的就诊率非常低，造成大量漏诊、误诊现象。但根据近年来在北京、上海、河南、山东、西安、新疆、香港、台湾等地进行的流行病学调查结果提示，我国目前实际帕金森病患病率与欧美等发达国家相当。

根据一项2007年度的流行病学研究结果，中国将长期占据全球患帕金森病人数的50%左右：全国帕金森病患者例数2005年约为$1.99×10^6$例，全球约为$4.10×10^6$例；而中国帕金森病患者2030年的预估例数将达到$4.94×10^6$例，那时全球将达到约$8.67×10^6$例，而帕金森病作为一种典型的老年慢性疾病，其患病人数在可预见的范围内持续增长并维持在高水平状态。

粗略的调研显示，直接的医疗经济负担主要包括门诊费用、住院费用、中西药物费用、康复费用等；直接非医疗经济负担包括交通费用、家庭护理费用、保健品费用、特殊装备费用等；间接经济负担包括病假损失、早退损失等。以上数据可见目前帕金森病会给患者个人乃至整个家庭都带来沉重的经济负担。

三、帕金森病的病理生理机制

（一）帕金森病病理生理学机制中的关键环节

帕金森病与年龄密切相关，患者大脑黑质中的多巴胺能神经元随着时间的推移逐渐死亡，这导致帕金森病最经典的两大症状：静止性震颤和肢体僵硬。但是除了多巴胺系统功能下降以外，帕金森病患者被发现在其他不同类型的神经通路中也出现异常反应，目前的研究提示这些神经通路包括乙酰胆碱通路、谷氨酸通路、血清素通路和去甲肾上腺素通路。发生机制复杂也是帕金森病的疾病特点，直至目前，导致脑中神经元死亡的分子机制尚未被完全澄清，但是科学研究已经发现了与帕金森病病理学相关的多条通路。

1. 线粒体功能失常　线粒体呼吸链中复合物 I 的功能失常会导致膜电位变化，扰乱钙离子的平衡和细胞色素 C 的释放。心磷脂（CL）是线粒体特征性磷脂，是膜结构、呼吸、动力学和线粒体自噬所必需的。活性氧对CL的氧化损伤与帕金森病的发病机制有关，但至今，其根本原因仍然难以捉摸。最近的一项研究，在MPTP诱导的帕金森病小鼠模型中研究了ALCAT1（一种催化CL在各种衰老相关疾病中的病理重塑的酰基转移酶）的作用。MPTP处理能够引起中脑的氧化应激、mtDNA突变和线粒体功能障碍。相反，ALCAT1基因的消除或ALCAT1的药理学抑制阻止了MPTP诱导的神经毒性、细胞凋亡和运动缺陷。ALCAT1缺陷还通过调节DRP1易位至线粒体来减轻线粒体功能障碍。此外，ALCAT1的药理学抑制通过促进parkin向功能失调的线粒体的募集，显著改善了线粒体自噬。

2. α-突触核蛋白聚集　α-突触核蛋白在体内以多种构象存在，它们之间的动态平衡受到氧化应激、转译后蛋白修饰、脂肪酸、磷脂和金属离子浓度等因素的调控。这些因子之间的平衡控制着α-突触核蛋白的水平和聚集程度。当α-突触核蛋白从可溶单体相互结合变为不可溶的淀粉样沉积时，它们会产生神经毒性。有研究表明，折叠错误的α-突触核蛋白能够像朊病毒一样在不同细胞之间传播，并且在新的细胞里可以导致内源α-突触核蛋白发生聚集。因此，在很少数量细胞中，α-突触核蛋白的错误折叠可能逐渐传播到其他大脑区域。

大量的α-突触核蛋白分子聚集在这些原纤维上。单个非聚集的α-突触核蛋白分子是健康大脑发挥功能的关键，这是因为这种蛋白在神经细胞突触释放神经递质多巴胺中起关键作用。当这种蛋白改变它的三维形状，聚集成人神经细胞中的原纤维时，就不再发挥它的正常功能。这些原纤维也对神经细胞有毒。接着，产生多巴胺的细胞死亡，这就不能给大脑提供充足的多巴胺，从而导致典型的帕金森病临床症状，如肌肉震颤。

3.氧化应激　　与线粒体功能失常密切相关，黑质中的多巴胺能神经元对氧化应激尤其敏感。线粒体功能失常和氧化应激水平提高会导致溶酶体自噬系统的缺陷。这表明导致帕金森病的不同病理途径之间可能有紧密的联系。

4.细胞自噬功能失常　　这可能提高α-突触核蛋白的释放和在细胞之间的传播。据 Richard J.Youle 课题组报道，在野生型小鼠耗竭性运动（EE）后，Prkn-/- 和 Pink1-/- 小鼠，以及在 mtDNA 中积累突变的 Prkn-/- 小鼠（Prkn-/-；mutator）有强烈的炎症表型。由 EE 或 mtDNA 突变引起的炎症可以通过 STING 的敲除而回补。在老年 Prkn-/-；mutator 小鼠中观察到的神经元的丧失和运动缺陷也通过 STING 的丧失而被挽救，表明炎症促进了这种表型。这些结果支持了 parkin 和 PINK1 介导的线粒体自噬在抑制先天免疫中发挥着重要作用的说法，填补了 parkin 和 PINK1 在小鼠研究模型中的表型空白。同时，作者证明在缺失 parkin 或 PINK1 的情况下，急性（EE诱导）和慢性（mtDNA突变诱导）线粒体应激导致的小鼠中 STING 介导的 Ⅰ 型干扰素反应，可能表明了一种线粒体自噬如何减轻帕金森病的新模型——parkin 和 PINK1 通过清除受损的线粒体来预防炎症和神经变性，从而阻止了细胞溶质和循环 mtDNA 的增加。

（二）帕金森病的多靶点创新

1.α-突触核蛋白靶向疗法　　所有帕金森病患者中都会出现有毒的α-突触核蛋白聚集，目前有三种策略来对抗α-突触核蛋白引发的细胞毒性：通过免疫疗法阻断α-突触核蛋白的扩散；抑制α-突触核蛋白的聚集；促进α-突触核蛋白的清除，这可以通过抑制它的生成或促进它的分解来完成。

在过去十年中，多个研究团队已经开发出针对α-突触核蛋白的抗体或者α-突触核蛋白疫苗作为改变疾病进程的疗法。其中，名为 PRX002 的α-突触核蛋白单克隆抗体的安全性已经在 Ⅰ 期临床试验中得到证明。这项研究同时表明 PRX002 能够进入中枢神经系统，并且可以降低血清中的α-突触核蛋白水平。一项随机双盲，含安慰剂对照的 Ⅱ 期临床试验于2017年7月启动，在早期帕金森病患者中检验每月静脉注射 PRX002 的疗效。该试验的主要终点为与基线相比运动能力的变化。除了免疫疗法以外，另外一种策略是阻止或降低α-突触核蛋白的聚集。例如，名为 anle138b 的化合物能够与α-突触核蛋白的特定结构位点相结合，在体外和体内抑制致病的α-突触核蛋白寡聚体的产生。目前这一化合物的功能只在动物模型中得到了验证。另一个名为 NPT200-11 的化合物通过阻断α-突触核蛋白与细胞膜的互动来降低寡聚体的生成。该化合物的 Ⅰ 期临床试验已经完成。这类化合物的潜在优势在于它们是小分子，因此与单克隆抗体相比，更容易到达指定脑区，而且不会有被宿主抗体中和的风险。其他靶向α-突触核蛋白积累的方法包括使用基因沉默（siRNA）来降低α-突触核蛋白水平。靶向α-突触核蛋白的 siRNA 在非人灵长类模型中能够将α-突触核蛋白的表达水平降低40%。对于携带多拷贝 SNCA 基因的患者来说，这种方法可能更为有效。最近靶向 RNA 的疗法在治疗脊髓性肌萎缩症（SMA）和遗传性转甲状腺素蛋白淀粉样变性（hATTR）方面取得的成功也唤起了人们使用它治疗帕金森病的希望。

2.谷胱甘肽替代疗法　　还原态的谷胱甘肽与清除活性氧和细胞排毒过程相关，而且它的水平在早期帕金森病患者中较正常人下降。因此，恢复帕金森病患者体内的谷胱甘肽水平也是治疗帕金森病的一个研究方向。但是谷胱甘肽替代疗法的挑战是这种多肽在血浆中的半衰期只有2.5分钟，这意味着很难将足够量的谷胱甘肽送入大脑。在有些研究中，鼻腔吸入的给药方法可能成为将谷胱甘肽送入大脑的有效方法，但是目前无法确认这种形式的谷胱甘肽能否在大脑中达到足够的浓度，并且停留足够长的时间来产生疗效。

3. 溶酶体途径和葡糖脑苷脂酶基因激活剂　目前的统计表明5%～10%的帕金森病患者在GBA基因上携带基因突变，这导致溶酶体蛋白酶的缺失。有趣的是，增强GBA活性会通过清除糖脂的水平调节或降低α-突触核蛋白的错误折叠。这一互动关系支持用增强GBA活性的方法来治疗帕金森病。

目前，多个靶向GBA的Ⅱ期临床试验正在进行中。Amboxol是一个小分子伴侣，它能够在体外和体内提高GBA活性，并且降低α-突触核蛋白的水平。LTI-291是另一个GBA激动剂，一项在荷兰进行的Ⅱ期临床试验用它来治疗携带特定GBA基因突变（NTR6960，EudraCT2017-004086-27）的帕金森病患者。Venglustat虽然不靶向GBA，但它是一种葡糖神经酰胺合成酶抑制剂，能够降低糖脂的水平，从而降低α-突触核蛋白的错误折叠。它目前在Ⅱ期临床试验中治疗携带GBA突变的早期帕金森病患者。这些Ⅱ期临床试验及后续研究的结果对确定溶酶体途径能否带来治疗帕金森病的创新疗法意义重大。

4. 铁螯合剂　在帕金森病患者中，大脑黑质致密部的铁元素水平显著升高，而且铁元素的水平与疾病严重程度呈正相关。虽然大脑中铁的过度积累导致帕金森病疾病发生的机制还没有得到证实，但是铁螯合剂被认为可能在帕金森病患者中起到保护神经的作用。最近，一种名为deferiprone的可穿过细胞膜的铁螯合剂在小鼠实验中能够剂量依赖性降低MPTP导致的氧化损伤，并且改善它们的运动功能。随后在一项单中心、双盲、含安慰剂对照的临床试验中，40名早期帕金森病患者接受了deferiprone的治疗，同时接受多巴胺药物治疗。试验结果表明，接受deferiprone治疗的患者大脑黑质中铁元素的沉积和运动能力都得到改善。目前deferiprone正在一项包含338名早期帕金森病患者的Ⅱ期临床试验中接受检验。在人体内改变铁元素的新陈代谢可能引发多种副作用，影响造血和其他全身性指标，所以降低局部铁元素沉积而不影响血液循环中金属水平的策略更具有吸引力。

5. GLP-1受体激动剂　流行病学和临床数据表明帕金森病和2型糖尿病（T2 DM）可能拥有共同的失控信号通路，这意味着它们可能具有共同的病理机制。在T2 DM早期，患者出现胰岛素抵抗，这导致一系列新陈代谢和炎症方面的不良影响。在帕金森病早期，患者在葡萄糖和能量代谢方面出现类似的失调，大脑中胰岛素信号通路的缺失可能在帕金森病的疾病发生过程中起到重要作用。

Exenatide是一种已经获批的T2 DM疗法，它是一种胰高血糖素样肽-1（GLP-1)受体激动剂，具有抗炎和抗氧化作用。试验结果表明，Exenatide对帕金森病患者有疗效。目前，Exenatide正在另一项临床试验中治疗帕金森病患者，检测为期一年的治疗对患者生活质量、抑郁、运动能力、认知能力等指标的影响。此外，一项单中心、双盲、含安慰剂对照的Ⅱ期临床试验在检测liraglutide在57名帕金森病患者中的疗效。liraglutide是一种人类GLP-1的类似物，它具有更长的半衰期，已经被批准用于治疗T2 DM。目前仍需要更多的大型临床试验来验证靶向GLP-1受体能否为帕金森病患者提供持久和有意义的神经保护。

6. LRRK2抑制剂　在与帕金森病相关的基因中，LRRK2基因被认为是个关键因子。帕金森病患者携带的LRRK2基因上的突变与细胞培养环境中神经元的病理蛋白激酶活性相关，这引起了研发者们对LRRK2激酶抑制剂的兴趣。虽然携带LRRK2基因突变的帕金森病患者只占帕金森病患者总数的一小部分，但是最近的研究发现，在从帕金森病患者身上获取的多巴胺能神经元和小胶质细胞中，野生型LRRK2蛋白激酶的活性升高。这意味着LRRK2抑制剂可能对不携带LRRK2基因突变的帕金森病患者也能产生疗效。

第一个小分子LRRK2抑制剂DNL201在2017年进入临床试验，并且在Ⅰ期试验中对健康志愿者表现出抑制LRRK2激酶的活性。另一个LRRK2抑制剂DNL151，目前在健康志愿者中接受检验，以找出最具前景的分子，然后在携带 LRRK2 基因突变的帕金森病患者中进行检验。

7. FAF1 抑制剂　在 PARK2 基因中出现的突变与早发性帕金森病相关。而 PARK2 编码的 parkin 蛋白的正常作用是抑制促凋亡蛋白 FAF1 的活性。这一发现带来了抑制 FAF1 这一治疗帕金森病的创新策略。KM-819 是一个 FAF1 的小分子抑制剂，它目前在韩国已进入 I 期临床试验。

第三节　帕金森病的诊断与鉴别诊断

一、英国脑库标准

帕金森病的诊断均为临床诊断，病理诊断需尸检方能明确。国内外存在多个帕金森病的临床诊断标准，临床使用最广泛的是英国的帕金森病协会标准，简称英国脑库标准，现介绍如下。

（1）动作迟缓和至少以下一项症状：①肌肉强直；②静止性震颤（4～6 Hz）；③姿势不稳（由非原发性视觉、前庭、小脑及本体感受功能障碍造成）。

（2）帕金森病的排除标准：反复发作的脑卒中病史，呈阶梯状进展；反复的脑损伤病史；抗精神病药物或多巴胺耗竭剂药物服用史；明确的脑炎病史或非药物诱发的眼动危象；一个以上亲属患帕金森病；症状持续缓解；对大剂量左旋多巴治疗无反应（吸收不良除外）；发病 3 年后仍为严格的单侧受累；出现其他神经系统症状：核上性凝视麻痹，小脑体征，早期即有严重的自主神经受累，Babinski 征阳性，早期即有严重的痴呆伴有语言、记忆力和执行功能障碍；已知的神经毒素接触史；神经影像学检查表现为颅内肿瘤或交通性脑积水。

（3）帕金森病的支持标准：诊断帕金森病必须具备 3 项或以上的支持标准：单侧发病；对左旋多巴治疗反应良好；存在静止性震颤；左旋多巴导致的严重的异动症；病情逐渐进展；左旋多巴的治疗反应超过 5 年；发病后多为持续的不对称受累；临床病程超过 10 年。

符合第一步中帕金森病诊断标准的患者，若不具备第二步中的任何一项，同时满足第三步中的三项及以上即可通过临床确诊为帕金森病。

二、功能影像学诊断

功能影像学是指磁共振波谱分析（MRS）、磁共振成像（MRI）、单光子发射计算机断层成像（SPECT）、正电子发射断层成像（PET）等，既可以显示脑结构，又可以显示血流、神经递质、受体等情况的影像学检查。功能影像学有助于帕金森病早期临床甚至亚临床的诊断，在帕金森病诊断和鉴别诊断中的作用也越来越受重视。

（一）SPECT 和 PET

1. 脑内葡萄糖代谢显像　^{18}F-FDG 为脑葡萄糖代谢的示踪剂，PET 扫描研究发现帕金森病患者双侧的纹状体和丘脑部分的葡萄糖代谢存在明显差异，可与正常者和其他帕金森综合征进行鉴别。脑局部葡萄糖的代谢率与病情的严重程度直接相关。但该显像的特异性低，首先需排除其他可能导致脑局部糖代谢降低的疾病。

2. 脑内多巴胺受体显像　研究表明，疾病早期、未经替代治疗的帕金森病患者黑质纹状体 D_2 受体有明显的上调现象；而晚期或经替代治疗后，患者黑质纹状体 D_2 受体并无明显变化或者出现下调。这表明黑质纹状体多巴胺含量下降，可导致突触后 D_2 受体超敏反应，也是早期帕金森病的标志。而对于继发性帕金森综合征患者，其突触后 D_2 受体比正常组明显降低，这也解释了左旋多巴对这些疾病治疗效果不佳的原因。因此，多巴胺受体显像对于帕金森病的早期诊断与继发性帕金森综合征的鉴别诊断具有重要意义。

3. 多巴胺转运体（dopamine transporter，DAT）显像　DAT 位于中枢多巴胺能神经元突触的前膜，起到了信息传递的重要作用，DAT 的水平直接反映了多巴胺能神经元丢失的情况，较多巴胺受体显像更为敏感。正常人双侧纹状体黑质存在双侧对称的示踪剂浓聚，而帕金森病患者可能出现患侧大脑 DAT 数量下降，示踪剂浓聚双侧不对称。因此 DAT 显像可为早期以至亚临床期的帕金森病提供敏感的客观指标。

4. 神经递质的显像　^{18}F-Dopa 是一种神经递质功能显像的示踪剂。黑质纹状体 ^{18}F-Dopa 的摄取程度可以定量地反映出突触前多巴脱羧酶的活性程度，与脑中多巴胺能神经元的数目及帕金森病病情的严重程度密切相关。该显像可发现已有多巴胺能神经元损害但尚无锥体外系症状的患者，即"症状前"患者，有利于帕金森病的早期诊断。

（二）MRS

MRS 通过测定脑内代谢物的浓度来发现脑组织代谢及功能的改变，常用的有 ^{1}H-MRS 和 ^{31}P-MRS。^{1}H-MRS 可测定脑内 N-乙酰天冬氨酸（NAA）、磷酸肌酸（PCr）、肌酸（Cr）及胆碱（Cho）的含量。研究结果显示帕金森病患者有症状侧 NAA/Cr 值明显减低，可能与神经元的缺失存在相关性。^{31}P-MRS 可以检测脑内 PCr、无机磷酸盐（Pi）、磷酸单酯（PME）、磷酸二酯（PDE）的含量。研究结果显示帕金森病患者 PME/PCr、PDE/PCr 及 ATP 总量均降低，而 PDE/PME 比率趋于升高，其升高程度与病程的长短有密切关系。因此，该项检查在帕金森病的诊断和鉴别中具有一定的价值。

（三）MRI

MRI 根据大脑活动时局部脱氧血红蛋白量的变化来获得脑的解剖和功能的影像。研究显示，帕金森病患者通过基底核向辅助运动区、额叶相关皮质及前额叶背外侧神经的投射存在选择性的信号降低，这可能与帕金森病患者的运动迟缓相关，并有助于理解帕金森病的病理生理改变。

三、鉴别诊断

（一）帕金森病的鉴别诊断

帕金森病主要分为原发性帕金森病和继发性帕金森病两大类，目前根据能否找到确切病因区分。鉴别诊断主要考虑如下几类疾病：继发性帕金森综合征、帕金森叠加综合征、遗传变异性帕金森综合征、其他具有类似症状的疾病。

（二）帕金森病的分类

表 1-3 是帕金森病与帕金森综合征的具体分类。

表1-3 帕金森病与帕金森综合征分类

1.原发性
原发性帕金森病
少年型帕金森综合征

2.继发性（后天性、症状性）帕金森综合征
感染：脑炎后、慢病毒感染
药物：安定类（吩噻嗪类及丁酰苯类）、甲氧氯普胺、利血平、锂剂、氟桂利嗪、桂利嗪、α-甲基多巴
毒物：一氧化碳、二硫化碳、甲醇、乙醇、锰、汞、MPTP及其结构类似的杀虫剂和除草剂
血管性：多发性脑梗死、低血压性休克
外伤：拳击外伤导致的脑病
其他：甲状腺功能减退、甲状旁腺功能异常、肝性脑病、脑瘤、正常颅压性脑积水

3.遗传变异性帕金森综合征
路易体病、亨廷顿病、肝豆状核变性、哈勒沃登-施帕茨病、脊髓小脑共济失调、家族性基底核钙化、神经棘红细胞增多症、家族性帕金森综合征伴周围神经病

4.多系统变性（帕金森叠加综合征）
进行性核上性麻痹、夏-德（Shy-Drager）综合征、纹状体黑质变性、帕金森综合征-痴呆-肌萎缩性侧束硬化复合征、阿尔茨海默病、皮质基底节变性、偏侧萎缩-帕金森综合征

（三）继发性帕金森综合征

1.血管性帕金森综合征 患者往往有脑血管病的高危因素，如高血压、糖尿病、高脂血症、肥胖、吸烟史、家族史等。常急性或亚急性起病，呈阶梯性进展。症状方面，往往肌强直明显、震颤较轻，可能伴有其他神经系统受累症状，如假性延髓性麻痹、轻偏瘫、锥体束征等。影像学表现：CT或MRI可见脑血管病征象（如基底核区多发梗死灶）；SPECT、PET的DAT显像可见突触前膜多巴胺再摄取率的下降远小于原发性帕金森病。左旋多巴治疗效果不明显（20%～40%有效，且在1～2年疗效下降）。

2.感染性帕金森综合征 以脑炎后帕金森综合征居多，可发生于任何年龄，40岁以上多见，进展快，但到一定阶段多停止进展。可伴有发热、意识障碍、眼肌麻痹等症状。左旋多巴治疗效果不佳。

3.药物性帕金森综合征 患者以老年人多见，女性较多，具有长期服药的病史。易引起帕金森综合征的常见药物有抗精神病药物（如氯丙嗪、氟哌啶醇）、抗抑郁药物（三环类，如阿米替林）、降血压药物（如利血平）、钙通道阻滞剂（如氟桂利嗪）、胃肠动力药物（如甲氧氯普胺）、抗癫痫药物（如丙戊酸钠）。用药到发病的时间为数天到2年不等，90%在3个月以内。症状方面，肌强直重于震颤，进展较迅速，左右对称。大部分患者停药后逐渐恢复。

4.创伤性帕金森综合征 单次创伤较少见，多见于反复头部创伤（如拳击）。多在创伤后数年发生，症状常以静止性震颤为主，可能伴有痴呆、行为异常、锥体束征及小脑体征，构音障碍较常见。

5.其他帕金森综合征 毒物性（如MPTP、CO、锰）、代谢性（如甲状腺功能减退、甲状旁腺功能异常等）、肝性脑病、脑肿瘤、副肿瘤综合征等。

（四）遗传性帕金森综合征

1.肝豆状核变性（hepatolenticular degeneration，HLD） 又名Wilson病（WD），是一种常染色体隐性遗传的铜代谢障碍疾病，致病基因ATP7B定位于染色体13q14.3，编码一种铜转运P型ATP酶。

该病于1912年由 Samuel A.K.Wilson 首先描述，临床特征为进行性加重的锥体外系症状、精神症状、肝硬化、肾损伤及角膜色素环（K-F环）。本病的患病率各国报道不一，一般在（0.5～3）/万，欧美国家较低，但在意大利南部的西西里岛、罗马尼亚的某些地区、日本的某些小岛、我国以及东欧犹太人中的患病率较高。肝豆状核变性多见于5～35岁，少数可迟至成年期，男性发病率高于女性，以肝脏症状起病者平均年龄约为11岁，以神经症状起病者平均年龄约为19岁。

【临床特点】

（1）神经症状：锥体外系症状为主，表现为手足徐动样动作及肢体舞蹈样，运动迟缓，屈曲姿势及慌张步态，肌张力障碍，面部出现怪异表情，肌强直，静止性震颤、意向性震颤或姿势性震颤明显，吞咽困难，构音障碍等。肌张力障碍、帕金森综合征为主的患者多为20岁之前起病，而年龄更大者多表现出震颤、舞蹈样动作或投掷样动作。小脑损害导致共济失调和语言障碍，锥体系损害出现腱反射亢进、病理反射和假性延髓性麻痹等，下丘脑损害产生肥胖、持续高热及高血压，少数患者可有癫痫发作。病情常缓慢发展，呈阶段性缓解或加重，也有进展迅速者，特别是年轻患者。

（2）精神症状：患者出现如抑郁、神清淡漠、莫名欣快感、兴奋躁动、动作幼稚或怪异、攻击行为、生活懒散等情感障碍和行为异常，少数可有各种幻觉、妄想、人格改变、自杀等。

（3）肝脏症状：约有80%的患者发生肝脏受损的征象，如倦怠、食欲缺乏、无力、肝区疼痛、肝性脑病、脾大、脾功能亢进、黄疸、腹水、食管静脉曲张导致破裂出血等。10%～30%的患者发生慢性活动性肝炎，少数患者化验结果中呈氨基转移酶持续升高，并出现无症状性的肝脾大。并且因肝损害导致体内激素代谢异常，出现内分泌紊乱，如青春期的各项发育延迟、女性出现月经不调或闭经，男性出现乳房发育等。极少数患者因为急性肝衰竭或者急性溶血性贫血起病，此类型患者多于短期内死亡。

（4）眼部异常：本病最重要的体征为角膜出现K-F环，绝大多数为双眼，个别患者为单眼，大多在出现神经系统受损征象时就可发现。K-F环位于角膜与巩膜交界处，通过裂隙灯检查，当光线斜照角膜时发现内表面上K-F环呈金褐色或者绿褐色，宽度约1.3 mm。少数患者可出现晶状体浑浊、明暗适应性下降及双侧瞳孔对光反应迟钝等。

（5）其他：大部分患者有皮肤色素沉着，尤以面部及双小腿伸侧明显。铜离子在近端肾小管和肾小球沉积，造成肾小管重吸收障碍，出现肾性糖尿、蛋白尿、氨基酸尿等；少数患者可发生肾小管性酸中毒。尚有肌无力、肌萎缩、骨质疏松、骨和软骨变性等。

【辅助检查】

（1）血清铜蓝蛋白及铜氧化酶活性：①血清铜蓝蛋白值（CP）：正常为200～500 mg/L，患者血清CP常＜200 mg/L，其中＜80 mg/L是诊断肝豆状核变性的有效证据。血清CP＞200 mg/L的肝豆状核变性患者可见于妊娠期或接受雌激素治疗或同时患有类风湿关节炎。某些情况下（出生后至2岁、20%的肝豆状核变性基因携带者、慢性肝炎、重症肝炎、慢性严重消耗性疾病、门克斯病（Menkes disease,Steely hair syndrome）血清CP也可＜200 mg/L，需复查和鉴别。②24小时尿铜：正常＜100 μg，患者≥100 μg。③肝铜含量：被认为是诊断肝豆状核变性的金标准之一。经体检及生化检查未确诊的病例测定肝铜含量是必要的。绝大多数患者肝铜含量在250 μg/g干重以上（正常50 μg/g干重）。

（2）肝肾功能：以肝脏损害为主要表现者可出现不同程度的肝功能异常，如血清总蛋白降低、γ球蛋白增高等；以肾损伤为主者可出现尿素氮、肌酐增高及蛋白尿。

（3）影像学检查：CT显示双侧豆状核区低密度灶，MRI显示T_1低信号、T_2高信号；大脑皮质萎缩。约96%患者的骨关节X线平片可见骨质疏松、骨关节炎或骨软化等，最常见于手部。

【鉴别诊断】　本疾病临床表现复杂多样，鉴别诊断上应从肝脏及神经系统两个方面的主要征象考虑，急（慢）性肝炎、肝硬化、帕金森病、亨廷顿病、原发性震颤、肌张力障碍、其他原因导致的精神异常、血小板减少性紫癜、溶血性贫血、类风湿关节炎、甲状腺功能亢进等。

2.亨廷顿病（Huntington's disease，HD） 又称亨廷顿舞蹈症、遗传性舞蹈病，1842年由Waters首次报道，1872年由美国医师George Huntington系统描述而得名。该疾病在临床上起病隐匿、病程进展缓慢、患者出现精神异常和痴呆表现。本病呈完全外显率，受累个体的后代50%发病，可发生于所有人种，全球范围内白色人种发病率最高，我国目前发病较少见。

本疾病患病率达到（5～7）/10万，而亚洲人患病率相对较低，在日本发病率约为0.5/10万。本病多见于30～50岁，5%～10%的患者发病于儿童和青少年，10%发病于老年。男女发病率无统计学差异，发病之后生存期为10～25年，平均19年。最后常因吞咽困难、营养不良、活动障碍卧床不起，由多种并发症导致死亡。对确诊患者的家族应给予必要的遗传咨询。

【临床特点】

（1）锥体外系症状：患者出现舞蹈样的不自主运动，通常为全身性，轻重程度不一，临床典型表现为手指出现不自主弹钢琴样运动和面部的怪异表情，累及躯干可产生舞蹈样步态，可合并手足徐动症及投掷症。随着病情进展，舞蹈样的不自主运动可逐渐减轻，而肌张力障碍及动作迟缓、肌强直、姿势不稳等帕金森综合征逐渐趋于明显。

（2）精神障碍及痴呆：可表现为情感、性格、人格改变及行为异常，如抑郁、激惹、幻觉、妄想、暴躁、冲动、反社会行为等。患者常表现出注意力降低、记忆力减退、认知障碍及智能减退，呈进行性加重。

（3）其他：快速眼动（扫视）常受损。可伴癫痫发作，舞蹈样不自主运动可使体重明显下降，睡眠和（或）性功能障碍常见。晚期出现构音障碍和吞咽困难。

【影像学特点】 脑电图呈弥漫性异常，无特异性。CT及MRI显示大脑皮质和尾状核萎缩，脑室扩大。MRI T_2加权像示壳核信号增强。MR波谱（MRS）示大脑皮质及基底核乳酸水平增高。^{18}F-FDG PET检测显示尾状核、壳核代谢明显降低。

【诊断】 根据发病年龄、慢性进行性舞蹈样动作、精神症状和痴呆，结合家族史可诊断本病，基因检测可确诊，还可发现临床前期患者。

【鉴别诊断】 本病应与小舞蹈病、良性遗传性舞蹈病、发作性舞蹈手足徐动症、老年性舞蹈症、棘状红细胞增多症、肝豆状核变性、迟发性运动障碍鉴别。

（五）帕金森叠加综合征

1.多系统萎缩（multiple system atrophy，MSA） 1969年被首次命名的MSA也是一种神经系统常见的退行性疾病。其主要为中老年起病，具有快速进展、散发等特点。临床以帕金森综合征为主要特点，出现小脑性共济失调症状、自主神经及锥体束征等功能障碍的不同组合。目前临床主要分为MSA-P亚型（帕金森病表现为主）和MSA-C亚型（小脑性共济失调表现为主）。

MSA的临床表现多样化，目前发现只有11%的患者在首发症状中表现出运动症状和自主神经功能障碍。由于MSA症状多样、病情进展快，临床易被误诊为帕金森病或特发性晚发型小脑性共济失调（ILOCA）。

全球MSA患病率为（3.4～4.9）/10万，我国目前尚无MSA患者流行病学数据。

【临床特点】 MSA临床表现为出现不同程度的自主神经功能障碍、帕金森症状、小脑性共济失调症状及锥体束征等。MSA患者的平均发病年龄为53岁，一般发病年龄早于49岁的患者在起病早期对左旋多巴的应答作用效果良好。MSA的主要特征如下：严重的进展性的自主神经功能障碍一般在早期出现，患者一旦出现自主神经功能障碍的进展速度加快，则预示着整体预后的不良性，出现此类现象的患者整体寿命与一般患者相比缩短2～3年，有部分患者出现尿频、尿急、尿失禁或尿潴留等表现早于运动症状。此外，也会出现典型的非远动症状，如男性性功能障碍、直立性低血压、吸气喘鸣和RBD等。MSA患者的运动和非运动症状随着疾病进程进行性加重，与帕金森病患者相比，发病初期MSA患者的病程进展更快，50%以上的患者在运动症状出现后的3年内需要在他人或装备助力下行走，60%以上的患者在运动症状出现的5年后借助轮椅出行，而运动症状出现6～8年后患者通常已发展为完全卧床，无法行动。这一类患者的平均生存年限只有8～10年。

（1）运动症状：①临床上以帕金森病症状为突出表现的称为MSA-P亚型，临床主要表现与帕金森病类似，也会出现运动迟缓、肌强直、静止性震颤或姿势不稳；但是帕金森病的搓丸样震颤较为少见，50%以上的患者姿势性或动作性震颤呈现出不规则样。目前治疗中发现大多数的MSA患者对左旋多巴类药物的反应较差，但是也有40%左右的患者对左旋多巴药物治疗暂时有效。②临床上以小脑性共济失调症状为突出表现的称为MSA-C亚型。临床主要表现为步态共济失调、肢体共济失调、小脑性眼动障碍并伴小脑性构音障碍，此类患者晚期可以出现自发性诱发性眼震。③16%～42%的MSA患者可出现严重的颈部前屈、脊柱弯曲、手足肌张力障碍，也可以出现流涎和吞咽障碍表现等。

（2）自主神经功能障碍表现：目前MSA-P亚型与MSA-C亚型这两大类MSA患者均存在不同程度的自主神经功能受累，其中最常体现在泌尿生殖系统及心血管系统。①泌尿生殖系统的受累主要表现在患者出现尿频、尿急、尿失禁、夜尿频次多、膀胱排空障碍（B超显示残余尿量增多），男性患者可在最早期出现勃起功能障碍。②心血管系统的受累主要表现为严重的直立性低血压、晕厥、头颈部疼痛、反复发作的眩晕和全身乏力；约50%的患者可伴有饱食后的低血压、仰卧位高血压及夜间高血压。MSA患者还可以出现包括便秘、皮肤调节功能异常、瞳孔运动异常等的自主神经功能症状。

（3）其他症状：MSA患者在早期出现的睡眠障碍也是特征性症状之一，其中主要症状包括RBD睡眠呼吸暂停、不宁腿综合征和白天过度嗜睡。有50%的晚期患者出现白天或夜间吸气喘鸣，其中夜间吸气喘鸣常同时伴随睡眠呼吸暂停存在，故呼吸系统功能障碍也是MSA的特征性症状之一。MSA患者通常不同时伴有痴呆表现，可通过MMSE及MoCA量表评估，但是约1/3的患者存在认知功能障碍合并抑郁、焦虑、情绪失控、注意力缺陷、惊恐发作等。

【辅助检查】　神经影像学检查。

（1）影像学：头颅MRI显示为小脑、壳核、脑桥萎缩。其中T_2加权像脑桥有十字形增高影（十字征）。影像学中壳核尾部低信号，并伴外侧缘裂隙状高信号（裂隙征）是MSA相对特异表现。在高磁场（1.5 T以上）MRI T_2加权成像中可以见到壳核背外侧缘条带状弧形高信号、脑桥基底部"十"字征和小脑中脚高信号。

（2）功能影像学：^{18}F-脱氧葡萄糖PET技术（^{18}F-FDG-PET）可以显示出壳核、脑干或小脑的低代谢，可帮助诊断。^{18}F-FDG-PET技术对于区分帕金森病、MSA及其亚型的敏感性及识别准确率比MRI平扫更高。突触前黑质纹状体多巴胺能失神经改变可通过SPECT检查发现。磁共振弥散加权成像在MSA的识别中具有较高的特异性和敏感性，其中Trace（D）值（即弥散系数）可作为有效指标区分诊断MSA及其亚型，MSA-P亚型患者Trace（D）值明显升高在壳核区域，而MSA-C亚型患者Trace（D）值明显增高在小脑和小脑中脚区域。其余对MSA的分型和鉴别诊断可能有一定帮助的检查包括磁敏感成像、弥散张量成像、颅脑氢质子磁共振波谱、形态学测量、经颅多普勒超声等。

【鉴别诊断】　ILOCA在临床中需要与MSA及帕金森病进行鉴别：MSA-C亚型患者的起病年龄较晚，但病情进展很快，往往在5年左右就需要借助轮椅行动，自主神经功能障碍的表现更为明显，其中绝大多数患者并无家族史，以上几点可与ILOCA鉴别；与帕金森病患者相比，MSA-P亚型患者对左旋多巴药物的疗效应答欠佳，起病早期即可出现严重的并呈进展性的自主神经障碍。另外，其他帕金森综合征如进行性核上性麻痹（PSP）、皮质基底节变性（CBD）也需要和MSA-P亚型进行鉴别：PSP的特征表现为可以出现假性延髓麻痹、核上性眼球活动障碍及中轴躯干性肌强直等，但是此类患者一般没有自主神经功能障碍；CBD的特征表现中可出现严重的认知功能障碍、异己手（肢）综合征、不对称性肌强直、皮质感觉障碍、失用、刺激敏感的肌阵挛等。MSA还需要与脆性X相关震颤/共济失调综合征（FXTAS）相鉴别：二者有相同的临床特点，如起病年龄较晚的小脑性共济失调、左旋多巴药物应答不良性的帕金森综合征，并同样存在自主神经功能障碍等，但FXTAS患者多数存在明显的智力障碍，通过基因检测可以发现FXTAS患者的 *FMR1* 基因5′非翻译区存在CGG三核苷酸重复序列前突变。

2.进行性核上性麻痹（progressive supranuclear palsy，PSP） 是临床中常见的非典型帕金森综合征，其临床表现包括行为异常、言语和运动障碍，其中特征性表现为垂直性的核上性眼肌麻痹。PSP一直被认为是一种帕金森叠加综合征，发病年龄一般在50～70岁，平均病程为5～9年，但近年来研究结果显示PSP的临床变异较大，常见的典型PSP综合征型（PSP-RS）占其中的2/3，其他类型的PSP早期以帕金森综合征或皮质基底节综合征或额颞叶功能障碍或小脑性共济失调等为主要临床表现，临床上常被误诊为帕金森病或者MSA、CBD、额颞叶痴呆等其他神经变性病。目前病理诊断仍为PSP诊断的"金标准"，临床尚缺乏客观明确的生物学标志。

【临床特点】

（1）典型PSP综合征型（PSP-RS）：特征性的临床表现为垂直核上性眼肌麻痹、假性延髓麻痹、中轴性肌张力增高、严重的姿势不稳伴早期跌倒、对称性多巴抵抗的运动不能及认知功能障碍。Steele等在1964年首次进行了病例特征的描述，此类患者的平均病程为6～8年。核上性眼肌麻痹是最具有诊断价值的体征之一，患者早期表现为双眼垂直性追随动作迟缓，后期逐渐发展为完全性垂直凝视麻痹，但也有部分患者早期即出现垂直核上性眼肌麻痹，或者直至晚期始终未出现姿势不稳。病程1年之内的患者常发生姿势不稳伴跌倒现象。PSP-RS的认知功能以额叶功能障碍为主，主要表现为情感淡漠、执行功能减退等。

（2）PSP帕金森综合征型（PSP-P）：PSP-P早期很难与帕金森病鉴别，多数患者在出现PSP-RS的典型症状时才被修正诊断，PSP-P脑中Tau蛋白病理改变的分布范围及严重程度都不及PSP-RS型的患者。PSP-P在早期也可表现出非对称性或对称性起病、动作迟缓、静止性震颤、肌强直等，左旋多巴药物治疗的有效时间不长，疾病后期患者出现自主神经功能障碍，大剂量药物诱导下的异动症、幻视现象均少见。有报道称，随访6年以上患者出现的临床表现仍与PSP-RS型相似。目前研究也证实PSP-P为PSP较常见的亚型之一，平均的病程为9～12年。

（3）PSP冻结步态型（PSP-PGF）：PSP-PGF早期表现出单纯步态障碍，即出现起步踌躇和冻结步态，病程前5年可以不出现跌倒现象，不伴有震颤、眼球活动障碍、肌紧张和智能相关问题。部分患者累及言语功能，如出现语音低下和书写能力下降，如"小写征"。其病程可以超过13年，其中典型的PSP症状可能延迟至9年之后出现甚或缺如。

（4）PSP皮质基底节综合征型（PSP-CBS）：PSP-CBS同时具有皮质、基底节受累的表现，临床主要表现为进行性的非对称的肢体僵硬、肢体肌张力增高、皮质感觉缺失、动作迟缓、肌阵挛、观念运动性失用和异己肢现象，早期临床很难将其与CBD区别，后期可以出现核上性凝视麻痹和跌倒，病理符合PSP诊断，病程与PSP-RS相当，目前最新的诊断标准中此类型归于"可能的"PSP，并归于"很可能的"4R Tau蛋白相关性疾病。

（5）PP非流利性变异型原发性进行性失语（PSP-nfvPPA）：PSP-nfvPPA临床早期表现为自发性言语欠流利、音律障碍、语法缺失、错语及颊面部失用，后期可以出现典型PSP-RS症状，病理上以前额叶萎缩为主，但中脑萎缩不明显，目前最新的诊断标准中此类型归于"可能的"PSP，并归于"很可能的"4R Tau蛋白相关性疾病。

（6）PSP小脑性共济失调型（PSP-C）：PSP-C目前临床中较为罕见，在临床出现PSP-RS症状前小脑性共济失调仍然被发现是首发及主要症状。其与MSA-C亚型相比，发病年龄更晚，患者更多表现为走路跌倒和眼球凝视麻痹，但尚未发现有自主神经功能异常表现。

（7）PSP行为变异型额颞叶痴呆（PSP-bvFTD）：尸检证实的PSP中，有5%～20%的患者以行为异常和认知功能障碍为主要临床表现，即出现人格障碍、社交障碍、行为障碍和认知功能减退。此类患者在发病多年以后才出现运动症状。目前此类型与FTD（额颞叶痴呆）很难鉴别，患者平均病程为8年左右。

【辅助检查】 PSP最具诊断价值的生物学标志为影像学技术，磁共振扫描技术的应用更为临床确诊提供了较为可靠的理论依据。

2013年，欧洲神经科学协会联盟和国际运动障碍协会（EFNS/MDS）推荐正中矢状位T_1加权成像MRI表现中脑背盖上缘平坦及"蜂鸟征"和小脑上脚萎缩作为帕金森病和PSP鉴别诊断的依据（A级推荐），即"蜂鸟征"和"牵牛花征"出现，中脑直径<9.35 mm且中脑/脑桥值<0.52时，诊断PSP的特异度高达100%。针对PSP中脑萎缩的测量方法多样，早期的研究以测量T_1加权成像正中矢状位中脑直径为主，中脑直径平均<13.4 mm有助于鉴别诊断。近年来，多项研究证实MRPI（磁共振帕金森综合征指数）对PSP诊断的敏感度和特异度优于单纯中脑/脑桥值，当MRPI>13.55时，其特异度和敏感度甚至可高达100%。因此，本标准将上述两项影像学表现作为临床确诊的支持条件。大脑脚水平轴位T_1加权成像MRI呈现中脑前后径明显缩短或中脑被盖部外侧缘凹陷，此表象缺乏客观的数值界定。因此，标准未将此作为诊断的支持条件。影像学改变虽然具有较高的特异度，但是由于其往往出现在疾病的中晚期，并不适合作为疾病早期诊断的必备条件。在支持条件中加入嗅觉检查和心脏MIBG闪烁显像，一方面是由于2015年MDS在关于帕金森病的诊断标准中，将嗅觉丧失或心脏MIBG闪烁显像存在心脏去交感神经支配作为帕金森病的支持诊断；另一方面是由于近期研究显示嗅觉检查联合心脏MIBG闪烁显像鉴别帕金森病与PSP、MSA的特异度高达91%，病理确诊的各个临床表型的PSP患者，其心脏MIBC闪烁显像结果均为阴性。

排除条件基本保留了既往国际标准的框架，强调早期显著的自主神经、小脑性共济失调及额颞叶局限性萎缩仅作为临床确诊，以及PSP-RS及PSP-P很可能的排除条件。一项最新的经病理确诊为MSA、PSP、路易体痴呆及帕金森病的研究结果提示，PSP患者性功能障碍、直立性低血压的发生明显少于其他疾病，但排尿困难及便秘并不少见，同时非典型PSP中存在以小脑功能障碍及FTD为主要表现的临床表型。因此，自主神经功能障碍、小脑功能障碍及局限性额颞叶萎缩不作为可能PSP的排除标准。加入药物引起的帕金森病和影像学占位性病变作为排除条件，并将可作为排除因素的相关临床表现进行拆分，借鉴了最新的帕金森病、CBD及MSA的相关诊断标准。

3.皮质基底节变性（corticobasal degeneration，CBD） 常被认为是一种罕见的神经系统进行性病变，一般为成年起病，占帕金森综合征的4%～6%，患病率为（4.9～7.3）/10万。发病年龄一般在60～80岁，平均63岁，病程为4～8年，平均病程为5.9年。起病隐匿，常常无家族史。其临床表型及特征如表1-4所示。

表1-4 CBD临床表型及特征

临床表型	特 征
很可能CBS	非对称性，并满足以下①～③中的2个运动症状和④～⑥中的2个皮质症状：①肌强直或运动迟缓；②肢体肌张力障碍；③肢体肌阵挛；④口或肢体失用；⑤皮质感觉障碍；⑥异己肢
可能CBS	可以为对称性，并满足以下①～③中1个运动症状和④～⑥中1个皮质症状：①肌强直或行动迟缓；②肢体肌张力障碍；③肢体肌阵挛；④口或肢体失用；⑤皮质感觉障碍；⑥异己肢

临床表型	特 征
FBS	满足以下2个症状：①执行功能障碍；②行为或人格改变；③视空间功能障碍
naPPA	语法错误加以下1个症状：①语法或句子理解障碍而单个词语理解相对保留；②言语产生困难（言语失用症）
PSPS	满足以下3个症状：①轴性或对称性肌强直或运动障碍；②姿势不稳或跌倒；③尿失禁；④行为改变；⑤核上性垂直凝视麻痹或垂直扫视速度下降

注：CBD.皮质基底节变性；CBS.皮质基底节综合征；FBS.额叶行为空间综合征；naPPA.非流利性原发性进行性失语；PSPS.进行性核上性麻痹综合征

【临床特点】

（1）运动症状：几乎全部病例均有主动运动减少、运动迟缓、肌强直、肌张力增高等帕金森综合征的表现。①CBD患者肢体的肌强直为最常见的症状，85%的患者存在肢体的强直，受累肢体常同时伴有肌张力障碍和失用。患者常表现为单侧上肢进行性强直、运动迟缓及失用，发展至同侧下肢或对侧上肢，多于几年后因强直导致无法活动而卧床。在疾病初期，约27%的患者伴有颈部及躯干强直，随疾病发展可高达69%。②与帕金森病患者表现出的4～6 Hz的静止性震颤不同，CBD患者可以表现出静止性、姿势性及动作性的混合震颤。早期时低频的肌阵挛评判易与普通震颤混淆。患者的肌阵挛通常出现于单侧上肢，也可出现于面部。包括局部肌阵挛、刺激敏感性肌阵挛或运动性肌阵挛。③PSP患者多在起病一年左右出现姿势障碍及跌倒，但存在姿势不稳或跌倒的CBD患者约占73%，而在疾病初期仅为33%左右。④左旋多巴药物治疗后，CBD患者可表现出短暂性或者轻度至中度的改善，几乎不出现持续性的症状改善或者大剂量左旋多巴引起的异动现象。⑤CBD患者肌张力障碍可累及单侧上肢，起病时可能仅在拿东西或行走时出现肌张力障碍，上肢可表现为握拳且一个或几个手指过伸的姿势，而少数以下肢起病的患者可表现为单侧下肢紧张性内旋、行走困难，少数也可出现由左旋多巴药物引起的肌张力障碍。

（2）高级皮质症状：①受累肢体的失用是其核心症状之一。患者失去依靠语义记忆完成动作的能力，表现为不能按照指令完成复杂动作或模仿动作，但患者知道如何做，并可说出，但不能自发完成相关动作。②患者出现复杂无意识的肢体运动，或感觉肢体不是自己的一部分且有其自己的意志，也可仅仅表现为简单的肢体不受控制而抬高的异己肢表现。③麻木或刺痛，受累关节位置觉、两点辨别觉、实体感觉障碍，也可出现视觉忽视的皮质感觉障碍。④患者出现失语并逐步发展成缄默。但是言语失用症可以与失语同时存在，也可以单独出现。⑤此类患者早期较少出现严重认知障碍，常有主观记忆力障碍的主诉，可伴记忆或非记忆功能障碍，认知功能评估主要表现为执行功能、言语、视空间功能障碍，而记忆功能相对保留。

【辅助检查】

（1）神经影像学检查

1）CT和MRI：CBD影像学多表现为大脑额部、颞部、顶部不对称皮质萎缩，典型MRI表现为运动前区、辅助运动区、扣带回后部、额叶中部不对称性皮质萎缩。可见壳核、苍白球T_2低信号明显延长并且出现脑室扩大。

2）弥散张量成像：检查可显示胼胝体、皮质-脊髓束白质纤维及下丘脑异常。

3）SPECT及PET：显示不对称性额颞叶、基底节葡萄糖代谢及灌注减低、额顶叶出现局灶性脑血流减少或代谢降低。

4）DAT显像：可发现CBD患者不对称性皮质及基底节区DAT活性下降。

（2）基因检测：尚未发现与CBD发病相关的明确致病基因。目前部分研究显示CBD的病理机制主要为Tau蛋白的异常沉积，微管相关蛋白Tau基因（*MAPT*）突变可导致CBD。

【鉴别诊断】

（1）PD：PD患者的震颤类型多表现为4～6 Hz的静止性震颤，若患者为隐匿起病，则病程较长，对左旋多巴药物治疗会出现持续反应性。CBD的震颤多为姿势性和动作性，可进展为肌阵挛，震颤及强直多见于上肢，且对左旋多巴治疗反应差，常伴有皮质感觉缺失、失用和异己肢等。

（2）阿尔茨海默病（AD）：AD患者多数在早期就可以出现近记忆损害，但是早期遗忘症状明显并存在与AD相关基因突变则需要排除AD，CBD患者的认知功能障碍多于病程中晚期出现，且患者的学习和记忆相对保留，主要的表现为皮质感觉缺失、失用、异己肢征突出。AD患者可通过MRI检查发现海马萎缩，通过此项检查有助于和CBD相鉴别。另外，目前发现AD患者脑脊液Aβ42降低也有助于鉴别。

（3）PSP：PSP患者早期出现垂直性眼肌麻痹、步态障碍及跌倒，也可有假性延髓麻痹及额叶性痴呆的表现。CBD与PSP都可出现强直及姿势不稳。CBD患者大多伴有肌阵挛、皮质感觉缺失、失用、异己肢征等表现；CBD的临床分型中，PSPS型的临床表现与PSP早期的表现在临床上难以鉴别，到了后期可出现核上性凝视麻痹和跌倒。PSP患者的头颅MRI（正中矢状位T_1加权成像）可表现为以中脑萎缩为主的特征性征象：中脑被盖上缘平坦及"蜂鸟征"。单靠临床上的表现鉴别PSP和CBD十分困难。

4.路易体痴呆（dementia with Lewy body，DLB）　是最常见的神经变性病之一，Frederick Lewy于1912年首先在原发性PD者的中脑黑质细胞内发现一种胞质内包涵体，随后其他学者也证实这种包涵体的存在，并将其命名为路易体（LB）。20世纪60年代，有病理学家发现一些痴呆患者的新皮质内也存在LB，当时认为这种痴呆患者相当少见。直到20世纪80年代，新的组织化学染色技术出现，可以较容易地发现LB。因此，有越来越多的痴呆患者被发现其发病与LB有关。1961年，冈崎（Okazaki）等首先对这一类痴呆患者的病理及临床表现进行了详细描述，并提出了路易体痴呆这个病名。此后，还出现了其他一些与DLB相关的疾病名称，如弥漫性路易体病、皮质路易体病、老年痴呆路易体型、阿尔茨海默病（AD）路易体变异型。1995年，第一届Lewy包涵体痴呆国际工作会议统一了该病命名，称为Lewy包涵体痴呆，即DLB。国际疾病分类（ICD-10）和《精神疾病诊断与统计手册》第五版（DSM-Ⅴ）还未将DLB列为独立的疾病单元。其主要的临床特点为波动性认知功能障碍、视幻觉和类似PD的运动症状，患者的认知障碍常在运动症状之前出现，主要病理特征为路易体（LB），其广泛分布于大脑皮质及脑干。

【临床特点】　近年来关于AD和PD的前驱期阶段的研究越来越多。有部分研究认为，在出现典型的DLB症状之前，会存在非遗忘性认知功能损害，波动性的认知损害相对较少见，会出现快速眼动睡眠行为障碍、视幻觉、抑郁、谵妄、帕金森综合征样表现、嗅觉减退、便秘和直立性低血压等前驱症状。随着疾病的进展，逐渐出现典型的DLB临床特征，其主要的特征性症状包括思维和推理能力的下降；一天至数天之内有多次意识模糊和清醒状态的交替；约50%的患者出现类似PD的运动症状，包括躯干的弓形姿势、平衡障碍、肌肉强直，视幻觉，妄想，处理视觉信息困难，快速眼动睡眠的梦境异常，睡眠障碍，自主神经功能异常，严重程度小于AD的记忆障碍等。

以临床症状有助于区别DLB与AD：认知功能波动，伴有觉醒和注意变化，波动的证据为白天过度昏睡（有充分的夜间睡眠条件下）或者是白天的睡眠时间在2小时以上，长时间凝视远方，发作性的无序语言，视幻觉等。另外，顺行性遗忘是AD突出的症状和体征，在疾病的早期就会出现，而DLB顺行性遗忘并不突出。DLB在命名、短时或中时回忆、再认等认知测试中要好于AD，而AD在语言流利性、视知觉及执行功能方面要优于DLB。DLB患者的执行功能及视空间功能受损要比AD重，可用Stroop试验和数字广度试验检测。其他提醒诊断DLB的症状（与AD相比）包括视幻觉、妄想、无原因晕厥、快速眼动睡眠障碍、精神类药物敏感。

【辅助检查】

（1）查体和认知检查：患者有类似PD的症状和体征，但达不到PD的诊断标准，有轻度的步态障碍，但不能用患者年迈和骨关节病来解释，静止性震颤较PD少见，在严重痴呆之前会有肌阵挛现象。即使是痴呆症状不严重时，直立性低血压在DLB患者中也较为常见。DLB通常表现出与痴呆一致的认知损害。一项研究使用MMSE进行认知评分，结果显示，DLB为（15.6±8.7）分，AD为（10.7±8.6）分，AD＋DLB为（10.6±8.6）分，DLB的认知测试相对较好，而在另一段时间内则变成意识模糊、缄默，这些波动是DLB的特征性表现。记忆提取比记忆贮存损害要严重，命名检查较视空间检查（如画钟和数字抄写）相对要好。

（2）实验室检查：不能提供诊断DLB的依据，但可以提示某些痴呆类型的风险。常规的痴呆检查项目包括生化全套、血常规、甲状腺功能、维生素B_{12}水平；如有必要，可进行梅毒、莱姆病或艾滋病的相关检测。脑脊液不作为常规检测。近年来对DLB患者的脑脊液研究发现，AD患者脑脊液中的Tau高于DLB患者，阿尔茨海默病莱维小体亚型介于两者之间，DLB、LBV-AD和AD的脑脊液β淀粉样蛋白水平要高于正常，但三者之间无区别。APOE等位基因测定能够提示AD的风险。

（3）影像学检查

1）MRI：头颅MRI有助于鉴别血管性痴呆和DLB，血管性痴呆患者常会有白质缺血性病变，DLB则无。DLB的内侧颞叶结构（包括海马）萎缩较AD轻，但是较正常对照者重；DLB的Meynert基底核和壳核萎缩较AD更显著；DLB的扣带回中、后部，颞枕叶上部及前额叶眶面的皮质萎缩，而AD则是在海马旁回、扣带回膝部、颞极。

2）SPECT/PET：DLB患者进行SPECT或PET检查可以发现枕叶血流或代谢减低，而AD患者则无；用多巴胺转运分子作配体进行SPECT检查可用于辅助诊断DLB，多巴胺转运异常对于DLB诊断的敏感性超过78%且特异性超过90%。Lim等对14例临床诊断为DLB和10例临床诊断为AD的患者进行SPECT和PET检查，其中SPECT以^{123}I-β-CIT为示踪剂，PET以^{18}F-FDG为示踪剂，发现扣带回中后部相对完整，称为扣带回岛征。其对DLB有100%的特异性。CIT-SPECT和FDG-PET均可用来辅助诊断DLB，但是SPECT的准确性更高。

【鉴别诊断】 在DLB的诊断过程中，需要根据症状和体征的不同与多种疾病鉴别，常见的有AD、PDD、CBD、额颞叶痴呆、血管性痴呆、脑积水、腔隙综合征、朊病毒病、PSP和MSA等。DLB临床上主要应与AD、PDD鉴别，临床表现、病理学特征等神经心理认知量表检测有助于AD与DLB的鉴别诊断。对于AD，主要应从记忆、语言、注意力与执行功能方面进行检查，其对视空间功能的影响较晚。而对于DLB，则主要应从注意力与执行功能、视空间功能方面进行检查；其对记忆力与语言功能的影响不确定。DLB与PDD诊断中"1年原则"的时间分界点完全是为了区分两者的人为设定，若不遵循"1年原则"而据临床表现则不能准确地区分两者。大多数PDD患者PD中晚期出现痴呆。分子影像学检查如PET-CT对AD、PDD、DLB的鉴别有很大帮助，^{11}C-PIB PET-CT标记淀粉样斑块分子显像提示PDD脑部淀粉样斑块负荷显著低于DLB。

参 考 文 献

刘春风，陈生弟，陈海波，等，2019. 皮质基底节变性诊断标准及治疗中国专家共识. 中国神经免疫学和神经病学杂志，（04）：240-245.

刘疏影，陈彪，2016. 帕金森病流行现状. 中国现代神经疾病杂志，16（2）：98-101.

中国微循环学会神经变性病专业委员会，2015. 路易体痴呆诊治中国专家共识. 中华老年医学杂志，34（4）：339-344.

中华医学会神经病学分会帕金森病及运动障碍学组，2014. 中国帕金森病治疗指南. 3版. 药学与临床研究，（4）：

428-433.

中华医学会神经病学分会帕金森病及运动障碍学组，2017. 多系统萎缩诊断标准中国专家共识. 中华老年医学杂志，36（10）：1055-1060.

中华医学会神经病学分会帕金森病及运动障碍学组，中国医师协会神经内科医师分会帕金森病及运动障碍专业委员会，2016. 中国进行性核上性麻痹临床诊断标准. 中华神经科杂志，49（4）：272-276.

中华医学会神经病学分会帕金森病及运动障碍学组，中国医师协会神经内科医师分会帕金森病及运动障碍专业委员会，2016. 中国帕金森病的诊断标准（2016版）. 中华神经科杂志，49（4）：268-271.

中华医学会神经病学分会帕金森病及运动障碍学组，中华医学会神经病学分会神经心理学与行为神经病学组，2011. 帕金森病痴呆的诊断与治疗指南. 中华神经科杂志，44（9）：635-637.

中华医学会神经病学分会帕金森病及运动障碍学组，中华医学会神经病学分会神经遗传病学组，2008. 肝豆状核变性的诊断与治疗指南. 中华神经科杂志，41（8）：566-569.

Charvin D，Medori R，Hauser R A，et al，2018. Therapeutic strategies for Parkinson disease：beyond dopaminergic drugs. Nat Rev Drug Discov，17（11）：804-822.

Dorsey E R，Constantinescu R，Thompson J P，et al，2007. Projected number of people with Parkinson disease in the most populous nations，2005 through 2030. Neurology，68（5）：384-386.

Hughes A J，Daniel S E，Kilford L，et al，1992. Accuracy of clinical diagnosis of idiopathic Parkinson's disease：a clinico-pathological study of 100 cases. J Neurol Neurosurg Psychiatry，55（3）：181-184.

Rogers G，Davies D，Pink J，et al，2017. Parkinson's disease：summary of updated NICE guidance. BMJ，358：j1951.

Song C J，Zhang J，Qi S S，et al，2019. Cardiolipin remodeling by ALCAT1 links mitochondrial dysfunction to Parkinson's diseases. Aging Cell，18（3）：e12941.

第2章

帕金森病的治疗概述

第一节 综合治疗

帕金森病（PD）又称为震颤麻痹，是一种神经系统相关疾病，常见于中老年人群。帕金森病的主要病理学特征表现为脑内多巴胺能神经元（以中脑黑质纹状体系统为主）变性死亡，导致脑内多巴胺合成减少，进而导致神经递质中多巴胺减少，乙酰胆碱相对增多，从而临床出现静止性震颤、肌肉僵直和运动迟缓等现象。帕金森病的具体发病机制目前仍未完全清楚，也没有治愈该疾病的方案。但是，通过积极的、合理的治疗，帕金森病患者仍然可以在较长一段时间内维持工作和生活上的独立。

随着对帕金森病的病因学和发病机制认识的逐步深入，近年来出现了帕金森病综合治疗的新观点。帕金森病的综合治疗也越来越被临床医师和患者所接受。帕金森病的综合治疗是指以饮食控制与营养支持、心理辅导与心理治疗、中医康复与中医治疗、患者家属的辅助支持治疗及多种药物联合使用的非手术综合治疗方案来对症治疗帕金森病。与传统的帕金森病治疗方案中首选左旋多巴不同，新的帕金森病综合治疗观点中，药物治疗仅是综合治疗环节中的一个部分。治疗过程中不将左旋多巴作为首选治疗，而是延迟使用或者仅将左旋多巴作为辅助用药，以减缓帕金森病运动并发症的发生（图2-1）。

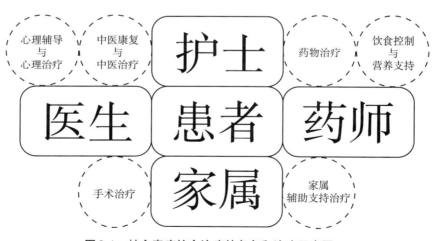

图2-1　帕金森病综合治疗的角色和治疗示意图

一、饮食控制与营养支持

由于帕金森病的发病机制主要与脑内的神经递质——多巴胺的合成减少有直接的关系，帕金森病患者的饮食虽然与普通健康人群的饮食有许多相同或相似的基本原则，但也存在特殊饮食注意事项。首先，帕金森病患者以中老年人群为主，该类人群常常伴有血管性疾病（如动脉粥样硬化）、心脏疾病（如心力衰竭、心房颤动、冠状动脉综合征）、糖尿病（以 2 型糖尿病为主）等其他疾病；其次，由于帕金森病患者普遍存在肌张力明显增高的情况，并存在明显的肢体震颤，其能量消耗较正常人也相对增加；再者，帕金森病患者还通常合并其他疾病，如自主神经功能紊乱、消化系统功能减退、胃肠动力缺乏并可能伴有胃肠痉挛，因此帕金森病患者较健康人群易出现便秘现象，同时也表现为皮肤油脂分泌过多。合理膳食安排和营养支持对帕金森病患者的健康状况起着至关重要的作用。因此，对帕金森病患及其日常监护人进行正确的合理膳食及饮食偏好指导，构建合理的膳食搭配方案，不仅可以提升帕金森病患者的治疗效果，还可以提升帕金森病患者的生活质量。

帕金森病患者的饮食方案

（1）患者总热量的摄入：正常成人 24 小时的基础代谢需要热量 5858～7531 kJ（1400～1800 kcal）。老年人基础代谢率下降，因此其每日的总热量摄入应较正常人少。虽然帕金森病患者以老年人为主，但其每日所需热量与正常老年人群有所不同。结合帕金森病及老年患者的人群特征，在制订患者总热量的摄入方案时，应当依据患者是否处于卧床状态确定每日的能量摄入量。对于可以正常下床活动的帕金森病患者，一般需要提供热量 8368～9623 kJ（2000～2300 kcal）。对于仍然从事体力劳动的病情较轻的患者，则需要依据其自身劳动强度适当地提升其每日所需摄入的能量。但对于卧床的帕金森病患者，则一般需要降低其能量摄入预期值，每日一般需要供给热量 6276～8368 kJ（1500～2000 kcal）。

（2）膳食方案的制订：在维持人体健康所需要的营养物质中，蛋白质是最主要的，其次依次是脂肪、糖、维生素和无机盐类等。正常情况下人体所需要摄入的营养比例如下：糖为 60%～75%、脂肪为 15%～20%、蛋白质为 10%～15%。

帕金森病患者易出现便秘及皮肤油脂分泌过多等情况，因此帕金森病患者在饮食方案制订时需要把握以下原则。

1）多吃谷物：对于帕金森病患者，日常饮食中每天建议摄入重量为 300～500 g 的谷类食物，如常见的米、面等。谷物是帕金森病患者能量摄入的主要食物。除糖类外，从谷物中还能摄入充分的蛋白质，同时可以获取人体所需要的膳食纤维、维生素 B，以及其他维持人体健康所需的营养成分。

2）适量摄入蛋白质：合理搭配饮食可以提高机体对蛋白质的利用效率。帕金森病患者需要适当地增加每日所要摄入的必需氨基酸的种类和数量，使其接近人体的所需比例。帕金森病老年患者应当增加动物性蛋白的摄入，因为动物性蛋白更加易于吸收，可以防止消化不良。因此在日常饮食搭配中，需要适当地给予鱼、奶、蛋、肉等食品，这样可以保障其蛋白质的摄取。但是蛋白质并不可以盲目地摄取，过高的蛋白质饮食可能会降低抗帕金森病药物（如左旋多巴）的疗效。蛋白质在摄入人体后的消化过程中，经过代谢分解会产生中性氨基酸，其与左旋多巴存在竞争性关系，影响左旋多巴入脑，进而影响左旋多巴及其类似的用以治疗帕金森病的药物的疗效。为使患者在使用药物治疗时的疗效更佳，肉类蛋白质的摄入时间一般分配在早上和晚上，或者中午和晚上，而对于一些更加特殊的患者，可以尝试一天当中仅在晚餐安排蛋白质含量较为丰富的食物。帕金森病患者的蛋白质摄入量还需要依据患者是否合并其他疾病进行调整。

3）控制动物性脂肪的摄入量：由于帕金森病患者以老年人为主，其血脂控制仍是疾病治疗过程中的重要组成部分。对于脂肪的摄入，尽量采用食用的植物油，如花生油、豆油、菜籽油，尽量减少动物油的摄入，如猪油，这样可以防止由过量摄入脂肪中的饱和脂肪和胆固醇造成的对帕金森病患者的身体负担。此外，如果日常饮食中过多地摄入脂肪，增加血液中脂肪类物质的含量，同样也会延迟抗帕金森病药物（如左旋多巴）的正常吸收，进而影响帕金森病的治疗。植物油中富含的不饱和脂肪酸还具有抗动脉粥样硬化的作用，有利于心血管疾病的防治，并对维持大脑正常功能和提高智力有重要的作用。因此，对于帕金森病患者，控制动物性脂肪的摄入显得极为重要。

4）摄入足量的水果和蔬菜：由于帕金森病患者以老年人为主，因其胃肠动力不足，胃肠功能减慢，常出现便秘等情况。国内市场中可获得的水果和蔬菜中普遍富含纤维素和多种维生素，属于易消化的食物。帕金森病患者应多吃新鲜蔬菜，同时每日食用水果，不仅可以在一定程度上缓解常见的伴随帕金森病患者的便秘情况，又能为人体补充维生素类物质。对于蔬菜和水果的摄入量，一般情况下建议每天应当摄入重量大约为300 g的各类蔬菜或者瓜类，1～2个中等大小（如苹果大小）的水果，以从中获得维生素A、维生素B、维生素C，以及多种矿物质和人体消化所需要的膳食纤维，从而促进胃肠蠕动，缓解便秘。

5）其他饮食方面的注意事项：帕金森病患者每日应补充充分的水分，以保障机体新陈代谢的能力。此外，患者还要避免摄入刺激性食物，并尽量减少烟酒的摄入。

二、心理辅导与心理治疗

帕金森病的发病机制与脑内神经功能异常有关，属于中枢神经系统疾病中的神经退行性疾病。由于帕金森病多发于中老年人，患者常伴有步态异常、运动迟缓、肌肉强直和静止性震颤四大特点。伴有四肢麻痹性僵硬的帕金森病患者常失去灵活性。因此，许多帕金森病患者在得知自己身患此病时，逐渐出现抑郁的情绪，并可能伴有焦虑、恐惧甚至绝望的情绪。这类不良情绪往往会加快疾病的发展，加上本病治疗过程较长，需要长期服用药物，给患者的意志力带来严峻的挑战。在帕金森病患者中，心理问题较为普遍。因此，心理辅导和心理治疗在帕金森病的综合治疗中占据重要的位置。对帕金森病患者及帕金森病患者家属或其监护人进行有针对性的心理辅导及心理治疗可以提高帕金森病患者生活自理能力、改善帕金森病患者及其家属的生活质量、减少帕金森病患者抑郁及失控行为的发生，同时可在一定程度上延缓疾病的进展。在心理辅导与心理治疗过程中，应注意以下几点。

1.治疗环境要适宜　帕金森病患者在临床上主要表现为不受意识支配的肢体抖动，且可能伴随面部表情僵化，使其在其他患者或正常人面前往往很自卑，不良心理反应非常强烈。因此，营造舒适的诊疗环境对患者心理辅导工作的开展十分必要。在为帕金森病患者安排病房或诊室的时候，应尽量选择单间病房或人数较少的病房，使患者放松心情。在病房的设置上要注意色彩的搭配，如以淡蓝色为主，以给患者带来宁静感，使患者尽量放松心情。

2.强化患者治疗信心　患者对诊疗效果的预期对治疗效果起着非常重要的作用。医师、护士、药师在日常工作中应加强对患者诊疗预期的信心。首先，医务工作者良好的形象可以提升患者的信任度。医务工作者要保持自身的良好形象，给患者留下良好的第一印象，这在后期治疗过程中对于构建与患者沟通的方式方法起重要作用。其次，问诊沟通为患者排除疑虑。在临床诊治过程中应多与患者交流，了解患者心态，并应积极地去发现患者存在的心理问题，针对性地进行疏导。最后，及时对患者做出积极肯定的评价。患者在治疗过程中如果存在良好的习惯，且依从性较好，应当及时给予肯定的评价，鼓励患者保持乐观的精神和情绪。

3.增强患者对疾病的认识　帕金森病相关医学知识的科普宣传在心理辅导和心理治疗过程中同样具有重要的作用。医务工作者在进行科普宣传的过程中，应以通俗易懂的语言介绍帕金森病的发病因素、临床表现、临床治疗及疾病的发展和转归等知识，让患者逐步对自己的疾病有一个科学的、客观的认识，从而逐步消除患者的恐惧感。

三、中医康复与中医治疗

我国中医医学理论对帕金森病的论述多见于"颤震""震抖""痉病"等疾病。传统中医康复中，采用针刺（即针灸）治疗帕金森病较西医治疗具有独特的价值和优势。相较于西医抗帕金森病的药物治疗，中医治疗能够起到快速改善帕金森病的临床症状、减轻传统药物治疗中存在的副作用等效果。因此，中医康复与治疗在帕金森病的综合治疗过程中起着独特的作用。除传统的针灸治疗外，针灸加中药调理在帕金森病的治疗中也起着一定的作用。此外，一些中医保健疗法，如按摩疗法、刮痧疗法、推拿疗法，在缓解帕金森病导致的肢体僵硬方面也发挥着一定的作用。

辨证论治不仅是目前中医药在治疗疾病过程中的基本思路，也是帕金森病中医药治疗的最基本的思路。目前，中医治疗帕金森病以中药和针灸并施为主，或者采用中西药联合应用的综合疗法。中华全国中医学会老年医学会目前已制定并发布《中医老年颤证诊断和疗效评定标准（试行）》。依据中医理念，帕金森病的主要分型主要包括如下 5 种类型。

1. 肝肾亏虚型　该类患者常见的临床表现形式为肢体拘急强直、屈伸不利、表现出动作笨拙、肢体麻木或伴随震颤，同时伴随头晕、耳鸣、健忘。此外，部分患者存在腰膝疲软或者舌红少苔等现象。该类患者在治疗时应当补益肝肾，同时应当柔筋镇痉。

常用的方药如下：地龙 12 g，龟甲胶 12 g，紫河车 12 g，阿胶 12 g，菟丝子 15 g，山茱萸 15 g，鸡血藤 30 g，何首乌 30 g，白芍 30 g，木瓜 18 g，炙甘草 9 g。每天 1 剂，水煎服。

2. 阴虚阳亢型　该类患者震颤日久，常伴随筋脉拘紧、步态不稳，同时可能伴有头晕、头痛、口干的现象。该类患者常少寐多梦、急躁易怒，同时表现为五心烦热、腰膝酸软、便秘溲黄。临床表现为舌红苔薄黄，或同时存在脉弦细数。对于该类患者，在中医治疗时，应当育阴潜阳、柔肝息风。

常用的方药如下：酸枣仁 20 g，龟甲 20 g，鳖甲 20 g，牡蛎 30 g，白芍 30 g，生龙齿 30 g，茯神 15 g，钩藤 15 g，地龙 12 g，全蝎 9 g，炙甘草 6 g，五味子 6 g。

3. 气血不足型　与阴虚阳亢型患者类似，该类患者同样震颤日久，常伴随颈项拘强或肢体拘紧，活动不利，日常生活中表现为行走慌张。该类患者同时存在面色无华、头晕眼花等现象，通常表现为乏力懒言。观察患者可见舌淡胖有齿印或暗淡，或同时存在脉细弱等现象。对于该类患者，中医治疗时应当气血双补，养血柔肝息风。

常用的方药如下：黄芪 60 g，阿胶 12 g，鸡血藤 30 g，白芍 30 g，党参 30 g，茯苓 20 g，天麻 15 g，全蝎 9 g，炙甘草 6 g，当归 6 g，蜈蚣 3 条。

4. 痰瘀阻络型　该类患者的发作情况较前几种类型较重，表现为震颤强直，或同时存在屈伸不利、动作困难等现象。该类患者常伴有肢体疼痛，或存在偏身乏力的情况。与此同时，该类患者临床常表现为面色暗黧，有时可表现出神呆健忘。此外，该类患者常存在胸腔痞闷，口唇和（或）舌暗紫，或舌有瘀斑，同时可能观察到苔厚腻，还存在脉涩或滑的现象。对于该类患者，中医治疗时，则以涤痰祛瘀、息风定颤为主。

目前常用的方药如下：毛冬青 30 g，丹参 20 g，全蝎 9 g，王不留行 15 g，郁金 15 g，海藻 18 g，枳实 12 g，地龙 12 g，胆南星 12 g，川红花 12 g，石菖蒲 12 g。

5. 阴阳两虚型　该类型患者常表现为表情呆板。该类患者肢体或头颤发生时间较长，存在项背僵直等情况，或同时存在肢体拘痉的现象。该类患者同时存在语言謇涩，并伴有失眠健忘、汗出畏寒，日常生活中可表现为体倦肢冷等情况。临床常表现为腰酸腿痛，且或许存在阳痿遗精、溲少便溏等现象。临床上可以观察到舌质淡红或淡暗，或者观察到舌苔薄白的现象。该类患者存在脉沉细的情况。对于该类患者的中医治疗，则以补益阴阳、息风定颤为主。

目前常用的方药如下：杜仲20 g，熟地黄20 g，鹿角胶20 g，天麻15 g，钩藤15 g，山茱萸15 g，泽泻15 g，牡丹皮15 g，茯苓15 g，淫羊藿15 g，怀山药30 g。

上述的常用方药存在可替代的药物。临床也可以用木瓜、白芍、甘草缓解肌肉强直、改善运动徐缓，同时起到缓解姿势和步态障碍的作用。此外，钩藤、地黄、羚羊角（代）、天麻、珍珠母同样对缓解震颤有一定效果，这些药物可以作为中医治疗帕金森病的基本专方。但是，目前采用中医药理论治疗帕金森病仍然不能处于疾病治疗的主导地位，但其在结合西医治疗时，可以延缓疾病的进程，提高西医药物治疗的疗效，同时可以在一定程度上减轻西药的毒副作用，以达到更好地控制帕金森病患者日常生活中所伴随的一些非运动障碍的症状。与此同时，中医药治疗也可以发挥神经保护及一定程度的抗氧化等方面的作用。因此，中医治疗对提高帕金森病患者的日常生活质量同样具有重要的意义。

四、帕金森病患者家属的辅助支持治疗

由于国内外迄今为止仍然没有可行的且可用于大面积推广的从疾病发病的根本原因上治愈帕金森病的办法，因此，在日常诊疗过程中，以控制帕金森病患者病情恶化为目的的治疗成为帕金森病临床治疗的主要目标。帕金森病各个阶段的表现存在一定的差异。对于国内帕金森病患者的临床长期治疗和日常监护，除正常的药物治疗和其他一些辅助治疗外，患者家属的辅助治疗也是帕金森病治疗的重要组成部分。帕金森病患者家属的辅助支持治疗则主要包括对患者及家属的心理支持引导、药物在治疗过程中的药学及临床监护、机体日常的功能锻炼、饮食护理、患者日常的生活护理、疾病的治疗，以及并发症的预防和相关的护理工作。

第二节　药　物　治　疗

迄今为止，国内外学者尚未对帕金森病的确切发病机制进行阐明，因此帕金森病的治疗最常采用的方式即药物治疗，目前仍属于对症治疗。患者在药物治疗初期可能会发生一定的副作用，但随着药物的使用，一般的情况下，副作用会慢慢得到缓解。常见的药物初期副作用以消化道的症状最常见，如恶心、呕吐等。因此，无论采用何种抗帕金森病药物，在用药起始阶段均应从小剂量开始，缓慢增加剂量，使用剂量应控制在患者可以忍受或者避免出现副作用的剂量范围内，进而达到最佳的治疗效果，之后便以该剂量作为维持治疗的剂量。在帕金森病药物治疗过程中，为达到预期疗效，应该依据患者个人的具体情况，采用个体化治疗的思路来制订不同帕金森病患者预期治疗的目标。一般来讲，帕金森病采用药物治疗的治疗目标分为3个主要层次：对于年龄较轻的或者疾病病程仍处于早期的帕金森病患者，采用药物治疗的首要目标是维持或恢复其正常的工作和生活能力，这是第一目标。对于病情属于中晚期的帕金森病患者，采用药物治疗时的最低治疗目标则是尽最大努力保持或恢复该类患者日常生活中的自理能力，这是第二目标。然而，对于晚期的帕金森病患者，在药物治疗时的最低治疗目标是要尽可能地减轻帕金森病患者的痛苦，以期在一定程度上延长帕金森病患者的生命，这是第三目标。

一、各个时期帕金森病的治疗

1.帕金森病的早期药物治疗　帕金森病早期患者的药物治疗方案主要依据年龄、病情的轻重、

患者个人或家庭的经济情况及患者对药物的反应而制定。对于新发现的仍属于早期的帕金森病患者，如果帕金森病的相关症状表现轻微，还没有影响到机体或患者的认知功能，则该类患者可以先不服用抗帕金森病的相关药，但应加强对机体功能的锻炼。虽然迄今为止仍没有充分的证据证明一些具有神经保护功能的药物可用于帕金森病的治疗，但氧化应激学说目前仍然是帕金森病致病相关病因的重要学说理论。因此，对病程为早期的帕金森病患者采用药物治疗时，可以让该类患者服用一定量的具有抗氧化作用的药物，如日常生活中较容易获得的维生素 E 和辅酶Q10等。B型单胺氧化酶抑制剂在理论上同样存在一定的神经保护的潜在获益，该类药物同时可以改善帕金森病患者的症状。帕金森病早期患者应用这类药物可以延缓左旋多巴的应用，但是应当首先确诊为帕金森病后才可以使用此类药物。对于虽然诊断为帕金森病早期，但疾病已经影响到运动功能的患者，则应当及时采用抗帕金森病药物治疗，但首先应当判断患者是否存在认知功能的障碍，如果存在认知功能障碍，则药物治疗时应当直接选用左旋多巴；如果判断该类患者不存在认知功能障碍，则在治疗时主要考虑患者的年龄因素。对于年龄小于65岁的早期帕金森病患者，在选用药物治疗时可以优先考虑非多巴胺能药物。

2. 帕金森病的中晚期治疗　帕金森病的中晚期治疗常采用可以持续刺激多巴胺能神经的药物。一般来讲，左旋多巴药物治疗的敏感时期通常为5年左右。超过5年以后，采用左旋多巴治疗的患者较容易出现一系列并发症，主要包括运动波动及异动症，同时会伴随着一定程度的精神症状。目前认为原因是左旋多巴在人体内的半衰期短，其药物浓度在血液中和脑内的波动较为明显，且随着帕金森病病情的不断进展，患者脑内的多巴胺能相关神经元不断地变性，致使其缓冲能力逐渐消失，最终造成左旋多巴对多巴胺受体产生脉冲式的刺激，致使多巴胺受体受到过高或过低的刺激，进而使药物治疗效果不稳定，随之出现各种类型的运动波动症状。

为了在药物治疗的过程中实现持续的多巴胺能神经刺激，在制订药物治疗方案时可以通过以下几个途径来达到预期的治疗目标：①改变左旋多巴的剂型；②改变给药方式；③改变给药途径。例如，将普通剂型改用缓释剂以改变药物剂型；增加给药频次，或者采用持续静脉灌注、持续肠道给药等方式。此外，还可以选择使用体内半衰期长于传统左旋多巴制剂的新型的多巴胺受体激动剂。

二、帕金森病的药物选择

在治疗帕金森病前，应首先区分帕金森病的疾病类型。帕金森病主要分为4种类型，即原发型、继发型、遗传型及异质型，后3种类型通常被称为相对应的帕金森综合征。各种抗帕金森病的药物目前仅仅是改善帕金森病相关症状的对症治疗，但从疗效来看，以原发型的帕金森病疗效最好。遗传型及异质型采用药物治疗基本无效，这与药物无法改变该类患者的遗传特性有关。

在选择抗帕金森病的有关治疗药物时，应首选低抵抗的药物，这类药物主要包括2类，第一类是多巴胺受体的激动剂，第二类是单胺氧化酶的抑制剂。65岁以下的早期、轻症帕金森病患者多采用以上药物治疗方案。对于65岁以上及重症患者，则首选高效抗帕金森病药物。在使用药物治疗帕金森病时，一般先以1种药物治疗，如果疗效不佳或晚期、病情较重的患者也可以同时使用2种或2种以上的药物合并治疗。但是无论采用何种药物构建抗帕金森病的治疗方案，均应当先将小剂量作为起始剂量，之后定期逐渐增加药物的剂量，待病情控制后长期服药，并强调依据患者个体特征开展个体化治疗。一旦在治疗过程中出现了药物副作用或出现治疗药物的疗效下降时，应根据患者的病情及时调整治疗药物的剂量及治疗药物品种，以获得最佳药物治疗效果。虽然经过各种努力调整药物，但仍未达到疗效的，可以考虑用外科手术进行治疗，但采用外科手术治疗时仍需结合药物的辅助治疗。目前常用的抗帕金森病药物见表2-1。

表2-1 常用的抗帕金森病药物

类别	代表药物	剂型	用法	单次用量	频次/日	日极量
低效抗帕金森病药物						
促进多巴胺合成和释放	金刚烷胺	缓释片 缓释胶囊	口服	100 mg	1～2次	400 mg
抗胆碱能药物	苯海索	片剂	口服	详见苯海索	3～4次	20 mg
高效抗帕金森病药物						
多巴胺合成前体物质	左旋多巴	片剂	口服	起始：250 mg，餐后； 每3～7日增加125～750 mg	2～4次	6 g
多巴胺受体激动剂	罗匹尼罗	片剂 缓释片	口服	普通片剂初始：0.25 mg； 缓释片初始：2 mg	3次 1次	24 mg
	普拉克索	片剂 缓释片	口服	普通片剂初始：0.375 mg； 缓释片初始：0.375 mg	3次 1次	4.5 mg
单胺氧化酶抑制剂	司来吉兰	片剂、胶囊剂	口服	起始：5 mg，早晨； 后续10 mg，早晨或早午	1～2次	～
儿茶酚胺-O-甲基转移酶抑制剂	恩他卡朋	片剂	口服	200 mg	1～10次	2 g

1.低效抗帕金森病药

（1）金刚烷胺：属于低效的抗帕金森病药物，其主要通过促进纹状体内多巴胺的合成及释放减少神经细胞对多巴胺的再摄取，提高黑质多巴胺能神经元活性，进而维持多巴胺神经刺激。此外，金刚烷胺具有抗乙酰胆碱的作用。除抗帕金森病以外，金刚烷胺也可以用于"A型"流感病毒的治疗，用来抑制病毒繁殖。目前，金刚烷胺常用的剂型为缓释片或缓释胶囊。

（2）苯海索：是另一种常用的低效的抗帕金森病药物，属于抵抗中枢胆碱而发挥抗帕金森病作用的药物，其主要抑制纹状体内胆碱能神经活性，进而使纹状体内多巴胺和乙酰胆碱的消长趋于相对平衡，进而缓解帕金森病的相关症状。但由于苯海索的抗胆碱能作用，患者使用其治疗帕金森病时常因嗜睡、视物模糊、易诱发青光眼、口干、便秘等情况而不能耐受。苯海索第1日给药剂量为1～2 mg，以后每3～5日增加2 mg，至疗效较好且不出现严重不良反应为止，一般一日剂量不超过10 mg，分3～4次服用。

2.高效抗帕金森病药

（1）左旋多巴及其类似物：属于拟多巴胺类的抗帕金森病药物，是体内合成多巴胺的前体物质。左旋多巴在脑外被多巴脱羧酶分解成多巴胺，从而使药物更加容易进入脑内，因此使用左旋多巴治疗帕金森病时可以减少原有多巴胺的用量，从而提高抗帕金森病的疗效，同时减少副作用的发生。目前，临床上较多使用的该类药物为复方多巴胺制剂，常用的药物为多巴丝肼和卡比多巴-左旋多巴。左旋多巴口服后在肠道内的吸收可能受到某些氨基酸竞争的影响，因此，在使用此类药物时应空腹服用，同时采用低蛋白饮食，可以提高该类药物的吸收。该类药物常见的不良反应主要为消化系统反应，包括恶心、呕吐、腹痛、食欲缺乏。发生此类不良反应时，可以使用抗胆碱药、多潘立酮对症处理。对于循环系统，临床上常见的副作用为心律失常、心绞痛、直立性低血压，有时会伴随心肌损害。因此老年患者在使用左旋多巴及其类似物前，应当评估心血管功能，药物治疗时首选复方左旋多巴，同时合并使用β受体阻滞剂（如普萘洛尔等）及双氢麦角碱，如发生心肌损害须停用左旋多巴。如果患者出现精神障碍，如幻觉、谵妄、抑郁，则应该先与帕金森病的精神障碍进行鉴别。一般情况下应当减少药物的用药量，或者加用抗精神病药物治疗。左旋多巴口服药物起始剂量为一次250 mg，一日2～4次，餐后服用。依据患者耐受情况，每3～7日剂量增加125～750 mg，直至达到最佳疗效。

（2）多巴胺受体激动剂：多巴胺受体激动剂是一类可以激动脑内多巴胺受体，进而发挥刺激多巴胺神经作用的药物。这类药物常用于改善帕金森病患者的运动波动症状。使用多巴胺受体激动剂后，在一定程度上可以减少多巴胺的用量，进而改善帕金森病患者常伴随的抑郁情绪。此外，多巴胺受体激动剂还具有抗氧化及保护脑神经的作用。这类药物主要分为4个类型：①阿扑吗啡类；②麦角胺碱类，主要包括溴隐亭、培高利特；③含氧杂环类，如吡贝地尔；④其他非麦角类，如罗匹尼罗、普拉克索。

（3）单胺氧化酶抑制剂：多巴胺经单胺氧化酶催化代谢，最终代谢产物为高香草酸。因此，应用单胺氧化酶抑制剂治疗帕金森病可以延缓多巴胺的催化代谢，进而可以使多巴胺的用量减少。目前常用的单胺氧化酶抑制剂为司来吉兰（又称丙炔苯丙胺、咪多比），其代谢产物为甲基苯丙胺。司来吉兰属于不可逆的单胺氧化酶抑制剂，其抑制单胺氧化酶活性，从而阻止多巴胺的降解，以达到维持多巴胺含量的目的，进而弥补脑内神经元所合成的多巴胺的不足，控制帕金森病患者的相关症状。

（4）儿茶酚胺-*O*-甲基转移酶抑制剂：儿茶酚胺-*O*-甲基转移酶同样是多巴胺在人体内正常代谢的重要的代谢酶之一，当多巴胺脱羧酶被抑制后，儿茶酚胺-*O*-甲基转移酶能使多巴胺降解为3-*O*-甲基多巴，因此可以引起或加重帕金森病患者的运动波动症状。帕金森病患者使用此类抑制剂能提高药物治疗的疗效，但应当防止帕金森病患者运动波动的发生。目前，托卡朋和恩他卡朋（恩托卡朋）已用于临床，其较常见的副作用主要是肝酶升高和腹泻。目前，恩他卡朋主要与左旋多巴及其类似物合用，以减少剂末症状波动。

三、帕金森病治疗的辅助药物

抗组胺药物具有微弱的抗胆碱能神经的作用，可以用作抗帕金森病的辅助治疗。胞磷胆碱具有激活酪氨酸羟化酶的作用，可以促进多巴胺生成。去铁胺能减轻多巴胺能神经元变性。拉莫三嗪可以通过抑制脑内谷氨酸的释放，预防帕金森病患者因谷氨酸释放产生神经高度兴奋，进而导致黑质神经元的死亡。其他一些抗氧化剂，如β胡萝卜素、维生素C、维生素E，以及一些可以改善生物能量代谢的药物，如B族维生素、辅酶Q10等均可选用为帕金森病治疗的辅助药物。

1. **抗胆碱辅助药物**　抗胆碱药物在脑内可以产生抑制乙酰胆碱的作用，从而纠正脑内乙酰胆碱和多巴胺的不平衡，进而产生治疗帕金森病的作用。抗胆碱能药物适用于早期轻症的帕金森病患者，其对震颤和肌肉僵直有一定的疗效。常用的药物为苯海索，其副作用有口干、眼花、无汗、面红、恶心、失眠、便秘、小便滞留、幻觉和妄想。停药和减少剂量后副作用即可消失。青光眼或前列腺增生者禁用。老年人使用时可能产生认知障碍。

2. **促进多巴胺释放的辅助药物**　金刚烷胺能促进多巴胺的释放，并有轻度的激动多巴胺受体的作用。单用其治疗帕金森病的疗效较差，因此金刚烷胺目前通常作为治疗帕金森病的辅助药物，与其他药物联合治疗帕金森病。

3. **多巴胺受体的激动剂**　由于麦角类受体激动剂如溴隐亭等有造成肺与心脏瓣膜纤维化的风险，现已少用。目前，临床上推荐使用的非麦角类受体激动剂，主要包括以下几种。

（1）吡贝地尔：属于脑内多巴胺受体（主要是多巴胺D_2受体）的激动剂，其被人体吸收后可以刺激边缘叶通路和中脑皮质的多巴胺D_2受体，改善患者智能和情感障碍，可以在清醒和睡眠状态下发生作用。本药也可以单独使用，一日150～250 mg，分3～5次服用；也可以与左旋多巴合并使用，一日50～150 mg。未达到预期疗效时，可以逐渐增加剂量，每3日增加50 mg。

（2）普拉克索：属于较新一代的非麦角类的多巴胺受体激动剂，其对多巴胺D₂类受体有着高度的选择性、特异性和完全的内在活性。此外，普拉克索对脑内多巴胺D₂受体具有优先亲和力。因此，在使用普拉克索治疗帕金森病时可以避免患者因长期服用左旋多巴而造成的神经损害，在维持抗帕金森病药物治疗疗效的同时，相对地减少了左旋多巴的用量。由于普拉克索高度的受体选择性，在使用其治疗时可以控制如震颤等运动相关症状的发生，同时可以缓解帕金森病患者的精神心理症状。

4. 单胺氧化酶B抑制剂　在脑内，多巴胺是通过单胺氧化酶B氧化降解代谢的，但在多巴胺降解代谢的过程中会产生大量的氧自由基，进而损伤脑内神经元。因此，抑制单胺氧化酶的活性，既能够延长脑内多巴胺的停留时间，增强多巴胺的疗效，又可以减少左旋多巴的治疗用量，进而减少左旋多巴产生的副作用，从而起到间接保护神经元的作用，常用的药物为司来吉兰。

四、帕金森病药物治疗过程中常见的副作用

目前，临床上治疗帕金森病的药物主要为以上介绍的药物，如左旋多巴类、抗胆碱类药物、促进多巴胺释放的药物、多巴胺受体激动剂等，但是各类药物的适应证与不良反应有一定差异。

1. 多巴胺替代类药物　帕金森病的发病原因是由基底神经节中缺乏多巴胺引起的，因此，服用左旋多巴可补充脑内多巴胺的含量，是一种替代多巴胺的治疗手段。但是，左旋多巴在脑内和脑外可以经过代谢迅速脱羧生成具有活性的多巴胺，这导致外周多巴胺含量的增高，致使副作用频繁发生。所以产生了左旋多巴与脱羧酶抑制剂的复合制剂，以便更多量的左旋多巴进入大脑，发挥作用。常用的抗帕金森病药物在使用初期常伴随着较为明显的副作用。

（1）多巴丝肼：是临床上常用的一种复方制剂，是由左旋多巴和苄丝肼两种药物组成的复方制剂。长期应用，帕金森病的所有症状均有显著的改善。其主要的不良反应为异常的不随意运动，如舞蹈样动作或手足徐动症，但常见于治疗晚期。

（2）卡左双多巴：是另一种常用于临床的复方制剂，是卡比多巴与左旋多巴的复合物。卡左双多巴常见的不良反应为运动障碍，即一种异常的不自主的运动。卡左双多巴常见的其他不良反应为精神错乱、恶心、幻觉、头晕、舞蹈病和口干。一些发生率较低的不良反应为抑郁、梦异常、衰弱、嗜睡、肌张力障碍、失眠、呕吐和厌食。

2. 抗胆碱药物　可以起到抑制脑内乙酰胆碱的作用，进而纠正脑内乙酰胆碱和多巴胺的不平衡，达到抗帕金森病的作用。抗胆碱药通常适用于早期的轻症帕金森病患者，其对于震颤和肌僵直有一定疗效。目前临床上常用的抗胆碱药物为盐酸苯海索。苯海索的主要不良反应同样与外周乙酰胆碱抑制有关，包括口干、无汗、眼花、失眠、面红、便秘、恶心、小便滞留、妄想和幻觉。停药或者减少剂量后药物相关的症状即可消失。需要注意的是前列腺增生者或青光眼患者禁止用该药。该药在老年人可能产生认知障碍。

3. 多巴胺促释放剂　主要是促进多巴胺的释放，常用药物为金刚烷胺。这类药物常伴有轻度的激动多巴胺受体的作用。也有认为金刚烷胺有间接抗乙酰胆碱的功能，其对轻症效果较好，副作用小。金刚烷胺的不良反应主要为恶心、呕吐、眩晕、口干、失眠、厌食、神经质、便秘。少数采用金刚烷胺治疗的患者会出现精神错乱、幻觉、抑郁、焦虑、头痛、共济失调，极少数出现惊厥。此外，中性粒细胞减少、白细胞减少会在金刚烷胺治疗过程中出现。

4. 多巴胺受体的激动剂

（1）吡贝地尔：较常用于临床，属于多巴胺受体（主要为多巴胺D₂受体）的激动剂，能刺激边缘叶通路和中脑皮质多巴胺D₂受体，改善患者智能和情感障碍，降低谷氨酰胺和自由基水平。吡贝

地尔的不良反应主要包括轻微胃肠道反应，如恶心、呕吐、胀气，少见直立性低血压或嗜睡。

（2）普拉克索：在临床上使用较为广泛，属于新一代的非麦角类的多巴胺受体激动剂。由于其可作用于多巴胺受体，进而减少多巴胺的用量，可以避免患者由于长期服用左旋多巴而造成神经损害。普拉克索还可以选择性地作用于多巴胺D_2/D_3受体，进而能够控制如震颤等运动相关的症状，与此同时可以缓解帕金森病患者的精神心理症状。普拉克索是临床上治疗帕金森病的较新的药物。其不良反应主要为头晕、头痛、恶心、失眠、幻视及直立性低血压等。

5.单胺氧化酶B抑制剂　多巴胺在脑内主要是通过单胺氧化酶B氧化降解。多巴胺在代谢的同时会产生大量的氢自由基，进而损伤神经元，因此通过抑制脑内单胺氧化酶B的活性，既能够延长脑内多巴胺的停留时间，增强疗效，在一定程度上减少左旋多巴的用量，进而降低左旋多巴的副作用，同时又能间接地起到保护脑内神经元的作用。常用药物的不良反应如下。

司来吉兰：不良反应主要表现为恶心、口干、低血压、肝脏氨基转移酶暂时性的增高等。偶有幻觉、焦虑、运动障碍等情况的发生。与左旋多巴合用时易出现上述现象。

6.儿茶酚胺-O-甲基转移酶抑制剂　常用恩他卡朋。

恩他卡朋：可稳定左旋多巴在血中的浓度，从而减少左旋多巴用药量及其副作用。恩他卡朋能延长左旋多巴的半衰期、防止或推迟运动波动现象的出现。恩他卡朋的不良反应主要表现为帕金森病症状加重、头晕、腹泻、便秘、腹痛、口干、肌张力障碍、直立性低血压、失眠、幻觉、疲乏、多汗、腿部痉挛、头痛、运动功能亢进、噩梦、跌倒、意识模糊、眩晕和震颤。恩他卡朋的不良反应主要与脑内或外周的多巴胺能活性增强有关，其不良反应通常发生在药物治疗开始时。在不良反应发生时，减少左旋多巴的用药剂量通常可以降低这些不良事件的发生率和严重程度。此外，使用恩他卡朋治疗帕金森病时常伴随胃肠道症状，如腹痛、呕吐、恶心、便秘及腹泻也是较为常见的不良反应。此外，使用该药物可能导致尿液变为红棕色，但是这种现象是无害的。

第三节　手术治疗

药物治疗和综合治疗是帕金森病的常规治疗手段。然而，对于中晚期以后的帕金森病患者，在药物治疗一定时间后会出现药物治疗效果减退，同时也可能出现严重的并发症。这种情况下，即使对药物治疗方案进行调整也可能无法起到对病情有所改善的目的。此时，对于继续采用药物治疗可能效果不佳的中晚期帕金森病患者，采用适当的外科手术治疗在权衡利弊后同样是一个好的选择。迄今为止，帕金森病的手术治疗技术在不断地发展进步中。早期的用于治疗帕金森病的手术主要为毁损手术，即毁损脑内可能诱发帕金森病的区域。早期的毁损手术以苍白球毁损术为代表，但是这种手术方式存在远期疗效不佳的情况，且在手术后有可能引发一些不可预测的影响日常生活的并发症，如吞咽障碍、语言障碍和平衡障碍等。因此，早期的毁损手术目前已经基本被淘汰。21世纪以来，人类的医疗技术得到了快速的发展，医疗器械的飞速发展带来了手术技术的革新。现阶段，采用脑深部电刺激（deep brain stimulation，DBS）的方式进行手术是治疗帕金森病的最新技术。DBS手术通过外科脑立体定向手术将特殊电极置入脑内某一个特殊的位置。该电极可以通过高频放电达到电刺激脑神经的作用，从而抑制发生异常电活动的脑内神经元，进而发挥治疗帕金森病及其相关临床症状的作用。随着研究的进一步深入，许多研究证明，对底丘脑核进行DBS手术治疗帕金森病的效果是最佳的。对帕金森病患者的底丘脑核进行高频率的电刺激，不仅可以改善或缓解帕金森病的所有相关症状，同时还能减少抗帕金森病药物的用量，进而减少或缓解抗帕金森病药物导致的副作用。例如，帕金森病患者接受底丘脑核高频率的电刺激后，可以减少左旋多巴的用量，其异动症、痛性痉挛等副作用可以缓解甚至消失。虽然DBS手术后患者可以表现出良好的帕金森病治疗效果，但是仍然需要继续坚持抗帕金森病的药物治疗。与此同时，脑内电极刺激设备的参数需要定时调整，以更好地发挥抗帕金森病的作用。手术治疗与药物治疗两者结合可以发挥出更好的抗帕金森病治疗效果。此外，神经干细胞移植也是新的抗帕金森病手术治疗方案，但其目前仍然还处于实验阶段，暂未在临床上推广。

综上所述，对于中晚期的帕金森病患者，如果采用药物治疗后效果不佳，若需要采用手术治疗，则应当满足以下手术适应证：①应当为最典型的一类帕金森病患者，这些患者曾经使用左旋多巴治疗，且有效；②帕金森病患者在手术前经过了系统的抗帕金森病药物治疗后，相关症状仍然无法控制，或在采用药物抗帕金森病治疗后出现了运动障碍等并发症，虽然经过多次调整抗帕金森病药物，但之后仍然无法改善并发症；③拟进行帕金森病手术治疗的患者没有严重的认知障碍和精神障碍，且患者不存在严重的脑萎缩；④拟手术的患者在确诊帕金森病以后，经过系统的左旋多巴药物治疗的时间至少应当在5年以上。只有在满足手术指征且权衡利弊的情况下，开展帕金森病的手术治疗才是合理的。下面仅对治疗帕金森病的经典手术类型及其作用机制进行描述，而具体的手术操作方式，这里不再展开赘述。希望读者通过对手术发展历史及手术作用机制的了解，可以对抗帕金森病的药物治疗和综合治疗有更加深入的认识。这里主要介绍立体定向毁损术、脑深部电刺激术和未来极具潜力的脑神经干细胞移植术。

一、立体定向毁损术

虽然帕金森病早在1817年便由英国医师James Parkinson提出并给予了详细且系统的描述，但帕金森病的手术治疗在之后约100年才逐步形成。1909～1938年，临床医师逐步开始采用外科手术治疗帕金森病的早期探索。早期的帕金森病手术主要以切除和毁损为主。此时的帕金森病手术中，外科医师多以切除中央前回为主，部分手术医师会在手术中切断大脑部分纤维，或者在手术中切开颈部脊髓的一些传导束，以缓解帕金森病的症状。但是以毁损为目的的这类手术在术后容易产生较多的并发症，且由于患者术后监护及抗感染等措施在当时严重不足，患者术后的死亡率高。1939～1952年，手术治疗帕金森病的手术部位有明显的改变，在这段时间内，帕金森病的手术部位主要集中在基底节的核团。但由于这个阶段的外科手术技术仍未得到突破，仍需要对帕金森病患者进行开颅式治疗。外科医师在手术过程中切断帕金森病患者的尾状核头、苍白球及底丘脑核，以期改善患者的帕金森病症状。这种手术方式虽对帕金森病患者的僵直症状和震颤症状有一定的疗效，但是术后多数患者会出现感觉障碍或运动障碍，一部分术后的患者甚至出现偏瘫。直到1953～1974年，立体定向技术才逐渐趋于完善，并逐步应用于临床治疗。早期的立体定向主要是借助X线造影技术开展的。利用X线可以立体定向丘脑腹外侧核，从而在手术过程中对其进行毁损。这种手术方式对帕金森病患者的震颤症状具有显著的疗效。此后，外科医师们还突破性地选择齿状核、中核、Forel-H区、丘脑隆起等区域开展帕金森病的毁损治疗。这一阶段的手术方式和手术部位的突破使得帕金森病的手术治疗进入了快速发展的时期。但是，在1967年左右，用于治疗帕金森病的药物——左旋多巴问世。左旋多巴这一药物在治疗帕金森病后产生的奇效使帕金森病的外科手术治疗技术的发展几乎停止。直到发现长期服用左旋多巴这一药物治疗帕金森病后，患者容易出现严重的副作用，这又使手术治疗帕金森病成为一个重要备选方案。1975～1995年，脑成像技术飞速发展，全新的脑成像技术（CT、MIR）逐步出现和优化，使立体定位更加精确，这促使现代用于治疗帕金森病的外科立体定向毁损手术的技术迅速发展。更加精准的定位使手术的毁损灶制造更加易于控制，帕金森病外科手术治疗的技术和疗效进一步提高，且手术导致的并发症极大地减少。这一时期成为帕金森病外科立体定向手术的繁荣昌盛期。此后的1996～2005年，人类的脑神经成像技术飞速发展，微电极技术进一步发展，从实验室应用逐步进入临床应用。DBS是通过手术在帕金森病患者的底丘脑核永久性地置入电极。这一手术治疗方式使帕金森病患者的所有症状得到了良好的控制，但是由于手术费用和微电极设备的费用昂贵，其广泛应用受到限制。在DBS良好的应用前景下，立体定向毁损手术则逐步退出了历史舞台。

二、脑深部电刺激术

脑深部电刺激（DBS）是治疗帕金森病的新的手术治疗方式。DBS技术早在20世纪80年代便逐步发展起来了。其最初的设想是用于治疗神经系统疾病中的运动性疾病。与定向毁损手术相比，DBS技术治疗帕金森病时可以避免手术过程刻意破坏帕金森病患者的脑内神经核团而引起的手术患者发生严重的术后并发症。DBS技术为帕金森病患者日后选用其他新的技术及治疗方法留有机会。与此同时，DBS技术也可以在患者手术术后进行无创调节，以人体最佳的电刺激频率和电刺激强度达到最佳的帕金森病相关症状的控制效果，同时最大程度地减少副作用的发生。随着DBS技术的不断发展，其较好的帕金森病相关症状的控制和治疗效果不仅引起帕金森病患者的广泛关注，同样得到了研究者的广泛关注。目前，临床上用手术治疗帕金森病时，DBS技术几乎完全取代了脑定向毁损术。下面，笔者对DBS技术治疗帕金森病的工作机制、临床上常用的DBS系统以及DBS术后可能的不良事件进行阐述。

1. DBS技术治疗帕金森病的工作机制　DBS技术是学科交叉后的产物，是将电子技术应用于神经系统疾病的外科手术治疗及控制的新的临床治疗方法。DBS技术是通过外科手术中的立体定向手术，在患者脑内与帕金森病发病相关的靶点植入微电极。这种微电极可以释放电刺激，进而抑制脑内作用靶点神经细胞的异常活动，从而平衡脑内神经活动，并起到治疗和改善伴随帕金森病患者的相关临床症状，起到治疗帕金森病的作用。目前，DBS电极在脑内放电刺激的主要靶点为3个与帕金森病发病相关的重要部位：一是丘脑腹侧中间核，二是底丘脑核，三是苍白球内侧部。在这些部位植入微电极可以有效地控制脑内异常神经活动，从而治疗和改善帕金森病患者的症状。然而，尽管目前DBS手术用于治疗或控制帕金森病相关症状的临床效果已经在实践中得到了充分肯定，但是目前关于高频率的电刺激在帕金森病治疗中所发挥作用的确切作用机制仍然没有得到完整的阐述。这主要与帕金森病的发病机制目前仍未研究清楚有关。目前，学术界对于DBS治疗或改善帕金森病相关症状的作用机制主要存在两种不同的基本观点，一个是兴奋效应假说，另一个是抑制效应假说。

帕金森病的发病与基底神经节的生理性特性改变有关。众多临床试验研究数据表明，DBS用于帕金森病相关症状的控制和治疗的效果与电刺激的频率直接相关。当DBS用于治疗帕金森病的电刺激的频率大于100 Hz的时候，帕金森病患者可以表现出与脑内毁损手术相似的治疗效果。因此，基于以往毁损手术治疗帕金森病的经验及结果，部分学者提出，DBS之所以可以起到治疗帕金森病的作用，是因为DBS通过电刺激使脑内组织功能失活，进而起到抑制神经功能的作用。研究者对电刺激前后的神经核团的电信号进行测量后发现，受到刺激的核团（如黑质网状部、苍白球）的活动明显受到抑制，这些构成了抑制效应假说。然而，一些学者基于研究结果，认为DBS应当是引起神经功能的兴奋而发挥治疗帕金森病的作用的，即兴奋效应假说。研究人员通过对比DBS放电刺激期内对应的输出核团所释放的信号输出的强弱，结合脑内神经递质的浓度变化，得出了以下结论：随着DBS电刺激频率的增加，神经的电信号输出量也是同样增加的。多种动物实验也表明，DBS刺激期间，脑内神经活动同样增加。进而部分学者认为，DBS通过电刺激引发经受刺激的神经网络的激活，进而实现了控制病理性神经网络活动的临床治疗目的。

虽然目前采用兴奋效应假说和抑制效应假说均能够在一定程度上解释DBS所产生的治疗帕金森病的临床治疗效果，但是这两种截然相反的假说理论均是在研究过程中基于某一方面的实验数据和结果推导得出的，其真实的作用机制目前仍然未得到完全的阐明。如今，部分学者基于前期的研究结果提出了这两种假说共同存在的新说法，即两者之间互相配合，同时存在抑制和兴奋作用，以调节脑内神经功能，从而达到治疗帕金森病的作用。相关研究结果表明，DBS在工作过程中可以使置入的电极周围的脑内神经细胞同时产生活化和抑制两种状态共同存在的复杂模式。但目前这种状态是否可以用于解释DBS治疗帕金森病的作用机制还有待进一步确证。

2. 临床上常用的DBS系统　基于DBS技术的系统（即DBS系统）主要包括引发电刺激的脉冲发生器（即体内植入的部分）和脉冲控制器（即体外控制的部分）。刺激脉冲发生器可以产生电脉冲，经过微电极传输后，电流到达脑部电极植入位置，刺激人脑特定的与帕金森病相关的神经核团区域，以达到平衡脑内神经活动，进而治疗帕金森病或控制帕金森病症状的目的。常见的体内植入部分主要包含刺激电极、导线、延伸导线和刺激脉冲发生器等。DBS所涉及的脉冲发生器与心脏起搏器较为类似，两者均由脉冲发生器和为发生器工作提供电力的电池组成。外科手术通常将发生器植入人体左侧锁骨位置的皮下部位。体外控制部分则主要包含程序控制器和治疗控制器两部分。通常情况下，程序控制器需要由医师进行操作，用以对发生器进行通信，或者后期阅读数据，或依据患者病情改变参数，以达到患者的个体化治疗需求。治疗控制器，即控制部件，则通常由患者自行管理，用以查看系统相关的信息、系统的电量和工作状态。

目前，临床上常用的DBS系统可以分为两大类，即周围型DBS系统和中枢型DBS系统。中枢型DBS系统对应的是帕金森病的治疗靶点，位于脑内的中枢神经核团。临床上常用的典型代表是Medtronic公司的Soletra型神经刺激器（主要用于帕金森病的单侧控制治疗）和Kinetra型神经刺激器（主要用于帕金森病的双侧控制治疗）。周围型DBS系统的主要工作靶点是起源于脑干的迷走神经，临床上常用Cyberonics公司生产的迷走神经刺激器系列（vagus nerve stimulator，VNS），这款产品主要是神经控制假体刺激系统，其临床应用主要是抗癫痫治疗。

3. DBS术后可能的不良事件　DBS植入手术虽然较脑毁损手术对人体的损伤小，但DBS术后仍然可能会发生多种不良事件。临床上常见的DBS相关不良事件主要分为以下3种类型。

（1）DBS手术相关不良事件：DBS术后患者常见的与手术相关的不良事件或并发症主要是出血或感染。此外，部分患者术后可能发生点痛、定向力障碍、肺栓塞等情况。但DBS手术相关的不良事件中，除颅内出血外，其余的不良事件或并发症并不会对手术患者造成永久性的损害。

（2）DBS设备相关的不良事件：与DBS设备相关的不良事件则主要是由电极错位而导致的电极重置引起的。此外，DBS系统的导线折断或者部分特殊情况可导致电极损坏腐蚀。

（3）DBS电刺激相关的不良事件：这种情况多是由电刺激导致脑内神经功能改变而引起的，常见的症状包括眼睑不能抬起、构音障碍、感觉异常、偏侧投掷症等。电刺激有关的不良事件一般较轻微，可以通过调整DBS系统的参数得以解决。

虽然DBS系统已经经过近20年的发展和临床应用，使DBS技术逐步成为临床治疗帕金森病的一种重要且有效的手段，但是DBS技术作为一项较新的技术，仍然存在许多需要改进的地方，如供电方案的优化、材料性能的提升等。虽然DBS术后患者的临床症状得以有效控制，但仍然无法完全解决帕金森病患者所伴随的症状。患者术后仍然需要结合药物治疗方案或综合治疗方案进行帕金森病的治疗。相信随着医学技术的迅猛发展，DBS技术对帕金森病的治疗所发挥的作用会与日俱增。

三、脑神经干细胞移植术

目前，虽然药物治疗和手术治疗给许多帕金森病患者带来了获益，但疗效仍存在时效性，且无法达到治愈的目的。近年来，神经干细胞对治疗帕金森病潜在应用价值正逐步被开发。神经干细胞移植在未来帕金森病的治疗中有着广阔的应用前景。

1. 神经干细胞特点　神经干细胞同其他干细胞类似，指的是具有多向分化潜能，同时具有产生神经元和神经胶质细胞的潜能，且有一定的自我更新能力的细胞群。神经干细胞广泛存在于哺乳动物的侧脑室室管附近的脑室下区、海马齿状回颗粒下层、纹状体和脊髓。与传统的神经细胞不同，神经干细胞在正常情况下可以通过对称分裂来进行扩增，增加神经细胞的数目。此外，神经干细胞可发挥治疗作用主要是因其还可以通过不对称的分裂而产生各种治疗疾病所需的神经细胞类型。相关研究表明，哺乳动物的神经干细胞在动物体内不仅具有很强的细胞自我繁殖的能力，同时具有一定的潜在的细胞迁移能力。成人脑内的神经干细胞主要存在于室周区，这些神经干细胞可以在一些特定的细胞因子的诱导下诱发神经干细胞向脑内的不同区域迁移，从而代替受损伤的脑细胞，包括神经胶质细胞和神经元。因此，这些神经干细胞所拥有的特殊性能为今后神经干细胞作为治疗帕金森病的手段提供了一定的理论根据。依据细胞迁移理论，临床工作者可以通过血管系统或脑室系统把神经干细胞植入体内，神经干细胞具备自身迁移的能力，因此其可以到达神经病变的区域，修补受损神经，从而发挥治疗作用。

2.神经干细胞移植　人脑内终生都有神经干细胞，其在脑内能够不断产生新的神经元。但是受损伤的人脑并不能成功自我修复。主流观点认为，这主要是因为人类脑内存在的神经干细胞的数量太少，因此，只要扩增神经干细胞的数量，类似帕金森病的很多疾病的治疗研究将会上一个崭新的台阶。

未来应用神经干细胞移植术治疗帕金森病的潜在应用方式主要有以下两种。

（1）通过介入手术：直接将体外处于特定分化时期的具有最佳治疗状态的神经干细胞移植入帕金森病患者的黑质纹状体中发生神经病变的部位。

（2）利用分子生物学中的基因转染方法：将携带帕金森病相关治疗基因的特定的神经干细胞通过手术移植入帕金森病患者的神经病变部位。干细胞进入帕金森病患者体内后，可以游走至脑内，使纹状体内原有的已经受损的用以合成多巴胺的神经功能得以恢复。

3.未来神经干细胞移植在治疗帕金森病中的应用展望　虽然相关研究结果表明神经干细胞具备治疗帕金森病的潜能，其临床应用前景光明，然而目前神经干细胞移植仍存在费用高等问题。此外，神经干细胞在移植后发挥治疗帕金森病作用的具体的分子作用机制、免疫排斥问题还有待进一步研究。其能否在人类身上得到优于药物治疗或传统手术治疗的效果，目前尚未可知。随着分子生物学相关技术的发展和研究人员对帕金森病发病机制的深入研究，通过手术将神经干细胞移植入帕金森病患者体内以治疗帕金森病有着十分光明的应用前景。

第四节　康复治疗

帕金森病患者发病的主要临床表现为静止性震颤、运动迟缓、步态障碍、肌肉僵硬、姿势障碍等，同时患者常伴随着认知功能障碍、睡眠功能障碍、情绪障碍等情况。帕金森病的患者以老年人为主，因此患者常存在大小便异常、身体不同部位疼痛、易产生疲劳感等非运动症状。帕金森病患者的临床症状复杂多样，且随着疾病的进展，帕金森病的相关症状会严重影响帕金森病患者的正常活动能力，进而影响其自主生活的能力，造成帕金森病患者的生活质量逐步下降，同时有可能影响患者家庭的整体生活质量。目前，临床上治疗帕金森病仍然是以口服抗帕金森病药物治疗为主，其次是帕金森病的手术治疗。相关内容在前面的章节已有介绍。然而，随着对帕金森病的认识和医学水平的提升，帕金森病的综合治疗目前正被越来越多的学者乃至医务工作者认同。其中，对帕金森病患者在日常生活中及日常药物治疗过程中同时进行康复治疗可以逐步改善或缓解帕金森病患者所伴随的多种功能障碍，因此其可作为逐渐改善和提升帕金森病患者自主生活能力的重要措施。目前，用于帕金森病患者的常规康复治疗方式主要包括物理康复治疗、语言－言语治疗及作业治疗。其最终目标是改善帕金森病患者的相关症状，恢复运动功能和非运动功能，以逐步提升帕金森病患者乃至帕金森病患者家庭的整体生活质量。

目前，临床上对人体功能的健康状况分类与判断主要依据世界卫生组织发布的《国际功能、残疾和健康分类》。这套分类标准将人体的各项功能状况结合日常生活分成3个维度。第一个维度是身体功能与结构，主要用于评估人体的功能与结构是否正常。第二个维度是帕金森病患者个体独立完成任务或特定动作的能力，主要用于评估个人的自理能力及个体生活质量情况。第三个维度是帕金森病患者参与家庭日常活动及社会活动的能力，这个维度主要用于对生活质量进行最高标准的评估。在这套分类体系中，疾病和随之而来的功能障碍与环境因素的联系更加紧密。个人的健康状况在这里被认为与环境因素密切相关。对于帕金森病患者，其日常所伴随的运动症状（如运动异常）和非运动症状（如认知功能障碍）均会对患者本身造成程度不同的损伤，并导致身体不同部位的功能障碍。帕金森病的康复治疗则主要是通过一系列方法，对患者所出现的不同程度的功能障碍进行全面的评估，并依据评估结果对患者制订个体化的康复治疗方案，实现帕金森病患者在药物治疗基础上的康复的精准治疗。综上所述，帕金森病患者在进行康复治疗过程中所设定的主要目的是在患者日常药物治疗的基础上，通过康复治疗加强患者的自我管理能力，提升患者参与日常社会活动的能力，以最大限度地改善或者延缓帕金森病及其相关症状的进展，最终提高帕金森病患者及其家庭的日常生活质量。

帕金森病患者的症状和身体功能状态存在较大的个体差异，因此帕金森病的康复治疗同样需要针对患者个体特征构建个体化治疗方案。对于帕金森病早期患者，由于各种症状和并发症较轻，康复治疗应主要为促进患者的自我管理、倡导积极的生活、鼓励患者适度参加运动活动，以改善患者体能。同时应当建议患者减少静坐时间，这样可以在一定程度上延缓活动受限情况的发生。对于中期或中晚期的患者，康复治疗应当以进行主动的功能训练为主，通过功能训练逐步维持或提高患者的活动能力，这样可以预防因机体功能状态不佳而发生跌倒。此外，针对处于这一时期的帕金森病患者，在进行康复治疗的过程中可以结合心理治疗方式逐渐加强其治疗疾病的信心，以提升康复治疗的效果。对于晚期的帕金森病患者，康复治疗则主要以维持患者各项器官的正常功能为主。此时，应当注意患者的心肺功能，避免强度过高的功能训练，同时应当注意在物理治疗过程中可能导致的关节损伤等情况。此外，由于帕金森病晚期患者的运动功能出现异常，运动能力受限，在康复治疗的过程中同样应当注意患者静脉血栓等并发症发生的可能性，及时依据患者病情调整康复治疗策略。具体的康复治疗策略如下所示。

一、运动功能的康复治疗

针对帕金森病患者运动功能异常进行的康复治疗策略主要包括躯体的运动功能、语言和表达能力及吞咽功能的康复治疗。这些功能的康复对于提升帕金森病患者的生活质量有着至关重要的作用。

（一）躯体运动功能的康复治疗

躯体的运动功能是帕金森病患者日常生活自理能力和参加社会活动的基础。躯体运动功能的康复治疗是帕金森病患者康复治疗的重中之重。临床上常用的促进躯体运动功能改善和恢复的康复治疗方法有以下几种。

（1）放松训练：通过深呼吸、思想放松等方法，对患者的躯体进行有节奏的运动，或者通过推拿按摩等方式改善患者的肌肉张力，从而起到缓解肌肉僵直的作用。

（2）关节训练：帕金森病患者关节功能的康复训练主要是为了增加患者关节的活动范围，其康复治疗方式主要是增加关节主动或被动的活动。但在康复过程中应当注意避免过度牵拉导致的患者疼痛。

（3）肌力训练：帕金森病患者的肌力训练主要是通过物理手法或者器械训练逐渐增加肌肉阻抗，提升患者四肢近端肌群及身体核心肌群的肌力。

（4）姿势训练：帕金森病患者的运动症状是最常见的症状之一，主要表现为姿势异常、肌肉僵直、平衡能力下降，进而表现为行走时步态异常。这是帕金森病患者容易跌倒受伤的主要原因。帕金森病患者姿势训练的侧重点是对患者躯干的屈曲姿势进行康复矫正，常用的方法是借助姿势镜结合肌力训练进行康复治疗。

（5）平衡训练：平衡能力的训练同样是为了防止帕金森病患者跌倒而进行的一项康复训练。与肌力训练和姿势训练不同，平衡训练的目标主要是调整患者的平衡感和平衡能力。常见的康复训练方式包括平衡板训练、睁眼闭眼平衡训练等。

（6）步态训练：帕金森病患者步态调整训练的主要目的是改善帕金森病患者行走时的步态异常。但与姿势训练不同，帕金森病患者的步态训练是一个动态过程。常用的康复治疗方法有水疗、步态及节律调整等方式。步态训练可以在一定程度上起到矫正患者躯体姿势的作用。此外，在步态训练过程中，结合心理治疗同样十分重要。在心理辅导过程中应当鼓励患者抬头挺胸，舒缓患者的紧张情绪，以提升步态训练的效果。在步态训练过程中可以结合音乐疗法。音乐疗法通过给患者播放有节奏的音乐可增强帕金森病患者的本体感觉能力。通过音乐播放和听觉提示可以改善患者的步态。

（7）手部训练：目标是提升帕金森病患者够取、操控、抓取、抓握的能力。通过日常的手部运动，如扣纽扣、玩保健球等方式，提升帕金森病患者手部活动的稳定性、协调性和准确性。

在临床实际过程中，帕金森病患者的躯体运动康复治疗不仅仅局限于某一种训练模式，通常是多种训练模式共同组合，以达到更好的康复目标。例如，在步态训练过程中结合音乐疗法和姿势训练，同时结合非运动康复训练模式进行综合康复训练。虽然躯体运动功能的康复训练在帕金森病的康复治疗过程中有着重要的作用，但其他非躯体运动功能的训练，如语言功能的训练和吞咽功能的训练同样是十分重要的。

（二）言语功能的康复治疗

帕金森病患者在中晚期或晚期会出现不同程度的语言功能和表达能力障碍，临床上常表现为音调改变、言语清晰度下降，更有些患者表现为发声困难。通常情况下，药物治疗及手术治疗并不能有效改善帕金森病患者的言语功能。因此，帕金森病患者需要通过语言康复训练来改善或延缓语言障碍。临床上常用的语言康复训练方式主要包括呼吸训练、发声训练和音调训练。

（1）呼吸训练：人类语言的发声主要是通过气流产生的震动而发出的。帕金森病患者在后期出现呼吸功能的障碍是导致帕金森病患者语言功能障碍的主要原因之一。中晚期乃至晚期的帕金森病患者常出现胸部肌肉功能及协调性下降，进而引起呼吸功能异常。在康复治疗的过程中，患者的呼吸功能得到改善后可以起到改善语言功能的效果。临床上常用的呼吸训练方法主要包括呼吸肌训练、缩唇呼吸训练、按时呼吸训练等。

（2）发声训练：帕金森病患者通过发声训练可以有效地改善和提升语言功能。临床上常用励-协夫曼语音治疗来改善和提升帕金森病患者的发声能力。这种康复治疗方法通过对帕金森病患者声带和喉部肌肉群进行控制，训练患者提升最大持续发声的时间，以逐步改善患者的发声。

（3）音调训练：是通过口颜面肌肉群（如唇和舌）的协调训练，改善患者口颜面部肌肉的僵硬程度，提升患者发音的音强、音调和音质等。

（三）吞咽功能的康复治疗

帕金森病患者可以通过对吞咽功能进行针对性的康复训练，改善患者完成吞咽动作的相关肌肉群的运动协调能力，增加患者吞咽器官的感知能力，使患者能够正常进食，以便患者在后期可以独立完成食物的摄取和水分的摄入，同时改善患者流涎的现象。目前，临床上改善吞咽功能的主要方式是促使患者进行唇、舌和下颌的物理康复训练。吞咽功能的康复治疗可以结合发声训练、呼吸训练得以强化，从而改善患者对自主呼吸控制的能力，减少吞咽过程中误吸的风险。

二、非运动功能的康复治疗

虽然运动功能的康复在帕金森病患者的康复治疗中占据着重要的地位，但非运动功能的康复治疗同样是十分重要的。临床上帕金森病患者的非运动治疗主要包括认知功能的康复治疗、情绪状态的康复治疗、睡眠稳定的康复治疗、疼痛控制的康复治疗、泌尿功能的康复治疗和肠道功能的康复治疗。

（一）认知功能的康复治疗

认知功能异常在帕金森病的早期发病阶段即可能出现，且伴随着帕金森病的进展，患者的认知功能异常会越发严重，会产生认知障碍进而转变为痴呆。认知功能的下降会给患者的日常生活质量带来严重的影响。非运动功能的康复治疗中，尤以认知功能的康复治疗最为关键。通过一定的康复训练，针对性地开展认知功能的康复训练可以逐步提高患者的认知水平，以维持或提升患者的生活自理能力。临床上常用的认知功能的康复治疗方法主要包括认知训练和认知刺激两种方式。认知训练的主要方式是对帕金森病患者开展注意力、执行力和空间感知能力的训练。训练内容应结合日常生活或日常工作的实际情况，从而促进患者认知功能的改善。认知刺激则是让帕金森病患者参加特定的活动，参与活动中的研讨项目，提高患者的社会认知能力。此外，运动训练也可以在一定程度上起到改善认知的作用。

（二）情绪状态的康复治疗

帕金森病患者在出现典型的疾病相关症状后，往往由于对疾病的认识不到位，随之可能出现情绪异常状态等问题，常见的情绪异常状态为焦虑、抑郁或情感障碍。虽然这些问题主要属于心理问题，可以通过心理疏导等方式逐步缓解，但是在帕金森病患者的康复治疗过程中结合心理治疗同样可以良好地改善帕金森病患者的情绪状态。通常采用的康复治疗方式主要包括参与社会活动、小组座谈等方式。

（三）睡眠稳定的康复治疗

帕金森病患者通常伴有睡眠问题，这与帕金森病患者群主要为老年人群有关。此外，帕金森病导致的脑神经功能异常同样是导致患者出现如失眠等睡眠障碍的原因之一。对于帕金森病患者的睡眠问题，应当根据患者产生睡眠问题或睡眠障碍的原因，针对性地构建个体化调整睡眠稳定性的康复治疗策略。临床上常用的稳定睡眠的康复治疗手段包括睡眠的控制疗法和睡眠的刺激控制疗法。睡眠的控制疗法是以控制患者在床上的非睡眠行为为主，以重新建立患者的睡眠与床的条件反射，提高睡眠效率。睡眠的刺激控制疗法则是以外界介入的手段改善患者睡眠时期所处的环境，使环境刺激更有利于促进患者的睡意，进而恢复患者卧床后的睡眠反射，使患者更易于入睡。两种方式结合可起到稳定帕金森病患者睡眠的作用。

（四）疼痛控制的康复治疗

帕金森病患者所伴随的疼痛形式是多种多样的，尤其以骨骼肌肉疼痛最为常见。此外，患者的精神状况异常，如出现焦虑或抑郁的情况同样可能加重帕金森病患者的相关疼痛。用于控制帕金森病患者疼痛状况的康复治疗方法主要包括中医推拿法、物理温热疗法、水疗法等。如果疼痛仍然无法缓解，必要的时候可以联合使用镇痛药。

（五）泌尿功能的康复治疗

中晚期帕金森病患者可能会伴有尿失禁的症状。盆底肌肉群训练可以增强患者盆底肌肉群的力量，进而提高患者的控尿能力。此外，通过进行膀胱扩张训练，可以增加患者的储尿能力，延长排尿间期，并逐步扩张膀胱的最大容量。在生活方面，出现尿失禁的帕金森病患者应当注意定量饮水。

（六）肠道功能的康复治疗

便秘是帕金森病患者常见的临床症状。对于便秘的患者，适当进行腹肌的训练或者盆底肌肉的训练可以起到促进排便的作用。此外，在康复治疗过程中，患者应当逐步养成定时排便的习惯，逐步建立定时的排便反射，以此促进肠道功能的改善。与此同时，帕金森病的综合治疗过程中所介绍的构建合理膳食同样是可以促进帕金森病患者排便的有效措施。

三、综合康复治疗管理

帕金森病的综合康复治疗管理的目标在于引导患者积极地面对疾病，同时缓解患者的运动障碍和运动异常症状，改善患者的非运动症状，从而提高患者的自理能力及参与社会活动的能力。

（一）健康教育

康复治疗手段在改善帕金森病患者症状方面发挥着重要的作用，健康宣教在帕金森病的综合康复治疗过程中同样具有重要的作用。帕金森病患者如果缺乏一定的自理能力，其监护人或家人的日常护理工作则在帕金森病患者的整个治疗过程中占据着重要的地位。针对患者日常护理所需要注意的事项，提供不同的个体化健康教育指导方案，有助于提高患者的生活质量。此外，健康教育同样可以起到调节帕金森病患者及其家属的心理状态的作用。

（二）维持良好的生活方式

积极健康的生活方式是帕金森病患者康复治疗能否成功的关键因素之一。帕金森病患者在日常生活中，应当依据自身功能障碍的程度，形成良好的运动方式，同时制订良好的家庭训练计划，使帕金森病患者有更好的参与度，逐步提升康复治疗对帕金森病患者运动能力和生活自理能力的效果。

四、康复治疗的注意事项

我国目前正逐步完善康复机构的建设，但帕金森病患者的日常康复治疗场所仍然应当主要是在患者日常生活或者工作的环境中。在专业性的康复医师或理疗师的协助下，帕金森病患者的日常康复应当依据患者的个体情况进行合理安排。当患者状态较好时，应当加强体能锻炼、运动技能锻炼和认知功能康复锻炼的比重。当患者处于功能受限的环境中或状态较差时，应当在保障患者安全的前提下，逐步突破帕金森病患者的活动受限，循序渐进地改善帕金森病患者的不良状态。

在患者日常康复过程中，应当给予适当强度的训练，每天 1～2 次为宜，且训练时间不要过长，一般以 0.5～1 小时为宜。每周锻炼的频次不宜过多，应注意身体的恢复时间。通常情况下以每周锻炼 5 天为宜。但是，如果帕金森病患者在进行康复治疗的过程中发生胸闷、恶心、胸痛、呼吸急促、晕厥、眩晕等情况，应当及时停止训练并及时就医诊治。这样才可以保障康复治疗发挥最佳的效果。

第五节 基因治疗

随着分子遗传学研究的进一步深入，近年来，研究者通过对双胞胎帕金森病患者及帕金森病患病家系进行连锁分析，均证明帕金森病的发病具有一定的遗传学基础。随着近年来基因检测技术的飞速发展，帕金森病的遗传学研究正逐步成为研究热点。基于遗传学进行帕金森病的病因分析，为明确疾病治疗带来了新的希望。然而，由基因突变或家族遗传性导致的帕金森病，往往通过药物治疗或手术治疗存在预后较差的情况。这主要源于传统的药物治疗和手术治疗无法从基因层面上解决帕金森病的发病问题。

早在20世纪60年代，美国遗传学家霍华德特·马丁·特明在对劳斯肉瘤病毒的研究中发现病毒可以携带遗传物质并将这些遗传物质代入细胞后稳定地遗传下去。这项发现从理论上证明细胞所需要的基因可以利用病毒为载体带入细胞里，这开启了基因治疗疾病的大门。霍华德·马丁·特明也因这项发现荣获了1975年的诺贝尔生理学或医学奖。然而，在之后的很长一段时间内，基因治疗人类疾病仅仅停留在实验室阶段。虽然从1990年左右开始了基因治疗的部分临床试验，但当时基因治疗的临床研究缺乏规范性，致使基因治疗的有效性难以确证。21世纪以后，基因治疗技术逐渐趋于成熟。2014年，用于β-珠蛋白生成障碍性贫血的基因治疗的临床试验顺利推进并取得了良好的试验效果，突显了基因治疗在未来治疗多种遗传性疾病中的作用。2016年以来，欧洲药品管理局和美国食品药品监督管理局（FDA）已经先后批准了6种基因治疗产品，用于治疗腺苷脱氨酶缺乏症、镰状细胞贫血、珠蛋白生成障碍性贫血、脊髓性肌肉萎缩等疾病。目前尚无帕金森病的基因治疗产品上市，但未来基因治疗用于帕金森病的治疗前景仍然十分广泛。下面将对帕金森病的遗传相关综合征及潜在的基因治疗方法进行介绍。

一、遗传性的帕金森综合征

遗传导致的帕金森病依据其染色体特性可分为常染色体显性遗传病和隐性遗传病两种类型。与传统的帕金森病主要发生于老年人群不同，遗传导致的帕金森病可以发生于儿童或青少年时期，但是其发病的症状与传统的帕金森病一致。此外，遗传导致的帕金森病患者常同时存在肝损伤、癫痫等症状。目前，遗传导致的帕金森病主要包含3种类型，即亨廷顿病、路易体病和肝豆状核变性。

（一）亨廷顿病

亨廷顿病又称亨廷顿舞蹈症，是一种常染色体显性遗传病，主要发生于成年以后，以20岁后发病率逐渐增高为特点，高发人群年龄主要集中在30～50岁。亨廷顿病的患者在发病初期会表现出明显的情绪波动，但随后便出现舞蹈样动作，因此亨廷顿病也称为舞蹈病。此外，部分亨廷顿病的患者同时存在癫痫发作。脑内异常放电后产生癫痫症状，且随着年龄的增长，患者会表现出明显的进行性体力减退和智力下降，进而逐渐变为痴呆。一般情况下，亨廷顿病的起病年龄越小，预后越差，机体的功能性衰退速度越快。当舞蹈样症状出现后，患者的心理障碍和运动障碍会随着疾病的发作而越来越严重。目前尚未有彻底治愈亨廷顿病的办法。

（二）路易体病

路易体病在20世纪末随着基因诊断技术的发展才逐渐被重视，属于非阿尔茨海默性痴呆，但两者在临床症状上面存在许多共同特征，同时患者的脑内神经病理学改变也存在共同特征。路易体病在临床上主要表现为认知能力的下降，同时存在帕金森病的症状。依据路易体在人脑内的不同分布状态，路易体病常分为脑干型疾病和皮质型疾病。脑干型的路易体病与传统的帕金森病相似。而皮质型的路易体病在脑内弥散分布，伴随着明显的注意力下降和视幻觉现象。随着认知功能障碍的出现和逐步加重，患者常反复出现意外跌倒和短暂性的意识障碍。患者会存在帕金森病的症状，但与传统的帕金森病发病情况相比，路易体病患者的发作时间短，不会持续发作。目前，路易体病的治疗同帕金森病类似，采用药物控制症状，但尚无根治手段。

（三）肝豆状核变性

肝豆状核变性又称为Wilson病，患者主要表现为肝功能异常，是一种常染色体隐性遗传病。患者存在代谢障碍，进而引起肝、肾、脑损害。临床表现与多发性硬化、帕金森病类似。患者发病时表现出肢体震颤。患者同时存在肝衰竭，少数患者会出现暴发性的疾病快速进展，进而导致死亡。目前，临床上采用药物治疗或低铜饮食治疗。药物治疗主要采用青霉胺、依地酸二钠钙、二巯丙醇等。该类疾病患者预后普遍较差，起病后生存期一般在10年以内。目前尚无根治手段。

二、帕金森病遗传相关基因

遗传性帕金森病主要分为常染色体显性遗传和常染色体隐性遗传。基因突变后导致的帕金森病症状与典型的晚发性和散发性帕金森病类似。常见致病基因如下所示。

（一）显性遗传基因

导致帕金森病的常染色体显性遗传基因主要包括*PARK1*、*PARK3*、*PARK4*、*PARK5*、*PARK8*等基因。*PARK1*基因编码α-synuclein蛋白的表达，是最先被发现与遗传性帕金森病相关的基因，位于染色体4q21上。常见的*PARK1*突变位点有3个，即A53T、A39P和E46K。*PARK3*位于染色体2q13，但其致病基因及该基因的编码产物目前尚未明确。*PARK4*位于染色体4q14216.3，，*PARK4*突变患者常在30岁左右便显出病理性症状，且疾病进展速度快。*PARK5*基因位于染色体4p14上，其编码人类的泛素C末端水解酶-1。目前，*PARK4*基因突变类型193 M被发现。突变基因携带者会出现静止性震颤并逐渐发展为肌强直、运动迟缓。*PARK8*基因位于染色体12p11.22q13上，包含51个外显子，编码富亮氨酸重复系列激酶2。*PARK8*突变位点较多，其导致的病理改变是多样化的，目前是临床研究的热点。

（二）隐性遗传基因

导致帕金森病的常染色体隐性遗传基因主要包括*PARK2*、*PARK6*和*PARK7* 3个基因。其中，*PARK2*基因突变最为常见，它是位于染色体6q25.2227上的基因，在日本人群中最先被发现。*PARK2*基因突变类型较多，目前已发现40多种突变类型，其中以点突变和外显子缺失最为常见。*PARK6*基因，也是*PINK1*基因，位于染色体1p35236上，属于较早发现的帕金森病相关致病基因。*PARK6*基因参与编码线粒体功能相关蛋白，基因突变后导致线粒体功能缺失。*PARK7*基因，也是*DJ21*基因，位于染色体1p36上，其突变频率较低，但突变人群起病年龄较早，疾病进展缓慢。

三、帕金森病的基因治疗

帕金森病的基因治疗目前尚未应用于临床，但其未来具有广阔的应用前景。目前，治疗帕金森病的基因治疗策略主要包括神经营养因子基因治疗和酶替代基因治疗两部分。

（一）神经营养因子基因治疗

在帕金森病的发病进程中，多巴胺能神经元功能的逐渐丧失是帕金森病相关症状出现和加重的主要原因之一。神经营养因子基因治疗为防止帕金森病患者的多巴胺能神经功能丧失带来了希望。目前，一些神经营养因子，如转化生长因子-α、核受体相关蛋白1、脑源性神经营养因子、血小板源性生长因子、胶质细胞源性神经营养因子均被证实具有改善神经元的功能，可发挥营养神经的作用。编码这些神经营养因子的基因如果转染至人体后，可提高相关神经营养因子的表达，则有可能阻止患者多巴胺能神经元变性失活，进而改善患者的症状。

（二）酶替代基因治疗

患者脑内除多巴胺能神经元功能丧失外，多巴胺含量的显著降低同样是患者出现临床症状的主要原因之一。人类脑内的多巴胺主要是由酪氨酸经酪氨酸羟化酶生成左旋多巴，再经芳香族氨基酸脱羧酶催化生成。此外，四氢生物蝶呤是酪氨酸羟化酶的辅酶，GTP环化水解酶1是四氢生物蝶呤合成所必需的酶。因此酪氨酸羟化酶、经芳香族氨基酸脱羧酶及GTP环化水解酶1的功能及活性均影响体内多巴胺的水平。酶替代基因治疗则是将编码这些酶的基因导入体内，提高相关酶的表达量，进而增加脑内多巴胺的合成，提高脑内多巴胺的含量，从而改善患者的临床症状，减少口服多巴胺类药物的剂量。

（三）调节神经递质的相关基因治疗

帕金森病患者脑内多巴胺能神经元功能的退行性改变使患者脑内神经核团出现过多的神经抑制性冲动，从而引起震颤、肌肉强直等症状。γ-氨基丁酸（γ-aminobutyric acid，GABA）是脑内重要的抑制性神经递质，可抑制帕金森病病理性兴奋，以此消除帕金森病症状。因此，通过基因治疗提高脑内GABA的浓度可以起到改善帕金森病临床症状的作用。

（四）miRNA和RNA治疗

近年来，随着对帕金森病致病基因研究的进一步深入，RNA在帕金森病致病过程的作用及其在治疗中的价值也逐渐被研究者和临床医师认识。近年来，miRNA和RNA干扰在帕金森病治疗中的应用前景得到了高度关注。miRNA是基因调控分子，在人体的多个生理功能和疾病发病过程中扮演着重要的角色。miRNA是神经元存活和分化的必需成分之一，多种miRNA与帕金森病的发生发展相关。由于体积小且易于导入，miRNA作为基因治疗的手段具有广阔的应用前景。RNA干扰技术则是通过使目的mRNA发生降解，使目标基因的表达沉默，从而抑制特定致病基因的表达，最终影响基因表达的致病蛋白或疾病相关受体的合成。目前，依靠RNA干扰技术可选择性地干扰帕金森病的发病相关蛋白mRNA的功能，阻止疾病相关蛋白质的翻译，减少体内疾病相关蛋白的水平，从而起到缓解症状的作用。miRNA与RNA干扰已经逐渐成为帕金森病基础研究和临床研究的热点，相关技术为帕金森病的治疗提供了新的希望。

四、基因治疗的载体

目前，基因治疗的方式主要分为两类，即直接体内治疗和间接体内治疗。直接体内治疗是指将目标基因直接转载入人体内进行表达。间接体内治疗，又称回体治疗，是指先在体外对治疗基因进行表达后，在通过转染进入体内。这些基因治疗方案均能够改善帕金森病患者的神经功能状态，且有助于患者疾病的改善。

（一）用于直接体内治疗的载体

腺病毒载体是最早用于基因转染的载体，目前在基因治疗的研究中具有广泛的应用。腺病毒载体可以容纳大量的外源基因，且滴度高，可以不依赖细胞分裂而直接转染细胞。目前，腺病毒携带酪氨酸羟化酶基因用于帕金森病大鼠的治疗效果已经得到证实。但是高滴度的腺病毒存在细胞致死的能力，其临床应用价值有待进一步确证。近年来，腺相关病毒载体在基因治疗中的应用效果逐步被证实。腺相关病毒载体是一种细小的 DNA 病毒，载体中的致病基因已被去除，其具有无致病性的特点，可以有效感染脑内的神经元。腺相关病毒载体同样可以携带诸如酪氨酸羟化酶等基因至目标神经元，以恢复神经元功能和活性。但是与腺病毒相比，腺相关病毒载体对于外源性基因的容量相对较小，这制约了腺相关病毒在基因治疗中的应用。腺相关病毒有多种亚型，目前用于帕金森病基因治疗研究的主要有腺相关病毒2、腺相关病毒8和腺相关病毒9。

单纯疱疹病毒1载体是目前帕金森病基因治疗中应用最多的一种载体。单纯疱疹病毒1载体是一种质粒型载体，载体中可以包含目的基因、启动子、终止信号，在转染后进行目的基因的表达，进而发挥治疗帕金森病的作用。然而病毒载体存在的细胞毒性和一定的免疫原性使其临床实用价值受到了严峻的考验。

（二）用于间接体内治疗的载体

间接体内治疗则是通过基因修饰技术在体外修饰细胞，将目标基因克隆到一个适宜的载体中，在体外导入异体或者自体的靶细胞内进行基因的表达，然后再将扩增后的目标产物植入患者脑内目标区域，以改善神经功能，起到治疗的目的。目前，用于回体基因治疗的载体主要是反转录病毒和真核表达质粒。而目标基因的表达载体则通常可以选用原代神经元、成纤维细胞、神经胶质细胞和神经元前体细胞等。其中，成纤维细胞在体外易于培养，基因转导效率高，移植后的排斥反应较小，因此其相关研究和应用较多，但目前仍然处于临床前研究阶段。

五、基因治疗的手术方式

基因治疗的目标是将目标基因或者目标产物诱导入患者体内，从而发挥基因治疗的作用。通过外科手术方式进行精准定位，才能将携带目标基因的载体导入靶细胞位置，进而将治疗基因整合入靶细胞中，发挥基因调控的治疗目的。虽然基因治疗尚未进入临床阶段，但基因载体可以通过立体定向术进行精准注射。

近年来，随着干细胞技术的快速进展，神经干细胞移植在治疗帕金森病中的作用越来越突出。神经干细胞易于体外分离和扩增，且具有自我定位的功能，可将目标基因整合入神经干细胞基因组中，以进行长期表达，因此其成为帕金森病基因治疗的新的治疗方式。虽然近年来一系列的研究结果显示出基因治疗在治疗帕金森病中的应用潜力和美好前景，但目前仍然有诸多问题亟待解决。基因治疗真正应用于帕金森病的临床治疗还有很长的路要走。目前，相关研究方向仍然主要聚焦在建立更加稳定、安全和有效的目标基因载体研究，治疗基因在体内长期稳定表达的研究，以及降低载体免疫原性的研究中。但是，随着生物工程和分子生物学技术的发展，基因治疗在未来有望从根本上治愈帕金森病。

参 考 文 献

蔡琼，靳令经，2015. 帕金森病基因治疗研究进展. 中国神经精神疾病杂志，（11）：701-705.

陈枕枕，牛昱宇，2018. 诱导多能干细胞在帕金森病治疗中的应用进展. 生物技术进展，8（6）：517-521.

林清，罗永杰，2016. 帕金森病药物治疗研究进展. 现代临床医学，42（2）：86-89.

隋辰，裴媛，2019. 帕金森病的康复治疗进展. 中医临床研究，11（9）：6-8.

张继瑶，唐强，朱路文，等，2018. 康复治疗帕金森病的最新研究进展. 神经损伤与功能重建，13（4）：193-195.

张路，刘颖，王含，2017. 帕金森病康复进展. 中国现代神经疾病杂志，17（5）：328-333.

中华医学会神经病学分会神经康复学组，中国微循环学会神经变性病专业委员会康复学组，中国康复医学会帕金森病与运动障碍康复专业委员会，2018. 帕金森病康复中国专家共识. 中国康复理论与实践，24（7）：745-752.

Damier P，Al-Hashel J，2017. Recommendations for the treatment of patients with Parkinson disease during ramadan. JAMA Neurol，74（2）：233-237.

Geraedts V J，Boon L I，Marinus J，et al，2018. Clinical correlates of quantitative EEG in Parkinson disease：a systematic review. Neurology，91：871-883.

Goodarzi Z，Ismail Z，2017. A practical approach to detection and treatment of depression in Parkinson disease and dementia. Neurol Clin Pract，7（2）：128-140.

Hamani C，Aziz T，Bloem B R，et al，2016. Pedunculopontine nucleus region deep brain stimulation in Parkinson disease：surgical anatomy and terminology. Stereotact Funct Neurosurg，94（5）：298-306.

Hawkins T，Berman B D，2017. Pimavanserin：a novel therapeutic option for Parkinson disease psychosis. Neurol Clin Pract，7（2）：157-162.

Kaasinen V，Vahlberg T，2017. Striatal dopamine in Parkinson disease：a meta-analysis of imaging studies. Ann Neurol，82（6）：873-882.

Kalia L V，Lang A E，2016. Parkinson disease in 2015：evolving basic，pathological and clinical concepts in PD. Nat Rev Neurol，12（2）：65-66.

Kogan M，McGuire M，Riley J，2019. Deep brain stimulation for Parkinson disease. Neurosurg Clin North America，30：137-146.

Limousin P，Foltynie T，2019. Long-term outcomes of deep brain stimulation in Parkinson disease. Nat Rev Neurol，15：234-242.

Oertel W，Schulz J B，2016. Current and experimental treatments of Parkinson disease：a guide for neuroscientists. J Neurochem，139（Suppl 1）：325-337.

Peng L，Fu J，Ming Y，et al，2018. The long-term efficacy of STN vs GPi deep brain stimulation for Parkinson disease：a meta-analysis. Medicine，97：e12153.

Rizek P，Kumar N，Jog M S，2016. An update on the diagnosis and treatment of Parkinson disease. CMAJ，188（16）：1157-1165.

Schulz J B，Hausmann L，Hardy J，2016. 199 years of Parkinson disease - what have we learned and what is the path to the future? J Neurochem，139（Suppl 1）：3-7.

Sharma V D，Sengupta S，Chitnis S，et al，2018. Deep brain stimulation and sleep-wake disturbances in Parkinson disease：a review. Front Neurol，9：697.

Surmeier D J，Obeso J A，Halliday G M，2017. Selective neuronal vulnerability in Parkinson disease. Nat Rev Neurosci，18（2）：101-113.

Sweta B，Florian K，Jose-Alberto P，et al，2017. Diffusion-weighted MRI distinguishes Parkinson disease from the Parkinsonian variant of multiple system atrophy：a systematic review and meta-analysis. PloS One，12（12）：e0189897.

Umemura A，Oyama G，Shimo Y，et al，2016. Current topics in deep brain stimulation for Parkinson disease. Neurol Med Chir（Tokyo），56（10）：613-625.

Williams D R，Evans A H，Fung V S C，et al，2017. Practical approaches to commencing device~assisted therapies for Parkinson disease in Australia. Intern Med J，47（10）：1107-1113.

第3章

抗帕金森病药物

第一节 概　　述

近年来，抗帕金森病的新药发展较慢，临床最常用的药物仍然是复方左旋多巴制剂，即左旋多巴与外周脱羧酶抑制剂的复合制剂，随着帕金森病患者长期应用左旋多巴，其药效逐渐减弱，辅助药物的补充及复方制剂的应用可增强药物治疗效果。随着医疗水平的进步，帕金森病患者对疗效好、不良反应小的新型抗帕金森病药物充满渴望，期望抗帕金森病治疗药物能快速发展，从而更加有效地改善患者症状，提高患者生活质量。

（一）抗帕金森病药物的作用机制

帕金森病的药物治疗主要与补充多巴胺或模拟多巴胺的活性有关。随着疾病的发展，患者在药物治疗有效与否之间追求平衡，通常需要多次调整药物剂量和给药方案，以及添加或去除辅助药物才能达到理想的治疗效果。抗帕金森病药物主要包括多巴胺能药和抗胆碱药，治疗目的是恢复多巴胺能和胆碱能之间的平衡。多巴胺递质通过延缓内源性多巴胺代谢，直接刺激多巴胺受体或者增强内源性多巴胺的释放，来补充多巴胺。有时候需要不同作用机制的药物同时使用才能够达到最佳控制症状的目的。

（二）抗帕金森病药物的选择

帕金森病用药原则以达到有效改善症状、恢复工作能力和维持理想生活质量为目标。帕金森病的治疗提倡早诊断、早治疗，坚持"剂量滴定"以避免产生药物的急性副作用，力求实现"尽可能以小剂量达到满意临床效果"的用药原则，避免或减少运动并发症尤其是异动症的发生。治疗应遵循一般原则，也强调个体化治疗。不同患者的用药需要综合考虑患者的疾病特点（是以震颤为主，还是以强直少动为主）和疾病严重程度，以及有无认知障碍、发病年龄、就业状况、有无共病、药物可能的副作用、患者的意愿、经济承受能力等因素。尽可能避免、延缓或减少药物的副作用和运动并发症。使用左旋多巴治疗帕金森病时不能突然停药，以免发生撤药综合征。首选药物原则如图3-1所示。

不伴有智能减退的早发型患者，有如下用药选择：①非麦角类多巴胺受体激动剂；②单胺氧化酶B（monoamine oxidase B，MAO-B）抑制剂；③金刚烷胺；④复方左旋多巴；⑤复方左旋多巴＋儿茶酚-O-甲基转移酶（catechol-O-methyltransferase，COMT）抑制剂。首选药物并非按照以上顺序，需根据不同患者的具体情况选择不同方案。若遵照美国、欧洲的治疗指南，应首选方案①、②或⑤；若患者由于经济原因不能承受高价格的药物，则可首选方案③；若因特殊工作之需，力求显著改善运动症状，或出现认知功能减退，则可首选方案④或⑤；也可在小剂量应用方案①、②或③时，同时小剂量联合应用方案④。在震颤明显而其他抗帕金森病药物疗效欠佳的情况下，可选用抗胆碱能药，如苯海索。

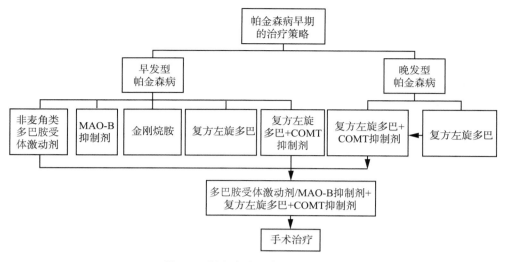

图3-1 帕金森病早期的治疗策略

MAO-B，单胺氧化酶B；COMT，儿茶酚-O-甲基转移酶

对于晚发型或伴有智能减退的患者，一般首选复方左旋多巴治疗。随着症状的加重，疗效减退时可添加多巴胺受体激动剂、MAO-B抑制剂或COMT抑制剂治疗。因具有较多的副作用，老年男性患者尽可能不应用抗胆碱能药物。

（三）药物副作用

神经系统不良反应是抗帕金森病药物最易出现的不良反应。在药物治疗后期，可能出现异动症（如舞蹈病样动作或手足徐动症），减少用药剂量通常能使症状消除或耐受。随治疗时间的延长，也可能出现治疗反应的波动，包括冻结发作、剂末现象和"开-关"现象等。通常可以通过调整剂量或少量多次给药来消除或者使其耐受，随后可逐步增加剂量以增强疗效。个别可能出现味觉丧失或味觉障碍，也可引起嗜睡。

精神症状的不良反应包括接受多巴丝肼治疗的患者可能出现抑郁，这也可能是帕金森病的一种临床表现。同时也可能发生激动、焦虑、失眠、幻觉、妄想和定向力障碍。

第二节 常用抗帕金森病药物

一、抗帕金森病药物的分类

1.拟多巴胺药

（1）多巴胺前体：左旋多巴是最有效的控制帕金森病症状的药物，其可透过血脑屏障，通过脱羧基作用转化为多巴胺，从而补充脑内多巴胺。通常与外周脱羧酶抑制剂合用，可减少外周左旋多巴转化为多巴胺，同时减轻外周多巴胺引起的不良反应。

（2）外周脱羧酶抑制剂：苄丝肼和卡比多巴本身没有多巴胺能作用，但与左旋多巴合用可提高左旋多巴的利用率并减轻其不良反应。

（3）COMT抑制剂：如恩他卡朋和托卡朋，主要作为辅助用药，用于左旋多巴和脱羧酶抑制剂合用时出现的症状波动，可增强左旋多巴的作用。当左旋多巴与外周脱羧酶抑制剂合用时，氧位甲基化为左旋多巴主要的代谢形式，外周COMT抑制剂可抑制这一过程，增强脑内左旋多巴的作用，减少左旋多巴的给药剂量和次数。

（4）多巴胺受体激动剂：包括非麦角类吡贝地尔、普拉克索、罗匹尼罗、罗替高汀、阿扑吗啡，以及麦角类溴隐亭、卡麦角林和利舒脲等。多巴胺受体激动剂可直接刺激突触后多巴胺受体。目前大多推荐非麦角类多巴胺受体激动剂为首选药物，尤其适用于早发型帕金森病患者的疾病初期，因这类长半衰期制剂能避免对纹状体突触后膜的多巴胺受体产生"脉冲"样刺激，从而预防或减少运动并发症的发生，延迟左旋多巴开始治疗的时间。对于老年人，当左旋多巴单独使用疗效减退或者不能耐受时，多巴胺激动药可作为添加用药。多巴胺受体激动剂对减轻左旋多巴"关"的周期有作用，可以改善疾病后期的症状波动。

2. 抗胆碱药　治疗帕金森病常用的抗胆碱药包括苯扎托品、邻甲苯海拉明、卡马特灵和苯海索，国内主要应用苯海索。与左旋多巴相比，抗胆碱药治疗帕金森病的作用较弱，其可减轻震颤的症状，但对运动迟缓没有效果。对于症状较轻患者的初始治疗，抗胆碱药可单独使用或与其他药物联合治疗。对于震颤明显的患者，抗胆碱药可用于左旋多巴后期的辅助治疗。同时抗胆碱药口干的作用可改善帕金森病流涎的并发症。但抗胆碱药可造成认知损害的不良反应，限制了其在顽固性震颤或肌张力障碍患者中的应用。

3. 选择性单胺氧化酶B抑制剂　主要有司来吉兰和雷沙吉兰。早期治疗时单独应用可延缓左旋多巴开始治疗的时间。在严重帕金森综合征患者中与左旋多巴合用，具有剂量节约效应，对反复发病的患者有益。同时这类药物具有保护神经的作用。

4. 其他　金刚烷胺是抗胆碱活性较弱的多巴胺激动剂，其抗帕金森病作用弱于左旋多巴，可以改善肌张力障碍、震颤和强直，对改善异动症有帮助。

二、常用抗帕金森病药物

（一）多巴丝肼（levodopa and benserazide）

【性状】　左旋多巴为白色粉末或类白色结晶性粉末；无臭，无味。在水中微溶，在乙醇、氯仿或乙醚中不溶；在稀酸中易溶。盐酸苄丝肼为白色或类白色结晶性粉末；有引湿性；遇光变色。在水中易溶，在甲醇中略溶，在乙醇或丙醇中不溶。多巴丝肼为加有着色剂的淡红色片。

【药理学】　多巴丝肼为苄丝肼与左旋多巴的复方制剂。多巴胺为脑中的一种神经递质，帕金森病患者脑基底神经节中多巴胺含量不足。左旋多巴为多巴胺的前体药物，本身无药理活性，通过血脑屏障进入中枢后，可经多巴脱羧酶作用转化成多巴胺而发挥药理作用。吸收入血的左旋多巴约98%被外周存在的多巴脱羧酶转变为多巴胺，多巴胺不易透过血脑屏障。外周循环中的左旋多巴只有1%进入中枢转化成多巴胺后发挥作用，大部分左旋多巴不能达到基底神经节，而外周产生的多巴胺常引起不良反应。苄丝肼为外周多巴脱羧酶抑制剂，不易进入中枢，仅抑制外周左旋多巴转化为多巴胺，使循环中左旋多巴含量增加5～10倍，因而使进入中枢的左旋多巴增多。两者合用既可降低左旋多巴的外周心血管系统的不良反应，又可减少左旋多巴的用量。左旋多巴口服吸收迅速，口服后约80%由小肠吸收，空腹服用后1～3小时血药浓度达峰值。若与高蛋白、高脂食物同服可影响吸收。主要由肾排泄，血浆半衰期（$t_{1/2}$）为1～3小时。

【适应证】　用于治疗帕金森病、症状性帕金森综合征（脑炎后、动脉硬化性或中毒性），但不包括药物引起的帕金森综合征。

【**用法用量**】 口服给药，给药剂量应个体化。

1.初始剂量 推荐剂量为第1周1次给药100 mg（以左旋多巴计），1日3次。随后将每日剂量增加100 mg（以左旋多巴计），1周增加1～2次，直至达到最佳治疗量。有效剂量通常为1日400～800 mg（以左旋多巴计），分3～4次服用。如日剂量超过600 mg（以左旋多巴计），应减慢加量速度；如日剂量超过800 mg（以左旋多巴计），加量时应以月为间隔。

2.维持剂量 平均维持量为1次200 mg（以左旋多巴计），每日3次。如疗效出现显著波动（如"开-关"现象），可改为1次50 mg（以左旋多巴计）并增加相应的给药次数（缩短给药间隔），保持日剂量不变。

3.从单用左旋多巴转为多巴丝肼治疗 如用多巴丝肼替代单用左旋多巴，则多巴丝肼的日剂量（以左旋多巴计）为单用左旋多巴日剂量的20%。密切观察患者，必要时增加用量，如病情恶化可提前加量。

【**注意事项**】

1.开角型青光眼、心血管疾病、肺部疾病、内分泌疾病、精神障碍、骨软化症、肝肾疾病及有消化性溃疡病史者慎用。

2.长期应用对肝脏有损害，可发生黄疸、氨基转移酶升高。

3.长期应用可引起嗅、味觉改变或消失，唾液、尿液及阴道分泌物变为棕色。

4.可增强患者性功能。青春期应用可使第二性征发育过度，增强性功能。

5.对检测值或诊断的影响：左旋多巴可使尿检酮体呈假阳性。可能使Coombs试验呈假阳性结果。

6.可能引起嗜睡或突然睡眠发作，驾驶或操作机械时应谨慎。

【**禁忌证和禁忌人群**】

1.禁用于内分泌疾病、肾损伤、肝损伤或心脏疾病的失代偿期。

2.禁用于精神类疾病、闭角型青光眼的患者。

3.禁用于妊娠期及未采用有效避孕措施的有潜在妊娠可能的妇女。

4.禁用于哺乳期妇女。

5.禁用于25岁以下的患者（必须是骨骼发育完全的患者）。

【**药物不良反应与处理措施**】 多巴丝肼不良反应较多，因用药时间较长很难避免。主要由外周产生的多巴胺过多引起。适当调节剂量可使不良反应减轻。不良反应包括以下几种。

1.胃肠道反应 恶心、呕吐、食欲缺乏常见于治疗初期，特别是剂量增加太快时，约80%患者可产生。可用与食物、饮料同服或者缓慢增加服用剂量等方式加以控制。

2.直立性低血压 是最常见的心血管系统反应，可能伴有头晕和眩晕。心律失常也有报道，高血压偶见。

3.精神症状 老年人和有类似病史的患者易出现，表现为激动、焦虑、欣快感、噩梦、失眠，有时还可表现为困倦和抑郁。更严重的表现为有攻击性、妄想、幻觉、谵妄、严重抑郁伴或不伴自杀行为和精神病。精神症状多发生于脑炎后帕金森综合征或有精神障碍病史的患者。通常须减少多巴丝肼剂量或停药。

4.运动并发症 包括症状波动和异动症，是多巴丝肼的剂量限制性不良反应，是治疗过程中最常见的不良反应，随着治疗持续时间延长，出现的频率也会增加。症状波动主要包括"开-关"现象（突然多动不安为"开"，而后出现肌强直运动不能为"关"）、剂末恶化和冻结发作。"开-关"现象见于年龄较小的患者，在用药后约一年以上的部分患者中出现。可采用减少剂量或静脉注射左旋多巴反转或控制这一现象。症状波动现象可能是因为纹状体多巴胺受体对多巴胺敏感阈值较窄。当服用多巴丝肼浓度达高峰时，可出现运动障碍；当多巴胺浓度降低时反转为无动状态，产生一日内运动症状的显著波动。适当调整服用时间与方法，小剂量分多次服，可减轻波动现象。异动症又称运动障碍，包括剂峰异动症、双相异动症和肌张力障碍，可通过减少每次多巴丝肼的服用剂量控制。帕金森综合征也可出现异动症和症状波动的并发症，因此长期接受治疗的患者出现症状表现，可考虑病情引起而非多巴丝肼的作用。

5.不良反应发生率　主要不良反应中，75%的患者出现运动障碍，25%的患者出现精神障碍，40%～50%的患者出现恶心和呕吐，可逐渐恢复，25%～30%的患者出现无症状低血压。少见的不良反应包括心律失常、心悸和潮红、常伴多汗、高血压、多尿、尿失禁和尿潴留。罕见的不良反应包括腹痛、便秘、腹泻、瞳孔散大、视物模糊、复视、青光眼，头痛，喘鸣，气促及感觉异常。

如在治疗初期出现较严重的不良反应，则不应再增加剂量，可维持剂量不变甚至减量，但较少需要中断治疗。当不良反应消失或可以耐受时，日剂量可重新增加，但加量应更加缓慢。

【药物过量与救治】　过量时的症状与体征和治疗剂量下的不良反应相同，仅在程度上更为严重。过量时应立即催吐、洗胃，采取增加排泄的措施，并进行相应的对症治疗和支持疗法。

【相互作用】

1.神经阻滞剂，阿片类及含利血平的抗高血压药可抑制多巴丝肼的作用。

2.不可与非选择性单胺氧化酶抑制剂（包括单胺氧化酶A抑制剂和单胺氧化酶B抑制剂）合用，但选择性单胺氧化酶B抑制剂（如司来吉兰和雷沙吉兰）和选择性单胺氧化酶A抑制剂（如吗氯贝胺）除外。如正在服用非选择性单胺氧化酶抑制剂，应至少停药两周后再开始服用多巴丝肼，否则可能会出现高血压危象等不良反应。

3.不可与拟交感神经类药合用，包括兴奋交感神经系统的肾上腺素、去甲肾上腺素、异丙肾上腺素或苯丙胺等，多巴丝肼可增强这类药物的作用，如需合用应严密监测心血管反应并减少拟交感神经类药物的用量。

4.吩噻嗪类和丁酰苯类抗精神病药可拮抗黑质纹状体多巴胺受体，引起锥体外系运动失调，拮抗左旋多巴的作用，不宜与多巴丝肼合用。

5.使用氟烷进行全身麻醉时，应在术前12～48小时停用多巴丝肼。

6.进食高蛋白膳食可使多巴丝肼药效下降。

【制剂与规格】

1.多巴丝肼片　左旋多巴200 mg与苄丝肼50 mg（相当于盐酸苄丝肼57 mg）。

2.多巴丝肼胶囊　①左旋多巴100 mg与苄丝肼25 mg；②左旋多巴200 mg与苄丝肼50 mg。

【药物储藏和保存】　遮光，密封，在阴凉（不超过20℃）干燥处保存。

【药学监护】

1.开角型青光眼患者应定期测量眼压。

2.有冠状动脉疾病、心肌梗死、心律失常、心力衰竭病史者，用药期间应定期密切监测心功能。

3.糖尿病患者应密切监测血糖，并根据血糖水平调整抗糖尿病药物的剂量。

4.治疗期间若同时使用抗高血压药，应监测血压。

5.长期用药应定期监测血常规，肝、肾功能。

6.注意患者用药期间不可骤然停药，骤停药物可能会导致危及生命的类抗精神病药恶性综合征反应，如高热、肌肉强直、可能的心理改变、血清肌酐磷酸激酶升高等。

7.高蛋白食物会使药效下降，最好在餐前30分钟或餐后1小时服用多巴丝肼。如出现胃肠道不良反应，可与食物、饮料同服缓解。

8.用药期间如果坐卧后迅速起身，可能出现头晕，动作需缓慢。

（二）卡比多巴–左旋多巴（carbidopa-levodopa）

【性状】　卡比多巴为白色或类白色绒毛状结晶，几乎无臭；在水或甲醇中微溶，在乙醇或三氯甲烷中几乎不溶，在稀盐酸中易溶。左旋多巴为白色粉末或类白色结晶性粉末；无臭，无味；在水中微溶，在乙醇、氯仿或乙醚中不溶，在稀盐酸中易溶。卡比多巴-左旋多巴片剂为淡粉色、略带黄色的椭圆形片。

【药理学】 左旋多巴在脑内通过脱羧形成多巴胺从而缓解帕金森病的症状。卡比多巴是一种芳香氨基酸脱羧酶抑制剂，不能通过血脑屏障，仅抑制外周左旋多巴的脱羧作用，从而使更多的左旋多巴进入脑内，故能减少左旋多巴的用量，减少胃肠道和心血管系统的不良反应，特别是外周组织中与多巴胺形成有关的不良反应。

【适应证】 用于原发性帕金森病和脑炎后、症状性（一氧化碳或锰中毒）帕金森综合征。服用含吡多辛（维生素B_6）的维生素制剂的帕金森病或帕金森综合征的患者。对以前用过左旋多巴-脱羧酶抑制剂复方制剂或单用左旋多巴治疗有剂末恶化、峰剂量运动障碍、运动不能等特征的运动失调，或有类似短时间运动障碍现象的患者，可减少"关"的时间。

【用法用量】

1.未用过左旋多巴的患者，推荐起始剂量为1次卡比多巴50 mg/左旋多巴200 mg，每日2～3次。左旋多巴的起始剂量不可高于1日600 mg或给药间隔时间不可短于6小时。

2.正在使用左旋多巴-脱羧酶抑制剂复方制剂的患者，卡比多巴-左旋多巴的剂量应调整至左旋多巴的日剂量比原剂量高10%，根据疗效，左旋多巴的日剂量可能需增加30%。在白天，两剂间隔时间为4～8小时。具体可参见表3-1。

3.单用左旋多巴的患者在改用卡比多巴-左旋多巴时，须至少停用左旋多巴12小时。轻、中度疾病患者的初始剂量为1次卡比多巴50 mg/左旋多巴200 mg，1日2～3次。

4.剂量调整。治疗开始后，可根据疗效调整剂量和给药间隔。多数患者1日仅需2～8片（按每片卡比多巴50 mg/左旋多巴200 mg），分数次服用，白天给药间隔时间为4～12小时。当给药间隔时间短于4小时或每次剂量不等时，将较少的剂量于当日最后1次给予，部分患者早晨第1剂缓释片的起效时间会比普通片延迟1小时。建议每次剂量调整间隔至少为3日。

表3-1　卡比多巴-左旋多巴代替左旋多巴-脱羧酶抑制剂复方制剂的剂量表

左旋多巴-脱羧酶抑制剂（以左旋多巴计）	卡比多巴-左旋多巴（50 mg/200 mg）
1日300～400 mg	1次1片，1日2次
1日500～600 mg	1次1.5片，1日2次或1次1片，1日3次
1日700～800 mg	1日4片，分3次或3次以上服用（如上午和下午分别1.5片，晚上1片）
1日900～1000 mg	1日5片，分3次或3次以上服用（如上午和下午分别2片，晚上1片）

【注意事项】

1.房性、结性或室性心律失常者，近期有心肌梗死史者及其他严重心血管疾病患者慎用。

2.内分泌疾病患者、有惊厥史、肝肾疾病患者、慢性开角型青光眼患者、肺部疾病（包括支气管哮喘）患者慎用。

3.有服药期间日间活动时突然入睡的报道，用药期间应谨慎驾驶或操作机械，已出现嗜睡或突然入睡症状的患者应避免以上活动。

4.对检验值或诊断的影响。可造成测定尿酮体试纸测试呈假阳性反应，即使煮沸尿标本仍会出现。可造成葡萄糖氧化酶法测定尿糖时出现假阴性。可引起血浆及尿液中儿茶酚胺及其代谢物的浓度假性升高，而误诊为嗜铬细胞瘤。

【禁忌证和禁忌人群】

1.闭角型青光眼禁用。

2.疑有皮肤损伤或有黑素瘤病史的患者禁用。

3.妊娠期妇女。已知卡比多巴-左旋多巴可导致家兔内脏和骨骼发育异常，但对人体的作用尚不明确，妊娠期妇女或可能妊娠的妇女用药应权衡利弊。FDA对其的妊娠安全性分级为C级。

4.左旋多巴可随乳汁排泄，尚不明确卡比多巴是否随乳汁排泄，哺乳期妇女应停药或停止哺乳。

5.不推荐用于18岁以下患者。

【药物不良反应与处理措施】

1.最常见的不良反应为运动障碍。出现运动障碍时，应减少卡比多巴-左旋多巴的剂量。

2.其他较常见的不良反应（2%以上）：恶心、幻觉、精神错乱、头晕、舞蹈病和口干。

3.较少出现的不良反应（1%～2%）：梦异常、肌张力障碍、嗜睡、失眠、抑郁、虚弱、呕吐和厌食。

【药物过量与救治】 过量时可使不良反应明显加重，并可导致严重心律失常。急性过量时，维生素B_6不能逆转药物的作用，应给予一般支持性治疗，立即洗胃，保持呼吸道畅通，谨慎给予静脉液体，应密切监测心电图，以观察是否出现心律失常，必要时给予适当的心律失常药对症治疗，透析对药物的清除效果尚不明确。

【相互作用】

1.不能与非选择性单胺氧化酶抑制剂合用，至少停药2周后才可开始服用卡比多巴-左旋多巴。

2.与降压药合用时可能出现症状性直立性低血压，需调整降压药的剂量。

3.与硫酸亚铁、多糖铁等铁剂合用会降低其生物利用度。

4.与多巴胺D_2受体拮抗剂（如吩噻嗪类、丁酰苯类和利培酮）和异烟肼合用可降低左旋多巴的疗效。

5.苯妥英和罂粟碱可逆转左旋多巴的疗效。

6.不建议与多巴胺消耗剂（如利血平和四苯喹嗪）合用。

7.与司来吉兰合用可能出现严重的直立性低血压。

【制剂与规格】

1.复方卡比多巴片25 mg/250 mg（卡比多巴/左旋多巴）。

2.卡左双多巴缓释片/控释片50 mg/200 mg（卡比多巴/左旋多巴）。

3.卡比多巴-左旋多巴肠内混悬液（由美国FDA 2015年1月9日批准上市）。

【药物储藏和保存】

1.片剂 避光，密封，在干燥处保存。

2.缓释片/控释片 避光，在30℃以下干燥处保存。

【药学监护】

1.服用控释剂型可整片或半片服用，但须完整吞服药片，不要咀嚼或碾碎后服用。

2.突然停药可能出现抗精神病药恶性综合征，如肌肉强直、体温升高、精神变化，须在医师指导下逐渐减停药物，不可擅自停药。

3.食物中的蛋白质可能影响药物的吸收，需在专业人员指导下保持蛋白质的均衡摄入。

4.铁剂（如多糖铁、右旋糖酐铁、琥珀酸亚铁）可减少卡比多巴-左旋多巴的吸收，需在服用卡比多巴-左旋多巴3小时前或2小时后服用铁剂。

5.定期检查血液系统、心血管系统、肝肾功能，评估是否出现药物不良反应。

6.服用左旋多巴患黑素瘤的风险高于常人，需定期进行皮肤检查，监测黑素瘤的发生。

7. 服药期间，出现唾液、尿液或汗液变成红色、棕色或黑色为正常现象。

8. 服药期间，坐立或平躺时如快速起身可能出现头晕或站立不稳，因此需缓慢起身。

（三）溴隐亭（bromocriptine）

【性状】 药用甲磺酸溴隐亭为白色、类白色的细微结晶性粉末，无臭或有微弱的特殊臭味。

【药理学】

1. 药效学 溴隐亭为多巴胺 D_2 类受体（含 D_2 受体、D_3 受体、D_4 受体）强激动剂，对多巴胺 D_1 类受体（含 D_1 受体、D_5 受体）具有部分拮抗作用；对外周多巴胺受体、α 受体也有较弱的激动作用。溴隐亭用于不同疾病时有不同的药效学：用于帕金森病的治疗时，本药可激活中枢神经系统新纹状体中的突触后多巴胺 D_2 受体，同时减少多巴胺在体内的转换。

2. 药动学 口服后约 30% 经胃肠道吸收，有首过效应，生物利用度仅 6%。血浆蛋白结合率为 90%～96%，与白蛋白结合。单次口服 1～2 小时即发挥降低泌乳素的作用，而在 8（5～10）小时左右作用最强（血浆泌乳素降低 80%），并维持 8～12 小时。停药 2 个月后血催乳素可回复至治疗前的水平，连续用药可使大部分患者血清催乳素水平下降、月经恢复、溢乳明显减少或消失。抑制产后乳汁分泌一般需用药 3 周，停药后可能有反跳。治疗帕金森病时，单次口服后 30～90 分钟起效，达峰时间（T_{max}）为 1.5～3 小时。抑制生长激素作用起效时间为用药后 1～2 小时，持续 4～8 小时，通常需连续治疗 4～8 周后才能达有效水平。活性成分的清除是双向的，$t_{1/2\alpha}$ 为 4～5 小时，$t_{1/2\beta}$ 为 8～20 小时。在肝脏主要经过水解代谢成麦角酸和肽类，然后约 95% 经胆汁排出，其余经肾脏随尿排出。

【适应证】 溴隐亭用于两种不同类型的适应证。

1. 神经系统适应证。自发性和脑炎后帕金森病，可单独使用或与其他抗帕金森病药物联用。

2. 内分泌学相关适应证。

【用法用量】

1. 用于成人神经系统适应证的用法用量 为了得到最佳耐受性，治疗应从低剂量开始，1 日 1.25 mg。第 1 周推荐睡前顿服。日剂量可每周增加 1.25 mg，直至达到最小有效剂量；每日剂量通常分 2～3 次服用。如果在 6～8 周未达到满意的疗效，可尝试每周增加剂量 2.5 mg。在剂量调整阶段，一旦发生不良反应，应减少其每日用量，至少 1 周。一旦不良反应消失，则尽快再次加量。对于使用左旋多巴治疗出现运动障碍的患者，在使用溴隐亭前应减少左旋多巴的用量。当获得满意疗效时，则可逐渐减少左旋多巴的剂量。在某些患者中，左旋多巴甚至可以完全停用。溴隐亭单独或联合其他药物使用时，其剂量通常为 1 日 10～30 mg，某些患者可能需要更高的剂量。

2. 国外用法用量参考 成人帕金森病常规剂量：口服给药，起始剂量为每次 1.25～2.5 mg，1 日 2 次，必要时每 2～4 周增加日剂量 2.5 mg，日剂量超过 100 mg 的安全性尚不明确。

3. 用药说明 溴隐亭应与食物同服，以减少胃肠道不良反应。用药初期，给药前 1 小时给予镇吐药可抑制溴隐亭引起的恶心、呕吐。

【注意事项】

1. 对妊娠的影响。溴隐亭治疗可能会恢复生育能力，不愿生育的育龄妇女服用溴隐亭期间须使用可靠的避孕措施。药品制造商发表的对妊娠期间使用溴隐亭产生的各种影响的详细调查结果显示，应用溴隐亭治疗不孕症的患者如果妊娠，所生婴儿的畸形发生率和正常人无明显差异。数据显示溴隐亭用于治疗不育妇女时不会增加流产、多胎妊娠和先天畸形的危险性，对产后婴儿的发育无不良影响。研究表明，溴隐亭阴道给药治疗高泌乳素血症时，只有在溴隐亭浓度达 10 mmol/L 以上时，才会对精子功能产生影响。也有报道称，用药期间可以妊娠，溴隐亭导致排卵后所生婴儿并无染色体改变。尽管终止治疗不会增加流产的危险，但注册药品信息称，除非有明确指征需要治疗，否则一旦确定妊娠都应尽早停止溴隐亭治疗。

2.已有胃肠道出血和胃溃疡的报道。一旦出现类似反应，应停用溴隐亭。对于有活动性溃疡病或溃疡病史的患者，接受溴隐亭的治疗过程中应严密监测。

3.偶有患者在治疗初期会出现低血压，并可能使精神警觉性下降。因此在驾驶或操作机器时应特别谨慎。溴隐亭可致嗜睡、突然入睡、尤其是帕金森病患者。偶有报道患者在日间活动中发生无征兆的突发性昏睡。患者应当被告知这种可能及使用溴隐亭时不要驾驶或操作机器。

4.纤维化。长期服用高剂量溴隐亭的帕金森病患者曾有胸膜液渗出及胸膜、肺纤维化的报道。已发现的胸膜肺纤维变性可能与心瓣膜纤维增厚有关，这与在其他麦角碱衍生物治疗中所观察到的相一致。若患者出现无法解释的胸膜与肺部病变时应详细检查，必要时应考虑停用溴隐亭。已有报道少数患者多年服用溴隐亭，其每天用量高于 30 mg，出现腹膜后纤维化现象。建议应做仔细观察，以保证能发现其早期可逆的表现（如背痛、外周水肿、肾损伤）。若确诊或怀疑有腹膜后纤维变性，应停止使用溴隐亭。

5.患者应定期监测冲动控制障碍的发生，使用多巴胺受体激动剂（包括溴隐亭）的患者及其家属应注意其冲动障碍症状，包括病理性赌博、性欲增加、性欲亢进、购物欲增加、食欲增加及暴饮暴食。

6.分娩后和产褥期使用。已有报道，少数分娩后妇女接受溴隐亭抑制泌乳治疗时出现严重不良事件，包括高血压、心肌梗死、癫痫发作、脑卒中及精神障碍。其中一些患者在严重头痛或短暂视觉障碍后发生癫痫或脑卒中，尽管尚无因果关系的结论性证据，但对这些患者或接受溴隐亭治疗其他适应证的患者进行定期血压监测是必须的。一旦出现高血压，或者严重的、持续的或逐渐加重的头痛（伴或不伴视觉障碍）或中枢神经系统毒性表现，治疗应立即终止，并即刻对患者病情进行判定。对近期或正在服用可影响血压药物的患者，如血管收缩药（如拟交感神经药）或麦角碱类，包括麦角新碱或甲基麦角新碱，使用溴隐亭时应特别小心。尽管溴隐亭与这些药物间的相互作用没有证据，但不推荐分娩后和产褥期的妇女合并使用。

7.曾患精神病、严重的心血管病、胃溃疡或肠胃出血的患者应小心使用高剂量的溴隐亭。

8.最大剂量限制在每日 30 mg，高剂量长期使用可能发生纤维化。

9.突然停用。溴隐亭可单用或与丹曲洛林合用治疗神经阻滞剂恶性综合征。但也有报道突然停用本药可能引起类似神经阻滞剂恶性综合征的症状，并有报道女性患者停止服用溴隐亭治疗帕金森病后出现一过性乳溢和高泌乳素血症的案例，这种效应可能是由于停药反跳。

【禁忌证和禁忌人群】

1.对溴隐亭任何成分或其他麦角碱过敏者。如使用溴隐亭的过程中出现任何不良事件和（或）不良反应，请与医师联络。

2.未控制的高血压、妊娠高血压（包括子痫、子痫前期）、分娩后及产褥期高血压患者；冠心病及其他严重的心血管疾病患者。

3.有严重精神障碍症状和（或）病史的患者。

4.有脑血管意外、动脉阻塞性疾病、雷诺征、尼古丁成瘾病史者。

5.严重肝功能障碍和脓毒症者。

6.接受甲基麦角新碱或其他麦角碱治疗者。另外，溴隐亭不能与细胞色素 P450 酶抑制剂合用（见【相互作用】）。

7.自发性和家族性震颤患者。

8.已有瓣膜病的患者。

9.禁用于患罕见的遗传性半乳糖不耐受、严重乳糖酶缺乏或葡萄糖-半乳糖吸收不良的患者。

10.晕厥和偏头痛患者（国外资料）。

11.妊娠期与哺乳期：除非有明确指征需要治疗，否则一旦确定妊娠都应尽早停止溴隐亭治疗。

因其可抑制泌乳，哺乳期妇女慎用本药。

【药物不良反应与处理措施】

1.常见不良反应。治疗的最初几天，最常见的不良反应是恶心，极少数患者可能出现眩晕、疲乏、呕吐或腹泻。溴隐亭与食物同服可以减少恶心，可于治疗最初几天在服用溴隐亭前1小时使用外周性多巴胺拮抗剂（如多潘立酮）来防止初期的恶心、呕吐。溴隐亭的不良反应通常与剂量相关，用量<10 mg/d时可有直立性低血压、头痛、鼻塞等，用量>10 mg/d时可发生幻觉、红斑性肢痛症、趾血管痉挛等。连续用药或与食物同服可减轻不良反应。所以在帕金森综合征和肢端肥大症的治疗过程中，剂量越大不良反应发生率越高。先减量再在几天后逐渐加量也许可以缓解多种不良反应。

2.血管异常。小剂量偶尔发生直立性低血压，导致头晕或休克。大剂量时可能发生小腿痉挛、潮红或红斑性肢痛症。另有报道，长期治疗时少数患者出现感觉障碍、周围动脉障碍（如肢体末梢缺血），以及由寒冷引起的手指、脚趾可逆性苍白，特别是患雷诺病的患者。偶有报道发生动脉痉挛和坏疽。

3.心血管疾病。曾有报道，使用溴隐亭后出现心绞痛加重、心动过缓及短暂的心律失常（束支传导阻滞）。

4.神经-精神系统。小剂量时少数患者可发生嗜睡、晕厥、头痛及偏头痛。大剂量时发生头晕的概率较高，并可出现精神错乱、幻觉、妄想、偏执。特别是与左旋多巴合用治疗帕金森病时，可见运动障碍，偶见感觉异常及噩梦。有精神病家族史者，应用小剂量也会引起精神病反应。已有报道患者使用多巴胺受体激动剂类药物治疗帕金森病后出现病理性赌博、性欲增高和性欲亢进的病例报告，尤其是在高剂量时，在降低治疗剂量或停药后一般可逆转。

5.呼吸系统、胸、纵隔异常。常见鼻塞，罕见有脑脊液鼻漏或咽漏。已有出现腹膜后和胸膜纤维化的记载，但仅限于接受溴隐亭治疗帕金森病的患者，并可伴发胸腔积液、胸膜炎、呼吸困难（见【注意事项】）。使用溴隐亭时，发生不明原因的胸膜、肺部异常应接受彻底检查并且要考虑停药。

6.腹膜后纤维化。有少量关于使用溴隐亭治疗（尤其是长期、大剂量治疗）后出现腹膜后纤维化的报道（见【注意事项】），一旦发现或怀疑有腹膜后纤维化的变化，应停止溴隐亭的治疗。

7.下列不良反应也有报道。便秘、口干、皮肤过敏反应及脱发。大剂量用药发生视物模糊，偶有复视及一过性近视，偶见构音障碍。个别患者用药后发生白细胞减少及血小板减少。大剂量用药有血清氨基转移酶升高的报道，慢性肝性脑病患者用药后发生可逆性耳毒性症状。

8.少数病例在使用溴隐亭抑制分娩后泌乳时发生高血压、心肌梗死、癫痫发作、脑卒中及精神障碍（见【注意事项】）。一旦出现高血压、严重的持续的或逐渐加重的头痛（伴或不伴视觉障碍）或中枢神经系统毒性表现，应立即终止溴隐亭治疗。

【药物过量与救治】 在动物身上进行的急性毒性研究表明，溴隐亭的治疗剂量和毒性剂量之间存在很大的安全性差异。口服尽可能高的剂量不会造成大鼠或兔子的死亡（实验剂量分别为2000 mg/kg和1000 mg/kg）。这种口服低毒性与人类的研究结果一致。

文献报道的过量服用溴隐亭的病例中，呕吐是最常见的不良反应，其他如嗜睡、低血压（常伴有代偿性心动过速）等。当没有呕吐发生时，其症状可能更加严重，包括昏迷、人格变化和偏执型精神病，不良反应的发生可能与药物的多巴胺受体作用有关，并不明显依赖于剂量。若出现药物过量或误食，应给予吐根糖浆催吐，立即洗胃，并给予枸橼酸镁和活性炭吸附，及时救治的绝大多数患者预后良好。

【相互作用】

1.药物-药物相互作用

（1）溴隐亭经细胞色素P450（CYP3A）酶系统代谢。与大环内酯类抗生素（如红霉素、克拉霉素、醋竹桃霉素、螺旋霉素、交沙霉素），唑类抗真菌药（如酮康唑、伊曲康唑）或细胞色素P450酶抑制剂（如西咪替丁）合用，可因升高溴隐亭的血药浓度而导致增加不良反应发生的危险性。

（2）左旋多巴与溴隐亭合用可提高治疗震颤麻痹的疗效；但应用溴隐亭10 mg时，需减少左旋多巴剂量12.5%。

（3）已有报道与奥曲肽合用可提高溴隐亭的血药浓度，从而增加不良反应发生的危险性，因此，应避免与奥曲肽合用。

（4）与甲基麦角新碱或其他麦角碱合用可能会增加不良反应发生的危险性，因此应避免合用（见【禁忌证和禁忌人群】）。

（5）乙醇可降低溴隐亭的耐受性，增加溴隐亭的不良反应；溴隐亭可导致患者对乙醇不能耐受产生偏头痛。

2.药物-食物相互作用

（1）饮酒：同乙醇。

（2）咖啡因可增加溴隐亭的血药浓度，但临床意义尚不清楚。

（3）食物对溴隐亭吸收无影响，与食物同服可减少溴隐亭的消化道不良反应。

【制剂与规格】 甲磺酸溴隐亭片：2.5 mg（以溴隐亭计）。

【药物储藏和保存】 15～25 ℃、避光、防潮、密封保存。

【药学监护】

药物治疗问题监护。

（1）剂量与疗效评估：溴隐亭剂量应从低剂量开始，缓慢递增，第1周1.25 mg，可每周增加1.25 mg，直至达到最小有效剂量，有效剂量为1日3.75～15 mg，分3次口服。以达到有效改善症状、提高工作能力和生活质量为目标，坚持"计量滴定"以避免产生药物急性副作用，力求实现"尽可能以小剂量达到满意临床效果"的用药原则。

因症状控制不满意或不良反应不可耐受等原因需要停药的患者，应逐渐减量至完全停药，并在减量过程中密切监测，避免发生多巴胺受体激动剂戒断综合征。发生多巴胺受体激动剂戒断综合征的危险因素如下：①其症状的严重性可随着剂量减少的增加而加重；②在减量之前，戒断综合征患者相比非戒断综合征患者的统一帕金森病评定量表运动评分更低，单次使用多巴胺受体激动剂剂量更高，以及多巴胺受体激动剂累积剂量（近似于每天多巴胺受体激动剂维持剂量乘以治疗时间）更高。

（2）不良反应监护：详见【药物不良反应与处理措施】。

（3）合并用药监护：①因溴隐亭经细胞色素P450酶系统代谢，与细胞色素P450酶抑制剂合用，如HIV蛋白酶抑制剂治疗HIV（如阿扎那韦、达芦那韦）、唑类抗真菌药（如伊曲康唑、泊沙康唑），大环内酯类抗生素（如红霉素、克拉霉素、醋竹桃霉素、螺旋霉素、交沙霉素）等，可能造成严重不良反应，如恶心、呕吐、血管缺血。②氨磺必利。两者合用会影响疗效。③乙醇：合用使发生胃肠道毒性反应的可能性增加，如必须合用应降低药量。④胰岛素类制剂：溴隐亭可通过不同方式直接或间接影响胰岛素类制剂的作用，导致低血糖。合并使用胰岛素的糖尿病患者应注意监测血糖，可能需要适当减量胰岛素，尤其是溴隐亭使用初期。

【患者用药教育】

1.用药前需要了解什么 如果患有以下疾病，不可使用溴隐亭：①自发性和家族性震颤；②亨廷顿病；③严重心血管疾病（如冠心病、心脏瓣膜病）；④未控制的高血压、妊娠高血压（包括子痫、子痫前期）、分娩后及产褥期高血压；⑤内源性精神病。

2.如何使用 为避免造成胃肠道副作用，溴隐亭应与食物同服；用于抑制乳汁分泌时，早、晚用药；用于帕金森病时，第一周建议晚上服用；用于月经不调及女性不孕症时，即使月经周期或排卵恢复正常，也可继续治疗几个月以防止复发。

3.用药后可能出现哪些不良反应　治疗的最初几天可能出现恶心、呕吐、头晕、眩晕及疲劳，无须停药。少数会出现直立性低血压。大剂量用药时可能出现幻觉、视觉障碍、精神错乱、运动障碍、口干、便秘、腿痉挛等不良反应。长期大剂量用药还可引起腹膜后纤维化（表现为背痛、下肢水肿等），如出现应立即停药就诊。

4.服药过程中需注意哪些事项

（1）避免饮酒或含乙醇的饮料及咖啡。乙醇可能增加溴隐亭的不良反应，同时应注意避免与含乙醇的药物合用。

（2）避免驾车及危险作业。溴隐亭可引起低血压、精神警觉性下降、突然入睡、嗜睡。

（3）避孕。溴隐亭可恢复生育能力，无计划生育的育龄妇女需采用非激素避孕措施，如避孕套；不孕症患者在正常月经周期恢复前都要采取避孕措施，至少每4周进行1次妊娠测试。月经恢复后每次错过经期时（逾期3日）请停药并进行妊娠测试。确认妊娠后立即停药。除非有明确指征需要治疗者应咨询医师，哺乳期慎用溴隐亭。

（4）用药可引起冲动控制障碍，如病理性赌博、性欲增加或亢进、购物欲或食欲增加、暴饮暴食等。如果出现以上症状，需考虑减量或停药。

5.服药过程中须监测的项目

（1）帕金森病患者比正常人患黑素瘤的风险高，建议定期进行皮肤检查，必要时定期检查肝肾功能、造血功能和血管功能。

（2）使用溴隐亭抑制泌乳时应不定期检查血压，特别是在治疗第1周。

（3）垂体腺瘤患者停药后妊娠时，整个妊娠期都须密切监测相关激素水平及腺瘤大小，并定期进行视野检查。

（4）为防止泌乳素过低引发黄体功能障碍，泌乳素水平正常的患者用药须密切监测血浆泌乳素，绝经后妇女最好每半年检查1次，月经正常的妇女每年检查1次。

（5）肢端肥大症患者应定期监测生长激素。

（6）2型糖尿病患者须监测血糖（包括糖化血红蛋白）。

（7）育龄妇女每4周进行1次妊娠测试。

（四）吡贝地尔（piribedil）

【性状】　吡贝地尔为白色结晶性粉末或结晶，不溶于水，溶于乙醇。其缓释片为红色包衣片。

【药理学】

1.药效学　本药为非麦角类多巴胺D_2、D_3受体激动剂，可刺激大脑黑质纹状体D_2受体及中脑皮质、中脑边缘的D_2受体和D_3受体，提供有效的多巴胺效应。此外，可增加股动脉血流量（股血管床多巴胺能受体的存在解释了吡贝地尔对周围循环的作用）。除作用于多巴胺受体外，吡贝地尔对α_2肾上腺素受体也具有拮抗作用。

吡贝地尔是D_2受体和D_3受体的部分激动剂（对D_3受体的亲和力高于D_2受体）。部分激动的结果涉及临床反应仍是一个有争议的问题。与完全激动剂相比，这在理论上可能导致抗帕金森病药物的效力降低。然而，情况似乎并非如此，尽管缺乏头对头的比较，但在动物模型和临床试验中，临床抗帕金森病药物对吡贝地尔的反应幅度与其他激动剂的报道一致。此外，局部激动性优于完全激动性治疗帕金森病可能具有一些潜在的理论优势。例如，避免多巴胺能受体的完全和潜在的过度刺激可以减少运动障碍的发生率和（或）强度。部分激动也可能在认知功能方面提供潜在的好处，因为皮质多巴胺能过度刺激可能导致认知退化。

吡贝地尔具有α肾上腺素受体拮抗作用，这为药物提供了一个特殊的作用。在动物模型中，由于蓝斑神经元的放电率增加，去甲肾上腺素的脑循环增加。纹状体GABA能神经元显示 α_2 受体，它们的激活增强了"直接"通路的活性，而"直接"通路是运动障碍发生的机制之一。但这个动作可被吡贝地尔阻止。此外， α_2 受体拮抗剂通过刺激内源性去甲肾上腺素释放，潜在地促进警觉性、专注力、学习和记忆巩固。

2. 药动学　吡贝地尔口服后吸收迅速，1小时达血药峰浓度。主要代谢产物为单羟基衍生物及双羟基衍生物。68%以代谢物形式随尿液排出，25%随胆汁排出。血浆清除为双相，第一时相的半衰期为1.7小时，第二时相的半衰期为6.9小时。含量为50 mg的吡贝地尔缓释片在体内逐渐吸收，活性成分逐渐释放，治疗周期可达24小时，服药后的第24小时约50%的药物随尿液排出，第48小时全部排出。

其他给药途径已用于吡贝地尔临床实验的设计。固体脂质载体制备的微米和亚微米颗粒对体外活细胞模型具有增强作用。一种舌下制剂能够快速缓解帕金森病患者的运动症状，也已在患者身上进行了测试。吡贝地尔口腔黏附片通过口腔黏膜吸收，可绕过胃肠道和肝脏的首过效应，使药物生物利用度更高。

【适应证】

1. 单药治疗或与左旋多巴联合作为早发型帕金森病患者的首选用药。

2. 吡贝地尔与左旋多巴联合用于晚发型帕金森病患者症状加重时。

3. 老年患者的慢性病理性认知障碍。吡贝地尔可能对治疗帕金森病的嗜睡、注意力缺陷、认知功能障碍或抑郁情绪有效。对注意力和认知的影响可能是通过阻断 α 肾上腺素能突触前受体诱导乙酰胆碱释放的刺激介导的。相反，抗抑郁药物的特性似乎更依赖于 D_2 受体的激活。

【用法用量】

1. 用法　吡贝地尔应于进餐结束时用半杯水吞服，缓释制剂不可嚼服或掰开服用。剂量必须逐渐增加，每3天增加1片。

2. 用量　初始剂量为50 mg，1日1次，易产生不良反应的患者可改为25 mg，1日2次，第2周增至50 mg，1日2次，有效剂量为1日150 mg，分3次口服，最大剂量不超过1日250 mg。①作为单药治疗：1日150 ~ 250 mg，分3 ~ 5次口服；②作为左旋多巴治疗的补充：1日50 ~ 150 mg（每250 mg左旋多巴约需50 mg吡贝地尔）。

【注意事项】

1. 嗜睡和突然入睡。在使用吡贝地尔进行治疗的患者中出现嗜睡和突然入睡的情况，特别是帕金森病患者。在非帕金森病患者中也观察到吡贝地尔治疗后的睡眠发作。在日常的活动中突然入睡，以及在没有征兆的情况下发生的病例罕有报道。在帕金森病早期的一项试验中，吡贝地尔比安慰剂更容易引起嗜睡（6.0% vs 2.9%）。应告知患者有此类不良反应的可能，在服药期间，如果患者驾车或者进行机械操作必须小心谨慎，并应当考虑减少用药剂量或终止治疗。

鉴于吡贝地尔所治疗的患者人群年龄较大，必须考虑跌倒风险，无论其是否与低血压、忽然入睡或意识混乱状态有关。

2. 冲动控制障碍。应定期监测患者是否出现冲动控制障碍。应告知患者和护理人员，使用多巴胺受体激动剂，包括吡贝地尔治疗的患者可能出现冲动控制障碍方面的行为学症状，包括病理性赌博、性欲亢进、性欲增加、强迫性消费或购物、暴饮暴食、强迫性进食等。如果出现这类症状，应考虑减少剂量或逐渐停药。

3. 心血管系统。吡贝地尔引起的血压降低及心率减慢可能有多种机制，其可增加多巴胺的释放，多巴胺可以作用于 D_2 受体，抑制去甲肾上腺素的释放，从而导致血压下降。也可因为直接作用于在中枢水平的 α_2 肾上腺素能受体，此外还可提高血浆醛固酮水平和血浆肾素活性，导致血压下降。此外，有因调整吡贝地尔剂量（50 mg/d调整为100 mg/d）发生严重低血压及心动过缓的报道。因此，服药期间应关注血压及心率，尤其在刚开始服用吡贝地尔及调整剂量时。

4.神经、精神症状。吡贝地尔治疗初期也有严重妄想状态的报道，这与多巴胺受体激动剂已知的神经、精神不良反应的预期风险一致。

5.运动障碍恶化。多巴胺受体激动剂对左旋多巴治疗的帕金森病患者可能造成或加剧已经存在的运动障碍，可加重使用左旋多巴或其他抗帕金森药的异动症。

6.精神病及精神病样症状者、甲状腺疾病患者慎用。

7.纤维化并发症。瓣膜、胸膜或腹膜后纤维化，这几乎只在麦角多巴胺受体激动剂中被观察到，不太可能发生在非麦角类药物中，但非麦角类多巴胺受体激动剂是否会导致这些不良事件尚不明确。因 5-HT$_2$A 或 5-HT$_2$C 受体是引起这一并发症的可能机制，而非麦角类多巴胺受体激动剂不与血清素能相互作用，虽然证据不足以确定吡贝地尔与这些纤维化并发症之间的因果关系，但吡贝地尔的作用不能被完全排除在外。

8.外周水肿。一项研究表明，在服用吡贝地尔的患者中，外周水肿的患病率可能高达15%。

9.体温过低。在接受溴隐亭治疗的患者中，有报道发生体温过低，直肠温度低至31.4 ℃。

10.剂量调整。应逐渐增量或减量。突然停药可能导致神经阻滞剂恶性综合征的发生，任何原因需停用吡贝地尔时，都必须逐渐减少用量直至完全停药，不可骤然停药。

11.由于吡贝地尔缓释片包含蔗糖成分，对于果糖不耐受，葡萄糖或半乳糖吸收不良综合征或者蔗糖酶-异麦芽糖酶缺乏的患者不宜使用吡贝地尔。

12.有报道显示吡贝地尔可引起肝功能异常，表现为血清碱性磷酸酶和氨基转移酶的增加，应予以关注。

13.没有肾功能异常的报道，但吡贝地尔大部分经肾脏排泄，肾功能异常患者可能需要较缓慢地增量并更密切地监测相关的不良反应。

【禁忌证和禁忌人群】

1.禁忌证

（1）对吡贝地尔过敏者。

（2）心肌梗死急性期者。

（3）与镇吐类精神安定药联用。

2.禁忌人群 因缺乏相关资料，不建议妊娠期和哺乳期妇女使用吡贝地尔。根据在大鼠中的基础研究，认为其可分布到母乳中。

【药物不良反应与处理措施】

1.胃肠道 常见轻微胃肠道不适（恶心、呕吐、胀气），不适症状可能消失，尤其是在剂量进行个体化调整之后（通过逐步滴定调节剂量，如每2周增加50 mg，可使胃肠症状明显减少）。

2.精神障碍

（1）常见精神障碍：如意识混乱、幻觉或激越，症状可在停药后消失。

（2）冲动控制障碍：使用包括吡贝地尔在内的多巴胺受体激动剂治疗的患者可能出现的症状有病理性赌博、性欲亢进、性欲增加、强迫性消费或购物、暴饮暴食、强迫性进食等，减少剂量或逐渐停药后症状可消失。

（3）神经系统：①常见头晕，停药后可消失；②有出现嗜睡的报道，非常罕见日间出现过度嗜睡和突然入睡，若有应考虑减少剂量或终止治疗。

（4）血管（不常见）：低血压、直立性低血压、血压不稳造成的晕厥或全身乏力。

【药物过量与救治】 吡贝地尔过量具有催吐作用，片剂剂型不会引起过量。

1.过量的体征

（1）血压不稳（动脉性高血压或低血压）。

（2）消化道症状（恶心、呕吐）。

2.救治　停止用药和对症治疗后症状可消失。

【相互作用】

1.药物-药物相互作用　禁忌与下列药物联合使用。

（1）镇吐类精神安定药：多巴胺受体激动剂和精神安定药之间存在拮抗作用。应选用没有锥体外系作用的镇吐药。

（2）抗精神类精神安定药（不包括氯氮平）：多巴胺受体激动剂和精神安定药之间存在拮抗作用。吡贝地尔可导致或者加重精神紊乱，如正在使用多巴胺受体激动剂进行治疗的帕金森病患者必须要使用精神安定药，多巴胺受体激动剂必须逐渐减少用量直到完全停药。

（3）丁苯那嗪：多巴胺受体激动剂和精神安定药之间存在拮抗作用。

（4）乙醇：乙醇可增加吡贝地尔的镇静作用。警觉性改变会增加驾驶和使用机器的危险性。

（5）其他镇静药：增加中枢抑制作用，警觉性改变会增加驾驶和使用机器的危险性。

（6）有研究表明，吡贝地尔与金刚烷胺合用可引起心动过速。

2.药物-食物相互作用

（1）饮酒可增加吡贝地尔的镇静作用，服药期间避免饮酒。

（2）食物对吡贝地尔吸收无影响，但为避免胃肠道不良反应，一般餐后服用。

【制剂与规格】　吡贝地尔缓释片：50 mg。

【药物储藏和保存】　遮光，密闭保存。

【药学监护】

药物治疗问题监护。

（1）剂量与疗效评估：吡贝地尔剂量应从低剂量开始，初始剂量为50 mg，1日1次，易产生不良反应者可改为25 mg，1日2次，然后逐渐增量，以有效改善症状、提高工作能力和生活质量为目标，坚持"剂量滴定"以避免产生药物急性副作用，力求实现"尽可能以小剂量达到满意临床效果"的用药原则。

（2）不良反应监护：胃肠道症状是最常见的不良反应，在剂量进行个体化调整之后，可使胃肠症状明显减少。严重不耐受者应减量停药。

吡贝地尔的服用过程中须重点关注可能引起的神经-精神症状，详见【药物不良反应与处理措施】及【注意事项】，尤其是冲动控制障碍及日间出现过度嗜睡和突然入睡。前者容易被患者忽视，应主动告诉患者需要关注生活细节，后者严重者若不避免驾驶或操作危险作业，可能对患者及他人造成严重的威胁。若发生此类不良反应应考虑减少剂量或终止治疗。

（3）合并用药监护：详见【相互作用】。

【患者用药教育】

1.用药前需要了解什么？

吡贝地尔用于帕金森病的治疗，可改变老年患者的病理性认知障碍。如已确诊为急性心肌梗死则不可使用吡贝地尔。吡贝地尔与精神安定类药（如氨磺必利）不可同服。

2.如何使用？

口服给药，为减少胃肠道刺激，应在饭后用半杯水或牛奶直接整片送服，缓释制剂不可掰开、咀嚼、碾碎后服用。有吞咽困难的患者建议更换品种。

3.用药后可能出现哪些不良反应？

用药后可能引起胃肠道不适（恶心、呕吐、胀气）、精神障碍（如意识混乱、幻觉或激越）、头晕等不良反应，停药后症状可能消失，也可能出现其他不良反应，如用药后感觉不适，应及时就诊。

4.服药过程中需注意哪些事项？

（1）使用吡贝地尔进行治疗的过程中可能出现嗜睡和突然入睡的情况，尤其是治疗帕金森病时，用药期间应避免驾驶或操作机械，还应注意防止跌倒。

（2）使用包括吡贝地尔在内的所有多巴胺受体激动剂治疗的患者都可能出现病态赌博症、性欲亢进、性欲增加、强迫性消费或购物、暴饮暴食、强迫性进食等冲动控制障碍的病理症状。如果出现这类症状，应告知医师进行调节用药。

5.服药过程中需监测哪些项目？

用药期间应定期进行肝、肾功能检查。

（五）普拉克索（pramipexole）

【性状】　白色或类白色结晶性粉末，易溶于水，略溶至微溶于乙醇，可溶于甲醇。

【药理学】

1.药效学　本药为一种非麦角类多巴胺受体激动剂，对D_2类受体具高度选择性、特异性及完全内在活性；对D_3受体具优先亲和力。

本药可通过兴奋纹状体的多巴胺受体减轻帕金森病患者的运动障碍。动物实验显示，本药可抑制多巴胺的合成、释放及更新。本药可保护多巴胺能神经元，避免因缺血或左旋多巴、甲基苯异丙胺神经毒性引起的退化。

本药用于特发性不宁腿综合征的确切机制尚不明确，但神经药理学证据提示可能主要与多巴胺能系统有关。正电子发射体层成像研究表明，轻度的纹状体突触前多巴胺能功能异常与特发性不宁腿综合征的发病机制有关。此外，本药可使人类催乳素水平呈剂量依赖性降低。

2.药动学　本药口服吸收迅速完全，达峰时间为1～3小时，绝对生物利用度高于90%。与食物一起服用不会降低本药的吸收程度，但会降低其吸收速率。本药具有线性动力学特点，血浆水平的个体差异小。体内血浆蛋白结合率小于20%，分布容积为400 L。大鼠脑组织中的药物浓度约为血浆浓度的8倍。本药约90%的给药量以原型药物经肾脏排泄，粪便中的药物少于2%。总清除率约为500 ml/min，肾脏清除率约为400 ml/min。年轻人和老年人的消除半衰期为8～12小时。

3.遗传毒性、生殖毒性与致癌性

（1）遗传毒性：本药的体外Ames试验、体外哺乳类细胞（V79/HGPRT）基因突变试验、体外CHO细胞染色体畸变试验、小鼠体内微核试验结果均为阴性。

（2）生殖毒性：①给予大鼠本药1日2.5 mg/kg［以mg/m²计，为人类推荐最大日剂量（MRHDD，4.5 mg）的5倍］，可见动情周期延长、抑制着床；②于器官形成期（妊娠第7～16日）给予大鼠本药1日1.5 mg/kg（以AUC计，约为MRHDD的4倍），可见胚胎全吸收的发生率较高；③于器官形成期给予家兔本药最高达1日10 mg/kg（以AUC计，为MRHDD的70倍），未见对胚胎-胎仔发育有不良影响；④于妊娠晚期及整个哺乳期给予大鼠本药1日0.5 mg/kg（以mg/m²计，约为MRHDD）或以上剂量，可见产后子代的生长抑制。

（3）致癌性：掺食给予小鼠本药最高达1日10 mg/kg（以mg/m²计，约为MRHDD的10倍），给予大鼠本药最高达1日8 mg/kg（以mg/m²计，约为MRHDD的12倍），均未见肿瘤发生显著增加。

【适应证】

1.国内批准适应证

（1）适用于治疗成人特发性帕金森病的特征和症状，即在整个疾病过程中，包括疾病后期，左旋多巴疗效逐渐减弱或出现变化和波动（剂末现象或"开-关"现象）时，都可以单独应用本药或与左旋多巴联用。

（2）用于治疗中度至重度特发性不宁腿综合征。

2.其他临床应用参考

（1）用于治疗抑郁症：本药是抗抑郁症一种选择，尤其是当帕金森病患者运动和情绪症状并存时。

（2）用于治疗纤维肌痛。

【用法用量】

1.帕金森病

（1）普通片剂：初始剂量为1日0.375 mg，分3次服用，随后每5～7日将日剂量加倍，逐渐增量至1日1.5 mg。若需进一步增量，应每周增加0.75 mg。最大日剂量为4.5 mg。具体增量方案如表3-2所示；维持剂量为1日0.375～4.5 mg，分3次服用。剂量增加方式可参考表3-2。

（2）缓释片：1日1次服用，初始剂量为1日0.375 mg，然后逐渐增量，每5～7日增加一次剂量至1.5 mg。若需进一步增量，应每周增加0.75 mg。最大日剂量为4.5 mg。具体增量方案如表3-2所示；维持剂量为1日0.375～4.5 mg。

表3-2 普拉克索剂量增加表

周	普通片剂量（次×mg）	缓释片剂量（次×mg）	日剂量（mg）
1	3×0.125	1×0.375	0.375
2	3×0.25	1×0.75	0.75
3	3×0.5	1×1.50	1.50
4	3×0.75	1×2.25	2.25
5	3×1	1×3	3
6	3×1.25	1×3.75	3.75
7	3×0.15	1×4.5	4.5

2.中度至重度特发性不宁腿综合征 由于剂量原因只允许普通片剂口服给药。1日0.125 mg，睡前2～3小时顿服，必要时可每4～7天将日剂量加倍，日最大剂量为0.75 mg。用药3个月后应评估疗效，以确定是否需继续治疗。如果治疗中断数天，应按照上述剂量递增的用药方案重新从起始剂量开始用药。

3.肾功能不全时的剂量

（1）帕金森病

1）普通片剂：初始治疗阶段，肌酐清除率（creatinine clearance，Ccr）大于50 ml/min者，无须调整剂量。Ccr为20～50 ml/min者，1次0.125 mg，1日2次，最大日剂量为2.25 mg。Ccr小于20 ml/min者，1次0.125 mg，1日1次，最大日剂量为1.5 mg；维持治疗阶段，减少日剂量的百分比值为Ccr下降的百分比值（如Ccr下降30%，则本药的日剂量也减少30%）。Ccr为20～50 ml/min者，日剂量应分2次服用；Ccr小于20 ml/min者，日剂量应1次服用。

2）缓释片：初始治疗阶段，Ccr大于50 ml/min者，无须调整剂量。Ccr为30～50 ml/min者，隔日1次，1次0.375 mg，服用1周后，在增加日剂量前应仔细评估本药治疗反应和耐受性。如果需要进一步增加剂量，以每周为周期增加0.375 mg。最大日剂量不能超过2.25 mg。Ccr小于30 ml/min者，不推荐使用，且针对这类患者人群无支持数据，可考虑使用普通片剂。

（2）中度至重度特发性不宁腿综合征：Ccr大于20 ml/min者，无须减量。

4.肝功能不全时的剂量 肝功能衰竭者可能无须调整剂量，因所吸收的药物活性成分中约90%

是通过肾脏排泄的。

5.给药方式说明 口服给药。①本药缓释片应整片吞服，不可咀嚼、压碎或分块。②本药片剂、缓释片可等日剂量转换，转换时应注意监测，以确定是否须调整剂量。③若治疗中断时间较长，应以起始剂量重新用药。④建议增量或维持治疗时降低左旋多巴的剂量。⑤停用本药时，应依据下述情况逐渐减量或直接停药：若减量前日剂量超过 0.75 mg，应先以 1 日 0.75 mg 的幅度逐渐减量，待日剂量降至 0.75 mg 再以 1 日 0.375 mg 的幅度减量；若减量前日剂量不超过 0.75 mg，可直接停药。

【注意事项】

1.日常活动中入睡。曾报告接受本药治疗的患者在从事日常活动（包括驾驶机动车）时入睡，有时会导致意外事故。虽然这类患者多数报告服用本药时发生嗜睡，但是有些研究者认为，他们没有出现预兆（如过度嗜睡），并相信他们在事件前是警觉的。部分这类事件在开始治疗后 1 年才被报告。

嗜睡在每日接受本药超过 1.5 mg 的患者中常发生，处方者应不断重新评估患者的困倦或嗜睡情况，特别是开始治疗后并发生一些事件时。处方者也应知道患者可能不承认困倦或嗜睡，直到在特定的活动中被直接问到是否困倦或嗜睡。

在本药开始治疗之前，患者应被告知可能会发生困倦，特别是询问可能增加本药风险的因素，如同时合用镇静药物、存在睡眠障碍和合用增加本药血浆水平的伴随药物，如西咪替丁，见【相互作用】。如果患者发生显著的日间睡意或在需要主动参与的活动过程中（如谈话、吃饭等）发生入睡，通常应停止服用本药。如果决定继续服用，应建议患者禁止驾驶或操作机器，避免其他潜在的危险活动。虽然降低剂量可明显减少嗜睡程度，但是没有足够的信息证实剂量减少将消除日常活动时入睡的发生。

2.症状性直立性低血压。在临床研究和临床经验中，多巴胺受体激动剂似乎会损害血压的系统性调节，因而造成直立性低血压，尤其是在剂量增加的过程中。此外，帕金森病患者对直立刺激的应对能力似乎有障碍。基于这些原因，对于正在接受多巴胺受体激动剂治疗的帕金森病患者，通常需要密切监测直立性低血压的症状，特别是在剂量增加过程中，并且应该被告知该风险。

3.冲动控制障碍/强迫行为。病例报道和横断面研究结果显示，当服用一种或多种药物（包括本药）为增加多巴胺能效应并广泛用于治疗帕金森病时，会出现病理性赌博、性欲增加、强迫性购物、暴饮暴食和其他强迫行为，患者不能控制这些强迫行为。有些病例当减少剂量或停药时，强迫行为消失。由于患者不承认行为有异常，在服用本药出现新的或增强的上述冲动控制障碍或强迫行为时，处方者明确询问患者或其护理员是非常重要的。当患者服用本药出现这些强迫行为，处方者应考虑减少剂量或停药。

4.幻觉。

5.法国马赛药物警戒中心曾报道过个别服用本药后发生病态性攻击行为的案例。

6.横纹肌溶解症。如果出现不能解释的肌肉痛、压痛或乏力，类似横纹肌溶解症状，建议患者咨询医师。

7.肾损伤。本药通过肾脏消除，轻度肾损伤患者（Ccr 高于 50 ml/min）无须降低日剂量。针对中度或重度肾损伤（Ccr 低于 50 ml/min）或者血液透析患者，没有应用本药的研究。

8.运动障碍。本药可能增强左旋多巴的多巴胺能药物不良反应，并可能造成或加剧已经存在的运动障碍。

9.大白鼠的视网膜病理学。在为期 2 年的致癌性研究中，观察到大白鼠的视网膜出现病变（感光细胞的退行性变和丢失）。虽然在治疗 2 年的有色大鼠中并未诊断出视网膜变性，但与对照组相比，给予药物的大鼠的视网膜外核层变薄更多。在对小白鼠、猴子和小型猪的视网膜评估中没有相似发现。尚不确定该结果对人的潜在意义，但对此不能忽视，因为这种广泛存在于脊椎动物中的机体结构破坏（即视盘退行性变）同样可能出现在人类中。

10.撤药后急性高热和意识混乱。虽然在临床研究项目中未见报告与本药有关，但它是一种类似于神经阻滞剂恶性综合征（以体温升高、肌肉僵硬、意识状态改变和自主神经功能失调为特征）的症候群，无其他明显的病因，被认为与快速地减量、撤药或抗帕金森病治疗的变化有关。

11.纤维化并发症。非麦角类衍生的多巴胺受体激动剂是否会导致这些不良事件尚不明确。但盐酸普拉克索片上市后，曾收到可能的纤维化并发症的报告，包括腹膜纤维化、胸膜纤维化和肺纤维化。虽然证据不足以确定本药与这些纤维化并发症之间的因果关系，但本药的作用不能被完全排除在外。

12.黑素瘤。流行病学研究表明，帕金森病患者比普通人群发生黑素瘤的风险要高（高2～6倍）。这种产生黑素瘤风险的增加是由于帕金森病还是由其他因素引起（如用于治疗帕金森病的药物），目前尚不清楚。因此，当使用本药治疗任何疾病时，建议患者和供应商应经常和定期监测是否有黑素瘤的发生。理想情况下，应该由专科医师（如皮肤科医师）定期进行皮肤检查。

13.精神分裂症患者。只有潜在的获益大于风险时，才应对精神分裂症患者使用多巴胺受体激动剂治疗。不推荐抗精神病药物和普拉克索同时使用，可以预期多巴胺受体拮抗效应。

14.帕金森病的终止治疗。突然中止多巴胺能治疗曾报告提示神经阻滞性恶性综合征的症状。

15.排泄物中残留物。据报道，一些患者的排泄物中出现类似完整的森福罗（盐酸普拉克索）缓释片的残留物。如果患者报告出现这种观察结果，医师应重新评估患者对治疗的反应。

【禁忌证和禁忌人群】

1.对本药过敏者禁用。

2.肾功能不全者慎用。

3.儿童用药的安全性和有效性尚不明确，不推荐18岁以下儿童使用。

4.严重精神疾病患者。本药有导致精神病恶化的风险，此类患者一般不应使用本药。

5.孕妇及哺乳期妇女用药。当对孕妇和哺乳期妇女的潜在益处大于对胎儿的潜在风险时，才可以使用。缺乏人类数据，哺乳期间不应使用本药，但是如果不可避免使用本药，应该停止哺乳。

【药物不良反应与处理措施】

1.心血管系统 低血压、直立性低血压。本药上市后还有心力衰竭的报道。

2.代谢/内分泌系统 体重降低、体重增加、抗利尿激素分泌失调综合征、肌酸激酶升高。

3.呼吸系统 肺炎、呼吸困难、呃逆、鼻炎、鼻塞、咳嗽。本药上市后还有胸膜纤维化、肺纤维化的报道。

4.肌肉骨骼系统 关节炎、滑囊炎、肢体疼痛、颤搐、肌阵挛、肌无力、背痛。还有横纹肌溶解的个案报道。上市后还有姿势性畸形（包括颈项前屈、躯干前曲、侧弓反张）的报道。

5.泌尿生殖系统 尿频、尿路感染、尿失禁、阳痿。

6.神经系统 头晕、头痛、嗜睡、失眠、睡眠发作、运动障碍、健忘、晕厥、意识混乱、痉挛、思维异常、感觉减退、肌张力障碍、静坐不能、锥体外系反应、步态异常、张力亢进、定向力障碍、平衡障碍、眩晕。

7.精神疾病 幻觉、妄想、偏执、躁动、梦境异常、冲动控制障碍和强迫行为（如强迫性消费、病理性赌博、暴饮暴食、性欲障碍）、精神病样行为、攻击行为、激越、谵妄、抑郁。

8.胃肠道疾病 恶心、呕吐、便秘、食欲降低、吞咽困难、口干、腹泻、消化不良、上腹疼痛、腹部不适、食欲增加、流涎。本药上市后还有腹膜纤维化的报道。

9.皮肤和皮肤下组织疾病 过敏、皮肤瘙痒、皮疹。本药上市后还有红斑、荨麻疹的报道。

10.眼部疾病 复视、视物模糊、视力下降、眼调节障碍。

11.其他 疲乏、外周水肿、全身水肿、虚弱、不适、发热、胸痛、流感、意外伤害、跌倒。

12.处理措施

（1）若出现显著日间嗜睡或从事需主动参与的活动（如谈话、进餐）时睡眠发作，一般应停药。若决定继续用药，应避免驾驶或从事其他潜在危险活动；减量可减弱嗜睡程度，但是否可消除睡眠发作尚不明确。

（2）若导致或加重冲动行为，应考虑减量或停药。

（3）若导致或加重运动障碍，可减少左旋多巴的剂量。

（4）若出现姿势性畸形，应考虑减量或停药。

【救治】 多巴胺受体激动剂过量没有明确的解毒剂。如果存在中枢神经系统兴奋症状，可能需要用神经抑制类药物进行治疗。用药过量可能需要一般的支持性处理措施，以及洗胃、静脉输液，给予活性炭和心电监护。

【相互作用】

1.药物-药物相互作用

（1）血浆蛋白结合药本药与血浆蛋白的结合程度低（＜20％），在男性体内几乎未见生物转化，因此，本药不可能与影响血浆蛋白结合的其他药物相互作用，也不可能通过生物转化清除。

（2）抗帕金森药：若本药与左旋多巴合用，增加本药剂量时，建议减少左旋多巴剂量，而其他抗帕金森病药的剂量保持不变。

（3）活性成分通过肾脏途径清除的抑制剂，或通过该途径清除的药品：与西咪替丁、金刚烷胺、美西律、齐多夫定、顺铂、奎宁、普鲁卡因合用可抑制本药经肾小管的分泌，可能降低本药的清除率。合用时应考虑减少本药剂量。

（4）镇静药或乙醇：合用可能产生叠加作用，应谨慎合用。

（5）抗精神病药：避免合用，可产生拮抗。

2.药物-食物相互作用 食物可降低本药的吸收速度，但不影响吸收程度，本药可伴或不伴食物服用。

【制剂与规格】

1.盐酸普拉克索片 ①0.125 mg；②0.25 mg；③1 mg。

2.盐酸普拉克索缓释片 ①0.375 mg；②0.75 mg；③5 mg；④2.25 mg；⑤3 mg；⑥3.75 mg；⑦4.5 mg。

【药物储藏和保存】

1.片剂 密封，30 ℃以下避光保存。

2.缓释剂 密封，室温保存。

【药学监护】

1.剂量与疗效评估 本药使用应从低剂量开始，初始剂量为1日0.375 mg，然后逐渐增量，以达到有效改善症状、提高工作能力和生活质量为目标，坚持"计量滴定"以避免产生药物急性副作用，力求实现"尽可能以小剂量达到满意临床效果"的用药原则。

2.不良反应监护 详见【药物不良反应与处理措施】。

3.合并用药监护

（1）与抗帕金森病药合用：与司来吉兰、左旋多巴、卡比多巴合用，本药的药动学无变化。但本药可使左旋多巴、卡比多巴的血药浓度升高约40％，达峰时间由2.5小时缩短为0.5小时，但吸收程度和清除率无变化。故在增加本药剂量时，建议减少左旋多巴、卡比多巴的剂量。

（2）西咪替丁、金刚烷胺、美西律、齐多夫定、顺铂、奎宁、普鲁卡因可抑制本药经肾小管的分泌，可能降低本药的清除率，使发生不良反应的风险增加。合用时应考虑减少本药剂量。

（3）避免与抗精神病药、镇静药或乙醇合用。

（4）与NMDA受体（*N*-methyl-D-aspartic acid receptor）拮抗剂合用可能使多巴胺受体激动剂的作用增强，故与美金刚及具有NMDA拮抗剂结构的金刚烷胺合用时，应关注本药的不良反应，因其发生风险可能增加。

【患者用药教育】

1.用药前需要了解什么　本药是一种神经系统疾病药物，主要用于治疗①帕金森病；②不宁腿综合征。

2.如何使用本药

（1）口服给药，饭前饭后服药均可，若存在消化道不适，可在饭后服用，以减少消化道不良反应。

（2）本药缓释片应整片吞服，不可咀嚼、压碎或分块服用。

（3）在医师指导下逐渐增量或减量，严格按照处方剂量服药，不可自行调整剂量，尤其不可自行停药。

（4）如有漏服：普通片剂，建议下次服用双倍剂量；缓释片漏服在常规服药时间12小时内，应立即服用处方剂量，若超过12小时，则忽略本次服药，在第2天常规服用时间服用处方剂量即可。

3.用药后可能出现哪些不良反应　用药后主要引起恶心、头晕、头痛、瞌睡、疲劳和运动障碍，还可能出现幻觉或无法控制的欲望，如赌博欲望、购物欲望、性欲增强等，若出现以上症状，可能需要调整剂量或治疗方案，及时应告知医师。

4.服药过程中需注意哪些事项

（1）镇静作用：患者应该注意与本药有关的潜在镇静作用，包括嗜睡和在从事日常活动时可能入睡。嗜睡是一种具有潜在严重后果的常见不良事件，服药期间不应开车或从事其他有潜在危险的活动，直到充分获得关于本药的使用经验，以了解它是否会对患者精神和（或）运动能力有不利影响。建议在治疗期间的任何时间如果出现嗜睡增加或在日常生活（如看电视、乘车等）中入睡发作，不应开车或参与有潜在危险的活动，应当咨询医师的建议。由于可能的累加效应，正在服用其他镇静药物或饮酒及服用能增本药血浆水平的伴随药物（如西咪替丁）时，应谨慎联合服用本药。

（2）冲动控制障碍和强迫行为：患者及其护理员应警惕服用本药后发生如下行为的可能性：强迫性购物、病理性赌博、性欲增加、暴饮暴食和（或）其他强迫行为，患者不能控制这些强迫行为，应告知医师予以处理。

（3）幻觉：患者服药期间可能会出现幻觉，并且老年帕金森病患者比年轻帕金森病患者的风险更高。

（4）直立性低血压：患者可能出现直立性低血压。可伴头晕、恶心、昏厥或黑矇，以及有时出汗或无症状。初始治疗期间低血压可能发生得更加频繁。因此，服药期间在坐位或卧位后不要迅速站立，尤其是当一直处于这种状态和在本药刚开始治疗时。

（5）妊娠：由于在试验动物中尚未完全确定本药的致畸可能，并且人类使用的经验有限，如果治疗期间妊娠或计划妊娠，患者应告知医师。

（6）哺乳妇女：由于本药可能会经乳汁分泌，如果患者计划哺乳或正在哺乳婴儿，应告知医师。

5.服药过程中需监测哪些项目？

用药期间应定期进行皮肤检查，以确定是否发生黑素瘤。如果出现视觉异常还需进行眼科检查，此外因本药可引起低血压等不良反应，还应监测血压、心率、体重等，尤其是增量期间。由于本药大部分经过肾脏排泄，肾功能异常患者须调节剂量，并应进行肾功能监测。

（六）罗匹尼罗（ropinirole）

【性状】 常用其盐酸盐，为白色或浅黄色粉末，可溶于水（133 mg/ml）。熔点241～243 ℃。

【药理学】 本品是一种选择性多巴胺D_2受体激动剂，具有直接激发纹状体多巴胺受体的作用。还可作用于下丘脑和垂体，抑制泌乳素的分泌。本品口服从胃肠道迅速吸收，给药后1.5小时平均血浆药物浓度达峰。进食时服药，吸收的速度（而不是程度）可能会降低。生物利用度约50%。广泛分布于全身，血浆蛋白结合率低（10%～40%）。主要经细胞色素P450同工酶CYP1A2广泛地在肝脏代谢，以无活性的代谢产物从尿排泄。口服后不到10%的药物以原型排泄。平均消除半衰期约为6小时。

【适应证】 适于与左旋多巴联用，治疗原发性帕金森病的症状和体征。可用于左旋多巴疗效减退或治疗效果出现反复波动时（剂末现象或"开-关"现象）。

【用法用量】 常规用法用量

1. 普通片剂　口服，可与食物同时服用，以减少恶心的发生。采用剂量递增给药，以获得最佳治疗效果并减少不良反应。推荐起始剂量为每次0.25 mg，每日3次。根据患者的疗效，按照表3-3所示每周增加一级剂量。如果需要，4周后，每周增加1次的日剂量可以调整为1.5 mg，直到1日总量为9 mg，然后每周增加1次的日剂量可以调整为3 mg，直到1日总量为24 mg。日剂量超过24 mg的用量尚未进行临床研究。

表3-3　盐酸罗匹尼罗治疗帕金森病的剂量递增表

周	剂量	每天总剂量（mg）
第1周	0.25 mg/次，1日3次	0.75
第2周	0.5 mg/次，1日3次	1.5
第3周	0.75 mg/次，1日3次	2.25
第4周	1 mg/次，1日3次	3

当盐酸罗匹尼罗辅助左旋多巴治疗时，左旋多巴的剂量应酌情逐渐减少。如果在晚期帕金森病患者治疗期间出现运动障碍或其他多巴胺能反应，应减少左旋多巴的剂量。帕金森病患者使用盐酸罗匹尼罗治疗时如须停药，应当在7天内逐渐停药。前4天给药频率应当由1日3次减少到1日2次；后3天应减少到1日1次，直到完全停用。如果出现治疗中断，再次使用盐酸罗匹尼罗治疗时，仍需采用剂量递增疗法。

2. 缓释片　本品应于每日相近时间服用1次，必须整片吞服，不得嚼碎、碾碎或掰开。本品可以与食物或不与食物同服。对于某些高脂饮食的患者，可能提高本品生物利用度，使曲线下面积（AUC）和血药峰浓度C_{max}加倍升高。

本品的起始剂量为第1周，每次2 mg，1日1次；从治疗第2周开始将剂量上调至1次4 mg，1日1次。本品在每次4 mg，1日1次的剂量下可以观察到治疗效果。患者用量应维持在本品有效控制症状的最低剂量上。如果在日剂量为4 mg时不能有效控制或维持症状，则可以逐渐增加剂量，每次增加日剂量2 mg，每次增加剂量的时间间隔为1周或更长，直至达到日剂量8 mg。如果在日剂量为8 mg时仍然不能有效控制症状或维持症状，可以继续增加剂量，每次增加日剂量2～4 mg，每次增加剂量的时间间隔为2周或更长。本品的1日最大剂量为24 mg。建议使用最大规格的本品，以使患者达到所需日剂量时使用的片数最少。如果治疗被中断1天以上，需考虑依据剂量调整方案重新开始治疗。

本品作为左旋多巴的辅助治疗给药时，可以根据患者的临床反应逐渐降低左旋多巴的剂量。在临床试验中，同时服用本品的患者可以将左旋多巴剂量逐渐降低约30%。对于接受本品与左旋多巴联合治疗的晚期帕金森病患者，在本品初期滴定时可能会出现异动症。在临床试验中发现降低左旋多巴剂量可以改善异动症。

从其他多巴胺受体激动剂向本品转换时，在开始使用本品前应参考相应产品说明书中的停药指导。与其他多巴胺受体激动剂一样，本品治疗必须逐步停药，用1周的时间逐步减少每日剂量。

3.特殊人群用法用量

（1）儿童和青少年用药：由于缺少安全性和有效性数据，故不推荐年龄在18岁及以下的青少年及儿童使用本品。

（2）老年人用药：65岁或以上的患者体内本品清除率降低大约15%。虽然不需要调整剂量，但罗匹尼罗剂量应个体化滴定，同时严密监测耐受性，至达到最佳临床效果。对于年龄在75岁或以上的患者，可以考虑在治疗初期减慢滴定速度。

（3）肾损伤者用药：中度肾损伤的患者无须进行剂量调整（Ccr为30～50 ml/min）。推荐终末期肾病透析患者本品的起始剂量为每次0.25 mg，1日3次（缓释片为1日2 mg）。需要根据耐受性和有效性进一步递增剂量。对于接受常规透析的患者，推荐最大日剂量为18 mg。透析后不需要补充给药。对没有进行常规透析的重度肾损伤患者（Ccr低于30 ml/min）未进行过服用盐酸罗匹尼罗的研究。

（4）肝损伤者用药：尚未对肝损伤患者进行盐酸罗匹尼罗的药动学研究。由于肝损伤患者可能具有较高的血浆水平和较低的清除率，因此这些患者应慎用。

（5）孕妇及哺乳期妇女用药：孕妇用药分级为C级。动物生殖实验表明，罗匹尼罗对胚胎发育有不利影响，包括致畸作用。

未对孕妇服用盐酸罗匹尼罗进行充分和完善的对照临床研究。孕妇使用本品需慎重考虑其对胎儿的影响。

（6）哺乳期妇女：盐酸罗匹尼罗可抑制人的催乳素分泌，因而可能抑制乳汁分泌。对大鼠的研究表明，盐酸罗匹尼罗和（或）其代谢物可通过乳汁排泄。而在人体是否通过乳汁排泄尚未知。许多药物可通过人体乳汁排泄，而且盐酸罗匹尼罗可能对哺乳期婴儿造成严重的不良反应，因此女性服药期间不应同时哺乳。

【注意事项】

1.警告。在日常活动时可引起入睡。服用盐酸罗匹尼罗的患者，可能在从事驾驶作业等日常活动时入睡，导致事故发生。尽管许多报道称患者服用盐酸罗匹尼罗后出现嗜睡，但一些患者称服药后没有嗜睡的症状，而且在面对突发事件时是警觉的。部分出现嗜睡的报道是在开始治疗1年后才出现的。

在临床对照试验中，患者服用盐酸罗匹尼罗后普遍感到嗜睡。即使患者之前没有嗜睡史，但许多临床专家还是认为日常活动时，患者应该在预先感到疲倦后才会入睡。因此，医师应该不断评估患者的嗜睡反应，尤其是在治疗开始后有此反应发生的情况下。医师应当意识到患者可能只有在具体活动中感到昏昏欲睡时才能确定自己有嗜睡反应。

在使用盐酸罗匹尼罗之前，应当提醒患者服用该药可能导致嗜睡，询问可能增加该风险的因素，如是否同时服用镇静药，是否有睡眠障碍（不宁腿综合征以外的其他症状）及是否服用可增加罗匹尼罗血浆水平的药物（如环丙沙星）。如果患者在参与日常活动期间（特别是对话、吃饭时）或白天感到严重嗜睡，通常应当停用盐酸罗匹尼罗。如果决定继续使用，应建议患者不要从事驾驶及其他有潜在危险的活动。还没有足够的资料证明减少剂量可以缓解日常活动时的嗜睡反应。

2.晕厥。使用罗匹尼罗在治疗帕金森病时可见晕厥，有时伴有心动过缓。具有严重心血管疾病的患者应慎用。

3.症状性低血压。临床研究和临床使用表明，多巴胺受体激动剂能损坏系统对血压的调节能力（导致直立性低血压），尤其是剂量增加时更为严重。此外，帕金森病患者对体位改变的应答能力软弱，因此帕金森病患者在使用多巴胺受体激动剂治疗时，通常需要①仔细监测直立性低血压症状，尤其是在增加盐酸罗匹尼罗剂量时；②应当告知患者存在这种风险。

4.已有报道称在使用多巴胺受体激动剂治疗帕金森病时，突然减小剂量、突然停药或改变剂量可能出现类似神经阻滞剂恶性综合征的症状（以高热、肌肉僵硬、意识改变等为特征）。

【禁忌证和禁忌人群】 禁用于妊娠期、哺乳期妇女。对本品或其中任何一种辅料有过敏史（包括荨麻疹、血管性水肿、发疹、瘙痒）的患者禁用。

【药物不良反应与处理措施】

以下数据根据国外文献报道整理。

1.早期帕金森病患者（未使用左旋多巴） 在双盲、安慰剂对照的早期帕金森病患者的临床试验中，最常见的与本品相关的不良事件（>5%）按其发生率由高到低排列：恶心、头晕、嗜睡、头痛、呕吐、晕厥、疲劳、消化不良、病毒感染、便秘、疼痛、多汗、无力、腿水肿、直立症状、腹痛、咽炎、意识错乱、幻觉、泌尿道感染及视觉异常；而安慰剂对照组出现上述不良事件的频率低于盐酸罗匹尼罗组。

使用盐酸罗匹尼罗进行的早期帕金森病患者（未使用左旋多巴）的双盲、安慰剂对照研究中，有24%因不良事件而中断治疗，而安慰剂组只有13%。患者使用盐酸罗匹尼罗引起中断治疗的常见不良事件有恶心（6.4%）、头晕（3.8%）、加重病情（1.3%）、幻觉（1.3%）、嗜睡（1.3%）、呕吐（1.3%）、头痛（1.3%）。

盐酸罗匹尼罗治疗患者突发的不良事件中，幻觉呈剂量依赖关系。

男性与女性不良事件发生率无实质差异。

2.晚期帕金森病患者（使用左旋多巴） 在双盲、安慰剂对照的晚期帕金森病患者（使用左旋多巴）的临床试验中，盐酸罗匹尼罗组（联合左旋多巴给药）最常见的（>5%）、且比安慰剂组发生率更高的不良事件按其发生率由高到低排列如下：运动障碍、恶心、头晕、加重帕金森病情、嗜眠、头痛、失眠、伤痛、幻觉、跌落、腹痛、上呼吸道感染、神志不清、多汗、呕吐、病毒感染、增加药物用量、关节痛、震颤、焦虑、尿道感染、便秘、口干、疼痛、运动功能减退及感觉异常。

盐酸罗匹尼罗治疗时，患者突发的不良事件中，幻觉和运动障碍呈剂量依赖关系。

日常生活活动时入睡：有报道称，患者服用盐酸罗匹尼罗期间，可能在从事日常活动时出现入睡，包括正在从事驾驶作业的患者，因此有时会导致事故的发生。

【药物过量与救治】 在帕金森病试验中，有患者偶然或故意服用超过处方所给剂量的罗匹尼罗。临床试验报告的帕金森病患者的最大服药剂量为7天共服了435 mg（即平均每日服用62.1 mg）。服用剂量超过每日24 mg的患者，包括不良反应（如恶心、头晕、幻觉、多汗、自闭症、舞蹈病、心悸、无力、梦魇）在内的各种症状与多巴胺治疗时类似。给药剂量为少于或等于24 mg或一个未知的超剂量时，可出现其他症状，包括呕吐、咳嗽增多、疲劳、晕厥、血管迷走神经性晕厥、运动障碍、精神激动、胸痛、直立性低血压、嗜睡及精神错乱。

药物过量的处理：本品药物过量的症状一般与其多巴胺能活性相关，故适当采用多巴胺拮抗剂（如神经松弛剂或甲氧氯普胺）治疗可减轻这些症状。推荐使用一般的支持性措施处理，必要时须维持生命体征。考虑清除未被吸收的药物，如通过洗胃。

【药物相互作用】

1.与P450相互作用 体外代谢研究表明CYP1A2是罗匹尼罗的主要代谢酶。当此酶的潜在底物或抑制剂与罗匹尼罗共用时会改变其清除率。因此，治疗期间，CYP1A2的抑制剂停用或开始使用时，需要调整盐酸罗匹尼罗的剂量。

2. 左旋多巴　口服盐酸罗匹尼罗（每次 2 mg，1 日 3 次）会使左旋多巴的平均稳态血药浓度增加 20%。

3. 地高辛　地高辛（每次 0.125～0.25 mg，1 日 1 次）与盐酸罗匹尼罗（每次 2 mg，1 日 3 次）联合用药，不影响地高辛的稳态药动学行为。

4. 茶碱　在分别包含 12 例帕金森病患者的两项研究中，服用茶碱（每次 300 mg，1 日 2 次，一种 CYP1A2 酶底物）不改变罗匹尼罗（每次 2 mg，1 日 3 次）的稳态药动学行为；罗匹尼罗（每次 2 mg，1 日 3 次）也不改变茶碱的稳态药动学行为。

5. 环丙沙星　联合使用环丙沙星（每次 500 mg，1 日 2 次，一种 CYP1A2 抑制剂），罗匹尼罗（每次 2 mg，1 日 3 次）的曲线下面积平均增加 84%，血药峰浓度增加 60%。

6. 雌激素　群体药动学研究显示：雌激素（主要为炔雌醇：摄入 0.6～3 mg，历经 4 个月到 23 年）使患者口服罗匹尼罗的清除率减少 36%。在用雌激素治疗时不必调整盐酸罗匹尼罗的剂量，因为会根据耐受性和是否达到最佳治疗效果来审慎递增患者的剂量。然而，如果在用盐酸罗匹尼罗治疗期间停用雌激素或开始用雌激素，就需要对盐酸罗匹尼罗的剂量进行调整。

7. 多巴胺受体拮抗剂　由于罗匹尼罗是一种多巴胺受体激动剂，多巴胺受体拮抗剂如精神安定药（吩噻嗪类、苯丁酮类和硫杂蒽类）或甲氧氯普胺类可降低盐酸罗匹尼罗的疗效。严重精神病患者使用精神安定药治疗期间，如果要使用多巴胺受体激动剂，需要充分评估其收益。

8. 常用药物　如司来吉兰、金刚烷胺、三环类抗抑郁药、苯二氮䓬类、布洛芬、噻嗪类、抗组胺类和抗胆碱类等药物不影响罗匹尼罗的清除率。

【制剂与规格】　以罗匹尼罗计，片剂：0.5 mg、3 mg；缓释片剂：2 mg，4 mg，8 mg。

【药物储藏和保存】　25 ℃以下，干燥处保存。

【药学监护】

1. 长期用药，服药期间请勿擅自停药。

2. 用药早期有嗜睡的不良反应，需密切观察，避免驾驶机动车、机械操作等。

3. 本品含有乳糖，患有罕见遗传性半乳糖不耐受、Lapp 乳糖酶缺乏或葡萄糖-半乳糖吸收不良的患者不得使用本品。

4. 本品含有偶氮着色剂日落黄（E110），可能造成过敏反应。

5. 日常生活中若出现严重的不良反应，请及时复诊。

（七）司来吉兰（selegiline）

【性状】　为白色或类白色无臭结晶性粉末。易溶于水、氯仿和甲醇，微溶于丙酮，几乎不溶于乙醚。司来吉兰熔点为 141～145 ℃，比旋光度为 −10°～−12°。

【药理学】

1. 药效学　司来吉兰为一种选择性单胺氧化酶 B（MAO-B）不可逆抑制剂，可阻断多巴胺的代谢，抑制多巴胺的降解，增加多巴胺含量，补充神经元合成多巴胺能力的不足。此外，司来吉兰还能通过下列机制增强多巴胺能神经的功能：①抑制突触前膜对多巴胺的再摄取。②其代谢产物可干扰神经元对多种神经递质（去甲肾上腺素、多巴胺、5-羟色胺）的摄取，使神经递质增加，增强多巴胺能神经的功能。司来吉兰与左旋多巴合用时可增强左旋多巴的作用，并可减轻左旋多巴引起的运动障碍（"开-关"现象）。为延迟左旋多巴治疗开始的时间，司来吉兰也可单独用于帕金森综合征的早期。

有报道称司来吉兰能改善抑郁症。然而，在能产生抗抑郁效果的常用口服剂量，司来吉兰的选择性消失，而且司来吉兰作为抗抑郁药的效果依赖于对单胺氧化酶 A 的抑制作用，而不是单独对单胺氧化酶B的抑制作用。这种选择性的消失意味着服用司来吉兰治疗抑郁症的患者需要遵守适用于非选择性单胺氧化酶抑制剂的饮食限制。为解决口服给药途径引起的问题，经皮给药的司来吉兰已经试用于抑郁症的治疗，并且可能比安慰剂有效。经皮给药途径能提供持续不变的司来吉兰的血药浓度水平，同时不引起对外周单胺氧化酶A的抑制作用。在美国，FDA批准使用司来吉兰透皮贴剂治疗抑郁症。

由于阿尔茨海默病的神经变性假说也许是由自由基生成的，某些研究试用司来吉兰作为抗氧化剂治疗阿尔茨海默病。早期的双盲试验指出，每日口服司来吉兰10 mg对阿尔茨海默病患者有效，但是其对情绪和认知功能的改善也可能是由于压力和抑郁的减少。

此外，因司来吉兰是能与多巴胺能系统相互作用的药物之一，且使用可卡因可能影响中枢神经系统功能的多巴胺能调节。因此司来吉兰已试用于可卡因滥用和依赖的治疗。还有小规模的对照试验表明，每日口服司来吉兰20～40 mg，对突发睡眠和猝倒症状有效，在这个剂量需要考虑低酪胺饮食。

2.药动学 司来吉兰口服后经胃肠道迅速吸收，并可透过血脑屏障。口服后0.5～2小时达到血浆浓度峰值，血浆蛋白结合率为94%，生物利用度约为10%，且在进食时服用能使生物利用度增加，在稳定状态，$t_{1/2}$约为10小时。其在肝脏发生首过效应，产生至少5种代谢产物，主要包括 N-去甲丙炔苯丙胺、L-甲基苯丙胺、L-苯丙胺。服用口腔崩解片后，司来吉兰代谢产物的血浆浓度大幅降低，大部分从颊黏膜吸收。局部给药也能避免首过效应，有效成分的25%～30%能被全身利用。司来吉兰主要经肾脏排泄，平均约39小时（16～69小时）排出体外。单剂口服司来吉兰10 mg后，45%的上述3种代谢产物于48小时内随尿液排出。代谢产物半衰期分别为2小时（N-去甲丙炔苯丙胺）、20.5小时（L-甲基苯丙胺）、17.7小时（L-苯丙胺）。约15%的司来吉兰代谢产物从粪便中排泄。

【适应证】 适用于原发性帕金森病（国内批准适应证），常作为多巴胺类药物的辅助用药。司来吉兰透皮贴剂适用于重度抑郁症（FDA批准适应证）。

【用法用量】

1.常规用法用量 口服给药，1日10 mg，早晨顿服；或早餐、午餐分2次服用，每次5 mg。起始剂量为1日5 mg，为避免初期的意识错乱和情绪激动，特别是对于老年人，起始剂量可从1日2.5 mg开始。

2.国外用法用量参考

（1）帕金森病的辅助治疗（与左旋多巴－卡比多巴联用）：口服给药。①片剂：1次5 mg，1日2次，早餐与午餐时服用，最大日剂量为10 mg。2～3日后可尝试减少联用药物的剂量。②口腔崩解片：起始剂量为1次1.25 mg，1日1次，早餐前服用，至少连服6周。以后可增至1次2.5 mg，1日1次。轻度至中度肝损伤者应减量（日剂量由2.5 mg减至1.25 mg）。不推荐重度肝损伤者、重度肾功能损伤及终末期肾病患者（Ccr＜30 ml/min）使用司来吉兰的该制剂。

（2）重度抑郁症的治疗。经皮给药，起始剂量为司来吉兰透皮贴剂1日1片（规格为20 mg/20 cm²），以后可根据临床响应，每隔2周或2周以上增加剂量，增加幅度为3 mg，至最高剂量每24小时释放12 mg药物。有效剂量为每24小时释放6～12 mg药物。65岁及65岁以上老年患者使用司来吉兰透皮贴剂的推荐剂量为1日1片（规格为20 mg/20 cm²）。

【注意事项】

1.治疗帕金森病的用量1日不应超过10 mg，日剂量超过10 mg时应限制含酪胺饮食。

2.停药时应逐渐减少剂量，避免突然停药。

3.司来吉兰的苯丙胺代谢产物可能引起失眠和异常做梦，因此应避免晚上服药。

4.与左旋多巴合用时，应降低左旋多巴的剂量，以减少不良反应的发生。

5.服用司来吉兰口腔崩解片的前后5分钟内应避免摄入食物或液体。

6.司来吉兰透皮贴剂应贴于上部躯体（颈部以下，腰部以上）、大腿上部或上臂外侧。

7.使用司来吉兰透皮贴剂 30 mg/30 cm^2、40 mg/40 cm^2 规格治疗的首日，减量至使用 20 mg/20 cm^2 规格后 2 周内，以及停用 30 mg/30 cm^2、40 mg/40 cm^2 规格治疗后 2 周内，应避免摄入含酪胺的饮食。

8.司来吉兰透皮贴剂可能含有导电金属（如铝），进行磁共振前需揭除透皮贴剂，避免将用药部位及其周围区域暴露于直接外部热源下。

9.司来吉兰透皮贴剂不用于治疗双相情感障碍，应排除抑郁症为双相情感障碍的首发表现。

10.至少于择期手术前 10 日停用司来吉兰透皮贴剂。

【禁忌证和禁忌人群】

1.禁用 对司来吉兰过敏者、活动性溃疡或有消化性溃疡病史、严重精神病及严重痴呆、迟发性运动障碍患者禁用司来吉兰。服用左旋多巴时，肾上腺髓质肿瘤、甲状腺功能亢进、闭角型青光眼、直立性低血压患者禁用司来吉兰。12 岁以下儿童禁用司来吉兰透皮贴剂（FDA 黑框警告）。

2.慎用 控制不佳的高血压患者、心律失常患者、心绞痛患者、严重肝肾功能异常患者、精神病患者、排尿困难的前列腺增生患者、妊娠期（FDA 对司来吉兰的妊娠安全性分级为 C 级）及哺乳期妇女慎用司来吉兰。

【药物不良反应与处理措施】

1.较常见的不良反应。有身体的不自主运动增加、关节痛、肌痛、情绪或其他精神改变、睡眠障碍、直立性低血压、眩晕、失眠、口干、口腔溃疡、腹痛、腹泻、便秘、恶心或呕吐等。

2.偶有肝脏氨基转移酶暂时性增高、焦虑、幻觉、高血压危象和严重低血糖等不良反应。司来吉兰可减少或抑制唾液分泌，偶见龋齿、牙周病、口腔念珠菌病等不良反应。使用司来吉兰口腔崩解片的患者偶见吞咽困难、牙病、口腔炎和味觉异常。

3.罕见心律失常、激动、头痛、排尿困难、皮肤反应、胸痛。

4.大剂量使用司来吉兰将失去选择性，所以过量的症状和体征与非选择性单胺氧化酶抑制剂（如苯乙肼）相似，如头痛、口干、便秘、胃肠道功能紊乱、水肿、疲劳及中枢神经系统刺激症状等。

5.在常规剂量下，单独服用司来吉兰时不良反应较少见。

在一项研究中发现，帕金森病患者合用司来吉兰和左旋多巴与单用左旋多巴相比，其死亡率有所增加。

【药物过量与救治】 尚无司来吉兰过量用药的报道。过量服用司来吉兰（日剂量＞9～10 mg）时，理论上司来吉兰将失去选择性，可同时抑制 MAO-A 及 MAO-B，可能出现类似非选择性 MAO 过量的症状，如嗜睡、眩晕、激惹、运动过度、不安、严重头痛、幻觉、高血压、低血压、胸痛、心率增加、呼吸抑制、多汗、发热。服药后 12 小时内，过量症状不明显或极轻微，此后缓慢发展，在 24～48 小时后达高峰。

尚无司来吉兰的特效解毒药，以对症、支持治疗为主。治疗包括：①在出现过量症状早期，可予催吐、洗胃并保持呼吸道通畅，必要时给予机械通气及吸氧。②缓慢静脉滴注地西泮以治疗中枢神经系统刺激症状和体征（应避免用吩噻嗪类药物）。③对低血压及血管性虚脱可给予静脉补液，必要时也可用低剂量的升压药治疗（如肾上腺素能药物）。④密切监测体温，用退热药及降温毯治疗高热。⑤维持水和电解质平衡。

【相互作用】

1.含酪胺的食物（如发酵奶酪、鲱鱼）。在常规剂量（日剂量＜10 mg）下，司来吉兰不像非选择性单胺氧化酶抑制剂（如苯乙胺）那样会与食物中的酪胺相互作用，很少出现高血压反应。但在大剂量（日剂量＞10 mg）时其选择性消失，与含酪胺的食物合用可引起不可控制的高血压（包括高血压危象），所以司来吉兰只能在日剂量＜10 mg 时不需要饮食限制，可安全使用，而在日剂量＞

10 mg时应严格限制含酪胺的饮食（美国注册药品信息对于透皮贴剂指出，在日剂量＞9 mg时需要限制饮食）。

2.左旋多巴。与左旋多巴合用时，左旋多巴的作用被增强，应减少10%～30%的左旋多巴用量，以减少不良反应的发生。

3.阿片类镇痛药（如哌替啶）。即使在治疗剂量，司来吉兰在与哌替啶合用时也可造成危及生命的严重反应，应避免二者合用或停用司来吉兰至少14日后方可使用哌替啶。同时一些制造商建议避免合用其他阿片类镇痛药（如右丙氧芬、美沙酮和曲马多）。

4.抗抑郁药。与三环类抗抑郁药、5-羟色胺再摄取抑制药（如氟西汀、帕罗西汀、舍曲林）、去甲肾上腺素再摄取抑制药、四环类抗抑郁药、三唑吡啶类抗抑郁药合用时，会出现严重的5-羟色胺综合征，可能致命。应避免合用或停用司来吉兰至少14日后方可使用上述药物，而半衰期较长的药物（如氟西汀）停药至少5周后方可开始使用司来吉兰。一些制造商建议避免将司来吉兰与任一类型的抗抑郁药合用。

5.单胺氧化酶抑制剂。与非选择性单胺氧化酶抑制剂如异丙烟肼合用可能会引起严重的直立性低血压。同时有研究表明，司来吉兰与可逆性单胺氧化酶抑制剂吗氯贝胺合用时，与单独使用每一种药的作用相比，患者对酪胺的加压反应显著增加。因此应避免合用或停用司来吉兰至少14日后方可使用单胺氧化酶抑制药，同时监测并限制含酪胺饮食。

6.拟交感神经药物（如麻黄碱）。美国注册药品信息指出，有报道服用推荐剂量司来吉兰和麻黄碱的患者发生了不可控制的高血压（包括高血压危象），建议避免合用。

7.右美沙芬。合用可引起精神病或特异行为的短暂发作，应禁止合用。

8.多巴胺能拮抗药。（如抗精神病药、甲氧氯普胺）合用可能减弱司来吉兰的疗效。

9.口服避孕药。合用会导致司来吉兰血药浓度升高，应避免合用或减少司来吉兰剂量。

10.抗偏头痛药。一些5-羟色胺激动药包括利扎曲普坦、舒马普坦和佐米曲普坦经单胺氧化酶A代谢，因此认为司来吉兰（单胺氧化酶B抑制剂）不太可能与这些药物之间存在相互作用。虽然如此，有制造商禁止接受5-羟色胺激动药的患者服用司来吉兰，且建议在停用司来吉兰和开始使用这些药物治疗之间至少间隔24小时。

11.司来吉兰与细胞色素P450诱导药（如苯妥英、卡马西平、萘夫西林、苯巴比妥、利福平）合用应谨慎，与圣约翰草、环苯扎林禁止合用。

【制剂与规格】

1.盐酸司来吉兰片　5 mg。

2.盐酸司来吉兰口腔崩解片　1.25 mg。

3.盐酸司来吉兰胶囊　5 mg。

4.司来吉兰透皮贴剂　①20 mg/20 cm^2（每24小时释放6 mg药物）。②30 mg/30 cm^2（每24小时释放9 mg药物）。③40 mg/40 cm^2（每24小时释放12 mg药物）。

【药物储藏和保存】

1.片剂　在干燥环境下避光、密封保存。

2.口腔崩解片　25 ℃（15～30 ℃）下保存。

3.胶囊　避光、密封保存。

4.透皮贴剂　20～25 ℃下密封保存。

【药学监护】

1.在抗帕金森病治疗中，请勿擅自停药，并避免快速减量或改变治疗方案。

2.用药期间应监测新发高血压、高血压恶化。对没有症状的患者，如果直立血压降低超过20 mmHg持续2分钟，应该考虑逐渐停用司来吉兰并且调整左旋多巴的剂量。

3.用药期间有日间活动时突然入睡的报道，故用药期间不建议驾驶或操作机械。

4.如出现赌博冲动、性欲增强、不可控制的消费冲动等，应及时复诊并考虑减低剂量或停药。

5.如出现日间嗜睡或从事需积极参与的活动（如讨论、进餐）时突然入睡，应及时复诊并考虑停药。

6.当司来吉兰用于治疗抑郁时，患者有自杀的潜在风险，所以从治疗早期直至抑郁症状明显改善期间，应对患者进行密切监测。

（八）雷沙吉兰（Rasagiline）

【性状】 本品为白色或类白色无臭结晶性粉末，易溶于水和甲醇。本品熔点为 153.0～158.0 ℃。取本品加水制成每 1 ml 中约含 10 mg 的溶液，依法测定旋光度为 ＋20°～＋25°。

【药理学】

1.药效学 雷沙吉兰为新型第二代炔丙胺，结构与第1代 MAO-B 抑制药司来吉兰相似，为一种不可逆性、选择性的 MAO-B 抑制药。MAO 控制中枢神经系统及周围组织中儿茶酚胺类和 5-羟色胺的代谢降解，其中 MAO-B 能够氧化分解多巴胺，同时产生对神经细胞有毒性的自由基和活性氧类，MAO-B 抑制药通过抑制 MAO-B 的活性，减少了内源性和外源性的多巴胺氧化脱氨作用，增加了脑内的多巴胺水平，同时也能阻止自由基和神经毒素的形成，从而达到减缓神经元变性死亡的目的。MAO-A 抑制剂很少用于帕金森病的治疗，因其会抑制肠道内酪胺降解，升高体内酪胺水平。酪胺是去甲肾上腺素的前体，因此 MAO-A 抑制药的不合理使用会释放大量去甲肾上腺素，导致全身血压升高甚至引发高血压危象。

雷沙吉兰对 MAO-B 的抑制作用比对 MAO-A 的作用强大约 100 倍。在体外，雷沙吉兰和司来吉兰对 MAO-B 的抑制作用强度相近，而在体内的抑制强度要比司来吉兰高 3～15 倍，且不会产生苯丙胺代谢物。雷沙吉兰的作用机制尚不明确，但被认为其可通过其抑制 MAO-B 活性以升高纹状体内细胞外的多巴胺水平，从而选择性增强多巴胺能活性而不影响 5-羟色胺活性，从而改善帕金森病的临床症状。雷沙吉兰对中枢神经系统的药理学作用还具有"纹状体选择性"。MAO-B 是在帕金森病患者的纹状体区域调控多巴胺平衡的主要酶类，在边缘系统和皮层，分布相对较少，在这些部位的多巴胺清除中起次要作用。上述部位的选择性决定了雷沙吉兰在临床应用中的良好安全性，患者在长期用药过程中很少出现使用多巴胺受体激动剂时常见的幻觉、冲动控制障碍等与非部位选择性多巴胺受体激动相关的精神行为症状。因此，雷沙吉兰在临床使用中的依从性更好，更易于被患者及其家属接受。

此外，雷沙吉兰还具有 NMDA 受体拮抗药的作用，这种作用与金刚烷胺的作用机制类似，间接加强了其对多巴胺能神经递质系统的改善作用，并可能对学习、记忆等认知功能有正面作用。也有研究报道称，雷沙吉兰还有改善姿势僵直的作用。同时，雷沙吉兰还可通过次级蛋白激酶 C 磷酸化、下调蛋白激酶 C 等多种神经保护途径来减少细胞死亡。

2.药动学 雷沙吉兰口服后经胃肠道迅速吸收，0.5～1 小时达血药峰浓度（与左旋多巴联用时 30～45 分钟达血药峰浓度）。在 1～6 mg 时，AUC 和 C_{max} 与剂量成正比。雷沙吉兰的绝对生物利用度为 36%。蛋白结合率为 88%～94%，稳态平均分布容积为 87 L。动物实验显示雷沙吉兰可透过血脑屏障。雷沙吉兰主要经肝脏代谢，细胞色素 P450 同工酶 CYP1A2 为其主要代谢酶。雷沙吉兰经 N-脱烷基化和（或）羟基化代谢为 1-氨基茚满（1-aminoindan，为主要代谢产物，活性较低且不具有 MAO 抑制性，有临床前研究表明其具有神经保护作用）、3-羟基-N-炔丙基-1-氨基茚满和 3-羟基-1-氨基茚满。主要以葡萄糖醛酸苷结合物和代谢物形式随尿排泄。口服 ^{14}C 标记的雷沙吉兰，7 日内 62% 的药物随尿排泄，7% 随粪便排泄，38 日内的总回收率为 84%。低于 1% 的原型药物随尿排泄。雷沙吉兰的终末半衰期为 0.6～2 小时。

当雷沙吉兰用于肝功能不全的患者时，1 mg/d重复给药7日后，与健康受试者相比，轻度肝损伤患者的AUC和C_{max}分别增加2倍和1.4倍，中度肝损伤受试者的AUC和C_{max}分别增加7倍和2倍。中度肾损伤患者与健康受试者相比，AUC相似，而主要代谢物1-氨基茚满的AUC与健康受试者相比增加了1.5倍。因1-氨基茚满不是MAO抑制剂，所以对于轻度和中度肾损伤患者不需要调整剂量。雷沙吉兰对于严重肾损伤患者药动学参数的影响尚不明确。

【适应证】 用于治疗帕金森病（国内及FDA批准适应证），可单用或作为左旋多巴的辅助用药以减少治疗反应中的剂末效应。

【用法用量】

1.常规剂量（雷沙吉兰以甲磺酸盐的形式口服给药，而剂量以碱基的形式表示，甲磺酸雷沙吉兰1.56 mg约相当于雷沙吉兰1 mg） 口服给药：①单药治疗或不包括左旋多巴的联合治疗：每次1 mg，1日1次。②与左旋多巴联合治疗［与或不与其他抗帕金森病药（如多巴胺激动药、金刚烷胺、抗胆碱能药）联用］：推荐起始剂量为每次0.5 mg，1日1次。如耐受该剂量且疗效不足，可将剂量增至每次1 mg，1日1次。维持剂量为0.5～1 mg，1日1次。雷沙吉兰与左旋多巴联用时应依据患者反应降低左旋多巴的剂量。当合用细胞色素P450同工酶CYP1A2抑制药时，美国注册药品信息建议将雷沙吉兰的剂量减至每次0.5 mg，1日1次。

2.肝、肾功能不全患者用药剂量 ①英国注册药品信息建议轻度肝损伤患者慎用雷沙吉兰，美国注册药品信息推荐将口服剂量减少至每次0.5 mg，1日1次。中度至重度肝损伤患者禁用雷沙吉兰。②轻、中度肾损伤者无须调整剂量，尚无重度肾损伤者用药的研究数据。

3.老年患者剂量 老年患者无须调整剂量。

【注意事项】

1.轻度肝损伤患者如果进展到中度或重度肝损伤，应立即停止治疗。

2.当合用细胞色素P450同工酶CYP1A2抑制药时，剂量不应超过每次0.5 mg，1日1次。

3.多数抗精神病药可降低中枢多巴胺能神经元功能，从而可能减弱雷沙吉兰疗效，合用时应调整用量。

4.由于雷沙吉兰具有包括兴奋、失眠、幻觉和恶心呕吐等不良反应，中国帕金森病治疗指南（第三版）推荐雷沙吉兰在早晨服用，而避免在傍晚服用。

【禁忌证和禁忌人群】

1.禁用 对雷沙吉兰过敏者、嗜铬细胞瘤患者、中度或重度肝功能不全患者、需要全麻的择期外科手术患者禁用雷沙吉兰。有重大精神障碍的患者因有精神病恶化的风险，故通常不应使用雷沙吉兰。

2.慎用 轻度肝损伤者、妊娠期妇女（尚无充分、严格的对照研究数据，FDA对雷沙吉兰的妊娠安全性分级为C级）及哺乳期妇女（尚不明确雷沙吉兰是否随乳汁排泄）慎用雷沙吉兰。儿童用药的安全性和有效性尚不明确。

【药物不良反应与处理措施】

1.单用雷沙吉兰时，常见的不良反应包括头痛、类流感症状、颈痛、心绞痛、消化不良、食欲缺乏、白细胞减少症、关节痛、关节炎、抑郁、眩晕、鼻炎、结膜炎、皮疹、黑素瘤和尿急等。

2.与左旋多巴合用时，常见的不良反应包括直立性低血压、心绞痛、颈痛、关节痛、腱鞘炎、感觉异常、头痛、幻觉、肌张力障碍、共济失调、食欲缺乏、消化不良、腹痛、便秘等。

3.单药治疗中偶见跌倒、发热，不包括左旋多巴的联合治疗中偶见外周水肿、跌倒，包括左旋多巴的联合治疗中偶见意外受伤、跌倒、感染。

4.罕见的不良反应包括脑血管意外和心肌梗死。

5.有用药后出现赌博冲动、性冲动增加、消费冲动、暴食冲动和（或）其他冲动的报道。

【药物过量与救治】　尚无临床试验中有关雷沙吉兰过量使用的病例报道。其过量反应可能与已观察到的非选择性单胺氧化酶抑制剂过量相似。单胺氧化酶抑制剂过量的临床表现差异较大，其主要影响中枢神经系统和心血管系统，过量症状和体征可能包括嗜睡、眩晕、激惹、运动过度、不安、严重头痛、幻觉、高血压、低血压、胸痛、心率增加、不规则血管萎陷、呼吸抑制、多汗、发热等。

目前尚无雷沙吉兰过量的特效药。在假设其过量与非选择性单胺氧化酶抑制剂中毒相似的前提下，以对症、支持治疗为主。治疗包括：①在出现过量症状早期，可予催吐、洗胃并保持呼吸道通畅，必要时给予机械通气及吸氧。②缓慢静脉滴注地西泮以治疗中枢神经系统刺激症状和体征（应避免用吩噻嗪类药物）。③对低血压及血管性虚脱可给予静脉补液，必要时也可用低剂量的升压药治疗（如肾上腺素能药物）。④密切监测体温，用解热药及降温毯治疗高热。⑤维持水和电解质平衡。

【相互作用】

1.含酪胺的食物（如发酵奶酪、鲱鱼）　因单胺氧化酶抑制剂可抑制酪胺的代谢，当雷沙吉兰与含酪胺的食物合用时，可导致高血压，甚至高血压危象和高血压紧迫状态。在按推荐剂量使用雷沙吉兰期间避免食用富含酪胺的食物，并在停用雷沙吉兰2周内都应限制酪胺的摄入。

2.高脂饮食　对雷沙吉兰的达峰时间无影响，但可使血药峰浓度和曲线下面积分别下降约60%和20%。

3.细胞色素P450同工酶CYP1A2抑制药（如环丙沙星）　由于环丙沙星等药物可抑制由CYP1A2介导的雷沙吉兰的代谢，因此合用环丙沙星或其他细胞色素P450同工酶CYP1A2抑制药时可使雷沙吉兰血药浓度升高2倍，从而增强不良反应。当合用时，雷沙吉兰剂量不应超过每次0.5 mg，1日1次。

4.抗抑郁药（如选择性5-羟色胺再摄取抑制药、选择性5-羟色胺-去甲肾上腺素再摄取抑制药、三环类抗抑郁药、四环类抗抑郁药、三唑吡啶类抗抑郁药）　当雷沙吉兰与抗抑郁药合用时，可能导致中枢神经系统毒性或严重的5-羟色胺综合征及精神状态改变，同时可能会导致高血压（包括高血压危象）或严重的抽搐发作，因此不推荐合用此类药物。

5.拟交感神经药物　雷沙吉兰与苯丙胺、苯丙胺衍生物、赖右苯丙胺、具有间接或混合性的拟交感神经药合用时，可使去甲肾上腺素浓度升高，导致高血压危象和（或）5-羟色胺综合征，也有报道患者滴用含有拟交感神经药物的滴眼剂时出现严重的高血压反应。故应谨慎合用此类药物（包括经口、眼、鼻给予的拟交感神经药和感冒药）或在停用雷沙吉兰至少14日后方可使用上述药物。

6.阿片类或非阿片类镇痛药（如吗啡、硫酸吗啡、曲马多等）　雷沙吉兰与这些药物合用时，可能导致低血压并增强中枢神经系统和呼吸的抑制作用，建议避免合用。

7.恩他卡朋　当与恩他卡朋合用时，雷沙吉兰的清除率增加28%，故应调整剂量。

8.右美沙芬　雷沙吉兰与右美沙芬合用可能导致精神病或特异行为发作，因此禁止合用。

9.多巴胺拮抗药（如抗精神病药、甲氧氯普胺）　合用该类药物会减弱雷沙吉兰疗效，故应慎重合用。

10.其他药物　雷沙吉兰禁止与圣约翰草、环苯扎林合用。

【制剂与规格】　甲磺酸雷沙吉兰片（以雷沙吉兰计）：①0.5 mg。②1 mg。

【药物储藏和保存】　于15～30℃（建议25℃）下保存。

【药学监护】

1.在抗帕金森病治疗中，请勿擅自停药，并避免快速减量及改变治疗方案。

2.定期监测血压和心率，尤其是心血管疾病患者。如用药后血压维持在较高水平，可能需使用调节药物剂量。

3.用药时不可进行需全身麻醉的手术，且不可使用含拟交感神经类血管收缩药的局部麻醉药。

如必须手术，应谨慎改用苯二氮䓬类药、芬太尼、米库氯铵、维库溴铵等。

4.有用药后在日常活动中入睡的报道，用药期间避免驾驶或从事其他危险活动。

5.如出现赌博冲动、性欲增强、不可控制的消费冲动等，应及时复诊并考虑减少剂量或停药。

6.因帕金森病患者出现黑色素瘤的风险较高，故应定期进行皮肤检查，以监测是否出现黑素瘤。

7.监测患者是否出现帕金森病症状，以及情绪和行为异常、自杀企图、嗜睡和日常活动中入睡等症状。

8.因雷沙吉兰可能引起高血压，在进行牙科治疗时避免使用血管收缩药。

（九）罗替高汀（rotigotine）

【性状】 临床上常用的为罗替高汀贴剂，包括背衬层、保护层、自粘和基质层3部分。保护层为透明的薄膜，方形圆角，与基质和背衬层尺寸大小相同，被"S"形线分成两部分；自粘和基质层是白色或类白色不透明、无可见晶体的含药黏附层；背衬层的一面为米色至浅棕色，另一面完全被自粘和基质层覆盖，方形圆角。

【药理学】

1.药理学和毒理学 罗替高汀是一种非麦角碱多巴胺受体激动剂。罗替高汀治疗帕金森病的确切作用机制尚不明确，但认为与激活大脑尾状壳核的多巴胺受体有关。毒理研究中的遗传毒性研究结果显示，罗替高汀Ames试验、小鼠体内骨髓微核试验结果为阴性，小鼠淋巴瘤细胞TK基因突变试验结果为阳性。

2.生殖毒性 雌性大鼠于交配前、交配期直至妊娠第7天皮下注射罗替高汀［1.5 mg/（kg·d）、5 mg/（kg·d）］、15 mg/（kg·d）］，所有剂量组均未见胚胎着床，最低剂量为人最大推荐剂量（MRHD）8 mg/24 h的2倍（根据mg/m^{2}计算）。雄性大鼠于交配前70天直至交配期间给药，未见对生育力的影响，但最高剂量时睾精子活力降低，无反应剂量［5 mg/（kg·d）］为MRHD的6倍（根据mg/m^{2}计算）。雌性大鼠皮下注射罗替高汀，交配前2周至交配前4天剂量分别为10 mg/（kg·d）、30 mg/（kg·d）、90 mg/（kg·d），交配前3天至妊娠第7天所有试验组均给药6 mg/（kg·d）（根据mg/m^{2}计算约为MRHD的4倍），可见着床率明显降低（低剂量）或完全无着床（中剂量和高剂量）。罗替高汀对啮齿类动物受精卵着床的影响被认为与其可降低催乳素水平相关。在人体中，绒毛膜促性腺激素而非催乳素对着床起关键作用。妊娠小鼠在器官形成期（妊娠第6～15天）皮下注射罗替高汀［10 mg/（kg·d）、30 mg/（kg·d）、90 mg/（kg·d）］，高、中剂量导致骨骼骨化延迟发生率升高和胎仔体重降低，高剂量导致胚胎-胎仔死亡率升高，无反应剂量约为MRHD的6倍（根据mg/m^{2}计算）。妊娠大鼠在器官形成期（妊娠第6～17天）皮下注射罗替高汀［0.5 mg/（kg·d）、1.5 mg/（kg·d）、5 mg/（kg·d）］，所有剂量均导致胚胎-胎仔死亡率升高，最低剂量低于MRHD（根据mg/m^{2}计算），罗替高汀对大鼠的这种影响被认为与其可降低催乳素水平有关。妊娠兔在器官形成期（妊娠第7～19天）皮下注射罗替高汀［5 mg/（kg·d）、10 mg/（kg·d）、30 mg/（kg·d）］，高、中剂量导致胚胎-胎仔死亡率升高，无反应剂量为MRHD的12倍（根据mg/m^{2}计算）。大鼠在妊娠期和哺乳期（妊娠第6天直至产后第21天）皮下注射罗替高汀［0.1 mg/（kg·d）、0.3 mg/（kg·d）、1 mg/（kg·d）］，最高剂量组的子代出现哺乳期的生长发育损害和长期神经行为异常；这些子代交配后，罗替高汀对下一代的生长和存活也产生不良影响；无反应剂量［0.3 mg/（kg·d）］低于MRHD（根据mg/m^{2}计算）。

3.致癌性 罗替高汀在小鼠和大鼠中开展了2年致癌性试验，小鼠给药剂量为3 mg/kg、10 mg/kg、30 mg/kg，大鼠给药剂量为0.3 mg/kg、1 mg/kg、3 mg/kg，均为每48小时皮下注射给药1次。在小鼠中，剂量达MRHD的9倍时未见肿瘤发生率升高。在大鼠中，所有剂量均可导致睾丸间质细胞瘤和子宫肿瘤（腺癌、鳞状细胞癌）发生率升高。引发大鼠产生这些肿瘤的内分泌机制被认为与人类无关。因此，当暴露量达MRHD所产生血浆暴露量的4～6倍时，未见引发相关肿瘤。

4.其他　在一项为期6个月的大鼠毒理学实验中，罗替高汀最高剂量（血浆暴露量至少为MRHD的15倍）组可见视网膜变性。在白化大鼠（白化大鼠血浆AUC达到MRHD的4～6倍）或白化小鼠2年致癌性实验中，或猴1年致癌性实验中，未见视网膜变性。该影响对人类的潜在意义尚未确定，但因可能涉及脊椎动物中普遍存在的机制破坏（即视网膜脱落），故不可忽略。

【适应证】　罗替高汀适用于早期特发性帕金森病症状及体征的单药治疗（不与左旋多巴联用），或与左旋多巴联合用于病程中的各个阶段，直至疾病晚期左旋多巴的疗效减退、不稳定或出现波动时（剂末现象或"开-关"现象）。

【用法用量】

1.用法　罗替高汀市场上常用的剂型为贴剂。在使用时，常采用1日1次的用法，每日应在同一时间使用。罗替高汀贴片可在皮肤上保留24小时，然后在皮肤的另一部位更换一张新的贴片。如果患者忘记在每日的用药时间更换贴片或者贴片脱落，应在当天剩余时间内应用一张新的贴片。罗替高汀贴片应贴在腹部、大腿、臀部、侧腹、肩部或上臂处洁净、干燥、完整健康的皮肤表面。避免14天内在同一部位重复应用。罗替高汀为贴剂，不得贴于发红、受刺激或破损的皮肤表面。每贴贴片均为独立包装，打开包装后应立即使用。先揭去一半保护层，将粘贴面牢固粘贴于皮肤上。再翻折贴片，揭去另一半保护层。不得触摸贴片的粘贴面。用手掌按压贴片20～30秒，确保贴片粘贴牢固。不得将贴片分成小片使用。

2.用量

（1）早期帕金森病患者的给药剂量：对于早期的帕金森病患者，罗替高汀贴片的起始剂量为2 mg/24 h，然后每周增加2 mg/24 h直至有效剂量，最大剂量可至8 mg/24 h。一些患者的有效剂量为每4 mg/24 h。大多数患者的有效剂量为6 mg/24 h或8 mg/24 h，此剂量可在3周或4周内达到。最大剂量为8 mg/24 h。

（2）伴有波动现象的晚期帕金森病患者的给药剂量：对于伴有波动现象的晚期帕金森病患者，罗替高汀贴剂的起始剂量为4 mg/24 h，然后每周增加2 mg/24 h直至有效剂量，最大剂量可至16 mg/24 h。一些患者的有效剂量为4 mg/24 h或6 mg/24 h。大多数患者的有效剂量为8 mg/24 h，此剂量可在3～7周达到。最大剂量可至16 mg/24 h。若给药剂量高于8 mg/24 h，可应用多片贴剂以达到最终剂量。例如，可联合应用6 mg/24 h和4 mg/24 h贴剂，达到10 mg/24 h剂量。

3.停药　罗替高汀在使用时如果需要停药，应逐渐停药。日剂量每隔1天降低2 mg/24 h较为适宜，直至完全停药。

4.特殊人群的用法用量

（1）肝功能不全

1）轻度至中度肝损伤患者无须调整剂量。

2）重度肝损伤可能导致罗替高汀的清除率降低，应用时应谨慎。因目前未在该重度肝损伤患者人群中研究罗替高汀，如果肝损伤恶化，可能需降低剂量。

（2）肾功能不全

1）轻度至重度肾损伤患者无须调整剂量，包括需透析的患者。

2）急性肾衰竭时，罗替高汀水平可能会发生非预期蓄积。

【注意事项】　如果帕金森病患者接受罗替高汀治疗后的效果不佳，换用另一种多巴胺受体激动剂可能会获得额外益处。其他各类情况的注意事项如下所示。

1.磁共振成像和心脏复律　因罗替高汀贴剂的背衬层含铝，患者在接受磁共振成像或心脏复律时需移除贴片，以免皮肤灼伤。

2.直立性低血压　已知多巴胺受体激动剂会削弱血压的系统性调控，导致直立性低血压。在罗替高汀治疗中已观察到此类现象，但其发生率与安慰剂治疗组相似。由于直立性低血压的总体风险与多巴胺能治疗有关，建议监测血压，特别是在治疗开始时。

3.晕厥　在罗替高汀的临床试验中已观察到晕厥事件，但其发生率与安慰剂治疗组相似。因患有心血管疾病的患者已被排除在该项临床试验外，建议对严重心血管疾病患者，询问其晕厥及先兆症状。

4.睡眠突发和嗜睡　罗替高汀可引起嗜睡和睡眠突发。已报道在日常活动中发生睡眠突发，有时不伴任何预警信号。处方医师须连续评估患者的困倦或瞌睡情况，因为只有直接询问患者才会承认困倦或瞌睡。应谨慎考虑是否需减量或停药。

5.冲动控制障碍　应定期监测患者是否发生冲动控制障碍。应告知患者及护理人员，多巴胺受体激动剂（包括罗替高汀）治疗会引起冲动控制障碍的行为症状，包括病理性赌博、性欲增加、性欲亢进、强迫性消费或购物、暴食症和强迫性进食。如出现此类症状，应考虑降低剂量或逐渐终止治疗。

6.神经阻滞剂恶性综合征　突然中断多巴胺能治疗可引发神经阻滞剂恶性综合征的症状，因此建议逐渐降低治疗剂量。

7.异常思维与行为　已报告可产生异常思维与行为，且表现形式多样，包括偏执、妄想、幻觉、意识错乱、精神病样行为、定向障碍、攻击行为、激动和谵妄。

8.纤维化并发症　在某些接受麦角碱类多巴胺能治疗的患者中，有腹膜后纤维化、肺浸润、胸腔积液、胸膜增厚、心包炎和心脏瓣膜病变的病例报告。停药后，这些并发症可能缓解，但难以完全康复。这些不良反应虽被认为与化合物中的麦角灵结构相关，但非麦角碱类多巴胺受体激动剂是否也会引起这些并发症仍属未知。

9.精神安定药　接受多巴胺受体激动剂治疗的患者，不得用精神安定药进行止吐治疗。

10.眼科检查　建议定期或发生视力异常时进行眼科检查。

11.热源使用　外部热源（过度光照、电热毯及其他热源，如桑拿浴、热水浴）不得作用于贴片粘贴部位。

12.给药部位反应　给药部位可能出现皮肤反应，通常为轻度或中度。建议每日轮换给药部位（如从右侧到左侧，从上身到下身）。避免14天内在同一部位重复应用。如果给药部位反应持续数天或持久存在，或程度加重、皮肤反应扩散至给药部位以外，应评估患者个体的风险/获益比。

如果患者使用罗替高汀出现皮疹或刺激，应避免阳光直射，直至皮肤痊愈，因为阳光照射可能导致肤色改变。

如果观察到与罗替高汀使用相关的全身性皮肤反应（如过敏性皮疹，包括红斑疹、斑疹、丘疹或瘙痒），应停止使用罗替高汀。

13.外周水肿　在帕金森病患者中开展的一项临床研究显示，在长达36个月的观察期内，6个月的外周水肿发生率约为4%。

14.亚硫酸盐过敏　罗替高汀含有焦亚硫酸钠，焦亚硫酸钠是一种亚硫酸盐，可使一些易感人群发生过敏反应，包括过敏症状、危及生命或不太严重的哮喘发作。

15.多巴胺能不良反应　与左旋多巴联用的帕金森病患者，一些多巴胺能不良反应（如幻觉、运动障碍和外周水肿）的发生率升高。在处方罗替高汀时，应考虑该情况。

16.对驾驶和操作机械能力的影响　罗替高汀可能对驾驶和操作机械的能力产生较大影响。对于正在接受罗替高汀治疗且出现困倦和（或）睡眠突发的患者，务必告知其在此类症状反复发作和困倦症状消退（参见【相互作用】）之前，不得驾驶或参与一些由于警觉性降低可能造成本人或他人面临严重损害或死亡风险的活动（如操作机械）。

17.处置的特别注意事项 罗替高汀在使用后仍含有活性成分。移除后，用过的贴片应对折，粘贴面向内，使基质不外露，置于原包装袋内，然后丢弃到儿童不可触及处。任何使用过或未使用过的贴片均应按照当地要求进行处置或退回药房。

【禁忌证和禁忌人群】 对罗替高汀有效成分或任一辅料过敏者禁用。接受磁共振成像或心脏复律者禁用。

【药物不良反应与处理措施】

1.安全性概述 根据临床试验的汇总分析，在1307名接受罗替高汀治疗的患者和607名接受安慰剂治疗的患者中，分别有72.5%和58.0%的患者报告了至少1例不良反应。治疗开始时可能发生多巴胺能不良反应，如恶心和呕吐。继续治疗时，这些反应通常为轻度或中度，且呈一过性。接受罗替高汀治疗的患者中，超过10%的患者出现恶心、呕吐、给药部位反应、嗜睡、头晕和头痛的不良反应。试验研究中，按照药品说明书所述轮换给药部位。830名使用罗替高汀的患者中，35.7%的患者出现给药部位反应，大多数呈轻度或中度，且仅限于给药部位。仅4.3%的接受罗替高汀治疗的受试者因此终止治疗。

2.不良反应的具体描述

（1）睡眠突发和嗜睡：罗替高汀能引起嗜睡（包括白天过度嗜睡）和睡眠突发。在个别病例中，"睡眠突发"发生于驾驶过程中，并可导致机动车事故。因此，在使用药物期间，禁止驾驶机动车或从事高空危险作业。

（2）冲动控制障碍：接受多巴胺受体激动剂（包括罗替高汀）治疗的患者可能发生病理性赌博、性欲增加、性欲亢进、强迫性消费或购物、暴食症及强迫性进食。患者在使用此类药物时应密切观察此类反应，如果发现有冲动控制障碍，应告知医师或药师，并设立患者日常生活的监护人。

（3）特殊人群：在日本开展的临床研究中，罗替高汀用药后观测到磷酸肌酸激酶升高的不良事件。在双盲研究（帕金森病及不宁腿综合征患者）中，其在日本受试者中的发生率为罗替高汀组3.4%，安慰剂组1.9%。在所有双盲研究和开放研究中观测到的大部分磷酸肌酸激酶升高的不良事件都已缓解，且其严重程度为轻度。未在其他人群中定期监测磷酸肌酸激酶水平。

（4）中国受试者安全性概述：在中国早期特发性帕金森病受试者中开展的一项多中心、随机、双盲、平行、安慰剂对照的罗替高汀临床试验中，共247名受试者被随机分组（124名受试者接受罗替高汀治疗，123名受试者接受安慰剂治疗）。共134名受试者（54.3%）报告了不良反应。其中，罗替高汀组和安慰剂组不良反应发生率相当，分别有57.3%和51.2%的受试者报告了至少1例不良反应。常见的不良反应如恶心、呕吐、嗜睡、头晕、红斑、瘙痒，在罗替高汀组的报告率为5.6%～8.9%，在安慰剂组中的报告率为1.6%～5.7%。研究中，受试者报告的不良反应大多数呈轻度或中度，其在罗替高汀组和安慰剂组中的报告率分别为94.4%和95.2%。

在中国晚期特发性帕金森病受试者中开展的一项多中心、随机、双盲、平行、安慰剂对照的罗替高汀临床试验中，共346名受试者被随机分组（174名受试者接受罗替高汀治疗，172名受试者接受安慰剂治疗）。共189名受试者（54.6%）报告了不良反应。其中，罗替高汀组较安慰剂组不良反应发生率略高，分别有59.2%和50.0%的受试者报告了至少1例不良反应。常见的不良反应如恶心、运动障碍、头晕、瘙痒，在罗替高汀组的报告率为6.3%～10.9%，在安慰剂组中的报告率为1.2%～5.8%。研究中，受试者报告的不良反应大多数轻度或中度，其在罗替高汀组和安慰剂组中的报告率分别为94.2%和96.5%。

【药物过量与救治】 罗替高汀为贴剂，一般不会产生药物过量的情况。如果发生错误使用，应立即将药物撕下，并与医师或药师联系。

【相互作用】

1.罗替高汀是一种多巴胺受体激动剂，多巴胺拮抗剂，如精神安定药（如吩噻嗪类、丁酰苯类、硫杂蒽类）或甲氧氯普胺可能会降低罗替高汀疗效，应避免联合用药。

2.正使用镇静药或其他中枢神经系统抑制剂，如服用苯二氮䓬类、抗精神病药、抗抑郁药或饮酒的患者，联合使用罗替高汀可能发生叠加效应，建议谨慎使用。

3.左旋多巴和卡比多巴与罗替高汀联合用药，对罗替高汀的药动学无影响，且罗替高汀对左旋多巴和卡比多巴的药动学无影响。

4.多潘立酮与罗替高汀联合用药，对罗替高汀的药动学无影响。

5.在健康志愿者中，奥美拉唑（CYP2C19抑制剂）以日剂量40 mg与罗替高汀联合用药，对罗替高汀的药动学和代谢无影响。

6.与其他多巴胺受体激动剂一样，罗替高汀可能加重左旋多巴的多巴胺能不良反应，并可能引发和（或）加重已知运动障碍。

7.与罗替高汀（3 mg/24 h）联合用药，不影响口服避孕药（炔雌醇0.03 mg，左炔诺孕酮0.15 mg）的药效学和药动学。与其他类型的激素类避孕药的相互作用尚未深入研究。

【制剂与规格】　罗替高汀贴片：①4.5 mg/10 cm²（释药量2 mg/24 h）；②9 mg/20 cm²（释药量4 mg/24 h）；③13.5 mg/30 cm²（释药量6 mg/24 h）；④18 mg/40 cm²（释药量8 mg/24 h）。

【药物储藏和保存】　密封，在干燥处保存。

【药学监护】

1.药品的使用

（1）罗替高汀：市场上常用的剂型为贴剂。在使用时，常采用1日1次的用法，每日应在同一时间使用。

（2）罗替高汀贴剂：在皮肤上保留24小时，然后在皮肤的另一部位更换一张新的贴片。

（3）患者忘记：如果患者忘了在每日的用药时间更换贴片或者贴片脱落，应在当天剩余时间内应用一张新的贴片。

（4）罗替高汀透皮贴剂：应贴在腹部、大腿、臀部、侧腹、肩部或上臂处洁净、干燥、完整健康的皮肤表面。避免14天内在同一部位重复应用。罗替高汀为贴剂，因此不得贴于发红、受刺激或破损的皮肤。

（5）每贴贴片独立包装：打开包装后应立即使用。先揭去一半保护层，将粘贴面牢固粘贴于皮肤上。再翻折贴片，揭去另一半保护层。不得触摸贴片的粘贴面。用手掌按压贴片20～30秒，确保贴片粘贴牢固。不得将贴片分成小片使用。

2.停药　罗替高汀在使用时如果需要停药，应逐渐停药。日剂量每隔1天降低2 mg/24 h较为适宜，直至完全停药。

3.特殊人群

（1）肝功能不全：轻度至中度肝损伤患者无须调整剂量。重度肝损伤可能导致罗替高汀的清除率降低，应用时应谨慎。因目前未在重度肝损伤患者人群中研究罗替高汀，如果肝损伤恶化，可能需降低剂量。

（2）肾功能不全：轻度至重度肾损伤患者无须调整剂量，包括需透析的患者。急性肾衰竭时，罗替高汀水平可能会发生非预期蓄积。

4.特殊情况及注意事项

（1）磁共振成像和心脏复律：罗替高汀贴剂的背衬层含铝，患者在接受磁共振成像或心脏复律时需移除贴片，以免灼伤皮肤。

（2）睡眠突发和嗜睡：罗替高汀可引起嗜睡和睡眠突发。服药期间禁止驾驶机动车或从事高空作业。

（十）恩他卡朋（Entacapone）

【性状】 本品为橙棕色椭圆形薄膜衣片，除去包衣后显黄色。

【药理学】

1. 药理毒理 本品属于儿茶酚 -O- 甲基转移酶（COMT）抑制剂。它是一种可逆的、特异性的、主要作用于外周的COMT抑制剂，与左旋多巴制剂同时使用。本品通过抑制COMT酶减少左旋多巴代谢为 3-O- 甲基多巴（3-OMD）。这使左旋多巴的生物利用度增加，并增加了脑内可利用的左旋多巴总量，这种作用已在临床试验中得到证实。临床试验显示，左旋多巴加用本品可延长"开"的时间达16%，缩短"关"的时间达24%。本品主要抑制外周组织中的COMT酶。红细胞内的COMT抑制作用与本品的血浆浓度密切相关，这一点证实了COMT抑制的可逆性。

2. 药动学

（1）吸收：本品吸收的个体内与个体间差异很大。口服本品200 mg，通常约1小时达血浆峰浓度。该药主要经首过效应代谢分解。口服单剂恩他卡朋的生物利用度为35%。食物对本品的吸收无显著影响。

（2）分布：从胃肠道吸收后，本品迅速分布于外周组织，分布容积为20 L。约92%的药物在β期清除，清除半衰期为30分钟。总清除率约800 ml/min。本品与血浆蛋白广泛结合，主要与白蛋白结合。在治疗浓度范围内，人血浆中未结合的部分约占2%。在治疗浓度，本品不置换其他与蛋白广泛结合的药物（如华法林、水杨酸、保泰松、地西泮），而这些药物中的任何一种在治疗浓度或更高浓度时也不会对本品产生有显著意义的置换。

（3）代谢：少量恩他卡朋的E异构体转变为Z异构体。E异构体占恩他卡朋AUC的95%。Z异构体和其他微量代谢产物占剩余的5%。使用人肝微粒体制剂进行的体外研究结果显示，恩他卡朋能够抑制CY P2C9（IC_{50}～4 μmol/L）。恩他卡朋对其他类型的同工酶（CYP1A2、CYP2A6、CYP2D6、CYP2E1、CYP3A和CYP2C19）的抑制作用少或无。

（4）清除：本品的清除主要通过非肾脏代谢途径。据估计，有80%～90%的药物经粪便排泄，但未在人类中证实。10%～20%的本品通过尿排泄，仅微量以原型在尿中出现。尿中排出的药物大部分（95%）与葡萄糖醛酸结合。尿中发现的代谢产物仅约1%经过氧化。本品的药动学特点在青年患者和老年患者中相似。轻度到中度肝功能不全（Child-Pugh 分级为A级和B级）患者的药物代谢减慢，吸收期和清除期本品的血浆浓度增加。肾功能不全不影响本品的药动学，但是正在接受透析治疗的患者应考虑延长间隔。

【适应证】 作为标准药物多巴丝肼或左旋多巴-卡比多巴的辅助用药，用于治疗以上药物不能控制的帕金森病及剂末现象（症状波动）。

【用法用量】 口服，应与左旋多巴制剂同时服用，每次0.2 g，最大剂量为每次0.2 g，1日10次。在治疗的最初几天至几周内，常需调整左旋多巴剂量。根据临床表现，通过延长给药间隔和（或）减少左旋多巴的每次用量，使左旋多巴的日剂量减少10%～30%。停用时须调整左旋多巴剂量。肾功能不全不需要调整剂量，对透析患者，需延长用药间隔。

【注意事项】

1. 帕金森病患者偶可发生继发于严重运动障碍的横纹肌溶解症或神经阻滞剂恶性综合征。曾有横纹肌溶解的个案报道。

2. 神经阻滞剂恶性综合征包括横纹肌溶解症和高热，以运动症状（强直、肌阵挛、震颤）、精神状况改变（如易激惹、意识模糊、昏迷）、高热、自主神经功能障碍（心动过速、血压不稳）及血清肌酸激酶增高为特征。

3. 神经阻滞剂恶性综合征多发生于突然减量使用或停止使用本品和多巴胺能药物之后，因此撤药过程应该缓慢。一旦出现神经阻滞剂恶性综合征症状和（或）体征，需增加左旋多巴的剂量。

4.局部缺血性心脏病的患者使用本品治疗应谨慎。

5.同时使用含儿茶酚结构药物，如利米特罗、异丙肾上腺素、肾上腺素、去甲肾上腺素、多巴胺、多巴酚丁胺、α-甲基多巴和阿扑吗啡，要谨慎。

6.作为左旋多巴治疗的辅助治疗，需考虑左旋多巴治疗的注意事项。

7.在联合治疗的最初几天至几周内，应调整左旋多巴的剂量。

8.可能加重左旋多巴所致的直立性低血压。

9.与多巴胺受体激动剂（如溴隐亭）、司来吉兰或金刚烷胺合用时也可出现多巴胺能不良反应，如运动障碍。联用初期需调整其他抗帕金森病药物的剂量。

10.与左旋多巴合用可引起白天的过度嗜睡及猝眠发作。

11.长期或持续腹泻患者谨慎使用。

12.对于进行性厌食、衰弱和短时间内体重下降的患者，应考虑肝功能在内的全身医学评估。

13.与左旋多巴合用可有病理性赌博、性欲提高和性欲亢进等症状。

14.含有蔗糖，果糖不耐受、葡萄糖－半乳糖吸收障碍或蔗糖酶－异麦芽糖酶缺乏患者禁用。

15.与左旋多巴联合使用时，可致头晕和其他与直立体位相关的症状。因此，在驾驶和操作机械时应慎用。

【禁忌证和禁忌人群】

1.已知对本品或任何其他组成成分过敏者。

2.肝功能不全患者。

3.嗜铬细胞瘤患者。

4.禁与非选择性单胺氧化酶（MAO-A和MAO-B）抑制剂（如苯乙肼、反苯环丙胺）同用。与选择性MAO-B抑制剂司来吉兰联合使用时，司来吉兰日剂量不能超过10 mg。

5.既往有神经阻滞剂恶性综合征和（或）非创伤性横纹肌溶解症病史的患者禁用。

【药物不良反应与处理措施】

1.常见的不良反应有运动障碍、恶心和尿色异常。

2.常见的不良反应有腹泻、帕金森病症状加重、头晕、腹痛、失眠、口干、疲乏、幻觉、便秘、肌张力障碍、多汗、运动功能亢进、头痛、腿部痉挛、意识模糊、噩梦、跌倒、直立性低血压、眩晕和震颤。不良反应与增强多巴胺能活性有关，且最常发生在治疗开始时。减少左旋多巴剂量可降低这些不良事件的严重程度和发生率。

3.另一类主要的不良反应为胃肠道症状，包括恶心、呕吐、腹痛、便秘及腹泻。可使尿液变成红棕色。

4.导致治疗中断的常见不良反应为胃肠道症状（如腹泻，2.5%）及多巴胺能症状（如运动障碍，1.7%），与用药剂量具有一定的相关性。

5.有报道称血红蛋白、红细胞计数、血细胞比容轻度下降，可能与铁的胃肠道摄取减少有关，常出现在长期治疗（6个月）后，有1.5%的患者出现具有临床意义的血红蛋白水平下降。

6.罕见肝酶升高与淤胆型肝炎。

【药物过量与救治】 每天最高剂量是16 000 mg。用药过量常见症状和体征包括意识模糊、活动减少、嗜睡、肌无力、皮肤脱色和荨麻疹。急性过量的处理应对症治疗。

【相互作用】

1.与包括MAO-A抑制剂、三环类抗抑郁药物、去甲肾上腺素再摄取抑制剂，如地昔帕明、马普替林、文拉法辛及含有儿茶酚结构通过COMT代谢的药物（如儿茶酚结构的化合物，利米特罗、氯丙那林、肾上腺素、去甲肾上腺素、多巴胺、多巴酚丁胺、α-甲基多巴，阿扑吗啡和帕罗西汀）相互作用的临床经验尚有限，联合使用时谨慎。

2. 在胃肠道能与铁形成螯合物，与铁剂的服药间隔至少为 2 ～ 3 小时。

3. 本品与地西泮、布洛芬均结合于人白蛋白结合位点 Ⅱ，但体外实验表明药物治疗浓度下无显著的置换反应。

4. 本品与 CY P2C9 具有亲和性，可能影响 S- 华法林的代谢。联合使用时，推荐对 INR（国际标准化值）进行监测。

【制剂与规格】 薄膜衣片，0.2 g。

【药物储藏和保存】 常温避光保存。

【药学监护】

1. 必须与多巴胺补充剂合用才有治疗效果，单用无效。

2. 初始服药时应注意调整多巴胺补充剂或多巴胺受体激动剂的剂量。

3. 本品较少引起肝功能异常，但仍有引起肝酶升高及胆汁淤积的可能，建议定期复查肝功能。

4. 长期服用本品可影响铁的吸收，导致缺铁性贫血，建议定期复查血常规。

5. 本品可引起严重腹泻，对不能耐受患者建议停用。

（十一）托卡朋（Tolcapone）

【性状】 托卡朋片为着色的薄膜衣片，除去包衣后显黄色。

【药理学】 托卡朋为选择性和可逆性的COMT抑制剂。COMT的功能是清除有生物活性的儿茶酚及其他一些羟基代谢物，在脱羧酶抑制剂存在时，COMT为大脑和外周左旋多巴转化为3-OMD的主要代谢酶。

托卡朋可抑制COMT并改变左旋多巴的血浆药动学特点。托卡朋可使血浆左旋多巴水平维持时间更长，导致大脑中更持久的多巴胺能激活，从而对帕金森病患者的体征和症状产生更强的缓解作用，并增加左旋多巴的不良作用。托卡朋可进入中枢神经系统但量很小，在动物实验中已表现出对中枢COMT活性的抑制作用。

【适应证】 用于接受左旋多巴和卡比多巴联合治疗的原发性帕金森病的辅助治疗。

【用法用量】 口服。推荐剂量为每次 100 mg，1 日 3 次，作为左旋多巴 - 卡比多巴治疗的叠加用药。若患者每日左旋多巴剂量超过 600 mg 或在治疗开始前有中度或重度的运动障碍，治疗初期则需减少每日左旋多巴剂量。伴有肝脏疾病的患者禁用。对于轻度或中度肾损伤者无须调整剂量，重度肾损伤应慎重。Ccr低于 25 ml/min 的患者不建议使用。

【注意事项】

1. 肝功能。托卡朋有导致严重的、致命的、急性肝细胞损害的情况。在开始用药前，需检查患者的血清谷丙转氨酶和谷草转氨酶水平，在治疗的第 1 年应每 2 周检查 1 次谷丙转氨酶和谷草转氨酶，以后的 6 个月里每 4 周检查 1 次，此后每 8 周检查 1 次。一旦超过正常上限或出现肝损伤的临床症状及体征（持续性恶心、乏力、厌食、黄疸、尿色加深、瘙痒及右上腹不适等），应立即停药。

2. 低血压/晕厥。托卡朋可增加直立性低血压的发生率。对曾有过低血压/晕厥发作史的患者，应更为谨慎。患者变换体位需缓慢。

3. 腹泻。托卡朋可致不同程度的腹泻，通常在服药后 6 ～ 12 周出现。若出现中度至重度腹泻需停药。

4. 幻觉。可能出现幻觉，需注意监测。可通过减少左旋多巴的用量改善，或停药。

5. 运动障碍、肌张力降低、恶心及其他与左旋多巴有关的不良反应。

6. 停用托卡朋，应考虑增加左旋多巴的剂量，以防发生恶性综合征。

7. 尿液变色：托卡朋可引起患者尿色无害性加深。

8.在服药期间，可能出现反应力下降，不要驾车或操作复杂机器。

【禁忌证和禁忌人群】

1.患肝脏疾病的患者，以及谷丙转氨酶或谷草转氨酶超过正常值上限的患者。

2.严重肾损伤的患者。

3.对托卡朋及本品中任何其他成分过敏者。

4.具有非创伤性横纹肌溶解病史者。

5.曾出现过高热和意识模糊的患者。

6.不应与非选择性单胺氧化酶抑制剂（如苯乙肼及反苯环丙胺）合用。

7.不应同时加用单胺氧化酶A抑制剂和单胺氧化酶B抑制剂。

【药物不良反应与处理措施】

1.严重不良反应　暴发性肝衰竭。

2.发生率＞5%的不良事件　运动障碍、恶心、睡眠紊乱、肌张力障碍、多梦、厌食、肌痛性痉挛、直立性不适、嗜睡、腹泻、精神错乱、眩晕、头痛、幻觉、呕吐、便秘、疲劳、上呼吸道感染、虚脱、多汗、尿道感染、口干、腹痛、尿变色。

3.神经系统　常见：抑郁、焦虑、嗜睡、感觉减退、震颤、语言障碍、眩晕、情绪不稳；偶见：神经痛、记忆缺失（遗忘症）、锥体外系症状、敌意、性欲增加、躁狂反应、神经过敏、类偏执妄想反应、脑缺血、脑血管意外、妄想、性欲减退、神经病、情感淡漠、舞蹈病、手足徐动症、肌阵挛、精神病、思维异常、抽搐；罕见：人格变态、谵妄、脑病、偏瘫、脑膜炎。

4.消化系统　偶见：吞咽困难、胃肠道出血、胃肠炎、口腔溃疡、流涎增多、大便异常、食管炎、胆石症、结肠炎、舌病、直肠疾病；罕见：胆囊炎、十二指肠溃疡、胃肠道肿瘤、胃张力缺乏。

5.全身性疾病　常见：肋部疼痛、意外损伤、腹痛、感染、虚弱、体重减轻；偶见：疝、疼痛、过敏反应蜂窝织炎、真菌感染、病毒感染、癌症、寒战、细菌感染、赘生物、脓肿、面部水肿；罕见：死亡。

6.心血管系统　常见：心悸；偶见：高血压、血管扩张、心绞痛、心力衰竭、心房颤动、心动过速、偏头痛、主动脉狭窄、心律失常、动脉痉挛、心动过缓、脑出血、冠状动脉疾病、心搏骤停、心肌梗死、心肌缺血、肺栓塞；偶见：动脉硬化、心血管疾病、心包积液、血栓形成。

7.肌肉骨骼系统　常见：肌痛、关节痛、肢体痛、骨折；偶见：腱鞘炎、关节炎、关节疾病。

8.泌尿生殖系统　常见：尿淋漓、阳痿；偶见：前列腺疾病、排尿困难、夜尿症、尿频、尿潴留、子宫弛缓、子宫疾病、阴道炎；罕见：膀胱结石、卵巢癌、子宫出血。

9.呼吸系统　常见：支气管炎、咽炎、肺炎；偶见：咳嗽增多、鼻炎、哮喘、鼻出血、呼吸性碱中毒、喉炎、呃逆；罕见：窒息、缺氧、肺水肿。

10.皮肤及附属物　常见：皮疹；偶见：带状疱疹、瘙痒、脂溢性皮炎、皮肤褪色、湿疹、多形红斑、皮肤病、疖病、单纯疱疹、荨麻疹。

11.特殊感觉　常见：耳鸣、蓝视症、窦炎；偶见：复视、耳痛、眼出血、眼痛、流泪失常、中耳炎、嗅觉倒错；罕见：青光眼。

12.代谢和营养　常见：水肿、高胆固醇血症、口渴、脱水。

13.血液和淋巴系统　常见：贫血；罕见：白血病、血小板减少。

14.内分泌系统　偶见：糖尿病。

【药物过量与救治】　过量可出现恶心、呕吐和头晕等多种表现。给予对症、支持治疗。血液透析无效。

【相互作用】

1.托卡朋的蛋白结合率很高，但在治疗浓度下不置换其他蛋白结合力较高的药物，如华法林、苯妥英、甲苯磺丁脲、地高辛。

2.由COMT代谢的药物如α-甲基多巴酚丁胺、阿扑吗啡和异丙肾上腺素。在与托卡朋合用时，应考虑减低这些药物的剂量。

3.托卡朋与细胞色素P450仅有体外亲和力，在体内对经CYP450酶系代谢药物的影响较小。

【制剂与规格】 托卡朋片：100 mg。

【药物储藏和保存】 常温避光保存。

【药学监护】

1.建议有肝脏疾病的患者勿用。

2.初始服用应每隔2周监测1次肝功能，之后每隔4周监测1次肝功能，最长间隔不超过8周。

3.服用托卡朋6～12周可引起严重的腹泻症状，对不能耐受的患者建议停用。

4.托卡朋必须与多巴胺补充剂合用才有治疗效果，单用无效。

5.托卡朋可透过血脑屏障。

（十二）金刚烷胺（Amantadine）

【性状】 常用金刚烷胺的盐酸盐，为白色或类白色结晶性粉末；无臭，味苦。在水或乙醇中易溶，在氯仿中溶解。水溶液pH为3.5～5。

【药理学】

1.药效学 金刚烷胺治疗帕金森病的作用机制尚不清楚，可能是金刚烷胺能促进黑质-纹状体多巴胺能神经末梢释放多巴胺，并抑制突触前膜对多巴胺的摄取，从而增强多巴胺的效应。动物实验也证明，使用金刚烷胺后动物脑内的多巴胺释放增加。此外，尚有中枢抗胆碱作用。与左旋多巴合用治疗帕金森病可提高疗效，改善运动迟缓、震颤、强直等症状，并且对改善异动症也有帮助。金刚烷胺也可能是一种谷氨酸拮抗药，可抑制谷氨酸诱发的神经毒作用，因而可能是一种神经保护剂。另有抗流感病毒作用。

2.药动学 金刚烷胺在胃肠道能很好地被吸收，达峰时间为2～4小时。血浆蛋白结合率为67%，相当一部分与红细胞结合，红细胞内的浓度比血浆浓度高2.7倍。可通过血脑屏障，也可通过胎盘进入胎儿血液循环，并可进入乳汁。对于肾功能正常的患者，半衰期为11～15小时，肾衰竭者半衰期为24小时，长期透析者可达7～10日。每日服药者在2～3日可达稳态血药浓度（0.2～0.9 μg/ml）。主要由肾脏排泄，虽然尿中可以检测到少量乙酰化代谢产物，但药物主要以原型经肾小球过滤和肾小管分泌排泄。酸化尿液可明显增加排泄率。

【适应证】 适用于原发性帕金森病、脑炎后的帕金森综合征、药物诱发的锥体外系反应、一氧化碳中毒后帕金森综合征及老年人合并脑动脉硬化的帕金森综合征。也可用于预防或治疗A型流感病毒引起的呼吸道感染。本品与灭活的甲型流感病毒疫苗合用时可促使机体产生预防性抗体。

【用法用量】

1.抗帕金森病、帕金森综合征 口服，成人常用量：每次100 mg，每日1～2次，每日最大量为400 mg。肾功能障碍者应减量，65岁以上老年患者应使用最低有效剂量。儿童不用。停药时应逐渐停药，以免病情加重，英国注册药品信息建议药物剂量的减少应以半周为1个周期。

2.药源性锥体外系综合征 短期治疗中其可替代抗毒蕈碱药，美国注册药品信息推荐的常规剂量是每日200 mg，分2次服用，如有必要，剂量可以增加到300 mg。但是，耐药性的出现又限制了其有效性。

【注意事项】

1.血药浓度不得超过1.5～2.0 μg/ml，对日剂量超过200 mg者，应严密观察不良反应或中毒的发生，注意监测血压、脉搏、呼吸及体温，特别是在增加剂量后数日内。一般认为每天服药1次或2次可消除或减轻头晕目眩、失眠及恶心等不良反应。

2.肾损伤患者、充血性心力衰竭患者、末梢性水肿患者、直立性低血压患者或65岁以上老年人有肾清除率降低时，应酌情减量或停用金刚烷胺。因金刚烷胺在体内降解代谢的量极微，主要以原型随尿排出，有肾功能障碍者易致蓄积中毒，应监测其血药浓度。

3.药物对妊娠的影响：妊娠期间不能服用金刚烷胺，因为金刚烷胺可通过胎盘。动物实验发现，大鼠每天用50 mg/kg（为人类常用量的12倍）时，对胚胎有毒性且能致畸。另有资料报道，孕妇于妊娠初3个月使用金刚烷胺，可能会影响胎儿的心血管。美国FDA妊娠期药物安全性分级：口服给药，C级。

4.药物对哺乳的影响：可分布到乳汁中，哺乳期妇女使用，哺乳的婴儿曾出现不良反应。

5.闭角型青光眼未治疗的患者使用金刚烷胺时，瞳孔散大的风险增加。

6.有惊厥或癫痫及癫痫发作病史的患者使用金刚烷胺时，癫痫发作的风险增加。

7.有精神病疾患或有成瘾史者使用金刚烷胺可加重精神症状。

8.有湿疹样皮疹病史的患者使用金刚烷胺可引起症状复发。

9.对情感冲动控制障碍者，可考虑减量使用，一旦出现症状，宜撤药。

10.帕金森病患者使用金刚烷胺出现黑素瘤的风险增加，宜加强监测。

11.帕金森病患者突然停药，有临床症状显著加重的风险。

12.减量或撤药可引起神经阻滞剂恶性综合征，尤其对于同时使用精神抑制药的患者。

13.服药后不要开车或操作机器。

14.每天最后一次服药应在下午4时前，以避免引起失眠。

15.治疗期间不宜饮酒，嗜酒者易醉。

【禁忌证和禁忌人群】

1.金刚烷胺可通过胎盘，可致畸胎，妊娠期妇女禁用。

2.金刚烷胺可由乳汁排泄，哺乳期妇女禁用。

3.下列情况应慎用：①有脑血管病或病史者；②有反复发作的湿疹样皮疹病史；③末梢性水肿；④充血性心力衰竭；⑤精神病或严重神经官能症；⑥肾功能障碍；⑦有癫痫病史者。

【药物不良反应与处理措施】

1.较常见的不良反应　兴奋、焦虑、抑郁、紧张、幻觉、精神错乱，特别是老年患者，可能是由抗胆碱作用所致；情绪或其他精神改变，一般是由于中枢神经系统受刺激或中毒。其他尚有嗜睡、共济失调及腹泻。

2.比较少见的不良反应　排尿困难，由抗胆碱作用所致，以老年人为多；晕厥，常继发于直立性低血压。

3.极少见的不良反应　语言含糊不清，或不能控制的眼球转动，一般是中枢神经系统兴奋过度或中毒的表现；咽喉炎及发热，可能因白细胞减少和（或）中性白细胞减少所致。

4.持续存在或比较顽固难以消失的不良反应　注意力不能集中、头晕、目眩、易激动、食欲消失、恶心、神经质、皮肤出现紫红色网状斑点或网状青斑、睡眠障碍或噩梦（中枢神经系统受刺激或中毒）等为常见；视物模糊，便秘，口、鼻及喉干，头痛，皮疹，经常感到疲劳或无力，呕吐等为少见或极少见。网状青斑是由正常静脉系统隆起而引起的皮肤花斑状蓝变，据报道，所有每日服用金刚烷胺100～300 mg且连续服用2～6周的老年人中，有50%会出现这一症状，其中5%～10%的患者伴有踝关节水肿。网状青斑和水肿通常局限在腿部。

5.长期治疗中常见的不良反应　足部或下肢肿胀、不能解释的呼吸短促、体重迅速增加。后者有可能是因充血性心力衰竭所致。

6.严重的不良反应　充血性心力衰竭、心律失常（罕见）、低血压（罕见）、心动过速（罕见）、心脏停搏（罕见）、恶性黑素瘤、粒细胞减少（罕见）、白细胞减少、中性粒细胞减少、严重过敏反应、神经阻滞剂恶性综合征、急性呼吸衰竭（罕见）、肺水肿（罕见）、自杀意念。

7.对眼的影响 有报道1例64岁老年患者每日服用金刚烷胺100 mg，治疗3周后出现双眼浅层点状角膜炎和角膜上皮擦伤而引起视力下降。停用金刚烷胺后症状缓解，但是再次使用金刚烷胺治疗时症状重现。另有报道1例14岁男孩服用金刚烷胺治疗后引起双侧角膜水肿导致视力丧失。该男孩服用金刚烷胺数月，1日300 mg，同时该男孩还并用多种其他药物，停用金刚烷胺，症状缓解。

【药物过量与救治】

1.药物过量中毒的表现 惊厥，见于用常用量的4倍时；严重的情绪或其他精神改变，严重的睡眠障碍或噩梦；心（心动过速、心律失常、低血压）、肺、肾的毒性。

2.药物过量的个案报道 ①一名脑炎后帕金森病患者服用约2.8 g盐酸金刚烷胺企图自杀，发生了急性中毒性精神病，有定向力障碍、幻视和攻击性行为等症状。但未出现惊厥症状，可能与他一直服用苯妥英有关。给该患者进行水化和氯丙嗪治疗，4天后恢复。②一名2岁女童误服600 mg金刚烷胺，尽管用吐根糖浆催吐，但也引起急性中毒症状，包括激动和张力障碍姿势。500 μg毒扁豆碱静脉注射试验反应迅速，10分钟后重复试验阳性。患儿双侧瞳孔一直中度扩张，直至用药20小时后才缓解，之后完全康复。③一名37岁女性服用2.5 g盐酸金刚烷胺，4小时后出现心脏停搏，后成功获救，但随后的48小时持续发生室性心律失常（包括尖端扭转型室性心动过速），可被异丙肾上腺素和多巴胺恶化，静脉输注利多卡因后患者状态稳定，但患者入院第10天死于呼吸衰竭。

3.药物过量的救治 因金刚烷胺过量尚无特殊的解毒药，故过量只能做对症与支持疗法。支持疗法包括立即洗胃、催吐，大量补液利尿，酸化尿液以增加金刚烷胺的排泄率，同时监测血压、脉搏、呼吸、体温、电解质、尿的pH与排出量，必要时可导尿；并观察有无动作过多、惊厥、心律失常及低血压等情况，按需分别给镇静药、抗惊厥药、抗心律失常药，必要时可再加用其他药物。控制中枢神经系统中毒的症状，可缓慢静脉注射毒扁豆碱，成人每间隔1～2小时给1～2 mg；小儿每间隔5～10分钟给0.5 mg，最大用量每小时甚至可达2 mg。

【相互作用】

1.其他抗帕金森病药、抗胆碱药、抗组胺药、吩噻嗪类或三环类抗抑郁药与金刚烷胺合用，可增强抗胆碱作用，特别是有精神错乱、幻觉及噩梦的患者更明显。合用时须调整这些药物或金刚烷胺的用量。

2.与中枢神经兴奋药合用时，可增强中枢神经的兴奋作用，严重者可引起惊厥或心律失常等不良反应。

3.与固体剂型的氯化钾合用时，由于金刚烷胺的抗胆碱作用，固体剂型的氯化钾在胃肠道通过的速度减慢，出现胃肠道溃疡的风险增加，属禁忌。

4.金刚烷胺不宜与乙醇同用，后者会加强中枢不良反应，出现头晕、晕厥、精神错乱及循环障碍等症状。

5.使尿液碱化的药物可使金刚烷胺排泄率降低。

6.与利尿药合用，金刚烷胺的肾脏清除率降低，中毒反应的发生率升高。1名帕金森病患者，长期服用金刚烷胺1日300 mg，病情控制稳定，使用含氨苯蝶啶和氢氯噻嗪的制剂治疗7天后，出现了金刚烷胺中毒症状，包括共济失调、肌阵挛和意识错乱。据推测，这种效应是由金刚烷胺的肾小管分泌减少造成的。如两药必须合用，应监测金刚烷胺的毒性反应。

7.与抗心律失常药奎宁或奎尼丁合用，应密切观察金刚烷胺的中毒迹象。据报道，奎宁和奎尼丁可减少男性受试者金刚烷胺的肾脏清除率，但对于女性则不会影响。

8.与MAOI合用可能出现血压升高，需警惕。

9.金刚烷胺不受食物的影响，因此空腹服用或与食物一起服用均可。

【制剂与规格】 盐酸金刚烷胺片（胶囊）：100 mg。

【药物储藏和保存】 遮光、密封保存。

【药学监护】

1.剂量与疗效评估 金刚烷胺的血药浓度不得超过 1.5 ～ 2.0 μg/ml，对日剂量超过 200 mg 者，应严密观察不良反应或中毒的发生，注意监测血压、脉搏、呼吸及体温，特别是在增加剂量后数日内。

金刚烷胺用于治疗帕金森病（或综合征）时应从低剂量开始，并可能出现：①治疗数月后疗效逐渐减弱，1 日剂量增至 300 mg 或暂停数周后再用药，可使疗效恢复；②对合并有严重疾病或正在应用左旋多巴或大剂量其他抗帕金森病药物的患者，开始治疗时剂量应为 1 次 50 mg，1 日 2 ～ 3 次，若必要，经 1 周至数周后可增至 1 次 100 mg，1 日 2 ～ 3 次；③对药物诱发锥体外系反应的患者，开始治疗时可用金刚烷胺 1 次 100 mg，1 日 2 次，若仍未达最佳效应，可增至 1 日 300 mg，分次服用；④停药时，应逐渐减量，以防帕金森病症状突然加重。

2.不良反应监护 金刚烷胺的大多数不良反应与剂量相关且相对温和，停药后也许可以逆转，但多数即使继续使用也会消退。服用过程中须重点关注可能引起的神经-精神症状，尤其是老年患者，详见【药物不良反应与处理措施】及【注意事项】。若发生此类不良反应应考虑减少剂量，严重者需终止治疗。其他尚有嗜睡、共济失调、腹泻、网状青斑等。对于严重、罕见不良反应，如充血性心力衰竭等，应考虑减停药物。

肾损伤患者、充血性心力衰竭患者、末梢性水肿患者、直立性低血压患者或 65 岁以上老年人有肾清除率降低时，使用金刚烷胺应严密观察不良反应或中毒的发生，必要时监测其血药浓度。

金刚烷胺可引起失眠，每日最后一次服用应在下午 4 时前。

3.合并用药监护 详见【相互作用】。

（十三）苯海索（Trihexyphenidyl）

【性状】 常用其盐酸盐，为白色轻质结晶性粉末；无臭，味微苦，后有刺痛麻痹感。在甲醇、乙醇或氯仿中溶解，在水中微溶。熔点 250 ～ 256 ℃（分解）。

【药理学】 对中枢纹状体 M 胆碱受体有拮抗作用，外周抗胆碱作用较弱，为阿托品的 1/10 ～ 1/3，因此不良反应轻。对平滑肌有直接抗痉挛作用，小剂量时可有抑制中枢神经系统的作用，大剂量时则可引起脑兴奋，抑制突触间隙中多巴胺的再摄取。口服后胃肠道吸收快而完全，透过血脑屏障进入中枢神经系统，口服 1 小时起效，作用持续 6 ～ 12 小时，服量的 56% 随尿排出，可分泌入乳汁。消除半衰期为 3.7 小时。

【适应证】

1.临床用于震颤麻痹，主要是脑炎后或动脉硬化引起的震颤麻痹，对改善流涎有效，对缓解僵直、运动迟缓疗效较差，改善震颤明显，但总的疗效不及左旋多巴、金刚烷胺。主要用于轻症及不能耐受左旋多巴的患者。常与左旋多巴合用。

2.利血平和吩噻嗪类引起的锥体外系反应（迟发性运动障碍除外）。

3.肝豆状核变性。

4.畸形性肌张力障碍、癫痫，以及服用相关治疗慢性精神分裂症药物和抗精神病药物所致的静坐不能。

【用法用量】 口服。帕金森病、帕金森综合征，开始 1 日 1 ～ 2 mg（0.5 ～ 1 片），以后每 3 ～ 5 日增加 2 mg（1 片），至疗效最好而又不出现不良反应为止，一般 1 日不超过 10 mg（5 片），分 3 ～ 4 次服用，须长期服用。极量 1 日 20 mg（10 片）。对于药物诱发的锥体外系疾患，第 1 日 2 ～ 4 mg（1 ～ 2 片），分 2 ～ 3 次服用，以后视需要及耐受情况逐渐增加至 1 日 5 ～ 10 mg（2.5 ～ 5 片）。老年患者应酌情减量。

【注意事项】

1.老年人对药物较敏感，注意控制剂量。老年患者可产生不可逆的脑衰竭。高龄老年患者慎用。

2.心血管功能不全者、高血压患者、肠梗阻或有此病史者、重症肌无力患者、肾功能障碍者、有锥体外系反应的精神病患者慎用。

3.本品可抑制乳汁的分泌，妊娠期及哺乳期妇女慎用。

4.因过量而中毒时，可用拟扁豆碱药等解救。

【禁忌证和禁忌人群】 青光眼、尿潴留、前列腺增生患者。孕妇、哺乳期妇女和儿童慎用。

【药物不良反应与处理措施】

1.常见的不良反应有心动过速、口干、便秘、尿潴留、瞳孔散大、视物模糊等抗胆碱反应。

2.大剂量可有中枢神经系统症状，如幻觉、谵妄、精神病样表现等。

【药物过量与救治】

1.中毒症状 超剂量时，可见瞳孔散大、眼压增高、心悸、心动过速、排尿困难、无力、头痛、面红、发热或腹胀。有时伴有精神错乱、谵妄、妄想、幻觉等中毒性精神病症状。严重者可出现昏迷、惊厥、循环衰竭。

2.处理 催吐或洗胃，采取增加排泄措施，并依病情进行相应的对症治疗和支持疗法。

【相互作用】

1.本品与乙醇或其他中枢神经系统抑制药合用时，可使中枢抑制作用加强。

2.本品与金刚烷胺、抗胆碱药、单胺氧化酶抑制剂帕吉林及丙卡巴肼合用时，可加强抗胆碱作用，并可发生麻痹性肠梗阻。

3.本品与单胺氧化酶抑制剂合用可导致高血压。

4.本品与制酸药或吸附性止泻剂合用时，可减弱本品的效应。

5.本品与氯丙嗪合用时，后者代谢加快，可使其血药浓度降低。

6.本品与强心苷类合用可使后者在胃肠道停留时间延长，使其吸收增加，易于中毒。

【制剂与规格】 盐酸苯海索片：2 mg。

【药物储藏和保存】 密封保存。

【药学监护】 因老年患者对苯海索较敏感，应注意控制剂量。苯海索可抑制乳汁的分泌，妊娠期和哺乳期妇女慎用。如若服用过量而中毒，可用拟扁豆碱药等解救。

第三节 特发性震颤、舞蹈症的药物治疗

特发性震颤又称为原发性震颤，临床仅表现为震颤，是常见的运动障碍性疾病，主要表现为姿势性震颤和动作性震颤，饮酒后震颤减轻。目前发病机制和病理变化均不明确。国际一线用药为普萘洛尔、扑米酮，两药也可合用，若合并焦虑可加用苯二氮䓬类；二线用药为苯二氮䓬类、加巴喷丁、托吡酯、A型肉毒毒素。药物均需从小剂量开始，逐渐增加剂量，还需注意不良反应和禁忌证。对药物治疗反应不佳的患者可行丘脑毁损术或脑深部电刺激术。

舞蹈症又称为小舞蹈症、风湿性舞蹈症，多见于儿童和青少年，临床表现为舞蹈样动作、肌张力降低、肌力减退和（或）精神症状。舞蹈症治疗可分为对症治疗、对因治疗和免疫疗法。舞蹈症状治疗可选用多巴胺受体拮抗剂、多巴胺耗竭剂或选用可增加GABA含量的药物，或加用苯二氮䓬类药物有效控制症状。对因治疗为明确诊断后，应用抗链球菌治疗，防止或减少病情复发并避免心肌炎、心瓣膜病的发生。免疫疗法可用糖皮质激素、血浆置换、免疫球蛋白静脉注射，可缩短病程及减轻症状。

一、普萘洛尔（propranolol）

【性状】 白色或类白色的结晶状粉末；无臭。

【药理学】 普萘洛尔为非选择性β-肾上腺素受体拮抗药，有膜稳定性，而无内在拟交感活性。治疗震颤的机制可能与$β_2$受体有关，也可能是中枢作用的结果。口服后吸收完全，吸收率约为90%。1～1.5小时达血药峰浓度（缓释片为6.6小时），进入全身循环前大量被肝代谢而失活，生物利用度为30%，血浆蛋白结合率为90%～95%。口服半衰期为3.5～6小时，经肾脏排泄。

【适应证】 特发性震颤（FDA批准的适应证）。帕金森病导致的震颤。

【用法用量】 口服给药，起始剂量1次40 mg，1日2次，维持剂量为1日120～320 mg，分次服用。可空腹服用，也可与食物同时服用。普萘洛尔清除主要受肝脏血流的影响，肾功能不全者无须调整剂量。通过肝脏代谢清除，肝病患者须调整用量并加强监测。老年患者由于药动学改变，不良反应发生率增高，故应调整用药剂量。

【注意事项】

1. FDA特别警示：有突然停用普萘洛尔出现心绞痛恶化甚至心肌梗死的报道。计划停药时，至少应在数周内逐渐减量。如中止治疗后心绞痛恶化，通常建议重新用药，同时采取其他适当措施处理不稳定型心绞痛。因冠状动脉疾病未被诊断，有隐匿性动脉粥样硬化性心脏病风险的患者在使用普萘洛尔治疗其他适应证时，应谨慎遵循以上意见。

2. 澳大利亚治疗用品管理局（TGA）于2014年10月发布安全通报，提醒普萘洛尔用于有自残风险的患者时需谨慎。TGA建议医务人员给有自残风险的患者开具普萘洛尔时应谨慎，尤其应注意用药过量，患者一次用量应采用小剂量处方或采取其他减量措施。

3. 充血性心力衰竭、糖尿病、肺气肿或非过敏性支气管炎、肝功能不全、甲状腺功能减退、雷诺综合征或其他周围血管疾病、肾功能减退等患者慎用。

4. 进行普萘洛尔的血药浓度监测不能完全提示其药理效应，应根据心率及血压等临床表现指导用药，出现心动过缓（心率＜50～55次/分），不可增加剂量。

5. 肾功能不全患者应用可致代谢产物蓄积，干扰测定血清胆红素的重氮反应，出现假阳性。

6. 普萘洛尔常导致疲劳和不适，可能被误诊为抑郁，还可能引起头晕、意识模糊、失眠、幻觉。

【禁忌证和禁忌人群】

1. 支气管哮喘、慢性阻塞性支气管疾病及有支气管痉挛史的患者。

2. 心源性休克患者。

3. 二度～三度房室传导阻滞者。

4. 严重或急性心力衰竭患者。

5. 窦性心动过缓及病态窦房结综合征患者。

6. 代谢性酸中毒患者。

7. 长期禁食的患者。

8. 低血压患者。

9. 妊娠期妇女。普萘洛尔可透过胎盘进入胎儿体内，须慎用。FDA的妊娠安全性分级为C级。

10. 哺乳期妇女。普萘洛尔可少量进入乳汁，须慎用。

【药物不良反应与处理措施】

1. 心血管系统 诱发或加重充血性心力衰竭是最常见的不良反应。少见心动过缓、高血压，应停药。大剂量或长期应用可出现反常性高血压，高血压患者突然停药可出现高血压反跳。少数患者长期用药可出现心力衰竭，可用洋地黄毒苷类或利尿药纠正，并逐渐递减至停用。

2.内分泌系统　正常人血糖降低，而糖尿病患者可能出现血糖升高。血中脂蛋白、钾、三酰甘油升高。对甲状腺的影响：可引起甲状腺功能亢进，停药或减量后出现格雷夫斯病的症状。长期使用可能引起体重增加。

3.呼吸系统　少见支气管痉挛及呼吸困难，还可引起哮喘。

4.肌肉骨骼系统　极少数出现四肢肌肉无力或肌强直，还可能引起多发性关节炎，长期用药可出现关节病。

5.泌尿生殖系统　可见血中尿素氮、肌酐、尿酸升高，还可引起阳痿，少见蛋白尿、少尿和间质性肾炎。

6.免疫系统　极少见系统性红斑狼疮。

7.神经系统　可见眩晕、头晕（低血压所致）、反应迟钝、头痛、感觉异常、嗜睡、失眠、多梦、认知功能障碍等。有普萘洛尔急性中毒引起癫痫大发作的个案报道。可见意识模糊（尤其是老年人）、幻觉、抑郁、焦虑、注意力分散。

8.胃肠道　可见恶心、呕吐、腹胀、腹泻、便秘、口干等。

9.少见出血倾向　血小板减少、紫癜。

10.皮肤　可见皮肤干燥、皮疹、史-约（Stevens-Johnson）综合征等。

11.眼部　可见眼干；少见结膜充血、泪液减少、视力下降和瞳孔散大，停药后症状可缓解。

【药物过量与救治】　药物过量时可出现心动过缓、室性期前收缩、心力衰竭、低血压、支气管痉挛。一般情况下应尽快排空胃内容物，预防吸入性肺炎。心动过缓时给予阿托品，慎用异丙肾上腺素，必要时安置人工起搏器。室性期前收缩时给予利多卡因或苯妥英钠。心力衰竭时给予洋地黄类或利尿药。低血压时给予升压药，如去甲肾上腺素和肾上腺素。支气管痉挛时给予肾上腺素、氨茶碱。透析无法清除。

【相互作用】

1.与氟哌啶醇合用可导致低血压及心脏停搏。

2.与单胺氧化酶抑制剂合用可致极度低血压。

3.与苯巴比妥、戊巴比妥合用可降低普萘洛尔的血药浓度、生物利用度和疗效，必须合用时应监测疗效，必要时调整剂量，或换用其他药物。

4.与华法林合用可增加出血的危险性。

5.与降糖药合用，可延长降糖药对胰岛素的作用，合用时必须调整降糖药的剂量，并注意监测血糖。

6.与肾上腺素合用可导致高血压、心动过缓，合用时应谨慎。

7.与抗精神病药合用可能导致相加的降压作用，合用时应监测血压。

8.有可能导致Stevens-Johnson综合征的报道，与拉莫三嗪或丙戊酸合用时应谨慎。

9.乙醇可减慢药物的吸收速率。

10.食物可使药物在肝脏的代谢减慢、生物利用度增加，但对缓释剂的影响较小。

【制剂与规格】　盐酸普萘洛尔片：10 mg。盐酸普萘洛尔缓释片：40 mg。盐酸普萘洛尔缓释胶囊：40 mg。盐酸普萘洛尔注射液：5 ml/5 mg。注射用盐酸普萘洛尔：①2 mg；②5 mg。

【药物储藏和保存】　遮光、密封保存。

【药学监护】

1.用药过程中应定期监测血常规、血压、心功能、肝功能、肾功能。

2.糖尿病患者应定期监测血糖。

3.患者不可擅自突然停药，需根据医嘱逐渐减少药物剂量。

4.用药期间坐卧后突然起身可能出现头晕或晕倒，应缓慢起身。

5.服药期间避免饮酒。

二、扑米酮（Primidone）

【性状】 白色结晶性粉末；无臭。

【药理学】 扑米酮可使神经细胞的氯通道开放，细胞过极化，类似GABA的作用。在治疗浓度时可减弱谷氨酸的兴奋作用，增强GABA的抑制作用，抑制中枢神经系统单突触和多突触传递，导致整个神经细胞兴奋性降低，提高运动皮质电刺激阈，从而使发作阈值提高。口服后经胃肠道吸收较快，3～4小时达血药峰浓度。用药1周后浓度达稳态。血浆有效浓度为10～20 μg/ml。血浆蛋白结合率约为20%。在肝脏代谢为活性产物苯乙基二酰胺（半衰期为24～48小时）和苯巴比妥（成人半衰期为50～144小时，儿童半衰期为40～70小时），成人体内被吸收的扑米酮15%～25%代谢转化为苯巴比妥，20%～40%以扑米酮、30%以苯乙基二酰胺、25%以苯巴比妥的形式随尿液排泄。

【适应证】 用于治疗特发性震颤及老年性震颤。

【用法用量】

1.成人 常规剂量，口服给药，初始剂量为每次50 mg，睡前服用；3日后改为每次50 mg，1日2次；1周后改为每次50 mg，1日3次；第10日开始每次250 mg，1日3次，总量不超过1日1500 mg，维持量为每次250 mg，1日3次。

2.儿童 常规剂量，口服给药。①8岁以下儿童，初始剂量为每次50 mg，睡前服用；3日后改为每次50 mg，1日2次；1周后改为每次100 mg，1日2次；10日后根据情况可增加至每次125～250 mg，1日3次；或1日10～25 mg/kg，分次服用。②8岁以上儿童用法用量同成人。

【注意事项】

1.对其他巴比妥类药物过敏者，对扑米酮也可能过敏。

2.肝肾功能不全者，哮喘、肺气肿或其他可能加重呼吸困难或气道不畅等呼吸系统疾病患者，轻微脑功能障碍患者慎用。

3.儿童用药可能出现异常反应，如烦躁不安、兴奋、嗜睡等。

4.老年人用药可出现认知功能障碍、烦躁不安、兴奋、嗜睡。

【禁忌证和禁忌人群】

1.妊娠期妇女 扑米酮可通过胎盘屏障，可能致畸，已有引起胎儿苯妥英综合征（生长迟缓、颅面部及心脏异常、指甲及指节发育不良）的报道。通过诱导胎儿肝酶可导致维生素K缺乏，应在妊娠最后1个月补充维生素K，以防止新生儿出血。

2.哺乳期妇女 扑米酮可随乳汁排泄，导致乳儿中枢神经受到抑制或出现嗜睡。

【药物不良反应与处理措施】

1.呼吸系统 呼吸短促或呼吸障碍。

2.肌肉骨骼系统 关节挛缩。

3.泌尿生殖系统 性功能减退。

4.免疫系统 过敏反应（呼吸困难、眼睑肿胀、喘鸣、胸部紧迫感）。

5.神经系统 共济失调、迟钝、手足不灵活或行走不稳、眩晕、嗜睡、头痛。

6.精神 情感障碍、精神错乱、异常兴奋或不安（儿童及老年人）。

7.肝脏 血清胆红素可能降低。

8.胃肠道 食欲缺乏、恶心、呕吐。

9.血液 粒细胞减少、再生障碍性贫血、红细胞发育不良、巨细胞性贫血。

10.皮肤 中毒性表皮坏死。

11.眼　视力改变、复视、眼球震颤。

12.其他　疲劳感。

【药物过量与救治】　用药过量可出现视力改变、复视、眼球震颤、共济失调、迟钝、情感障碍、精神错乱、呼吸短促或呼吸障碍。应停药并进行对症治疗。

【相互作用】

1.与单胺氧化酶抑制剂合用可抑制扑米酮的代谢，导致中毒。

2.与丙戊酸钠合用可使扑米酮的血药浓度升高，丙戊酸钠的半衰期缩短，必须合用时应调整用量，避免引起中毒。

3.与麻醉药、注射用硫酸镁、具有中枢神经活动或呼吸抑制作用的药物合用时，可增强对中枢神经活动或呼吸的抑制，须调整剂量。

4.与垂体后叶素合用时有增加心律失常或冠状动脉供血不足的风险。

5.苯妥英钠可使扑米酮的代谢加快。

6.与卡马西平合用时两者均有肝酶诱导作用，使两者药效均减弱，应监测血药浓度。

7.与抗凝药、肾上腺皮质激素、洋地黄、地高辛、多西环素、三环类抗抑郁药、维生素D合用时可使以上药物的代谢加快而致药效减弱。

8.可减少维生素B_{12}的肠道吸收。

9.可增加维生素C的肾排泄。

10.与避孕药合用可能导致避孕失败。

11.与乙醇合用可增强对中枢神经活动或呼吸的抑制。

【制剂与规格】　扑米酮片：250 mg。

【药物储藏和保存】　遮光、密封保存。

【药学监护】

1.治疗期间需按时服药，发现漏服时应尽快补服，距下次给药前1小时内则不必补服，勿一次服用双倍剂量。

2.服药期间避免饮酒。

3.用药期间注意监测血常规。

4.定期监测扑米酮及其代谢产物苯巴比妥的血药浓度。

三、硫必利（Tiapride）

【性状】　白色针状结晶性粉末；无臭。在水中极易溶解，在三氯甲烷中略溶，在乙醇中微溶，在乙醚中几乎不溶。

【药理学】　硫必利为苯酰胺类抗精神病药，对中脑边缘系统多巴胺能神经功能亢进有抑制作用，对纹状体多巴胺能神经运动障碍有拮抗作用，从而产生安定、镇静作用。与氯丙嗪、氟哌啶醇等抗精神病药相比，硫必利能迅速控制症状，无锥体外系不良反应。对感觉运动方面神经系统疾病及精神运动行为障碍效果良好。药物吸收迅速，达峰时间为1小时，体内分布迅速，符合药代动力学的线性二室模型，1日3次给药后24～48小时血药浓度即达稳态，血浆蛋白结合率较低，主要以原型随尿液排泄，口服半衰期为4小时，肌内注射半衰期为3小时。

【适应证】　用于舞蹈症、抽动秽语综合征。

【用法用量】　成人：口服给药，初始剂量为1日150～300 mg，分3次服，随后渐增至1日300～600 mg；待症状控制后2～3个月，酌情减量。维持剂量为1日150～300 mg。肾功能不全者应减量。老年人必要时可减量。儿童：治疗抽动秽语综合征、精神运动不稳定状态，口服给药，

7 ～ 12 岁常规剂量，平均每次 50 mg，1 日 1 ～ 2 次。

【注意事项】

1.肝肾功能障碍者、心血管疾病或有家族 QT 间期延长病史的患者、严重循环系统障碍患者、脱水营养不良患者、存在脑卒中风险的患者慎用。

2.帕金森患者在特殊情况下方可使用硫必利。

3.癫痫患者，抗精神病药可降低惊厥阈值，使用硫必利时须进行严密观察。

4.老年痴呆患者使用硫必利可导致死亡风险增加。

【禁忌证和禁忌人群】

1.嗜铬细胞瘤患者。

2.催乳素依赖性肿瘤（如垂体催乳素瘤）或乳腺肿瘤患者。

3.妊娠期妇女使用硫必利的临床数据有限。妊娠期妇女长期大量使用抗精神病药可观察到新生儿出现罕见的多处损伤，尽量在妊娠期接近结束时使用抗精神病药并减少用量，妊娠期妇女应慎用硫必利。

4.哺乳期妇女：可随动物乳汁排泄，尚不明确对母乳的影响。应慎用硫必利片剂，用注射剂型时应停止哺乳。

【药物不良反应与处理措施】

1.心血管系统　上市后有 QT 间期延长、心律失常（如心悸、心动过缓、不规则心悸）、心室纤颤、心搏停止、猝死、静脉血栓（包括可致命的肺部血栓、深静脉血栓）的报道。

2.内分泌系统　血清催乳素升高，可引起溢乳、无乳、闭经、妇科病、胸部肿胀及疼痛、性生活障碍、阳痿。停药后可缓解。

3.神经系统　旋转性眩晕或眩晕感，头痛，帕金森综合征及伴随症状（震颤、高血压、运动功能减退、唾液分泌过多），多动症，张力障碍（痉挛、颈项强直、眼球无意识转动、牙关紧闭症）可使用抗帕金森病药物治疗减轻症状。严重运动功能障碍多因抗帕金森病药物用量不足引起。

4.精神　沉静、不安、冷淡。

5.胃肠道　口干、便秘。

6.其他　无力、疲乏、体重增加。若出现不明原因的严重精神综合征（征兆：高热，肌肉僵硬，运动障碍，自主神经性症状，如频发动脉血压改变、突然大汗、心动过速、心律失常、意识不清，严重时可出现麻木、昏迷等），应立即停药并给予对症紧急治疗，治疗中注意降低体温和补充水分，以防脱水，若继续使用药物，应严密监测。

【药物过量与救治】　硫必利不能通过血液透析清除，且无特效解毒药。用药过量时应持续监测心功能至稳定，防止出现 QT 间期延长及心律失常。

【相互作用】

1.与可引起心动过缓的药物、可引起电解质失衡的药物、ⅠA 类抗心律失常药、Ⅲ类抗心律失常药、抗抑郁药合用可能引起 QT 间期延长、尖端扭转型心动过速，应避免合用。

2.与中枢神经抑制药（如镇痛药、镇静药、催眠药、安定药、抗抑郁药、抗帕金森病药、抗癫痫药）合用可增强中枢神经抑制作用，可以合用，但在治疗开始时，应减少以上药物的剂量。

3.与降压药合用可增强降压药的药效，增加发生直立性低血压的风险。合用应谨慎。

4.与左旋多巴可发生拮抗，已使用抗精神病药的患者禁用左旋多巴，已使用左旋多巴的患者如需使用抗精神病药，可使用氯丙嗪。

5.乙醇可增强抗精神病药的镇静作用。

【制剂与规格】　盐酸硫必利片：100 mg。注射用盐酸硫必利：100 mg（以硫必利计）。盐酸硫必利注射液：2 ml/100 mg（以硫必利计）。

【药物储藏和保存】　遮光，密闭保存。

【药学监护】

1.饭后服药，食物可增加硫必利的吸收，应饭后30分钟服用。

2.用药期间避免饮酒。

3.药物有镇静作用，用药期间避免驾驶或机械操作。

4.使用药物前注意监测可能导致心律失常的因素：心动过缓（心率低于55次/分）、电解质失衡（尤其是低血钾）、先天性QT间期延长。

5.用药期间注意形成静脉血栓的风险，高风险人群应采取合理的预防措施。

四、其他

（一）治疗特发性震颤的二线用药

包括苯二氮䓬类药、加巴喷丁、托吡酯、A型肉毒毒素。苯二氮䓬类（如阿普唑仑、氯硝西泮等）均有效，与普萘洛尔或阿罗洛尔合用疗效更佳。药物均需从小剂量开始，渐增剂量，需注意副作用和禁忌证。

（二）舞蹈症

可选用多巴胺受体拮抗剂，除硫必利外还可选氯丙嗪12.5～25 mg，氟哌啶醇0.5～1 mg，奋乃静2～4 mg，1日3次，口服。氯丙嗪和氟哌啶醇易诱发锥体外系反应，需注意观察，一旦发生，需减少剂量。也可选用多巴胺耗竭剂，如利血平0.1～0.25 mg，或丁苯那嗪25 mg，1日2～3次，口服。或选用可增加GABA含量的药物，如丙戊酸钠0.2 g，1日3次口服。加用苯二氮䓬类，如地西泮、氯硝西泮或硝西泮则可更有效地控制舞蹈症。

第四节　变形性肌张力不全的药物治疗

A型肉毒毒素（Botulinum Toxin Type A）

【性状】　A型肉毒毒素粉针剂为白色疏松体，氯化钠注射液复溶后呈无色或淡黄色澄明液体。

【药理学】　A型肉毒毒素通过裂解SNAP-25（一种促使神经末梢内囊泡与突触前膜顺利结合并释放乙酰胆碱的必需蛋白质）阻滞外周胆碱能神经末梢突触前膜释放乙酰胆碱。注射后可与细胞膜表面的高亲和性受体迅速结合，并通过受体介导的吞噬作用通过细胞膜，释放至细胞质。A型肉毒毒素的去神经作用是暂时的，运动终板可通过"芽生"形成新的神经连接，新的神经肌肉传导的建立及运动终板的形成一般需12～24周。治疗剂量下全身分布较少，在推荐剂量范围内，肌内或皮内注射后一般不会在外周血液存在可测量的水平。

【适应证】

1.用于眼睑痉挛、面肌痉挛。

2.用于部分斜视，尤其是急性麻痹性斜视、共同性斜视、内分泌疾病引起的斜视、无法手术矫正或手术效果不佳的斜视。

3.用于暂时性改善65岁及65岁以下成人因皱眉肌和（或）降眉间肌活动引起的中度至重度眉间纹。

4.用于对抗胆碱能药物应答不充分或不耐受的膀胱功能障碍，包括膀胱过度活动引起的急性尿失禁、尿急、尿频，神经病变如脊髓损伤、多发性硬化相关的逼尿肌过度活动引起的尿失禁（FDA批准的适应证）。

5.用于治疗上肢痉挛和下肢痉挛（FDA批准的适应证）。

6.用于治疗颈肌张力障碍（FDA批准的适应证）。

【用法用量】　1.眼睑痉挛　肌内注射，于上、下眼睑的内外侧及外眦部颞侧皮下眼轮匝肌取4～5点注射，每点的初始剂量为2.5 U，注射体积为0.1 ml。1周后残存痉挛者可追加注射；病情复发者可按初始剂量或增量至5 U重复注射。一次注射总剂量应不超过55 U，1个月内注射总剂量不超过200 U。

2.治疗单侧面肌痉挛　肌内注射，除在眼睑痉挛所列部分注射外，还需于面部中、面部下和颊部注射3点。依病情需要，也可对眉部内、外或上唇、下颌部肌群注射。每点的初始剂量为2.5 U，注射体积为0.1 ml。1周后残存痉挛者可追加注射；病情复发者可按初始剂量或增量至5 U重复注射。一次注射总剂量应不超过55 U，1个月内注射总剂量不超过200 U。

用于1种以上适应证时，每3个月的累积剂量应不超过400 U。

可用0.9%氯化钠注射液复溶。

【注意事项】　1.警告。FDA药品说明——注射用A型肉毒毒素：肉毒毒素可能从注射部分扩散至身体其他部位，从而引起肉毒毒素中毒的症状，包括乏力、肌无力、复视、眼睑下垂、吞咽困难、发音障碍、构音障碍、尿失禁、呼吸困难，上述症状可发生于注射后的数小时至数周，儿童出现上述症状的风险较大。

2.FDA于2018年11月5日在A型肉毒毒素粉针剂说明书的【警告】中增加以下内容：接受药物治疗有严重超敏反应报道，包括过敏反应、血清病、荨麻疹、软组织水肿和呼吸困难，如出现超敏反应，停用药物并立即进行合适的治疗。

3.心脏疾病患者、肝病患者、肺疾病（如活动性肺结核）患者、血液疾病患者、发热者、12岁以下儿童慎用。

4.注射部位肌肉过度无力或萎缩的患者慎用。

5.有吞咽困难或误吸病史者慎用。

6.治疗前至少3日停用抗血小板药，服用抗凝药的患者应进行适当管理，以降低出血的风险。

7.粉针剂型含人血白蛋白，可能传播病毒性疾病，但发生风险极低。

【禁忌证和禁忌人群】　1.对肉毒杆菌毒素的任何制剂或产品的任何其他成分过敏者。

2.神经肌肉疾病（如重症肌无力、Lambert-Eaten综合征、运动神经病、肌萎缩性侧索硬化症）患者。

3.在准备注射的部位发生感染风险者。

4.妊娠分级：C级（FDA）。除非肯定所用的益处大于潜在的风险，妊娠妇女一般不应使用肉毒毒素。

5.不推荐哺乳期妇女使用。

【药物不良反应与处理措施】　1.皮肤　注射部位疼痛（12%～16%）。

2.胃肠道　吞咽困难（10%～25%）、消化不良（≤10%）、恶心（3%～10%）、口干（3%～34%）。

3.神经系统　虚弱（6%）、头痛（10%～16%）、疼痛（6%～13%）。

4.其他　传染性疾病（13%～19%）。

出现不良反应后停止注射药物，并立即进行恰当的治疗。

【药物过量与救治】　中毒症状有全身无力、眼睑下垂、复视、吞咽障碍、言语障碍、呼吸肌麻痹。随剂量的增加，会出现全身性肌肉深度麻痹，当口咽及食管肌肉组织受累时，可继发吸入性肺炎。如出现严重中毒症状，应尽早（最好于用药后24小时内）使用A型肉毒抗毒素治疗，如出现呼吸肌麻痹，需进行气管插管和辅助呼吸，直到病情恢复。

【相互作用】

1.禁止与氨基糖苷类抗生素、其他影响神经肌肉传导的药物（林可酰胺类药、多黏菌素类药、奎尼丁、硫酸镁、抗胆碱酯酶药、琥珀胆碱、钙通道阻滞药）合用，以上药物可增强肉毒毒素的作用。

2.与其他肉毒毒素制剂合用，可能加重神经肌肉过度无力。

3.与抗胆碱能药合用，可增强全身性抗胆碱能作用。

【制剂与规格】　注射用A型肉毒毒素：50 U；100 U；200 U。

【药物储藏和保存】　2～8℃避光保存。

【药学监护】

1.肉毒毒素有剧毒，需有专人保管、发放、登记造册、按规定适应证、规定剂量使用。不能超过推荐的治疗剂量和治疗频率。

2.应备有1:1000肾上腺素，以备偶发过敏反应时急救用。患者注射后应短期留院观察。

3.药物注射1个月后无显著改善，且无明显不良反应，应间隔至少3个月，调整剂量后重复注射。如果治疗失败或重复治疗后疗效逐渐降低，应考虑替代治疗。

参 考 文 献

陈新谦，金有豫，汤光，2011. 新编药物学. 17版. 北京：人民卫生出版社.

国家药典委员会，2017. 中华人民共和国药典临床用药须知（化学药和生物制品卷）. 2015年版. 北京：中国医药科技出版社.

国家药品监督管理局安全监管司，国家药品监督管理局药品评价中心，2002. 国家基本药物（西药）. 2版. 北京：人民卫生出版社.

吴江，贾建平，2015. 神经病学. 3版. 北京：人民卫生出版社.

中华医学会神经病学分会帕金森病及运动障碍学组，2014. 中国帕金森治疗指南. 3版. 中华神经科杂志，47（6）：428-433.

《中国国家处方集》编委会，2010. 中国国家处方集（化学药品与生物制品卷）. 北京：人民军医出版社.

Fox S H，Katzenschlager R，Lim S Y，et al，2018. International Parkinson and movement disorder society evidence-based medicine review：update on treatments for the motor symptoms of Parkinson's disease. Mov Disord，33（8）：1248-1266.

Hardman J G，Limbird L E，2004. 古德曼 吉尔曼治疗学的药理学基础. 10版. 金有豫，等译. 北京：人民卫生出版社.

Patel T，Chang F，2014. Parkinson's disease guidelines for pharmacists. Can Pharm J（Ott），147：161-170.

Patel T，Chang F，2014. Parkinson's disease guidelines for pharmacists. Can Pharm J（Ott），147：161-170.

Rogers G，Davies D，Pink J，et al，2017. Parkinson's disease：summary of updated NICE guidance. BMJ，358：j1951.

Sweetman S C，2014. 马丁代尔药物大典（原著第37版）. 李大魁，金有豫，汤光，等译. 北京：化学工业出版社.

第4章

抗帕金森病药物治疗总原则

第一节　抗帕金森病药物的选用原则

一、抗帕金森病药物的选用原则

1.早发型帕金森病患者，在不伴有智能减退的情况下，可有如下选择：①非麦角类多巴胺受体激动剂（dopamine receptor agonists，DRA）；②B型单胺氧化酶抑制剂（monoamine oxidase-B inhibitor，MAOI-B）；③金刚烷胺；④复方左旋多巴；⑤复方左旋多巴＋儿茶酚-O-甲基转移酶抑制剂（catechol-O-methyltransferase inhibitor，COMTI）。

首选药物并非按照以上顺序，需根据不同患者的具体情况选择不同方案。遵照美国、欧洲的治疗指南，应首选方案①、②或⑤；若患者由于经济原因不能承受高价格的药物，则可首选方案③；若因特殊工作之需，力求显著改善运动症状，或出现认知功能减退，则可首选方案④或⑤；也可在小剂量应用方案①、②或③时，同时小剂量联合应用方案④。在震颤明显而其他抗帕金森病药物疗效欠佳的情况下，可选用抗胆碱能药，如苯海索。

2.晚发型或伴有智能减退的患者，一般首选复方左旋多巴治疗。随着症状的加重，疗效减退时可添加DRA、MAOI-B或COMTI治疗。尽量避免应用抗胆碱能药物，尤其是老年男性患者，因其具有较多的副作用。

二、评估

1.针对帕金森病的治疗，应首先对患者进行分期，以指导治疗过程的药物选择。常用Hoehn-Yahr分期对患者进行评估，评估标准以2.5分作为折点，见表4-1。

表4-1　修订Hoehn-Yahr分期患者评估表

分期	症状描述
0期	无症状
1期	单侧疾病
1.5期	单侧＋躯干受累
2期	双侧疾病，无平衡障碍
2.5期	轻微双侧疾病，后拉试验可恢复

续表

分期	症状描述
3期	轻中度双侧疾病，某种姿势不稳，独立生活
4期	严重残疾，仍可独自行走或站立
5期	无帮助时只能坐轮椅或卧床

2.针对患者日常活动能力的评估，常使用Schwab和英格兰日常生活活动量表，见表4-2。

表4-2　患者日常生活活动量表

活动能力	描　　述
100%	完全独立，能毫无困难地做各种家务，速度不慢，基本正常，没有意识到有什么困难
90%	完全独立，能做各种家务，速度稍慢或感觉稍有困难及有障碍，可能需要双倍时间，开始意识到有困难
80%	能独立完成大部分家务，但需要双倍时间，意识到有困难及速度缓慢
70%	不能完全独立，做某些家务较困难，需3～4倍的时间，做家务需用每天的大部分时间
60%	某种程度上独立，能做大部分家务，但极为缓慢和费力，容易出错，某种家务不能做
50%	更多地依赖他人，半数需要帮助，更慢，做任何事情均感困难
40%	极需依赖他人，在帮助下做各种家务，但很少独立完成
30%	费力，有时独立做一些家务或开始时独立做，但需要更多的帮助
20%	不能独立做家务，在少量帮助下做某些家务也困难，严重残疾
10%	完全依赖他人，不能自理，完全残疾
0%	自主神经功能障碍，如吞咽困难、大小便失禁、卧床

3.对帕金森病严重程度评估以帕金森病综合评量表（MDS-UPDRS）最为严格准确，但该量表较为复杂，评估时间较长，见表4-3。

表4-3　帕金森病综合评量表（MDS-UPDRS）

末次服药时间：　　年　　月　　日，点　分

评分时间：　　年　　月　　日，点　分

状态：1＝"关"期；2＝"开"期

Ⅰ.精神、行为和情绪

1.智力损害	描述	评分	得分
	无	0	
	轻微智力损害，持续健忘，能部分回忆过去的事件，无其他困难	1	
	中等记忆损害，有定向障碍，解决复杂问题有中等程度的困难	2	
	严重记忆损害伴时间及（经常有）地点定向障碍，解决问题有严重困难	3	
	严重记忆损害，仅保留人物定向，不能做出判断或解决问题，生活需要他人帮助	4	

2.思维障碍（由于痴呆或药物中毒）	
无	0
生动的梦境	1
"良性"幻觉，自知力良好	2
偶然或经常有幻觉或妄想，无自知力，可能影响日常活动	3
持续的幻觉、妄想或富于色彩的精神病，不能自我照料	4
3.抑郁	
无	0
悲观和内疚时间比正常多，持续时间不超过1周	1
持续抑郁（1周或以上）	2
持续抑郁伴自主神经症状（失眠、食欲减退、体重下降、兴趣降低）	3
持续抑郁伴自主神经症状和自杀念头或意愿	4
4.动力或始动力	
正常	0
比通常缺少决断力，较被动	1
对选择性（非常规）活动无兴趣或动力	2
对每天的（常规）活动无兴趣或动力	3
退缩，完全无动力	4
Ⅱ.日常生活活动	
5.言语（接受）	
正常	0
轻微受影响，无听懂困难	1
中度受影响，有时要求重复才能听懂	2
严重受影响，经常要求重复才听懂	3
经常不能理解	4
6.唾液分泌	
正常	0
口腔内唾液分泌轻微但肯定增多，可能有夜间流涎	1
中等程度的唾液分泌过多，可能有轻微流涎	2
明显过多的唾液伴流涎	3
明显流涎，需持续用纸巾或手帕擦拭	4
7.吞咽	
正常	0
极少呛咳	1
偶然呛咳	2
需进软食	3
需要鼻饲或胃造瘘进食	4

8. 书写

正常	0
轻微缓慢或字变小	1
中度缓慢或字变小，所有字迹均清楚	2
严重受影响，部分字迹不清楚	3
大多数字迹不清楚	4

9. 切割食物和使用餐具

正常	0
稍慢和笨拙，但不需要帮助	1
尽管慢和笨拙，但能切割多数食物，需要某种程度的帮助	2
需要他人帮助切割食物，但能自己缓慢进食	3
需要喂食	4

10. 着装

正常	0
略慢，不需帮助	1
偶尔需要帮助扣扣子及将手臂放进衣袖里	2
需要相当多的帮助，但还能独立做某些事情	3
完全需要帮助	4

11. 个人卫生

正常	0
稍慢，但不需要帮助	1
需要帮助淋浴或盆浴，或做个人卫生很慢	2
洗脸、刷牙、梳头及洗澡均需帮助	3
需导尿或其他机械帮助	4

12. 翻身和整理床单

正常	0
稍慢且笨拙，但无须帮助	1
能独立翻身或整理床单，但很困难	2
能起始，但不能完成翻身或整理床单	3
完全需要帮助	4

13. 跌跤（与冻结 "freezing" 无关）

无	0
偶有	1
有时有，少于每天1次	2
平均每天1次	3
多于每天1次	4

14.行走中冻结

无	0
少见，可有启动困难	1
有时有冻结	2
经常有，偶有因冻结跌跤	3
经常因冻结跌跤	4

15.行走

正常	0
轻微困难，可能上肢不摆动或倾向于拖步	1
中度困难，但稍需或不需帮助	2
严重行走困难，需要帮助	3
即使给予帮助也不能行走	4

16.震颤

无	0
轻微，不常有	1
中度，感觉烦恼	2
严重，许多活动受影响	3
明显，大多数活动受影响	4

17.与帕金森病有关的感觉主诉

无	0
偶然有麻木、麻刺感或轻微疼痛	1
经常有麻木、麻刺感或轻微疼痛，不痛苦	2
经常的痛苦感	3
极度的痛苦感	4

Ⅲ.运动检查

18.言语（表达）

正常	0
表达、理解和（或）音量轻度下降	1
单音调，含糊但可听懂，中度受损	2
明显损害，难以听懂	3
无法听懂	4

19.面部表情

正常	0
略呆板，可能是正常的"面无表情"	1
轻度但肯定是面部表情差	2
中度表情呆板，有时张口	3
面具脸，几乎完全没有表情，口张开在约1/4英寸（0.6 cm）或以上	4

20.静止性震颤

20 a.面部、嘴唇、下颌

无	0
轻度，有时出现	1
幅度小而持续，或中等幅度间断出现	2
幅度中等，多数时间出现	3
幅度大，多数时间出现	4

20 b.右上肢

无	0
轻度，有时出现	1
幅度小而持续，或中等幅度间断出现	2
幅度中等，多数时间出现	3
幅度大，多数时间出现	4

20 c.左上肢

无	0
轻度，有时出现	1
幅度小而持续，或中等幅度间断出现	2
幅度中等，多数时间出现	3
幅度大，多数时间出现	4

20 d.右下肢

无	0
轻度，有时出现	1
幅度小而持续，或中等幅度间断出现	2
幅度中等，多数时间出现	3
幅度大，多数时间出现	4

20e.左下肢

无	0
轻度，有时出现	1
幅度小而持续，或中等幅度间断出现	2
幅度中等，多数时间出现	3
幅度大，多数时间出现	4

21.手部动作性或姿势性震颤

21 a.右上肢

无	0
轻度，活动时出现	1
幅度中等，活动时出现	2
幅度中等，持物或活动时出现	3
幅度大，影响进食	4

21b.左上肢

无	0
轻度，活动时出现	1
幅度中等，活动时出现	2
幅度中等，持物或活动时出现	3
幅度大，影响进食	4

22.强直

22 a.颈部

无	0
轻度，或仅在镜像运动及加强试验时可查出	1
轻度到中度	2
明显，但活动范围不受限	3
严重，活动范围受限	4

22b.右上肢

无	0
轻度，或仅在镜像运动及加强试验时可查出	1
轻度到中度	2
明显，但活动范围不受限	3
严重，活动范围受限	4

22c.左上肢

无	0
轻度，或仅在镜像运动及加强试验时可查出	1
轻度到中度	2
明显，但活动范围不受限	3
严重，活动范围受限	4

22 d.右下肢

无	0
轻度，或仅在镜像运动及加强试验时可查出	1
轻度到中度	2
明显，但活动范围不受限	3
严重，活动范围受限	4

22e.左下肢

无	0
轻度，或仅在镜像运动及加强试验时可查出	1
轻度到中度	2
明显，但活动范围不受限	3
严重，活动范围受限	4

23.手指拍打试验（拇指和示指尽可能大幅度、快速地做连续对掌动作）

23 a.右手

正常（≥15次/5秒）	0
轻度减慢和（或）幅度减小（11～14次/5秒）	1
中等障碍，有肯定的早期疲劳现象，运动中可以有偶尔的停顿（7～10次/5秒）	2
严重障碍，动作起始困难或运动中有停顿（3～6次/5秒）	3
几乎不能执行动作（0～2次/5秒）	4

23b.左手

正常（≥15次/5秒）	0
轻度减慢和（或）幅度减小（11～14次/5秒）	1
中等障碍，有肯定的早期疲劳现象，运动中可以有偶尔的停顿（7～10次/5秒）	2
严重障碍，动作起始困难或运动中有停顿（3～6次/5秒）	3
几乎不能执行动作（0～2次/5秒）	4

24.手运动（尽可能大幅度地做快速连续的伸掌握拳动作）

24 a.右手

正常	0
轻度减慢或幅度减小	1
中度障碍，有肯定的早期疲劳现象，运动中可以有偶尔的停顿	2
严重障碍，动作起始时经常犹豫或运动中有停顿	3
几乎不能执行动作	4

24b.左手

正常	0
轻度减慢或幅度减小	1
中度障碍，有肯定的早期疲劳现象，运动中可以有偶尔的停顿	2
严重障碍，动作起始时经常犹豫或运动中有停顿	3
几乎不能执行动作	4

25.轮替动作（两手垂直或水平做最大幅度的旋前和旋后动作）

25 a.右手

正常	0
轻度减慢或幅度减小	1
中度障碍，有肯定的早期疲劳现象，偶尔在运动中出现停顿	2
严重障碍，动作起始时经常犹豫或运动中有停顿	3
几乎不能执行动作	4

25b.左手

正常	0
轻度减慢或幅度减小	1

中度障碍，有肯定的早期疲劳现象，偶尔在运动中出现停顿	2
严重障碍，动作起始时经常犹豫或运动中有停顿	3
几乎不能执行动作	4

26.腿部灵活性（连续快速地用脚后跟踏地，腿完全抬高，幅度约为2cm）

26 a.右下肢

正常	0
轻度减慢或幅度减小	1
中度障碍，有肯定的早期疲劳现象，偶尔在运动中出现停顿	2
严重障碍，动作起始时经常犹豫或运动中有停顿	3
几乎不能执行动作	4

26b.左下肢

正常	0
轻度减慢或幅度减小	1
中度障碍，有肯定的早期疲劳现象，偶尔在运动中出现停顿	2
严重障碍，动作起始时经常犹豫或运动中有停顿	3
几乎不能执行动作	4

27.起立（患者双手臂抱胸从直背木椅或金属椅子上站起）

正常	0
缓慢，或可能需要试1次以上	1
需扶着扶手站起	2
有向后倒的倾向，必须试几次才能站起，但不需帮助	3
没有帮助不能站起	4

28.姿势

正常直立	0
不很直，轻度前倾，可能是正常老年人的姿势	1
中度前倾，肯定是不正常，可能有轻度的向一侧倾斜	2
严重前倾伴脊柱后凸，可能有中度的向一侧倾斜	3
显著屈曲，姿势极度异常	4

29.步态

正常	0
行走缓慢，可有曳步，步距小，但无慌张步态或前冲步态	1
行走困难，但尚无须帮助，可有某种程度的慌张步态、小步或前冲	2
严重异常步态，行走需帮助	3
即使给予帮助也不能行走	4

30.姿势的稳定性（突然向后拉双肩时所引起的姿势反应，患者应睁眼直立，双脚略分开并做好准备）

正常	0

后倾，无须帮助可自行恢复	1
无姿势反应，如果不扶可能摔倒	2
非常不稳，有自发失去平衡的现象	3
不借助外界帮助不能站立	4

31.躯体少动（梳头缓慢，手臂摆动减少，幅度减小，整体活动减少）

无	0
略慢，似乎故意，在某些人可能正常，幅度可能较小	1
运动呈轻度缓慢和减少，肯定不正常，或幅度较小	2
中度缓慢，运动缺乏或幅度小	3
明显缓慢，运动缺乏或幅度小	4

Ⅳ.治疗的并发症

A.异动症

32.持续时间：（异动症存在时间占每天觉醒状态时间的比例——病史信息）

无	0
1%～25%	1
26%～50%	2
51%～75%	3
76%～100%	4

33.残疾：（异动症所致残疾的程度——病史信息，可经检查修正）

无残疾	0
轻度残疾	1
中度残疾	2
严重残疾	3
完全残疾	4

34.痛性异动症所致疼痛的程度

无痛性异动症	0
轻微	1
中度	2
严重	3
极度	4

35.清晨肌张力不全

无	0
有	1

B.临床波动

36."关"是否能根据服药时间预测

不能	0
能	1

37. "关"是否不能根据服药时间预测		
	不是	0
	是	1
38. "关"是否会突然出现（如在数秒内出现）		
	不会	0
	会	1
39. "关"平均所占每天觉醒状态时间的比例		
	无	0
	1%～25%	1
	26%～50%	2
	51%～75%	3
	76%～100%	4
C.其他并发症		
40. 患者有无食欲减退、恶心或呕吐		
	无	0
	有	1
41. 患者是否有睡眠障碍（如失眠或睡眠过多）		
	无	0
	有	1
42. 患者是否有直立性低血压或头晕		
	无	0
	有	1

第二节　早期帕金森病的治疗

　　帕金森病（PD）一旦确认，疾病将随着时间的推移渐进性加重，有证据表明PD早期阶段的病程进展较后期阶段要快。早期治疗通过加强多巴胺活性作用，可以使基底神经节代偿性机制朝着正常方向发展，并延迟非正常通路带来的进展性损害，有可能延缓疾病进程。因此，早期一旦确诊，应尽早开始治疗，争取疾病的修饰性治疗机会，这对日后PD整个治疗的成败起关键性作用。早期治疗分为非药物治疗（包括认识和了解疾病、补充营养、加强锻炼、坚定战胜疾病的信心，以及社会和家人对患者的理解、关心与支持）和药物治疗。在药物治疗上，疾病初期一般多采取单药治疗，或采用较为优化的小剂量多种药物（体现多靶点）联合治疗。治疗过程需要在控制症状的基础上尽量延缓疾病的进程，在症状控制获得最佳疗效的同时，力求达到药物维持时间更长和运动并发症发生率最低的目标。

　　根据临床症状严重程度及Hoehn-Yahr分期的不同，可以将PD的病程分为早期和中晚期，一般将Hoehn-Yahr 1～2.5级定义为早期，Hoehn-Yahr 3～5级定义为中晚期。不同病程阶段治疗的目的不尽相同。早期PD患者治疗的主要目的为恢复肢体活动及社会功能；中晚期PD患者的治疗则主要是为了恢复患者的自理能力，提高生存质量，延长寿命。以下为早期PD的治疗方案。

一、早期PD的用药时机

目前对PD并无有效的对因治疗或神经保护治疗措施。当患者感受到运动功能损害或因其症状而产生社交尴尬时，就应当开始进行药物治疗。对于轻症患者，初始治疗时可不首选左旋多巴等较为强力的药物，可根据不同情况选择小剂量其他药物，如MAOI-B、抗胆碱能药物、β受体阻滞剂等，为了降低药物不良反应的严重程度，每日用药次数也可减少。

对于日常行为功能损害较为严重的患者，初始通常应用多巴胺补充剂左旋多巴或多巴胺受体激动剂。随着病情的进展，应不断调整用药方案，以使症状控制维持在最佳状态。多巴胺受体激动剂开始应用时疗效较好，存在"蜜月期"，但此后患者获益会降低。随患者年龄增长，药物还容易出现认知和精神性不良反应，这些也应纳入制订治疗策略的考量之中。在晚发型PD患者中，与其他治疗药物相比，左旋多巴的风险/收益比值最佳，可列为初始治疗的首选药物。

二、针对PD不同症状的药物选择

针对PD不同症状的治疗药物包括疾病修饰治疗药物和症状控制治疗药物。疾病修饰治疗的目的是延缓疾病的进展，症状控制治疗的目的是改善患者的活动能力及生存质量。疾病修饰治疗药物除了可能的疾病修饰作用外，部分也具有改善症状的作用；症状控制治疗药物除了能够明显改善疾病症状外，部分也兼有一定的疾病修饰作用。

目前，临床上可能有疾病修饰作用的药物主要包括MAOI-B和DRA等。临床研究显示，MAOI-B中的司来吉兰＋维生素E（DATATOP方案）和雷沙吉兰（ADAGIO方案）、DRA中的普拉克索和罗匹尼罗可能均具有疾病修饰的作用。大剂量（每日1200 mg）辅酶Q10的临床试验结果也提示可能具有疾病修饰的作用。

在这些具有疾病修饰作用的治疗方案中，MAOI-B＋维生素E治疗方案的主要治疗依据为维生素E具有抗氧化作用，MAOI-B能够减少颅内多巴胺代谢过程中产生的单胺类物质对多巴胺受体的损伤，协同维生素E的抗氧化作用可减缓多巴胺受体的氧化应激损伤，从而保护了多巴胺受体。大剂量辅酶Q10也具有抗氧化作用，能够发挥类似的效果。但目前对此类研究存在争议，部分研究结果并不支持大剂量维生素E与辅酶Q10具有延缓疾病进程的作用，在使用时应谨慎选择。除上述治疗方案外，国外尚有使用单唾液酸四己糖神经节苷脂钠注射液进行PD疾病修饰治疗的研究，但因为大剂量单唾液酸四己糖神经节苷脂钠注射液容易引起严重的吉兰-巴雷综合征，目前不推荐使用。

目前针对不同体征的早发型PD患者，在治疗上可选择不同的治疗药物。

（一）震颤发展为主

对以震颤为主要表现的年龄小于60岁的PD患者，若震颤较为轻微，可首选苯海索或普萘洛尔进行药物控制，对症状影响日常生活的中度以上帕金森患者，可首选DRA类药物治疗，通过严格的药物剂量滴定，达到常规治疗剂量后进行治疗效果的评估，对症状控制尚可的患者可继续现有治疗方案，对症状控制不理想的患者，可在苯海索或普萘洛尔的基础上加用或换用DRA，若症状控制仍不理想，可在原治疗基础上加用或换用多巴胺补充剂；对初始治疗选用DRA的患者，若存在症状控制不佳，可加用或换用多巴胺补充剂。对于伴有精神症状的PD患者，可加用氯氮平治疗，对症状持续控制不佳的可考虑进行DBS手术治疗，但需要注意，大部分患者术后仍需规律服用抗帕金森病药物治疗。

（二）运动迟缓为主

对以运动迟缓为主要表现的PD患者，应依据运动迟缓的严重程度选择药物。轻度运动迟缓初始治疗可选择MAOI-B治疗，在达到常规治疗剂量后评价患者症状改善情况并据此调整药物治疗方案；对运动迟缓严重的年龄＜60岁的PD患者，可首选DRA治疗，并评价药物治疗效果，对运动迟缓治疗不佳的，可加用或换用多巴胺补充剂；对年龄＞60岁的患者，首选治疗可选用DRA或直接选用多巴胺补充剂，若治疗效果仍不理想，可加用DRA或COMI或MAOI-B，需要注意，在选用左旋多巴治疗需加用COMT或MAOI-B时，需调整左旋多巴的治疗剂量，重新进行药物剂量的滴定，以防止可能的血药浓度大幅度波动，从而避免异动症的发生。对经多种药物治疗仍然不能达到有效治疗目的的患者，可行DBS手术治疗，但需要注意，大部分患者术后仍需规律服用抗帕金森病药物治疗。

（三）姿态保持障碍步态异常为主

对以姿态保持障碍步态异常为主要表现的PD患者，首先应依据症状的严重程度选择初始治疗。对症状轻微的患者，可选择MAOI-B或金刚烷胺治疗，在达到常规治疗剂量后评价患者症状改善情况并据此调整药物治疗方案，需要注意选用金刚烷胺治疗，其治疗的"蜜月期"较短，一般仅2～4周，"蜜月期"后药物的治疗效果就会持续下降，故在选用时应告知患者勿自行增加药物剂量。对姿态保持障碍步态异常严重的年龄＜60岁的PD患者，可首选DRA治疗，并评价药物治疗效果，对治疗不佳的，可加用或换用多巴胺补充剂；对年龄＞60岁的患者，首选治疗可选用DRA或直接选用多巴胺补充剂，若治疗效果仍不理想，可加用DRA或COMTI，或加用MAOI-B，对症状控制仍不理想的，还可加用金刚烷胺或苯海索，尤其是对于已经出现异动症的患者，可加用金刚烷胺控制异动症，对伴有认知功能障碍的PD患者，不可加用苯海索等胆碱酯酶抑制剂，避免认知功能的进一步损伤。需要注意，在服用左旋多巴治疗需加用COMTI或MAOI-B时，需调整左旋多巴的治疗剂量，再重新进行药物剂量的滴定，以避免可能的血药浓度大幅度波动，从而避免异动症的发生。对经多种药物治疗仍然不能达到有效治疗目的的患者，可行DBS手术治疗，但需要注意，大部分患者术后仍需规律服用抗帕金森病药物治疗。

三、常用的药物

在选用治疗药物时，需明确各药物的特点，以下分别对不同药理作用的抗帕金森病药物进行简单梳理与比较，以方便选用时多方面考虑，从而选取最为合适的治疗药物。

（一）DRA

DRA类药物直接通过激活突触后膜的多巴胺受体来发挥类似多巴胺递质的作用，有麦角类衍生物和非麦角类合成物两大类。麦角类衍生物有溴隐亭、α-二氢麦角隐亭及卡麦角林等。非麦角类合成物有阿扑吗啡、吡贝地尔、普拉克索及罗匹尼罗等。临床试验证实PD患者早期单独使用罗匹尼罗和普拉克索是安全有效的，并比单独使用左旋多巴发生症状波动和运动障碍更少；对进展期的患者，DRA与左旋多巴联合使用时也可以减少左旋多巴的用量（表4-4）。

表4-4　DRA的半衰期、初始剂量和剂量范围

药物名称	半衰期（h）	初始剂量（mg）	剂量范围（mg）
溴隐亭	5～8	0.625，qd	7.5～15
培高利特	7～16	0.025，qd	0.5～1.5
麦角乙脲	1～3	0.2，qd	1～2
α-二氢麦角隐亭	15	5，bid	30～60
卡麦角林	69	0.25，qd	0.5～10
吡贝地尔	1.7～6.9	50，qd	150～250
罗匹尼罗	6～8	0.25，tid	0.5～24
普拉克索	8～12	0.125，tid	0.75～3

注：qd，1日1次；bid，1日2次；tid，1日3次

（二）COMTI

左旋多巴在血液中主要的代谢途径是氨基酸脱羧酶，一旦此途径被阻止，左旋多巴的降解就主要通过COMT途径。COMTI可延长左旋多巴的半衰期，加快起效时间，提高其利用度并减少所需左旋多巴的总量，增加左旋多巴的曲线下面积，改善剂末现象，减少"关"期。临床常用的有托卡朋、恩他卡朋。有学者提出左旋多巴单独使用不能达到满意效果时，可合并使用COMTI，这样可提高左旋多巴的生物利用度，左旋多巴和COMTI合用可使血浆左旋多巴水平平稳，与单用左旋多巴相比，大脑获得更为持续的受体刺激。

（三）MAOI-B

MAOI-B能抑制多巴胺的降解代谢和突触前再摄取，增加多巴胺作用。常用的药物有司来吉兰、雷沙吉兰。它们是一种选择性MAOI，通过抑制MAO-B的活性使多巴胺的代谢受到阻断，抑制多巴胺的降解，延长外源性及内源性多巴胺的作用，对PD的主要症状均有改善作用；并可减轻症状波动，防止"开-关"现象出现，且患者耐受性较好，适用于PD的各个阶段。

（四）多巴胺激动剂

金刚烷胺的作用机制是进入脑组织中促进多巴胺在突触前膜的合成和释放，减少对多巴胺的再摄取，增加突触间隙多巴胺浓度，从而增强黑质纹状体区的多巴胺作用。金刚烷胺在PD早期反应良好，且与左旋多巴合用能改善异动症和症状波动。此外，金刚烷胺是NMDA的非竞争性拮抗剂，能抑制皮质-纹状体谷氨酸能投射纤维的过度活化，纠正环路失衡，从而达到治疗目的。不良反应有不安、抑郁、意识模糊和心血管并发症等，并可诱发癫痫发作。

多巴胺补充剂作为PD的经典治疗药物目前应用仍最为广泛，其中多巴丝肼（左旋多巴200 mg，苄丝肼50 mg）与卡左双多巴（左旋多巴200 mg，卡比多巴50 mg）两种应用较多。作为PD症状控制治疗最有效的治疗药物，长期使用也会引起疗效降低、运动障碍等后期并发症。在选用左旋多巴制剂进行药物治疗时，需进行严格的剂量滴定。针对不同的左旋多巴制剂，剂量滴定方法并不完全相同。多巴丝肼初始治疗一般从62.5 mg（1/4片）起始，可1日1～3次，之后每隔3～7天增加62.5 mg。一般根据患者症状改善情况，可单独增加某次的药物剂量，也可同时增加多次的药物剂量，推荐增加单次药物剂量，并观察2～3天后再进行调整。在早期PD的治疗中，多巴丝肼的剂量不推

荐超过1000 mg/d。卡左双多巴是另一种左旋多巴复方缓释制剂，相同左旋多巴剂量下的作用较左旋多巴苄丝肼复方制剂稍弱，大致比率为1片卡左双多巴≈0.7片多巴丝肼。卡左双多巴作为缓释片不可碾碎服用，但可分为1/2片服用，单药起始治疗每次125 mg，每日1～2次，再根据症状改善情况逐渐增加药物剂量。卡左双多巴可与左旋多巴苄丝肼复方制剂联合使用，日间服用常释片卡左双多巴，睡前服用缓释片卡左双多巴，利用缓释作用可减少症状波动的发生。在选用左旋多巴治疗时，一般不追求症状的完全缓解，为中晚期PD的治疗留出可选择空间。

第三节　中、晚期帕金森病的治疗

一、中、晚期PD的用药时机

对Hoehn-Yahr分级为3～5级的PD患者，应结合患者疾病进展情况、并发症情况及用药情况进行多方面考虑。中晚期，尤其是晚期PD的临床表现极其复杂，有疾病本身的进展因素，也有药物副作用或运动并发症的因素参与其中。对中晚期帕金森病患者的治疗，一方面要继续力求改善患者的运动症状；另一方面要妥善处理一些运动并发症和非运动症状。

随着疾病的进展，中晚期PD患者常会出现症状波动，包括剂末现象、"开-关"现象、异动症、晨僵等，这些既给患者的治疗带来诸多不便，也给家庭及照料者乃至社会带来沉重负担。这些症状波动的出现与疾病本身、治疗药物均有关系。

针对中、晚期PD患者，药物治疗的目标是缓解症状，提高患者的生活自理能力，减少症状波动与异动症的发生，提高生存期质量。在治疗运动症状时，不仅需要关注患者的非运动症状情况，同时还需关注长期应用药物引起的不良反应或药物自身增加疾病进展的问题。所以，中晚期PD患者的治疗需要综合患者情况进行多因素分析，选择合适的个体化治疗方案。

二、药物治疗

针对中晚期PD患者的治疗药物多数以左旋多巴与DRA为主，这两类药物缓解症状的疗效较好，而其他治疗药物则往往不能达到有效的治疗目的或者需要同时服用左旋多巴才可起效。但在进行药物治疗时，仍需坚持"剂量滴定""不求全效"的原则，在出现症状加重或波动后，依据症状情况增加用药剂量，或在日总剂量不变的情况下增加给药频次，或增加药物品种，或换用其他药物。具体情况需具体分析。在治疗的过程中，若需要换用或加用某种药品，可依据不同药品剂量换算比率进行调整，具体可见表4-5。

表4-5　常用抗PD药物剂量换算

药品	剂型特点	换算比率
多巴丝肼	常释	100
卡左双多巴	缓释	133
普拉克索	常释/缓释	1
吡贝地尔	缓释	100

续表

药品	剂型特点	换算比率
罗匹尼罗	缓释	5
培高利特	常释	1
溴隐亭	常释	10
司来吉兰	常释	10
金刚烷胺	常释	100

注：该等效剂量换算表指与100 mg左旋多巴标准片（实际联用多巴胺脱羧酶抑制剂）疗效相同的抗PD药物的剂量

换用方法既可以全部等量替换，也可以加减同时进行，可依据患者的要求和耐受程度而定。老年人最好逐渐滴定替换，减少不良反应。

除了常规治疗外，针对中晚期PD患者的治疗近年来又有许多新的剂型或用法逐渐进入临床，可供治疗选择应用。

（一）多巴胺补充剂

在症状波动的治疗中，多巴胺补充剂主要通过缓控释技术延长药物在体内的释放和吸收，达到平稳血药浓度的目的，延长药物的作用时间，从而改善剂末的冻结和晨僵等现象，对"开-关"现象也有一定作用，规律服药可以减少异动症的发生。美国FDA于2018年12月批准左旋多巴吸入粉（Inbrija）上市，这是继2017年沙芬酰胺获批后10年来第二种用于PD的药物。Inbrija以干粉形式通过吸入的方式递送高剂量的药物，可绕过左旋多巴的胃肠道吸收过程，在提高生物利用度的同时也减少了胃肠道不良反应。其主要用于改善帕金森病"关"期症状。在一项Ⅲ期临床试验中，约900名正在接受卡比多巴/左旋多巴治疗的PD患者，出现了"关"期症状。在12周的治疗后，与对照组相比，Inbrija组患者的运动能力得到了显著提高。

（二）DRA

DRA作为PD早期治疗的首选药物，直接作用于神经细胞突触间隙后膜的多巴胺受体而发挥作用。DRA体内半衰期较长，可避免产生"脉冲样"刺激，减少和推迟运动并发症的发生，延长"蜜月期"。2015年在国内上市的盐酸普拉克索缓释片可用于各阶段PD患者的治疗，患者依从性好，不仅能有效控制PD运动症状，而且对PD相关抑郁也有治疗作用。应用DRA可在一定程度上减少因使用多巴胺补充剂引起的异动症。

罗匹尼罗对早、中、晚期PD均有较好疗效，可单独使用，也可辅助左旋多巴联用。罗匹尼罗缓释剂能够改善PD患者症状、减少左旋多巴的用药剂量。在使用罗匹尼罗缓释剂时，未出现其他安全性问题。

罗替高汀透皮贴剂现已在国内上市并应用，其通过透皮给药技术，能够实现持续释放给药，避免首过效应，从而达到稳定的血药浓度。罗替高汀透皮贴剂用于各阶段（Hoehn-Yahr分级1～4级）PD均有疗效，可作为添加治疗。罗匹尼罗、普拉克索具有类似作用，但需关注其可能增加某些不良反应的发生，尤其是以冲动控制障碍为主的不良反应情况，如强迫性购物、病理性赌博、性欲亢进等。

阿扑吗啡为DRA，可激活多巴胺D_1样（D_1，D_5）和D_2样（D_2，D_3，D_4）受体，适用于出现吞咽障碍的中晚期患者。皮下注射后快速起效。临床试验表明，阿扑吗啡可改善PD患者的运动症状，对非运动症状也有改善作用，包括失眠、疲劳、情绪障碍、注意力缺陷、流涎、泌尿系统障碍、多汗症等，同时还可减少口服抗帕金森病药物相关的胃肠道不良反应，提高 PD 患者的生活质量，在经济学上也有一定优势。未见发生多巴胺能相关的安全性方面不良反应，但可能会引起皮下结节等方面的不良反应。

（三）MAOI-B

目前上市的 MAOI-B 有司来吉兰、雷沙吉兰和沙芬酰胺 3 种，它们通过抑制脑内多巴胺降解，增加突触间多巴胺浓度，缓解 PD 症状，主要用于早期 PD 的治疗或中晚期的添加治疗。既往研究发现，MAOI-B 与抗氧化剂合用可能具有一定的神经保护和抗细胞凋亡作用。雷沙吉兰比司来吉兰的抑制作用强 50 倍，对 MAO-B 选择性更高，与复方左旋多巴合用能够增强疗效，改善症状波动，但有研究发现两者在长期服用时疗效无明显差异。沙芬酰胺于 2017 年经 FDA 批准用于左旋多巴－卡比多巴治疗的附加治疗，其不仅能抑制 MAO-B，还能增加多巴胺再摄取、促进谷氨酸释放、阻断电压依赖性钠通道并调节钙通道，从而减少异动症的发生。有临床研究表明，沙芬酰胺对早中晚期 PD 患者均有治疗效果，可增加中晚期患者的"开"期时间，降低"关"期时间。但与其他 MAOI-B 一样，在应用过程中需要关注药物的相互作用问题。

（四）COMTI

COMTI 需与左旋多巴制剂同时使用，其可通过抑制脑内、脑外 COMT 活性，减少左旋多巴的代谢，提高左旋多巴生物利用度，从而增加进入颅内的左旋多巴及其转化为多巴胺的浓度，发挥治疗作用。COMTI 不仅能改善症状，还能预防或延缓运动并发症的发生。已有恩他卡朋、托卡朋和奥匹卡朋 3 种 COMTI 上市，但国内目前仅有恩他卡朋和托卡朋两种。当出现左旋多巴疗效减退时，可添加 COMTI 治疗，用于改善"关"期症状及频率。恩他卡朋仅有中等外周作用，每日需要多次给药，安全性较好。托卡朋可进入透过血脑屏障，但可引起严重的肝脏损伤，安全性较差。奥匹卡朋于 2016 年 6 月在欧盟获得批准，是第三代 COMTI，具有长效、耐受性好、无严重肝损伤等优点。多个临床试验均显示，每日给予 50 mg 奥匹卡朋可减少"关"期时间，且未增加"开"期时间的运动障碍。

（五）其他多巴胺类制剂

多巴胺能刺激治疗：研究表明，金刚烷胺缓释剂能减少异动症的发生，应用多巴胺补充剂的 PD 患者如果出现异动症，目前推荐加用金刚烷胺对症治疗。其他，如卡比多巴-左旋多巴的新型缓释胶囊制剂能改善症状波动，腺苷 A2a 受体拮抗剂 Istradefylline 具有高度选择性，能够通过血脑屏障，减少每日"关"期时间，在与其他治疗药物合用时，可增加"开"期时间，仅少量病例出现"非棘手"的异动症。

（1）持续性多巴胺能刺激（continuous dopaminergic stimulation，CDS）：CDS 是指在 PD 的治疗中通过应用长效多巴胺能制剂对纹状体多巴胺受体提供持续性的刺激，从而达到改善症状和减少运动并发症发生率的目的。临床上已经应用的 CDS 新剂型如下所示。

1）Duodopa：是由左旋多巴和卡比多巴（比例为 4∶1）组成的一种连续肠道凝胶剂型药物输送系统，原理是通过持续的多巴胺能刺激，模拟生理状态对纹状体多巴胺受体的刺激，持续补充多巴胺。每剂 duodopa 为 100 ml 肠道凝胶，其中含 2000 mg 左旋多巴和 500 mg 卡比多巴，满足一天的左旋多巴治疗用量。此剂型可能减少多巴胺血药浓度（因不规则的胃排空等原因）波动，降低运动并发症的发生。

2）左旋多巴甲酯：为左旋多巴衍生物，在胃中水溶性更强、达峰时间更短。与标准片口服相比，持续左旋多巴甲酯灌注减少了运动并发症。药动学证实运动并发症的减少与稳定的血浆左旋多巴浓度有关。推测如果左旋多巴－卡比多巴以一种能与持续灌注类似的保证稳定血浓度的方式口服，可能达到同样的减少运动并发症的效果。

（2）罗替高汀：为新型非麦角类DRA的皮肤贴膜，可提供24小时稳定血浆水平，对早期及晚期患者均有效，安全性高。

（3）罗匹尼罗缓释剂和普拉克索缓释剂：与罗匹尼罗普通片等相比，罗匹尼罗缓释剂疗效良好且耐受性更好。若以评分降低20%及以上作为有效的判定标准，普通剂型的有效率为35%，缓释剂型为52%，且缓释剂型副作用更小。

三、手术治疗

对于晚期PD患者，在出现症状波动后，药物治疗效果可能越来越差，甚至无效，此时可以选择手术治疗。目前应用最广泛的手术为DBS，但对DBS的治疗机制尚不完全清楚。手术通过立体定向技术向脑内植入电极，电极发放电脉冲刺激下丘脑核，从而减少运动波动，改善运动迟缓和震颤，减轻运动障碍症状。DBS技术近年来持续改进，包括分段触点式电极的应用，可进行多靶点刺激，同时减少副作用的发生；可充电植入式脉冲发生器，体积小、作用持久。与此同时，还可通过生物网络物理建模，探索DBS刺激部位与症状改善之间的关系。目前DBS手术可以改善运动症状，减少药物剂量，但不能根治疾病，术后仍需要药物治疗。

第四节　运动并发症的治疗

一、症状波动的治疗

PD患者出现症状波动多与两个因素有关系，一是与多巴胺受体的持续减少有关，二是与多巴胺受体敏感性的增加有关。在多巴胺受体减少的过程中，常伴随剩余多巴胺受体敏感性的增加，两者往往同时发生。在多巴胺受体减少后，同样剂量的药物不能达到有效治疗浓度，引起剂末恶化、晨僵、冻结等现象；受体敏感性增加可导致药物刺激性增强，当颅内药物剂量过高时会出现异动症等症状。

（一）剂末恶化

剂末恶化是指在给予一定剂量左旋多巴后的治疗末期，PD症状可预知地再次出现，即每次用药后的药物作用有效时间缩短，症状随血药浓度规律性波动。此现象通常是运动并发症的第一个标志。在这一阶段，每剂左旋多巴的治疗缓解时间可能会缩短至4小时或更短，患者可意识到PD症状的再现，并能根据左旋多巴的用药间隔进行预测。临床症状开始时较为轻微，可表现为单个肢体的轻微感觉异常、某种不明确的全身乏力感或者情绪低落。

剂末恶化的处理方法

1.调整左旋多巴治疗方案　左旋多巴的每日服用总量不变，适当增加每日服药次数即有可能有效改善运动症状。给药次数可呈倍数增加，通常达到1日6～8次。在每日的清醒时间内，有些患者需要每隔2～2.5小时服药1次，单次药物剂量需根据患者症状改善情况确定。在原有剂量不大的情况下，也可适当增加每日总剂量，每次服药剂量不变，增加服药频次。

2.将常释剂换为缓控释剂　应用左旋多巴缓控释剂可减少体内药物波动水平，延长每剂药物的作用持续时间，适宜对抗早期出现的剂末恶化，当剂末恶化发生在夜间时尤其适用。但需注意，从多巴丝肼转为服用卡左双多巴时，用药剂量需增加20%～30%。

3. 加用COMTI　COMTI可降低3-O-甲基-左旋多巴水平，与左旋多巴同时服用可增加左旋多巴至大脑的转运，对纹状体产生持续性多巴胺能刺激。恩他卡朋、托卡朋和奥匹卡朋3种药物均已证实对疗效减退有效，可明显减少左旋多巴的每日摄入剂量。其中托卡朋最为有效，但由于存在肝毒性散发病例而限制了其应用，因而仅作为恩他卡朋治疗无效患者的二线用药。恩他卡朋通常耐受性良好，无明显不良反应。奥匹卡朋是第三代COMTI，具有长效、耐受性好、无严重肝损伤等优点。

4. 加用DRA　尤其是加用长半衰期的DRA，如普拉克索缓释制剂、罗匹尼罗缓释制剂、罗替高汀透皮制剂等。罗匹尼罗缓释剂作为左旋多巴辅助治疗的疗效和安全性已得到肯定，常见的不良反应包括运动障碍、头晕、恶心、幻觉、嗜睡和体重下降。罗替高汀透皮制剂可以明显减少胃肠道不良反应，有多项研究已证明其疗效。当已用的DRA发生疗效减退时，可尝试换用其他多巴胺激动剂。

5. 加用MAOI-B　如加用雷沙吉兰和司来吉兰等。MAOI-B通过抑制左旋多巴在多棘神经元突触的降解而提高疗效，同时发挥神经保护作用。既往认为雷沙吉兰可能会增加血管加压素的作用（"奶酪反应"），但近期的临床试验表明，推荐剂量的雷沙吉兰仅选择性抑制MAO-B，并未无增加"奶酪反应"的风险。

6. 调整饮食结构与增加用药依从性　服用复方左旋多巴制剂宜在餐前1小时或餐后1.5小时，以避免食物对左旋多巴吸收的影响。同时还需要避免高蛋白饮食，高蛋白饮食对左旋多巴的吸收和通过血脑屏障均有影响，可降低左旋多巴血药浓度。调整蛋白饮食有利于缓解剂末现象。

7. 其他治疗　对较为严重的剂末现象患者，可考虑皮下注射阿扑吗啡，也可考虑进行手术治疗，主要为底丘脑核行DBS。

（二）晨僵

晨僵也是一种剂末恶化现象。患者在每日清晨服用第1剂左旋多巴之前，可能出现运动症状加重、晨起肌张力障碍等现象，称为"晨僵"现象。患者多表现为足或小腿痛性肌张力障碍。

晨僵的处理方法：①与剂末恶化症状相似的晨僵现象可采用与剂末恶化类似的方法处理，如睡前加服复方左旋多巴控释片或长效DRA，或者在早上起床前服用复方左旋多巴常释剂或水溶剂，或者加用长半衰期的DRA或缓控释制剂等，药物选择时以延长药物作用时间作为主要考虑因素。②对"开"期肌张力障碍的处理方法同剂峰异动症。③其他治疗：可考虑进行皮下注射阿扑吗啡，也可考虑进行DBS手术治疗。

（三）冻结现象

冻结现象又称冻结步态，表现为行走时不可预知地在几秒钟内突然出现步态受阻，可导致摔倒、摔伤甚至致残，常发生在"关"期，属于不可预知的"关"期现象，与药物治疗剂量、血药浓度关系不大，故定义为与左旋多巴剂量周期无关的运动障碍急性发作，常发生在"关"期，但也存在"开期冻结"现象。

冻结现象的处理方法：减少药物无反应期（"关"期）的策略包括增加多巴胺能药物的使用量、增加联合另一种多巴胺能药物、相同总量下增加多巴胺能药物的应用频次，以及联合COMT或MAOI-B阻断左旋多巴和多巴胺的失效过程，以延长药物作用时间等。

1. "关期冻结"可尝试增加左旋多巴或多巴胺能药物的剂量，延长患者的"开"期时间。

2. 出现冻结现象的早期，可考虑加服司来吉兰。

3. 加用哌甲酯：哌甲酯可阻断纹状体和前额皮质中的突触前多巴胺转运体和去甲肾上腺素转运蛋白，提高细胞外多巴胺浓度水平，从而改善已接受底丘脑核刺激术患者的冻结步态，但长期应用的风险/利益评估尚需更多的临床研究。

4.在优势半球的初级运动皮层进行高频重复经颅磁刺激可改善"冻结步态"。

5.抗焦虑治疗：焦虑是"冻结步态"形成的重要潜在机制，应给予积极处理。

6.康复训练。

（四）"开－关"现象

"开－关"现象是PD症状突然缓解（"开"期）与加重（"关"期）间波动的一类症状，常出现于病情较为严重的患者中，"开"期常伴异动症，其发生与患者服药时间、药物血浆浓度无直接相关性。严重的"开－关"现象可能出现罕见的"yo-yoing 现象"，即从伴随异动症的"开"期无征兆地快速转换到"关"期，然后再转换到下一个"开"期。随着对PD药物治疗管理的逐渐增强，严重的"开－关"现象目前已经很少看到。

"开－关"现象的处理方法如下所示。

1.避免使用左旋多巴缓释剂型　左旋多巴缓释制剂的生物利用度不可预知，可能造成"开－关"现象，尤其是服用较大剂量左旋多巴的患者。对于出现"开－关"现象的PD患者，药物治疗剂量的调整必须个体化。

2.尝试不同的DRA　可加用COMTI并逐步滴定用药剂量，如在原治疗方案上增加雷沙吉兰或恩他卡朋。如果选择加用普拉克索、罗匹尼罗或经皮肤吸收的罗替高汀等也均有效。

3.调整饮食中的蛋白质　饮食中的蛋白质可影响左旋多巴的生物利用度，在这一阶段，中枢多巴胺能神经元储存量减少，纹状体对左旋多巴的敏感性增加，左旋多巴血药浓度的波动可导致"开－关"现象的发生，故应合理分配三餐中的蛋白质摄入。

4.皮下注射阿扑吗啡　阿扑吗啡作为强效的DRA，其疗效与左旋多巴接近。皮下注射后，血药浓度可在5～15分钟达峰，并发挥临床效应，用于突然"关"期的"抢救治疗"；也可持续性皮下注射，替代其他多巴胺能药物治疗严重的症状波动患者。但需要注意，皮下注射阿扑吗啡可加重运动障碍症状。

5.持续性左旋多巴灌注　通过经皮胃造瘘术或便携式输液泵直接将药物灌注进入十二指肠。对晚期PD患者可减少每天"关"期的平均时间，也可采用微泵持续输注左旋多巴甲酯或左旋多巴乙酯。

二、异动症的治疗

异动症是PD治疗中随着药物治疗出现的一类表现为舞蹈症、手足徐动样不自主运动、肌强直或肌阵挛的症状，可累及头面部、四肢和躯干，也可表现为单调刻板的不自主动作或肌张力障碍。最常见的为与左旋多巴治疗相关的剂峰异动症、双相异动症、肌张力障碍等。异动症主要分为以下几种类型。

（一）剂峰异动症

剂峰异动症为左旋多巴血药浓度在峰值水平时出现的异动症，是最常见的异动症类型，可表现为舞蹈样、投掷样动作和肌张力障碍的混合模式，也可表现为较少见的肌阵挛。罕见的可累及眼肌和呼吸肌。

1.舞蹈症/肌张力障碍/投掷症　该类型异动症多发生在服用左旋多巴1～2小时后的血药浓度高峰期，常与"开"期相伴，与用药过量或多巴胺受体超敏有关，表现为颈部、四肢、躯干和面部的混合性、无痛的舞蹈样或刻板动作，伴随姿势肌张力障碍，严重时出现投掷样动作。此类异动症和血浆及脑脊液中左旋多巴水平的高峰有关，被称为"症状改善-异动症-症状改善"（I-D-I）模式。初期症状轻微，通常从PD症状较严重一侧的脚开始，之后逐渐向身体其他部位蔓延。许多PD患者初期并没有意识到异动症的出现，导致多巴胺能药物的不恰当减量和症状恶化。

2.肌阵挛型异动症 相对少见，通常出现在服用左旋多巴后的10～20分钟，并在"开"期到来时逐渐消失。肌阵挛可以自发性出现，也可由行动或轻微刺激诱导发生；肌阵挛可由局部产生，也可因多灶性导致。PD患者在清醒时或睡眠中均可出现肌阵挛。

3.眼球运动障碍型异动症 目前被描述的有两种模式：缓慢的"来回"运动和向上斜视的眼动危象，即眼球缓慢而平稳地从一个方向向另一方向"来回"转动，或向上斜视，后者更常见。眼部检查常无异常发现。眼球运动障碍在黑暗中加重，注视时可被抑制。

4.呼吸运动障碍异动症 可以累及PD患者的呼吸肌，导致不规则、急促的呼吸，并与短暂的呼吸暂停相交替，被认为是呼吸肌不协调舞蹈样动作的临床表现。

剂峰异动症的处理方法如下所示。

（1）检查患者的药物治疗方案：确定是否有增加异动症风险的药物，如司来吉兰和抗胆碱能药物。若患者单用复方左旋多巴，可在治疗总量不变的前提下，减少每次复方左旋多巴的剂量，也可适当减少每日总剂量，同时加用DRA、COMTI。

（2）若使用复方左旋多巴控释剂，则应换用常释剂，避免控释剂的累积效应。如果已添加COMTI，左旋多巴可能需要适当减量。

（3）增加谷氨酸受体拮抗剂：异动症与基底神经节谷氨酸异常转运密切相关，金刚烷胺是目前唯一具有确切的抗运动障碍证据的谷氨酸NMDA受体拮抗剂。需关注的常见不良反应包括便秘、幻觉、头晕和口干。

（4）增加氯氮平：氯氮平是非典型性D_4受体阻滞剂的抗精神病药物，能有效治疗PD相关的幻觉，改善震颤及异动症。常见的不良反应包括镇静、意识混乱和流涎，约有1%的可能发生致命性粒细胞减少症，在用药的首个6个月内应每周监测血常规。

（二）剂末异动症

剂末异动症为左旋多巴血药浓度在较低水平时出现的异动症，可分为"关"期肌张力障碍和双相异动症两类。

1."关"期肌张力障碍 为在"关"期出现的并常伴随疼痛的肌张力障碍。患者常处于一种固定的姿势下，累及脚和下肢，多在清晨时出现。其他罕见的"关"期肌张力障碍可表现为眼睑痉挛、下颌张开、颈部姿势异常、手肌张力障碍和喘鸣等。

"关"期肌张力障碍的处理方法如下所示。

（1）睡前加用或换用左旋多巴缓释剂型或长效多巴胺受体激动剂，以避免清晨血药浓度降低出现肌张力障碍。

（2）于早晨起床前服用一次左旋多巴制剂，选择常释左旋多巴剂型或DRA。

（3）度洛西汀、阿扑吗啡均已被证明对缓解"关"期肌张力障碍的疼痛有效，其他如羟考酮/纳洛酮缓释剂型、肉毒毒素等也可考虑使用。

2.双相异动症 为剂初左旋多巴水平上升和剂末左旋多巴水平下降时均出现异动症，被称为"异动症-症状缓解-异动症"（D-I-D）模式。表现为双腿缓慢的刻板交替动作，也可出现投掷样动作。

双相异动症（包括剂初异动症和剂末异动症）的处理方法如下所示。

（1）目前对于双相异动症尚无确切有效的内科处理方法。若正在使用复方左旋多巴控释剂，应换用常释剂，最好换用水溶剂，可以有效缓解剂初异动症。

（2）加用长半衰期的DRA或延长左旋多巴血浆清除半衰期的COMTI，可以缓解剂末异动症，也可能有助于改善剂初异动症。

（3）微泵持续输注DRA或左旋多巴可以同时改善异动症和症状波动。

第五节　常见非运动障碍症状的治疗策略

相对于运动症状，PD非运动障碍症状（non-motor symptoms，NMS）的早期诊断、预防和治疗仍处于较低水平，既不能为患者甚至是医师充分认识，也未能形成有效合理的治疗方案，反而成为近期影响患者生活质量（quality of life，QOL）、远期可能导致患者死亡的重要因素。因此，在积极处理PD运动症状的同时，必须高度重视NMS的识别、预防和正确处理。

NMS作为PD症候群中一类不直接影响运动功能的症状，有别于典型的运动症状，主要包括以下5部分。

1.自主神经功能障碍　直立性低血压、便秘、流涎、排尿障碍（尿急、夜尿、尿频）、性功能障碍。

2.睡眠障碍　睡眠行为障碍、日间睡眠过度、不宁腿综合征。

3.神经精神症状　焦虑、抑郁，认知功能障碍及痴呆，冲动控制障碍等。

4.胃肠道症状（与自主神经功能障碍有部分交叉）　流涎、味觉减退、吞咽困难、便秘、呃逆等。

5.感觉症状　嗅觉障碍、疲劳等。

6.其他症状　复视。调查显示，几乎绝大多数PD患者都会出现不同类型及程度的NMS。著名的PRIAMO研究发现，98%的PD患者至少存在一种NMS，按患病率依次排位，分别为疲劳（58%）、焦虑（56%）、下肢疼痛（38%）、失眠（37%）、尿频与夜尿（35%）；我国一项研究则发现最易发生的NMS为便秘（72%），然后是夜尿（65%）和认知功能障碍（62.5%），提示不同人种及病程间的差异可能与NMS的类型相关。

一、自主神经功能障碍

（一）直立性低血压

直立性低血压（orthostatic hypotension，OH）也称为体位性低血压（postural hypotension，PH），是PD患者常见的非运动症状，其既可能是疾病本身的表现，也可以在抗PD药物治疗过程中出现。OH是指从卧位转为立位的3分钟以内，收缩压下降≥20 mmHg（1 mmHg＝0.133 kPa）和（或）舒张压下降≥10 mmHg，伴或不伴有各种低灌注症状。而PD合并OH的诊断除了上述情况外，还会表现为心率增加不超过15次/分的体征。一项调查显示，OH在PD中的发生率约为30.1%。随着我国进入人口老龄化阶段，PD的患病率逐年上升，伴有OH症状的PD患者也不断增加。

研究发现，OH会加重PD患者的运动症状，影响其平衡功能，使其容易跌倒，而跌倒引发的骨折会导致患者长期卧床，继而引起肺部感染，最终导致患者死亡。OH是血压调节异常的表现，对心血管系统也有影响，与心血管疾病和全因死亡率密切相关。此外，反复发生的OH可导致大脑灌注不足，产生慢性大脑低氧血症和广泛的大脑皮质损伤，进而导致认知功能障碍，使老年痴呆的患病率明显上升。PD患者的OH属于神经源性，主要病理机制有3个方面：①心肌交感神经的去神经支配使去甲肾上腺素分泌减少，导致体位改变后心率增加不足，心排血量下降；②外周血中去甲肾上腺素浓度降低，血管收缩功能下降，导致体位改变后回心血量不足；③交感和副交感神经功能障碍致使动脉压力反射弧异常，导致体位变化时血压失去正常调节。

目前对PD患者OH的管理策略以减轻患者症状为主，延长其日常活动时间，提高生活质量。PD患者OH的发生率较高，而目前药物治疗方法的疗效较为有限，非药物治疗方法则给护理人员提供了探索的空间。非药物治疗方法包括体位管理、容量管理、容量床施压、身体对抗和运动训练等。目前非药物治疗的研究主要集中在国外，且存在样本量小、研究对象差异大等局限。因此建议在国内开展此类研究，从病因、影响因素研究做起，针对PD患者OH的特点采取个性化的护理干预，以探索不同干预方法的差别，识别最有效的干预方法，为患者治疗提供更为有效的治疗。

（二）便秘

便秘是PD最常见的NMS之一，可出现在运动障碍之前，也可与运动症状同时出现，还可出现在PD的中晚期，还有些则随着PD运动症状的加重而愈加严重。长期便秘导致生活质量低下，甚至会诱发肠梗阻、颅内压增高及脑出血等严重并发症，给患者带来极大的痛苦。国内多项研究表明，PD患者便秘发生率超过50%，显著高于正常人群。

PD伴便秘的原因较为复杂，可能包括如下几方面。

（1）抗PD药物引起的便秘，如抗胆碱能药和DRA等会引起患者肠道运动减弱，进而导致便秘。

（2）PD本身可导致便秘。PD引起的盆底失弛缓与结肠运输延迟是导致患者便秘的原因。

（3）其他。PD的症状之一就是运动迟缓，这也是导致便秘的原因之一。由于咀嚼与吞咽障碍导致每日饮水量不足及膳食纤维摄入减少也是诱发便秘的重要因素。

目前治疗PD便秘仍无特效药。国内学者曾采用莫沙必利联合聚乙二醇4000治疗，4周后总有效率为85.7%。另外，盆底生物反馈已成为治疗出口梗阻型便秘的首选方案，在治疗盆底失弛缓型便秘中的作用已得到证实。

目前对于慢性便秘的手术治疗仍集中在慢传输型便秘，国内有的专家认为手术治疗慢传输型便秘关键在于适应证，国外多采用全结肠切除回肠直肠吻合术。但手术仍须谨慎，对于可能出现的术后并发症也应综合考虑。

（三）流涎

流涎是PD患者常见的非运动症状之一，目前PD流涎的发病机制尚不明确。流涎可分为昼间流涎（发生于清醒状态下的流涎）和夜间流涎（伴或不伴昼间流涎）。流涎并非早期主要症状，多发生于患病以后，患者从清晨起床感觉唾液增多或枕头湿润到昼间流涎平均需要3年时间。明显的流涎仅仅出现在严重的PD患者，或是因双重作业时注意力分散等特殊场合。PD患者流涎的主要原因可能是吞咽频率减少、吞咽有效性下降、不随意张口及吞咽容量减少，而非因唾液分泌过多所致。

流涎对PD患者生活质量的影响包括需随时携带手帕或围布、情绪问题及对社交场合的消极影响等，还可导致心理和内科并发症，包括言语障碍、进食困难风险增加、生活质量恶化及唾液浸渍皮肤导致烧灼般疼痛，同时易造成二次感染。严重流涎可能会给PD患者带来相当多的生活和社会活动的不便，导致患者比较孤立，易加重抑郁症状。

目前对PD相关性流涎的研究很少，因中枢和外周多巴胺受体激活可产生唾液分泌并加重流涎，所以治疗运动症状时要严格掌握多巴胺能药物的剂量。抗胆碱能药通过阻断乙酰胆碱受体降低唾液分泌，因此PD相关性流涎可应用抗胆碱能药治疗，但此类药会导致老年患者认知损害、意识模糊、幻觉、便秘、尿潴留及嗜睡等不良反应，因此老年患者应慎用。注射肉毒杆菌毒素疗效较好，但对其最佳剂量、最佳注射技术等尚需进一步明确。因此，治疗时应以PD患者生活质量评估为基础，综合制订合理有效的医疗方案，完善PD的治疗策略，从而提高患者的生活质量。

（四）排尿障碍

膀胱功能障碍或排尿障碍是PD患者可能出现的症状之一，多见于疾病晚期，可能给患者带来许多生活上的不适和尴尬。对于PD患者，膀胱功能障碍常常表现为尿频、尿急、夜尿频多、夜间遗尿、尿失禁、排尿不尽感及排尿迟疑等。

引起PD患者排尿障碍的原因很多。例如，PD本身会影响膀胱的功能，病情控制不好则很容易出现膀胱功能障碍。另外，治疗PD的部分药物，如苯海索等也可能影响与排尿功能相关的一些肌肉。对于男性，尤其是老年男性，前列腺增生十分常见，也会导致一系列的排尿障碍，因此这些患者须接受相关检查，通过检查确定是PD还是前列腺增生导致的膀胱功能障碍。对于女性患者尤其是绝经后女性患者，因压力性尿失禁或因打喷嚏、咳嗽、大笑等原因即有可能导致尿液不自主地流出，其应与因PD导致的膀胱功能障碍相鉴别。

作用于膀胱壁或膀胱括约肌的抗胆碱能药物如奥昔布宁、托特罗定、达非那新等可缓解尿频、尿急；但对于排尿迟疑等膀胱排空障碍，上述药物不仅无效，还有可能加重症状，此时应选用氯贝胆碱等药物。

（五）性功能障碍

性功能障碍在PD患者中常见，但常被患者本人和医师忽视。PD患者的性功能障碍通常表现为性冷淡、阳痿、早泄等症状，导致性生活满意度低下。

由于PD主要累及55岁以上的老年人，长期以来临床对中青年患者（35～55岁）的性功能状况研究较少。近期研究显示，这部分患者同样存在性功能障碍高发的现象，且年轻女性患者尤为明显，这可能与女性心理因素和月经周期的影响等有关。部分患者的性伴侣（夫/妻）也会因为患病一方的影响出现不同程度的性功能障碍。

除了积极治疗PD本身的症状外，还要给予患者适当的心理疏导和治疗，鼓励其积极参加社会活动，并及时调整药物剂量或种类，帮助患者选择过性生活的最佳时机（通常在运动症状干扰最小和药物发挥效力的高峰期时段）；部分患者（尤其是中青年患者）可在医师的指导下适量服用抗阳痿药物（如西地那非）进行辅助治疗。

PD性功能障碍的另一种类型是性功能增强。一些PD患者应用DRA会引起冲动控制障碍，包括性行为。若出现此类症状，可在医师的指导下调整药物，如停用DRA改用其他抗PD药物。

二、睡眠障碍

（一）睡眠行为障碍

发生在快速眼动睡眠期的，以强烈的、具有伤害性的复杂行为动作为特征的睡眠障碍被称为快速眼动睡眠行为障碍。睡眠行为障碍似乎常与激烈、有暴力场景的梦境相关联，患者的异常行为复杂多样，如拳打、脚踢、翻滚、跳跃、呼喊、坠床等，猛烈的行为动作可能是梦境中冲动、暴力行为的潜意识表达和演绎，可造成自伤或同床者受伤。在PD患者中，异常快速眼动睡眠期睡眠的发生率为40%～58%，睡眠行为障碍的发生率为16%～33%，远高于一般的老年人群。在PD患者中，睡眠行为障碍与男性、高龄及病程长相关。睡眠行为障碍发生的原因尚不清楚，PD、多系统萎缩和路易体痴呆等神经变性疾病的临床前期即可出现睡眠行为障碍，推测睡眠行为障碍为这些疾病的早期临床表现，提示睡眠行为障碍的发生与疾病本身的神经退行性病变有关。

诊断睡眠行为障碍主要依据同室就寝者提供的相关病史和多导睡眠仪记录结果。虽然根据国际睡眠障碍分类中的诊断标准，仅依靠患者的病史即可做出诊断，但诊断敏感性太低，应尽可能行多导睡眠仪检查。睡眠行为障碍在睡眠多导图中的特征性表现为患者快速眼动睡眠期肌电记录显示肌肉不能出现应有的松弛，如果在视频监控中发现存在同步的运动行为，即可做出睡眠行为障碍诊断。

（二）失眠

PD患者的失眠主要有两类，一类为入睡困难，另一类则为睡眠破碎。对于PD患者而言，入睡困难虽然较为常见，但总体发生率与同年龄段的老年人相比差异不大，其中伴发抑郁、焦虑、不宁腿综合征或服用影响睡眠的抗PD药物（如DRA、司来吉兰）的PD患者更易发生入睡困难的情况。

睡眠破碎较入睡困难更为常见。睡眠破碎表现为睡眠连续性不能维持或睡眠中断，每晚觉醒次数增加（＞2次），严重者每晚觉醒5次以上。睡眠破碎导致慢波深睡眠期缩短及总体睡眠时间不足，但患者多数不会主动提及，在临床工作中须耐心询问相关病史，寻找相关原因。造成睡眠间断可能的原因包括尿频、肌肉强直、翻身困难、下肢痉挛、疼痛、噩梦、抑郁及睡眠呼吸暂停综合征等。

（三）PD睡眠障碍的治疗

根据PD睡眠障碍的机制及类型的不同，选择合适的药物进行干预是治疗PD睡眠障碍的主要方法。

1.明确睡眠障碍类型　治疗PD睡眠障碍首先要确定其类型，除了细致的病史询问外，各种睡眠评价量表和多导睡眠仪对睡眠障碍特征的识别很有帮助。此外，分析相关原因对治疗也极为关键，注意从患者家属处收集信息，如运动症状控制情况、伴发的内科疾病、情绪障碍、服用药物、睡眠环境、睡眠习惯及生活中的应激事件等。

2.去除和纠正诱因　在了解睡眠障碍的类型和诱因后，首先应该去除和纠正相关诱因。对于因运动症状控制不佳导致的失眠，要调整患者的抗PD药物；对于因焦虑、抑郁等诱发睡眠障碍的患者，可使用抗抑郁及抗焦虑药物；对于与前列腺增生相关的夜间尿频、与骨关节炎相关的肢体疼痛及因阻塞性睡眠呼吸暂停综合征等疾病导致的睡眠障碍，要处理相关疾病。

在各种诱发睡眠障碍的因素中，须特别注意处理药物与睡眠障碍的关系，不少抗PD药物对睡眠有双相影响。例如，左旋多巴及DRA在较小剂量时可通过改善PD运动症状、减轻不宁腿综合征和周期性肢体运动症促进睡眠；剂量过大则会引起睡眠破碎和睡眠潜伏期延长，诱发EDS（白天过度嗜睡）和睡眠发作。司来吉兰易使患者兴奋和入睡困难，对白天睡眠障碍者有益，但对夜间睡眠有负面影响。此外，苯海索会引起患者嗜睡，金刚烷胺会引起失眠。因此要根据睡眠障碍和药物特点合理使用。

3.对症治疗　去除诱因后，可针对睡眠障碍特点对症治疗。对于夜间睡眠障碍患者，可适当应用镇静催眠药物；对于白天睡眠障碍患者，可使用哌甲酯、莫达非尼等精神兴奋性药物；对于不宁腿综合征患者，可在睡前加用多巴胺能药物；对于伴发夜间精神症状的失眠患者，可考虑应用非典型抗精神病药物氯氮平等。

三、抑郁障碍

心理障碍是PD患者早期常见症状。在累及认知功能的同时，PD还会影响患者的心理，即出现PD相关的心理障碍，如抑郁和焦虑等。60%～70%的PD患者会合并心理疾病，许多患者在尚未出现运动症状之前，会先出现抑郁、焦虑及睡眠障碍等症状，他们经常先在精神科就诊，直到治疗过程中出现了震颤、步态障碍等症状，才被转诊到神经科。相当多PD患者的既往病史中有"抑郁症""神经官能症"等诊断。可见抑郁是PD早期常见的非运动症状。

抑郁和焦虑等症状给患者带来的痛苦常远远超过活动受限所带来的生活不便。患者常常白天寝食不安，坐卧不宁；夜间则辗转反侧，无法入睡，或勉强入睡后又经常很快醒来。这种心理状态往往不能被家人所理解。家人常认为患者没有忧愁之事，能走能动，不必如此心焦忧愁。家人对患者的抱怨常常不理解，这会使得其病情雪上加霜。

中晚期PD患者不能自己变换体位，需要家里人帮助，而每个姿势又维持不能超过20分钟，必须再次更换，否则会"抓心挠肝、痛不欲生"。此种状态既不能被家属理解，患者也不能原谅自己的行为，从而使焦虑和抑郁进一步加重。

这些非运动症状使PD患者既丧失活动能力又无法获得心灵的宁静，只能承受心灵和躯体的双重痛苦，从而成为最需要医师理解和帮助的人群。

PD抑郁既有心因性因素，也有病理性因素，其发生与病程、年龄、性别和疾病严重程度无关。其诊断也应建立在PD诊断基础上，在PD运动症状出现之前发生的抑郁常难以与原发性抑郁进行鉴别。对于PD高危前驱症状的询问（如异态睡眠、便秘、嗅觉丧失）等常有助于早期诊断，而最终的确诊需要长期的随访观察。

对于PD抑郁的治疗，根据《中国帕金森病治疗指南》，可使用选择性5-羟色胺再摄取抑制剂、三环类抗抑郁药或DRA（如普拉克索）等进行治疗，均可能获得较好的疗效，尤其是DRA，其还能同时缓解PD症状，更适于PD抑郁的治疗。

四、感觉障碍

（一）嗅觉减退或丧失

嗅觉减退是PD患者的常见症状。西方国家的调查数据显示，嗅觉减退可见于90%的PD患者，临床表现为气味识别、气味阈值及气味分辨能力障碍。我国的调查资料显示，近2/3的PD患者存在气味识别能力受损。

目前观点认为，PD患者的嗅觉障碍与病程、运动障碍的分期、严重程度及是否使用抗PD药物均无关，而可能与运动障碍的类型及是否有自主神经功能受累有关。少动-强直型PD患者较以震颤为主的PD患者的嗅觉得分要低，而伴有自主神经功能受累的PD患者嗅觉得分更低。

嗅觉检测有助于PD的早期诊断和鉴别诊断。嗅觉减退作为PD最常见的NMS之一，在PD的早期诊断、鉴别诊断及预测疾病转归方面具有重要作用。早期诊断嗅觉的检测简单易行，嗅觉作为一种可能的临床前标志物，有助于对PD高危人群的识别。已有的证据提示，在获得PD诊断之前的2～7年，嗅觉障碍就已存在。将嗅觉减退作为初筛方法，结合进一步的结构神经影像（经颅多普勒超声）和功能神经影像（多巴胺转运体显像），可提高易感人群的识别率并及早诊断PD。

由于特发性震颤、进行性核上性麻痹、皮质基底节变性及Parkin基因突变的PD患者嗅觉基本上不受累，对嗅觉的分析有助于对PD及相关疾病进行鉴别诊断。与无嗅觉障碍的PD患者相比，伴嗅觉障碍的患者日后更易出现认知障碍和（或）痴呆及幻觉等神经精神症状。

对于PD患者的嗅觉评价，北美国家常用宾夕法尼亚大学气味识别能力测试（UPSIT）。该测试由40张涂有不同气味的卡片组成，正确闻出1张卡片得1分，得分越高，嗅觉越好。欧洲国家则常用嗅棒（Sniffin Sticks）测试。嗅棒由3套分别反映气味识别、气味阈值及气味鉴别能力的水笔组成，每套有16只水笔，总分48分，得分越高，嗅觉越好。日本学者常选用T&T标准嗅觉测试液。另外，嗅觉诱发电位仪作为一种电生理检查方法，也可用于测试。由于以嗅棒进行气味识别能力测试的方法经济、简便、容易操作，鉴别PD及健康对照组的敏感性及特异性较高，近年来受到了越来越多的关注。嗅觉障碍的PD患者常对多巴胺能药物不敏感，底丘脑核深部电刺激可轻度改善患者的嗅觉障碍。

（二）疲劳感

一直以来，人们对PD患者的治疗主要关注于运动症状，而实际上非运动症状（如疲劳等）在PD患者中的发病率极高。研究显示，37%～56%的PD患者存在疲劳感，疲劳发生率在PD早期就高达30%，严重影响患者的生活质量。

疲劳并非孤立存在的一种症状。尽管既往研究显示，疲劳与PD症状的严重程度不相关，但最近的一些研究显示，疲劳与PD患者的Hoehn-Yahr分期、PD综合评分量表第Ⅲ部分（UPDRS Ⅲ）的强直项目和运动迟缓项目均呈正相关，提示疲劳可随着PD症状的加重而恶化。但UPDRS Ⅲ评分中的震颤项目与疲劳的相关性尚存争议，大部分研究结果提示两者不相关，最近挪威的一项关于疲劳的研究结果则显示两者存在相关性。

一项长达8年的PD患者随访研究发现，无抑郁及白天过度睡眠患者随着运动症状的加重，疲劳的发病率也从32%增加到39%。

除了与运动障碍程度相关外，疲劳还与PD的其他非运动症状存在一定联系。有研究认为，疲劳与抑郁、焦虑、睡眠障碍、自主神经功能障碍等均存在相关性，对患者进行抗抑郁治疗不仅能改善患者的抑郁，还能使患者的疲劳感有所减轻。

1.疲劳的定义与评估　对于疲劳，目前并无明确的定义。有学者认为，可将疲劳分为躯体疲劳和精神疲劳，后者常被定义为一种无法抵抗的疲惫，有缺乏能量、筋疲力尽的感觉；而前者则被定义为一种体力活动能力的降低，包括中枢性疲劳和周围性疲劳。在PD患者的发病过程中，这两种疲劳均存在。

那么，对于 PD患者是否存在疲劳，目前尚缺乏有效的客观评价方法，但可借助一些疲劳评定量表来确定。其中临床上最为常用的是疲劳严重程度评定量表（FSS）。该量表为自评量表，主要用于测评患者的躯体疲劳，观察疲劳对患者日常生活的影响。FSS共包括9个问题，每个问题的答案得分为1分（完全不同意）～7分（完全同意），若FSS总分÷9＞4分，则判定为疲劳。疲劳问卷（FQ）是用于老年人群的疲劳测评量表，可反映躯体疲劳和精神疲劳。这两个量表均在挪威人群中进行过有效性验证。

此外，疲劳评估量表（FAI，FSS的扩充版）、慢性疾病治疗功能评估 - 疲劳量表（FACIT-F）、帕金森病疲劳量表（PFS）、多维疲劳问卷（MFI）和疲劳影响量表（FIS）等也可被用于疲劳的评估。但上述量表均未在PD患者中获得足够的验证。以PFS为例，该量表是由英国人制定并使用的PD疲劳评定量表，但仅经过了39例患者的验证，其准确度尚待进一步评估。

2.疲劳的治疗　在PD患者中，疲劳发病率高且对生活造成了很大影响，因此相关治疗就成为不容忽视的问题。

（1）对因治疗：对于与感染、内环境紊乱、抑郁和睡眠障碍等相伴随的疲劳进行对因治疗（如抑郁伴发的疲劳，可给予抗抑郁治疗），可改善患者的疲劳症状。但对于神经系统疾病（如PD自身）所引起疲劳的治疗则比较棘手。

（2）躯体疲劳的治疗：有研究显示，给予PD患者左旋多巴、普拉克索和莫达非尼可以改善其躯体疲劳。而另一项入组40例PD患者的随机对照研究显示，哌甲酯治疗也可在一定程度上改善患者的疲劳症状。

（3）精神疲劳的治疗：对于精神疲劳目前尚无有效的治疗措施，关注相应的神经递质系统或可找到较好的治疗方法。另外，有研究采用双侧底丘脑核深部脑刺激治疗PD时发现，此法在改善患者运动症状的同时也会影响疲劳症状。尽管患者的平均FSS评分并未发生改变，但约1/2术前存在疲劳的患者在术后疲劳减轻，约2/5的患者无变化，还有部分术前无疲劳的患者在术后出现疲劳。因此，双侧底丘脑核深部脑刺激对PD患者疲劳的疗效还须进一步研究。

（4）非药物治疗：一些非药物治疗方法对患者的疲劳也具有一定的治疗效果，包括对患者和照料者进行教育和辅导，或让患者参与一定量的体育锻炼（如每天坚持慢走、增强平衡能力和协调性的锻炼、一些功能性的锻炼及加强肌肉力量的锻炼等）。但存在严重运动障碍的PD患者并不适宜进行体育锻炼。

五、认知功能障碍

PD痴呆（PDD）是PD常见的非运动症状之一，患病率随PD病程的延长而增加。国外一项研究表明，生存期达到20年的PD患者，有80%罹患痴呆。很多患者在诊断初期就可发现认知功能减退，主要表现为记忆力和逻辑思维能力下降，很多患者的工作能力不如从前，以往能轻易记住或解决的问题需要拿笔写下来。而这些症状常常会被患者及家属忽视，尤其年老患者的记忆力下降大都被认为是正常的衰老和糊涂的表现，从而延误了治疗。随着病情的发展，认知障碍持续加重，并伴发一些精神症状，如行为异常、妄想、搅闹家人、与以往判若两人等，家属不堪其扰，才想到这是一种病态而就医。

因此，凡有病程较长的PD患者并出现了认知功能改变等现象时，都应时刻警惕PDD发生的可能。此时虽然患者在药物的作用下尚存行动能力，甚至可以生活自理，但严重的认知障碍和精神症状会显著影响患者及其家人的生活，最终还需要有家人陪在身边，不能独立生活，成为家庭和社会的负担。

与其他老年痴呆如阿尔茨海默病、额颞叶痴呆、路易体痴呆等相似，PDD也存在认知功能障碍，因此需要与上述疾病进行鉴别。PDD是建立在PD诊断基础之上的，PD诊断是前提，在此基础上出现认知功能障碍时，才能考虑是PD相关的认知障碍。如果认知障碍严重到影响生活和社会功能，就可以考虑诊断为PDD。在临床上，路易体痴呆与PDD最为相似，二者均可能存在PD症状和认知损害。一般来说，人们普遍接受"一年法则"，即运动症状出现一年之内发生的认知损害考虑是路易体痴呆，否则考虑为PDD。

PDD的治疗基本上遵循老年痴呆的用药规律，按照中华医学会神经病学分会帕金森病及运动障碍学组制定的《中国帕金森病治疗指南》，首先考虑应用胆碱酯酶抑制剂，常用的药物包括利斯的明、多奈哌齐及美金刚等，同时停用或减少使用影响认知功能的药物（如盐酸苯海索等）；如果出现了精神症状而抗痴呆药物治疗无效，可考虑选用非典型抗精神病药物（如氯氮平、奥氮平或喹硫平等），但须同时注意该类药物的副作用（如粒细胞数量下降等）。

六、精神障碍

PD属神经系统性疾病，且病程长，有较高的致残率，还常伴有精神障碍症状，可导致患者认知功能改变，精神状态出现异常，这些会对患者的日常生活造成严重的不良影响。目前PD伴发精神障碍的发生机制尚不明确，可能与患者年龄、认知损害、疾病严重程度及应用DRA等有一定关系，以长期应用多巴胺能药物治疗为主的患者多见。PD患者长期应用DRA会使纹状体多巴胺含量降低，引起多巴胺受体敏感性增加，多余多巴胺则与中脑边缘叶受体结合。多巴胺会促进神经元退化，因而导致患者产生精神障碍。PD伴发精神障碍的患者往往会出现幻觉、错觉、妄想、行为紊乱等临床表现，极易造成自身伤害，对生活质量会造成严重的不良影响。

对于PD伴发精神障碍的治疗，临床主要是在不影响患者运动功能的前提下减少、停用PD治疗药物。若患者精神障碍相关症状改善不够理想，则应增加改善精神障碍的药物。PD伴发精神障碍的治疗药物主要包括典型及非典型抗精神病药物。奥氮平属典型的抗精神病药，可有效阻断纹状体 D_2 受体而发挥抗精神病作用。然而在改善患者精神症状的同时，奥氮平也会加重锥体外系反应、影响认知功能，使患者运动功能进一步降低。

氯氮平作为新一代非典型抗精神病药物，主要作用于中脑边缘系统受体，不会对纹状体 D_2 受体产生阻断作用，可避免影响患者的运动功能。同时，氯氮平可选择性结合多巴胺 D_1 受体，与5-羟色胺受体有较高的亲和力，能高效阻滞、降低5-羟色胺对纹状体的传递，有效消除患者肌紧张症状，进而改善患者运动功能，避免传统抗精神病药物加重患者运动症状的缺点。此外，氯氮平可促进多巴胺的释放，提高多巴胺能神经元突触间隙中多巴胺的浓度，从而在减轻运动障碍的同时有效改善精神障碍的相关症状，并有效避免锥体外系不良反应的发生，具有较高的安全性。

第六节　帕金森病痴呆的诊断和治疗

调查研究显示，帕金森病痴呆（PDD）的患病率为22%～48%。在PD的疾病终末期，约80%的患者会进展为痴呆，并引起更高的病死率，给照料者带来更严重的心理负担，耗费更高的医疗成本。

一、发病机制

PD患者的认知功能障碍及其痴呆均与神经系统退行性病变有一定的相关性。黑质多巴胺能神经元缺失是PD最重要的病理性改变。目前普遍认为引起PD认知功能损害的机制有如下几种。

（一）多巴胺能神经元介导的额叶-纹状体功能缺陷

因PD的锥体外系症状为黑质纹状体的多巴胺能系统异常所致，过去曾推断痴呆与运动症状由相同的病理改变引起。有学者研究认为，PDD患者与未出现痴呆患者纹状体多巴胺含量的减少无差异，但PDD患者脑皮质的多巴胺含量则较未出现痴呆PD患者减少得更为明显，这提示中脑皮质多巴胺含量变化在PD认知功能损害方面发挥着积极的作用，而相关研究表明此种类型的认知功能障碍并不发展为痴呆。PD的病理变化以一个可预测的顺序发生，从早期黑质纹状体路易小体的沉积到后期皮质的病理变化，由此引起的认知功能改变包括纹状体额叶执行功能障碍及痴呆，因此形成了前者引起后者的假设，曾经认为执行功能障碍是PPD的重要临床表现。之前Williams-Gray等描述了两种预后不同的认知功能障碍（前额叶的执行功能障碍和后头部皮质功能缺陷），尽管早期执行功能障碍常见，但3.5年后随访发现这种类型的患者并不发展为痴呆，而后头部皮质缺陷型却发展为痴呆。COMT基因多态性被认为影响前额叶多巴胺浓度，而后续研究并未发现其与PDD存在相关性，这进一步验证了上述理论。PDD的病理生理学机制仍被诸多学者认为是非多巴胺能神经元功能异常所致，但其神经解剖学、神经生化学机制至今尚未明确。

（二）与蛋白相关的后头部皮质及边缘系统路易小体形成

PDD患者皮质及边缘系统路易小体与其认知功能障碍密切相关。研究发现部分脑区皮质路易小体的密度与认知功能障碍显著相关，扣带回路易小体的数量、颞叶皮质神经元纤维缠结与PDD的发生也具有相关性。当排除采用CERAD class C诊断标准确定有AD病理改变的PD患者后，认知障碍下降的严重程度与皮质路易小体数量的相关性变得更为显著，额中回皮质路易小体的数量对认知功能障碍更具有预测性，因而证明PD患者 α-突触核蛋白相关路易小体与非AD病理改变引起的认知功能障碍相关。另外一项来自美国的研究纳入了140例PD患者，包括无认知功能障碍的患者和在运动症状出现2年后发生痴呆的PDD患者。对基因库中的尸检信息及神经纤维缠结、老年斑、路易小体和路易体神经突的半定量信息进行分析，发现28.6%的PD患者合并AD病理学改变，其中89.5%为痴呆患者，提示皮质路易小体的形成与PDD最为相关。皮质路易小体的形成及神经元营养障碍被认为是由α-突触核蛋白及泛素蛋白的特异性抗体发生免疫组织化学反应引起的。一项关于α-突触核蛋白的免疫组化研究提示皮质路易小体的形成对PDD的发生起着重要作用，用α-突触核蛋白来检测皮质路易小体的形成具有较高的敏感性及特异性，敏感度为91%，特异度为90%。部分PDD患者合并AD的病理改变，很可能是由于α-突触核蛋白加速了Tau蛋白和β淀粉样蛋白的沉积。2011年的一项研究通过定量评估病理学改变的方式认为路易小体及AD病理改变的联合作用与PDD的发生最为相关，虽然在细胞模型中可以观察到α-突触核蛋白促进Tau蛋白及β淀粉样蛋白的聚集，但这种联合作用尚需进一步证实。通过α-突触核蛋白抗体检测到的PD患者皮质路易小体与AD病理改变相比，皮质路易小体与痴呆的关系具有更高的敏感度和特异度。与不合并AD病理改变的PDD相比，合并AD病理改变的PDD患者发病年龄及死亡年龄晚，进展为痴呆的速度更快，发生运动症状与痴呆之间的时间间隔短，PDD在无AD病理改变的情况下仍会进展。这提示α-突触核蛋白在PDD的发生、发展过程中起着主导作用。

（三）上行单胺能系统变化

有研究表明，PD患者蓝斑核受损明显，且PDD患者蓝斑神经元缺乏及去甲肾上腺素耗竭严重，托莫西汀（去甲肾上腺素能再摄取抑制剂）治疗后，PDD患者的认知功能有所改善，提示去甲肾上腺能损害为PDD可能的发病机制。但也有研究表明，新皮质与海马的去甲肾上腺素浓度大幅降低，但PDD患者与不伴痴呆的PD患者比较无统计学差异。

（四）上行胆碱能通路的损害

有学者认为，上行胆碱能通路的损害对PDD的发生、发展起着重要作用。PD患者存在 Meynert 基底核神经元及基底节区神经元等皮质下结构改变。近年研究发现，PD患者大脑皮质也存在胆碱能神经元、Meynert基底核神经元缺失，且与其痴呆严重程度有显著的相关性。神经影像学证实PDD患者全脑皮质胆碱能摄取较正常对照下降21%～30%，在扣带回后部、额叶、顶叶及颞叶胆碱能摄取较非PDD患者下降得更为明显。一项双盲交叉试验分别对32例没有智力及记忆力损害迹象的PD患者和32例健康对照施以阈下剂量的抗胆碱能药物，结果健康对照组未出现认知功能恶化而PD组却出现了明显的记忆力下降，提示无认知功能障碍PD患者即存在神经元功能的代偿。由此推断，PDD患者多巴胺能神经元受损会影响PD患者的执行功能障碍，但不是导致痴呆的原因。

胆碱能损害可导致患者额叶功能损害、记忆力损害，去甲肾上腺素神经元损害则会导致患者注意力受损，5-羟色胺神经元的受损则可以导致PD患者出现抑郁。

二、临床症状

PDD是在PD临床表现基础上进一步出现认知功能异常甚至痴呆的疾病，所以其临床表现主要包括PD的锥体外系功能障碍的运动症状、波动性认知功能异常及相关的精神症状，但其认知功能异常并无特征性的临床表现。

与无痴呆的PD患者比较，PDD患者的运动症状以姿势不稳、步态障碍等中轴性症状更为常见，而以震颤为主要表现的PD患者很少发生痴呆。而且多巴类药物治疗对PDD患者运动症状的疗效大多较差，并易导致幻觉等精神症状不良反应。

一般来说，PDD表现的认知障碍以皮质下痴呆为特征，突出表现为执行功能（即不同反应之间的计划性、启始性、程序性、监测性和移位性）障碍、精神运动速度减慢、视空间辨别技能异常、检索型记忆（而非记忆储存）异常及词汇流畅性改变。语言功能（而非词汇流畅性）相对保存。不同于AD表现的皮质性痴呆，PD痴呆表现为语言、定向、记忆贮存方面仍正常，在疾病早期即显现且较为明显。

PDD表现的认知功能异常程度可有不同，可为特定成分的认知障碍，也可为严重的痴呆表现，其运动症状与认知功能异常可相互作用，从而加重日常生活能力功能障碍。

1.执行功能改变　表现为患者对指令性任务的与额叶功能相关的执行能力下降，特别是在新环境或分散患者注意力时更为明显。表现出执行功能的启动、维持及转换能力的减慢，以及执行困难、伦敦塔检测、Wisconsin卡片分类测验等操作能力下降，可出现图像编排、转换操作和解决问题技能等能力明显下降。实际上PD患者即使无痴呆也会出现一定程度的执行功能异常，表现为在新环境中对执行物体排列和移位注意力命令的减慢，而一些暗示即可改善此执行功能。

2.视空间辨别能力改变　PDD患者视空间辨别能力下降极为突出，特别是物体形状及人颜面辨别、棒框测验、线性定向、积木设计等能力受损，加重了执行功能异常表现。

3.记忆功能异常　PDD可表现有记忆障碍，但程度明显轻于AD的记忆障碍。与AD的贮存性记忆障碍不同，PDD主要为检索性记忆改变，包括长时记忆和即刻记忆均受损。早期即刻记忆受损表现明显，显示陈述性记忆的检索缺陷和程序性记忆异常，对新信息处理能力异常，出现有视空间工作记忆、言语性工作记忆异常。长时记忆虽相对保存，但在对回忆的内容和时间的空间联系上也发生分离现象，回忆中给予提示可有助于准确回答。此记忆功能受损同样会影响视空间记忆而加重视空间辨别执行能力。

4.言语功能异常　PDD患者可表现有词汇流畅性的构音异常，说话时音调降低、语调韵律单一，语速慢且有停顿现象，且多以简单语法语句表达意见，此称为舌尖现象。患者还可能对较长的复杂语句、语调性语句、自发性语言信息、命令性言语等的理解能力降低。此言语功能改变可在痴呆出现前发生，也表明患者执行功能受损，可作为痴呆的前兆。

PDD患者可表现为上述认知功能域内容的部分受损，也可全部出现而使症状表现叠加而导致严重痴呆。值得注意的是，在无痴呆的PD患者中也常见这些认知功能改变，甚至新诊断的患者也可如此，只是程度相对较轻和（或）更局限，且并非都会进展为痴呆。

除认知功能障碍外，PDD患者还可表现出其他多种精神症状，包括抑郁、焦虑、睡眠障碍、精神病样症状、易激惹、躁动、谵妄和淡漠等，其中以视幻觉和错觉更为常见，可因疾病进展引起，也可因多巴胺能治疗诱发。视幻觉和错觉可单独出现，也可同时发生，内容多与自身或财产被侵犯有关。症状程度有波动变化的PD患者即使无痴呆表现，也会出现依赖性、恐惧、无主见及被动性的心境。随病情进展，患者对家属或照料者的依赖性增强。

三、诊断标准

PDD诊断必须建立在确诊PD的基础上，包括对PD和痴呆的确定，并还需明确两组综合征发生的时间联系。

国际运动障碍协会工作组（the task force of the Movement Disorder Society，MDS-TF）对诊断PDD提出了系列标准。诊断PDD的首要步骤是确定在出现痴呆之前存在原发性PD，临床表现包括核心症状和相关临床表现两方面，可得出"很可能"和"可疑"PDD的诊断。核心表现包括①根据英国脑库标准诊断PD；②PD表现在痴呆之前。相关临床表现包括首先应至少有两项认知功能域内容障碍，其次认知缺陷症状应足以影响日常生活（社会、职业或个人生活）且并非PD的运动症状所致。MDS-TF推荐可采用MMSE量表作为评估认知功能筛选，认为25分可作为判定认知障碍的阈值。

在对认知功能的评估中，主要包括4个方面的认知域内容（注意力、记忆、执行和视空间功能）和行为表现。MDS-TF推荐一些检测方法评估这些认知域内容，如采用MMSE量表的"100-7"和"倒复述月份"检测注意力、以列词语句如述以"十"开头的成语和画钟表等检测执行功能、以画五角图检测视空间辨别能力、以回忆单词的方法检测记忆力等，以及可用于评估行为症状的可检测幻觉、抑郁、错觉和淡漠四方面异常的神经精神问卷。诊断"很可能"PDD须有典型的认知缺陷内容（即四项认知功能域内容中至少有两项异常，并有至少一项行为症状支持）。如果此相关临床症状不典型（如出现类似AD的认知异常），则诊断为"可疑"PDD。

此外，在对PD患者认知功能的评估中，由于PDD患者记忆力尚有部分存在，采用评估AD认知功能的MMSE量表等可能不够敏感，多建议采用更为实用、敏感的PD认知量表（scales for outcomes of Parkinson's disease-cognition，SCOPA-COG）评估患者的认知水平。

在诊断PDD时还应注意排除其他原因所致痴呆的表现，如PD患者可与脑血管病损伤及感染、脱水、维生素缺乏等因素共病而引发痴呆症状。还应注意到，PD常用治疗药物包括抗胆碱能药物、多巴胺能制剂等也可引起认知异常和精神错乱，PD本身也常伴有抑郁症状，这些精神症状可影响对神经精神功能判定而致诊断错误。

四、治疗原则

（一）治疗原则

1. PDD患者应停用抗胆碱能药物（如苯海索）和金刚烷胺，并及早给予胆碱酯酶抑制剂治疗。

2. PDD患者出现幻视、错觉等精神症状时，应依次考虑减量或停用苯海索、金刚烷胺、DRA及MAOI-B；若症状仍无改善，则将左旋多巴逐渐减量；若采取以上措施仍有症状或锥体外系症状恶化，则宜选择疗效确切、锥体外系不良反应小的非经典抗精神病药物，并争取以最小剂量获得最佳疗效。

3. PDD患者锥体外系症状的治疗原则与原发性PD治疗相同，多巴胺替代疗法仍为一线治疗药物。由于DRA易导致幻视等精神症状，不列入PDD的一线治疗药物。MAOI-B及COMTI也可诱发精神症状，应谨慎应用。

4. 多巴胺替代疗法与抗精神病治疗是一对矛盾体，一种症状的改善可能导致另一种症状的恶化，治疗中应遵循的原则是尽可能用最少的多巴胺制剂控制运动症状，用最低的抗精神病药物剂量控制幻视等精神症状。

（二）药物选择

1. 认知障碍　在众多的胆碱酯酶抑制剂中，利斯的明可改善PDD患者的注意力、记忆力及执行功能（两个Ⅱ级证据，推荐水平B级），对神经精神症状也有不同程度的改善作用（推荐水平B级）。另外一个具有循证医学证据（一个Ⅰ级证据和一个Ⅱ级证据，推荐水平B级）的药物为多奈哌齐。利斯的明与多奈哌齐的推荐治疗剂量分别为6～12 mg/d和5～10 mg/d，宜从小剂量缓慢增加至治疗剂量。主要的不良反应为恶心、呕吐、腹泻等胃肠道症状，部分患者的震颤症状由轻度到中度加重，其他锥体外系症状并无明显加重，因而胆碱酯酶抑制剂用于PDD治疗是安全的。

2. 精神障碍　氯氮平能改善PDD患者视幻觉、妄想等精神症状，且无加重锥体外系症状的副作用，因而美国神经病学学会推荐应用氯氮平治疗PDD患者的精神症状（一个Ⅰ级证据，一个Ⅱ级证据，推荐水平B级）。该药物最大的副作用为粒细胞减少，因而服用该药物的患者应定期复查粒细胞绝对值。喹硫平也可以考虑应用于PDD患者的精神症状治疗（一个Ⅱ级证据，推荐水平C级）。其他一些非经典的抗精神病药物，如利培酮、奥氮平等明显加重锥体外系症状，并无改善PDD患者精神症状的作用，因而不被推荐用于PDD精神症状的治疗（两个Ⅱ级证据，不推荐水平B级）。利斯的明和多奈哌齐也有改善精神症状的作用（推荐水平分别为B级和C级）。

3.抑郁　目前尚缺乏针对PDD患者抑郁症状的治疗研究。临床研究表明，DRA普拉克索和MAOI-B具有确切的抗抑郁作用，对于不伴有精神症状的患者可以适量应用，但应注意监测患者的精神症状。三环类抗抑郁药（阿米替林、丙米嗪等）治疗PD患者的抑郁症状具有循证医学证据，但由于抗胆碱能作用，其并不适用于PDD患者的治疗。选择性5-羟色胺再摄取抑制剂是目前PD伴抑郁患者最常用的药物，但其抗抑郁效果不及三环类抗抑郁药。由于选择性5-羟色胺再摄取抑制剂类抗抑郁药副作用较轻，目前其仍然是PDD患者伴抑郁症状时的推荐治疗药物，起始治疗6～12周，维持治疗4～9个月，密切观察可能的并发症。

第七节　抗帕金森病药物的研究进展

一、抗帕金森病药物的研究现状及发展方向

PD的发病机制复杂，尚不明确，至今尚无从根本上阻止其病情进展的手段。药物治疗的主要目的是改善PD症状并试图减缓病情进展。本病的病理基础是DA（多巴胺）缺乏，因此药物治疗大多围绕补充DA展开。本节介绍了用于治疗PD的大多数药物的特点及其今后的发展趋势。

1.左旋多巴类制剂　患者的黑质纹状体DA能神经元的大量死亡导致人体缺乏足够的DA，从而导致PD。左旋多巴类制剂（也称DA替代药物）至今仍是治疗PD最主要、最基本的药物。

临床上常用的复方左旋多巴有2种：美多巴（Madopar，左旋多巴200 mg、苄丝肼50 mg）、息宁控释片（Sinemet CR，左旋多巴200 mg、卡比多巴50 mg）。

左旋多巴是DA的直接前体，在大脑及外周组织中可脱羧形成DA。左旋多巴对大多数患者在治疗的前2～5天有效，随着病情进展，每次给药后有效维持时间变短（出现脱效现象），接着一些患者会出现突然、不预期的运动及静止波动症状（"开-关"效应）。在治疗5～8天后，很多患者会出现与剂量相关的临床波动症状、运动障碍（舞蹈症、肌僵直）或效应下降。左旋多巴的外周不良反应有厌食、恶心、呕吐和直立性低血压，中枢神经系统不良反应有多梦、幻觉、错觉、迷糊、睡眠紊乱（老年痴呆患者尤易发生）等，还有突然入睡及病理性赌博等方面的报道。若突然撤药或急剧减量，几天内不仅会使疾病复发，且会引起危及生命的类抗精神病药恶性综合征反应（如高热、肌强直及精神改变等，合用抗癫痫药物时更易出现）。尤其是早发型PD，患者几乎无一幸免，其不良反应往往是严重的运动障碍。运动障碍一旦发生，治疗效果往往不理想。常用的策略是在减少本品用量的同时加用DA受体激动药，以保持疗效而又不会发生运动障碍。

左旋多巴合用外周脱羧酶抑制剂卡比多巴则可阻滞左旋多巴在外周脱羧，减轻左旋多巴引起的恶心等症状，并使其更多到达脑内，两药合用可有效地减轻不良反应发生。

运动并发症的病理机制目前尚不完全清楚，但大量证据表明，稳定的纹状体DA受体刺激导致基因表达和神经元放电模式发生改变可能在其发生机制中扮演关键性角色。因此，改变本品的给药方式，以期获得稳定持续的DA能刺激，是优化本品治疗的当务之急。

2. DA受体激动药　是目前公认治疗PD的有效药物。其疗效可能不及左旋多巴类制剂，但能推迟左旋多巴类制剂的应用，并具有神经保护作用，因此其在临床上仍有重要而独特的地位。许多研究证明，早期使用DA受体激动药可以阻滞或延缓因左旋多巴类制剂治疗带来的运动波动症状，因而

已被广泛地应用于PD的早期治疗。

国内现有的DA受体激动药有培高利特、吡贝地尔、溴隐亭、麦角乙脲等麦角类衍生物。其中吡贝地尔是一种缓释型选择性D_2、D_3受体激动药，易透过血脑屏障，激活黑质纹状体通路后D_2受体，从而提高DA受体的兴奋性，通过恢复乙酰胆碱和DA系统间的平衡而起作用。单药使用可治疗早期PD，与左旋多巴类制剂合用则可增加两药的协同作用，明显改善PD的症状。吡贝地尔使用安全，疗效理想，可作为PD新发病例的一线治疗药物。但吡贝地尔胃肠道反应较为常见，还可出现血压下降及嗜睡等不良反应。

非麦角类DA受体激动药没有麦角类常有的头晕、消化道症状、直立性低血压及精神症状（幻觉、妄想等）等不良反应。有报道发现，长期使用左旋多巴类制剂的患者并用罗匹尼罗后可减轻运动波动或延缓其发生。因此，罗匹尼罗、普拉克索等非麦角类DA受体激动药是具有很好应用前景的PD治疗药物，目前在欧美使用十分广泛。

阿扑吗啡是DA受体非选择性激动药，属吗啡还原状态，不具成瘾性。其最大特点在于能够显著改善"关"期症状，注射后短时间内即可有效改善运动状况。阿扑吗啡与左旋多巴类制剂疗效类似，但前者起效时间更为迅速。研究证明，通过静脉系统持续给药能产生平稳的血药浓度，还可缓解患者对"关"期出现的恐惧感，提高生活质量。不良反应主要是皮下的埋置管易于形成血栓（与阿扑吗啡颗粒聚集有关），但通过降低浓度或定期肝素化可减少其发生率。

所有DA受体激动药均需从小剂量开始用药，逐渐增至疗效满意而又不出现不良反应为宜。也有学者建议，应将DA受体激动药给药剂量增加至最大耐受量，以获取最大益处。

3. MAOI-B　DA降解需要2种酶，即MAO和COMT。DA在脑内通过MAO-B氧化降解，并在其代谢过程中会产生大量氧自由基而损伤神经元。另外，体内的1-甲基-4-苯基-1,2,3,6-四氢吡啶（MPTP）通过MAO-B会氧化为有毒的1-甲基-4-苯基吡啶离子，因此抑制MAO-B活性既能延长DA在脑内的停留时间以增强疗效、减少左旋多巴类制剂的用量及其不良反应，又能间接起到保护神经元的作用。

司来吉兰是一种选择性MAOI-B，可通过抑制MAO-B活性使DA的代谢受到阻滞，抑制DA的降解，延长外源性及内源性DA的作用。司来吉兰与左旋多巴类制剂合并用于PD的治疗可加强和延长后者疗效，并可减轻波动症状，防止出现"开-关"现象，并能减少左旋多巴类制剂的用量。研究表明，司来吉兰对早期PD的临床效果较好，而且不加重纹状体DA能神经元的凋亡。有研究将60例已用苯海索、金刚烷胺和维生素E联合治疗的早期PD患者分为司来吉兰治疗组和空白对照组，结果显示，司来吉兰组在用药4周及8周后震颤、肌强直等症状均得到了不同程度的改善，改良Webster评分明显低于治疗前及空白对照组，总有效率达到了76.7%。本研究初步表明，司来吉兰选择性合用苯海索、金刚烷胺和维生素E对于早期PD患者疗效较好，安全性也较高。至于其是否能够延缓病情的进展、推迟开始使用左旋多巴类制剂的时间，还有待更长时间的随访观察。

雷沙吉兰属MAO-B不可逆选择性抑制剂，可选择性增强突出前DA水平而不影响5-羟色胺能神经递质。在啮齿类和非人类的灵长类PD模型中，雷沙吉兰可有效保护MPTP诱导的神经毒性而不改变DA浓度。雷沙吉兰疗效明显优于司来吉兰，具有更高的活性，且不良反应较轻，临床正致力于研究雷沙吉兰是否具有抗凋亡特征。

4. COMTI　COMT是另一种降解左旋多巴的酶。COMTI可延长单剂量左旋多巴的药效，加快药物起效时间并减少所需左旋多巴的剂量。目前将COMTI作为左旋多巴的辅助药物用于有明显波动症状PD重症患者的治疗，对疾病早期阶段的治疗也有较好疗效。两种已经上市的COMTI托卡朋和恩他卡朋，均为左旋多巴的强效抑制剂，对有运动波动症状的患者疗效显著。合用COMTI可改善左旋多巴的药动学，使患者快速安全地获得临床疗效。

托卡朋由于肝毒性在许多国家被停用，在美国则要求使用时密切监测肝功能。恩他卡朋的长效衍生物或缓释剂效果更佳，至今尚无应用恩他卡朋引起肝损伤的报道，但普遍认为其疗效低于托卡朋。

近年已研发一种新的COMTI，临床研究表明，其耐受性良好，与美多巴标准片合用时能显著提高左旋多巴的生物利用度（葡萄牙Bial公司研发，目前已进入Ⅱ期临床试验）。

最近批准的Stalevo可能代表左旋多巴的最佳给药模式。其为左旋多巴、卡比多巴和恩他卡朋的复方制剂，已被批准用于治疗出现波动症状的PD患者。

5.腺苷$A2_A$拮抗药　脑组织中存在3种腺苷受体：腺苷A1、腺苷A2和腺苷A3。其中腺苷A2受体属7次跨膜G蛋白偶联受体，腺苷A2受体参与运动功能调控，在脑内分布于纹状体、伏隔核和嗅球。而腺苷A2受体亚型之一的腺苷A2A受体参与调控乙酰胆碱和γ-氨基丁酸在纹状体的释放，阻滞腺苷A2A受体可以增强运动功能，这一点对PD患者十分有利。新型腺苷A2A拮抗药KW-6002在灵长类动物中已进行了抗PD作用研究，KW-6002口服给药21天可有效改善运动功能缺失而不会引发运动障碍。腺苷A2A拮抗药可减少PD治疗中左旋多巴的用量，有可能成为一种有效的新型抗PD药物，但还需要进一步的研究。

6.神经修复制剂　关于神经元凋亡和神经修复分子机制的研究已有了长足进展，因此临床前和早期临床试验中涌现出许多神经保护和神经修复的治疗方法。

神经营养因子（neurotrophic factor）是一类含量极少，对神经系统生命活动至关重要的可溶性多肽。神经营养因子对中枢DA能神经元有选择性保护作用，能促进黑质DA能神经元的生存与再生，但也可诱导细胞死亡，至于其究竟发挥何种作用则取决于所激活的信号通路。所以要成功地使用神经营养因子治疗神经变性疾病，须根据具体疾病的特殊情况采取有计划的治疗方案。目前疗效比较肯定的神经营养因子有脑源性神经营养因子（BDNF）、胶质细胞源性神经营养因子（GDNF）。研究表明，胶质细胞源性神经营养因子直接注入脑内可有效修复MPTP诱导的恒河猴DA能神经元功能，还可有效改善运动障碍和肌僵直。壳核给予胶质细胞源性神经营养因子是一种治疗PD的新方法，其目的是修复缺失的DA能神经元及其功能。

此外，神经节苷脂是细胞膜成分，外源性神经节苷脂可通过血脑屏障嵌入细胞膜，保护神经细胞膜Na^+-K^+-三磷腺苷（ATP）酶和Ca^{2+}-ATP酶的活性，纠正离子失衡，通过内源性营养因子促进损伤神经可塑性恢复，并具有促进神经再生、促进神经轴突生长和突触形成、恢复神经支配等功能。为此，神经节苷脂对PD黑质中黑色素细胞及其轴突有明显的改善和修复作用，并促进变性的黑色素神经元恢复其功能。神经节苷脂还可防止乳酸中毒，对多种神经生长因子有促进作用，可调控多种炎性因子及细胞因子的表达，阻滞神经细胞的凋亡。

7.改善线粒体功能的药物　黑质DA能神经元对ATP缺乏比较敏感。环境毒素如Mn^{2+}、MPTP、鱼藤酮等可作用于线粒体呼吸链的某一环节，阻滞电子传递，使ATP合成受阻，最终导致神经元的死亡。因此，药物通过保护线粒体呼吸链正常电子的传递阻滞DNA突变，延缓PD进展。

辅酶Q10是线粒体呼吸链的电子传递受体，对复合体Ⅰ、Ⅱ有一定作用，可促进ATP的生成。有文献报道，PD患者血浆中辅酶Q10水平较正常对照组低，且降低水平与复合体Ⅰ、Ⅱ、Ⅲ活性下降呈正相关。PD患者每日口服维生素E 400 IU及辅酶Q10 400～800 mg，1个月后发现血浆中辅酶Q10水平升高，复合体活性有上升趋势。由于目前所进行的实验规模较小，故辅酶Q10的神经保护作用仍需要大规模的动物实验及临床研究证实。

8.其他药物　临床常用的还有抗胆碱药（如苯海索）和抗病毒药（如金刚烷胺）等，主要用于以震颤为主的早期轻度PD患者。有些肌强直少动型的患者也在服用苯海索。其实苯海索对PD的疗效仅限于震颤，对少动、肌强直和姿势障碍均无疗效且副作用大，尤其对老年人更明显。苯海索具有明显的中枢性副作用，包括记忆障碍、精神错乱、幻觉、镇静和焦虑、异动症等。基于上述原因，选择苯海索时应符合一些标准才可用药。

另外，如免疫调节剂、抗氧化剂等在治疗PD中的应用目前尚在探索中。

二、新型抗帕金森病药物

1. 罗替高汀

（1）药理作用：罗替高汀是非麦角类DA受体激动药（激动D_1受体/D_2受体/D_3受体），对体内DA受体具有刺激作用，并模拟神经递质DA而发挥疗效。药理研究还发现，罗替高汀对5-羟色胺A（5-HT$_1$A）受体具有刺激作用，从而有效抑制患者的焦虑情绪；通过抑制肾上腺素$α_{2B}$受体，罗替高汀还能改善患者运动障碍。多项小鼠体外功能性实验研究发现，罗替高汀对小鼠输精管刺激性抽搐具有抑制效果，且其抑制活性明显要强于阿扑吗啡、喹吡及溴隐亭等。

罗替高汀具有抗PD和神经保护作用。将罗替高汀皮下注入黑质纹状体通路已经毁损的PD模型大鼠，发现其对模型大鼠对侧旋转行为具有剂量依赖性诱导作用。有研究表明，皮下注射低剂量罗替高汀给MPTP造模的PD模型猴体内，可以显著改善模型动物的运动障碍，促进自主活动恢复，且药效维持时间具有剂量依赖性。注射过高剂量罗替高汀则在PD模型猴上可见到DA受体过度激动，引发刻板症或过度活动。采用罗替高汀治疗的猕猴在给药7～45天即可见运动表现改善，且连续2周清洗期内自主活动即得以恢复；在47～60天，研究发现其与整个纹状体DA转运体结合水平具有密切的相关性，由此可推测，纹状体末梢DA储存已经足够维持功能完整性。罗替高汀皮下给药可明显保护MPTP诱导的PD模型小鼠的神经功能，预防MPTP诱导的DA能神经末梢损伤的发生，体外研究则发现罗替高汀对DA神经元末梢具有保护作用。研究还表明罗替高汀具有保护进展期MPTP引起的PD短尾猴模型神经元损伤的作用。在灵长类和啮齿类PD模型动物上持续给予罗替高汀，其不仅能发挥抗PD作用，而且比左旋多巴的脉冲式用药所引起的运动障碍要少。

（2）药动学特性：口服罗替高汀生物利用度差，首过效应极强。罗替高汀在人体内的分布容积为84 L/kg，多分布于肠、肝、肾、肾上腺等部位。体外人血浆蛋白结合率为92%，体内为89.5%。主要随尿排出，此外也通过粪排泄，葡萄糖醛酸或硫酸化代谢物等是其主要代谢物。罗替高汀对CYP450酶的诱导和抑制作用不明显，因此，罗替高汀与这些药物合用，血药浓度不受影响。

（3）不良反应：在3项随机双盲对照试验中，对649例早期PD患者单用罗替高汀持续给药3～9个月进行安全性评价，结果13%的患者由于不良事件而中止治疗，289例安慰剂对照患者有6%停止治疗。造成中止治疗的不良事件主要如下：用药部位反应（5%），恶心（2%），呕吐（1%）。使用罗替高汀最常见的不良反应如下：贴皮部位的皮肤反应（37%），恶心（38%），困倦（25%），头晕（18%），头痛（14%），呕吐（13%），失眠（10%）。较少见的不良反应有幻觉、发汗、眩晕、消化不良、食欲减退、关节痛、疲劳等。有报道2例患者使用药物后在驾驶过程中出现突然嗜睡及失去意识。因此患者用药期间不要从事驾驶、高空作业、机械操作等危险性活动。在其他研究出现可逆的嗜酸性粒细胞增多和中性粒细胞减少症。有时患者也会发生外周性水肿。

（4）药物相互作用：在15个临床试验中，罗替高汀透皮吸收剂与其他药物的相互作用较少。体外试验表明，罗替高汀不影响地高辛经P2糖蛋白的介导转运过程。因此罗替高汀对地高辛的药动学无影响。罗替高汀在体内受到多种肝微粒体酶系细胞色素CYP代谢，单一特异性酶受到抑制时并不会影响本品在体内的代谢。因此罗替高汀（4 mg/d）与西咪替丁（400 mg，每日2次）合用时，虽然西咪替丁可抑制CYP1A2、CYP2C19、CYP2D6和CYP3A4，但西咪替丁依然不影响罗替高汀在健康人体内的稳态药动学过程。罗替高汀也不会影响西咪替丁、左旋多巴的药动学过程。但多巴胺受体抑制剂如抗精神病药物和甲氧氯普胺则会减弱罗替高汀的作用。体外实验表明，罗替高汀不置换血浆白蛋白中的华法林，华法林也不会对罗替高汀产生有显著意义的置换。

2.恩他卡朋双多巴片　本品为复方制剂，其组分为恩他卡朋、左旋多巴和卡比多巴。恩他卡朋双多巴片为棕红色或者灰红色薄膜衣片，除去包衣后显黄色或橙黄色，并带白色斑点，制剂规格为恩他卡朋－左旋多巴－卡比多巴（200 mg：100 mg：25 mg），30片。恩他卡朋双多巴片用于治疗经左旋多巴/多巴脱羧酶抑制剂治疗未能控制的，或者"剂末"运动功能波动的成年PD患者。

（1）药理作用：本品是一种可逆的、特异性的、主要作用于外周的COMTI，与左旋多巴制剂同时使用。本品通过抑制COMT酶减少左旋多巴代谢为3-O-甲基多巴（3-OMD）而发挥作用，使左旋多巴的生物利用度增加，并增加脑内可利用的左旋多巴总量，这种作用已在临床试验中得到证实。本品主要抑制周围组织中的COMT。红细胞内的COMT抑制作用与本品的血浆浓度密切相关，这也体现了COMT抑制作用的可逆性。

（2）用法用量：空腹或者饭后服用皆可。每次服用1片，药片应完整吞服。患者每天服用的卡比多巴低于70～100 mg时，易出现恶心和呕吐。卡比多巴日剂量超过300 mg的临床应用经验有限，而恩他卡朋的推荐日剂量为1600 mg。因此，恩他卡朋双多巴片的最大日剂量为每天服用8片。

恩他卡朋双多巴片通常用于已经应用相应剂量普通剂型的左旋多巴/多巴脱羧酶抑制剂和恩他卡朋治疗的患者。

从左旋多巴/多巴脱羧酶抑制剂（卡比多巴或苄丝肼）和恩他卡朋片转为恩他卡朋双多巴片治疗时应遵循以下原则

1）正在接受与恩他卡朋双多巴片等剂量恩他卡朋和普通剂型左旋多巴－卡比多巴治疗的患者，可以直接转换接受相应剂量的恩他卡朋双多巴片治疗。

2）如果患者正在接受恩他卡朋和左旋多巴－卡比多巴的剂量与恩他卡朋双多巴片（50 mg/12.5 mg/200 mg、100 mg/25 mg/200 mg或150 mg/37.5 mg/200 mg）剂量不相等时，开始用恩他卡朋双多巴片治疗前须先仔细滴定剂量以达到相同的临床疗效。治疗开始时，应调整恩他卡朋双多巴片的剂量至尽可能接近当前使用的左旋多巴的日总剂量。

3）如果患者当前正在接受恩他卡朋和普通剂型多巴丝肼治疗，在开始用恩他卡朋双多巴片治疗的前一天晚上应停用多巴丝肼，在当天早晨开始服用恩他卡朋双多巴片。首剂恩他卡朋双多巴片中的左旋多巴剂量应等于或略超过（5%～10%）当前使用的左旋多巴剂量。

4）未接受恩他卡朋治疗的患者转而接受恩他卡朋双多巴片的治疗时需注意：①某些正在接受普通剂型左旋多巴/多巴脱羧酶抑制剂治疗但症状不稳定的PD和"剂末"运动功能波动患者可考虑用相应剂量的恩他卡朋双多巴片治疗。但对于有运动障碍或左旋多巴日剂量超过600 mg的患者，不推荐从左旋多巴/多巴脱羧酶抑制剂直接转换到恩他卡朋双多巴片治疗。建议这些患者在转至恩他卡朋双多巴片治疗前，先加入恩他卡朋（恩他卡朋片）联合治疗，并根据需要调整左旋多巴剂量。②恩他卡朋可增强左旋多巴的作用。因此恩他卡朋双多巴片开始治疗的最初几天和最初几周可能需要将左旋多巴的剂量降低10%～30%，尤其对出现运动障碍的患者，应予以调整剂量。根据患者的情况，可通过延长用药间隔和（或）减少每次服用剂量的方法来减少左旋多巴的每日总剂量。

5）治疗过程中的剂量调整：当病情需要增加左旋多巴时，在推荐的剂量范围内，应考虑增加恩他卡朋双多巴片服药次数或使用恩他卡朋双多巴片的其他剂量。

如果需要减少左旋多巴用量，可通过减少每日服药次数或延长两次服药之间的间隔，或者使用较小规格的恩他卡朋双多巴片来减少每日总剂量。

如果接受恩他卡朋双多巴片治疗的同时还使用其他左旋多巴制剂，应依照推荐剂量用药。

6）中止恩他卡朋双多巴片治疗：如果要中断恩他卡朋双多巴片并转换为应用左旋多巴/多巴脱羧酶抑制剂治疗，且不联合使用恩他卡朋时，则必须调整其他抗PD药物尤其是左旋多巴的剂量，以达到适合的血药浓度，以便有效控制PD患者的症状。

7）有肝肾功能问题患者接受治疗时：使用恩他卡朋双多巴片应引起注意，可能需要降低剂量。

肾损伤不会影响恩他卡朋的药动学特征。目前尚未见到有关肾功能不全时左旋多巴和卡比多巴药动学特征的研究报道。因此，重度肾损伤患者包括接受透析治疗的患者在使用恩他卡朋双多巴片治疗时必须注意。

（3）不良反应：卡比多巴-左旋多巴常报告的不良反应包括运动障碍，如舞蹈症、张力障碍和其他不自主的运动及恶心等。在恩他卡朋双盲、安慰剂对照的临床试验（$n = 1003$）中观察到的与恩他卡朋有关的常见不良反应（＞5%）有运动障碍/运动过度、恶心、尿液变色、腹泻和腹痛等。

（4）药物相互作用：应用本品不能同时使用非选择性MAO（MAO-A和MAO-B）抑制剂（如苯乙肼、反苯环丙胺）。同样，使用本品不能同时使用选择性MAO-A抑制剂加选择性MAOI-B。本品可以与司来吉兰（选择性MAOI-B）联合使用，但是后者的日剂量不能超过10 mg。

3.卡比多巴-左旋多巴　卡比多巴为外周多巴脱羧酶抑制剂，不易进入中枢，故仅抑制外周左旋多巴转化为多巴胺的过程，可使循环中左旋多巴含量增高5～10倍。与左旋多巴合用时既可降低左旋多巴的外周心血管系统不良反应，又可减少左旋多巴的用量。左旋多巴联合卡比多巴可改善视锥、视杆细胞的光活动，改善光感受器的横向抑制功能，唤醒视觉塑型的敏感期。药物可通过胎盘，可从乳汁分泌，有50%～60%以原型或代谢产物由尿中排泄。

（1）药理作用：卡比多巴为外周脱羧酶抑制剂，不通过血脑屏障，与左旋多巴合用可治疗震颤麻痹。

（2）用法用量：①开始剂量。卡比多巴-左旋多巴的复方制剂（1:4或1:10）1片，1日2次。每2～3日增加半片，分3～4次服用。当出现异动症时，减少20%的剂量。当疗效不佳时，增加卡比多巴与左旋多巴的比例至1:（4～6），中国患者的使用剂量应控制在300～600 mg。②口服。初剂量为卡比多巴-左旋多巴的复方制剂（1片），1日3次，直至剂量递增至1日8片卡比多巴-左旋多巴复方制剂25 mg/100 mg。维持量可用卡比多巴-左旋多巴复方制剂25 mg/100 mg或12.5 mg/50 mg（1片）替换1片卡比多巴-左旋多巴复方制剂10 mg/100 mg。最大剂量为25 mg/250 mg，1日3～4次，每次1片，最大剂量不超过1日8片。

（3）不良反应：恶心、呕吐、直立性低血压、心律失常、异动症、"开-关"现象、剂量终末运动不能、迟发性异动症、嗜睡、抑郁、记忆力减退、幻觉、思维混乱。

（4）注意事项：使用MAO抑制剂者必须停用至少2周方可使用本药。如已用左旋多巴治疗，必须停用左旋多巴8～12小时后方可使用本品。常见的不良反应为异常的不自主运动。骨质疏松患者用本品期间应缓慢恢复正常活动，以减少引起骨折发生的危险。用药期间需检查血常规、肝肾功能及心电图。儿童、孕妇及哺乳期妇女、精神病患者、青光眼患者、严重心律失常患者、心力衰竭患者、消化性溃疡患者、有惊厥史者禁用。

4.沙芬酰胺

（1）药理作用：本品具有多种作用机制，既能高选择性地可逆抑制MAO-B，也能抑制多巴胺再摄取，阻断电压依赖性钠通道、调节钙通道，抑制谷氨酸释放。

本品的中枢神经系统生物利用度高，临床显示本品可以提高帕金森病患者的运动和认知功能，防止患者出现运动障碍，且具有良好的耐受性。

（2）用法用量：沙芬酰胺适用于服用左旋多巴及其复方制剂后运动症状控制不佳的PD患者，作为辅助性治疗药物，沙芬酰胺须与左旋多巴联合使用，尚无证据表明沙芬酰胺单独治疗PD有效。沙芬酰胺有50 mg和100 mg两种规格，初始剂量应从50 mg，每日1次开始，2周后再增加至100 mg，qd。漏服后无须补服，在第二天同一时间服药即可。如果要停药，应先从100 mg减为50 mg，稳定1周后再完全停用。

（3）不良反应：在安慰剂对照试验中，与安慰剂相比，沙芬酰胺（100 mg/d）常见不良反应（发生率≥2%）包括运动障碍、跌倒、恶心和失眠。在一项为期12个月的随机、双盲、安慰剂对照试验中，受试者随机接受本品100 mg/d、200 mg/d或安慰剂，同时合用左旋多巴治疗早期PD，结果共有157例患者报告出现至少1例不良事件（69.2%），3组之间总的不良事件发生率总体相当，大多数治疗紧急不良事件都是轻度至中度，组间生命体征、心电图、身体、神经系统或眼科检查均无临床差异。在3组中，受试者因不良事件而退出试验的比例都很低（＜4%），没有因为运动并发症而退出试验的受试者，有2例受试者的不良反应可能与该治疗有关，1例沙芬酰胺组（200 mg/d）的患者出现肌肉疼痛和呕吐，1例安慰剂对照组的患者出现视物模糊和心动过速。试验中有2名受试者死亡，1名服用安慰剂的患者出现严重病毒感染，1名服用沙芬酰胺（100 mg/d）的患者出现严重脓毒症、营养不良、尿路感染和肾衰竭。上述2例死亡病例被认为与试验药物治疗均无关。

（4）药物相互作用：沙芬酰胺与其他MAO抑制剂（或具有潜在MAO抑制作用的药物，如利奈唑胺）、拟交感类药物（如哌甲酯、苯丙胺）合用，会引起血压升高，甚至导致高血压危象。与哌替啶、美沙酮、曲马多、右丙氧芬等阿片类药物同时使用会引起阿片类药物在体内蓄积，导致深昏迷，甚至死亡。沙芬酰胺与三环类或四环类抗抑郁药、5-羟色胺及去甲肾上腺素再摄取抑制剂、环苯扎林、圣约翰草同服，会增加5-羟色胺综合征发生的风险。沙芬酰胺及其主要代谢产物会抑制乳腺癌耐药蛋白，使该蛋白血浆中的底物浓度增加，因此与米托蒽醌、伊马替尼、伊立替康、拉帕替尼这些蛋白底物联合使用时，应严密观察药效增强带来的不良反应。鉴于既往有过MAO抑制剂与右美沙芬联合使用后出现精神、行为异常的报道，沙芬酰胺也应避免与右美沙芬同服。

5.菲帕麦唑　在用左旋多巴治疗PD患者时，常会引起左旋多巴异动症，目前这种异动症很难治疗。菲帕麦唑是一种新的非选择性α-肾上腺素受体拮抗药，对人体所有α-肾上腺素受体都表现出很强的拮抗作用。一项为期28天有179例受试者参加的临床试验结果显示，菲帕麦唑（90 mg/d）可阻断突触前α-肾上腺素受体，有效减少左旋多巴引起的运动波动和异动症。有使血压轻微升高的不良反应，但患者耐受性良好。目前该药正处于Ⅱ期临床试验阶段。

6.匹莫范色林

（1）药理作用：匹莫范色林是一种非典型抗精神病药物，适用于伴随帕金森病精神病幻觉和妄想的治疗，但作用机制目前尚不明确。匹莫范色林可选择性5-羟色胺2A受体而不影响多巴胺的作用。单次口服匹莫范色林17～255 mg（推荐剂量的0.5～7.5倍）后，显示剂量依赖性药动学特点，患者与健康受试者的体内药动学过程相似。匹莫范色林与其活性代谢物N-去甲基代谢物的平均血浆半衰期分别为57小时和200小时。匹莫范色林口服片剂与溶液剂的生物利用基本相同。匹莫范色林在人血浆中蛋白结合率高（～95%）。匹莫范色林主要被CYP3A4和CYP3A5代谢，有一小部分被CYP2J2、CYP2D6和各种其他CYP和FMO酶代谢。CYP3A4是其主要活性代谢物（AC-279）形成的主要催化酶。匹莫范色林无临床上显著的CYP450酶的抑制作用或诱导作用。根据体外数据，匹莫范色林不是涉及药物代谢的肝和小肠CYP酶（CYP1A2，CYP2B6，CYP2C8，CYP2C9，CYP2C19，CYP2D6和CYP3A4）的任何一种可逆性抑制剂。根据体外研究，在匹莫范色林的处置中，转运蛋白不起显著作用。

（2）用法用量：匹莫范色林的推荐剂量是34 mg，1日1次，口服2片（17 mg/片），无须滴定调整剂量。匹莫范色林服用时不受食物影响。

（3）不良反应：最常见的不良反应为胃肠道疾病，包括恶心和便秘；其他包括周围水肿和步态不稳；精神疾病包括幻觉和混乱状态。

其他严重不良反应可能包括：①老年痴呆及相关精神病患者的死亡率增加；②QT间期延长。

（4）药物相互作用：①与强CYP3A4抑制剂（如酮康唑）合用：应将匹莫范色林剂量减少50%。②与强CYP3A4诱导剂合用：观察到本品疗效降低。可能需要增加匹莫范色林的剂量。

7.伊曲茶碱

（1）药理作用：伊曲茶碱由日本协和发酵工业株式会社研发，于2013年3月在日本上市，2013

年已向FDA提交申请。伊曲茶碱是一种新的A2A受体拮抗剂，能明显缩短"关"期，延长"开"期，且耐受性和安全性良好。临床试验结果显示其可显著降低左旋多巴治疗的剂末现象。它可单药用于治疗早期PD症状，也可治疗PD患者的精神症状，如焦虑、抑郁等，还能逆转抗精神病药物引起的木僵。

伊曲茶碱是选择性的腺苷A2受体拮抗剂，能通过改变神经元的活动而改善PD患者的运动功能，临床用于治疗PD和改善PD初期的运动障碍。在灵长类动物PD模型中，本品可改善其运动不能的症状。MPTP造模的PD猴猴口服本品可剂量依赖性逆转其运动不能，综合运动能力显著改善，且无异常运动。在同一PD模型中，本品与左旋多巴或选择性D_1受体和D_2受体激动剂联用，可增强这些拟多巴胺药物的抗PD作用。以上研究表明，本品可以减少左旋多巴用量，从而可以防止或延迟运动障碍的发生。另外，单用本品可用于PD的早期治疗。

（2）用法用量：伊曲茶碱为口服片剂，每片20 mg。推荐剂量为每次20 mg，1日1次。根据症状，剂量可增加至每次40 mg，1日1次。

（3）不良反应：本品最常见的副作用是异动症和恶心。临床实验表明20～80 mg剂量可减少"关"期时间，并且有很好的安全性及耐受性。

（4）药物相互作用：强CYP3A4诱导剂（如利福平）可降低伊曲茶碱的浓度，需提高用药剂量。

PD药物治疗应遵循"长期性、个性化、小剂量、联合用药、注意药品不良反应"的原则。对于新型抗PD药物，目前国内进行的研究仍较少，因此还需要更多的体外实验及临床试验，以最大限度地改善患者的症状，提高患者的生活质量。相信随着基因药理学的迅猛发展和PD模型的不断更新，以及高通量化合物筛选的应用，治疗PD的新化合物将会不断涌现。

参考文献

Aarsland D，Bronnick K，Williams-Gray C，et al，2010. Mild cognitive impairment in Parkinson disease：a multicenter pooled analysis. Neurology，75（12）：1062-1069.

Braak H，Del Tredici K，Bratzke H，et al，2002. Staging of the intracerebral inclusion body pathology associated with idiopathic Parkinson's disease（preclinical and clinical stages）. J Neurol，249 Suppl 3：III/1-5.

Compta Y，Parkkinen L，O'Sullivan S S，et al，2011. Lewy- and Alzheimer-type pathologies in Parkinson's disease dementia：which is more important?. Brain，134（Pt 5）：1493-1505.

Dubois B，Danze F，Pillon B，et al，1987. Cholinergic-dependent cognitive deficits in Parkinson's disease. Ann Neurol，22（1）：26-30.

Ferreira J J，Rocha J F，Falcao A，et al，2015. Effect of opicapone on levodopa pharmacokinetics，catechol-O-methyltransferase activity and motor fluctuations in patients with Parkinson's disease. Eur J Neurol，22（5）：815-825，e856.

Ferreira J J，Thalamas C，Montastruc J L，et al，2001. Levodopa monotherapy can induce "sleep attacks" in Parkinson's disease patients. J Neurol，248（5）：426-427.

Fujishiro H，Frigerio R，Burnett M，et al，2008. Cardiac sympathetic denervation correlates with clinical and pathologic stages of Parkinson's disease. Mov Disord，23（8）：1085-1092.

Grondin R，Zhang Z，Yi A，et al，2002. Chronic，controlled GDNF infusion promotes structural and functional recovery in advanced Parkinsonian monkeys. Brain，125（Pt 10）：2191-2201.

Hauser R A，2004. Levodopa/carbidopa/entacapone（Stalevo）. Neurology，62（1 Suppl 1）：S64-71.

Irwin D J，White M T，Toledo J B，et al，2012. Neuropathologic substrates of Parkinson disease dementia. Ann Neurol，72（4）：587-598.

Jankovic J，2002. Levodopa strengths and weaknesses. Neurology，58（4 Suppl 1）：S19-32.

Kalf J G，de Swart B J，Borm G F，et al，2009. Prevalence and definition of drooling in Parkinson's disease：a systematic review. J Neurol，256（9）：1391-1396.

Lee D R，McKeith I，Mosimann U，et al，2013．Examining carer stress in dementia：the role of subtype diagnosis and neuroPsychiatric symptoms．Int J Geriatr Psychiatry，28（2）：135-141．

Litvan I，Aarsland D，Adler C H，et al，2011．MDS Task Force on mild cognitive impairment in Parkinson's disease：critical review of PD-MCI．Mov Disord，26（10）：1814-1824．

Manson A J，Hanagasi H，Turner K，et al，2001．Intravenous apomorphine therapy in Parkinson's disease：clinical and pharmacokinetic observations．Brain，124（Pt 2）：331-340．

Martinez-Horta S，Kulisevsky J，2019．Mild cognitive impairment in Parkinson's disease．J Neural Transm（Vienna），126（Pt 6）．

Matheson A J，Spencer C M，2000．Ropinirole：a review of its use in the management of Parkinson's disease．Drugs，60（1）：115-137．

Olanow C W，Watts R L，Koller W C，2001．An algorithm（decision tree）for the management of Parkinson's disease（2001）：treatment guidelines．Neurology，56（11 Suppl 5）：S1-S88．

Pierri M，Vaudano E，Sager T，et al，2005．KW-6002 protects from MPTP induced dopaminergic toxicity in the mouse．Neuropharmacology，48（4）：517-524．

Priano L，Albani G，Brioschi A，et al，2004．Transdermal apomorphine permeation from microemulsions：a new treatment in Parkinson's disease．Mov Disord，19（8）：937-942．

Silbert L C，Kaye J，2010．Neuroimaging and cognition in Parkinson's disease dementia．Brain Pathol，20（3）：646-653．

Silveira P，Vaz-da-Silva M，Almeida L，et al，2003．Pharmacokinetic-pharmacodynamic interaction between BIA 3-202，a novel COMT inhibitor，and levodopa/benserazide．Eur J Clin Pharmacol，59（8/9）：603-609．

Srivanitchapoom P，Pandey S，Hallett M，2014．Drooling in Parkinson's disease：a review．Parkinsonism Relat Disord，20（11）：1109-1118．

Tambasco N，Romoli M，Calabresi P，2018．Levodopa in Parkinson's disease：current status and future developments．Curr Neuropharmacol，16（8）：1239-1252．

Velseboer D C，de Haan R J，Wieling W，et al，2011．Prevalence of orthostatic hypotension in Parkinson's disease：a systematic review and meta-analysis．Parkinsonism Relat Disord，17（10）：724-729．

Vossius C，Larsen J P，Janvin C，et al，2011．The economic impact of cognitive impairment in Parkinson's disease．Mov Disord，26（8）：1541-1544．

Weintraub D，Mavandadi S，Mamikonyan E，et al，2010．Atomoxetine for depression and other neuroPsychiatric symptoms in Parkinson disease．Neurology，75（5）：448-455．

Xu J，Gong D D，Man C F，et al，2014．Parkinson's disease and risk of mortality：meta-analysis and systematic review．Acta Neurol Scand，129（2）：71-79．

Yener G G，Fide E，Ozbek Y，et al，2019．The difference of mild cognitive impairment in Parkinson's disease from amnestic mild cognitive impairment：Deeper power decrement and no phase-locking in visual event-related responses．Int J Psychophysiol，139：48-58．

Youdim M B，Bar Am O，Yogev-Falach M，et al，2005．Rasagiline：neurodegeneration，neuroprotection，and mitochondrial permeability transition．J Neurosci Res，79（1/2）：172-179．